第一藥典

本草綱目

李時珍／著
御史／編譯

白話精譯本

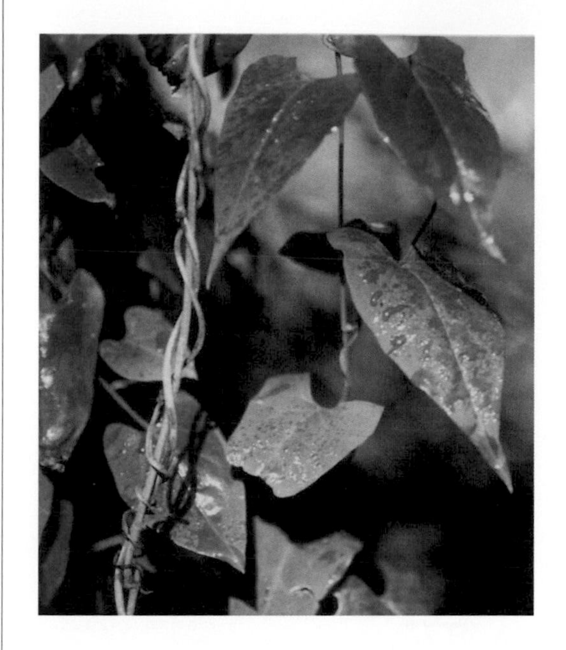

何首烏

【別名】鐵秤砣、首烏、小獨根。
【來源】蓼科植物何首烏的塊根。
【生境分布】生於山坡石縫中、籬邊、林下、山腳陽處或灌木叢中。分布於河北、河南、福建、湖北、湖南、廣東、廣西、四川、貴州等地。

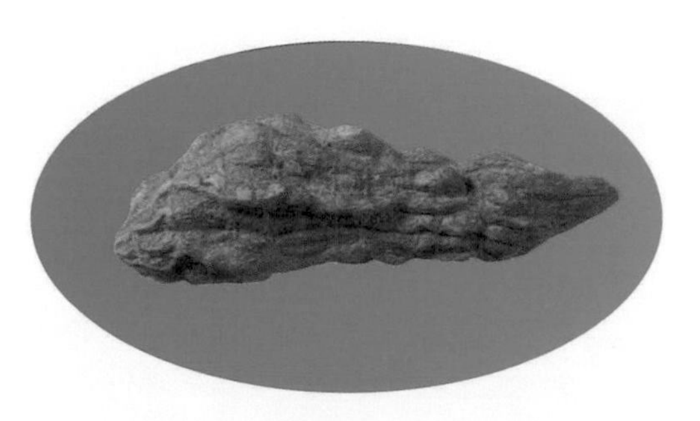

藥材何首烏

蒼朮

【別名】赤朮、青朮、馬薊。
【來源】菊科植物茅蒼朮的根莖。
【生境分布】多生於山坡灌叢、草叢中。分布於河南、山東、江蘇、安徽、浙江、江西、湖北、四川等地。

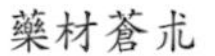

藥材蒼朮

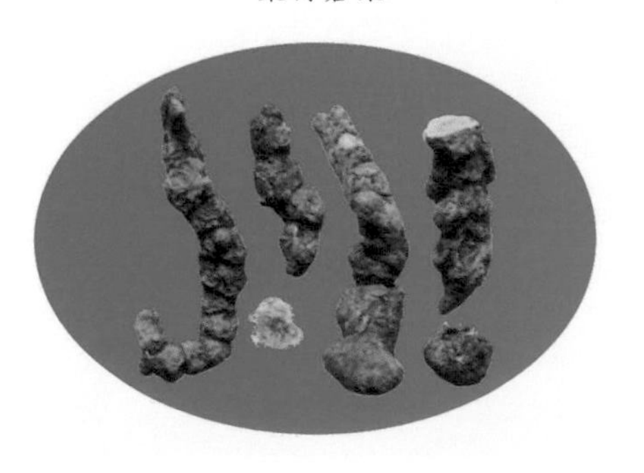

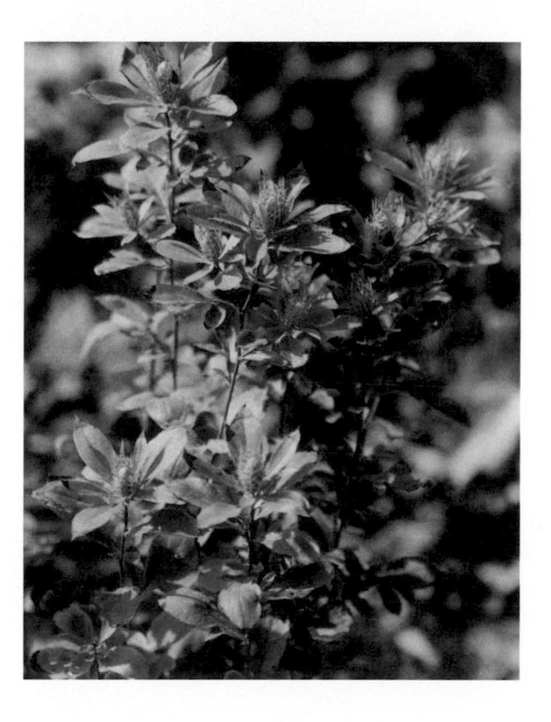

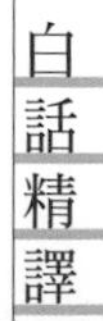

金銀花

【別名】雙花、忍冬花、銀花。
【來源】忍冬科植物忍冬的花蕾或初開的花。
【生境分布】生於山坡灌叢或疏林中及路旁和亂石堆，野生和栽培均有。分布於遼寧、陝西、湖南、雲南、貴州等地。

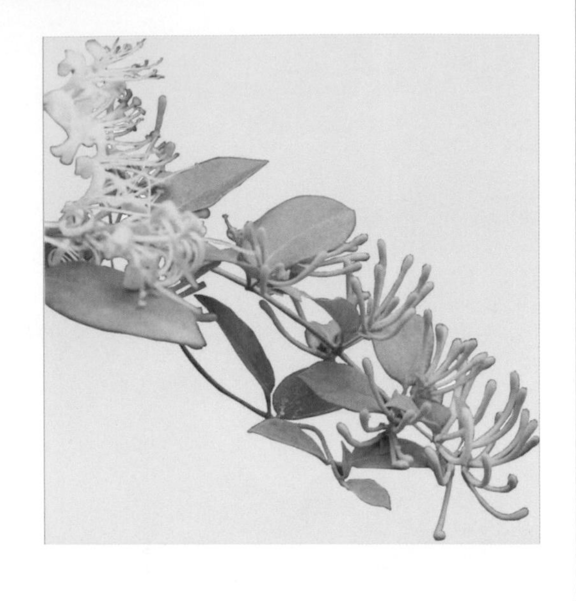

紅花

【別名】草紅花、刺紅花、紅藍花。
【來源】菊科植物紅花的花。
【生境分布】原產埃及。現主產於河南、安徽、四川、江蘇和浙江等地。其他地方也有栽培。自20世紀80年代起，新疆產量較大。

菊花

【別名】藥菊、甘菊、杭菊。
【來源】菊科植物菊的頭狀花序。
【生境分布】人工栽培。分布於安徽、河南、河北、山東、廣東、廣西、浙江、湖北、雲南、貴州等地。

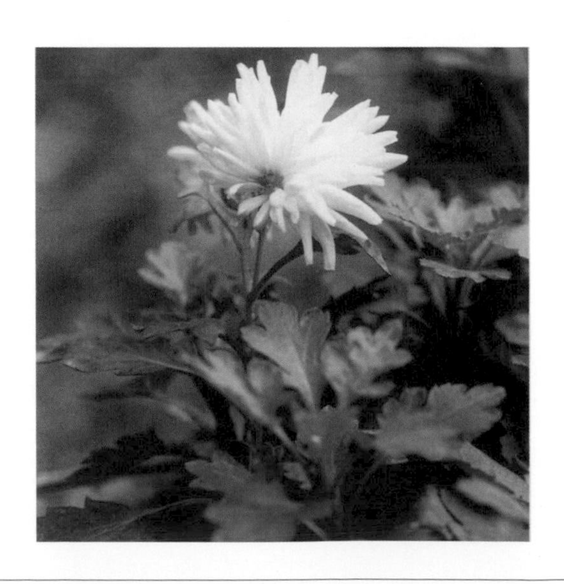

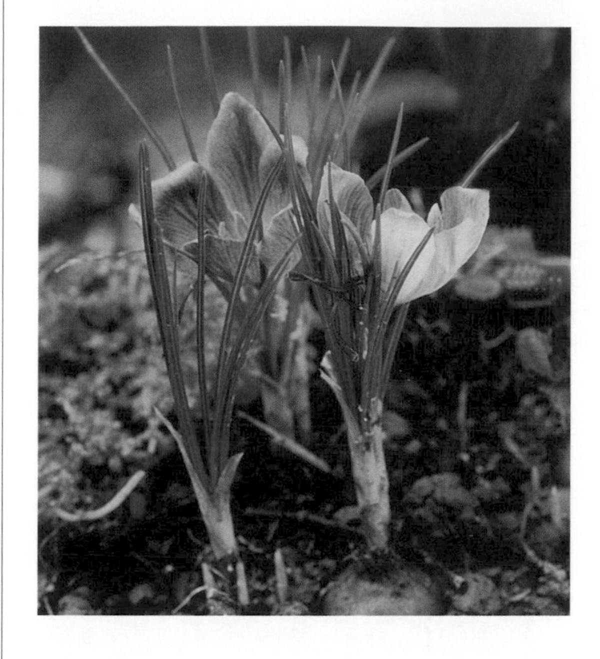

西紅花

【別名】番紅花、藏紅花。
【來源】鳶尾科植物番紅花的柱頭。
【生境分布】原產西班牙、法國、意大利、日本等。現浙江、江蘇、上海、北京有栽培。

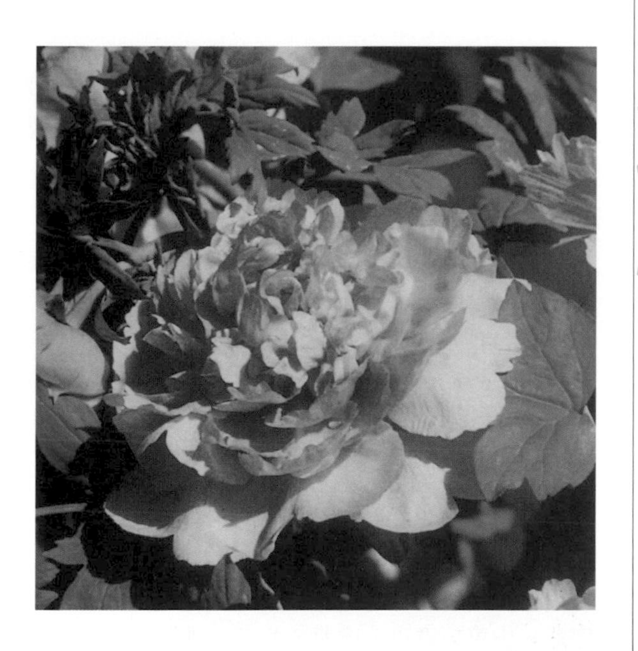

牡丹皮

【別名】牡丹根皮、丹皮、丹根。
【來源】毛茛科植物牡丹的根皮。
【生境分布】生於向陽及土壤肥沃處。分布於安徽、四川、陝西、山東、甘肅、湖南、湖北、貴州等地。

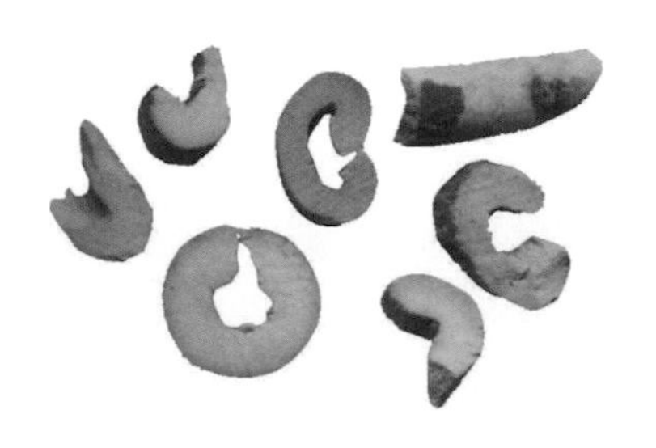

藥材牡丹皮

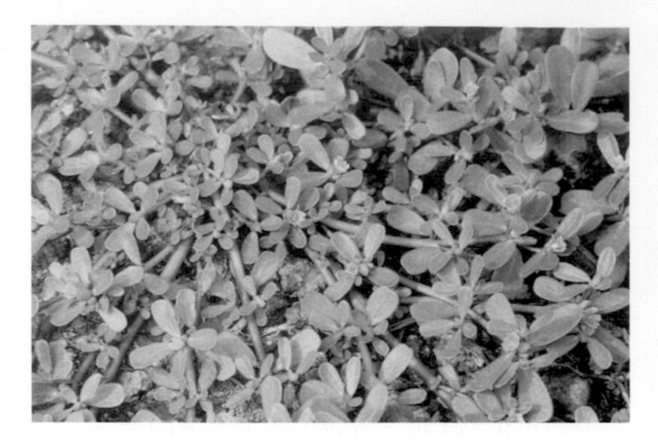

馬齒莧

【別名】馬齒草、馬莧、五行草、馬齒菜、馬齒龍芽、五方草、長命菜、九頭獅子草。
【來源】為馬齒莧科植物馬齒莧的全草。
【生境分布】生於田野、荒蕪地及路旁。中國大部地區都有分布。

木賊

【別名】木賊草、銼草、節節草、節骨草、擦草、無心草。
【來源】為木賊科植物木賊的全草。
【生境分布】夏、秋採收，割取地上部分，按粗細紮成小捆，陰乾或晒乾。

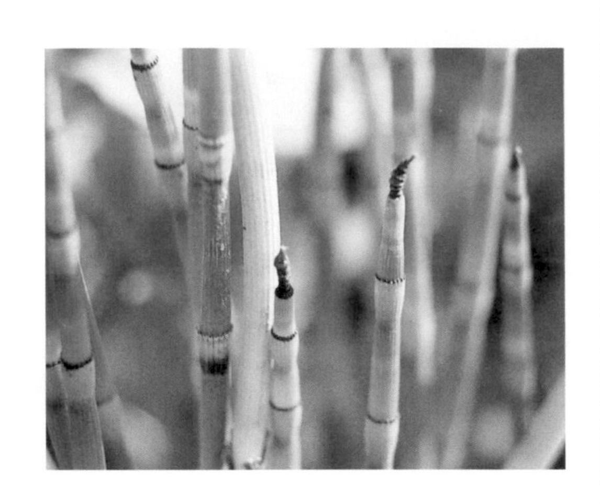

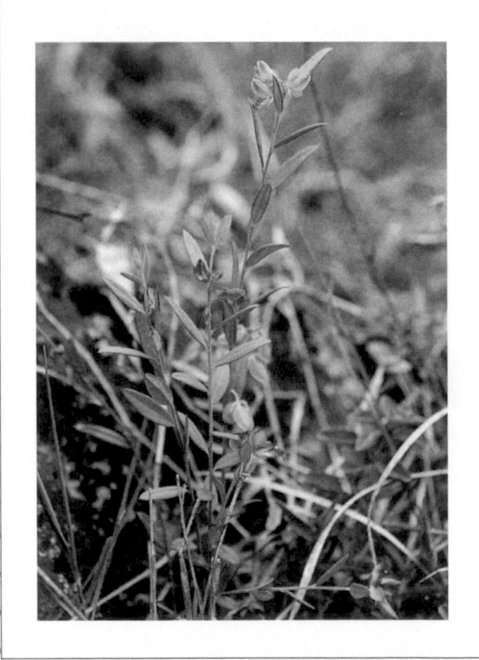

遠志

【別名】葽繞、蕀蒬、棘菀、苦遠志。
【來源】為遠志科植物細葉遠志的根。
【生境分布】生向陽山坡或路旁。分布東北、華北、西北及山東、安徽、江西、江蘇等地。

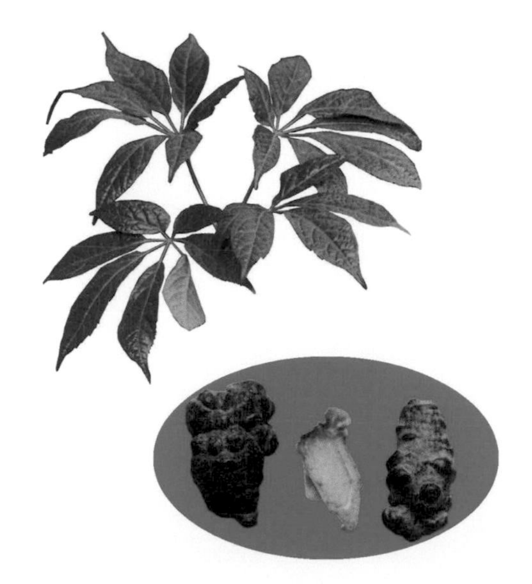

藥材三七

三七

【別名】參三七、田七、龍盤七。
【來源】五加科植物三七的根。
【生境分布】野生於山坡叢林下。今多栽培於海拔800～1000米的山腳斜坡或土丘緩坡上，以土壤疏鬆、含腐殖質豐富的酸性土壤為宜。分布於江西、湖北、廣西、四川、雲南等地。多為栽培。

川牛膝

【別名】大牛膝、甜牛膝、肉牛膝。
【來源】莧科植物川牛膝的根。
【生境分布】生於海拔1500米以上的山區，栽培或野生。分布於四川、貴州、雲南等地。

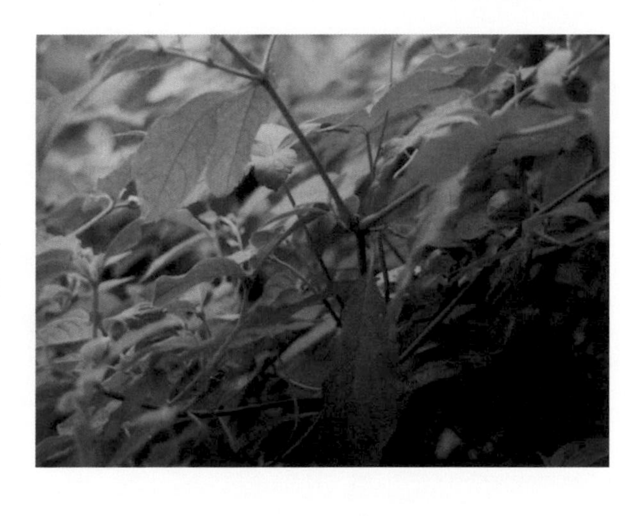

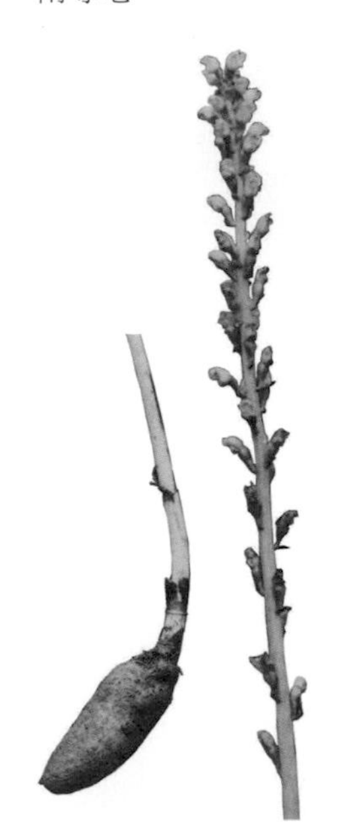

天麻

【別名】明天麻、赤箭根、水洋芋。
【來源】蘭科植物天麻的塊莖。
【生境分布】生於濕潤的林下及肥沃的土壤上。分布於吉林、遼寧、河南、陝西、甘肅、四川、雲南、貴州、西藏等地。

藥材川牛膝

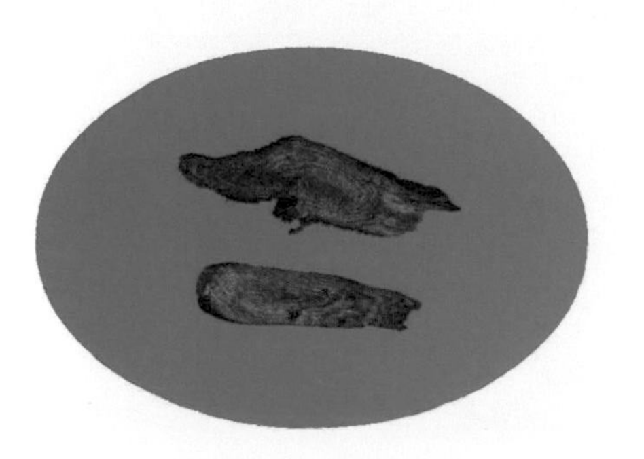

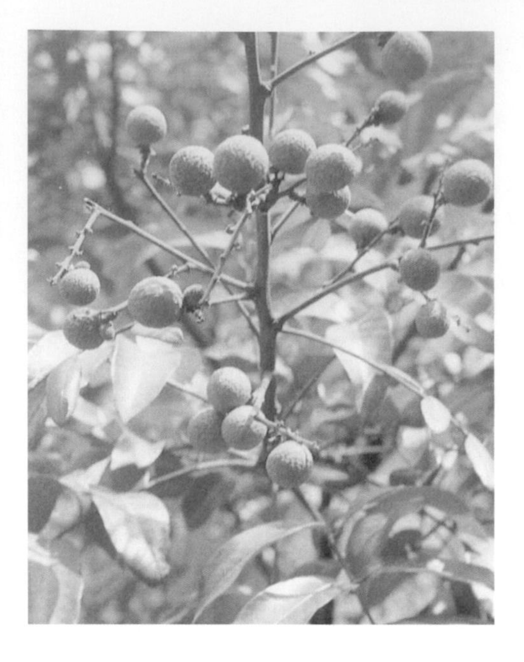

龍眼

【別名】益智、蜜脾、龍眼乾。
【來源】為無患子科植物龍眼的假種皮。
【生境分布】分布福建、臺灣、廣東、廣西、雲南、貴州、四川等地。

杏仁

【別名】杏核仁、杏子、木落子、苦杏仁、杏梅仁。
【來源】為薔薇科植物杏或山杏等味苦的乾燥種子。
【生境分布】野生或栽培。分布黑龍江、遼寧、吉林、內蒙古、河北、河南、山東、江蘇、山西、陝西、甘肅、寧夏、新疆、四川、貴州等地。

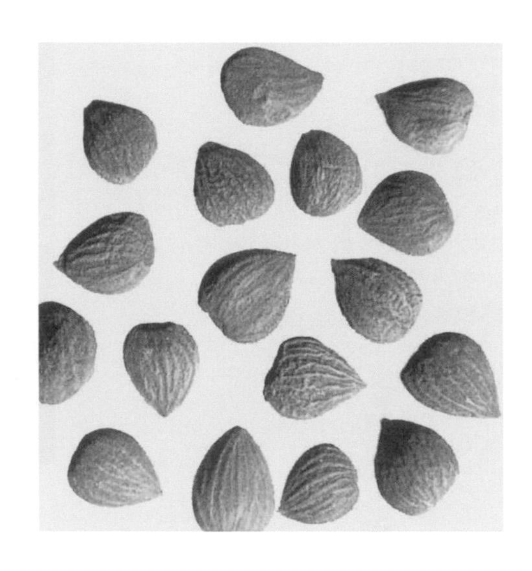

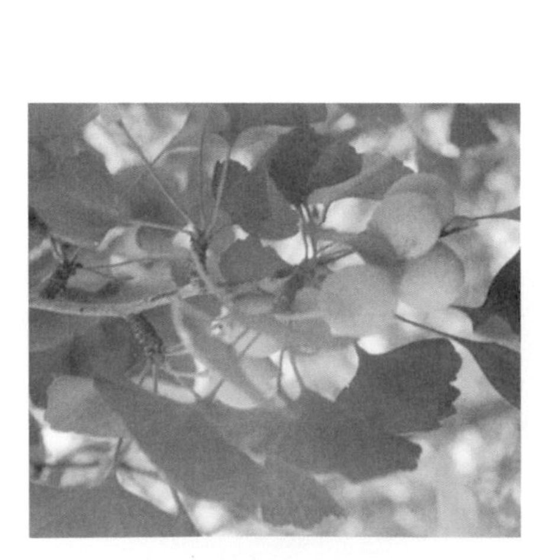

白果

【別名】靈眼、佛指甲、佛指柑。
【來源】為銀杏科植物銀杏的種子。
【生境分布】中國大部分地區有栽培。

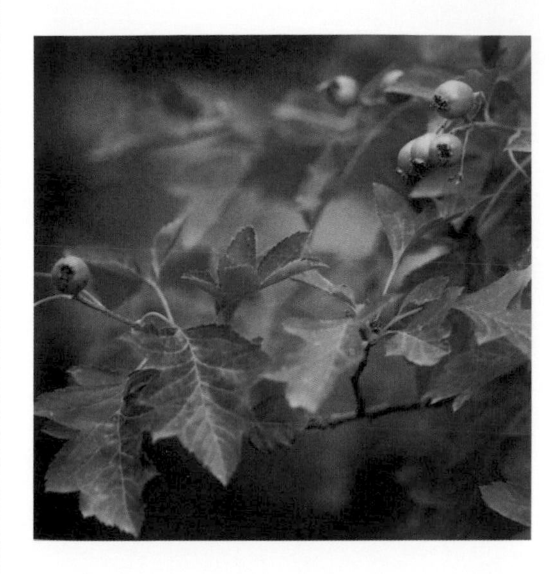

◀ 山楂

【別名】鼠楂、山裏紅果、山梨。
【來源】薔薇科植物山裏紅的成熟果實。
【生境分布】生於山坡林邊或灌木叢中。分布於東北、河北、河南、山東、山西、內蒙古、江蘇、陝西等地。

藥材山楂

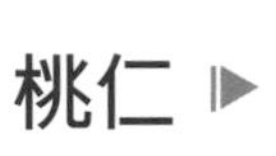

桃仁 ▶

【來源】本品為薔薇科植物桃的乾燥成熟種子。
【生境分布】原產於中國溫帶地區，現廣植於南北各省區。產於世界各大洲。

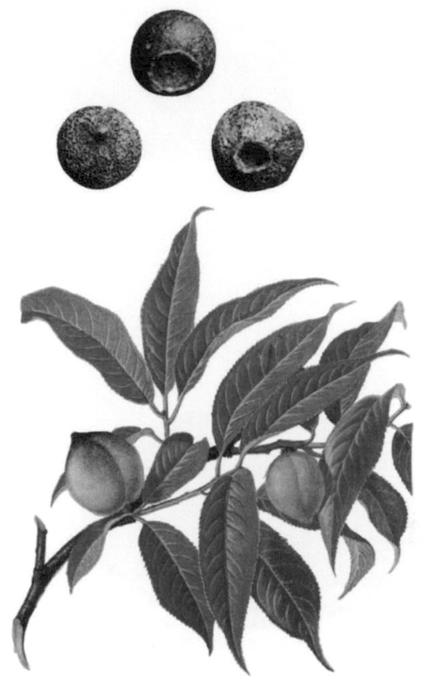

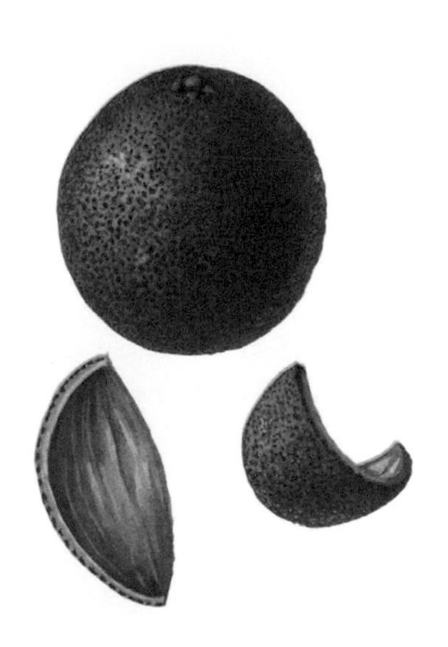

◀ 橙皮

【別名】黃果皮、理陳皮。
【來源】本品為芸香科植物甜橙的乾燥成熟果皮。
【生境分布】中國嶺南廣泛栽培。

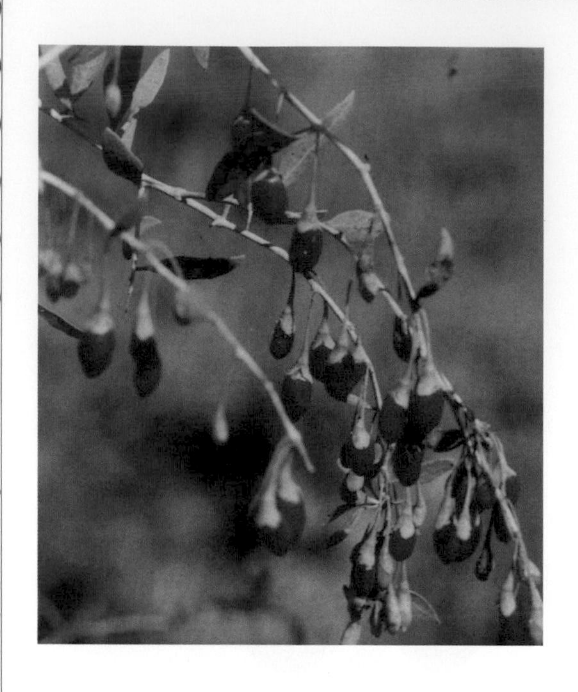

枸杞子

【別名】杞子、地骨子、血杞子。
【來源】茄科植物寧夏枸杞的成熟果實。
【生境分布】生於河岸、乾山坡，砂礫地。分布於河北、內蒙古、新疆等地。

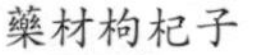

藥材枸杞子

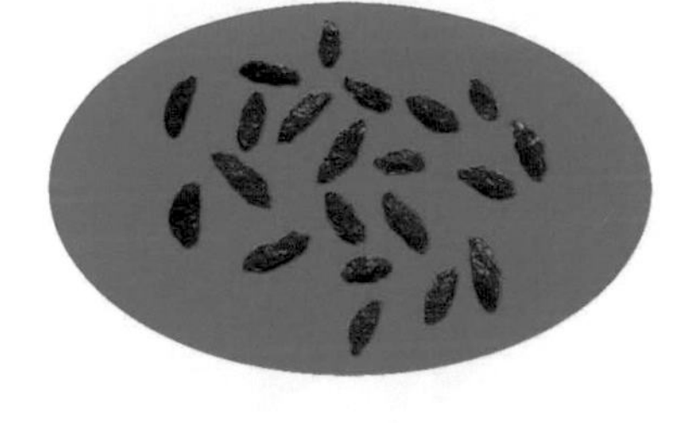

附　地骨皮

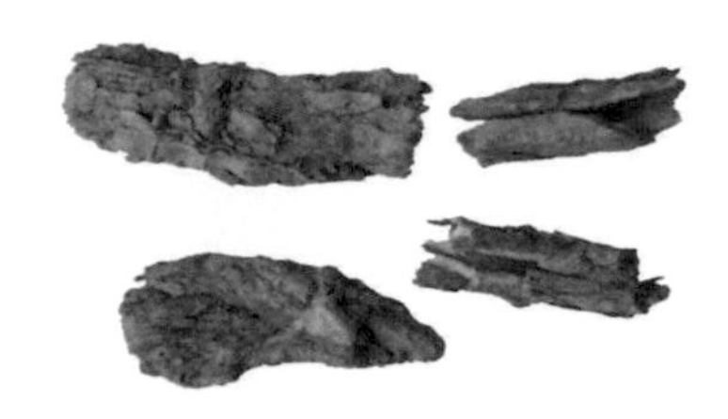

【別名】杞根、紅榴根皮、地骨。
【來源】茄科植物寧夏枸杞的根皮。

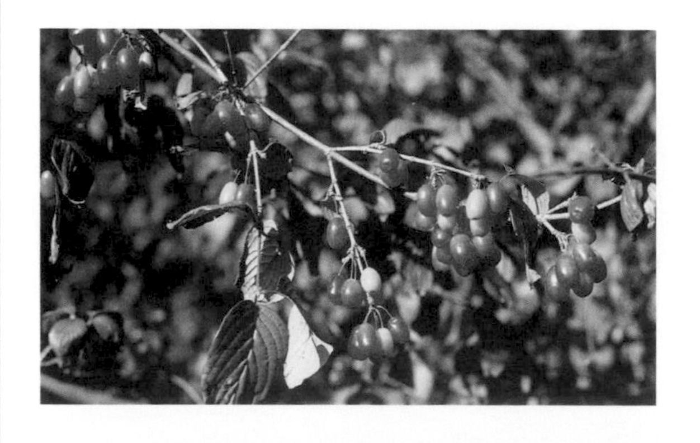

山茱萸

【別名】蜀棗、魃實、鼠矢、雞足、山萸肉、實棗兒、肉棗、棗皮、萸肉。
【來源】為山茱萸科植物山茱萸的果肉。
【生境分布】雜生於山坡灌木林中。分布陝西、河南、山西、山東、安徽、浙江、四川等地。

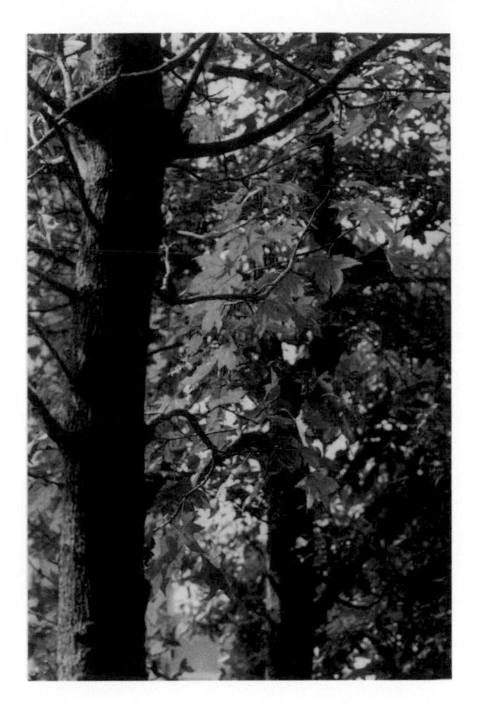

蘇合香

【別名】蘇合油、蘇合香油、帝油流。
【來源】金縷梅科植物蘇合香樹的樹幹滲出的香樹脂，經加工精製而成。
【生境分布】生於潮濕、肥沃土壤，為陽性樹種。分布於小亞細亞南部、土耳其、敘利亞北部。主產於土耳其南部。

乳香

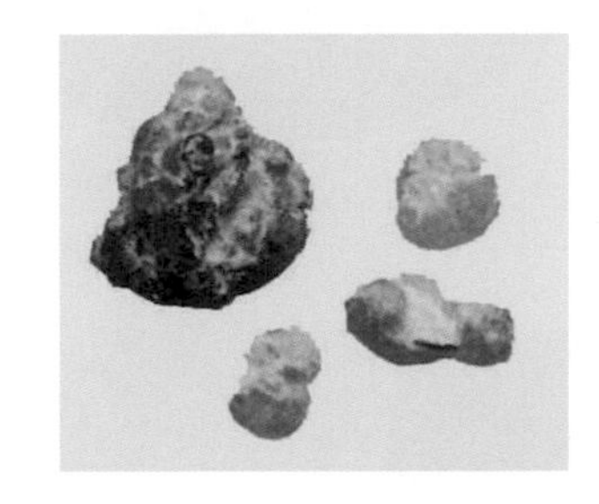

【別名】乳頭香、滴乳香、薰陸香。
【來源】橄欖科植物卡氏乳香樹及同屬數種植物皮部滲出的油膠樹脂。
【生境分布】中國用進口品。

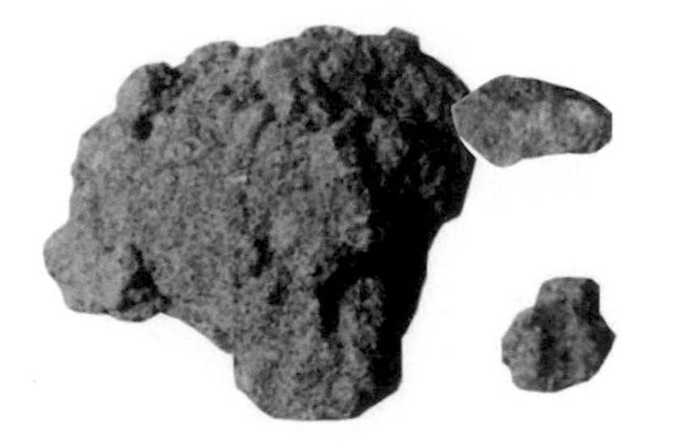

沒藥

【別名】明沒藥、末藥。
【來源】橄欖科植物沒藥樹及同屬植物樹幹皮部滲出的油膠樹脂。
【生境分布】中國用進口品。天然沒藥多自樹皮的裂縫處自然滲出。

丁香

【別名】公丁香、丁子香、支解香。
【來源】桃金娘科植物丁香的花蕾。
【生境分布】主產於坦桑尼亞、馬來西亞、斯里蘭卡、印度尼西亞等地。海南、廣東、廣西、雲南等地有栽培。

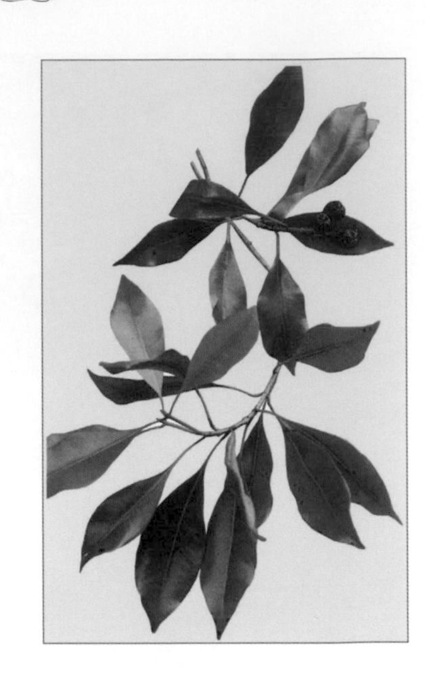

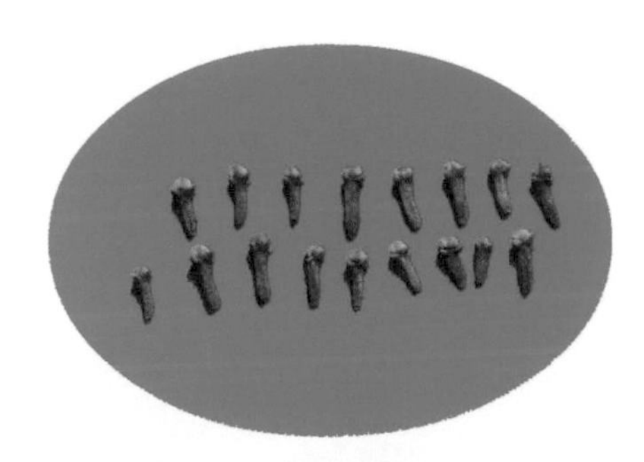

藥材丁香

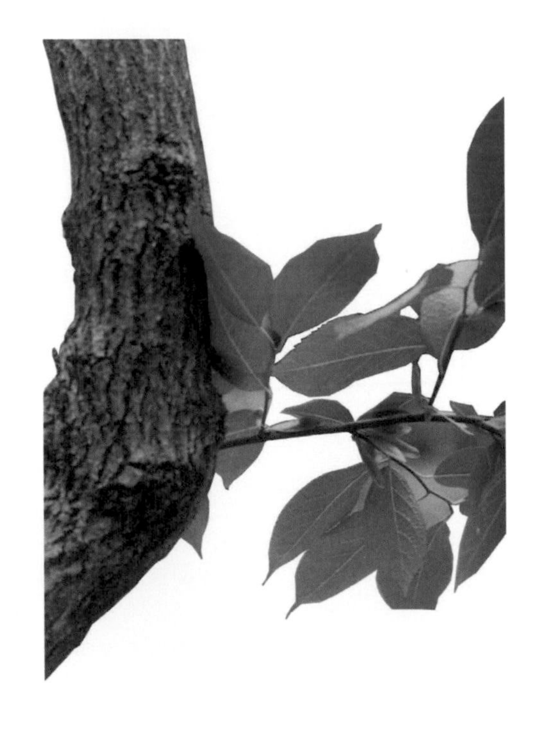

杜仲

【別名】絲棉皮、扯絲皮、思仙。
【來源】杜仲科植物杜仲的樹皮。
【生境分布】生於山地林中或栽培。分布於四川、貴州、雲南、湖北、陝西、河南等地。在北京栽培生長良好。

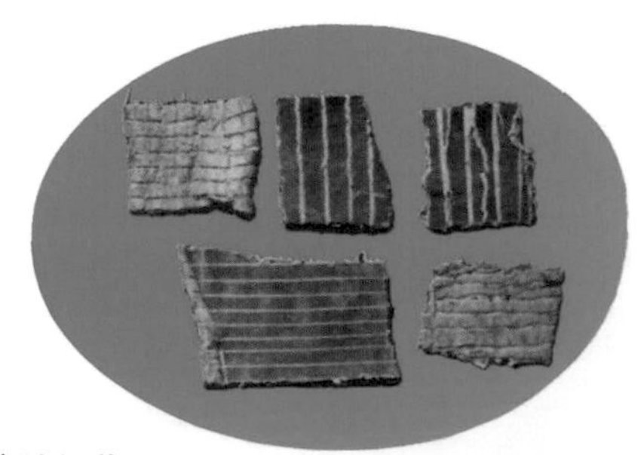

藥材杜仲

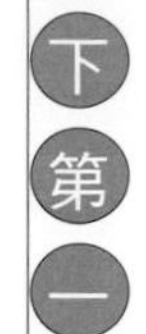
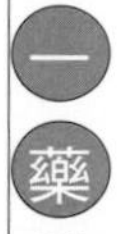
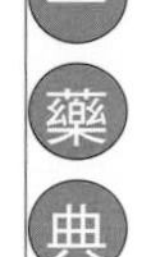
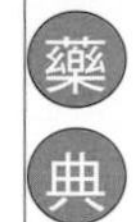

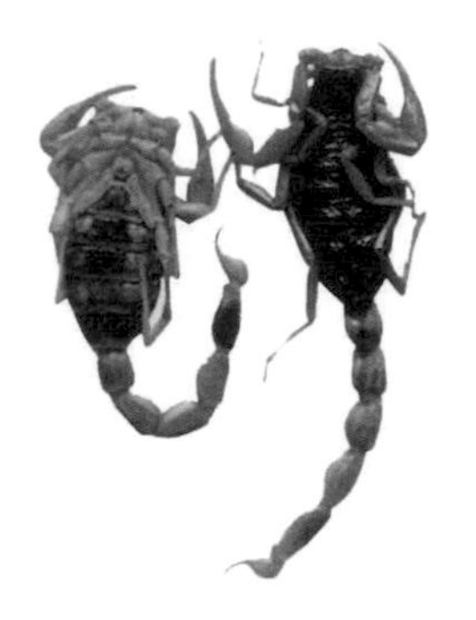

全蠍

【別名】全蟲、茯背蟲、蠆尾蟲。
【來源】鉗蠍科動物東亞鉗蠍的全體。
【生境分布】多棲息於山坡石礫、樹皮、落葉下及牆隙土穴、荒地的潮濕陰暗處。分布於遼寧、河北、山東、河南、江蘇、福建、臺灣等地。

水蛭

【別名】醫用蛭。
【來源】水蛭科螞蟥的全體。夏、秋季捕撈。捕得後燙死，晒乾或焙乾。
【生境分布】生活於水田和溪流中。分布於廣東、廣西、湖南等地。

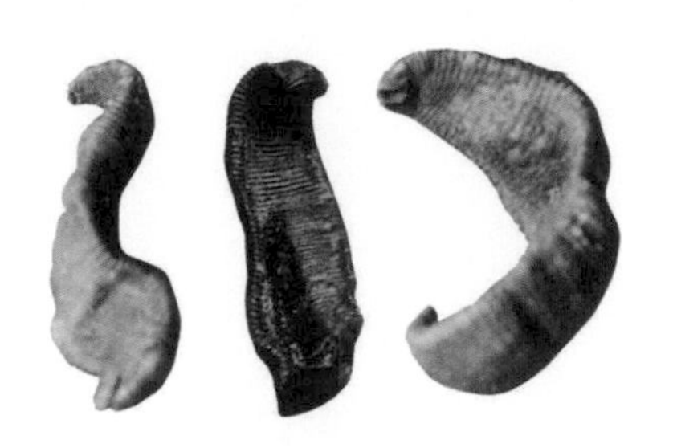

蜈蚣

【別名】天龍、百腳、蜈公。
【來源】蜈蚣科動物少棘巨蜈蚣的全體。
【生境分布】棲居於潮濕陰暗處，食肉性。中國各地多有分布。

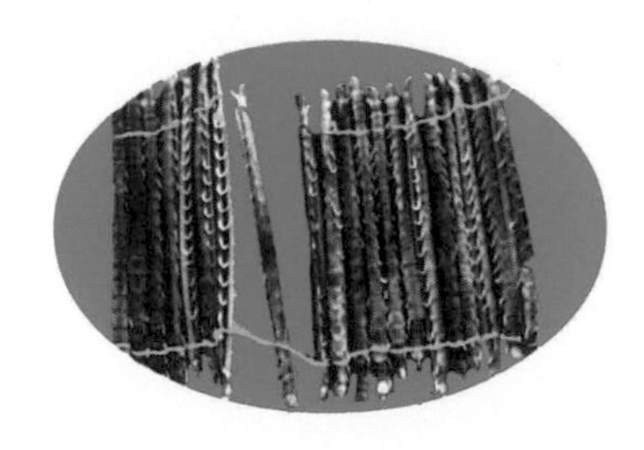
藥材蜈蚣

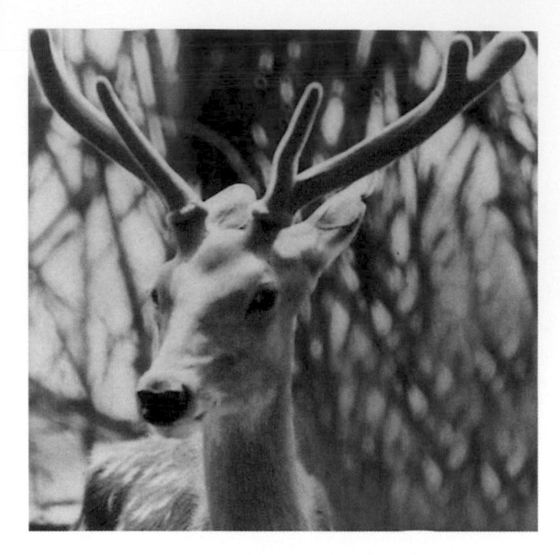

鹿茸

【別名】斑龍珠。
【來源】鹿科動物梅花鹿的雄鹿未骨化密生茸毛的幼角。習稱「花鹿茸」。
【生境分布】常群棲於山地、草原及林緣，主要分布於東北、華北，現多為人工飼養。

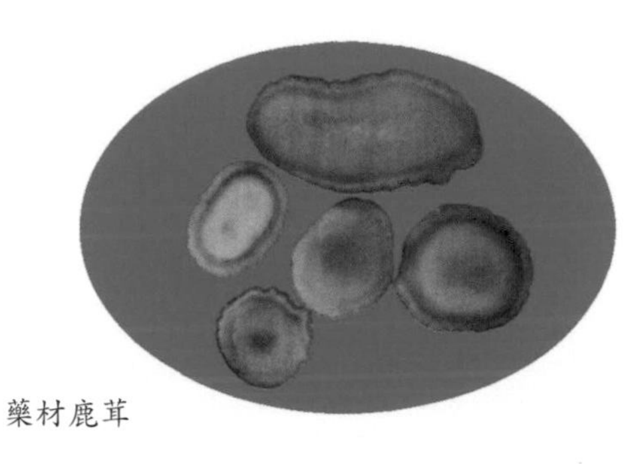

藥材鹿茸

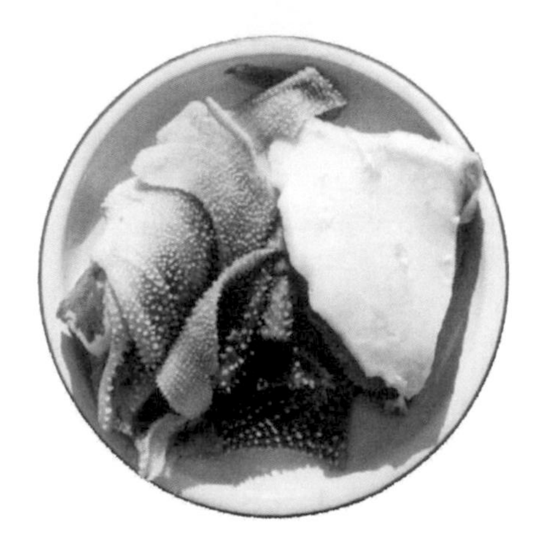

牛肚

【別名】牛百葉，牛膍。
【來源】為牛科動物黃牛或水牛的胃。

牛黃

【別名】犀黃，各一旺。
【來源】為牛科動物黃牛或水牛的膽囊、膽管或肝管中的結石。

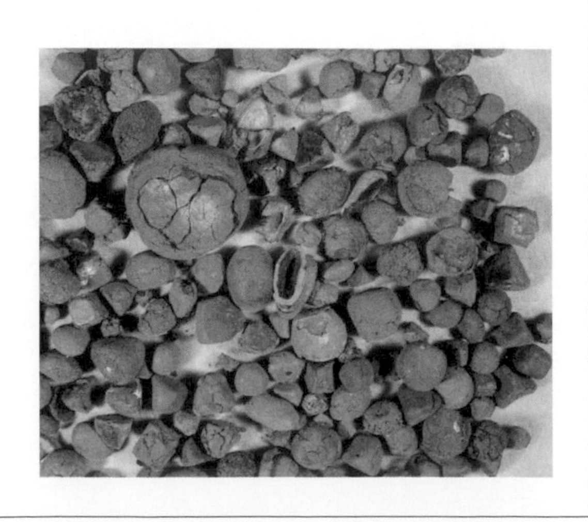

靈芝

【別名】靈芝草、菌靈芝、木靈芝。
【來源】多孔菌科真菌赤芝、紫芝的子實體。
【生境分布】赤芝腐生於櫟樹或其他闊葉樹的根部枯乾或腐朽的木樁旁。分布於廣東、海南、廣西等地。現多為栽培。紫芝生於闊葉樹的枯乾、腐朽的木樁上，分布於河北、山東、浙江、廣東等地，多為人工栽培。

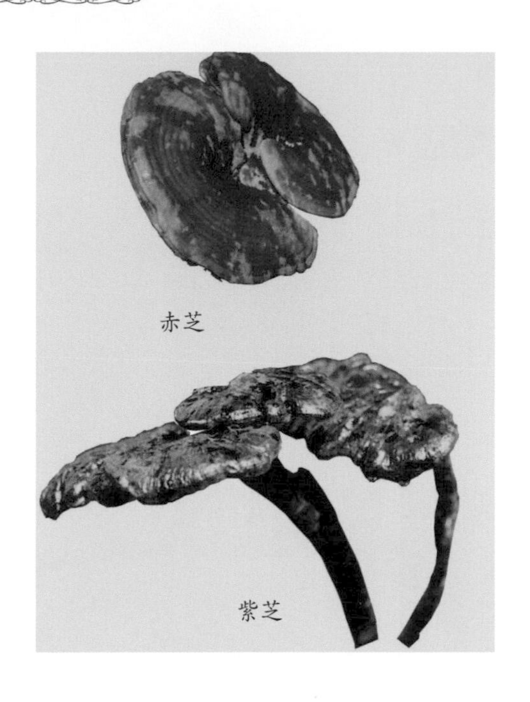

赤芝

紫芝

薑

【別名】白薑、均薑、乾生薑。
【來源】為薑科植物薑的乾燥根莖。
【生境分布】中國大部分地區有產，主產四川、貴州等地。

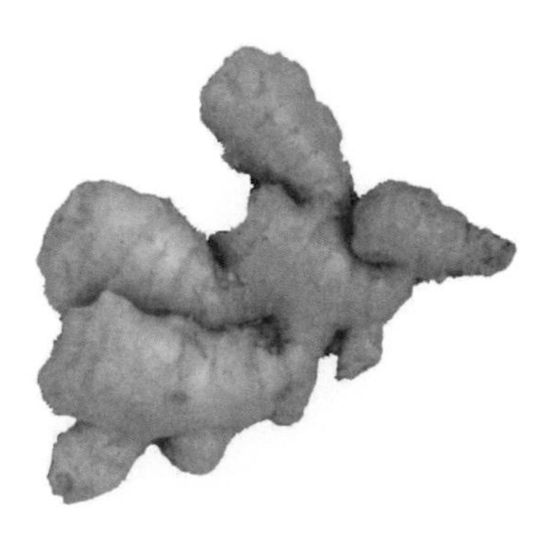

藥材乾薑

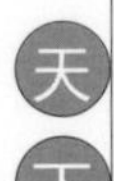
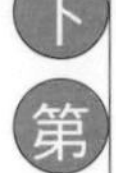
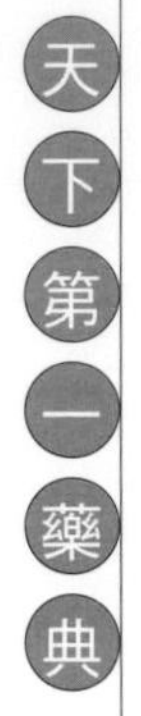

黃瓜

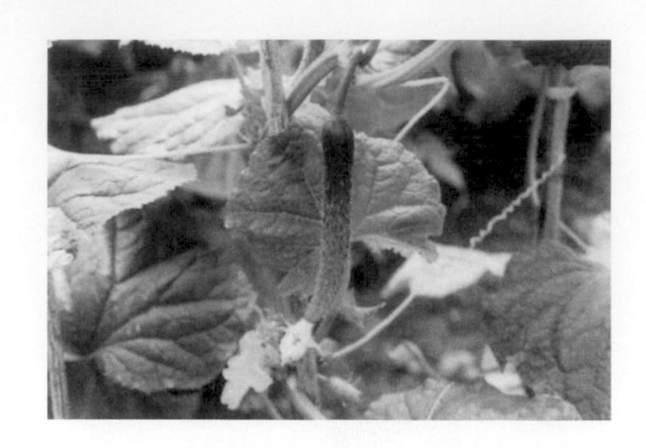

【別名】胡瓜、王瓜、刺瓜。
【來源】為葫蘆科植物黃瓜的果實。
【生境分布】中國各地均有栽培

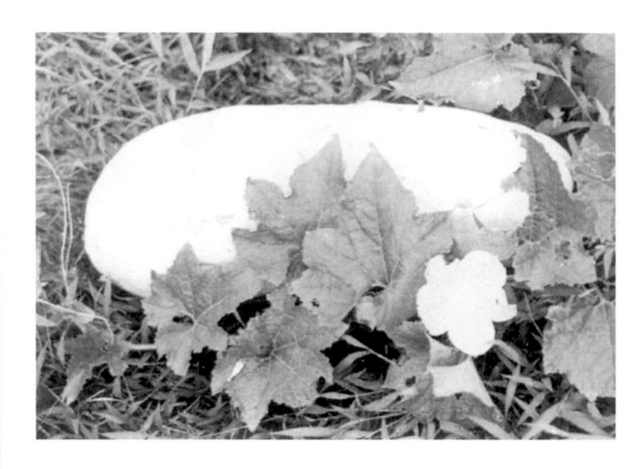

冬瓜

【別名】白瓜、水芝、濮瓜、東瓜、枕瓜。
【來源】為葫蘆科植物冬瓜的果實。
【生境分布】中國各地均有栽培。

苦瓜

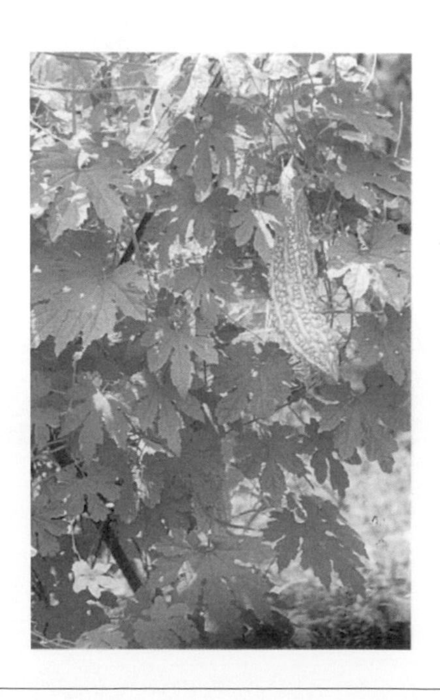

【別名】錦荔枝、癩葡萄、紅姑娘、菩達、癩瓜。
【來源】為葫蘆科植物苦瓜的果實。
【生境分布】中國各地均有栽培。

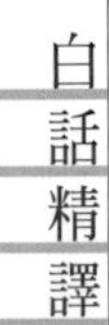

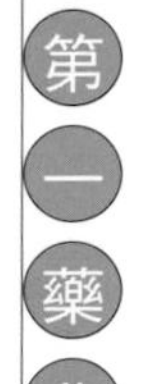

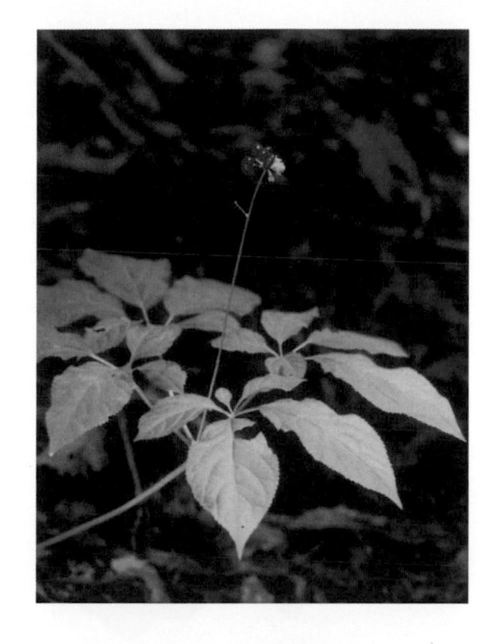

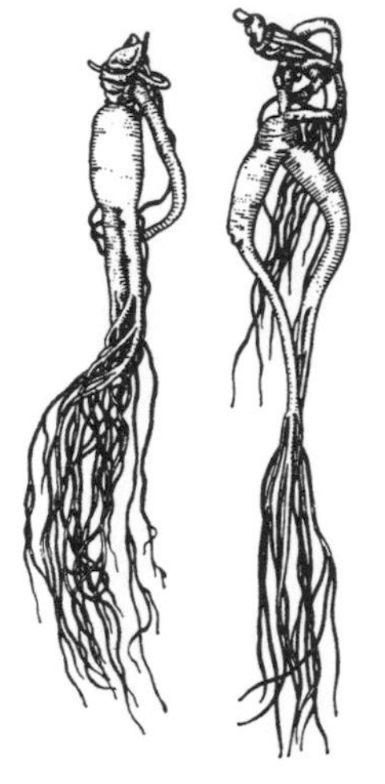

園參　野山參

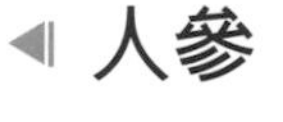

人參

【別名】神草、紅參、吉林參。

【來源】五加科植物人參的根。

【生境分布】生於山地針、闊葉混交林或雜木林下。分布於東北地區。遼寧、吉林、黑龍江、河北、山西、陝西、內蒙古等地有大量栽培。

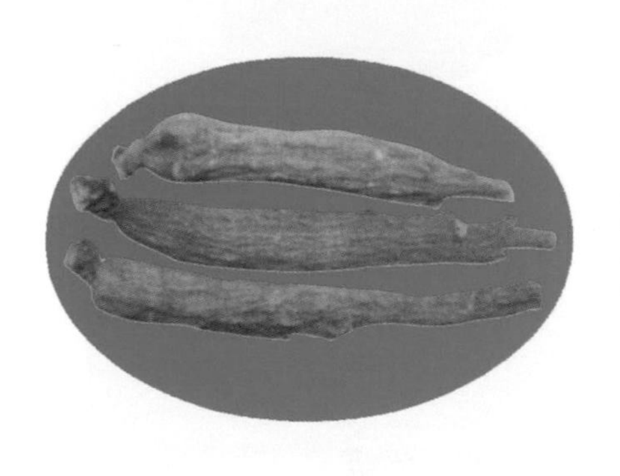

藥材人參

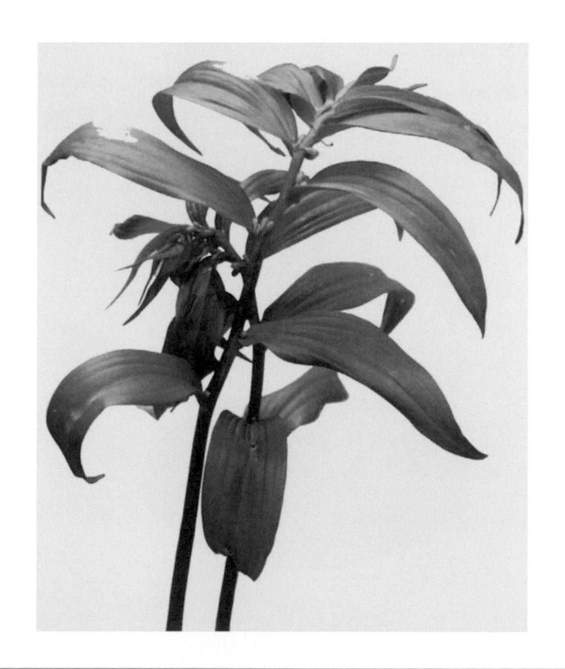

黃精

【別名】甜黃精、薑形黃精、白及黃精。

【來源】百合科植物多花黃精的根莖。

【生境分布】生於山坡林下、草地和灌木林中。分布於廣東、江西、湖北、湖南、貴州等地。

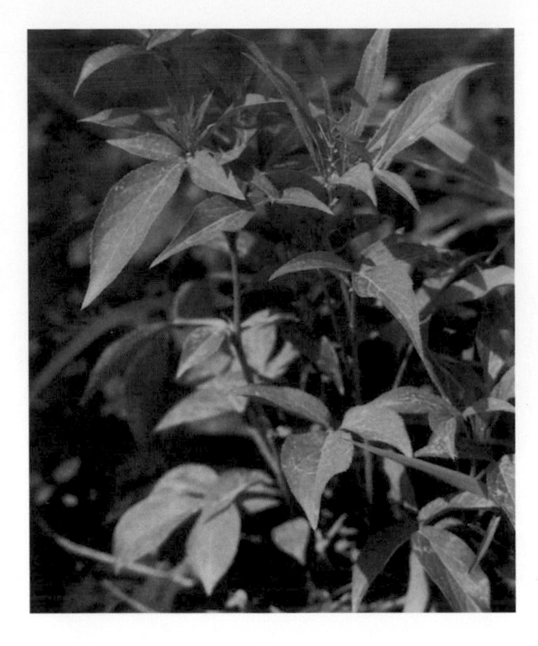

白朮

【別名】山芥、山薑、山精。
【來源】菊科植物白朮的根莖。
【生境分布】野生於山坡、林邊及灌木林中。野生少。分布於安徽、浙江、江西、湖南、湖北、陝西、四川等地。中國各地多有栽培。

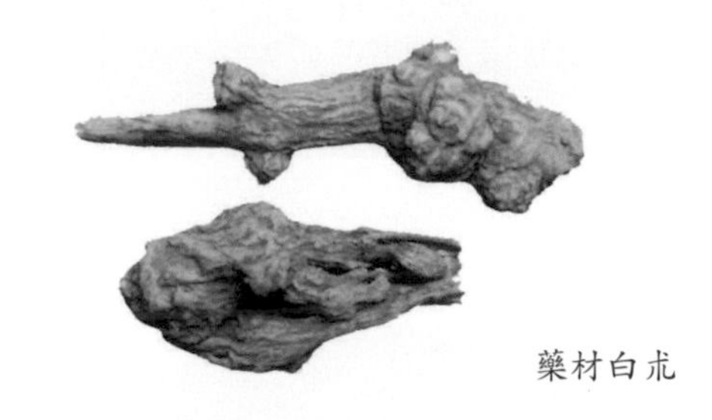

藥材白朮

丹參

【別名】赤參、活血根、紫丹參。
【來源】唇形科植物丹參的根及根莖。
【生境分布】生於山坡草地、林下、溪旁等處。分布於四川、山西、河北、江蘇、安徽、遼寧、湖北、浙江、福建、山東、廣西、貴州等地。

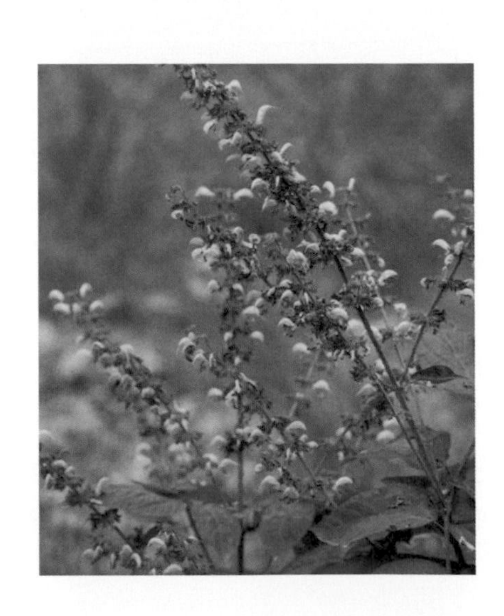

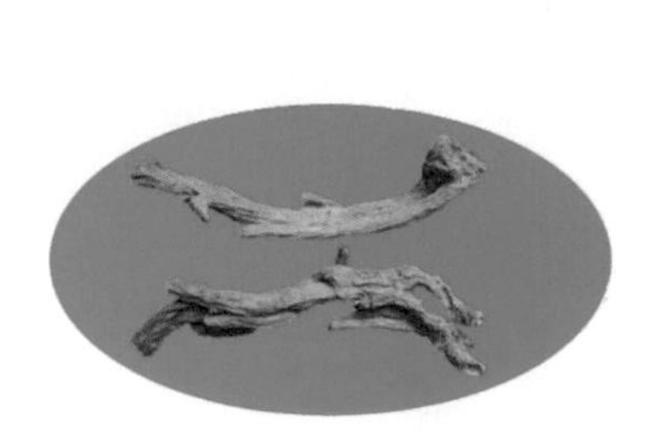

藥材丹參

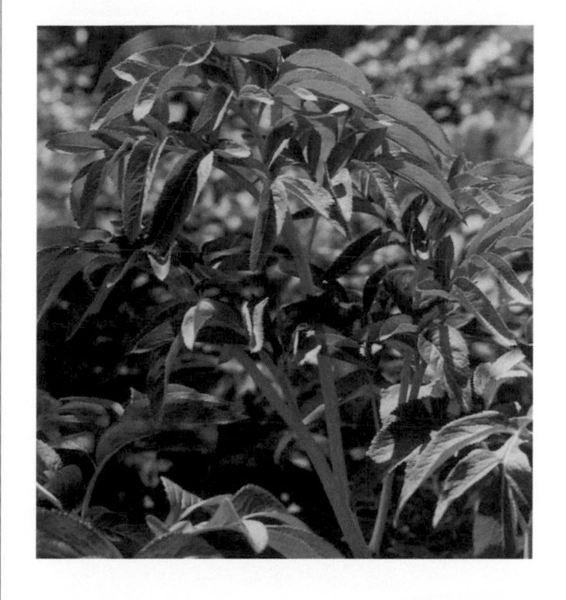

白芷

【別名】香白芷、芳香、澤芬。
【來源】傘型科植物白芷的根。
【生境分布】野生種生於濕草甸子、灌木叢、河旁沙土或石礫質土中。分布於黑龍江、吉林、遼寧、河北、山西、內蒙古等地。野生白芷不供藥用；河南、河北栽培的白芷供藥用。

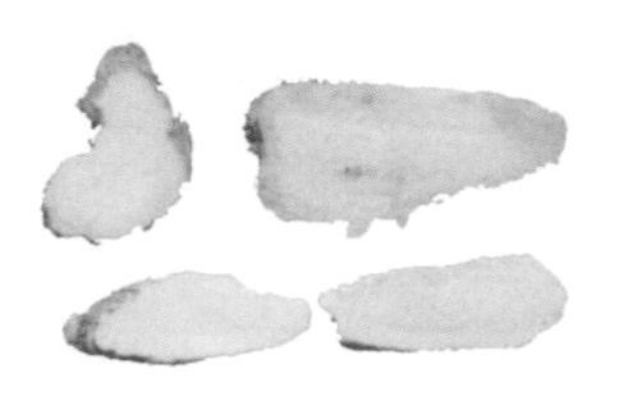

藥材白芷

半夏

【別名】三葉半夏、三步跳、麻芋子。
【來源】天南星科植物半夏的塊莖。
【生境分布】生於山坡草地、荒地、玉米地、田邊、河邊及疏林下。除內蒙古、新疆、西藏外，中國各地均有分布。

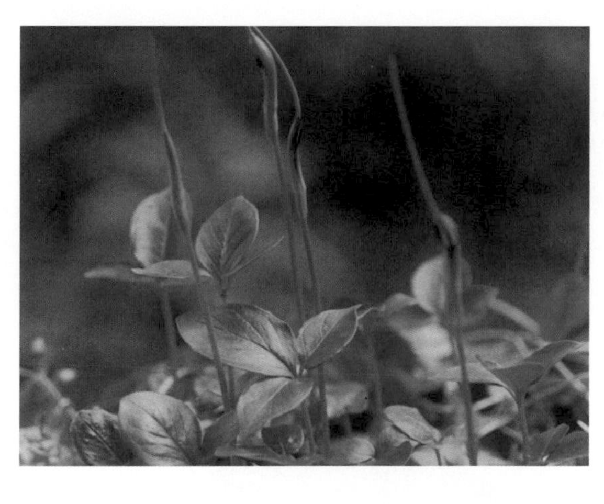

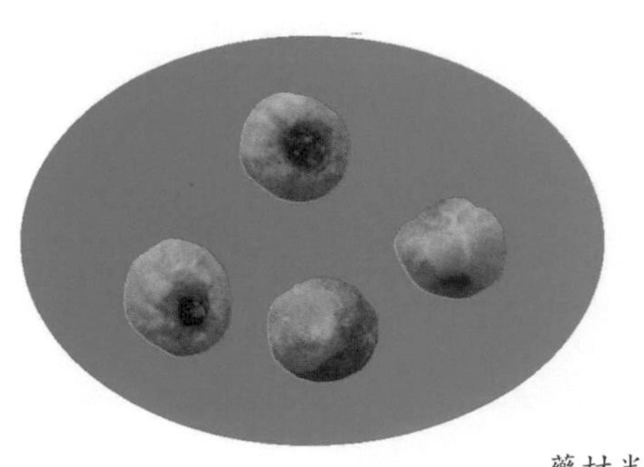

藥材半夏

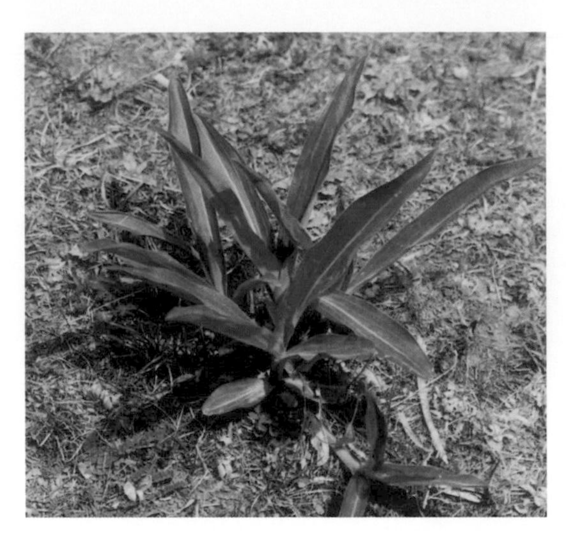

秦艽

【別名】大艽、秦膠、秦糾。
【來源】龍膽科植物秦艽的根。
【生境分布】生於山區草地、小溪兩側、路邊坡地、灌叢中。分布於陝西、黑龍江、河北、山西、內蒙古、寧夏、甘肅、青海、四川等地。

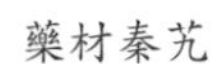
藥材秦艽

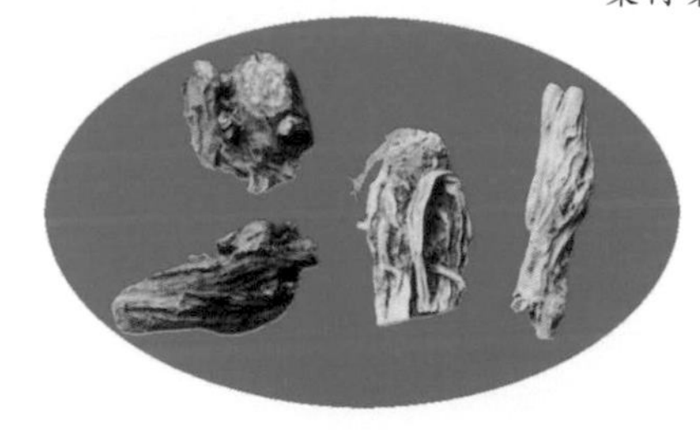

黃連

【別名】川連、味連、雞爪。
【來源】毛茛科植物黃連的根莖。
【生境分布】生於山地涼濕蔭處，野生於海拔1000～1900米的山谷蔭蔽密林中。分布於湖北、湖南、陝西、四川、貴州等地。

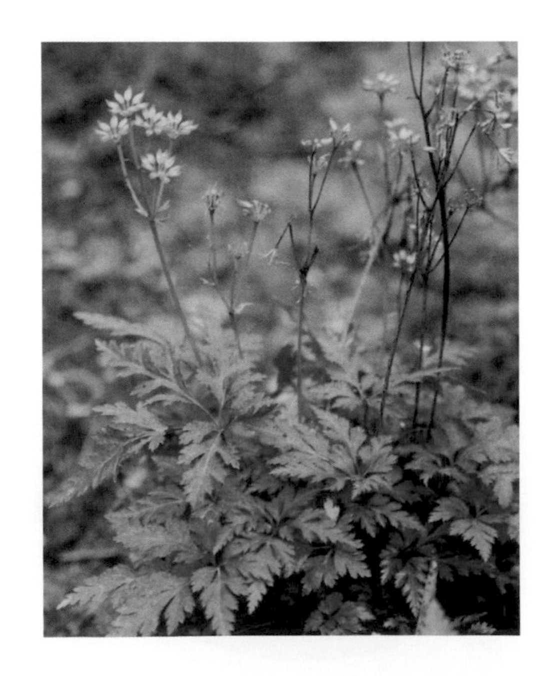

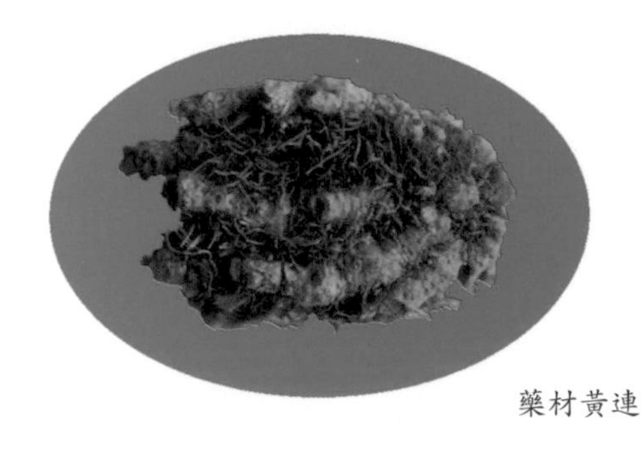
藥材黃連

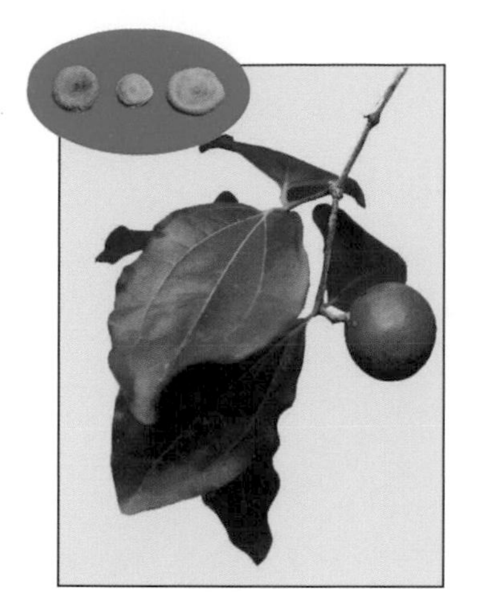

馬錢子

【別名】番木鱉、馬前、大方八。
【來源】馬錢科植物馬錢的成熟種子。
【生境分布】生於山林中。原產印度。福建、臺灣、廣東、海南、廣西、雲南南部有栽培。在雲南、生於氣候炎熱、潮濕的山谷或林中。

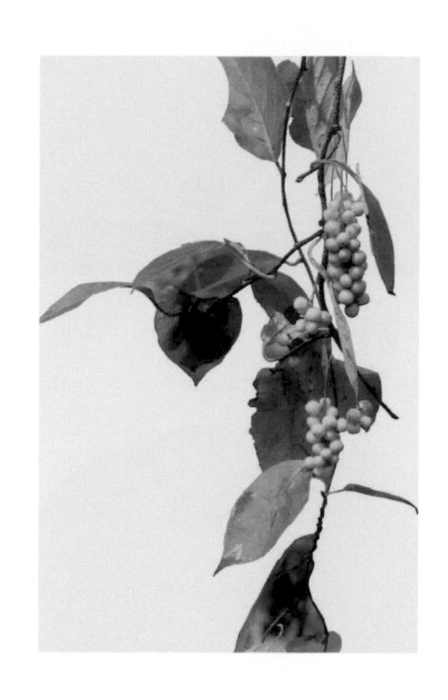

五味子

【別名】遼五味子、山花椒、北五味子。
【來源】木蘭科植物五味子的成熟果實。
【生境分布】生於山坡雜木林下，常纏繞在其他植物上。分布於黑龍江、吉林、遼寧、河北、山西、內蒙古、陝西等地。

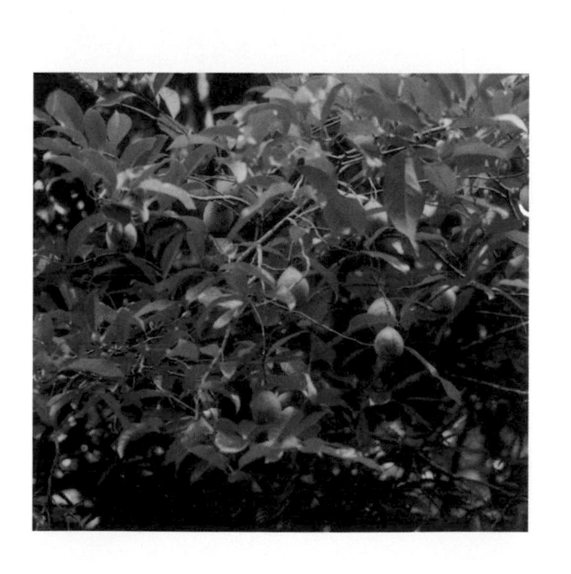

肉豆蔻

【別名】肉果、豆蔻。
【來源】肉豆蔻科植物肉豆蔻的種仁。
【生境分布】分布於印度尼西亞、馬來西亞、西印度群島、巴西等。廣東、海南、雲南等地有引種栽培。

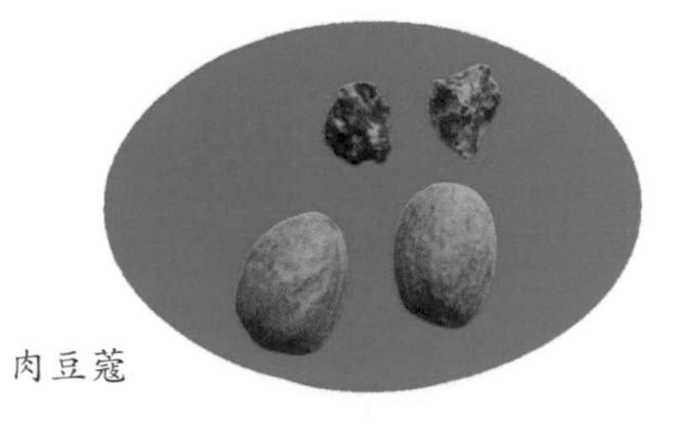

肉豆蔻

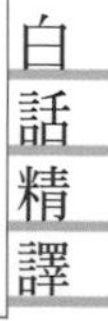

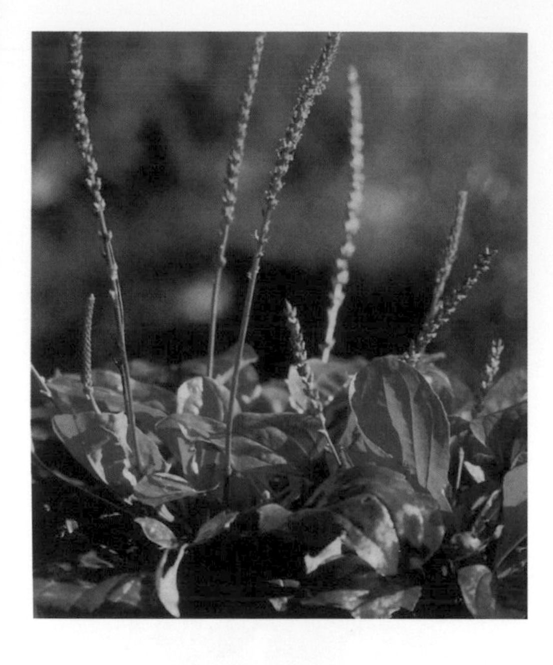

車前草

【別名】牛舌草、錢貫草、醫馬草。
【來源】車前科植物車前的全草。
【生境分布】生於平原、山坡、路旁、田埂蔭濕處或溪旁。分布中國各地。

附 車前子

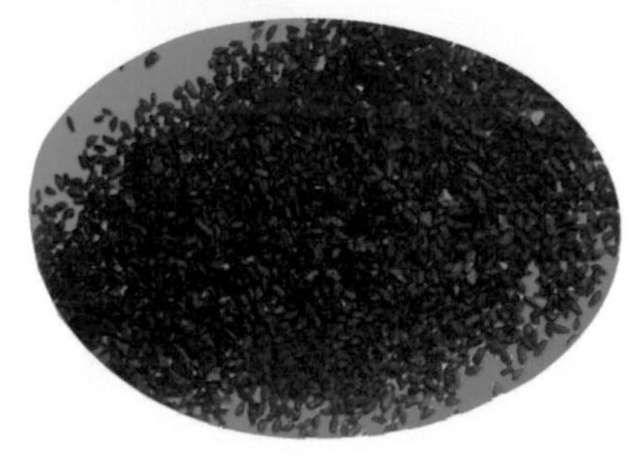

【別名】鳳眼前仁、車前實、豬耳朵穗子。
【來源】車前科植物車前的成熟種子。

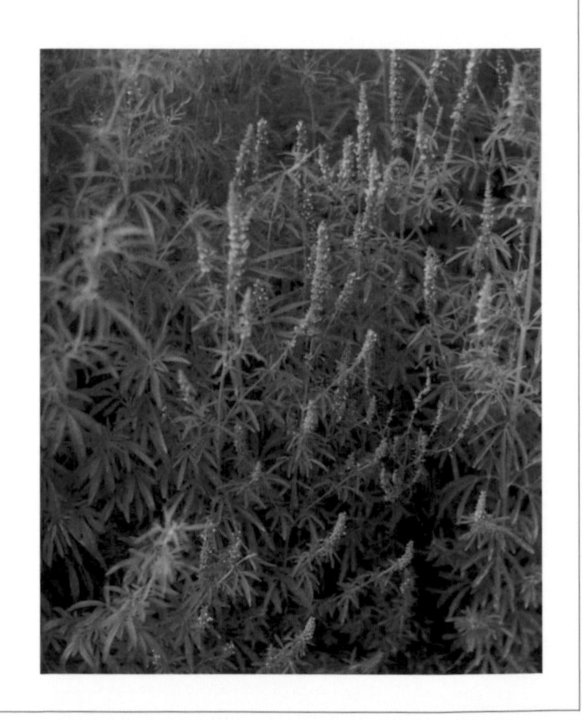

荊芥

【別名】四稜杆蒿、假蘇、薑芥。
【來源】唇形科植物荊芥的地上部分或全草。
【生境分布】多為栽培，亦有野生。分布於河北、江蘇、浙江、江西、湖北、湖南、雲南、四川、貴州等地。

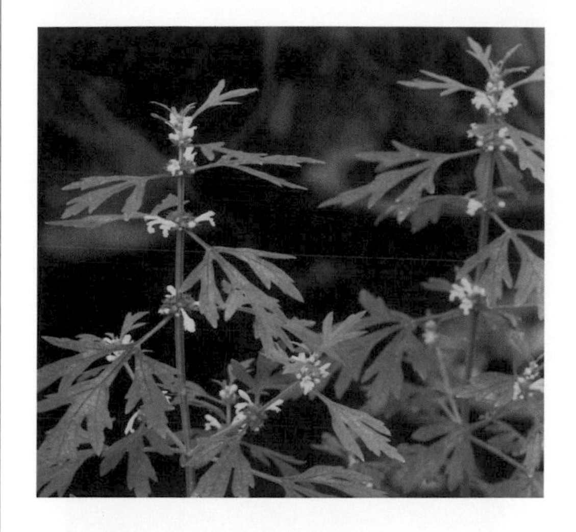

益母草

【別名】坤草、益母蒿、四稜草。
【來源】唇形科植物益母草的地上部分。
【生境分布】生於山野荒地、路旁、田埂、山坡草地、溪邊等處。尤以陰處為多。分布於中國各地。

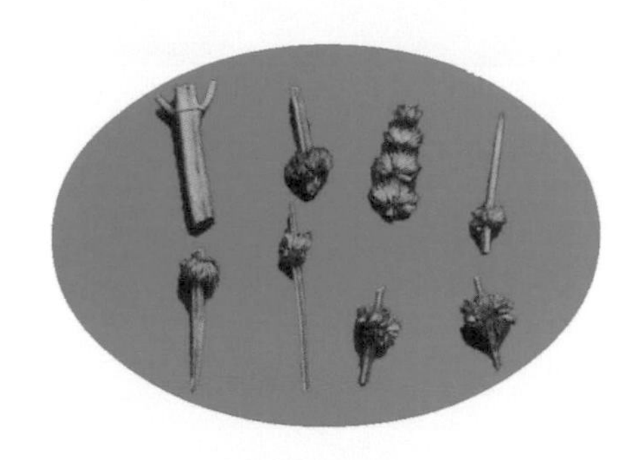

藥材益母草

麻黃

【別名】龍沙、狗骨。
【來源】麻黃科植物草麻黃的草質莖。
【生境分布】生於沙質乾燥地帶，見於乾河床、乾草原、河灘附近及固定沙丘。分布於吉林、遼寧、內蒙古、陝西、寧夏、甘肅、新疆等地。

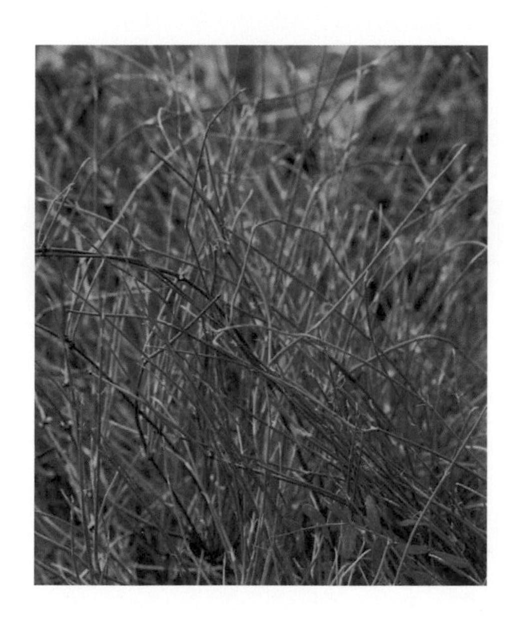

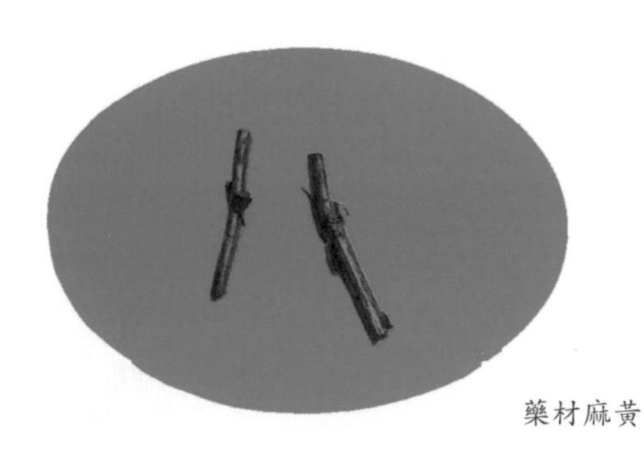

藥材麻黃

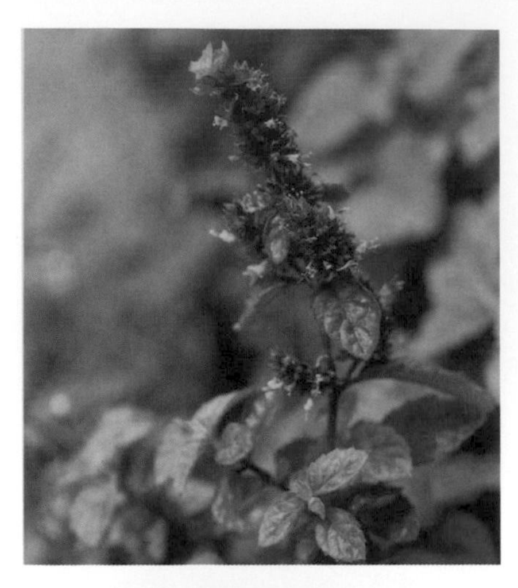

廣藿香

【別名】枝香。
【來源】唇形科植物廣藿香的地上部分。
【生境分布】原產菲律賓。現廣東、海南、廣西、福建、臺灣、四川、雲南、貴州有栽培。中國產者絕少開花。

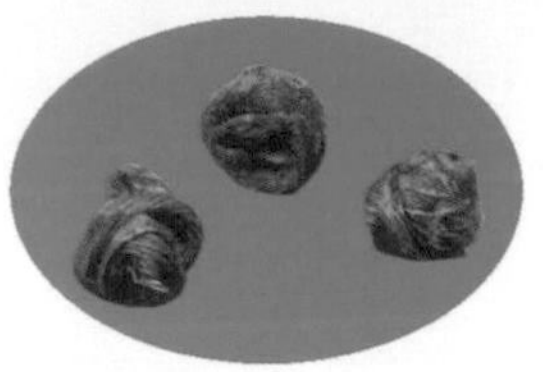

藥材石斛

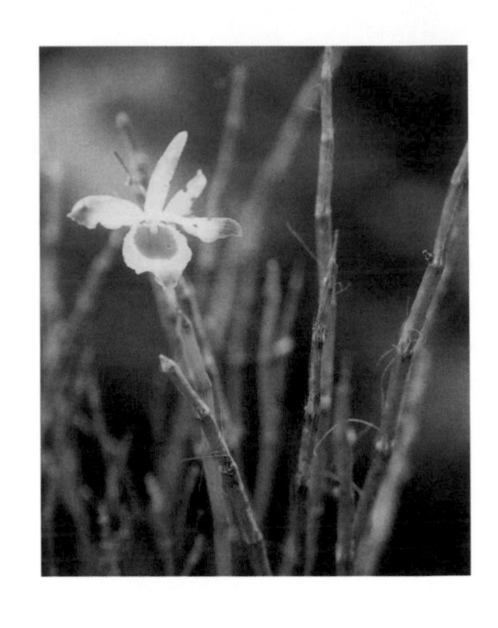

石斛

【別名】耳環石斛、黑節草、鐵皮蘭。
【來源】蘭科植物鐵皮石斛的莖。
【生境分布】附生於樹上或林下石上。分布於廣西、貴州、雲南等地。

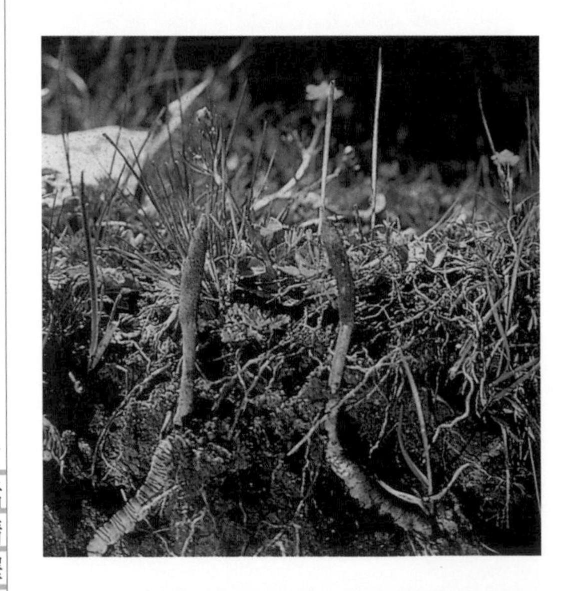

冬蟲夏草

【別名】蟲草、冬蟲草、夏草冬蟲。
【來源】麥角菌科真菌冬蟲夏草寄生在蝙蝠娥科昆蟲幼蟲上的子座及幼蟲屍體的複合體。
【生境分布】寄生在生於海拔3000～4200米高山草甸地帶鱗翅目的幼蟲上。分布於山西、浙江、湖北、甘肅、青海、四川、貴州、雲南、西藏等地。

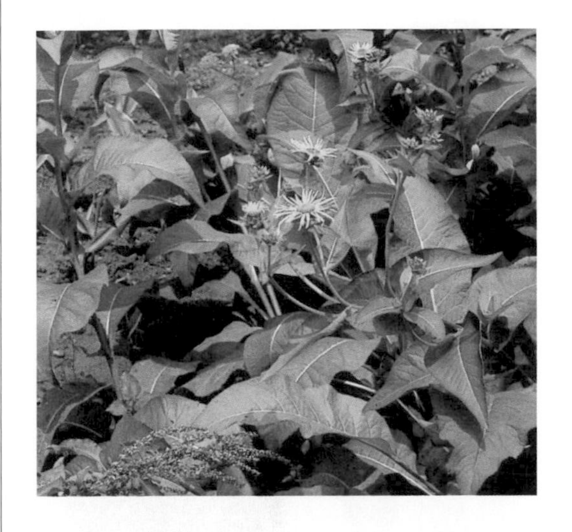

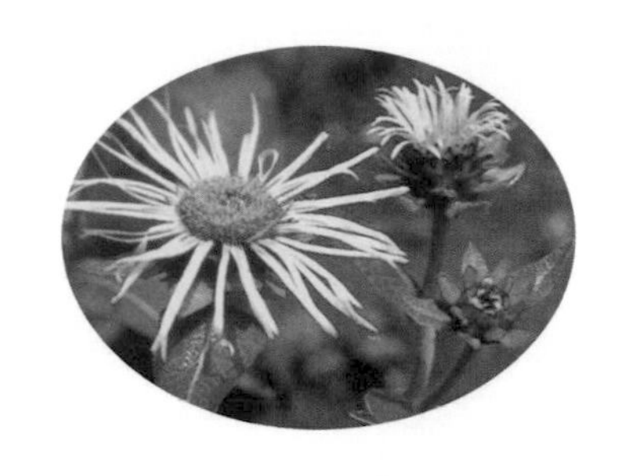

土木香

【別名】青木香、祁木香、瑪奴。
【來源】為菊科植物土木香的根。
【生境分布】中國各地均有栽培。

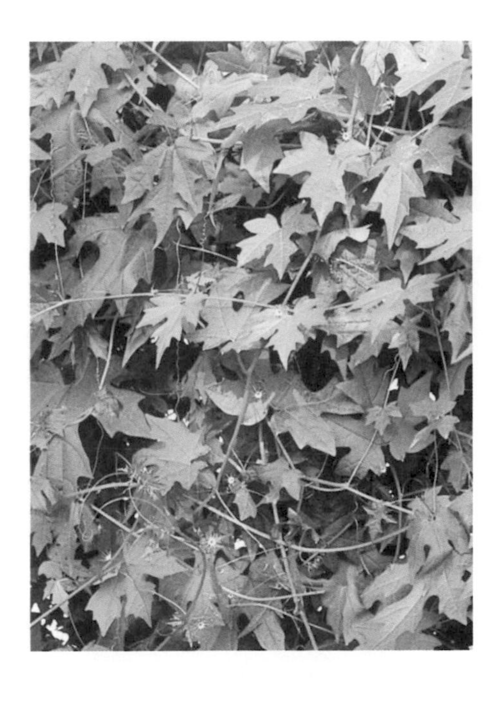

土貝母

【別名】土貝、大貝母、地苦膽、草貝。
【來源】為葫蘆科植物假貝母的塊莖。
【生境分布】生於山坡或平地。分布河南、河北、山東、山西、陝西、甘肅、雲南等地。

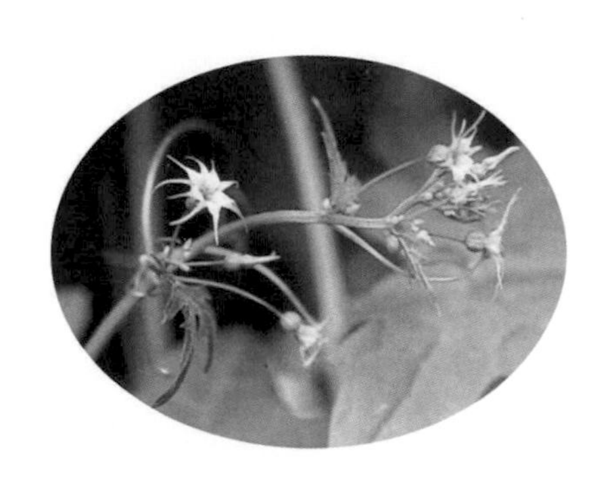

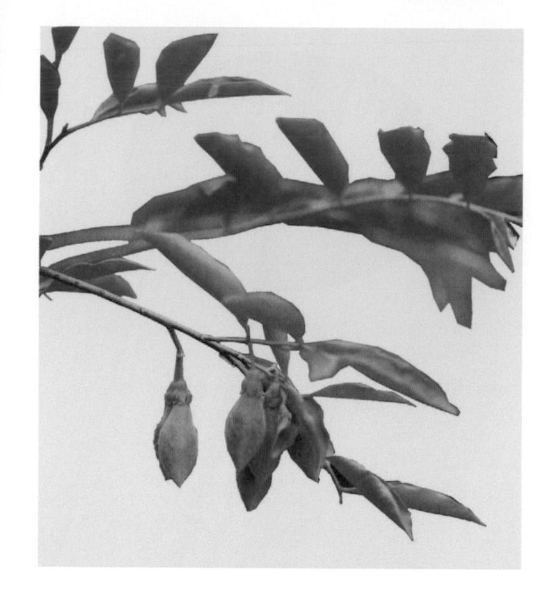

沉香

【別名】蜜香、沉水香。

【來源】瑞香科植物白木香含有樹脂的木材。

【生境分布】生於平地、丘陵土嶺的疏林酸性黃壤土或荒山中，並有栽培。分布於廣東、海南、廣西、臺灣等地。

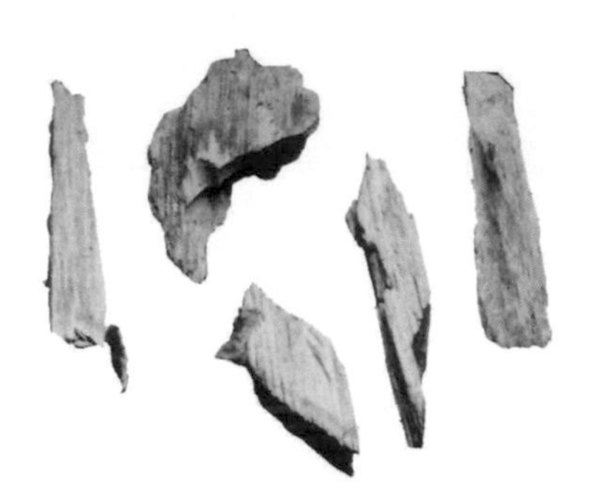

藥材沉香

檀香

【別名】白檀香、黃檀香、真檀。

【來源】檀香科植物檀香樹幹的心材。

【生境分布】野生或栽培。廣東、海南、雲南有引種。

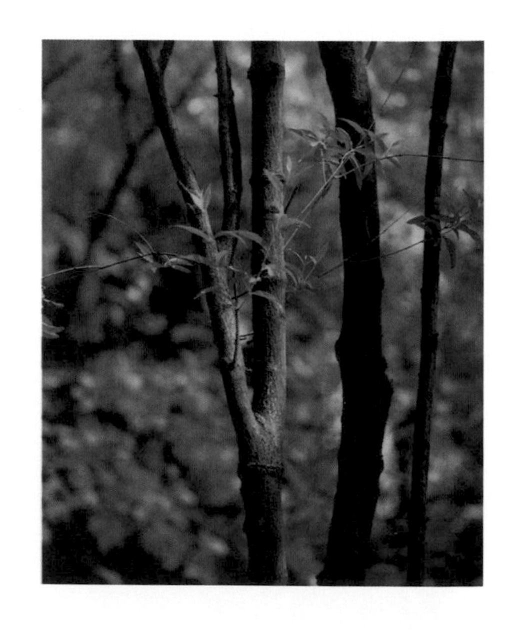

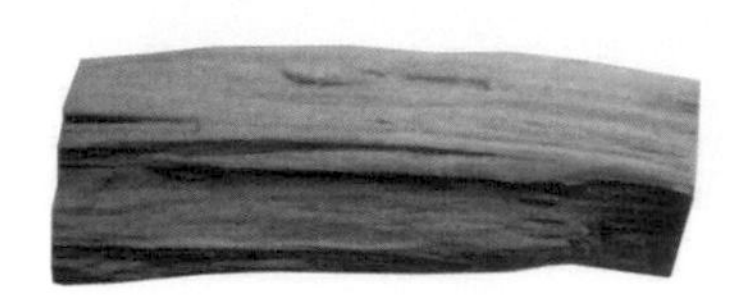

藥材檀香

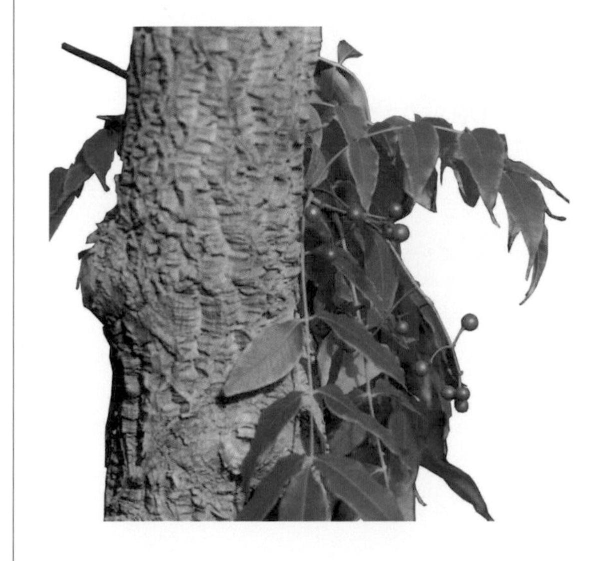

黃柏

【別名】檗木、檗皮、黃檗。
【來源】芸香科植物黃檗的樹皮。
【生境分布】生於雜木林中或山間河谷及溪流附近，也有栽培。分布於黑龍江、吉林、遼寧、河北、山西、內蒙古等地。

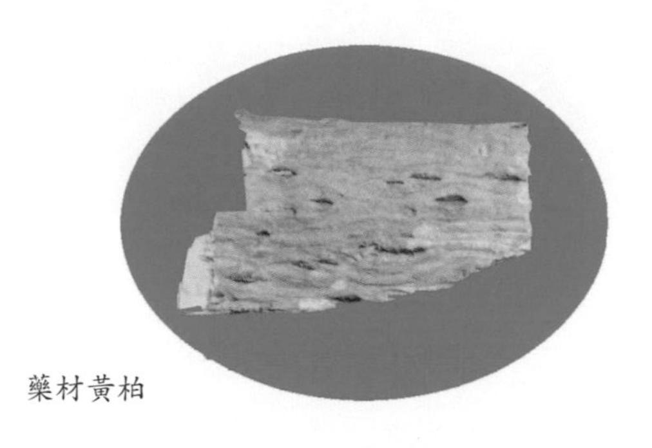

藥材黃柏

厚朴

【別名】厚皮、重皮、赤朴。
【來源】木蘭科植物厚朴的幹皮、根皮及枝皮。
【生境分布】生於溫暖、氣候濕潤、排水良好的酸性土壤。多為栽培。分布於湖北、四川、貴州、湖南、江西、廣西、浙江、安徽、甘肅等地。

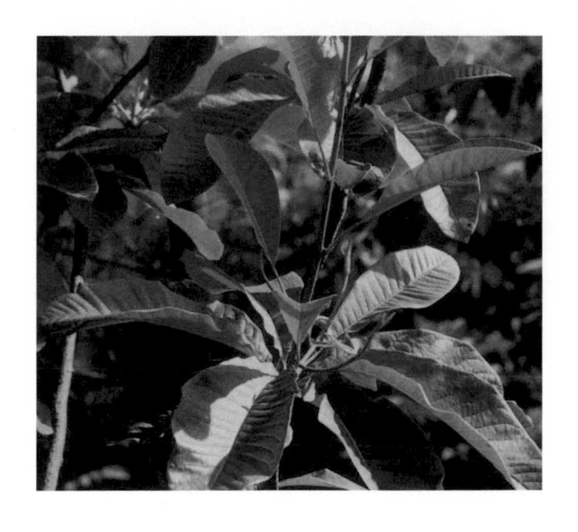

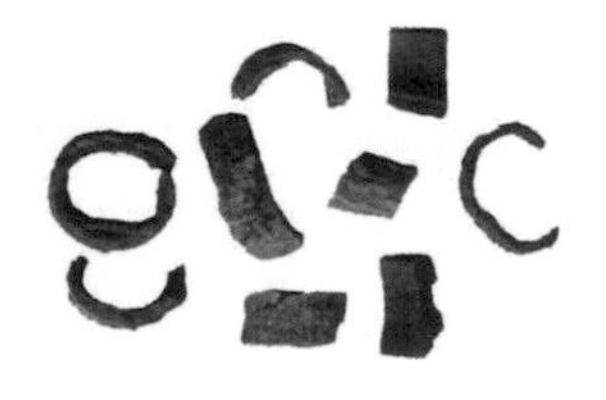

藥材厚朴

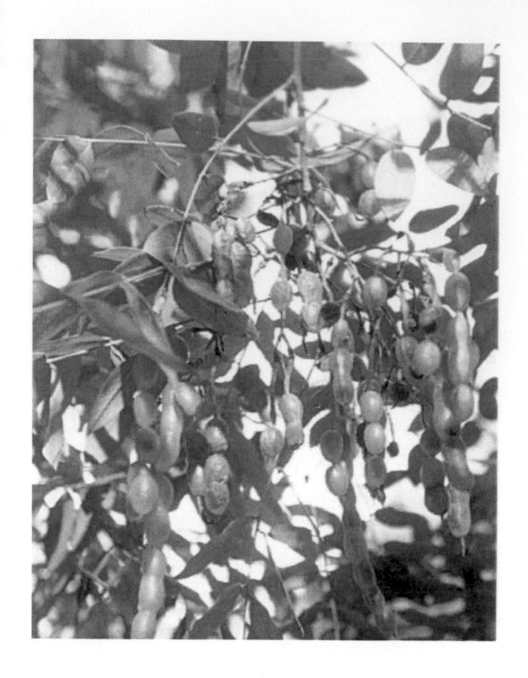

◀ 槐角

【別名】槐實、槐子、槐豆、槐連燈、九連燈、天豆、槐連豆。

【來源】為豆科植物槐的果實。

【生境分布】中國各地均產，主產河北、山東、江蘇、遼寧等地。

番木瓜 ▶

【別名】石瓜、萬壽果、蓬生果、乳瓜、番瓜、廣西木瓜、木冬瓜。

【來源】為番木瓜科植物番木瓜的果實。

【生境分布】廣東、福建、臺灣、廣西、雲南等地有栽培。

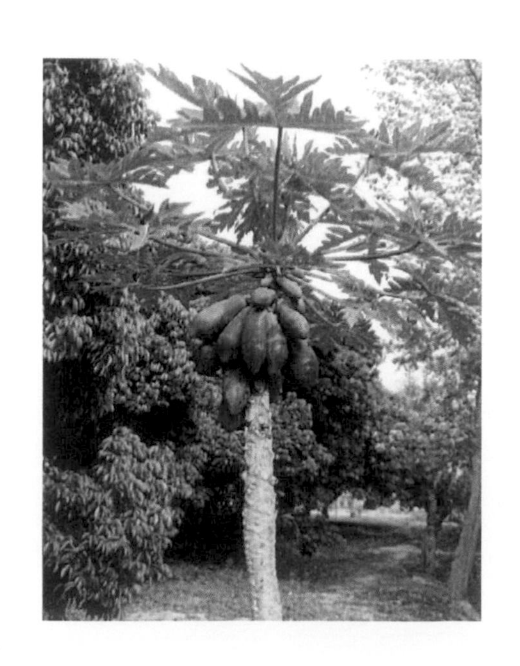

酸棗

【別名】棗仁、酸棗核。
【來源】為鼠李科植物酸棗的種子。
【生境分布】生長於陽坡或乾燥瘠土處，常形成灌木叢。分布遼寧、內蒙古、河北、河南、山東、山西、陝西、甘肅、安徽、江蘇等地。

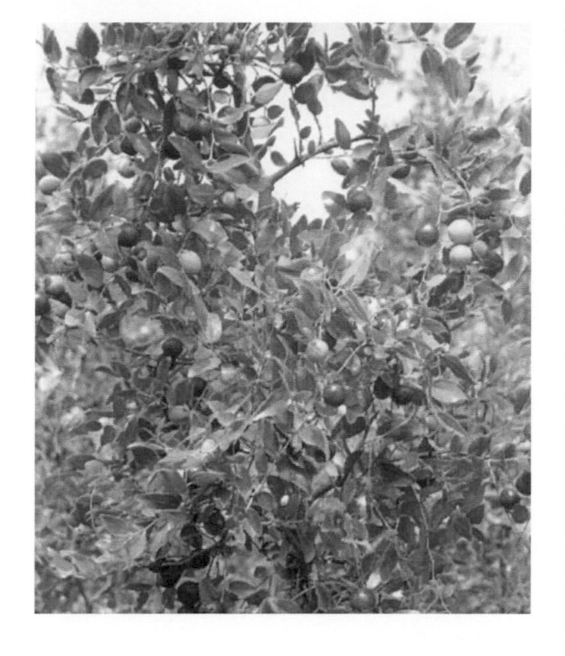

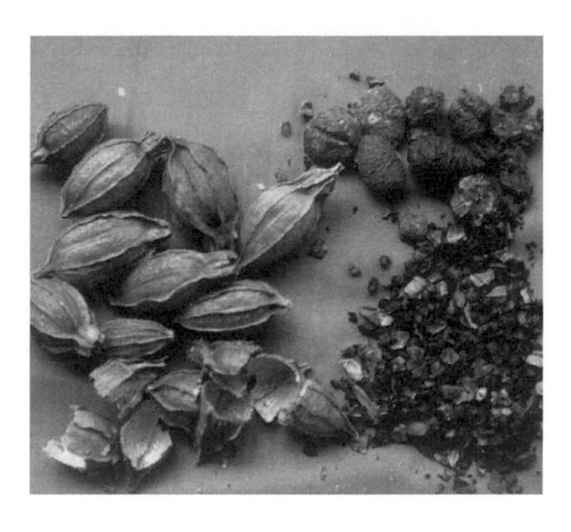

桑葉

【別名】鐵扇子。
【來源】為桑科植物桑的葉。
【生境分布】中國各地有栽培。以江蘇、浙江一帶為多。

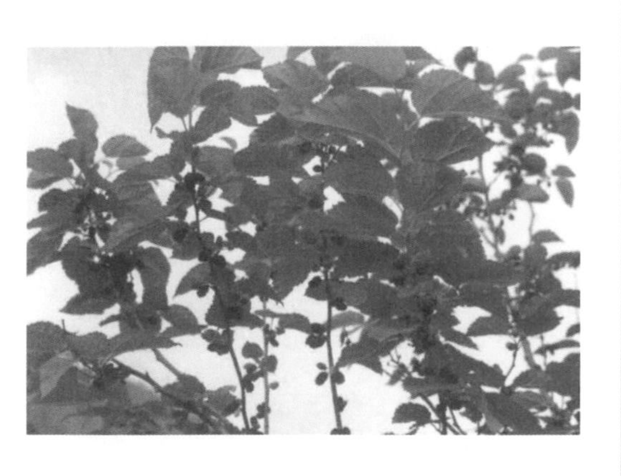

梔子

【別名】木丹、鮮支、支子、枝子、黃荑子、黃梔子。
【來源】為茜草科植物山梔的果實。
【生境分布】常生於低山溫暖的疏林中或荒坡、溝旁、路邊。分布江蘇、浙江、安徽、江西、廣東、廣西、雲南、貴州、四川、湖北、福建、臺灣等地。

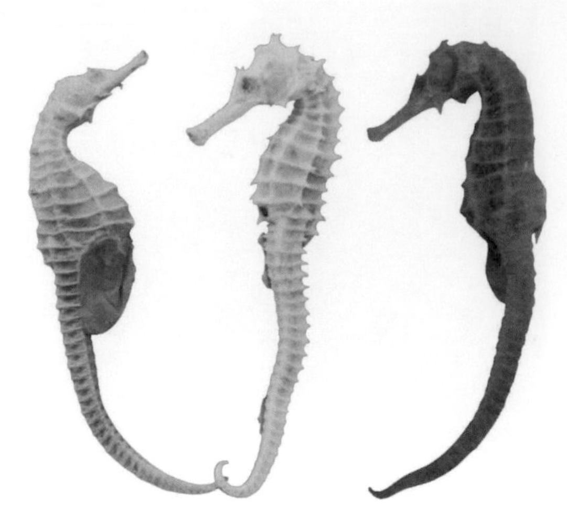

海馬

【別名】水馬、龍落子、馬頭魚。
【來源】海龍科動物刺海馬、大海馬、三斑海馬的全體。全年可捕獲。捕得後，除去內臟曬乾；或除去外部灰、黑色皮膜和內臟，將尾盤捲，曬乾。
【生境分布】多棲於深海藻類繁茂處。分布於廣東、福建、臺灣沿海。

白花蛇

【別名】白節蛇、多條金甲帶、寸白蛇。
【來源】眼鏡蛇科動物銀環蛇的全體。
【生境分布】棲息於平原及山腳多水的地方。分布於安徽、浙江、江西、福建、臺灣、湖北、湖南、廣東、海南、廣西、貴州、雲南等地。

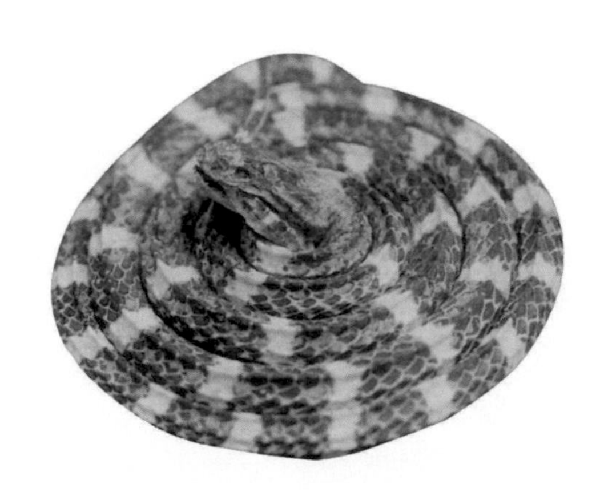

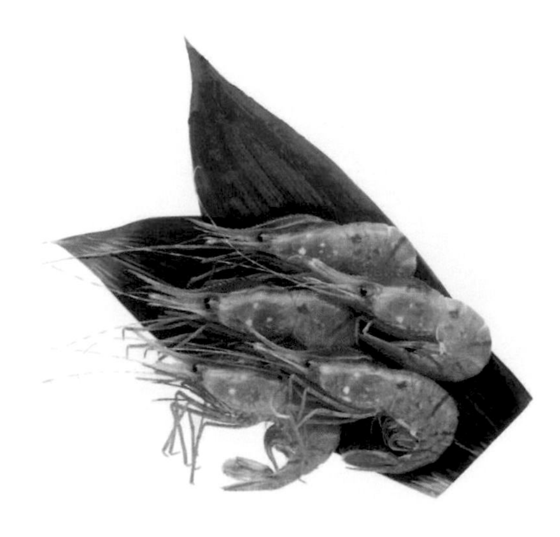

蝦

【來源】為長臂蝦科動物青蝦等多種淡水蝦的全體或肉。
【生境分布】生活於淡水湖沼、河流中，常棲息於多水草的岸邊。中國南北各地均有分布。

玳瑁

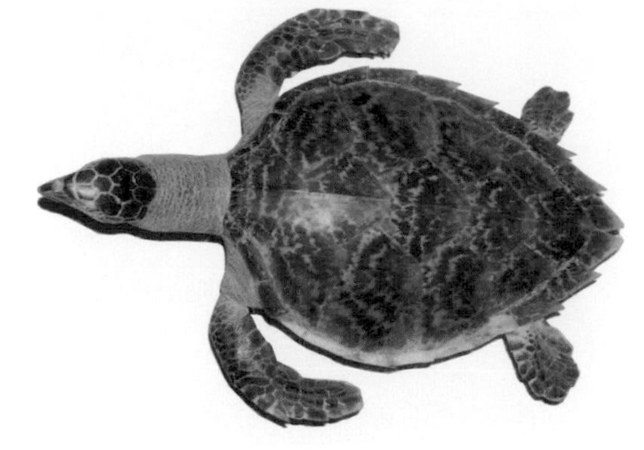

【來源】海龜科動物玳瑁的角板。

【生境分布】生活於海洋中，善游泳，性凶猛。分布於臺灣、福建、海南等地的海域。全年皆可捕獲。

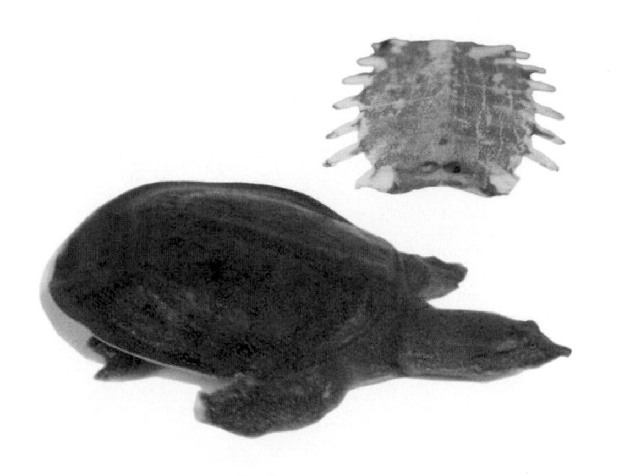

鼈甲

【別名】鼈殼、團魚甲、鼈蓋子。

【來源】鼈科動物的背甲。

【生境分布】多生活於湖泊、小河及池塘裏。分布於中國大部分地區。

牡蠣

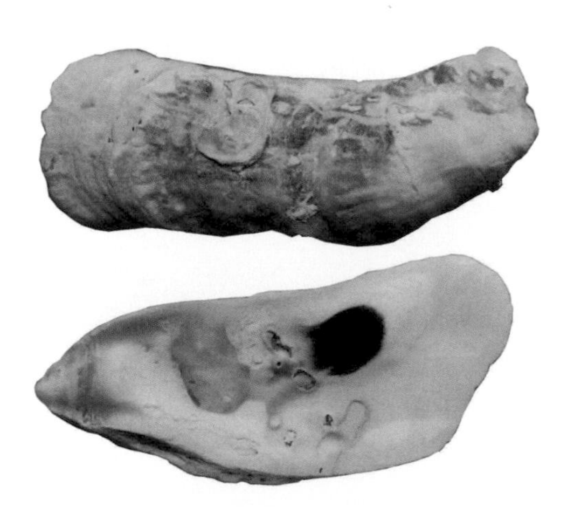

【別名】蠣蛤、海蠣子殼。

【來源】牡蠣科動物長牡蠣的貝殼。

【生境分布】生活於低潮線附近或淺海泥沙質海底及岩礁上，分布於中國沿海各地。全年可採，拾取後，去肉，洗淨，曬乾生用或煅用。

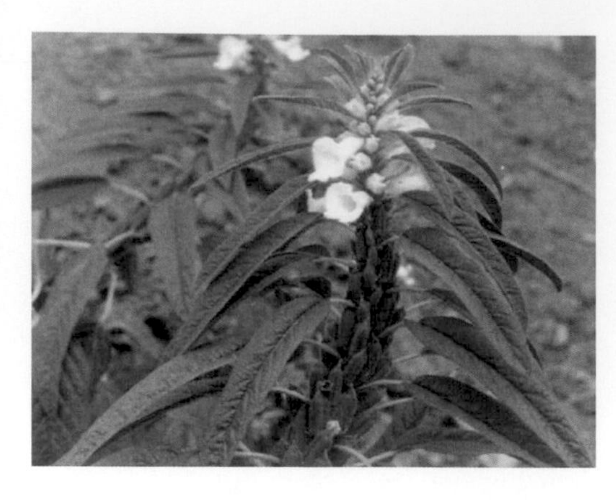

脂麻

【別名】胡麻、巨勝、狗虱、鴻藏、烏麻、烏麻子、油麻、黑芝麻、小胡麻。
【來源】為胡麻科植物脂麻的黑色種子。
【生境分布】中國各地有栽培。

刀豆

【別名】挾劍豆、刀豆子、大弋豆、大刀豆、關刀豆、刀鞘豆、刀巴豆、馬刀豆。
【來源】為豆科植物刀豆的種子。
【生境分布】中國長江流域及南方各省均有栽培。

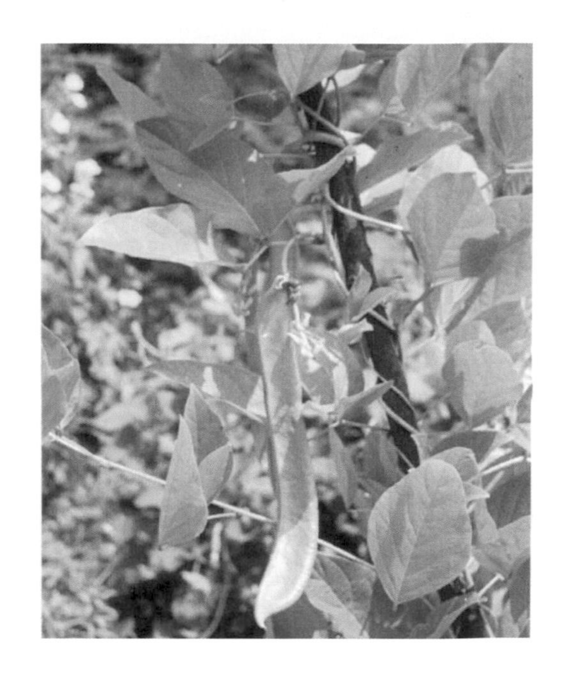

目　錄

第一卷　序例

第二卷　主治

百病主治藥

第三卷　水部

一、天水類

二、地水類

第四卷　火部

目錄

第五卷　土部

第六卷　金石部

一、金類

二、玉類

三、石類

四、鹵石類

第七卷　草部

一、山草類

目錄

二、芳草類

三、隰草類

目錄

四、毒草類

五、蔓草類

六、水草類

七、石草類

八、苔類

第八卷　穀部

一、麻麥稻類

二、稷粟類

三、菽豆類

四、造釀類

第九卷　菜部

一、葷辛類

二、柔滑類

三、蓏菜類

目錄

四、水菜類

五、芝栭類

第十卷　果部

一、五果類

二、山果類

三、夷果實

四、味類

五、蓏類

六、水果類

第十一卷　木部

一、香木類

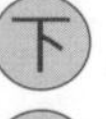
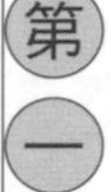
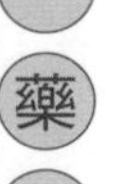
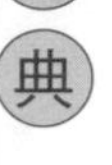

二、喬木類

三、灌木類

四、寓木類

五、苞木類

第十二卷　服器部

一、服帛類

二、器物類

第十三卷　蟲部

一、卵生類

目錄

第十六卷　禽部

一、水禽類

二、原禽類

三、林禽類

四、山禽類

第十七卷　獸部

一、畜類

二、獸類

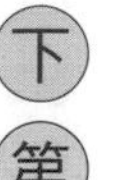
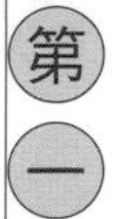
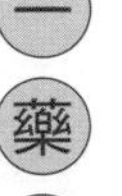
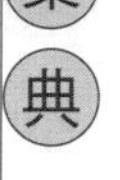
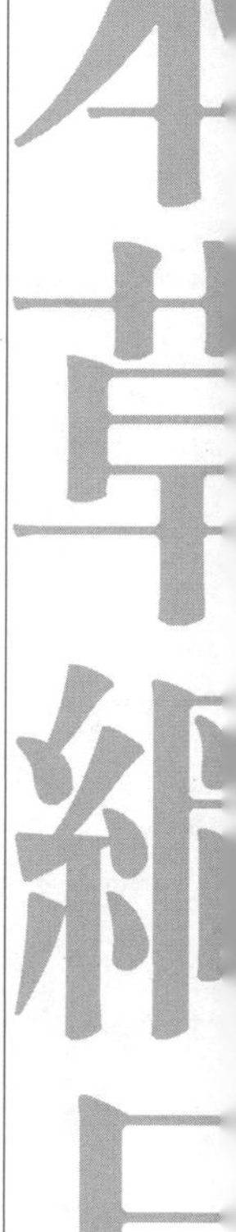

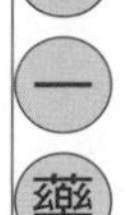
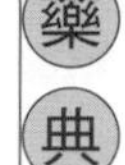

《本草綱目》原序

王世貞

古書中記載說：望見龍泉寶劍的光氣，就能知曉寶劍埋藏的地方；看到珍寶的神光異氣，就會知曉明珠存在的地方。所以如果不是聖人，就不可能透徹了解水萍的果實和商羊鳥那樣的奇異之物。那在此之後知識淵博的人當數張華，擅於辨析字義的人應推嵇康，擅長識別寶玉的人首推倚頓，只可惜這樣的人才寥若晨星。

湖北蘄春的李東璧先生有一天到我的弇山園訪問，我挽留他住下飲酒暢談了幾日。我觀察他這個人，面貌潤澤清秀，身材清瘦有神，語言談吐津津有味，真可說是天下少有的人才。他打開行裝，沒有多餘的東西，只有數十卷《本草綱目》書稿。他對我說：「我李時珍是見識淺陋的荊楚鄉野之人，幼年多病，天資愚笨，長大後沉迷於經典書籍，真如吃蔗糖一般甜蜜有味。於是廣泛閱讀群書，搜集百家著作，凡是子、史、經、傳、音韻、果菜、醫學、占卜、星命、相術以及詩、詞、曲、賦等著作，稍有心得體會，就記錄下來。古代的《神農本草經》一書，從神農時代到漢、梁、唐、宋，下傳至本朝，各家增補注解工作已很多了，其中錯誤遺漏的地方數不勝數，於是冒昧地立下研究編寫本草的志向，超越本分地行使編著的權力。經過三十年，核查了八百多種書籍，前後修改了三次。刪除重複的篇章，增補遺漏的內容，糾正錯誤的地方。舊本本草書記載一千五百一十八種藥物，現在增加三百七十四種，分為十六部，編成五十二卷。雖非集本草之大成，但大致完備。冒昧起個書名叫《本草綱目》，希望請您賜一序言，以使本書因您的名聲而流傳不朽。」

我打開書細心研讀，每種藥均列出正式名稱作為綱，附釋名為目，以正其源；接著依次排列注解、辨疑、正誤等項目，詳辨藥物的產地、形狀；再依次是四氣五味、主治、附方等項目，闡明藥物的性質、形態和功效。上自三墳五典，下至傳奇小說，凡與藥物學有關內容，沒有不詳盡採錄的。使人彷彿進入金谷園，品種色彩光豔奪目；又讓人如同登上了龍宮寶殿，各種寶藏全部陳列在眼前；又猶如面對玉壺、玉鏡，毛髮可鑒。此書的內容廣博卻不繁雜，詳細而又有重點，綜括研究既深且透，一直深入到事物的深廣奧妙之處。這部著作難道只能當作一般的醫書看待嗎？實在是關乎生命萬物的精深微妙之品，是探究藥物原理的通用經典，是帝王不願公開的秘笈，是百姓貴重的寶物啊。李先生竭盡全力造福人類的用心是多麼殷切啊！唉！石頭和美玉難以辨別，正邪干擾，這種弊端已有很長時間了。所以辨識防風氏的專車巨骨，一定要等待孔子；要考證織女的支機石，必定要問賣卜的嚴君平。我正在編寫《弇州卮言》一書，正感歎像《丹鉛卮言》的作者那樣博通古今的人才已經很少了，現在我看到《本草綱目》這部著作是多麼幸運啊。若將這一巨著藏匿在深山石室之中是不妥的，何不刊刻發行，以使世人像楊子雲研究《太玄經》那樣學習它，成為它的知音呢？

一五九〇年農曆正月十五日
弇州山人鳳州王世貞敬撰

進《本草綱目》疏 李建元

湖廣黃州府儒學增廣生員李建元謹奏：

為遵奉皇上明詔採訪各地圖書，進獻《本草綱目》以備採擇之事。

我俯伏閱讀禮部儀制司公文中的條款：恭請皇上明令儒臣開立書局，纂修正史而發文通知中央和地方。凡是各家著述，有關國家典章制度及記錄君臣事蹟內容的書籍，以及天文、樂律、醫術、方技方面的各種書籍，只要能成一家之言，而能流垂於後世的，即可請求解送到禮部，以備採擇收入《藝文志》。如已刊刻出版的，即應印刷一部送到禮部。如果有書之家想要自己進獻的，可聽其便。奉此。

我的先父李時珍，原任楚王府的奉祀正，奉皇命進封為文林郎、四川逢溪知縣。先父一生篤志於學問，用心著書立說，曾著有《本草綱目》一部，剛剛刻成，忽然去世。生前曾撰有遺表，令我代他將此書獻給皇上。我深思道：父有遺命而子不遵，何以繼承先人的遺志？父有遺書而子不獻，何以響應朝廷的命令？何況現在正當朝廷修史之時，又是朝廷取書之際呢！我不揣淺陋，不避危險，恭敬地遵從先父的遺願。

我父時珍，幼年瘦弱多病，成年後又很愚鈍。酷愛閱讀經典書籍，就像吃甘蔗和飴糖一樣。考古證今，奮發地編著研究，苦心地辨疑訂誤，細心地集中各家學說。他考慮本草一書，關係重大，各家的注解錯誤很多，三十歲的時候，就大力進行本草著作的校勘，到七十歲時，才大功告成。鄉野之人生活貧困，曬著脊背勞作，吃著野菜度日，還要將所得到的進獻給皇上，卑微的我，採珠聚玉，怎敢不獻給明君呢？從前神農辨百穀、嘗百草而分別各種植物氣味的有毒與無毒，軒轅黃帝以岐伯為師，向伯高學習，而剖析經絡分布的起點和終點，才有了《神農本草經》三卷。《漢書・藝文志》把它錄為醫家第一經，到漢末李當之才開始加以重修，至梁末陶弘景又加以注釋。古本收藥三百六十五種，以應周天之數。唐高宗命司空李勣重新修訂。長史蘇恭又上表請求修訂，增藥一百一十四種。宋太祖命醫官劉翰詳細校勘，宋仁宗再次下詔要求補注，增藥一百種。蜀州唐慎微合併諸家本草為《經史證類備急本草》，修訂增補各家本草，共增補收藥五百種。從此人們都把它指為大全之書，醫家也把它視為秘典。然而考察這部著作，錯誤缺點實在不少：有應當分開而混同在一起的，如葳蕤、女萎，原是兩種植物卻併為一條；有應當併為一條卻分開的，如南星、虎掌，原是一種植物，卻分為兩種。生薑、薯蕷，應該是菜類，卻列入草部；檳榔、龍眼，應當是果品，卻列入木部。八種穀物，是人民賴以生存的基本食物，卻不能分辨其種類；三種白菜，是日常食用的蔬菜，卻不能明確地區別它們的名稱。黑豆、紅小豆，大小不同卻放在同一條，硝石別名火硝，芒硝別名水硝，二者成分不同卻混在一塊注釋。把蘭花當作蘭草，卷丹當作百合，這是宋代寇宗奭《本草衍義》的差錯；把黃精當作鉤吻，旋花當作山薑，這是梁代陶弘景《名醫別錄》中的錯誤。酸漿、苦膽，草部、菜部重複出現，這是宋代掌禹錫《嘉祐補注本草》中不審慎的地方；天花、栝樓畫了兩張圖形，這是宋代蘇頌《圖經本草》中不夠明確的地方。五倍子是五倍子蚜蟲寄生的巢穴，《嘉祐本草》卻認為是樹木結的果實；大蘋草是田字草，但各家本草卻說是浮萍。像這樣一類的問題，不可能一一陳述，大略地摘錄一兩處，以便看出其中的錯誤。若不能區分物類、品種、名稱，拿什麼來印證、確定各種疑問呢？我不揣卑微愚陋，超越本分地大膽刪削和編述。重複的地方就刪掉它，遺漏的地方就補上它。如磨刀水、潦水、桑柴火、艾火、鎖陽、山奈、土茯苓、番木鼈、金柑、樟腦、蠍虎、狗蠅、白蠟、水蛇、狗寶、秋蟲之類，都是今天方劑中所用，而古代本草書中所沒有的；三七、地羅、九仙子、蜂蛛香、豬腰子、勾金皮之類，都是卑微的地方土產，連野史、小說都不肯記載。

今增新藥共三百七十四種；把舊本分類，分為一十六部，雖然不是集各家的大成之作，實際上也粗略完備了。有幾個名稱的，並且散見於各部的，總的標明正式的名稱作為綱，其餘的分別附錄注釋作為目，這是從源頭上來正名。接著按集解、辨疑、正誤的順序排列，詳細地注明產地和形狀，再按氣味、主治、附方的順序，注明它們的性質和效用。上至三墳五典，下至野史筆記，凡是與藥物有關的內容，沒有不收錄的。雖然命名為醫學方面的書籍，實際上包括了世界萬物的道理。

我太祖高皇帝首設醫院，重視建樹醫學，使仁心仁術充滿於九州之中；世宗肅皇帝先刻《醫方選要》，又刻《衛生簡易》，廣施仁政仁聲於四海之內。伏願皇帝陛下依祖法持守成業，遵祖法、繼祖志，在明明正位，掌管考察文章之大權，留心民間百姓的疾苦，再次修治有關生死的醫藥書籍，特命良臣，著成聖明時代的典籍。既治身又治天下，書當與日月爭光；既壽國又壽民，使我等不與草木同枯朽。

我誠惶誠恐地說不盡自己的希望。臣李建元為了這一得之愚，上達皇帝御覽，或者准行禮部轉發史館採擇，或者准行醫院重修，我父子銜恩，生死均感恩戴德。

我瞻天仰聖的心情真是難以表達。

萬曆二十四年十一月　日進呈
十八日奉聖旨：書留覽，禮部知道
欽此

第一卷 序 例

氣味陰陽

《陰陽應象大論》說：對於宇宙來說，陽氣積聚在上為天，陰氣積聚在下為地。對於萬物來說，靜止不動的屬於陰，躁動不息的屬於陽。對於自然界來說，陽主蘊育，陰主成長；陽主肅殺，陰主收藏。對於人來說，陽主化生功能，陰主構成形體。用陰陽說明人與飲食五味的關係是：人體功能屬於陽，飲食五味屬於陰。飲食五味進入形體，經過臟腑吸收轉化為營養物質以滋養身體，營養物質使人不斷發育生長，並維持生命。營養物質還可轉化為各種功能，但飲食不節反而能損傷身體；機能活動太過，亦可使精氣耗傷。精氣可以產生功能，但功能也可以因飲食不節，五味偏嗜而受損傷。味屬於陰主降，所以從前後二陰而出；氣屬於陽主升，所以由眼、耳、鼻、口七竅而出。清陽之氣循行於肌膚、皮表、紋理之間，濁陰之物內注五臟。清陽之氣充實四肢肌肉，濁陰之物內走六腑。

五味中，味厚膩的屬於陰，味淡薄的為陰中之陽；氣味濃郁的屬於陽，氣味淡薄的屬陽中之陰。味厚膩就會下泄，味淡薄則能通利小便；氣淡薄的有發洩宣散作用，氣濃郁的有助陽發熱之功。

五味中，辛、甘味能發散屬於陽，淡味利滲也屬於陽；酸苦鹹三味能宣洩屬於陰。

五味中，有的主收澀，有的主發散，有的主潤濕，有的主軟堅，有的主散陰，所以，應根據其具體功能而選擇使用，來調和機體與功能，使其平衡。

張元素指出：人體中清氣中之清的循行於肌表皮膚紋理之間，清氣中之濁的充實人體四肢肌肉。人體中濁氣中之濁的歸於六腑，濁氣中之清的內注五臟。附子氣厚，為陽中之陽。大黃味厚，為陰中之陰。茯苓氣薄，為陽中之陰，所以能通利小便，入手太陽經，不離陽經之體。麻黃味薄，為陰中之陽，所以能發汗，入手太陰經，不離陰經之體。凡同氣的藥物必然有多種相同的味，同味藥物必然有多種相同的氣。氣味各有厚薄，所以功用也不盡相同。

李杲說：味薄的能通利，酸、苦、鹹、平有這種功能；味厚的能下泄，鹹、苦、酸、寒具備這種功能。氣厚的能發熱，味辛、甘，性溫、熱的有這種功能；氣薄的能滲泄，味甘、淡，性平、涼的具備這種功能。滲就是指出小汗，泄就是指通利小便。

寇宗奭說：天地界限已經分明，化生萬物的是五氣。五氣位定，五味則生。所以說化生萬物的是氣，滋養身體的是味。寒邪使物堅硬，所以要用具有軟堅功能的藥物治療；熱邪使物軟化，所以要用具有使物堅硬功能的藥物治療；風邪性散，所以要用具有收斂功能的藥物治療；燥邪使物乾收，所以要用具有宣散功能的藥物治療；氣逆上沖所生疾病，要用具有緩和功能的藥物治療。氣堅實則體質健壯，苦能使之軟，所以苦味可以養氣。經脈軟則柔和，鹹能使之軟，所以鹹味可以養脈。骨堅縮則能強健，酸能使之收縮，所以酸味可以養骨。筋舒展則不拘急收縮，辛能使之舒展，所以辛味可以養肉。堅硬的病症用藥後可以使之軟，收束的病症用藥後可以使之散。欲使緩和則用甘味，不想使其緩和就不用，用之不可太過，太過也要發病。古代養生和治療疾病的人，必須首先精通五味理論，否則即使治好疾病也是很偶然的。

李杲說：藥物有溫、涼、寒、熱之氣，辛、甘、淡、酸、苦、鹹之味，升、降、浮、沉之性及厚、薄、陰、陽之不同。一種藥物之內，氣味兼有，理性具存。有些藥物是氣相同而味不同，有些藥物是味相同而氣不同。在自然界，氣溫熱的屬於陽，氣涼寒的屬於陰。自然界有陰、陽、風、寒、暑、濕、燥、火，它們都遵循三陰、三陽的變化規律。

味由地所生，辛、甘、淡味為地之陽，酸、苦、鹹味為地之陰。地有陰、陽、金、木、水、火、土，萬物的生長、變化、收藏皆由地來承擔。氣味薄的，輕清上升而形成天象，因為本來屬於天空的喜好向上。氣味厚的，重濁下沉而形成地貌，因為本來屬於大地的喜好向下。

王好古說：本草的味有五種，氣有四種。但一味之中可能有四種氣，如辛味則有石膏性寒、桂附性熱、半夏性溫、薄荷性涼之不同。氣屬於天，溫熱二氣為天之陽，寒涼二氣為天之陰。陽主升，陰主降。味屬於地，辛、甘、淡味為地之陽，酸、苦、鹹味為地之陰。陽主浮，陰主沉。用藥者，有用氣，有用味的，有氣、味一同使用的，有先用氣後用味的，有先用味後用氣的。有的藥物是一種味，有的藥物有三種味。有的藥物只一種氣，有的藥物是一種味，有的藥物有三種味。有的藥物只一種氣，有的藥物是兩種氣。有的藥物是因生熟不同而氣味有異，有的藥物是因根苗不同而氣味有異。有的藥物溫多而成熱，有的藥物涼多而成寒，有的藥物寒熱各半而成溫。有的藥物熱多寒少，寒不能發揮作用。有的藥物寒多熱少，熱不能發揮作用。所以用藥不能從一個方面考慮而選用它。有的寒熱各半，白天服用則從熱性而升，夜晚服用則從寒性而降。有的晴天服用從熱性，陰雨天服用則從寒性。變化不僅僅是這些，而是由多方面原因引起的。何況四時六位不同，五運六氣各異，難道能隨便使用藥物嗎？

《六節臟象論》說：自然界為人類提供有臊、焦、香、腥、腐五氣及酸、苦、甘、辛、鹹五味。五氣由鼻吸入體內，貯藏於心肺二臟。心主榮潤面部色澤，肺主發出聲音，因而能使面部的五色明潤光澤，聲音洪亮。五味從口腔進入體內，貯藏於腸胃之腑，經消化，吸收其精微物質，以維持五臟生理功能。臟腑功能正常，消化五穀，就產生津液，滋潤五臟，補益精髓，因而人的神氣也隨之健旺。又說：形體瘦弱的用氣厚的藥食溫養，精血虧損的用味厚的藥食補益。

王冰說：臊氣入肝，焦氣入心，香氣入脾，腥氣入肺，腐氣入腎。心榮面色，肺發聲音，所以氣貯藏心肺二臟，能使面部色澤榮潤光澤，肺發出的聲音清脆洪亮。氣是水之母，所以味貯藏於腸胃之腑而奉養五臟之氣。

孫思邈說：精血靠氣化生而充盈，因此，氣化生精血用來榮潤色澤。形體是靠五味滋養的，所以，五味充養形體用來生產力氣。精血順應五氣的變化而有活力，形體靠五味滋養而長成。如果所食氣相反則損傷精血，所食味不調則損傷形體。所以聰明的人首先講究飲食禁忌用來保存生命，而後製造藥物用來防止疾病發生，氣味溫補用來保存精血形體。

五味宜忌

岐伯說：木氣生酸味，火氣生苦味，土氣生甘味，金氣生辛味，水氣生鹹味。辛味主散，酸味主收，甘味緩和，苦味堅硬，鹹味軟化。藥物的偏勝（毒）可以祛邪，五穀的充盈可以養成正，五果可以助養正氣，五畜可以補益正氣，五菜可以充實正氣。氣、味相合而服用，就能補精益氣。五味對於身體的五臟各個器官各有其有利的作用，一年四季中，五味各有不同的變化，五臟因病用藥，五味隨病症相配合，才與身體相適宜。又說：五臟所蓄藏的精氣，發生於五味，也損傷於五味。只有謹和五味，得其平正，則腎主之骨盈正氣，肝主之筋平以柔，肺主之氣、心主之血貫而流，脾主之腠理得以密。有形之胃、無形之氣達到精粹，就會長有自然賦予的壽命了。又說：聖人擅於在春夏之際涵養體內的陽氣，在秋冬之際涵養體內的陰氣，以順從四季陰陽變化的規律，常使體內保持在陽平陰秘的狀態，陰陽互為根本，這樣陰陽二氣就可常存。

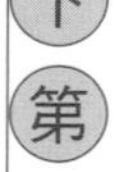
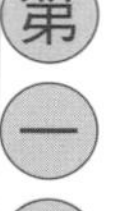
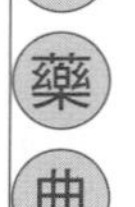
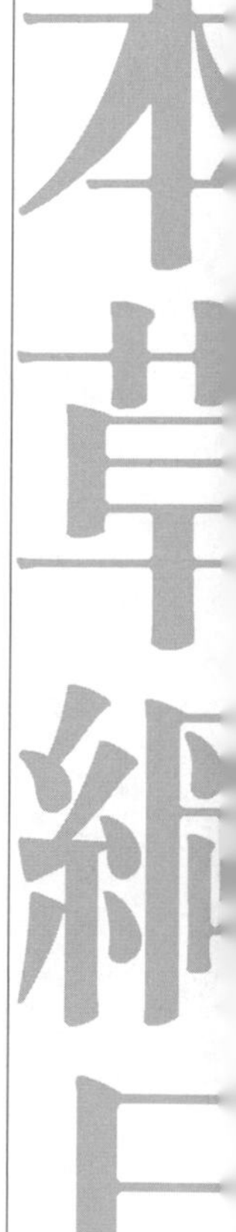

春季食涼，夏季食寒，用以抑止陽亢：秋季食溫，冬季食熱，以養其真陰。

五欲 肝欲酸，心欲苦，脾欲甘，肺欲辛，腎欲鹹，這是五味合五臟之氣，也是五臟對五味的各有所欲。

五宜 青色宜酸，肝病宜食麻、犬、李、韭。赤色宜苦，心病宜食麥、羊、杏、薤。黃色宜甘，脾病宜食粳、牛、棗、葵。白色宜辛，肺病宜食黃黍、雞、桃、蔥。黑色宜鹹，腎病宜食大豆黃卷、豕、栗、藿。這是與五臟之病相適宜的五味及五味之色。

五禁 肝病禁辛，宜食甘，如粳、牛、棗、葵。心病禁鹹，宜食酸，如麻、犬、李、韭。脾病禁酸，宜食鹹，如大豆、豕、栗、藿。肺病禁苦，宜食苦，如麥、羊、杏、薤。腎病禁甘，宜食辛，如黃黍、雞、桃、蔥。這是五臟對五味的禁忌。

孫思邈說：春季所食宜少酸增甘以養脾，夏季所食宜少苦增辛以養肺，秋季所食宜少辛增酸以養肝，冬季所食宜少鹹增苦以養心。四季均應少甘增鹹以養腎。

李時珍說：五欲的道理，是指五味入胃之後，各味各歸本臟，因本臟之味不足引起的病，應用本臟相對應的味來通治。五禁的道理，是指五臟相對應的五味不足所引發的病，畏懼其攝入太多而引起偏勝，因此適宜食入那些本來不足之味。

五走 酸走筋，筋病不要多食酸味的食物，多食令人小便不暢。酸氣澀收，膀胱得酸而縮捲，所以使水道不通。苦走骨，骨病不能多食苦味，多食令人嘔吐。苦入下脘，三焦皆閉，所以會發生嘔吐。甘走肉，肉病不能多食甘味，多食令人心中煩悶。甘氣柔潤，胃柔則緩，緩則蟲動，所以會使人心中煩悶。辛走氣，氣病不能多食辛味，多食令人辣心。辛走上焦，與氣俱行，久留心下，所以令人辣心。鹹走血，血病不能多食鹹味，多食令人渴。血與鹹相得則凝，凝則胃汁注入，所以咽喉焦而舌底乾。《九針論》認為鹹走骨，骨病不能多食鹹。苦走血，血病不能多食苦。以上所說的是五味所提供的營養在人體內的走向。

五傷 酸傷筋，辛勝酸。苦傷氣，鹹勝苦。甘傷肉，酸勝甘。辛傷皮毛，苦勝辛。鹹傷血，甘勝鹹。

五過 味過於酸，肝氣過溢，木盛土虧，脾氣乃絕，以致皮肉堅厚皺縮，口唇乾薄而掀起。味過於苦，脾氣不能潤澤，胃氣便脹滿留滯，以致皮膚枯槁而無光澤，毛髮脫落而如刻意拔光一樣。味過於甘，令心氣喘滿，臉色黑，腎氣不平，胃痛而頭髮脫落。味過於辛，筋脈壞散則精神耗傷，導致筋急而手足枯槁。味過於鹹，全身大骨之氣勞傷，肌肉瘦削萎縮，心氣抑鬱不舒，脈象凝澀而變色。

李時珍說：五走五傷的道理，是指本臟所應對的五味過盈導致自傷，即五臟的陰精傷在五味。五過的道理，是指本臟所應對的五味伐其所勝，也就是髒氣偏勝的意思。

標本陰陽

李杲說：治療疾病首先應當通曉標本。拿身體來說，體外為標，體內為本；陽為標，陰為本。所以六腑屬陽為標，五臟屬陰為本；臟腑在內為本，十二經絡在外為標。而臟腑、陰陽、氣血、經絡又各有標本。拿病來說，先受為本，後傳為標。所以百病必須先治其本，後治其標。否則邪氣滋生更甚，其病將更加難以消除。縱然先生輕病，後生重病，亦應先治輕病，後治重病，這樣邪氣就被制伏。病有腹滿及大小便不利的，則不問先後標本，必定要先治腹滿及通利大小便，因為那是急症。所以說緩則治其本，急則治其標。又有從前來者為實邪，從後來者為虛邪。實症則應瀉其子，虛症則應補其母。假如肝受心火為前來實邪，治療應刺肝經上的滎穴以瀉心火，這就是先治其本；刺心經滎穴以瀉心火，這就是後治其標。用藥則入肝經之藥為引，用瀉心之藥為君。醫經上說標病本病並見，應先治其本，後治其標，就是這個意思。又如肝受腎水為虛邪，治療應刺腎經上的井穴以補肝木，為先治其標，然後刺肝經上的合穴以補肝木，為先治其標，然後刺肝經上的合穴以瀉腎水，為後治其本。用藥則入腎藥為引，補肝藥為君。這就是醫經上所說的標病與本病並見，應先治其標，後治其本的意思。

升降浮沉

李杲說：藥物有升、降、浮、沉、化幾種性質，生長收藏而成，用來配合四季。春季主升，夏季主浮，秋季主收，冬季主藏，土居中主化。所以，味薄的因升而生，氣薄的因降而收，氣厚的因浮而長，味厚的因沉而藏，氣味平的因變化而成。如果說進補品用辛、甘、溫、熱以及氣味薄的，就能助春夏之升浮，同時那也就是瀉秋冬收藏之藥。在人身上，肝、心就是。如果說進補品用酸、苦、鹹、寒以及氣味厚的，就能助秋冬之降沉，同時那也就是瀉春夏生長的藥物。在人身上，肺腎就是。淡味藥，滲就是升，泄就是降，可為諸藥的佐使。用藥的人，若照此法去做，則使病癒，若反其道而行，就是找死。即使不死，也危險了。

王好古說：病症上升的使其下降，必須懂得抑；沉降的使其上浮，必須懂得載。辛主散，在發揮作用時也橫行；甘主發，在發揮作用時也上行；苦主泄，在發揮作用時也下行；酸主收斂，其性縮；鹹味藥主軟堅，其性舒。藥物的味不同，功能亦各異，大致如此。鼓掌成聲，火使水沸，兩種東西相合，好像一物在另一物之間一樣。五味相互制約，四氣相互調和，其變化甚多，千萬不可輕易處方開藥。《神農本草經》不談淡味、涼氣，是缺文造成的。

味薄者主升：甘平、辛平、辛微溫、微苦平的藥物就是。

氣薄者主降：甘寒、甘涼、甘淡寒涼、酸溫、酸平、鹹平的藥物就是。

氣厚者主浮：甘熱、辛熱的藥物就是。

味厚者主沉：苦寒、鹹寒的藥物就是。

氣味平者，兼有四氣、四味：甘平、甘溫、甘涼、甘辛平、甘微苦平的藥物就是。

李時珍說：藥物含酸鹹二味的沒有升的作用，含甘辛二味的沒有降的作用，寒性藥物無浮的作用，熱性藥物無沉的作用，其性如此。治療上升的病症，用氣味鹹寒的藥物引之，就能使其沉而直達下焦；治療沉降的病症，用酒引之，就能使其上浮至巔頂。若不是能洞察大自然的奧秘而有造化的人，是不能掌握這種技能的。一種藥物之中，有根主升而梢主降，有生主散而熟主降的。藥物升降性能是其固有的屬性，但用之是否恰當還在於人。

相反諸藥

甘草：反大戟、芫花、甘遂、海藻。**大戟**：反芫花、海藻。**烏頭**：反貝母、栝樓、半夏、白蘞、白及。**藜蘆**：反人參、沙參、丹參、玄參、苦參、細辛、芍藥、狸肉。**河豚**：反煤炲、荊芥、防風、菊花、桔梗、甘草、烏頭、附子。**蜜**：反生蔥。**柿**：反蟹。

服藥食忌

甘草：忌豬肉、菘菜、海菜。**黃連、胡黃連**：忌豬肉、冷水。**蒼耳**：忌豬肉、馬肉、米泔。**桔梗、烏梅**：忌豬肉。**仙茅**：忌牛肉、牛乳。**半夏、菖蒲**：忌羊肉、羊血、飴糖。**牛膝**：忌牛肉。**陽起石、雲母、鐘乳、硇砂、礜石**：均忌羊血。**商陸**：忌犬肉。**丹砂、空青、輕粉**：均忌一切血。**吳茱萸**：忌豬心、豬肉。**地黃、何首烏**：忌一切血、蔥、蒜、蘿蔔。**補骨脂**：忌豬血、芸薹。**細辛、藜蘆**：忌狸肉、生菜。**荊芥**：忌驢肉。反河豚，一切無鱗魚、蟹。**紫蘇、天門冬、丹砂、龍骨**：忌鯉魚。**巴豆**：忌野豬肉、菰筍、蘆筍、醬、豉，冷水。**蒼朮、白朮**：忌雀肉、青魚、菘菜、桃、李。**薄荷**：忌鱉肉。**麥門冬**：忌鯽魚。**常山**：忌生蔥、生菜。**附子、烏頭、天雄**：忌豉汁、稷米。**牡丹**：忌蒜、胡荽。**厚朴、蓖麻**：忌炒豆。**鱉甲**：忌莧菜。**威靈仙、土茯苓**：忌麵湯、茶。**當歸**：忌濕麵。**丹參、茯苓、茯神**：忌醋及一切酸。

凡服藥，不可多食生蒜、胡荽、生蔥、諸果、諸滑滯之物。

第二卷 主治

百病主治藥

諸風

有中臟、中腑、中經、中氣、痰厥、痛風、破傷風、麻痹。

【吹鼻】 選皂莢末、細辛末、半夏末、樑上塵，用蔥莖將藥吹入鼻孔中。

【薰鼻】 選用巴豆煙、蓖麻煙、黃芪煎煮的熱氣薰鼻。

【擦牙】 選用白梅肉、南星末、蜈蚣末、蘇合香丸、白礬、鹽、龍腦冰片擦牙。

【吐痰】 **藜蘆**：或煎湯或碾為細末內服。**皂莢末**：酒調內服。**食鹽**：煎湯內服。**人參蘆**：或煎湯或碾為細末內服。**瓜蒂、赤小豆**：碾碎，研汁內服。**萊菔子**：擂汁。**桐油**：掃入咽喉。**桔梗蘆**：研細末，用溫水服二錢。**牙皂、萊菔子**：研細末煎服。**附子尖**：研細末，用茶水沖服。**牛蒡子末**：羌活末酒調內服。**常山末**：水煎內服；醋、蜜調內服。**膽礬末**：醋調內服。**牙皂、晉礬末**：水沖服。**大蝦**：煮熟，食蝦飲汁，用指或羽毛入咽喉部探吐。**苦茗茶**：探吐。**石綠**：醋糊為丸，每次含化一丸。**砒霜**：研末，湯服少許。**地松**：搗汁。**豨薟**：搗汁。**離鬲草**：搗汁。**芭蕉油、石胡荽**：搗汁。**三白草**：搗汁服。**蘇方木**：煎水，再加酒調乳香末二錢內服，治男女中風口噤，立即吐出病邪惡物。**橘紅**：一斤，熬逆流水一碗內服，是吐痰涎之聖藥。

【貼喎】 **南星末**：薑汁調好，外貼。**蓖麻仁**：搗如泥外貼。**炒石灰**：醋調貼；切片貼。**烏頭末**：龜血調，外貼。**雞冠血、蝸牛**：搗外貼。**生鹿肉**：切片貼。**鯰魚尾**：切片貼。**皂莢末**：醋調貼。**伏龍肝**：鼈血調貼。**鱔魚血、鼻涕蟲**：搗貼。**寒食麵**：醋調貼。**肉桂末**：水調貼。**馬油、桂酒、大麥麵、栝樓**：汁調貼。**螃蟹油**：貼。**衣魚**：摩患處。**蜘蛛**：向火摩患處。**牛角**：烤熱熨患處。**水牛鼻**：烤熱熨患處。**大蒜**：搗如膏貼合谷穴。**巴豆**：搗如泥貼於手掌心。

【發散】 **麻黃**：發散四時不正邪氣、風寒、風熱、風濕。主治身熱、麻木不仁；熬膏服之，治療風病，病人汗出而解。**荊芥**：散風熱、祛表邪，清利頭目，活血化淤。主治頑固痹症、口眼喎斜等症；與薄荷熬膏內服，治偏癱；研細末，用童尿或酒服，治產後中風，神效。**薄荷**：散四時不正邪氣、風熱、風寒、利關節，發毒汗。是治療小兒驚風流涎的要藥。**葛根**：發散肌表風寒、風熱，止渴。**白芷**：發陽明經及手太陰肺經風寒、風熱。治療皮膚風痹瘙癢症。通利九竅。是發汗不可缺少的藥物。**升麻**：發散陽明風邪。**蔥白**：發散風寒、風熱、風濕。治周身疼痛。**生薑**：發散風寒、風濕。**桂枝**：發散風寒、風濕，治療骨節、肌肉痙攣疼痛；解肌，開腠理，抑肝氣，扶脾土；外用熨寒濕痹痛。**黃荊根**：解肌發汗，祛肢體各種風邪，治療心受風邪引起的病症、偏頭痛。**鐵錢草**：治療男女各種風邪引起的病症，產後受風，服後身體出黏汗。**水萍**：清熱毒，祛風濕。治療肌膚麻木不仁、偏癱、三十六種風症，蜜丸酒沖服，使身體出汗；治風熱引起的瘙癢，煎水洗，使身體出汗。

【風寒風濕】 **羌活**：祛一切風寒、風濕，患病時間長短均可。祛上焦風邪，清利頭目。治療三十六種風症及濕邪留滯經絡引起的全身骨節疼痛，是除風祛邪之藥。**藁本**：祛頭面部及身體各部位的風邪。治療一百六十種嚴重的風症及手足經脈弛緩無力。**石菖蒲**：浸酒服，治療三十六種風症、十二種痹症、骨痿；做成丸劑服，治療感受風邪導致的痹症，出現四肢不能屈伸等症狀。**豨薟**：治療肝腎被風邪所傷，出現四肢麻木不仁、癱瘓等病症，應九蒸九曬做丸劑內服。**枲耳**（即蒼耳）：治風濕痹痛，解骨髓之毒，研為細末，溫開水沖服，或做成丸劑服，服藥一百天病即告癒。如果皮膚出現白皮屑，生疥瘡，如駁起皮，亦可釀酒服。**牛蒡根**：治風毒所傷，四肢緩弱無力，浸酒服。還可治療老人中風，口目掣動，風濕久痹，筋攣骨痛及一二十年風邪所致的疾病。**茵陳蒿**：釀酒服，治療感受風濕引起的四肢拘急；煎水外洗治風痹。**白朮**：祛風濕，消痰涎，補益胃氣。治療舌體轉動不靈。**蒼朮**：散風，除濕，解鬱。治療風邪引起的肢體麻木不仁，筋骨軟弱；汁釀酒，治一切風濕筋骨疼痛。**吳茱萸**：酒煎服，治療頑固的風痹發癢；同薑、豉一起酒煎，服後汗出，治療四時不正之邪引起的口眼喎斜、口噤。**柏葉酒、松節酒、秦皮**：治療風寒濕痹。**五加皮**：又名追風使。治療一切風濕病症，痿痹拘急，宜釀酒服。**皂莢**：能通利關節，搜肝風，瀉肝氣。**蔓荊實**：能除賊風，搜肝氣。治筋骨間寒濕痹痛、頭暈目眩、腦鳴。**欒荊子**：治中風引起的口眼喎斜、半身不遂。**蠶砂**：治風邪引起的頑痹，半身不遂等病症，炒後浸酒服，蒸熨亦可。**蠍**：治療半身不遂、四肢抽掣、口眼喎斜，入麝香研細酒服。**竹虱**：治療半身不遂，同麝香一起浸酒服，出汗。**守宮**：治療中風癱瘓，同其他藥物一起煎服。**鯪鯉甲**：治療中風癱瘓，惡寒發熱的風痹，以及風濕之邪引起的身體強直、疼痛不可忍受。**烏蛇酒、白花蛇酒、蚺蛇酒**：治療風邪引起的頑痹痛癢，瘡癬有蟲等病症。**鱔魚**：消除十二經風邪、濕氣，做成羹吃，取汗。**水龜**：釀酒服，治療風邪引起的四肢拘急；煮熟吃，治療風邪引起的痹痛。**五靈脂**：散血，活血，引藥入經。治療癱瘓，用熱酒服二錢；治療風寒痹痛，同乳香、沒藥、川烏，做丸劑服。**羊脂**：能消毒氣，引藥入內，治療風邪引起的痿症及腫脹疼痛。**青羖羊角**：祛風痰。炒後研細，酒調服，治療神志不清及鬱悶引起的突然昏倒不省人事等病症。**驢毛**：治療骨中一切風邪，炒黃浸酒服，取汗。**狸骨**：治療一切游風。**羊脛骨酒、虎脛骨酒**：治療所有的風邪引起的疼痛。**雄黃**：除百節中的風邪，搜肝氣。

【**風熱、濕熱**】 **甘草**：瀉火，通利九竅百脈。**黃芩、黃連、菊花、秦艽**：治風熱濕熱症。**玄參、大青、苦參、白鮮皮、白頭翁、白英、青葙子、敗醬、桔梗**：治風熱症。**大黃**：蕩滌大腸濕熱，下一切風熱。**柴胡**：治療濕痹四肢拘急。能平肝、膽、三焦包絡相火，為少陽經寒熱往來必用之藥。**升麻**：祛皮膚肌肉間的風熱之邪。**白微**：治療突然中風，身熱腹滿，很快不省人事。**龍葵**：祛風，清熱，提神。**麥門冬**：清肺火，止煩熱。**天門冬**：治療風濕引起的半邊身體痹痛及感受風熱症。**牡丹皮**：能清血分之熱，瀉手、足少陰、厥陰四經的伏火。治療中風筋急攣縮，四肢抽搐，驚癇，煩熱。**鈎藤**：祛肝風，清心熱。治療成人頭暈目眩，小兒驚癇。**紫葳及莖葉**：祛熱風、游風。治療風刺。**蒺藜**：治療諸風引起的瘙癢，大便乾結。**胡麻仁**：久服不生風熱，患風病的人宜常食之。**綠豆**：祛浮風。治風疹。**白扁豆**：祛風邪，除濕熱。**茶茗**：治療中風昏迷，多眠。**梨汁**：除風熱不語，梨葉也可煎服。**槐實**：治療氣熱煩悶。**白皮**：治中風、皮膚不仁、身體不能屈伸，酒煎服，或水服。**側柏葉**：治療中風不省人事，口噤不語，手足弛緩不用，用一把同蔥白搗碎；酒煎服。能祛風調和正氣，使人功能恢復，不成廢人。**花桑枝**：炒香煎服，治療風邪引起的拘急、風疹。久服終身不患半身不遂。葉：酒煎服，治療一切風症；蒸敷患處，讓病人出汗，治療風邪引起的疼痛。**白楊皮**：酒煎服，祛皮膚毒氣，治療毒風引起的肢體弛緩無力。**皂莢子**：疏導五臟風熱。做成丸劑服，治腰腳風痹疼痛不能行走。**梔子**：祛熱毒風邪，除心胸煩悶。**黃柏皮**：解腎經風熱。**地骨皮**：治風濕痹痛。**檉**（俗稱觀音柳）**葉**：治療一切風邪引起的病症，煎汁和竹瀝同服。**荊瀝**：除風熱，開經絡，導痰涎。每日飲。**竹瀝**：養血清痰。治療突然導致的風痹，大熱煩

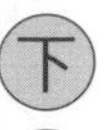
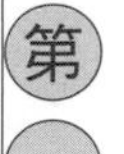
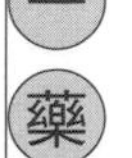
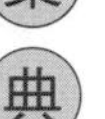

悶，失音不語，產婦眩暈，風痙，破傷風口噤等病症，宜同薑汁同服。**竹葉**：祛痰熱。治療中風神昏不語，煩熱。**天竹黃**：祛風熱痰涎。治療失音不語。**蟬花**：治療一切風熱搔癢症。**犀角**：祛大熱風毒。治療胸悶煩躁，中風失音不語。**羚羊角**：治療一切熱邪、風溫注毒伏在骨間的病症，以及感受毒風猝死、子癇抽搐等症。**石膏**：治療風熱引起的煩躁症。

【祛痰理氣】 **天南星**：治療中風、痰厥不省人事，同木香煎服；諸風口噤，同蘇葉、生薑煎服。**半夏**：消痰除濕。治療痰厥、中風，同甘草、防風煎服。**前胡**：化痰清熱，下氣散風。**旋覆花**：除風濕痹痛、胸膈上痰結留飲。治療中風痰壅，用蜜做丸服。**香附子**：祛心肺熱邪，舒理肝氣，升降諸氣。煎湯洗，治風疹。**木香**：舒理肝氣，調和諸氣。治療氣厥不省人事，研末服。**藿香**：升降諸氣。**蘇葉**：散風寒，行氣利肺。**蘇子**：祛風，順氣，化痰，利膈，寬腸。煮粥食，治療風濕引起的腰腳疼痛，四肢拘急，兩足不能踐地。**玄胡索**：除風行氣，活血通絡。**蘭葉**：俗名風藥。煎水洗，治風痛。**大戟**、**甘遂**：治痰飲流滯經絡，出現麻痹隱痛，到處走竄。**威靈仙**：祛諸風，宣通五臟，去冷滯痰水，利腰膝。**牽牛子**：除風毒，下一切滯。**杏仁**：散頭面風邪，降氣化痰。治半身不遂，失音不語，肺受風熱。每日生吃。**陳橘皮**：理滯氣，除濕痰。**枳實**、**枳殼**：祛風，破氣，勝濕，化痰。治療風邪所致的皮膚苦癢麻木。

【活血行滯】 **當歸**、**芎藭**：破惡血，養新血，行氣解鬱。治療一切風症、氣症、虛症。治療風痰所致的病症，用蜜做丸服。**丹參**：又名奔馬草。破宿血，生新血，除風邪留熱。治骨節痛，四肢不遂。治風毒足軟，酒漬飲。**芍藥**：祛風邪，除血痹，瀉肝火，安脾肺。治風毒在骨髓疼痛，同虎骨浸酒飲。**地黃**：逐血痹，填骨髓。**茺蔚子**：祛風解熱。莖葉：治血風痹痛。**地榆**：汁釀酒，治風痹，補腦。**虎杖**：祛骨節間風邪，酒煮飲。**薑黃**：止暴風痛，除風熱，理中氣。**紅藍花**：治六十二種風症，氣滯血淤引起的疼痛。煎服：治女子中風煩渴。**麻仁**：下氣，逐一切風邪，利血脈，治中風汗出。**韭汁**：治療肥胖膚白人中風失音。**桃仁**：治療血滯風痹，大便秘結；治偏癱，浸酒做丸劑服。**蘇方木**：治男女中風口噤，同乳香服。**乳香**：活血止痛。治中風口噤、口眼喎斜，燒煙薰。**蜜蠟**：治暴風身冷如癱，化貼並裹手足。**阿膠**：治男女一切風疾，骨節疼痛，活動不便。**醍醐**：酒服，治中風煩熱。

【扶正祛風】 **天麻**：為定風神藥。治肝氣不足，虛風內動引起的頭暈目眩，肌膚麻木不仁，語言謇澀。**黃芪**：逐五臟惡血，瀉陰火，去虛熱。無汗則發汗，有汗則止汗，治虛風汗。**人參**：培補元氣，安定情緒，制止煩躁，化生津液，消除痰涎。**沙參**：祛肌膚浮風，宣五臟風邪，養肝氣。**長松**：治一切虛風，酒煮服。**黃精**：補益中氣，除風勝濕。**葳蕤**：祛虛風濕毒。治中風高熱，身體不能動搖，風溫自汗灼熱及一切虛乏病症。**牛膝**：補肝腎，強筋骨。治寒濕痿痹拘急膝痛、肝臟虛風內動引起的病症。**石龍芮**、**骨碎補**、**巴戟天**、**狗脊**、**萆薢**、**菝葜**、**土茯苓**、**何首烏**：補肝腎，利關節。治療體虛有風；複感受風濕之邪引起的四肢痹痛，軟弱無力。**列當**：祛風邪，補腰腎，酒煮飲。**白及**：補肺氣，祛胃中邪氣，治療四肢廢而不用的風痱病。**仙茅**：祛一切風邪。治療風寒邪氣導致的腰腳拘急，不能行走，九蒸九曬，浸酒服。**淫羊藿**：治療一切風寒邪氣引起的四肢牽引拘急，活動不能自如，肌膚麻木不仁，老人昏耄等病症；治療半身不遂，酒浸服。**蛇床子**：治療男女血虛有風症及濕痹毒風引起的腰胯酸痛；治療大風身癢，煎水外洗。**補骨脂**：補益骨髓。治療體虛感受風寒引起的痹症，宜做丸劑服。**菟絲子**：補肝臟，利腰腳，治療勞損風虛痹。**石斛**：治腳膝軟弱，風寒痹痛，酥浸蒸，服至一鎰，永不骨痛。**絡石**、**木蓮葉**、**扶芳藤**：暖腰腳，祛一切冷氣。治療風血痹，浸酒飲。**薯蕷**：祛冷氣、頭面游風，強筋骨，補脾腎。**栗**：治腎虛腰腳無力，日食十顆。**栗楔**：治療筋骨風痛。**松子**：祛諸風及骨節間風。**松葉**：治風痛腳痹，酒浸服，令出汗。**松節**：燥血中之濕，治風虛久痹，骨節痛。**杜仲**、**海桐皮**、**山茱萸**、**枸杞子**：治療體虛風痹，腰腳痛。**冬青子**：治體虛風痹，酒浸飲。**神木**：治周痹，半身不遂，風毒引起的不語等病症。**石南**：逐諸風邪，治腳弱無力。

南燭：強筋益氣。治一切風症，熬膏服。**不雕木**：祛風邪，補虛，酒浸飲。**放杖木**：為補腎、治風痹要藥。**木天蓼**：釀酒飲，治虛勞病複感風邪的病症有奇效。**慈石**：治療周痹，男女體虛風痹，同白石英浸水，煮粥食。**白石英**：補諸陽不足。治體虛風寒痹症，燒淬酒飲。**孔公蘗**：治風寒膝痹，同石斛浸酒飲。**石腦**、**石鐘乳**、**陽起石**、**代赭石**、**禹餘糧**、**石硫磺**：治風寒濕痹。**雲母粉**：治療中風惡寒發熱，頭暈，如坐正在行駛的車船一樣。**海蠶**：治療諸風、寒邪引起的病症以及虛勞。**烏雞**：治療中風舌強，煩熱麻痹，酒煮食。**練鵲**：治療各種風症，酒浸飲。**麋角**：暖腰膝，壯陽，治療體虛之人風寒痹症。

傷寒熱病

寒是標，熱是本。春為濕，夏為熱，秋為痺，冬為寒，自然界四季流行的疫癘。

【發表】 **麻黃**、**羌活**：發散太陽、少陽經邪氣。**葛根**、**升麻**、**白芷**：發散陽明、太陰經邪氣。**細辛**：發散少陰經邪氣。**蒼朮**：發散太陰經邪氣。**荊芥**、**薄荷**、**紫蘇**：均發散四時傷寒不正邪氣。**香薷**：發散四時傷寒不正邪氣，研末，熱酒服，取汗。**香附**：治療春夏季節因暴寒引起的流行病。**艾葉**：治療感受瘟疫毒邪引起的流行性傳染病，煎服取汗。**蒼耳葉**：治療感受風寒邪氣引起的頭痛，取汗。**浮萍**：治療受驚後複感風寒之邪引起的傷寒病症，同犀角、鉤藤末服，取汗。**天仙藤**：治療傷寒病，同麻黃服。**牛蒡根**：治療瘟疫毒氣引起的流行性傳染病，搗汁服，取汗。

【攻裏】 **大黃**：攻陽明、太陰、少陰、厥陰經之邪，治燥、熱、滿、痢諸症。**栝樓仁**：治熱實邪氣結於胸中。**甘遂**：治寒實邪氣結於胸中。**葶藶**：治邪氣內結，胸腹脹滿疼痛，手不可近的結胸症及狂躁症。**大戟**、**芫花**：治脅下水飲。**蕘花**：行水。**蜀漆**：行水。**千里光**：治療烈性傳染病，煮汁服，取吐。**桃仁**：下淤血。**巴豆**：治寒熱結於胸中。**水蛭**、**虻蟲**：均下淤血。**芒硝**：消脘腹痞滿，下腸中燥結。

【和解】 **柴胡**：治感受風寒邪氣，出現寒熱往來的少陽症。傷寒病經治療餘熱未盡，同甘草煎服。**半夏**、**黃芩**、**芍藥**、**牡丹**、**貝母**、**甘草**：治療惡寒發熱。**白朮**、**葳蕤**、**白微**、**白鮮皮**、**防風**、**防己**：治療風溫、風濕症。**澤瀉**、**秦艽**、**海金沙**、**木通**、**海藻**：治濕熱症。**黃連**、**大青**、**黃藥**、**白藥**、**薺苨**、**船底苔**、**防厘**：治溫疫毒邪引起的煩躁發狂。**知母**、**玄參**、**連翹**、**天門冬**、**麥門冬**、**栝樓根**：治熱病煩渴。**前胡**、**惡實**、**射干**、**桔梗**：治痰熱咽痛。**蕙草**、**白頭翁**：治熱痢。**五味子**：治咳嗽。**苦參**：治熱病發狂，不避水火，蜜做丸服。**龍膽草**：治傷寒發狂症，研末服二錢。**青黛**：治陽熱實症出現癍疹，流行性傳染病，出現頭痛、發熱、惡寒，水研服。**地黃**：治溫熱毒邪引起的癍疹，熬黑膏服；治療瘴瘧昏迷，同薄荷汁服。**大棗**：調和營衛。**杏仁**：調暢肺氣。**桃仁**：活血化淤。**烏梅**：治煩渴及蛔蟲引起的腹部絞痛、四肢厥冷。**橘皮**：理氣化痰，止嘔吐、呃逆。**檳榔**：治傷寒病出現的胸腹脹滿疼痛，研末服。**馬檳榔**：治傷寒和熱病，每日嚼數枚，水吞服。**梨汁**：治熱毒引起的煩渴。**芰實**：治傷寒病內有積熱。**吳茱萸**：治厥陰經頭痛，多涎。**蜀椒**：治療陰寒邪毒引起的流行病及膽道蛔蟲。**鹽麩子**：治傳染病出現的惡寒發熱。**梔子**：除心胸煩熱，悶亂不寧。**黃檗**：治熱毒引起的痢疾及吐血。**厚朴**：消胸脘痞滿，治頭痛。**枳殼**：消胸脘痞滿。**枳實**：消脘腹脹滿疼痛。**竹葉**：除煩熱。**竹茹**：治療溫熱病出現的惡寒發熱。**秦皮**：治熱痢。**龍骨**：治因誤用燒針、火炙造成的驚恐、下瀉不止。**鱉甲**：治陰毒病。**玳瑁**：治邪熱蘊結出現的譫語、發狂，磨水服。**牡蠣**：治傷寒惡寒發熱，以及自汗、水氣結聚兩脅。**海蛤**：治傷寒病血凝氣滯，結聚成塊，同芒硝、滑石、甘草服。**文蛤**：治傷寒病大汗出，煩熱，口渴，研末服。**貝子**：治傷寒高熱發狂。**雞蛋**：治傷寒病發斑，痢疾；治傷寒煩躁，發狂，生吞一枚；治流行性傳染病，打破煮渾入漿飲服；治妊娠複患流行病，胎動不安，放入井中浸冷，吞七枚。**豬膽**：治少陽症發熱，口渴；通利大便，治便秘。**豬膏**：治傷寒及流行性疾病，溫水服一彈丸大，每日三次。**豬膚**：治少陰咽痛。**犀角**：治傷寒熱毒熾盛，出現發狂發斑，吐血便血。**牛黃**：治療流行性傳染病。**羚羊角**：治傷寒熱在肌膚。**牛角**：治療流行性傳染病出現惡寒，發熱，頭痛。**阿膠**：治熱毒痢疾。**人中黃研水、胞衣水**：治療溫熱病發狂，飲服。

【溫經】 **人參**：治傷寒四肢冰冷，煩躁，脈沉，用半兩煎湯，調牛膽南星末服；壞症不省人事，一兩煎服，脈復即醒；內有陰寒複患傷寒，小腹疼痛，嘔吐，四肢冰涼，脈伏，同乾薑、附子煎服，即回陽。**附子**：治太陰、少陰、厥陰經出現的病症，及陰毒、傷寒，因性交而把疾病傳給對方的陰陽易病。**蓼子**：治男女病後因房勞而復發的病症，睾丸上移入腹發生下腹絞痛，煮汁服。**草烏頭**：治陰毒病，插入肛門中。**黑大豆**：治陰毒病，炒焦酒調熱服，取汗。**乾薑**：治陰毒病，同附子用，補中有發。**韭根**：治陰陽易病。**蔥白**：治陰毒病，炒熱熨臍。**芥子**：治陰毒病，貼臍，發汗。**蜀椒**：治陰毒病，入湯液中用。**胡椒**：治療陰毒病，同蔥白、麝香和蠟做挺，插入陰莖內，汗出病癒。**吳茱萸**：治療陰毒病，酒拌蒸熨足心。**松節**：炒焦投酒服，治療陰毒病。**烏藥子**：治療陰毒病，炒黑，水煎服，取汗。**青竹皮**：治療男女因房勞而復發的女勞復病症，腎虛水腫，腹中絞痛，水煎服。**皂莢仁**：治療陰毒病。**雄黃**：治療陰毒病，入湯藥。**消石、石硫磺**：治療陰毒病，二味為末，服三錢，取汗；治陰陽毒病，硫磺同巴豆做丸服。**太陰玄精石**：治陰毒病，和正陽丹附子一兩，皂角一枚，炮薑、炙甘草各一分，麝香一錢，為細末，每服二錢服。**麝香**：治陰毒病。

【食復勞復】 **麥門冬**：患傷寒病後，因輕微勞動，又出現發熱，同甘草、竹葉、粳米煎服。**胡黃連**：患傷寒或病溫癒後，餘邪未清，因勞累而復發，同梔子做丸服。**蘆根**：治因勞累及飲食不當而復發，煮汁服。**飯**：患傷寒吃得多，復作發熱，燒末飲服。**麴**：治療因飲食不節而復發，煮服。**橘皮**：治因飲食不節而復發，水煮服。**枳殼**：治因勞累而復發熱，同梔子、豉，漿水煎服。**梔子**：治食復發熱，上方加大黃；勞復發熱，同枳殼、豭鼠屎、蔥白煎服。**胡粉**：治食復、勞復，水服少許。**凝水石**：治傷寒復。**鱉甲**：治食復、勞復，燒研末，水服。**抱出雞子殼**：治勞復，炒焦研末，湯服一合，取汗。

諸氣

大怒氣上逆，大喜氣緩散，大悲氣消散，大恐氣下陷，大驚氣散亂，過度勞累氣消耗，過於思慮氣鬱結，過熱氣外泄，過寒氣內收。

【氣鬱症】 **香附**：解一切氣鬱，行十二經之氣，有補有瀉，有升有降。治心腹、膀胱連脅下氣鬱，終日憂愁。**蒼朮**：解氣鬱，消氣塊。**撫芎**：香附、蒼朮同解諸鬱。**木香**：和胃氣，泄肺氣，行肝氣。同補藥則補，同瀉藥則瀉。凡氣鬱而不舒者，宜用之。治心腹一切滯氣，沖脈為病，氣逆裏急，受氣昏厥，竹瀝、薑汁調灌；腹氣脹滿，同訶子做丸服；一切遊走不定的痹痛，酒磨服。**藿香**：行氣。**雞蘇、紫蘇**：順氣。**薄荷**：消怒氣。**赤小豆**：與性收縮藥配伍則縮氣，與性發散藥配伍則散氣。**萊菔子**：祛五臟惡氣，化積滯。**蔥白**：除肝中邪氣，通上下陽氣。**胡荽**：熱氣結滯，經年數發者，煎服。**萵苣、白苣**：開胸膈壅滯。**馬齒莧**：調和諸氣，煮粥食。**黃瓜菜**：通結氣。**杏仁**：下結氣，同桂枝、橘皮、訶黎勒做丸服。**青橘皮**：疏肝散滯，同茴香、甘草末服。**檳榔**：宣利五臟六腑壅滯，破胸中氣結，性如鐵石。**大腹皮**：下一切滯氣。**梔子**：消五臟結氣，炒黑煎服。**梨木灰**：治氣積眩暈。**橄欖、毗黎勒**：開胃，下氣。**榆莢仁**：消心腹惡氣，令人能食。**鐵落**：消胸膈熱氣，治噎膈飲食不下。**長石**：消脅肋、肺中邪氣。**麝香、靈貓陰、人尿**：消一切氣塊，煎苦參，釀酒飲。

【痰凝氣滯】 **半夏**：消心腹胸脅痰熱氣結。**貝母**：散心胸鬱結之邪，消痰。**桔梗、前胡、白前、蘇子**：均能消痰，降一切逆氣。**射干**：散胸中痰結熱氣。**芫花**：治諸種氣滯疼痛，醋炒，同玄胡索煎服。**威靈仙**：宣通五臟，祛心腹冷滯，推陳致新。治男女氣滯疼痛，同韭根、烏藥、雞蛋酒煮服。**牽牛**：利一切氣壅、氣滯。三焦壅滯，涕唾痰涎，頭昏目眩，皂角

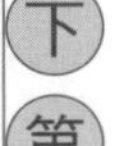
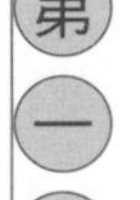
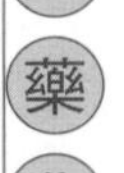
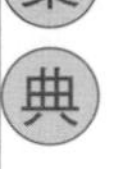

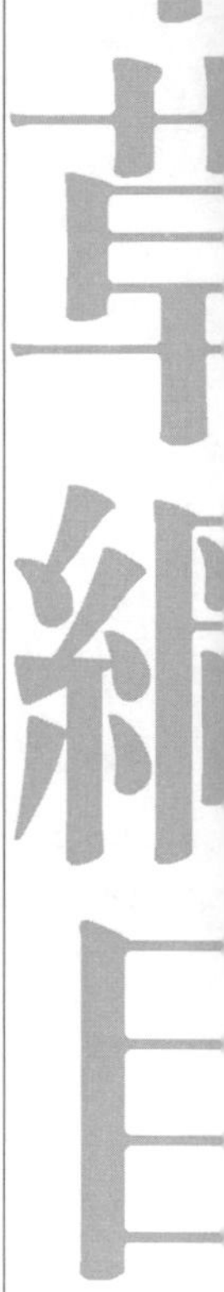

汁做丸服；腹氣奔沖，同檳榔末服。**蕎麥**：消氣寬腸。**黑大豆**：調中下氣。**生薑**：消心胸冷熱氣。突然感覺胸腹氣逆上沖，嚼數片即止。**萊菔子**、**白芥子**：消痰下氣。**山楂**：散結氣。**橘皮**：消痰壅氣脹，水煎服；除下焦冷氣，蜜丸服。**橙皮**：消痰下氣，同生薑、檀香、甘草做餅食。**柚皮**：消痰下氣。治療憤怒或抑鬱引起的痰症，酒煮蜜拌服。**枸橼皮**：除痰，止心下氣痛。**金橘**：下氣寬腸。**枇杷葉**：下氣止嘔。**楊梅**：治氣憤引起的昏聵，消氣血阻滯產生的淤濁。**枳實**、**枳殼**、**茯苓**：均破結氣，逐痰利水。**桑白皮**：下氣消痰。**皂莢**：治一切痰壅氣逆，燒焦，研為細末，同蘿蔔子、薑汁、蜜做丸服。**龜甲**：治抑鬱結氣不散，酒炙，同柏葉、香附做丸服。**牡蠣**：消驚恚怒氣，除結氣淤血。**擔羅**：同昆布作羹食，消結氣。

痰飲

痰有六種：濕痰、熱痰、風痰、寒痰、食痰、氣痰。飲有五種：支飲、留飲、伏飲、溢飲、懸飲。皆生於濕。

【風寒濕鬱】 **半夏**：除濕下氣，濕去則涎燥，氣下則痰降，為治痰飲要藥。法製半夏可咀嚼。胸膈痰壅，薑汁做餅煎服；停痰冷飲，同橘皮煎服；中焦痰涎，同枯礬做丸服；結痰不出，同桂心、草烏頭做丸服；支飲作嘔，同生薑、茯苓煎服；風痰濕痰，服清壺丸；風痰，服辰砂化痰丸；氣痰，服三仙丸；驚痰，服辰砂半夏丸；老人風痰，服半夏消石丸；小兒風熱，同膽南星做丸服。**天南星**：除痰燥濕。治強壯人風痰，同木香、生薑煎服；痰迷心竅，服壽星丸；小兒風痰，服抱龍丸。**蒼朮**：消痰水，解濕鬱。治療痰夾淤血積聚成囊腫。**白朮**：消痰水，燥脾胃。心下有水飲，同澤瀉煎服；五飲酒癖，同薑、桂做丸服。**吳茱萸**：消厥陰經痰涎。**胡椒**、**畢澄茄**、**厚朴**：消痰溫中。治痰壅嘔逆，薑汁製末服。**沉香**：消冷痰、虛熱，同附子煎服。**杉材**：治肺壅痰滯。**皂莢**：治胸中痰結，揉搓取汁，熬膏，做丸服；治一切痰病，燒研同萊菔子做丸服，或釣痰丸同半夏、白礬含服。子及木皮，都治風痰。**白楊皮**：酒浸化痰癖。**槐膠**：除一切風痰。**礬石**：除痰涎，治飲癖。**赤石脂**：治飲水過多形成水癖，吐水不止，研末服。**白僵蠶**：散風痰、結核。治一切風痰，研末薑汁服。**桂蠹**：治寒癖。

【濕熱火鬱】 **栝樓**：消肺中火熱，滌痰散結。消痰利膈，同半夏熬膏服；治胸痹痰嗽，取子同薤白煎服；飲酒產生濕熱形成的痰癖，出現脅脹、嘔吐、腹鳴，同神麴研末服。**貝母**：化痰降氣，解鬱潤肺。治痰邪壅滯脹滿不適，同厚朴做丸服。**前胡**、**柴胡**、**黃芩**、**桔梗**、**知母**、**白前**、**紫菀**、**麥門冬**、**燈籠草**、**鴨跖草**、**懸鉤子**、**解毒子**、**辟虺雷**、**草犀**、**澤瀉**、**舵菜**、**山藥**、**竹筍**、**烏梅**、**林檎**、**白柿**、**鹽麩子**、**甘蔗汁**、**梨汁**、**藕汁**、**茗**、**皋蘆葉**、**蕤核**、**枳實**、**枳殼**：治胸膈痰邪壅滯、痞悶脹滿，研細末服。**桑白皮**：治上焦痰病。**荊瀝**：治煩熱痰唾，漾漾欲吐。**竹瀝**：去煩熱，清痰，養血。痰在經絡四肢及皮裏膜外，非此不行。**竹茹**、**竹葉**：治痰熱嘔逆。**木槿花**：風痰壅逆，研末服。**茯苓**：除膈中痰水，淡滲濕熱。**訶黎勒**：降火消痰。葉亦下氣消痰。**天竹黃**、**鉛**、**鉛霜**、**鉛丹**、**胡粉**、**鐵華粉**：除風熱驚痰。**密陀僧**：治痰結胸中不散，用醋、水煮後研為細末，每次酒水煎二錢飲服。**靈砂**：治上實下虛及痰涎壅逆的病症。**水銀**：治小兒驚熱風痰。**蓬砂**、**浮石**、**五倍子**：化頑痰，解熱毒。**百藥煎**：清肺熱，化痰涎，同細茶、海螵蛸做丸服。**海螵蛸**、**海蛤**、**文蛤**、**蛤粉**、**牡蠣**：化濕痰、熱痰、老痰。**爛蜆殼**：治心胸有痰水引起吐酸水，燒服。**牛黃**：化熱痰。**阿膠**：潤肺化痰，利小便。

【氣滯食積】 **香附子**：散氣鬱，消飲食，化痰飲，利胸膈。治停痰宿飲，同半夏、白礬、皂角水，做丸服。**雞蘇**：消飲食，除酸水。**蘇葉**、**麴**、**神麴**、**麥蘖**：能下氣消食積、痰飲。**醋**、**萊菔及子**：消食下痰，有推牆倒壁之功。**仙人杖菜**：去冷痰癖。**蕈菜**：消食，除冷痰。**桑耳**：消飲癖、積聚。治留飲、宿食，同巴豆蒸後做丸服。**蘑菇**、**茼蒿**、**山楂**：消食積痰結。**鹽楊梅**：消食祛痰，磨成屑服。**銀杏**：生食能降痰。**杏仁**、**雄黃**、**粉霜**、**輕粉**、**金星**

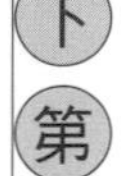
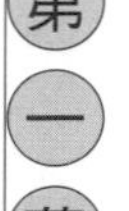
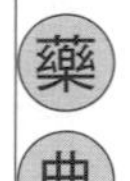
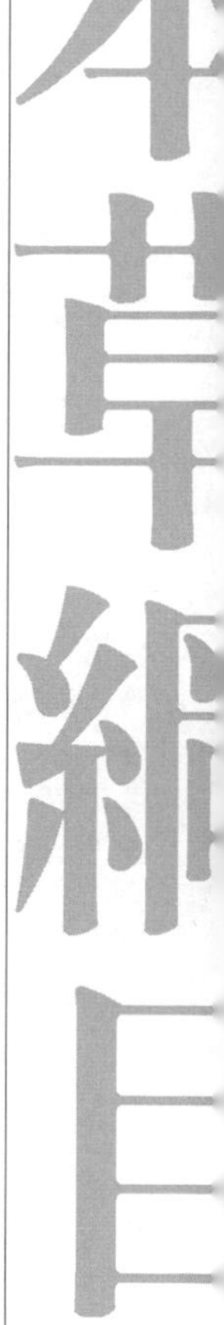

石、**青礞石**、**硇砂**、**綠礬**：消痰涎積癖。**銀朱**：治痰氣結胸，同礬石做丸服，有聲自散。**石膏**：治食積痰火，煅後研細末，醋糊為丸服。**馬刀**、**牡蠣**、**魁蛤**：除痰積。**蚌粉**：治痰涎結於胸膈，心腹痛日夜不止，或乾嘔，用巴豆炒紅，去豆，醋糊為丸服。**五靈脂**：治痰血凝病症，同半夏、薑汁做丸服。

噎膈

噎病在咽嗌部，其病因多成於氣，有的夾痰，有的夾積；膈病在膈膜，其病因多責之於血，有的夾積，有的夾痰癖，有的夾痰血，有的夾蟲。

【利氣化痰】 **半夏**：患噎膈病，出現反胃，大便秘結的同白麵、輕粉做丸煮食，取瀉。**山豆根**：研為細末，橘皮湯下。**昆布**：因氣滯導致的噎，咽中如有物，吞吐不出，用小麥煮後，含咽。**栝樓**：治胸痹出現咽部阻塞，同薤白、白酒煮服。**蘆根**：因五種噎出現的吐逆，煎服。**天南星**、**前胡**、**桔梗**、**貝母**、**香附子**、**紫蘇子**、**木香**、**藿香**、**澤瀉**、**縮砂仁**、**茴香**、**高良薑**、**紅豆蔻**、**草果**、**白豆蔻**、**生薑**：治咽中有物阻塞的感覺，吞吐不出，含之一月即癒；治因氣滯引起的噎病，薑入廁所便池浸泡後，漂洗乾淨，曬乾，研為細末，入甘草末服。**橘皮**：治療生氣突然發噎病，去白焙乾研末，水煎服；患胸痹病，出現咽部阻塞，像輕風吹過一樣發癢，唾沫，同枳實、生薑煎服。**檳榔**：治五膈、五噎，同杏仁一起用童尿煎服。**青橘皮**、**厚朴**、**茯苓**、**沉香**：治療因氣滯引起的膈病，同木香、烏藥、枳殼一起研為細末，鹽湯服。**檀香**、**蘇合香**、**丁香**、**枳殼**、**枳實**。

【開結消積】 **三稜**：消氣脹，破積氣。治反胃，同丁香末服。**蓬莪茂**：破積氣，治嘔吐酸水。**郁金**：破惡血，止痛。**阿魏**：治五噎及氣滯引起的膈病，同五靈脂做丸服。**威靈仙**：治噎膈，同蜜煎服，吐痰。**鳳仙子**：患噎病，飲食不下，酒浸，曬乾，研為細末，酒做丸服。**馬蹄香**：患噎膈病，飲食不下，氣不通暢，研為細末，用酒熬膏服。**紫金牛**：治噎膈。**板藍汁**：治噎膈，殺蟲，頓飲。**紅藍花**：患噎膈，飲食不下，同血竭浸酒服。**蕘花**、**甘遂**：治梅核氣，同木香末服。**大黃**：治療食畢即吐，大便乾結，同甘草煎服。**杵頭糠**：治噎膈氣閉阻塞，蜜丸噙咽；治療突然發噎，噙之咽汁，或煎飲。**蕎麥秸灰**：淋取鹼，入蓬砂服，治噎膈飲食不下。**韭汁**：去胃脘血。入鹽，治噎膈；入薑汁、牛乳，治反胃。**烏芋**：主治五噎膈。**烏梅**、**杏仁**、**山楂**、**桃仁**、**桑霜**：消噎食、積塊。**巴豆霜**、**糧罌中水**：飲之，治噎病，殺蟲。**硇砂**：治噎膈吐食，消積症，用之神效。蕎麥麵包煅，同檳榔、丁香末，燒酒服；或同升打過的砒石、黃丹，再加桑霜末，燒酒服；或同平胃散，點服三錢，應當吐像石頭一樣的黑物。**黑鉛**：治膈病，同水銀、砒石結砂，入阿魏做丸服。**綠礬**：麵包泥固，煅後研細，同棗肉做丸服，或鯽魚留膽去腸，釀煅後研為細末服。**白礬**：治噎膈，化痰癖，蒸餅做丸服，或同硫磺炒後，入朱砂做丸服。**雄黃**、**輕粉**、**石鹼**、**蓬砂**、**砒石**：化積垢，治噎膈。**蜣螂**：同地牛兒用，治噎膈。**壁虎**：治噎膈反胃，炒焦入藥用。**鯽魚**：治膈病，用大蒜釀，泥包煨焦，和平胃散做丸服。**鳩**：食之不患噎病。**巧婦窠**：治噎膈，燒後研細末，酒服，神驗。**鵰雛**：煅研細末，酒服。**五靈脂**：治噎膈痰涎夾血症。**鸕鷀頭**：燒後研細末，酒服。**白鵝尾毛**：治噎膈病，燒灰，飲服。**雞嗉**：治噎膈飲食不下，燒研細末，入木香、沉香、丁香、紅棗做丸服。**狼喉結**：治噎病，曬乾研細末，用五分入飯一起食。**白水牛喉**：治噎膈結腸不通，用醋炙五次。研為細末，每次服一錢，飲下立效。**狗寶**：治噎食病，每次用一分，用威靈仙、食鹽浸水服，每日三次，三日癒。**黃狗膽**：和五靈脂末，做丸服。**狸骨**：治噎病飲食不下，炒焦，研為細末，白湯服。**羚羊角**：治噎膈不通，研為細末，每次飲服二錢，每日三次。

呃逆

呃音噫，不平也。其症有寒有熱，有虛有實。其氣自臍下沖上，作呃呃聲，是沖脈發生的病。現在亦稱為咳逆，但與古時所說的咳嗽氣逆之咳逆不同。朱肱把噦當作咳逆，王履把咳嗽當作咳逆，皆非也。

【虛寒】 **半夏**：患傷寒的病人，出現呃逆，是危重徵候，用一兩，同生薑煎服。**紫蘇**：治呃逆短氣，同人參煎服。**烏頭**：陰毒病人，出現呃逆，同乾薑等份，研碎炒至色變，煎服。**縮砂仁**：同薑皮一起研細末，酒沖服。**麻黃**：治呃逆，燒煙嗅之立止。**細辛**：突然感受惡毒之邪，出現呃逆，口不能說話，同桂一起放口中。**旋覆花**：心胸痞滿，呃逆不止，同代赭石煎服。**高良薑**、**蒟醬**、**蘇子**、**荏子**、**紫菀**、**女菀**、**肉豆蔻**、**刀豆**：治病後呃逆，連殼燒服。**薑汁**：久患呃逆，一發作連續四五十聲，用薑汁和蜜煎服，同時擦背，三次立效。**蘭香葉**：治呃逆，用二兩同生薑四兩搗碎，入麵四兩，加椒鹽做燒餅，煨熟食。**橘皮**：治呃逆，二兩去白，煎服，或加丁香。**荔枝**：治呃逆，用七個燒末，溫開水服，立止。**胡椒**：患傷寒出現呃逆，日夜不止，是寒邪攻胃造成的。入麝香煎，用酒服。**蓽澄茄**：治傷寒呃逆，日夜不止，同高良薑末一起煎，加醋少許服。**吳茱萸**：止呃逆。腎氣上沖至咽喉，逆氣不停但不能外出，或者連呃數十聲，胸悶憋氣，呼吸困難，這是寒傷胃脘，腎虛氣逆，上乘於胃，與氣相並造成的，同橘皮、附子做丸服。

【濕熱】 **大黃**：治傷寒實熱症，出現呃逆、便秘，煎服，通利大便；或蜜兌導之。**人參蘆**：治因生氣引起的昏迷、呃逆煎服吐之。**人參**：治嘔吐、下瀉後胃虛膈熱而呃逆，同甘草、陳皮、竹茹煎服。**乾柿**：治產後呃逆、心煩，水煮呷飲。**柿蒂**：煮服，治呃逆、乾嘔。**青橘皮**：治傷寒病中出現呃逆，研細末服。**枳殼**：治傷寒病中出現呃逆，同木香共研細末，白湯服。**淡竹葉**、**竹茹**、**牡荊子**、**滑石**：治病後呃逆，用參、朮煎服益元散。

泄瀉

有濕熱、寒濕、風暑、積滯、驚痰、虛陷等症。

【濕熱】 **白朮**：除濕熱，健脾胃。濕邪引起的泄瀉，同車前子末服；脾虛泄瀉，同肉豆蔻、白芍藥做丸服；久瀉，同茯苓、糯米做丸服；小兒久瀉，同半夏、丁香做丸服；老人脾虛泄瀉，同蒼朮、茯苓做丸服；老小滑瀉，同山藥做丸服。**蒼朮**：治濕泄如注，同芍藥、黃芩、桂心煎服；暑月暴瀉，同神麴做丸服。**車前子**：治暑月暴瀉，炒黃研末服。**苧葉**：治突然水瀉，陰乾研服。**秦艽**：治暴瀉、大渴引飲，同甘草煎服。**黃連**：治脾經濕熱腹瀉，同生薑研末服；胃腸有食積腹瀉，同大蒜做丸服。**胡黃連**：治疳積腹瀉。**澤瀉**、**木通**、**地膚子**、**燈心**、**粟米**：除濕熱，利小便，止煩渴，燥脾胃。**青粱米**、**丹黍米**、**山藥**：治濕瀉，同蒼朮做丸服。**薏苡仁**、**梔子**：治食物不消化，直接由大腸瀉出，用十個微炒，煎服。**黃柏**：去下焦濕熱。治小兒熱瀉，焙研細末，米湯送服。**茯苓**、**豬苓**、**石膏**：治水瀉腹鳴如雷，煅研細末，米飯做丸，服二十丸，不服第二次，即癒。**雄黃**：治暑毒瀉痢，做丸服。**滑石**、**豬膽**：入白通湯（蔥白、乾薑、生附子）中一起服，治腎虛下痢。

【虛寒】 **甘草**、**人參**、**黃芪**、**白芍藥**：平肝補脾，同白朮一起做丸服。**防風**、**藁本**：治風瀉，風勝濕。**火枚草**：治風氣行於腸胃引起的腹瀉，醋糊為丸服。**蘼蕪**：治濕瀉，作飲服。**升麻**、**葛根**、**柴胡**：治虛瀉，風瀉，陽氣下陷作瀉。**半夏**：治痰濕引起的腹瀉，同大棗煎服。**五味子**：治五更腎虛腹瀉，同茱萸做丸服。**補骨脂**：水瀉日久，同粟殼做丸服；脾胃虛瀉，同豆蔻做丸服。**肉豆蔻**：能溫中消食，固腸止瀉。治熱瀉，同滑石做丸服；寒瀉，同粟殼做丸服；久瀉，同木香做丸服；老人虛瀉，同乳香做丸服。**木香**：煨熱能實大腸，和胃氣。**艾葉**：治腹瀉，同吳茱萸煎服，或同薑煎服。**莨菪子**：治久瀉，同大棗燒服。**糯米粉**：同山藥、砂糖一起食，治久瀉、痢不止。**燒酒**：治寒濕泄瀉。**黃米粉**、**乾麩**、**乾糕**：止老人久瀉。**罌粟殼**：治水瀉不止，同烏梅、大棗煎。**神麴**、**白扁豆**、**薏苡仁**、**乾薑**：治療腹部受寒引起的水瀉，炮研飲服。**葫蒜**、**薤白**、**韭白**、**栗子**：煨食，止冷瀉如注。**烏梅**：澀腸止渴。**酸榴皮**：治一二十年久瀉，焙研，米飲服，便止。**石蓮**：除寒濕，治脾濕泄瀉，腸

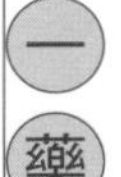

滑，炒研細末，米飲服。**胡椒**：治夏季腹瀉，做丸服。**蜀椒**：治老人濕瀉，小兒水瀉，醋煮，做丸服；久瀉完穀不化，同蒼朮做丸服。**吳茱萸**：治老人脾冷腹瀉，水煎入鹽服。**橡斗子、大棗、木瓜、榲桲、都桷、櫧子、訶黎勒**：能澀腸止瀉，煨研入粥食，或同肉豆蔻末服。長服方：同厚朴、橘皮做丸服。**厚朴**：溫胃，實腸，止瀉。治腹中腸鳴。**丁香**：治冷瀉虛滑，水穀不消。**乳香**：治腹瀉，痢疾腹痛。**桂心、沒食子、毗黎勒、白堊（音惡）土**：治水瀉，同乾薑、楮葉做丸服。**石灰**：治水瀉，同茯苓做丸服。**赤石脂**：治完穀不化、泄瀉不止，煅研末飲服；大腸寒瀉，遺精，同乾薑、胡椒做丸服。**白石脂**：治大腸滑脫泄瀉不止，同乾薑做丸服，或同龍骨做丸服。**白礬**：止大腸滑脫泄瀉不止，水瀉，醋調做丸服，老人加訶子。**消石**：治伏暑泄瀉，同硫磺炒，做丸服，或同硫磺、白礬、滑石、飛麵，用水做丸服。**硫磺**：治腎虛冷泄，用黃蠟做丸服，久瀉加青鹽；脾虛下白物如涕，同炒麵做丸服；氣虛暴瀉，同枯礬做丸服。伏暑傷冷，同滑石研末服，或同胡椒做丸服。

【積滯】 **神麴、麥蘖**（音聶）**、蕎麥粉**：治脾有積滯，砂糖水服三錢。**蕪荑**：治氣瀉久不止，小兒疳瀉，同豆蔻、訶子做丸服。**楮葉**：止一切泄瀉，痢疾，同巴豆皮炒，研末，用蠟做丸服。**巴豆**：可以通腸，也可以止瀉。治積滯泄瀉，夏月水瀉及小兒吐瀉不痢，在燈上燒，用蠟做丸，水服。**黃丹、百草霜**：治食積泄瀉。

【外治】 **田螺**：敷肚臍。**木鱉子**：同丁香、麝香研末貼肚臍，止虛瀉。**蛇床子**：同熟艾各一兩，木鱉子四個，研勻，綿包放肚臍上用熨斗熨。**蓖麻仁**：七個，同熟艾半兩，硫磺二錢，研勻，綿包放肚臍上用熨斗熨。**豬苓**：同地龍、針砂研末，蔥汁和勻，貼臍。**椒紅**：治小兒腹瀉，酥調貼囟門，或蓖麻九個搗泥貼囟門亦可。**巴豆紙**：治小兒腹瀉，剪作花，貼眉心。**大蒜**：貼兩足心，亦可貼臍。**赤小豆**：酒調，貼足心。

心下痞滿

疼痛的為結胸痹，不痛的為痞滿。其發病有因誤用攻下而結的，應從虛及陽氣下陷治療；有不因攻下而痞結的，應從脾虛及痰飲、食鬱、濕熱治療。

【濕熱氣鬱】 **桔梗**：治胸脅刺痛，同枳殼煎服。**黃連**：治濕熱痞滿。**黃芩**：利胸中之氣，除脾經濕熱。**柴胡**：治傷寒心下痰熱結實、胸中邪氣、心下痞、胸脅痛。**前胡**：治痰濕引起的胸部痞滿、心腹結氣。**貝母**：降胸脅逆氣，散心胸鬱結，薑汁炒後做丸服。**芎藭**：燥濕開鬱，搜肝氣。治一切氣滯血結。**木香**：能升降諸氣，開泄胸腹滯塞。治陽衰氣脹懶食，加訶子，糖和做丸服。**甘松**：理元氣，去鬱病。**香附子**：利三焦，解六鬱，消飲食痰飲。治一切氣滯之疾，同砂仁、甘草，研末服，或同烏藥末服，或同茯神做丸服，或一味酒浸服。**澤瀉**：能滲利濕熱。治痞滿，同白朮、生薑煎服。**芍藥**：治脾虛中滿、心下痞。**白豆蔻**：能散脾中滯氣。**射干**：治胸膈熱滿、腹脹。**大黃**：泄濕熱，治心下痞滿。傷寒攻下過早，造成心下痞滿而不痛的，同黃連煎服。**草豆蔻、吳茱萸**：治濕熱痞滿，同黃連煎服。**枳實**：除胸膈痰涎阻滯，逐停水，破結實，消脹滿，緩心下急，降痞痛逆氣，解傷寒結胸，清化胃中濕熱；治療突然胸痹痛，研為細末服；胸痹、結胸，同厚朴、栝樓、薤白煎服，或同白朮做丸服。**枳殼、厚朴**：能宣通、疏利脾濕，消痰，除胸痞脅脹。**皂莢**：消痰。腹脹滿欲使人變瘦者，煨後做丸服，通利大便。**梔子**：消火鬱，行結氣。**蘗核**：心下結痰痞氣。**茯苓**：治胸脅氣逆脹滿，同人參煎服。

【痰食】 **半夏**：消痰熱滿結。治小結胸，痛在胃脘者，同黃連、栝樓煎服。**旋覆花**：治療因發汗、攻下出現胃脘痞滿、噯氣不止之症。**縮砂仁**：治療痰氣夾雜引起的胸膈脹滿，用蘿蔔汁浸泡後，焙乾，研為細末服。**澤漆**：胃脘腫塊如杯子大，同大黃、葶藶子做丸服。**栝樓**：治胸痞痰結，心痛連背，痞滿喘咳，取子做丸服，或同薤白酒煎服。**三稜**：消胸滿，破積滯。**牽牛**：治胸膈食積，用末一兩，同巴豆霜、水為丸服。**神麴**：除痞滿食滯，同蒼朮做丸服。**麥蘗**：利膈消食，同神麴、白朮、橘皮做丸服。**生薑**：治胃脘堅痞，同半夏煎服。**薑皮**：消痞。**白芥子**：治冷痰痞滿，同白朮做丸服。**橘皮**：治痰熱痞滿，同白朮做丸服，或煎服。**青橘皮**：治胸膈氣滯，同茴香、甘草、白鹽製末，點服。四製為末，煎服，名快膈湯。**瓜蒂**：吐痰痞。**檳榔**：消水穀，下痰氣。治傷寒病胃脘痞滿不痛者，同枳實研末，黃連湯下；結胸痛者，酒煎二兩服。**大腹皮**：治療胃脘痞滿，上泛酸水。**訶黎勒**：治胸膈結氣。**巴豆**：治陰症寒實結胸，大便不通，貼臍灸之。**密陀僧**：治胸中痰結，醋水煎乾，研末，酒水煎服，取吐。**銀朱**：治痰氣結胸，同明礬做丸服。

【虛脾】 **人參**：降胸脅逆滿，消胸中痰涎，除胃中食變酸水，瀉心肺脾胃火邪。治療胃脘部有硬結，但按之則無，常覺痞滿，多食則吐，呼吸不暢，噯呃不除，因思慮過度而鬱結者，同橘去白做丸服。**白朮**：除熱，消食，化痰水。治胸膈煩悶，用白朮末，湯服；治療痞滿，補益胃氣，同枳實做丸服；治胃脘部出現堅大如盤腫塊，水飲所致，腹滿腸鳴，實則矢氣，虛則遺尿，名氣分，同枳實水煎服。**蒼朮**：除胃脘急滿，解鬱，燥濕。**遠志**：去胃脘氣滯。**升麻、柴胡**：升清氣，降濁氣。**附子、羊肉**：治老人胃脘痞滿，飲食不下，同橘皮、薑，麵做臛食。

脹滿

有濕熱、寒濕、氣積、食積、血積等症。

【濕熱】 **蒼朮**：除濕熱，益氣和中。脾胃不和，冷氣直中引起的腹部脹滿，同陳皮做丸服。**黃連**：去心火及中焦濕熱。**黃芩**：除脾經諸濕，清胸膈邪熱。**柴胡**：宣暢氣血，引清氣上行。**桔梗**：治腹滿腸鳴，傷寒腹脹，同半夏、橘皮煎服。**射干**：治胸脅脹滿，腹脹氣喘。**薄荷、防風、車前、澤瀉、木通、白芍藥**：去臟腑壅氣，利小便，清瀉肝經濕熱，疏利肝經鬱滯。瀉肝即補脾。**大黃**：滌蕩腸中結熱，消除脘腹脹滿。**半夏**：消心腹痰熱滿結，除腹脹。治小兒腹脹，用酒和丸，薑湯下，另用薑汁調，貼臍中。**牽牛**：除氣分濕熱，消三焦壅結。治濕氣腹滿、足脛微腫，小便不利，氣急咳嗽，同厚朴研末服；腹水脹滿，用白、黑牽牛末各二錢，大麥麵四兩，做餅食；小兒腹脹、全身浮腫、小便赤少，生研一錢，青皮湯下。**忍冬**：治脘腹脹滿。**澤瀉**：滲利濕熱。**赤小豆**：清熱，利小便，消下腹脹滿，散氣。**豌豆**：利小便，消腹脹。**薺菜子**：治腹脹。根：治脹滿腹大、四肢枯瘦、小便不利，同甜葶藶做丸服。**木瓜**：治腹脹多噯氣。**厚朴**：消痰下氣，除脹滿，破宿血，化水穀。治多年冷氣腹中雷鳴、腹脹脈數，同枳實、大黃煎服；腹痛脹滿，加甘草、桂、薑、棗；男女氣脹，冷熱相攻，久不癒，薑汁炙研，米湯日服。**皂莢**：胸腹脹滿，煨研做丸服，使大便通利甚妙。**枳實**：消食破積，去胃中濕熱。**枳殼**：逐水，消脹滿，下氣，破結。治老幼氣脹、氣血凝滯，四製做丸服。**茯苓**：除脘腹脹滿，滲利濕熱。**豬苓、鸕鷀**：治鼓脹腹大，形體畏寒，燒研，米湯服。**野雞**：治脘腹脹滿，同茴香、馬芹諸料，入蒸餅做餛飩食。**蛤蟆**：治氣鼓，煅研，酒服。青蛙，入豬肚內煮食。

【寒濕】 **草豆蔻**：除寒，燥濕，開鬱，破結。**縮砂蔤**：治脾胃結滯不散，補肺，醒脾。**益智仁**：治寒邪犯胃，腹脹忽瀉，日夜不止，二兩煎湯服，即止。**胡盧巴**：治腎寒引起的腹脅脹滿，面色青黑。**胡椒**：治虛脹腹大，同全蠍做丸服。**附子**：治胃氣滿，食物不能傳化，但饑餓能食。同人參、生薑末煎服。**丁香**：治小兒腹脹，同雞屎白做丸服。**訶黎勒**：治冷氣引起的脘腹脹滿，降氣。

【氣虛】 **甘草**：消脘腹脹滿，下氣。**人參**：治脘腹鼓脹疼痛，瀉心肺脾中火邪。**萎蕤**：治心腹結氣。**青木香**：主脘腹一切氣，散滯氣，調諸氣。**香附子**：治諸氣脹滿，同縮砂、甘草研末服。**紫蘇**：治一切冷氣引起的心腹脹滿。**萊菔子**：治療腹部氣滯脹滿，取汁浸縮砂七次，研末服。**生薑**：降氣，消痰喘脹滿，亦可納肛

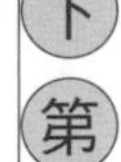
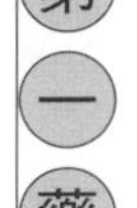
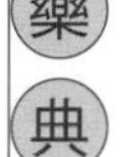
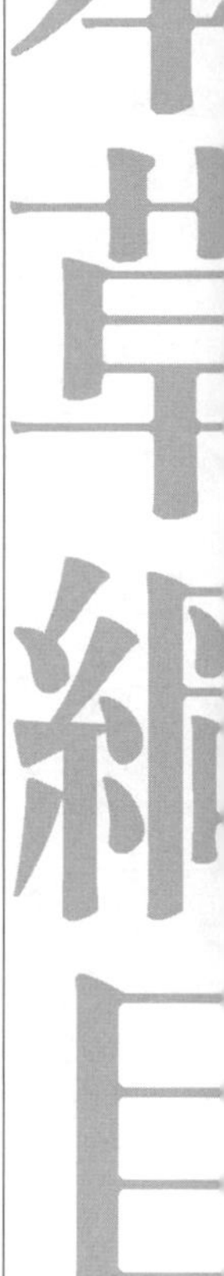

門導之。**薑皮**：性涼，消脹痞。**馬芹子**：消胸腹脹滿，開胃降氣。**山藥**：治脘腹虛脹，手足厥逆，或過服苦寒藥物者，半生半炒研末，米湯服。**百合**：除浮腫，消腹脹痞滿。**檳榔**：治腹脹，生搗末服。**沉香**：升降諸氣。**全蠍**：病轉下後，腹脹如鼓，燒灰，入麝少許，米湯服。

【積滯】 **蓬莪茂**：治積聚，消氣脹。**京三稜**：破積聚，消氣脹。**劉寄奴穗**：為破血消脹的仙藥。治血氣壅滯引起的腹部脹滿，研為細末，酒服三錢。**馬鞭草**：能行血活血。治鼓脹煩渴，身乾黑瘦；折斷，曬乾，水煎服。**神麴**：能補虛消食。除三焦滯氣同萊菔子煎服；少腹腫塊堅硬大如盤，胸滿，飲食不消化，湯服方寸匕。**蘖米**：消食下氣，去脘腹脹滿。治產後腹脹，氣不轉動，坐臥不得，酒服一合，氣轉即癒。**葫蒜**：降氣，消穀、肉。**山楂**：化積消食，行滯氣。**橘皮**：降氣，破癖，除痰水，行滯氣。**胡椒**：治腹中虛脹，同蠍尾、萊菔子做丸服。**胡粉**：能化積消脹。治小兒腹脹，鹽炒摩腹。**黑鹽**：治腹脹氣滿，酒服六銖；酒肉過多脹滿難受，用鹽擦牙，溫水漱下，兩三次即癒。**芒消**：治腹脹，大小便不通。**綠礬**：消積滯，燥脾濕，除脹滿，平肝陽，同蒼朮做丸服，名伐木丸。

黃疸

有五種黃疸，都屬濕熱。有瘀熱、脾虛、食積、淤血、陰黃。

【濕熱】 **茵陳**：治通身黃疸，小便不利。陽黃，同大黃用；陰黃，同附子用；濕熱疸，五苓散加之；酒疸，同梔子、田螺擂爛，酒服；癘黃如金，同白鮮皮煎服。同生薑擦諸黃病。**白鮮皮**：治熱黃、急黃、穀黃、勞黃、酒黃。**秦艽**：牛乳煎服，利大小便，治療酒黃黃疸，解酒毒，清胃熱；用一兩浸飲汁，治五種黃疸。**大黃**：治濕熱黃疸、傷寒淤熱發黃的病人，用水煎服，二便通利為癒。**栝樓根**：消除腸胃積熱，治八種黃疸、身膚色黃等病。治黑疸危病，搗汁服，小兒服時加蜜。治酒疸、黃疸，同青栝樓焙乾，研末，煎服，取大便通利；時疾發黃，黃栝樓絞汁，入芒消服。**胡黃連**：治小兒黃疸，同黃連末入黃瓜內，麵裹煨熟，搗爛，做丸服。**黃連**：治療諸熱黃疸。**柴胡**：治濕熱黃疸，同甘草、茅根，水煎服。**苦參**：除濕熱，治黃疸。**貝母**：治流行性傳染性黃疸。**山慈姑**：同蒼耳擂汁，酒服，治黃疸。**茅根**：利小便，解酒毒，治黃疸。五種黃疸病，用汁和豬肉做羹食。**葛根**：治酒疸，煎湯服。**紫草**：治火黃，身有赤點，午前發熱，同吳藍、黃連、木香煎服。**惡實**：治急黃，身熱發狂，同黃芩煎服。**蒼耳葉**：揉搓後放舌下，出涎，去目黃。**麥門冬**：治身體困重，目黃。**龍膽**：除胃中伏熱，退肝經邪熱。治時疾熱黃，去目中黃。穀疸因食而得，勞疸因勞則得，用一兩，同苦參末二兩，牛膽汁做丸服，有效。**柳根皮**：治黃疸初起，水煎服。**樺皮**：治療諸種黃疸，煮服。**柞木皮**：治黃疸，燒末水服。**木蘭皮**：利小便，治酒疸，同黃芪研末服。**滑石**：化食毒，除熱黃疸。**方解石**：治熱結黃疸。**朴消**：治積熱黃疸。

【脾胃】 **黃芪**：治酒疸，心中煩亂疼痛，脛腫發斑，由大醉當風入水所致，同木蘭皮研末，酒服。**白朮**：治黃疸，除濕熱，消食，利小便。瀉血萎黃多年未癒者，土炒，和熟地黃做丸服，蒼朮亦可。**遠志**：治面目黃。**當歸**：治療病人顏色乾枯目下赤，口乾舌縮，心中恍惚，四肢煩重，同白朮煎服。**老茄**：治女人頭痛心悶，目眩欲倒，胸膈熱壅，鼻血不止，咽喉乾燥，舌上生瘡的血黃。竹刀切，陰乾為末，每服二錢，酒下。**椒紅**：治黃疸。**白石英、五色石脂、黃雌雞**：治流行性傳染性黃疸，煮食飲汁。**雞蛋**：治三十六種黃疸，用一個連殼燒研，用醋一合溫服，鼻中蟲出為效，嚴重的不過三次，神效。流行性傳染性黃疸，用酒、醋浸雞蛋一夜，吞白數枚。

【食積】 **神麴、麥蘖、黃蒸**：治食黃、黃汗，每夜水浸，早上絞汁溫服。**米醋**：治黃疸、黃汗。**絲瓜**：治食黃，連子燒研，隨所傷物煎湯服二錢。**皂莢**：治飲食水穀引起的黃腫，醋炙，同巴豆做丸服。**針砂**：消積，平肝，治黃。脾勞黃病，醋炒七次，同乾漆、香附、平胃散做丸服；濕熱黃疸，同百草霜、粳米做丸服。**礬石**：治黃疸、水腫，同青礬、白麵做丸

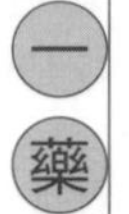

服；女勞黃疸，變成黑疸，腹脹如水，同消石做丸服；婦人黃疸，因經水時同房所致，同橘皮化蠟做丸服。**綠礬**：消積燥濕，化痰除脹。脾病黃腫，同百草霜、當歸做丸服；或同百草霜、五倍子、木香做丸服；或同平胃散做丸服。酒黃同平胃散、順氣散做丸服。食勞黃，棗肉做丸服。血症黃腫，同百草霜、炒麵做丸服；或同小麥、棗肉做丸服。**百草霜**：消積滯，治黃疸。**白丁香**：治急黃欲死，湯服立甦。**五靈脂**：治酒積黃腫，入麝香做丸服。

喘逆

古名咳逆上氣。有風寒、火鬱、痰氣、水濕、氣虛、陰虛、腳氣、齁(音喝)、齁(音候)。

【風寒】 **麻黃**：治風寒咳逆上氣。**羌活**：祛諸風濕冷，消喘咳逆氣。**蘇葉**：散風寒，行氣，消痰，利肺。感受寒邪出現咳逆上氣，同橘皮煎服。**款冬花**：除煩消痰，治咳逆上氣，喘息呼吸。**南藤**：治咳逆上氣，煮汁服。**細辛、薑草、破故紙、蜀椒**：治虛寒咳喘。**松子仁**：治小兒寒嗽壅喘，同麻黃、百部、杏仁做丸服。**桂**：治咳逆上氣，同乾薑、皂莢做丸服。**皂莢**：治咳逆上氣不得臥，炙研，用蜜做丸服；風痰，同半夏煎服；痰喘咳嗽，用三根分夾杏仁、巴豆、半夏，用薑汁、香油、蜜分炙研末，舐之。**巴豆**：治寒痰氣喘，青皮一片夾一粒燒研，薑汁、酒服，到口便止。**鯉魚**：發汗定喘，燒末服，咳嗽，入粥中食。

【痰氣】 **半夏**：治痰喘，同皂莢煎服；失血喘急，薑汁和麵煨研，做丸服。**桔梗**：治痰喘，研為末，童便煎服。**白前**：降胸脅逆氣，治呼吸欲絕。久咳氣逆上壅不得臥，同紫菀、半夏、大戟漬水飲；呀呷作聲不得眠，焙乾，研末，酒服。**蓬莪茂**：治氣逆上壅喘急，取五錢酒服。氣短不接，同金鈴子碾末，入蓬砂，酒服。**蘇子**：消痰，利氣，定喘，與橘皮相宜。治氣逆上壅咳喘，研汁煮粥食。**縮砂仁**：治上氣咳逆，同生薑擂，酒服。**莨菪子**：治多年氣逆上壅咳嗽，羊肺蘸末服。**葶藶**：治肺壅氣逆上壅喘促。肺濕痰喘，棗肉做丸服，亦可浸酒服。**甘遂**：治水腫喘促，同大戟末，服十棗丸或控涎丹。**澤漆**：治肺咳上氣，煮汁，煎半夏諸藥服。**大戟**：治水喘，同蕎麥麵做餅食，取大便通利。**栝樓**：治痰喘氣急，同白礬末，蘿蔔蘸食；小兒痰喘膈熱，去子，用寒食麵和餅炙研水服。**貝母、荏子、射干、芫花、蕘花、黃環、前胡、蒟醬、蕎麥粉**：治咳逆上氣，同茶末、生蜜水服，下氣不止即癒。**芥子**：消痰下氣，定喘咳。**白芥子**：治咳嗽脅滿，氣逆多唾，每次用酒吞七粒；老人痰喘，同萊菔子、蘇子煎服。**萊菔子**：治老人氣喘，蜜丸服；痰氣喘，同皂莢炭，用蜜做丸服；久嗽痰喘，同杏仁做丸服。**生薑**：突然氣逆上壅喘咳不止，嚼之即效。**茴香**：治腎氣上沖脅痛，喘息不得平臥，擂汁和酒服。**橘皮、杏仁**：治咳逆上氣喘促，炒研蜜和，含之；上氣喘息，同桃仁做丸服，取大便通利；久患喘急，童尿浸換半月，焙乾研末，每次用少許，同薄荷、蜜煎服，甚效；浮腫喘急，煮粥食。**桃仁**：治上氣咳嗽喘息胸滿，研汁煮粥食。

【火鬱】 **知母**：治久嗽氣急，同杏仁煎服。次用杏仁、蘿蔔子做丸服。**茅根**：治肺熱喘急，煎水服，名如神湯。**藍葉**：治上氣咳嗽，呀呷有聲，搗汁服，後食杏仁粥。**大黃**：治忽然喘急悶絕，涎出吐逆，齒動，此為傷寒併熱霍亂，同人參煎服。**天門冬、麥門冬、黃芩、沙參、前胡、薑草、蔛草、丹黍根**：煮服，均治肺熱喘息。**生山藥**：治痰喘氣急，搗爛，入蔗汁熱服。**砂糖**：治逆氣喘嗽，同薑汁煎服。**桃皮**：治肺熱喘急欲死，時有發熱，同芫花煎湯揉胸口，數分鐘即止。

【虛促】 **人參**：治陽虛喘息，自汗，頭暈欲絕，研末湯服，嚴重者，加熟附子同煎；產後發喘，血入肺竅，屬危重症，用蘇木湯調服五錢。**五味子**：治咳逆上氣，以阿膠為佐，收耗散之氣；痰嗽氣喘，同白礬末，豬肺蘸食。**馬兜鈴**：清肺補肺。治肺熱喘促，連連不止，用酥炒，同甘草末煎服。**黃芪、紫菀、女菀、款冬花、韭汁**：治喘息欲絕，飲一升。**大棗**：治上氣咳嗽，用酥煎含嚥。**胡桃**：潤燥化痰。治虛寒咳嗽，同生薑嚼嚥；老人喘嗽，同杏仁、生薑，蜜做丸服；產後氣喘，同人參煎服。**沉香**：治上熱下寒喘急，服四磨湯。**蒲頹葉**：治

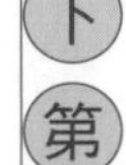
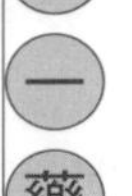
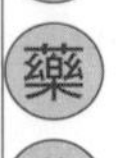
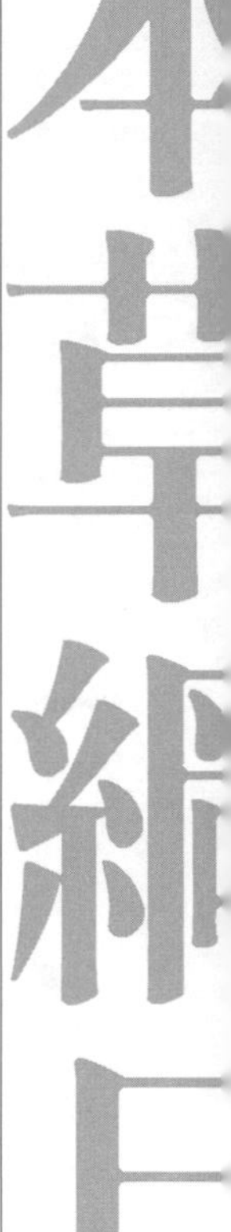

肺虛喘咳甚者，焙研，米飲服，三十年者亦癒。**烏藥**、**石鐘乳**：治肺虛喘急，用蠟做丸服。**太乙餘糧**、**蛤蚧**：治虛喘面浮，同人參、蠟做丸，入糯米粥呷飲之。

咳嗽

有風寒、痰濕、火熱、燥鬱等症。

【風寒】 **麻黃**：發散風寒，解肺經火鬱。**細辛**：袪風濕，泄肺破痰。**白前**：能保定肺氣，治風寒上氣，多以溫藥佐使。久咳唾血，同桔梗、桑白皮、甘草煎服。**百部**：止暴嗽，酒浸服；三十年嗽，煎膏服；小兒寒嗽，同麻黃、杏仁做丸服。**款冬花**：為溫肺治嗽要藥。**牛蒡根**：治風寒傷肺壅咳。**飛廉**：治風邪傷肺咳嗽。**佛耳草**：除寒嗽。同款冬花、地黃燒煙吸，治久新咳嗽。**縮砂**、**紫蘇**、**芥子**：治寒嗽。**生薑**：治寒濕咳，燒含之；久嗽，用白餳或蜜煮食；小兒寒嗽，煎湯洗浴。**乾薑**、**蜀椒**、**桂心**：治寒嗽。**石灰**：治老幼暴嗽，同蛤粉做丸服。**鐘乳石**：治肺虛寒嗽。**蜂房**：治小兒咳嗽，燒灰服。**鯽魚**：燒服，止咳嗽。**白雞**：突然咳嗽，醋煮服。**雞蛋白皮**：治久咳，同麻黃末服。**羊胰**：治多年久咳，同大棗酒浸服。

【痰濕】 **半夏**：治濕痰咳嗽，同南星、白朮做丸服；氣痰咳嗽，同南星、官桂做丸服；熱痰咳嗽，同南星、黃芩做丸服；肺熱咳嗽，同栝樓仁同服。**天南星**：治氣痰咳嗽，同半夏、橘皮做丸服；風痰咳嗽，炮研煎服。**莨菪子**：治久嗽不止，煮炒研末，同酥煮棗食；三十年咳嗽，喉中因痰阻而發出哮鳴聲，同木香、薰黃燒煙吸。**葶藶**：治痰邪壅肺咳嗽，同知母、貝母、棗肉做丸服。**芫花**：治突然發生咳嗽，煎水煮棗食，有痰，加白糖，服少許。**玄胡索**：治老人、小兒咳嗽，同枯礬和餳食。**旋覆花**、**白藥子**、**千金藤**、**黃環**、**蕘花**、**大戟**、**甘遂**、**草犀**、**蘇子**、**荏子**、**白芥子**、**蔓菁子**：治痰氣咳嗽。**萊菔子**：治痰氣咳嗽，炒研和糖含；上氣痰咳，唾膿血，煎湯服。**萊菔**：治肺結核病消瘦，煮食之。**絲瓜**：化痰止咳，燒研，棗肉做丸服。**燒酒**：治寒痰咳嗽，同豬油、茶末、香油、蜜浸服。**白果**、**榧子**、**海棗**、**梔子**、**都念子**、**鹽麩子**：治痰嗽。**香橼**：酒煮，止痰咳。**橘皮**：治痰咳，同甘草做丸服；經年氣逆咳嗽，同神麴、生薑蒸餅做丸服。**枳殼**：治痰滯肺壅咳嗽。**皂莢**：治咳嗽痰多。新起寒咳，燒研，豆豉湯服；咳嗽喘息。**楮白皮**：治水腫咳嗽。**桑白皮**：去肺中水氣。咳血，同糯米末服。**厚朴**、**礬石**：化痰止咳，醋調做丸服，或加人參，或加建茶，或同炒梔子做丸服。**浮石**：清肺，化老痰。治咳嗽不止，研末服，或做丸服。**雌黃**：治久咳，煅後做丸服。**雄黃**：消冷痰，治肺結核咳嗽。**密陀僧**、**礞石**、**硇砂**、**馬刀**、**蛤蜊粉**：治痰咳。**鱟**（音後）**魚殼**：治多年咳嗽，同貝母、桔梗、牙皂做丸服。**蚌粉**：治咳嗽痰多、面腫，炒紅，大蒜搗汁入油服。**鬼眼睛**、**白蜆殼**：治突然咳嗽不止，研末酒服。**海蛤**、**白僵蠶**：治飲酒後發生咳嗽，焙乾研末，茶服。

【痰火】 **黃芩**、**桔梗**、**薺苨**、**前胡**、**百合**、**天門冬**、**山豆根**、**白鮮皮**、**馬兜鈴**：清肺熱，除痰咳。**甘草**：瀉肺火，止咳嗽。治小兒熱咳，豬膽汁浸蜜炙做丸服。**沙參**：益肺氣，瀉肺火，水煎服。**麥門冬**：清心肺虛熱。治火邪咳嗽，嚼食甚妙，素體寒甚者禁服。**百部**：治熱咳喘息，火炙，酒浸服。暴咳，同薑汁煎服；三十年久咳，汁和蜜煉服；小兒寒咳，同麻黃、杏仁做丸服。**天花粉**：治虛熱咳嗽，同人參末服。**栝樓**：潤肺、降火、除痰，為止咳要藥。乾咳，汁和蜜煉含；痰咳，和明礬做丸服；痰咳不止，同五倍子做丸噙；熱咳不止，同薑蜜蒸含；肺熱痰咳，同半夏做丸服；酒痰咳嗽，同青黛做丸服；婦人夜咳，同香附、青黛末服。**燈籠草**：治肺熱咳嗽喉痛，研末，湯服。同時將藥液塗喉外。**貝母**：清肺，消痰，止咳。用砂糖做丸食，亦治妊娠婦女的咳嗽。小兒周期性咳嗽，同甘草做丸服。**知母**：消痰潤肺，滋陰降火。治新久痰咳，同貝母末混勻，薑片蘸食。**石韋**：治肺熱氣逆咳嗽，同檳榔研末，薑湯服。**射干**：散胸中熱氣。治老血停滯在心脾間，咳唾氣臭。**馬勃**：治肺熱久咳，蜜做丸服。**桑花**、**丹黍米**：止熱咳。杏仁治肺中寒熱咳嗽，童尿浸，研汁熬稠做丸，酒服。**巴旦杏**、**梨汁**：消痰降火，食之良。突然

白話精譯

咳嗽，用一碗加椒四十粒，煎沸入軟糖一塊，分多次服；或把一個巴旦杏、梨子刺孔，裝入椒，煨食；或將梨切片，酥油煎冷食；或汁和酥油、蜜、地黃汁熬稠含。**乾柿**：潤心肺，止熱咳，治咳血，蒸熟，摻青黛食。**柿霜、餘甘子**：治丹石傷肺咳嗽。**甘蔗汁**：治虛熱咳嗽，口吐唾液，入青粱米煮粥食。**大棗、石蜜、刺蜜、桑葉**：治熱咳。**金屑**：治風熱咳嗽。**石膏**：治熱盛喘咳，同甘草末服；熱咳痰湧如泉，煅研細末，醋調做丸服。**浮石**：治熱咳，做丸服。**不灰木**：清肺熱，同玄精石諸藥研末服。**玄精石、硼砂**：消痰止咳。**五倍子**：斂肺降火，止咳。**百藥煎**：清肺化痰。斂肺止咳，同訶子、荊芥做丸含；化痰，同黃芩、橘皮、甘草做丸服。

【**虛勞**】　**黃芪**：補肺瀉火，止痰咳、自汗及咳膿血。**人參**：補肺氣。肺虛久咳，同鹿角膠末煎服；化痰止咳，同明礬做丸服；喘咳有血，用雞蛋清五更調服；小兒喘咳，發熱自汗，痰中帶血，同天花粉服。**五味子**：斂肺氣，止咳嗽，是火熱必用之藥。久咳導致的虛滿喘咳，同粟殼做丸服；久咳不止，同甘草、五倍子末噙，或同甘草、細茶末噙。**紫菀**：消痰益肺，止咳膿血。肺傷咳嗽，水煎服；吐血咳嗽，同五味子做丸服；久咳，同款冬花、百部末服；小兒咳嗽，同杏仁做丸服。**款冬花**：治肺癆咳嗽，連連不絕，唾液黏稠，為溫肺治咳之最。咳痰帶血，同百合做丸服，或用三兩燒煙用筒吸之。**仙靈脾**：治勞力所傷，三焦咳嗽，腹滿不食，同五味子、覆盆子做丸服。**地黃**：治咳嗽吐血，研末酒服。**柴胡**：除虛癆發熱，止胸脅疼痛，消痰止咳。**慈烏**：治肺癆咳嗽，酒煮食。**烏鴉**：治肺癆咳嗽，煅末酒服。心：炙食。**五靈脂**：治虛滿喘咳，同胡桃仁做丸服，名斂肺丸。**黃明膠**：治久咳，同人參末、豉湯日服。

【**外治**】　**木鱉子**：治肺虛久咳，同款冬花燒煙，用筒吸之。**榆皮**：治久咳欲死，用約一尺長出入喉中，吐膿血癒。薰黃：治三十年咳嗽，喉中呀呷有聲，同木通、莨菪子燒煙，用筒薰之。**鐘乳粉**：治一切肺癆咳嗽，同雄黃、款冬花、佛耳草燒煙，吸之。**故茅屋上塵**：治多年咳嗽不止，同石黃諸藥燒煙吸。

消渴

上消少食，中消多食，下消小便如膏油。

【**生津潤燥**】　**栝樓根**：為治消渴之要藥，煎湯、作粉、熬膏皆良。**黃栝樓**：酒洗熬膏，白礬做丸服。**王瓜子**：食後嚼二三兩。**白芍藥**：同甘草煎服，每日三次，患十年消渴者也能治癒。**蘭葉**：生津止渴，除陳氣。**牛蒡子、葵根、芭蕉根汁**：日飲。治消渴小便不利，煎服；消中尿多，亦煎服。**甘藤、大瓠藤、菰米**：煮汁服。**青粱米、粟米、麻子仁**：煮汁服。**漚麻汁、波稜根**：同雞內金共研細末，米湯日服，治日飲水一石者。**出了子的蘿蔔**：止渴潤燥，杵汁飲；或為末，日服。**蔓菁根、竹筍、生薑**：研為細末，用鯽魚膽和，做丸服。**烏梅**：止渴生津，微研，水煎，入豉再煎服。**柿**：止煩渴。**君遷子、李根白皮、山礬、礬石、五倍子**：生津止渴，研為末，水服，每日三次。**百藥煎、海蛤、魁蛤、蛤蜊、珍珠、牡蠣**：煅研細末，鯽魚湯服，服二三次即止。**燖雞湯**：澄清飲，不過一隻即有效。**燖豬湯**：澄清每日飲。**酥酪、牛羊乳、驢馬乳**。

【**降火清金**】　**麥門冬**：清心肺之熱，同黃連服。**天門冬、黃連**：治上、中、下三消，或酒煮，或豬肚蒸，或冬瓜汁浸，做丸服；小便如油者，同栝樓做丸服。**浮萍**：搗汁服，或同栝樓根做丸服。**葎草**：治虛熱渴，杵汁服。**紫葛**：治產後煩渴，水煎服。**凌霄花**：水煎。**澤瀉、白藥、貝母、白英、沙參、薺苨、茅根煎水、茅針、蘆根、菰根、鳧葵、水蘋、水蓴、水藻、陟釐、蘊草、燈心草、苧麻根、苦杖、紫菀、紅草、白芷**：治風邪引起的久渴。**款冬花**：治消渴喘息。**蘇子**：治消渴變水，同蘿蔔子共研細末，桑白皮湯服，每日三次，水隨小便出。**燕蓐**（音褥）**草**：燒灰，同牡蠣、羊肺共研細末服。**小麥**：做粥、飯食。**麥麨**（音超）：止煩渴。**薏苡仁**：煮汁服。**烏豆**：放入牛膽中一百天，吞之。**大豆苗**：酥油炙，研末服。**赤小豆**：煮汁飲。**腐婢、綠豆**：煮汁飲。**豌豆**：淡煮食。**冬瓜**：利小便，止渴消，杵汁

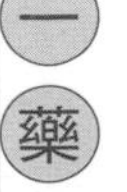

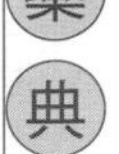

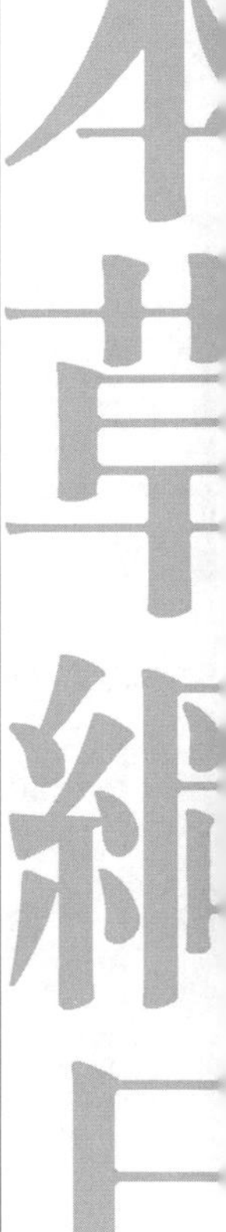

飲，乾瓤煎汁飲亦可。苗、葉、子俱佳。**梨汁**、**庵羅果**：煎飲。**林檎**、**芰實**、**西瓜**、**甘蔗**、**烏芋**、**黃檗**：止消渴、尿多能食，煮汁服。**桑白皮**：煮汁服。**地骨皮**、**荊瀝**、**竹瀝**：每日飲。**竹葉**、**茯苓**：治上實下虛，火炎水涸，消渴，同黃連等份，天花粉做丸服。**黑鉛**：同水銀結如泥，含如豆大小嚥汁。**鉛白霜**：同枯礬做丸噙。**黃丹**：新水服一錢。**密陀僧**：同黃連做丸服。**錫吝脂**：治三焦消渴。**滑石**、**石膏**、**長石**、**無名異**：同黃連做丸服。**朱砂**：治煩渴。**凝水石**、**鹵鹼**、**湯瓶鹼**：粟米和丸，人參煎湯服，每服二十丸，或同葛根、水萍煎服，或同菝葜、烏梅研末煎服。**浮石**：煮汁服，或同青黛、麝香服，或同蛤粉、蟬蛻煮汁服。**蠶蛹**：酒煎服。**晚蠶砂**：焙乾，研末，冷水服二錢，不過數服。**繅絲湯**、**雪蠶**、**蝸牛**：浸水飲，亦可生研汁服。**田螺**：浸水飲。**蝸螺**、**蜆**：浸水飲。**海月**、**豬脬**：燒研末，酒服。**雄豬膽**：同澱粉做丸服。**牛膽**：除心腹熱渴。

【補虛滋陰】 **地黃**、**知母**、**葳蕤**：止煩渴，煎汁服。**人參**：生津液，止消渴，研為細末，雞蛋清調服，或同栝樓根做丸服，或同粉草、豬膽汁做丸服，或同葛根粉、蜜熬膏服。**黃芪**：治諸虛發渴，生癰或癰後作渴，同粉草半生半炙，研末服。**香附**：治消渴多年，同茯苓共研細末，每日服。**牛膝**：治下虛消渴，地黃汁浸、曬乾研末，做丸服。**五味子**：生津補腎。**菟絲子**：煎服。**薔薇根**：煎服。**菝葜**：同烏梅煎服。**覆盆子**、**懸鉤子**、**糯米粉**：作糜一斗食之或絞汁和蜜服。**糯穀**：炒取花，同桑白皮煎飲，治三消。**稻穰心灰**：浸汁服。**白扁豆**：同栝樓根汁和做丸服。**韭菜**：淡煮，吃至十斤有效。**藕汁**、**椰子漿**、**栗殼**：煮汁服。**枸杞**、**桑椹**：單食。**松脂**、**礜石**、**石鐘乳**、**蛤蚧**、**鯉魚**、**嘉魚**、**鯽魚**：釀茶煨食，不過數枚。**鵝**：煮汁服。**白雄雞**、**黃雌雞**：煮汁服。**野雞**：煮汁服。**白鴿**：切片，同土蘇煎汁，嚥之。**雄鵲肉**、**白鷗肉**：治躁渴狂邪。**雄豬肚**：煮汁飲。**仲景方**：黃連、知母、麥門冬、栝樓根、粱米同蒸，做丸服。**豬脊骨**：同甘草、木香、石蓮、大棗煎服。**豬腎**、**羊腎**：治下虛消渴。**羊肚**：治胃虛消渴。**羊肺**、**羊肉**：同瓠子、薑汁、白麵煮食。**牛胃**、**牛髓**、**牛脂**：同栝樓汁熬膏服。**牛腦**、**水牛肉**、**牛鼻**：同石燕煮汁服。**兔及頭骨**：煮汁服。**鹿頭**：煮汁服。

遺精夢泄

有心虛、腎虛、濕熱、脫精等症。

【心虛】 **遠志**、**小草**、**益智**、**石菖蒲**、**柏子仁**、**人參**、**菟絲子**：治因思慮傷心引起的遺精夢泄，同茯苓、石蓮做丸服。還可治療陰莖寒冷而精自出、小便淋瀝。**茯苓**：治陽虛小便餘瀝、夢遺，黃蠟做丸服；心腎不交，同赤茯苓熬膏做丸服。**蓮鬚**：清心，通腎，固精。**蓮子心**：治遺精，入辰砂，研末服。**石蓮肉**：同龍骨、益智仁等份，研末服。酒浸，用豬肚做丸服，名水芝丹。**厚朴**：治心脾不調引起的小便淋瀝、遺精，同茯苓，用酒、水煎服。**朱砂**：治心虛遺精，入豬心煮食。

【腎虛】 **巴戟天**：治夢交泄精。**肉蓯蓉**：治陰莖中寒熱痛、泄精、小便淋瀝。**山藥**：益腎氣，止泄精，研末，酒服。**補骨脂**：治骨髓傷敗，腎冷精流，同青鹽研末服。**五味子**：治腎虛遺精，熬膏日服。**石龍芮**：補腎陰，治失精莖冷。**葳蕤**、**蒺藜**、**狗脊**：固精強骨，壯陽，同遠志、茯神、當歸做丸服。**益智仁**：治夢遺，同烏藥、山藥做丸服。**木蓮**：治驚悸、遺精，同白牽牛研末服。**覆盆子**、**韭子**：補腎壯陽，止泄精。治虛勞夢遺，研末酒服，亦可醋煮做丸服。**茖蔥子**、**蔥實**、**胡桃**：治房勞傷腎引起的口渴，精溢自出，大便乾燥，小便或赤或利，同附子、茯苓做丸服。**芡實**：益腎固精，同茯苓、石蓮、秋石做丸服。**櫻桃**、**金櫻子**：固精，熬膏服，或加芡實做丸服，或加縮砂仁做丸服。**柘白皮**：治勞損夢交泄精，同桑白皮煮酒服。**乳香**：止夢遺，睡覺時含如棗大小嚼嚥。**棘刺**：補腎益精，治陰痿精液自流。**沉香**：補命門，治男子精冷遺精。**安息香**：治男子夢中鬼交遺精。**杜仲**、**枸杞子**、**山茱萸**、**石硫磺**、**五石脂**、**赤石脂**：治解小便時精自出，大便寒瀉，同乾薑、胡椒做丸服。**石鐘乳**：壯腎陽，止泄精，酒浸每日服。**陽起石**：治精滑不禁，大便溏泄，同鐘乳、附子做丸服。**桑螵蛸**：治男腎虛，日夜泄精，同龍骨研末服。**晚蠶蛾**：止遺精、白濁，焙乾做丸服。**九肋鼈甲**：治陰虛夢遺，燒末酒服。**龍骨**：治多寐、泄精。小便泄精，同遠志做丸服，亦可同韭子研末服。**紫梢花**、**雞膍胵**、**黃雌雞**、**烏骨雞**：治遺精白濁，同白果、蓮肉、胡椒煮食。**鹿茸**：治男子腰腎虛冷，夜夢鬼交，精溢自出，空腹酒服方寸匕，亦可酒煮飲。**鹿角**：水磨服，止脫精夢遺；酒服，治婦女夢與鬼交。**白膠**：治腎虛遺精，酒服。**阿膠**：治腎虛失精，酒服。**豬腎**：治腎虛遺精，入附子末煨食。

【**濕熱**】 **半夏**：治腎氣閉，不能正常發揮攝納腎精的作用，精無管攝而妄遺，與下虛不同，用豬苓炒過，同牡蠣做丸服。**薰草**：治夢遺，同參、朮等藥煮服。**車前草**：服汁。**續斷**、**漏盧**、**澤瀉**、**蘇子**：治夢中遺精，炒研服。**黃檗**：治積熱導致的心驚、夢遺，入冰片做丸服。**龍腦**、**五加皮**、**鐵銹**：治內熱遺精，冷水服一錢。**牡蠣粉**：治夢遺便溏，醋調糊做丸服。**蛤蜊粉**、**爛蜆殼**、**田螺殼**、**珍珠**：止遺精。

癃淋

有熱在上焦者，口渴；熱在下焦者，不渴；濕在中焦，不能生肺者，前後關格者，下焦氣閉也；轉胞者，是繚燒不順的緣故。五淋有熱淋、虛淋、膏淋、沙淋、石淋。

【**通滯利竅**】 **瞿麥**：治五淋小便不通，下砂石。**龍葵根**：同木通、胡荽煎服，利小便。**蜀葵花**：大小便不通，脹悶欲死，不治則死人，用一兩搗，入麝五分，煎服，用根亦可。**蜀葵**：研末服，利小便。**赤藤**：治五淋，同茯苓、苧根研末，每次服一錢。**車前汁**：和蜜服。**車前**：煎服或研末服。**杜衡**：吐痰，利小便。**澤瀉**、**燈心草**、**木通**、**扁竹**：煎服。**石韋**：研末服。**通草**、**防己**、**羊桃汁**、**蒲黃**、**敗蒲席**：煮汁服。**蘆根**、**石龍芻**、**葵根**：煎服。**葵子**、**地膚子**、**旋花**、**黃藤**：煮汁服。**黃環根**：取汁服。**酸漿**、**烏斂莓**、**黃葵子**：研末服。**王不留行**、**含水藤**、**苦瓠**：治小便不通脹急。同螻蛄研末，冷水服，亦可煮汁漬陰。**蘩縷**、**水芹**、**莧**、**馬齒莧**、**萵苣**、**波菜**、**蕨萁**、**麥苗**、**蜀黍根**：煮汁服。**黍莖**：取汁服。**粟奴**、**粟米**、**粱米**、**倉米**、**米泔**、**米粥**、**葡萄根**、**豬苓**、**茯苓**、**榆葉**：煮汁服。**榆皮**：煮汁服。**木槿**、**桑枝**、**桑葉**、**桑白皮**、**楮皮**、**井水**、**漿水**、**東流水**、**長石**、**滑石**：燥濕，利小便，降心火，為下石淋之要藥，煎湯服。

【**清上泄火**】 **桔梗**：治小便不通，焙乾，研為細末，熱酒頻服。**葎草**：治膏淋，取汁醋服，尿如豆汁。**黃芩**：煮汁服。**捲柏**、**船底苔**：煎服。**麥門冬**、**天門冬**、**苦杖**：清肺利小便。**雞腸草**：治氣淋脹痛，同石韋煎服。**土馬鬃**、**水荇草**、**水萍**、**海藻**、**石蓴**、**菰筍**、**越瓜**、**壺盧**、**冬瓜**、**小麥**：治五淋，同通草煎服。**大麥**：治新發淋病，煎汁和薑汁飲。**烏麻**：治熱淋，同蔓菁子浸水服。**赤小豆**、**黑豆**、**綠豆**、**麻仁**、**捻頭**、**甘蔗**、**砂糖**、**乾柿**：治熱淋，同燈心煎服。**苦茗**、**皋盧**、**枳椇**、**淡竹葉**：煎飲。**琥珀**：清肺利小便。治五淋，同麝香服；轉脬，用蔥白湯下。**梔子**：利五淋通小便，使熱隨小便出。**枸杞葉**、**溲疏**、**柳葉**、**戎鹽**：通小便，同茯苓、白朮煎服。**白鹽**：和醋服，再燒吹入孔中。

【**解結**】 **大黃**、**大戟**、**郁李仁**、**烏桕根**、**桃花**：利大小便，除停留在大腸多時污穢不潔之物。**古文錢**：治氣淋，煮汁服。**黑鉛**：通利小便，同生薑、燈心煎服。**寒水石**：治男女轉脬，同葵子、滑石煮服。**芒消**：治小便不通，茴香酒服二錢，亦破石淋。**消石**：治小便不通及熱、氣、勞、血、石五淋，生研服，隨症換引。**石燕**：治傷寒小便不利，蔥湯服之。**白石英**：煮汁服。**雲母粉**：水服。**白魚**：治小便滯澀不通，同滑石、髮灰服，仍納莖中。小兒用來摩臍腹。**蜣螂**：利大小便，治轉脬，燒二枚，水服。**鼠婦**：治氣癃，小便不通，研末，酒服。亦治產婦尿閉。**蠶蛻**：燒灰服，治熱淋小便如血。**蛇蛻**：通小便，燒末，酒服。**伏翼**：利水，通五淋。

【**利濕熱**】 **葳蕤**：治小便突然淋瀝不通，用一兩同芭蕉四兩同煎，調滑石末服。**苧根**：煮汁服，利小便，或同蛤粉水服，外敷臍。**蓄草**：

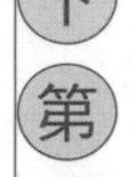
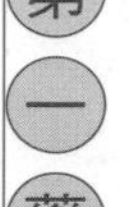
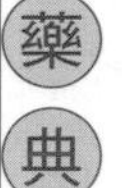
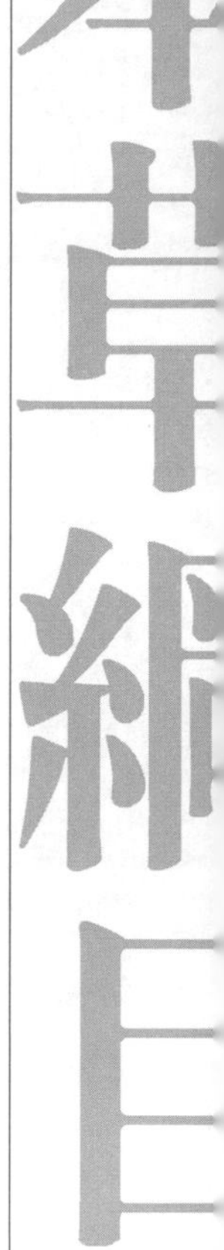

同小豆煮食。**海金沙**：治小便不通，同蠟茶末，每日服；熱淋急痛，甘草湯調服；膏淋如油，甘草、滑石同服。**三白草、葶藶、馬先蒿、章柳、茵陳蒿、白朮、秦艽、水萍、葛根、薏苡子、薏苡根、薏苡葉**：治熱淋。**黃麻皮**：治熱淋，同甘草煎服。**燒酒、椒目、櫓根白皮**：除濕熱，利小便。

【排砂石】　人參：治沙淋、石淋，同黃芪等份，研末，用蜜炙，蘿蔔片蘸，食鹽湯下。**馬藺花**：下砂石，同敗筆灰、粟米末酒服。**菝葜**：飲服二錢，後用地榆湯浴腰腹，即通。**地錢**：同酸棗汁、地龍同飲。**瞿麥**：研末服。**車前子**：煮服。**黃葵花**：研末服。**菟葵**：取汁服。**葵根**：煎服。**萱根**：煎服。**牛膝**：煎服。**虎杖**：煎服。**石帆**：煎服。**瓦松**：煎水薰洗。**薏苡根**：煎服。**黑豆**：同粉草、滑石服。**玉蜀黍、苜蓿根**：煎服。**黃麻根**：取汁服。**壺盧、蘿蔔**：蜜炙嚼食。**胡桃**：煮粥食。**桃膠、桃花、烏芋**：煮食。**胡椒**：同朴消服，每日二次。**獼猴桃、故甑蔽**：燒服。**越砥**：燒淬酒服。**滑石**：為下石淋要藥。**河沙**：炒熱，沃酒服。**霹靂砧**：磨汁服。**石膽、浮石**：煮酢服。**消石、硇砂、螻蛄**：焙乾研末，酒服。**葛上亭長腹中子**：水吞。**地膽、斑蝥、鯉魚齒**：古方多用燒服。**石首魚頭中石**：研水服。**鱉甲**：研末，酒服。**牛角**：燒灰服。**淋石**：磨水服。

【調氣】　甘草梢：治陰莖中痛，加酒煮玄胡索、苦楝子尤妙。**玄胡索**：治小兒小便不通，同苦楝子末服。**木香、黃芪**：治小便不通，取二錢煎服。**芍藥**：利膀胱、大小腸。治五淋，同檳榔末煎服。**馬藺花**：通小便，同茴香、葶藶末酒服。**白芷**：治氣淋，醋浸，焙乾，研末服。**附子**：治轉脬、虛閉，兩脈沉伏，鹽水浸泡，同澤瀉煎服。**箬葉**：燒灰，同滑石服。亦治轉脬。**徐長卿**：治小便不通，同冬葵根諸藥煎服。**酸草**：汁和酒服，或同車前汁服。**桔梗、半夏、胡荽**：胡荽，通心氣。治小便不通，同葵根煎水，入滑石服。**蔥白**：治初生小兒尿閉，用煎乳汁服；大人炒熱熨臍，或加艾灸，或加蜜搗敷陰囊。**大蒜**：治淋瀝，煨熱，露一夜，嚼碎，用新水下；小兒氣淋，同豆豉蒸餅，做丸服。**蘿蔔**：治五淋，研末服。**好綿**：治氣結淋病，燒灰，入麝香，酒服。**陳橘皮**：利小便，治五淋。產後尿閉，去白二錢，酒服即通。**杏仁**：突然小便不通，取十四枚炒研服。**檳榔**：利大小便氣閉，蜜湯服，或童尿煎服。亦治淋病。**茱萸**：治寒濕淋瀝。**槲若**：治冷淋莖痛，同蔥白煎服；小兒淋疾，三片煮飲即通。**苦楝子**：利水道，通小腸。治膏淋，同茴香末服。**棕毛**：燒灰，水、酒服二錢，即通。**沉香**：強忍房事，小便不通，同木香末服。**紫檀、皂莢刺**：通淋，澆灰，同破故紙碾末，酒服。**大腹皮、枳殼、雞蛋殼**：治小便不通，同海蛤、滑石研末服。

【滋陰】　知母：熱在下焦血分，小便不通而不渴，是由陰虛陽不得化，同黃檗酒洗，各一兩，入桂一錢，做丸服。**牛膝**：破惡血。治小便不通，陰莖中痛欲死，用根及葉煮酒服；熱淋、砂石淋用一兩水煎服。**牛蒡葉**：治小便不通急痛，汁同地黃汁蜜煎調滑石末服。**薊根**：治熱淋，服汁。**續斷**：服汁。**菟絲子**：煎服。**惡實**：炒研，煎服。**紫菀**：治婦女小便突然不得出，用井水服末三撮，即通；有血，服五撮。**益母草、生地黃、生藕汁**：同地黃、葡萄汁服，治熱淋。**紫荊皮**：破宿血，下五淋，水煮服，產後諸淋，水、酒煎服。**白石英**：煮汁服。**雲母粉**：水服。**桑螵蛸**：治小便不通及婦女轉脬，同黃芩煎服。**牡蠣**：治小便淋閉，服血藥不效，同黃檗等份研末服。**貝子**：利小便，治五淋，燒研，酒服。**石決明**：水服，通五淋。**蜆、石蜐、鯉魚、鮧魚、黃顙魚、白雄雞**：利小便。**雞蛋黃**：治小便不通，生吞數枚。**阿膠**：治小便不通及轉脬，水煎服。

【外治】　蓖麻仁：研末，入紙捻中，插鼻孔。**瓦松**：煎水，薰洗沙石淋。**苦瓠汁**：漬陰。**萵苣**：貼臍。**茴香**：同白蚯蚓貼臍。**大蒜**：同鹽貼臍，或蒜、鹽、梔子貼臍，或同甘遂貼臍，以艾灸十四壯。百藥無效，用此極效。**蔥管**：插入尿道內三寸，吹之即通。**蔥白**：同鹽炒貼臍，或蔥、鹽、薑、豉貼臍，或蔥、鹽、巴豆、黃連貼臍上，灸七壯，通小便、利水。**高良薑**：同蘇葉、蔥白煎湯，洗後服藥。**苧根**：貼臍。**炒鹽**：吹入尿道內。**滑石**：車前汁和，塗臍周圍，直徑四寸，熱即易。**白礬**：同麝香貼臍。**螻蛄**：焙乾研末，吹入尿道內。**白魚**：納數枚入尿道內。**田螺**：同麝香貼臍。**豬膽**：

連汁籠罩陰莖頭，不一會兒汁入即消，極效。

小便血

不痛者為尿血，是虛症；痛者為血淋，是熱症。

【尿血】 **生地黃**：取汁，和薑汁，蜜服。**蒲黃**：地黃汁調服，或加髮灰。**益母草**：取汁飲。**車前草**：取汁飲。**旱蓮草**：同車前草取汁服。**芭蕉根**：同旱蓮草等份，煎服。**白芷**：同當歸研末服。**鏡面草**：取汁服。**五葉藤**：取汁服。**茅根**：煎服。虛勞加乾薑。**玄胡索**：同朴消煎服。**升麻**：治小兒尿血，煎服。**劉寄奴**：研末服。**龍膽草**：煎服。**荊芥**：同縮砂仁研末服。**甘草**：治小兒尿血，煎服。**人參**：陰虛尿血，同黃芪蜜炙，蘿蔔蘸食。**郁金**：破惡血。治血淋血尿，蔥白煎服。**當歸**：酒煎服。**香附**：酒煎服，服後再服地榆湯。**狼牙草**：同蚌粉、槐花、百藥煎研末服。**葵莖**：燒灰，酒服。**敗醬**：化膿血。**苧根**：煎服。**牛膝**：煎服。**地榆、菟絲子、肉蓯蓉、蒺藜、續斷、漏盧、澤瀉、苦蕒**：酒、水各半煎服。**水芹汁**：每日服。**韭汁**：和童便服。**韭子、蔥白**：水煎服。**萵苣**：貼臍。**淡豉**：治小便有血條，煎飲。**黍根灰**：酒服。**胡麻**：水浸絞汁服。**火麻**：水煎服。**麥麩**：炒香，豬油蘸食。**胡燕窠中草灰**：治婦女尿血，酒服。**荷葉**：水煎服。**烏梅**：燒灰，醋調，做丸服。**棕櫚**：半燒半炒，水服。**地骨皮**：初發病，入酒服。**柏葉**：同黃連研末，酒服。**竹茹**：水煎服。**琥珀**：燈心湯調服。**槐花**：同郁金研末，淡豉湯服。**梔子**：水煎服。**棘刺**：水煎服。**荊葉**：取汁，和酒服。**乳香**：研末，飲服。**墨**：治大小便下血，阿膠湯化服二錢。**衣魚**：治婦女尿血，納入二十枚。**五倍子**：鹽梅做丸服。**蠶繭**：治大小便出血，同蠶連、蠶砂、僵蠶研末，入麝香服。**龍骨**：酒服。**雞膍胵、鹿角**：研末服。**白膠**：水煮服。**鹿茸、丈夫爪甲**：燒灰，酒服。

【血淋】 **牛膝**：煎服。**車前子**：研末服。**海金沙**：用砂糖水服一錢。**生地黃**：同車前汁溫服，或同生薑汁服。**地錦**：取汁服。**小薊、葵根**：同車前子煎服。**芽根**：同乾薑煎服。**黑牽牛**：半生半炒，薑湯服。**香附**：同陳皮、赤茯苓煎服。**酢漿草**：取汁，入五苓散服。**山箬葉**：燒，入麝香服。**山慈姑花**：同地柏花煎服。**白微**：同芍藥酒服。**地榆、雞蘇、葵子、水芹根**：取汁服。**茄葉**：研末，鹽、酒服二錢。**赤小豆**：炒研末，蔥湯服。**大豆葉**：煎服。**青粱米**：同車前子煮粥，治老人血淋。**大麻根**：水煎服。**桃膠**：同木通、石膏，水煎服。**蓮房**：燒，入麝香，水服。**檳榔**：磨，麥門冬湯服。**乾柿**：三枚，燒服。**槲白皮**：同桑黃煎服。**琥珀**：研末服。**山梔子**：同滑石研末，蔥湯服。**藕節**：取汁服。**竹茹**：水煎服。**浮石**：甘草湯服。**石燕**：同赤小豆、商陸、紅花研末服。**百藥煎**：同黃連、車前、滑石、木香研末服。**晚蠶蛾**：研末，熱酒服二錢。**蜣螂**：研末，水服。**海螵蛸**：生地黃汁調服，或同地黃、赤茯苓研末服。**鱘魚**：煮汁服。**鯉魚齒、雞屎白**：治小兒血淋，做丸服。**阿膠、黃明膠、髮灰**：治大小便出血，米湯入醋服；血淋，入麝香服。

下血

血清者，為腸風，虛熱生風，或兼濕氣。血濁者，為臟毒，積熱食毒，兼有濕熱。血大下者為結陰，屬虛寒。便前為近血，便後為遠血。又有蠱毒蟲痔。

【風濕】 **羌活、白芷**：治腸風下血，研末，用米湯送服。**秦艽**：治腸風瀉血。**赤箭**：能止血。**升麻、天名精**：破淤止血。**木賊**：治腸風下血，水煎服；痔瘡下血，同枳殼、乾薑、大黃炒，研末服。**胡荽子**：治腸風下血，和生菜食，或研末服。**皂角蕈**：治瀉血，酒服一錢。**蔥鬚**：治痢疾便血。**皂角**：羊肉做丸服，或同槐實研末服。裏急後重，便血同枳殼做丸服。**皂角刺灰**：同槐花、胡桃、破故紙研末服。**肥皂莢**：燒灰，做丸服。**槐實**：去大腸風熱。**槐花**：炒研酒服，或加柏葉，或加梔子，或加荊芥，或加枳殼，或煮豬臟做丸服。**乾蠍**：治腸風下血，同白礬研末，飲服半錢。**野豬肉**：炙食，不過十頓。或外腎燒研，飲服。

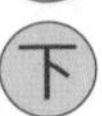

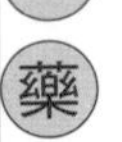
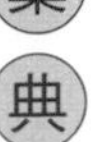

【濕熱】 **白朮**：治因瀉血導致的面部萎黃，同地黃做丸服。**蒼朮**：脾濕下血，同地榆煎服；腸風下血，用皂莢汁煮後焙乾，做丸服。**貫衆**：治腸風、酒痢、痔瘺諸下血，焙乾，研末，米湯服。**地榆**：為下部出血必用之藥。結陰下血，同甘草煎服。下血二十年者，同鼠尾草煎服。虛寒人勿用。**黃連**：中部出血須用之。積熱下血，四製，做丸服；臟毒下血，同蒜做丸服；痔瘺下血，酒煮，做丸服；腸風下血，茱萸炒後，做丸服。**黃芩**：水煎服。**苦參**：治腸風下血。**木香**：同黃連入豬腸煮，搗爛，做丸服。**郁金**：腸毒入胃，下血頻痛，同牛黃，用漿水服。**香附子**：多種下血，童尿浸，米醋炒，服二錢，或醋調做丸服，或入百草霜、麝香，尤效。**水蘇**：煎服。**青蒿**：酒痔下血，研末服。**益母草**：痔瘡下血，搗汁飲。**劉寄奴**：大小便下血，研末茶水服。**雞冠**：止腸風瀉血，白花和子炒，煎服；治陰氣內結，血滲腸間，大便下血，同椿根白皮做丸服。**大小薊**：突然瀉鮮血屬火熱，搗汁服之。**馬藺子**：同何首烏、雌雄黃做丸服。**蒼耳葉**：五痔下血，研末服。**箬葉**：燒灰，湯服。**蘆花**：所有出血性疾病，同紅花、槐花、雞冠花煎服。**桔梗**：治中蠱下血。**蘘荷根**：痔瘡出血，搗汁服。**萱根**：大小便出血，和生薑、香油炒熱，沃酒服。**地黃**：涼血，破惡血，取汁，化牛皮膠服；腸風下血，生熟地黃、五味子做丸服；小兒初生便血，用汁和酒、蜜，服數匙。**紫菀**：產後下血，水服。**地膚葉**：治瀉血，做湯煮粥食。**王不留行**：大便後出血，研末服。**金盞草**：治痔瘡下血。**虎杖**：痔瘡下血，焙乾，研末，蜜做丸服。**車前子**：搗汁服。**馬鞭草**：酒積下血，同白芷燒灰，蒸餅，做丸服。**旱蓮草**：焙乾，研末，飲服。**凌霄花**：先便後血，酒浸服。**薔薇根**：止便血。**栝樓實**：燒灰，同赤小豆研末服。**王瓜子**：燒灰，同地黃、黃連做丸服。**生葛汁**：熱毒下血，和藕汁服。**白斂**：止便血。**威靈仙**：腸風下血，同雞冠花用米醋煮，研末服。**茜根**：活血，行血，止血。**木蓮**：因風邪入臟，或食毒積熱引起的下鮮血，或酒痢，燒研，同棕灰、烏梅、甘草等份，研末服。大便澀者，同枳殼研末服。**羊蹄根**：腸風下血，同老薑炒紅，沃酒服。**蒲黃**：止瀉血，水服。**金星草**：熱毒下血，同乾薑研末，水服。**石韋**：先血後便，研末，茄枝煎湯送服。**金瘡小草**：痔瘡下血，同甘草酒浸飲。**絲瓜**：燒灰，酒服，或酒煎服。**經霜老茄**：燒灰，酒服。蒂及根、莖、葉，都治腸風下血。**蕨花**：腸風熱毒，焙乾，研末，飲服。**敗瓢**：燒灰，同黃連末服。**翻白草**：止便血。**蘿蔔**：便血，蜜炙，任意食之；酒毒，水煮，加少許醋食，或用皮同荷葉燒灰，入生蒲黃末服。**芸薹**：治腸風、臟毒下血，同甘草研末服。**獨蒜**：腸毒下血，和黃連做丸服。暴下血同豆豉做丸服。**銀杏**：生搗，和百藥煎做丸服，亦可煨食。**烏芋**：取汁，和酒服。**藕節汁**：止大便下血，研末服。**茗葉**：治熱毒便血，同百藥煎研末服。**黃檗**：治腸風下血，裏急後重，熱腫痛。小兒下血，同赤芍藥做丸服。**椿根白皮**：治腸風下血，醋調做丸服，或酒調做丸服，或加蒼朮，或加寒食麵。多年不癒者，加人參，酒煎服。**椿莢**：半生半燒，米湯服。**木槿**：治腸風下血，煎服。**山茶**：研末，童尿、酒服。**梔子**：下鮮血，燒灰，水服。**枳殼**：燒黑，同羊脛炭研末服。根、皮亦要研末服。**枳實**：同黃芪研末服。**橘核**：治腸風下血，同穤根、皮研末服。**楮白皮**：碾末服。**柏葉**：燒服，或九蒸九曬，同槐花做丸服。**柏子**：酒煎服。**松木皮**：焙乾，研末服。**血師**：治腸風下血，火煅，醋淬七次，研末，每服一錢，白湯下。**白僵蠶**：治腸風下血，同烏梅做丸服。**蠶繭**：治大小便出血，同蠶蛻紙、晚蠶砂、白僵蠶，研末服。**海螵蛸**：治一切下血，炙研，木賊湯下。**田螺**：治酒毒下血，燒焦，研末服。殼亦止下血。**鱟魚尾**：止便血。**白馬通**、**犀角**：磨汁服，或同地榆、生地黃做丸服。

【虛寒】 **人參**：治因酒色無度引起的便血，同柏葉、荊芥、飛麵研末，水服。**黃芪**：治大便出血，同黃連做丸服。**艾葉**：止便血及婦女產後瀉血，同老薑煎服。**附子**：治下血日久，出現虛寒症，同枯礬做丸服，或同生黑豆煎服。**草烏頭**：治陰結在腸，大便下血，同茴香、鹽煎，露一夜，內服。**天南星**：治便血不止，用石灰炒黃，做丸服。**莨菪子**：治腸風下血，薑汁、酒同熬，做丸服。**雲實**：治痢疾。**骨碎補**：燒灰，酒服。**乾薑**：治痢疾下血。**桂心**：

治陰結在腸，大便下血，水服方寸匕。**天竺桂、烏藥**：焙乾，研末，飯做丸服。**雄黃**：治陰結在腸，大便下血，入棗內同鉛汁煮一日，用棗肉做丸服。**鯽魚**：釀五倍子煅研，酒服。**鱖魚**：止便血。

【積滯】 **山楂**：治便血，用清、溫脾胃的藥皆不效者，研末，艾煎湯服，即止。**巴豆**：煨雞蛋食。**蕪荑**：豬膽汁做丸服，治陰結於腸，大便下血。**苦楝實**：用蜜做丸服。**水蛭**：治漏血不止，炒研末，酒服。**雞膍胵黃皮**：止便血。

【止澀】 **金絲草、三七**：白酒服二錢，或入四物湯煎服。**捲柏**：大腸下血，同側柏、棕櫚燒灰，酒服；多年下血，同地榆煎服；生用破血，炙用止血。**昨葉荷草**：燒灰，水服一錢。**血見愁**：薑汁和搗，米湯服。**荷葉、蓮房灰、橡斗殼**：同白梅煎服。**酸榴皮**：研末服，亦可煎服。**烏梅**：燒後研末，醋調做丸服。**橄欖**：燒後研末，米湯服。**乾柿**：入脾消宿血。久下血者，燒灰服，亦可做丸服。**黃柿**：治小兒下血，和米粉蒸食。**柿木皮**：研末服。**棕櫚皮**：同栝樓燒灰，米湯服。**訶黎勒**：止便血。**鼠李**：止便血。**金櫻東行根**：炒用，止便血。**黃絲絹灰**：水服。**百草霜**：米湯調，露一夜內服。**綠礬**：釀鯽魚燒灰服，止腸風下血；煅過，入青鹽、硫磺再煅，入熟附子末，粟粥調，做丸服，治多年下血，一服見效。**石燕**：治多年腸風下血，磨水每日服。**蛇黃**：醋煅七次，研末服。**五倍子**：半生半燒，做丸服，腸風下血加白礬。**百藥煎**：半生半炒，用飯做丸服，腸風下血加荊芥灰，臟毒加白芷、烏梅燒，酒毒加槐花。

心腹痛

有寒氣、熱氣、火鬱、食積、死血、痰癖、蟲物、虛勞、中惡、陰毒等症。

【溫中散鬱】 **木香**：治心腹一切冷痛、氣痛，九種心痛，婦女血氣刺痛，酒磨服；心氣刺痛，同皂角末做丸服；腹痛，同乳香、沒藥做丸服。**香附子**：消一切氣，利三焦，解六鬱。治心腹痛，同縮砂仁、甘草研末，點服；心脾氣痛，同高良薑研末服；血氣痛，同荔枝燒研，酒服。**艾葉**：治心腹冷痛，搗汁飲；或研末服；心腹諸痛，同香附醋煮，做丸服。**芎藭**：開鬱行氣。治諸冷痛、中惡，研末，燒酒服。**藁本**：治大實心痛，已經用瀉下藥者，同蒼朮煎服，除其毒。**蒼朮**：解鬱寬中，治心腹脹痛。**甘草**：去腹中冷痛。**高良薑**：腹內冷痛，煮飲；心脾痛，同乾薑做丸服，或四製做丸服。**蘇子**：治一切冷氣痛，同高良薑、橘皮等份，做丸服。**薑黃**：治冷氣痛，同桂末，醋服；小兒胎寒，腹痛，吐乳，同乳香、沒藥、木香做丸服。**附子**：治心腹冷痛，胃寒蛔蟲竄動，同炒梔子，酒調，做丸服；寒厥心痛，同郁金、橘紅，醋調做丸服。**蔥白**：治心腹冷痛、蟲痛、疝痛、大人陰毒、小兒盤腸疼痛。突發心痛，牙關緊閉，病情危急，搗膏，麻油送下，蟲物皆化黃水出；陰毒痛，炒熨臍下，並用酒擂，灌之；盤腸痛，炒熱貼臍上，並浴腹，良久尿出即癒。**蔥花**：治心脾痛如刀刺，同茱萸一升，煎服。**小蒜**：治十年或五年的心痛，醋浸煮食；突發心腹痛，同墨及醬汁服；吐血心痛，服汁。**韭**：腹中冷痛，煮食；胸痹痛如錐刺，服汁，吐去惡血。**薤白**：胸痹刺痛連及心背，喘息咳唾，同栝樓實，白酒煮服。**生薑**：心下急痛，同半夏煎服，或同杏仁煎。**乾薑**：突發心痛，研末服；心脾冷痛，同高良薑做丸服。**乳香**：冷心痛，同胡椒、薑，酒服，或同茶末、鹿血做丸服。**丁香**：暴發心痛，酒服。**安息香**：心痛頻發，沸湯泡服。**天竺桂、沉香、檀香、蘇合香、必栗香、龍腦香、樟腦香、樟材、杉材、楠材、阿魏、皂莢、白棘、枸杞子、厚朴、鐵花粉**：治心腹冷痛。**銅器**：炙熨冷痛。**靈砂**：心腹冷痛，同五靈脂，用醋做丸服。**硫磺**：治一切冷氣痛，用黃蠟做丸服，或同消石、青皮、陳皮做丸服。**消石**：同雄黃末點目眥，止諸心腹痛。**砒石**：積氣冷痛，用黃蠟做丸服。**硇砂**：治冷氣、血氣、積氣、心腹痛諸痛。**神針火、鮑魚灰**：妊娠感寒腹痛，酒服。**豬心**：急心痛多年，入胡椒十粒煮食，或心血、蜀椒做丸服。

【活血疏氣】 **當歸**：和血、行氣、止痛。心下刺痛，酒服方寸匕；女人血淤氣滯諸症，同乾漆做丸服；產後腹痛，同白蜜煎服。**芍藥**：止

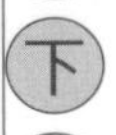
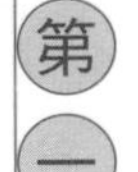
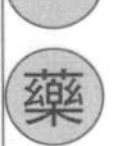
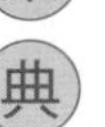

痛散血，治上中腹痛。腹中虛痛，用二錢同甘草煎服，惡寒加桂，惡熱加黃芩。**玄胡索**：活血利氣。心腹少腹諸痛，酒服二錢，神效；熱厥心痛，同川楝末二錢服；血淤氣滯疼痛，同當歸、橘紅做丸服。**蓬莪茂**：破氣，治心腹痛、婦人血淤氣滯疼痛，男子奔豚。一切冷痛、小腸痛，發即欲死，酒、醋和水煎服，或加木香末，醋湯服；婦女氣滯血淤疼痛，同乾漆末服；小兒腸痛，同阿魏研末服。**郁金**：血淤痛、冷氣痛發作欲死，燒研，醋服，即甦。**薑黃**：產後血淤腹痛，同桂研末，酒服，血下即止。**劉寄奴**：血淤氣滯諸痛，研末，酒服。**紅藍花**：血淤氣滯疼痛，加酒擂末服。**大黃**：淤血日久，氣滯不行，醋熬膏服；冷熱不調，同高良薑做丸服。**蒲黃**：淤血氣滯心腹疼痛，同五靈脂醋煎或酒煎服。**紫背金盤**：婦女血淤氣滯疼痛，酒服。**丹參**、**牡丹**、**三稜**、**敗醬**、**米醋**：治血淤、寒邪引起的心腹疼痛。**青粱米**：心腹冷痛，同桃仁汁煮粥食。**紅麴**：婦女血淤腹痛，同香附、乳香研末，酒服。**絲瓜**：婦女淤血日久形成乾血癆，炒研，酒服。**桑耳**：婦女心腹疼痛，燒研，酒服。**杉菌**、**桃仁**：突然心痛，由邪氣停滯引起，研末，水服。酒煎桃樹枝服亦可。**桃梟**：血淤及感受穢毒或不正之氣引起的疼痛，用酒磨汁服。**沒藥**：淤血引起的心痛，用酒、水煎服。**乳香**、**麒麟竭**、**降真香**、**紫荊皮**、**銅青**、**赤銅屑**：治血淤引起的心痛。**自然銅**：治血淤引起的心痛，火煅醋淬，研末服。**石炭**：同上。**白石英**、**紫石英**：治婦女心腹痛。**烏賊魚血**：血刺心痛，醋磨服。**青魚枕**：治淤血引起的心腹痛，水磨服。**五靈脂**：治心腹、脅肋、少腹諸痛，疝痛，血淤疼痛，同蒲黃醋煎服，或做丸服，或一味炒焦酒服；蟲引起的疼痛，加檳榔。**狗膽**：淤血引起的像手指捏樣的疼痛，做丸服。

【**化痰飲**】 **半夏**：治濕痰引起的心痛，油炒，做丸服。**狼毒**：治九種心痛，同吳茱萸、巴豆、人參、附子、乾薑做丸服。心腹冷痰引起的脹痛，同附子、旋覆花做丸服。**草烏頭**：治冷痰壅積引起的心腹絞急疼痛。**百合**、**椒目**：治水飲蓄留不散引起的腹痛。**牡荊子**：炒研服。**枳實**：治胸膺部悶窒疼痛，日久痰水積胸，研末服。**枳殼**：治痰氣凝結引起的心腹疼痛。**礬石**：治諸心腹痛，用醋煎一皂角子大小內服，或同半夏做丸服，或同朱砂、金箔做丸服。**五倍子**：治心腹痛，炒焦，酒服立止。**牡蠣粉**：治煩滿心腹痛，煅研，酒服。**蛤粉**：治心氣痛、炒研，同香附研末服。**白螺殼**：治濕痰引起的心、膈氣痛，燒研，酒服。

痛風

屬風、寒、濕、熱挾痰及血虛、污血。

【**風寒風濕**】 **麻黃**：發汗，治風寒、風濕、風熱痹痛。**羌活**：風濕相搏，一身盡痛，非此不除。同松節，酒煮，日飲。**防風**：治周身骨節盡痛，是治風祛濕的仙藥。**蒼朮**：散風，除濕，燥痰，解鬱，發汗，通治上中下濕病。濕病身痛，熬汁做膏，點服。**桔梗**：寒熱風痹，氣滯作痛，在上者宜加之。**茜根**：能燥濕行血，治骨節痛。**紫葳**：除風熱血滯作痛。**蒼耳子**：治風濕周痹，四肢拘攣疼痛，研末，煎服。**牽牛子**：除氣分濕熱，治氣壅腰腳痛。**羊躑躅**：治風濕痹痛行走不定，同糯米、黑豆，酒、水煎服，取上吐下瀉；風痰流注疼痛，同生南星搗碎，做餅，蒸四到五次收藏好，臨用時焙乾，研末，做丸，溫酒下三丸，靜臥避風。**芫花**：治風濕痰邪流注作痛。**草烏頭**：治風濕痰涎，關節遊走疼痛不止，入豆腐中煮後曬乾，研末，每次服五分，同時外敷痛處。**烏頭**、**附子**：燥濕痰，為引經藥。**百靈藤酒**、**石南藤酒**、**青藤酒**：治風濕骨痛頑痹。**薏苡仁**：久患風濕痹，筋脈緊急，不可屈伸。風濕身痛，下午三點到五點鐘加重者，同麻黃、杏仁、甘草煎服。**豆豉**、**松節**：能燥血中之濕，去筋骨疼痛。關節疼痛難忍，屈伸不得，四肢如脫，酒浸，每日服。**桂枝**：引諸藥橫行手臂。同椒、薑浸酒，用棉絮蘸藥熨陰痹。**海桐皮**：治血脈頑痹，腰膝注痛，同諸藥酒浸服。**五加皮**：治風濕骨節拘攣疼痛，酒浸服。**枸杞根及苗**：去皮膚骨節間風邪。子：補腎。**蠶砂**：酒浸服。**蠍梢**：平熄肝風。**蚯蚓**：祛腳風。**穿山甲**：能引經通竅，治風痹疼痛。**守**

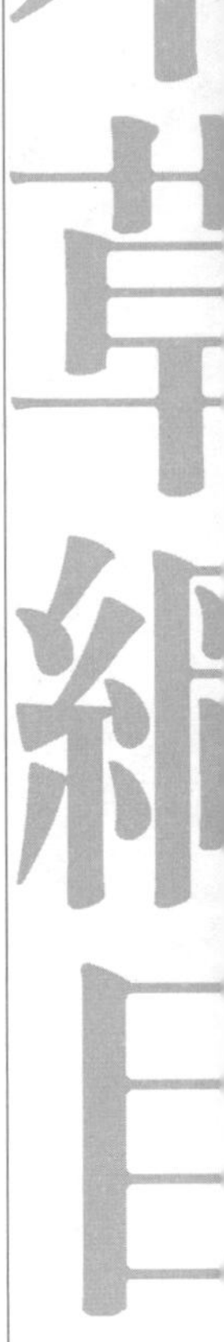

宮：通經絡，入血分。關節疼痛，四肢如脫，同地龍、草烏頭諸藥做丸服。**白花蛇**：治風邪引起的關節疼痛。**烏蛇**：同上。**水龜**：治風濕邪氣侵淫，筋骨疼痛，四肢拘攣，同天花粉、枸杞子、雄黃、麝香、槐花煎服。**龜版**：亦入治陰虛骨痛的方劑。**五靈脂**：散血活血，止諸痛，引經有效。**虎骨**：治毒風侵襲，筋骨遊走疼痛，用脛骨尤良；關節疼痛難忍，膝關節腫大，同通草煮服，取汗，或同沒藥研末服；風濕痛，同附子研末服，或頭骨浸酒服。

【祛風痰濕熱】 **半夏**、**天南星**：治風痰、濕痰、熱痰凝滯關節，遊走疼痛。右臂濕痰作痛，同南星、蒼朮煎服。**大戟**、**甘遂**：泄臟腑經髓之濕邪。治濕邪化為痰飲，流注胸膈經絡，出現上下遊走，疼痛麻痹的病症。**大黃**：泄脾胃血分濕熱。酥油煎服，治風邪引起腰腳疼痛，待大便下出冷膿惡物即止。**威靈仙**：治風濕痰飲，為治痛風要藥，上下皆宜。腰膝多年冷病諸痛，研末酒服，或做丸服，以微下瀉為效。**黃芩**：祛三焦濕熱、風熱，治關節疼痛如脫。**秦艽**：除陽明風濕、濕熱，養血榮筋。**龍膽草**、**木通**、**防己**、**木鱉子**：治濕熱腫痛，病邪在下加之。**薑黃**：入手臂，破血中滯氣，治風痹臂痛。**紅藍花**：活血行滯止痛，瘦人宜用。**白芥子**：治暴風毒腫，痰飲流注四肢經絡作痛的病症。**桃仁**：治風邪侵襲，血液凝滯，四肢拘攣痹痛。**橘皮**：下滯氣，化濕痰。風痰麻木，或手麻木，或十指麻木，皆是痰濕死血，用一斤去白，逆流水五碗，煮爛去滓到一碗，頓服，取吐，是吐痰的聖藥。**檳榔**：能下行，祛一切風邪。**枳殼**：能散痰疏滯，治風癢麻痹。**黃檗**：除下焦濕熱，下肢痛腫甚者加用。**茯苓**：滲利濕熱。**竹瀝**：化痰熱。**蘇方木**：活血止痛。**滑石**：滲利濕熱。**羚羊角**：能平肝熄風，舒筋活絡，止熱毒風邪引起的關節掣痛有效。**羊脛骨**：能除濕熱，止腰腳筋痛，酒浸服。

【補虛】 **當歸**、**芎藭**、**芍藥**、**地黃**、**丹參**：養新血，破宿血，止痛。**牛膝**：補肝腎，逐惡血，治風寒濕痹，膝痛不可屈伸。能引諸藥下行，痛在下者加用。**石斛**：治腳膝冷痛，麻木不仁。軟弱無力，酒浸，酥油蒸，服滿一鎰，永不骨痛。**天麻**：補肝腎，利腰膝，治諸風濕麻木不仁腰腳痛，同半夏、細辛袋裝，蒸熱互熨，汗出則癒。**萆薢**、**狗脊**：能補肝腎，治寒濕膝痛，腰背強痛。**土茯苓**：祛風濕，利關節，治瘡毒筋骨痛。**鎖陽**：潤燥養筋。**罌粟殼**：收斂固氣。能入腎，治骨痛尤宜。**松脂**：治歷節風骨酸痛，煉淨，和酥油煎服。**乳香**：能補腎活血，止諸經疼痛。**沒藥**：逐經絡滯血，止痛。治歷節疼痛不止，同虎脛骨研末，酒服。

【外治】 **白花菜**：敷風濕痛。**芥子**：治風毒引起的遊走性疼痛，研末同醋塗患處。**蓖麻油**：加入膏藥中，能拔體內風邪外出。**鵜鶘油**：加入膏藥中，引藥氣入體內。**羊脂**：加入膏藥中，引藥氣入體內，拔邪外出。**野駝脂**：塗後按摩患處，祛風邪。**牛皮膠**：同薑汁化，貼骨節止痛。**驢骨**：煎水，浴骨節，治疼痛如脫的歷節風。**蠶砂**：蒸熱，熨患處，止痛。

頭痛

有外感、氣虛、血虛、風熱、濕熱、寒濕、痰厥、腎厥、真痛、偏痛等症。右痛屬風虛，左痛屬痰熱。

【引經】 **太陽經**：麻黃、藁本、羌活、蔓荊子。**陽明經**：白芷、葛根、升麻、石膏。**少陽經**：柴胡、芎藭。**太陰經**：蒼朮、半夏。**少陰經**：細辛。**厥陰經**：吳茱萸、芎藭。

【祛濕熱痰濕】 **黃芩**：治風濕、濕熱、相火引起的偏、正頭痛，酒浸，曬乾，研末，茶服。**荊芥**：散風熱，清頭目。作枕，可祛頭項風邪；同石膏研末服，治風熱頭痛。**薄荷**：散風熱，清頭目，用蜜做丸服。**菊花**：治頭目風熱腫痛，同石膏、芎藭研末服。**蔓荊子**：治頭痛、腦鳴、目流淚。太陽經頭痛，研末，酒浸服。**水蘇**：治風熱頭痛，同皂莢、芫花做丸服。**半夏**：治痰厥頭痛，非此不除，同蒼朮用效果佳。**栝樓**：治熱病頭痛，洗瓤，溫服。**香附子**：治氣鬱頭痛，同川芎研末，常服；偏頭痛，同烏頭、甘草做丸服。**大黃**：治熱厥頭痛，酒炒三次，研末，茶服。**鉤藤**：能平肝熄風，清心熱。**茺蔚子**：治血逆、火熱引起的頭痛。**木通**、**青黛**、**大青**、**白鮮皮**、**茵陳**、**白**

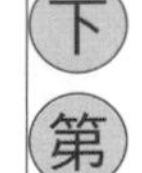
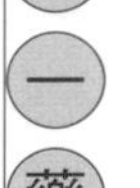
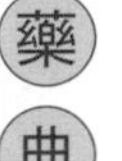
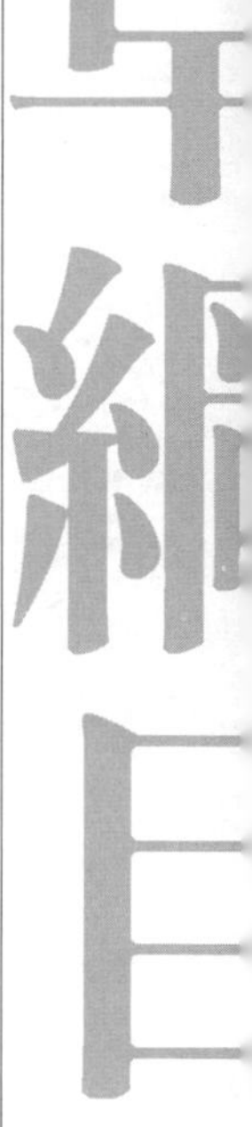

蒿、澤蘭、沙參、丹參、知母、吳藍、景天：治傳染性疾病出現的頭痛。**前胡、旋覆花、竹筍**：治痰熱頭痛。**東風菜、鹿藿、苦茗**：治風熱頭痛。清利頭目止痛，同蔥白煎服；用巴豆燒煙薰後，再服前藥，止氣虛頭痛。**楊梅**：治頭痛，研末，茶服。**橘皮、枳殼**：治痰濁頭痛。**欅皮**：治傳染病引起的頭痛，熱結在腸。**枸杞**：治寒熱頭痛。**竹茹**：治飲酒引起的頭痛，煎服。**竹葉、竹瀝、荊瀝**：治痰熱頭痛。**黃柏、梔子、茯苓、白堊土**：治濕熱頭痛。同王瓜研末服，止痛。**石膏**：陽明經頭痛如裂，高熱如火。如夾有風熱，同竹葉煎服；風寒，同蔥、茶煎服；風痰，同川芎、甘草煎服。**鐵粉**：頭痛，鼻塞，同龍腦混勻，水服。**光明鹽、犀角**：治傷寒頭痛，發熱，惡寒及諸毒引起的疼痛。

【祛風寒濕厥】 **芎藭**：能行氣開鬱，是治風入腦戶所致頭痛的必用之藥。風熱及氣虛頭痛，研末，茶服；偏頭風，酒浸服；突然感受大寒邪氣逆亂引起的頭痛，同烏藥末服。**防風**：祛頭面風邪，治經久難癒的偏正頭痛，同白芷、蜜做丸服。**天南星**：治風痰頭痛，同荊芥做丸服；痰病，同茴香做丸服；婦女頭痛，研末，酒服。**烏頭、附子**：酒浸服，或煮豆食，治經久難癒頭痛；同白芷研末服，治風毒頭痛；同川芎或同高良薑服，治風寒頭痛；同蔥汁做丸，或同全蠍、鐘乳石做丸服，治氣虛頭痛；同全蠍、韭根做丸服，治腎氣上逆所致的頭痛；同釜黑（鍋底黑灰）研末服，治痰水互結，陰氣上逆所致的頭痛。**天雄**：祛頭面風，止頭痛。**草烏頭**：治經年不癒的偏正頭痛，同蒼朮、蔥汁做丸服。**白附子**：治經年不癒的偏正頭痛，同牙皂研末服；痰水互結，陰氣上逆所致的痰厥頭痛，同半夏、南星做丸服。**地膚子**：治頭痛鳴響，面起核腫的雷頭風，同生薑擂，酒服，發汗。**杜衡**：治風寒痛初起，研末服，發汗。**蒴藋**：酒煎取汁服。**蓖麻子**：同川芎燒服，發汗。**萆薢**：同虎骨、旋覆花研末服，發汗。**南藤**：釀酒服，治經年不癒的頭痛。**通草**：燒灰酒服，治洗頭風。**菖蒲**：治多年不癒的頭痛、目流淚。**杜若**：治風入腦戶所致的頭腫痛、鼻流涕、目流淚。**胡盧巴**：治寒氣上攻頭痛，同三稜、乾薑研末，酒服。**牛膝**：治腦中痛。**地黃、芍藥**：治血虛頭痛。**當歸**：酒煮服。**葳蕤、天麻、人參、黃芪**：治氣虛頭痛。**蒼耳、大豆黃捲**：治經年不癒的頭痛。**胡麻**：治頭面遊走不定的疼痛。**百合**：治多年不癒頭痛、目眩。**胡荽、蔥白、生薑**：治風寒頭痛。**杏仁**：解肌，治流行性傳染病引發的頭痛。體虛風犯頭痛欲裂，研汁入粥食，得大汗即癒。**茱萸**：治厥陰頭痛，嘔吐涎沫，同薑、棗、人參煎服。**蜀椒、枳椇、柏實**：治多年不癒的頭痛。**桂枝**：治傷風頭痛，自汗出。**烏藥**：治因情志觸發，氣逆於上所致的頭痛及產後頭痛，同川芎研末，茶服。**皂莢**：治流行性傳染病引起的頭痛，燒研末，同薑、蜜、水服，取汗。**山茱萸**：治腦骨痛。**辛夷、伏牛花、空青、曾青**：治風邪所致的頭痛、目眩。**石硫磺**：治腎氣上逆頭痛及多年不癒的頭痛，同消石做丸服，或同胡粉做丸，或同食鹽做丸服，或同烏藥做丸服。**蜂子、金蠍、白僵蠶**：蔥湯服，或入高良薑，或用蒜製為末服，治痰厥和腎厥頭痛。**白花蛇**：治多年不癒的偏正頭痛，同南星、荊芥諸藥研末服。**魚鰾**：治風邪引起的頭痛，燒存性，研末，蔥、酒熱飲，醉醒則癒。

【吐痰】 見「諸風及痰飲」題下。

【外治】 **穀精草**：研末鼻嗅，或調糊貼腦，或燒煙薰鼻。**玄胡索**：同牙皂、青黛做丸服。**瓜蒂、藜蘆、細辛、蒼耳子、大黃、遠志、華撥、高良薑、牽牛**：同砂仁、楊梅研末服。**芸薹子、皂莢、白棘針**：同丁香、麝香研末服。**雄黃**：同細辛研末服。**玄精石、消石、人中白**：同地龍（研末）、羊膽做丸服。**旱蓮汁、蘿蔔汁、大蒜汁、苦瓠汁**：鼻嗅。**艾葉**：揉成團，鼻嗅，取出黃水。**蓖麻仁**：同棗肉用紙捲，插入鼻內。**半夏煙、木槿子煙、龍腦煙**：薰鼻。**燈火**：淬之。**蕎麥麵**：做成大餅，合在頭上，出汗；做成小餅，貼四眼角，艾灸。**黃蠟**：和鹽做成頭盔，戴在頭上。**麝香**：同皂莢研末，放在頭頂上，用炒鹽熨之。**茱萸葉**：蒸熱枕之，治大寒犯腦作痛。亦可煎水洗頭。**桐木皮、冬青葉、石南葉、牡荊根、槵子皮、莽草、葶藶、豉汁、驢頭汁**：治經年不癒的頭痛。**全蠍**：同地龍、土狗、五倍子研末水調，柚葉同蔥白搗，山豆根、南星同川烏搗，烏

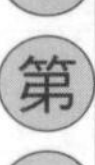
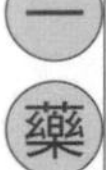

頭、草烏頭同梔子、蔥汁搗，乳香同蓖麻仁搗，決明子搗，貼太陽穴。**露水**：八月初一寅時取，磨墨點太陽穴，止頭痛。**桂木**：治每遇陰雨即發的頭痛，酒調，塗頭頂及前額部。**井底泥**：同朴消、大黃敷。**朴消**：治熱痛，塗頭頂上。**訶子**：同芒消、醋抹痛處。**牛蒡根**：同酒煎，熬膏摩痛處。**綠豆**：作枕去頭風，決明、菊花皆良。**麥麵**：治頭皮虛腫，薄如裹水，嚼敷患處，消腫效果好。**梔子**：研末用蜜調，敷舌上，追涎祛風甚妙。

第三卷 水 部

李時珍說：水為八卦中坎卦的表現形象。坎卦的圖形橫寫為☵，縱寫為¦|¦。水本身屬純陰，而水的應用則為純陽。表現在天上就成為雨露霜雪，表現在地下就成為海河泉井。水的流動和靜止，寒涼和溫熱，是不同的水氣水性所形成的差別；水的甘淡鹹苦，是水產生的不同滋味。所以，上古聖人通過分辨九州水土的不同來區別九州各地人性的善惡和壽命的長短。水是萬物化生的源泉，土是萬物生長的根本。人們飲用的是水，食用的是源於土的糧食。飲食是人體生命賴以生存的根本，營衛之氣的化生也依賴於飲食。所以說，水液散失則營血枯竭，水穀不入則衛氣消亡。既然這樣，對於水的性味差異，尤其是防病治病的醫生們要謹慎地用心研究。現收集水中能做藥食用的分為兩大類，在上者為天水，在下者為地水。

一、天水類

雨水（《本草拾遺》）

【釋名】 李時珍說：地氣上升蒸騰為雲，天上的氣凝結下降為雨，所以人身的汗液，是用天地間的雨水來命名的。

【性味】 **鹹，平；無毒。**

梅雨水

【主治】 陳藏器謂：**梅雨水可用來清洗瘡疥，消除瘢痕、製醬。**

【發明】 陳藏器說：江淮以南的地區氣候潮濕，在五月上旬和下旬，潮濕更為嚴重。《禮記・月令》上講的土地濕潤，氣候悶熱，就是指五月的氣候特點。過了五月的梅雨季節後，應該暴曬所藏的書畫。梅雨水如果沾濕了衣服，就會引起衣服腐爛變黑，洗完衣服的垢水就像煤炭汁一樣，與其他的水質完全不同。但用梅葉煎湯洗這種衣服就容易去除，而用其他的方法卻洗不掉這種污垢。李時珍說：梅雨也叫霉雨，指的是梅雨水沾衣服，都長黑霉斑。芒種節後壬日是進入梅雨季節的第一天，稱入梅；小暑後的壬日是梅雨季節的最後一天，稱出梅。又把三月份稱為迎梅雨的月份；把五月份稱為送梅雨的月份。梅雨是同濕熱之邪鬱遏薰蒸而形成的。人受濕熱之氣的侵害就產生疾病，衣物受濕熱之氣的薰蒸就會出現霉斑。所以梅雨水不能用來釀酒造醋。《禮記・月令》所說的土地潮濕，氣候悶熱是指六月份的氣候特點，陳藏器把它稱為五月份的氣候特點是錯誤的。

液雨水

【主治】 李時珍說：**液雨水具有殺百蟲的功效。適宜煎煮具有殺蟲和消導積滯作用的藥物。**

【發明】 李時珍謂：立冬以後的第十天為入液，小雪這天叫出液，在這個期間的雨水稱為液雨水，也叫藥雨水。各種蟲類飲了液雨水，就會進入蟄伏冬眠狀態，直到第二年春雷響起的時候才會從冬眠的狀態中甦醒過來。

露水（《本草拾遺》）

【釋名】 李時珍稱：露水是陰氣凝聚而產生的液體。深夜陰寒之氣附著物體上成為露水，露水能夠潤澤道路兩旁的花草樹木。

【性味】 **甘，平；無毒。**

【主治】 陳藏器說：**在深秋露水較多的時候，用盤子吸取露水，煎煮成飴狀，服後能使人延年益壽而且不知饑餓。**虞摶說：**露水稟受了金秋肅殺的特性，適宜煎煮潤肺殺祟的藥物，可用來調和治療疥瘡、癬病、蟲毒、麻風等病的各種散劑。**陳藏器則認為：**各種草梢上深秋的露水，在清晨收取，能治癒多種疾病，止消渴，使人身體輕捷有力，胃中不饑餓，皮膚肌肉光滑潤澤。另外，還有用露水化雲母粉口服的方法。**李時珍說：**陰曆八月初一收取露水，用來磨墨汁點太陽穴，可以止頭痛。點膏肓穴，治低熱癆病、身體消瘦、咯血等。這種方法稱為天灸。**陳藏器謂：**各種鮮花上的露水，令人好顏色。**李時珍說：**柏葉上的露水，菖蒲上的露水，每天用來清洗眼部，能增強視力。韭葉上的露水每天用來外洗，可以治療白癜風。但是凌霄花上的露水如果不慎進入眼中，就會損傷眼睛。**

甘露（《本草拾遺》）

【釋名】 《本草綱目》稱作：**膏露**、**瑞露**、**天酒**。又名：**神漿**。

李時珍說：《瑞應圖》中稱，甘露就是英露，是神靈的精華，是仁瑞之澤，甘露凝結在一起就像潔白光亮的油脂，味道像蜜糖一樣甘甜。所以又有甘、膏、酒、漿之別名。晉《中興書》上稱：君王如果能夠敬養老人，甘露就會降在松柏上面；如果能夠尊重賢達，寬容臣民，甘露就會降在竹葦上面。《列星圖》上說：天乳星明潤光亮，就表示有甘露下降。以上這些說法，都說明了甘露是在祥瑞之氣的感應下而產生的。《呂氏春秋》中記載：水最美好的是三危之露。和最美好的是揭雩之露，它的顏色是紫色的。

【性味】 **甘，大寒；無毒。**

【主治】 陳藏器認為：**食用甘露能滋潤五臟，長壽延年，腹中不易饑餓。**

甘露蜜（《本草拾遺》）

【集解】 陳藏器說：甘露蜜產於巴山西側較為偏遠的地區，形狀就像餳一樣柔軟。李時珍說：《一統志》上記載，在西番的撒馬兒罕地區，有一種叢生的小草，小草的葉子非常細，就像蘭草一樣，到了秋天，凝結在小草上的露水，味道像蜜一樣甜，可以熬成餳狀，夷人把這種蜜稱為達即古賓，這大概就是甘露蜜。甘露蜜與刺蜜非常相近，在果品中也有記載。

【性味】 **甘，平；無毒。**

【主治】 陳藏器認為：**甘露蜜可用來治療胸膈間的各種熱症，並能明目止渴。**

明水（《本草拾遺》）

【釋名】 《本草拾遺》稱：**方諸水**。

陳藏器說：方諸是一種比較大的蚌。對蚌的介殼進行反覆摩擦至發熱，再把貝殼對著月亮放好，可取得水二合到三合。這種水像清晨的露珠一樣晶瑩透亮。李時珍講：明水所以稱作明水，是因為水的質地清明純潔，取讚譽之意。

【性味】 **甘，寒；無毒。**

【主治】 陳藏器認為：**明水能清心、明目，治療小兒煩熱，還能止渴。**

冬霜（《本草拾遺》）

【釋名】 李時珍說：在陰氣偏盛時露水就會凝結而變成霜，霜能損傷萬物，而露水能滋潤萬物，這種特性是隨時令的變化而改變的。陳承認為：若是要取霜，應當用雞的羽毛來掃集，盛放在瓶中密封，然後放在通風陰涼的地方，即使時間很長也不會變質。

【性味】 **甘，寒；無毒。**

【主治】 陳藏器講：**服冬霜可解酒，治傷寒鼻塞及酒後發熱面赤等。**陳承認為：**把冬霜和蚌粉調和外敷，可治痱子、瘡癤及腋下紅腫，效果較好。**

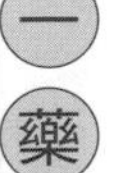
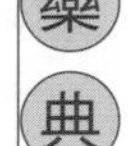
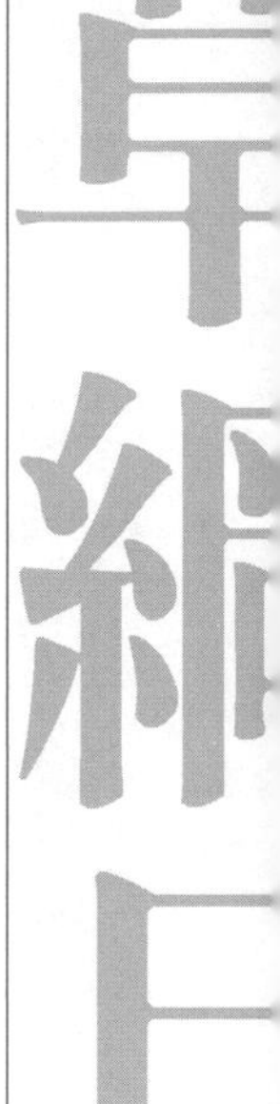

臘雪（《嘉祐補注本草》）

【釋名】 李時珍說：按劉熙《釋名》上講，雪是洗的意思，雪能洗去瘴癘之氣和蟲蝗。凡是花只有五個花瓣，而雪花卻有六個花瓣。六是陰的生成數。冬至後的第三個戊日為臘月，臘月裏前三場大雪，非常適應農作物的生長，又能殺蝗蟲。把臘雪收集起來密封放在陰涼處，數十年亦不會壞；用臘雪浸泡五穀，則植物耐旱不生蟲；把臘雪灑在酒席間，蟲蠅就會自行離去；用臘雪醃製貯藏水果食品，就不會出現蟲蛀。這難道不是除蟲蝗的有效驗證嗎？陳藏器說：春天的雪中有蟲，雪水亦容易腐敗，所以不適宜取用。

【性味】 **甘，寒；無毒。**

【主治】 陳藏器說：**臘雪能解一切熱毒之症。治療流行性、季節性的傳染病和小兒發熱驚癇，哭鬧不安；亦可治成年人因服用丹石出現的異常病症，飲酒後發熱，黃疸等病**。張從正認為：**用臘雪水洗眼睛，可以消紅腫**。吳瑞則認為：**臘雪水煎茶煮粥，解熱止渴**。李時珍認為：**臘雪水適合煎煮治療傷寒發熱的藥物，外敷治療痱子的效果亦較好**。

【發明】 寇宗奭說：臘雪水為性質大寒之品，所以能治療上述諸症。

雹（《本草拾遺》）

【釋名】 李時珍說：程子講，雹是陰陽之氣搏結而形成的，屬於四時不正之氣。又說，雹是炮的意思，擊中物品就像炮彈一樣。

【性味】 **鹹，寒；有毒。**

李時珍說：《五雷經》中記載，人食了冰雹，會發生疫癘、麻風、癲狂等一類病症。

夏冰（《本草拾遺》）

【釋名】 又名：**凌**。

李時珍說：冰是陰氣凝結的精華，當水凝結至極時就會出現和土一樣的性格，由柔轉剛。這就是所說的物極必反的道理。所以冰字從水，從仌。

【性味】 **甘，寒；無毒。**

【主治】 陳藏器認為：**夏冰能清熱除煩，貼熨乳房能治乳房腫塊或乳房紅腫疼痛**。李時珍認為：**可治傷寒熱毒、高熱神昏，放在膻中穴上，能解酒毒**。

【發明】 陳藏器謂：暑熱之季食用冰水，與氣候相反，對人體不適宜。冰水入胃，致冷熱相搏，產生疾病。食譜上講，凡在夏季用冰水，只能用來降低食物的溫度，使食物變涼，不能直接食用。服後雖感當時暢快，但日久就會產生疾病。

二、地水類

流水（《本草拾遺》）

【集解】 李時珍說：流水，言大的有江河，言小的有溪澗，都是流而不止的水。雖然流水流動不止，但其性格寧靜，質地雖柔和但氣質剛強，與湖澤塘堰的靜止水不一樣。然而江河的水多數是混濁的，溪澗的水多數是清澈的，二者不同。混濁的流水和純淨的水養魚，其性狀顏色也迥然不同；用來淬劍染布，則著色不同；煮粥烹茶，味道亦不一樣。那麼用來入藥，是不能不分辨的。

千里水 東流水 甘爛水（又名勞水）

【性味】 **甘，平；無毒。**

【主治】 陳藏器謂：**此能治病後體虛，經反覆上揚多次，用來煎煮藥物禁神有效驗**。李時珍云：**以上水能治五勞七傷、脾腎虛弱、陰虛陽盛、目不能用、霍亂吐瀉及傷寒欲作奔豚之症**。

井泉水（《嘉祐補注本草》）

【釋名】 李時珍講：井字就像井的形狀，泉字就像水從穴中流出的形狀。

【集解】 汪穎說：從井中剛剛打上來的水，能治療疾病，有利健康。早晨第一次打的水叫井華水，其功效廣泛，和其他的水相比又有不同之處。凡從地脈中滲出來的井水屬上等水，從江湖中滲出來的水則次之，從城鎮溝渠污水中滲出的水則成鹼性，用時必須煎沸放置一段時間，讓鹼質沉澱後才能飲用，否則氣味均不佳，不適合入藥煮食烹茶釀酒。大雨後的井水渾濁，需放入桃仁、杏仁澄清再用。李時珍云：凡是用黑鉛為底的井水，能清熱利水散結，人飲用後不發生病害，若再加入丹砂則能鎮驚安神，使人延年益壽。按麻知幾的「水解」篇說，以前張子和訪問靈台太史時，看見用銅製成的計時漏壺。太史召見管理漏壺計時的人說，這壺裏的水已經經過幾次循環了，水質已變得滑利而易於漏出，所以計時就會出現偏差，應當換新水。張子和因這件事參悟到，所有的水，用來滅火和滋潤槁木，作用都是相同的。但是，水的性質特點則因地理環境而不同，就會出現相應的不同變化。所以蜀江的水用來洗錦則顏色鮮豔；濟源的水用來煮楮造紙則紙張潔白；南陽的潭水周圍有菊，所以那裏的人長壽；遼東的澗水兩邊有參，所以那裏的人身體強壯；晉地的礦山產礬石，所以那裏的泉水可癒癰疽；戎地山中藏有硫磺，所以那裏的溫泉可以治療癘瘡。揚子江的水適宜烹茶；淮蔡的水適宜釀酒；滄州的鹵水能製鹽；東阿的井水能熬膠。水可洗滌污垢，灌溉田地。長癭瘤的病人可以飲生長海藻昆布的水而使瘤消除，痰結可以用生長半夏的濕土而化開。飲用冰水可消除霍亂，飲用流水可治小便癃閉。雪水洗眼能治目赤腫痛，鹽水洗瘡可使瘡口癒合。菜可做成汁，鐵可熔成漿，麴可釀成酒，蘗可以造醋。這千萬種變化，難以說盡。單就井水一種，就有多種名稱，更何況其他的水呢？從井中自行溢出的水叫倒流水，井中流出而未散失的水叫無根水，從井中第一次打出的水叫新汲水，清晨第一次打的水叫井華水。從一個井中打出來的水，功用卻不同，那麼，在烹茶、煮食、煎藥等方面怎麼能不對水加以選擇呢？以前有一個病人，小便不通，許多醫生都不能治癒。張子和在治療時只把煎藥的水換成大河的急流水，藥物不變，結果患者服一劑後小便就通暢了。麻九疇說這正好和《靈樞經》中治療兩目不閉的半夏湯，用千里水煎藥的意義相同。以後的醫生用水，應以張子和的方法為依據。

井華水

【性味】 甘，平；無毒。

【主治】 《嘉祐補注本草》載：**井華水可以治療酒後發熱，濕熱痢疾，洗眼消除目中翳障。固驚恐而致的出血症，可用井華水噴灑面部。用井華水和朱砂調服，可以美容，鎮靜安神，消除口臭，還可用來煉各種藥石。酒醋中加入井華水不易變質。**虞摶講：**井華水適宜煎煮滋補陰液的藥物。**李時珍說：**井華水適合煎煮一切痰火內擾、氣血不和的藥物。**

新汲水

【主治】 《嘉祐補注本草》載：**新汲水能治療消渴，反胃嘔吐，濕熱痢疾，濕熱淋症，小便赤灼澀痛。能祛邪調和中焦，引熱下行，均只需飲用即可療上述病症。外洗局部能治療癰腫，漆瘡治跌仆損傷。腹破腸出，可用新汲水噴灑頭面及全身，則腸管可回流腹中。新汲水還能解閉口椒毒，治魚骨哽喉。**李時珍說：**新汲水能解砒石、烏喙、燒酒、煤炭中毒，治療鬱熱煩悶，神志昏瞀、口渴等症。**

【發明】 劉禹錫講：凡是飲水治療疾病，都應用新汲的泉水，不能用停積的污濁水，污濁的水不但治病無效，還會損害人體。虞摶說：新汲的井華水，水面浮有天一真氣，用來煎煮補陰藥或煉丹烹茶，性味功同雪水。李時珍說：井水是地脈中的水，就像人的經脈血液一樣，應該取土厚井深、源遠流長的潔淨水飲用即可。《周易》中記載，井中混濁的泥水不能食用，井冽寒涼的井水方可飲，說的就是這個道理。人乃天地所生，稟受的山川之氣與人體之氣相互貫通，所以人的美醜夭壽都與自然界息息相關。就連金石草木，也是隨著水土的變化而生長，更何況萬物之靈的人呢！貪婪淫佚、延年長壽，都是與自然界的水土密切相關的。這些在以前的古書上都有記載，是不會欺騙我們的。

醴泉（《本草拾遺》）

【釋名】 又名：**甘泉。**

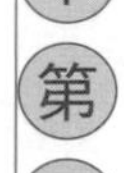
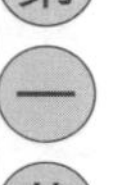
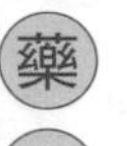

李時珍說：醴，是薄酒，泉水的味道像薄酒一樣，所以稱為醴泉。醴泉的湧出沒有固定的地方，如果君王布德，四方世間太平，則醴泉就會自行湧出，人們飲用了泉水，就可以養老延年。《瑞應圖》中說：醴泉是水中的精華，味道甘甜像薄酒一樣，凡是醴泉流過的地方，草木茂盛，人飲用後可長壽。《東觀經》說：光武中元元年，醴泉水在京城湧出，凡是飲用了泉水的人，舊病都得到治癒。

【性味】 **甘，平；無毒。**

【主治】 陳藏器說：**在井邊空腹飲用醴泉水可以治療心腹痛及邪穢之類所致的疾病。又能治煩熱消渴、反胃嘔吐、霍亂等症。以新汲者為佳。**

溫湯（《本草拾遺》）

【釋名】 《本草綱目》稱：**溫泉**；又名：**沸泉**。

陳藏器認為：地下含有硫磺，水溫就會升高，而且水中還有硫磺的氣味。硫磺可以治諸瘡，所以水也有同樣的作用。溫度最高的溫泉，可以薰炙豬、羊肉和煮熟雞蛋。李時珍說：有溫泉的地方非常多。胡仔《漁隱叢話》記載：溫泉多有硫磺的氣味，用來洗浴則侵襲肌膚。只有新安黃山的溫泉是朱砂泉，在春天的時候泉水呈微紅色，可用來烹茶。長安驪山的泉水是礬石泉，泉水中的氣味不是很濃。朱砂泉水雖是紅色但溫度不很高，泉底處可能有雄黃。有砒石的地方亦有溫泉，沐浴後可使人中毒。

【性味】 **辛，熱；有小毒。**

【主治】 陳藏器認為：**溫泉可以治諸風症筋骨拘攣、風濕頑痹、手足不遂、眉髮脫落、皮膚疥癬諸症。如果疥癬在皮膚關節者可以用溫泉水沐浴，浴後身體會非常虛弱疲勞，可以根據症狀隨症用藥或飲食補養。沒有病的人，不要輕易用溫泉沐浴。**

【發明】 汪穎說：廬山有溫泉，醫生常常叫患有疥癬、麻風、梅毒的病人，在飽食後入湯池中長時間浸泡，直到汗出為止，半個月後病就可自癒。

鹽膽水（《本草拾遺》）

【釋名】 又稱：**鹵水**。

陳藏器說：鹵水是在鹽開始形成時，水槽中瀝下的黑色液體。李時珍講：鹽成時瀝下的鹵水，味苦不能食用。現在有人用鹵水來做豆腐。獨孤滔說：鹽膽水可以煮四黃，焊接物體。

【性味】 **鹹，苦；有大毒。**

【主治】 陳藏器說：**鹵水治療䘌蝕、疥瘡、頑癬、瘺瘡及蟲咬傷，亦可治療牲畜被毒蟲咬傷。若牲畜飲一合鹵水立刻就會死亡，人也是這樣。患瘡瘍出血者，不能用鹽膽水外塗。**李時珍說：**痰厥昏迷，不省人事者，可灌服鹽膽水催吐，效果良好。**

山岩泉水（《本草拾遺》）

【釋名】 李時珍說：山岩泉水是山岩上土石間流出的，並逐漸匯成溪澗的水。《爾雅·釋水》說：水從正面流出的叫濫泉，從上往下流的叫沃泉，從側面流出的叫氿泉。泉水的源頭越是遙遠，則水質越是清冷，有玉石草木的山中泉水質地較好；有黑土毒石惡草的山中泉水則不能使用。陸羽說：凡是流速瀑湧漱湍的水，飲後會引起頸部患病。王穎說：在潯陽時，有一天忽然城中的馬死了很多，問其原因，是幾天前的大雨，把山谷中的蛇蟲之毒沖洗下來，馬飲用了這種有毒的水後導致死亡。

【性味】 **甘，平；無毒。**

【主治】 陳藏器認為：**山岩泉水可以治霍亂胸悶嘔吐，轉筋，可連續反覆飲用，這種方法稱為洗腸。人們都懼怕患上霍亂，但用這種方法可獲效，對於素體虛寒者，應防止臟腑受寒，根據具體情況適當增減。**

熱湯（《嘉祐補注本草》）

【釋名】 《本草綱目》稱：**百沸湯**。張仲景：**麻沸湯**。又名：**太和湯**。

【性味】 **甘，平；無毒。**

李時珍說：按汪穎的說法，熱湯必須用一

百沸的開水為佳，如果僅僅是半沸的開水，飲後反而傷人的元氣，導致腹部作脹。

【主治】　寇宗奭說：**熱湯能助陽氣，通經脈。**《嘉祐補注本草》載：**熱湯可以用來熨治霍亂病、腹痛轉筋或屍惡移瘴之氣引起的突然昏迷。**

【發明】　寇宗奭稱：熱湯能通經絡，患寒濕痹痛的人，用熱湯淋泡雙足至膝上，然後加衣被使全身汗出。另外，其他藥物之效，也可借湯中的熱氣運行周身。四季突發泄痢，四肢厥冷，臍腹痛，可坐在熱湯中，讓熱水浸到腹部，反覆多次，在生發陽氣止瀉的藥物中，沒有比此效更速的。虛寒體質的人開始坐在熱湯中必至全身發顫，需有旁人照看。張從正謂：凡傷風、傷寒、傷食、傷酒等病症，初起時無藥可治，可飲太和湯一碗左右或酸齏汁亦可，以手揉肚，覺得恍惚無定時，再飲太和湯並揉腹部至脹滿，然後用手探吐，汗出後則癒。李時珍說：張仲景治心下痞，按之濡，關上脈浮，大黃、黃連瀉心湯，用麻沸湯煎煮，取其氣薄而泄虛熱。朱真人《靈驗篇》說：有人患風濕病數年，挖一坑而讓病人坐在坑中，脫去衣服，用熱湯淋洗，過一段再用簟蓋之，汗出病癒，此即通經絡之法。李時珍常推此意，若治寒濕可加艾葉煎湯，治風濕虛痹加五枝或五加皮煎湯淋洗，其效更速。

浸藍水（《本草綱目》）

【性味】　**辛、苦，寒；無毒。**

【主治】　李時珍謂：**能除熱，解毒，殺蟲，治誤吞水蛭成積，腹部脹痛，面黃肌瘦。飲用浸藍水後瀉下水蛭即能痊癒。**李時珍又說：**染布的水，能治瘰咽喉腫痛及哽噎病，溫服染布水一盅即可。**

【發明】　李時珍云：藍水，染布水之用，均取其藍和石灰能殺蟲解毒之功。曾有人因酒醉後飲用了田中的水，誤吞水蛭，致胸腹脹滿，面色萎黃，遍求醫生不效，因留店住宿時口渴較重，又誤飲了店的浸藍水，結果夜間瀉下不止，天亮時發現瀉下物中有無數的水蛭，自此疾病頓時治癒。

諸水有毒（《本草拾遺》）

水府龍宮，不能觸犯。陳藏器說：水中鬼怪離奇和魍魎難釋的現象，是由於溫嶠燃犀照水，觸發水神發怒的結果。　**水中有紅色的脈絡，不能切斷。井水沸騰泛溢，不能飲用。**李時珍說：對於井水沸騰不止，可在三十步內取一塊青磚投入井中，沸騰即會停止。　**古井和已經枯竭無水的井，不能輕易下井，因為井中有毒，會傷害人。**李時珍說：盛夏季節，陰氣在下，所以尤其不能在夏天下井。可以把雞毛投入井中，如果雞毛盤旋飛舞而不下沉，則井中一定有毒。向井中倒幾升熱醋，這時人才能下井。古壙也是如此。　**古井不能輕易填塞，否則會使人聽力下降。　陰寒潮濕地區流動的泉水有毒，在二至八月行人誤飲，容易患瘴瘧，影響行走。　水泊中停積靜止的水，在五六月間水中有魚鼈精，人飲用了這種水，易患瘕病。　沙河中的水，飲用後令人音啞或失音。　飲用兩山夾縫中的水和流水有聲音的水易患癭病。　花瓶中的水，飲之能毒害人，插臘梅花的瓶中水，毒性更強。　用做飯後的熱湯來洗臉，會損傷容顏；用來洗浴身體，會形成癬病；洗腳會引起疼痛生瘡。　銅器上凝結的水珠滴入食物中，會生疽和瘡。　用冷水和熱泔水來洗頭，會生頭風，婦女尤忌。　水存放後若上面呈現五色，說明水中有毒，不能洗手。　患流行病後用冷水洗浴，會損傷心包，盛夏季節用冷水洗浴，會引起傷寒病。　出汗後用冷水浸泡，會引起骨痹。**李時珍云：顧閔遠行跋涉，在大汗出時又渡水，結果形成骨痹痿蹶，數年後而死。　**婦人產後即洗浴，會抽搐痙厥，多數人會死。　酒後飲冷水，會引起兩手顫抖。　酒後飲茶水，會成酒癖。　飲水即睡，會成水癖。　小兒用瓢或瓶飲水，會出現言語遲鈍。　夏天長途遠行，勿用冷水洗腳。冬天遠行，勿用熱湯洗腳。**

第四卷　火　部

李時珍說：水火能滋養百姓，而百姓也依賴水火而生存。歷代本草醫藥方書中，都知道分辨水而不知辨別火，這的確是一大缺陷。南方在五行中屬火，火字橫寫就是卦象中的☲卦，直寫就為火字，是炎上蒸騰的形象。火氣上行於天，下藏於地，被人類使用。上古時期，燧人氏上觀天象，俯察地理，鑽木取火種，向百姓傳授製作熟食的方法，從而使百姓不再患腹部的疾患。周朝的司烜氏用燧向太陽取明火，用大盆向月亮取明水，以供祭祀之用。司爟掌管著火的政令，在四時變化時用國火救治時疾。《曲禮》說：聖王應用水火金木，飲食必按天時四季。可見古時聖王對於火政，對於火在天人之間的作用，是用心研究的。為什麼現代的人對火的認識卻如此簡單怠慢呢？我現在彙集適合於日常應用炙焫的火，作為《本草綱目》中的火部。

桑柴火（《本草綱目》）

【主治】　李時珍謂：**桑柴火能拔毒止痛，補接陽氣，去腐生肌。主治癰疽發背不起、淤肉不腐、陰瘡、瘰癧流注、臁瘡頑瘡，可燃火吹滅，外炙患處，每日二次。但不能點艾條。易傷肌肉。凡一切補益藥或膏劑，可用此火煎煮。**

【發明】　朱震亨說：桑柴火其性暢達，能拔毒引邪外出，這是從治之法。李時珍講：桑木能通利關節，養津液。得火則拔毒引邪，祛風逐寒，所以能去腐生新。《抱朴子》言：一切仙藥，不用桑柴火煎煮不能服用。桑是箕星的精華集成，能助藥力，除風寒痹痛，久服後終身不患風疾。

炭火（《本草綱目》）

【集解】　李時珍說：燒木為炭，木材擱久會腐爛，而炭入土中日久卻不腐爛，是因木有生性而炭無生性的緣故。殯葬時埋炭入土，能使蟲蟻不入，也可使竹木的鬚根到墳邊自回，這也是炭無生性的緣故。古代的人在冬至和夏至前兩天，把土和炭垂在秤桿兩端，使輕重均勻，如果陰氣漸盛，則土塊漸重，陽氣漸盛，則炭塊偏重。

【主治】　李時珍謂：**櫟炭火，宜於用來煅製一切金石藥物。桴炭火，適宜烹煮焙炙各種丸藥。**

蘆火　竹火（《本草綱目》）

【主治】　李時珍說：**蘆火、竹火適宜煎煮一切滋補品。**

【發明】　李時珍謂：凡是治病，雖然湯藥的製作要功專質精，炮製正確，但煎藥時魯莽粗糙，水火選擇不良，火候失度，則藥也無功。從茶的美惡，飯的好壞，都與水火的烹飪得失有關，就能推出煎藥所用的水火與藥效的好壞直接相關。煎藥必須為小心老成之人，藥物要用深罐密封，用新水活火，先武火後文火，再按常規方法服用，就不會沒有效果。用陳久的蘆根、枯竹為火，是取其火勢不強，不損藥力。桑柴火取其能助藥力，桴炭火取其火勢緩慢，櫟炭火取其火力緊湊。煎煮溫養作用的藥物用糠、馬屎、牛屎之火。因其火力緩慢能使藥力均勻發揮效果。

艾火（《本草綱目》）

【主治】 李時珍云：**艾火能灸百病，若加入硫磺末少許，灸治各種風病寒疾，效良。**

【發明】 李時珍謂：凡用艾火灸治疾病，宜用陽燧火珠放在陽光下，取太陽真火。其次亦可鑽槐木取火，這兩種火效果較好。若病急難備以上兩種火，可用真麻油燈火或蠟燭火，把艾莖點著，滋潤灸治瘡瘍，至瘡癒疼痛消失。金石或鑽燧之火均不能用。邵子云：火無體，因著物而為體，金石之火，烈於草木之火。八種木火中，以松木之火傷肌肉，柘木之火傷氣損脈，棗木之火傷內臟吐血，橘木之火傷營衛經絡，榆木之火傷骨失志，竹木之火傷筋損目。

火針（《本草綱目》）

【釋名】 《素問》稱：**燔針、焠針**。《傷寒論》叫：**燒針**。又名：**煨針**。

李時珍說：火針者，《素問》稱之為燔針、焠針也。張仲景謂之燒針，四川蜀地的人叫煨針。其製作方法是：用麻油一盞，以燈草二至七莖點燃，將針反覆塗抹麻油，在燈上燒至通紅時用，不紅或針不熱，則反而損傷人體，又不能祛病邪。針必須以火箸鐵造者為佳。穴點應記清楚，若有差異則不能收效。

【主治】 李時珍云：**用火針可治風寒痹痛、筋脈攣急、癱瘓、肢體麻木不仁等病，下針後要快速出針，急按針孔則疼痛立止，不按則甚痛。治癥積痞塊等寒性病，下針後要慢出針，並轉動針柄，以方便發散汙邪。癰疽發背有膿而無膿頭者，下針後應使膿腫破潰，不要按閉孔穴。用火針刺之太深，則傷經絡，太淺則不能祛病，要根據病情確定針刺的深淺。針後如果出現惡寒發熱，這是刺中病灶的反應。凡是面部有病及夏季濕熱之邪侵襲兩腳時，均不能用此法。**

【發明】 李時珍云：《素問》言，病在筋，應調治筋，用焠針劫刺筋下，也可治筋急。病位在骨，應治骨，用粹針藥物熨貼患處。《靈樞經》在論述十二經筋病變出現的攣急痹痛症時，均說燔針劫刺，以病人有感知為度，以壓痛點為穴。又說經筋之病，若是寒盛則筋脈攣急，角弓反張；熱甚則筋脈縱弛不收，陰痿不用。焠刺是治療寒盛筋脈攣急的應急方法。對於熱盛者不能用燔針。據此，燔針乃為經寒攣急者而設，因為以熱治寒為正治之法。而後世用針刺治積聚痞塊，亦是借溫熱之氣來散寒邪，發散濕濁之邪。用燔針治療瘡癰，則是從治之法，以瀉除毒邪。而愚昧的人用火針治療傷寒熱病，是非常錯誤的。張仲景云：太陽傷寒病，用溫針必成驚狂。若營氣衰微者，用燒針則流血不止，發熱煩躁。太陽病用下法後，心下痞滿，是表裏俱虛，陰陽俱竭的變症，若再用燒針，則心胸煩亂，面色青黃，皮膚濕潤，為難治之症。這都是不知道用火針的原理而出現的錯誤，對病人十分有害。凡肝虛目昏多淚，雙目紅赤，翳膜頑厚或病後失明，或五臟虛勞風熱，上沖於目，都宜於用熨烙之法。這是因為氣血得溫則運動，得寒則凝滯的緣故。方法是用與翳一般大小的平頭針燒紅，輕輕在翳膜中熨烙，翳膜烙破潰後，再用除翳藥敷點眼傷部。

燈火（《本草綱目》）

【主治】 李時珍謂：**燈火能治小兒驚風抽搐、昏迷，又可治頭風脹痛。可對準頭額太陽穴處絡脈較多的地方，以燈心蘸麻油焠烤效果很好。外痔腫痛者，也可用上法。燈火油能祛風解毒，通經絡。小兒初生，因受寒而氣欲絕者，不要剪斷臍帶，趕緊用烘熱的棉絮包裹，將胎衣烘熱，用燈炷在臍下往來燎烤，使其暖氣入腹內，則氣回而甦醒。用燒熱的銅匙柄熨烙眼弦內，能祛風退赤，其效甚妙。**

【發明】 李時珍說：凡點燈只有用胡麻油、蘇子油者能治病明目，其他如魚油、禽獸油、菜子油、棉子油、桐油、豆油、石腦油等點燃的燈煙，都能損傷眼睛，又不能治病。

燭燼（《本草綱目》）

【集解】 李時珍說：燭有蜜蠟燭、蟲蠟燭、桕油燭、牛脂燭等種類。只有蜜蠟燭、桕油燭的

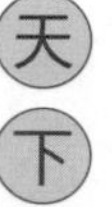
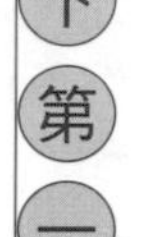
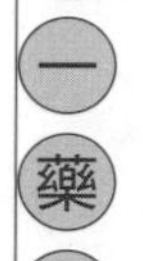
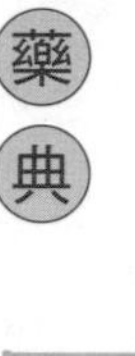

燼可入藥。

【主治】　李時珍云：**燭燼可以治療疔腫，同胡麻、針砂等份研末，和醋調和外敷疔腫處。治療九漏，可與陰乾的馬齒莧等份為末，用泔水洗淨，用臘豬脂調和外敷，每日三次。**

陽火 陰火（《本草綱目》）

【集解】　李時珍說：火為五行之一，有氣而無質，造化於天地之間，能生殺萬物，顯示仁德，掩藏功用，神妙無窮。火的功用極其廣大。我常推繹思考有關火的問題，在五行中，木金土水皆各有一個，唯火卻有陰火、陽火二種。火有三綱十二目，三綱是指天火、地火、人火；十二目是指天火有四目，地火有五目，人火有三目。把這個問題進一步延伸，還會發現，天的陽火有二種，太陽屬真火，星精是飛火（赤物暾暾，降則有災，俗呼火殃）。天的陰火也有二種，是龍火和雷火（龍口有火光，霹靂之火，神火也）。地的陽火有三種，分別是鑽木所取之火，石頭撞擊之火，金屬敲擊冒出的火。地的陰火有二種，是石油（見石部石腦油）之火和水中之火（江湖河海，夜動有火。或云：水神夜出，則有火光）。人的陽火有一種，即丙丁君火（心、小腸，離火也）。人的陰火有二種，即命門之火（起於北海，坎火也，遊行三焦，寄位肝膽）和三味之火（純陽，乾火也）。總而言之，陽火有六種，陰火亦有六種，共十二種。陽火遇草木會引起焚燃，這可以用濕氣遏伏它，用水澆滅它。六種陰火雖然不焚燒草木、冶煉金石，但遇到濕氣或水會更加熾盛。用水來澆它則火焰沖天，一直到物體燃盡方能停止燃燒；而用水逐之，用灰撲之，則火勢自消，光焰自滅。所以說善於反省自身的人，能上體於天理，下驗於物證。對於君火、相火正治和反治的道理，也就有所理解了。

第五卷 土部

李時珍云：土是五行當中最主要的一種，是八卦中的坤卦。五色中以黃為正色，五味中以甘為正味。所以《尚書·禹貢》分辨九州土地的顏色不同，《周官》分辨十二種土壤的性質不同。土之德，至柔中有剛，至靜中有一定的法則，兼五行而生萬物，沒有一行能超過土的功能，所以坤土之德太廣達了。人的脾胃與五行中的土相應，所以各種土入藥，都具有補助戊己脾胃的功效。現收集各種土編為土部。

白堊（《神農本草經》下品）

【釋名】 《名醫別錄》稱：**白善土**。《本草衍義》叫：**白土粉**。又名：**畫粉**。

李時珍云：土的顏色以黃為正色，白為惡色，所以稱為堊。後人忌用堊字，遂叫白善。

【集解】 《名醫別錄》載：白堊產於邯鄲孤山谷中，採收沒有固定的時間。陶弘景說：白堊是現今畫家用以作畫的材料，量多而價格便宜，常用的方藥很少應用。蘇頌引用胡居士之語說：始興小桂縣的晉陽鄉有白善，而今處處均有，普通人常用來洗衣服。《西山經》謂：大次山中向陽的一面有很多白堊。《中山經》又說：蔥聾山中有很大的山谷，有白、黑、青、黃堊。堊有五色之分，但入藥只有白堊。寇宗奭認為：白善土，京城稱為白土子，切成方塊後，可賣給人洗衣服。李時珍謂：白土到處都有，可用來燒製瓷器。

【修治】 雷斅說：凡用白堊，不要使用色青底白者，入藥需搗碎篩末，用鹽湯飛過，曬乾備用，以免澀腸。每份堊用二兩，用鹽一分。《日華諸家本草》云：入藥煅燒後用，不入湯劑。

【性味】 **苦，溫；無毒。**

《名醫別錄》載：辛、無毒。不可久服，易傷五臟，令人消瘦。甄權謂：甘，平，溫暖。

【主治】 《神農本草經》：**治女子寒熱癥瘕經閉積聚**。《名醫別錄》：**治陰部腫痛、崩漏、不孕、泄痢**。甄權認為：**能治女子血結，有澀腸止痢的功效**。《日華諸家本草》：**治鼻衄、吐衄、痔瘺、腎寒滑精、宮寒不孕**。寇宗奭：**用白堊與王瓜等份研末，用湯送服二錢治療頭痛**。

【發明】 李時珍說：各種土均能勝濕補脾，而白堊土兼入氣分。

現代醫學研究簡介

【來源】 白堊為沉積類岩石白堊的塊狀物或粉末。

【化學成分】 主要為碳酸鈣、夾雜物有少量的矽酸鋁、矽酸鎂、磷酸鈣、氯化鐵等。

甘土（《本草拾遺》）

【集解】 陳藏器謂：甘土產於安西及東京龍門，將土用水澄清後使用，洗油膩衣服效果比石灰好，調好後塗在衣服上，可去油垢。

【性味】 **無毒。**

【主治】 陳藏器云：**治草藥及諸菌中毒，可用熱湯調甘土末服用。**

赤土（《本草綱目》）

【性味】　**甘，溫；無毒。**

【主治】　李時珍云：**治水火燙傷，用赤土研末外塗患處。**

【附方】　**治牙齦焮痛潰爛蟲蛀**《普濟方》：用赤土、荊芥葉共同研末，外用搽塗，每日三次。　**治風疹瘙癢難忍**《御藥院方》：用赤土研末，空腹熱酒送服一錢。　**治身面印紋潰破疼痛**《千金方》：用醋調赤土外敷，乾後則換，以瘡口黑印消失為度。

黃土（《本草拾遺》）

【釋名】　陳藏器引張司空言說：三尺以上的土為糞，三尺以下的土稱為土。用土時當去三尺以上的污穢之物，且不要讓外來的水流入。

【性味】　**甘，平；無毒。**

陳藏器說：長期與土氣接觸，會使人面色發黃。挖土觸犯地脈，會使人氣逆水腫。若犯神殺，使人生長腫毒。

【主治】　陳藏器謂：**治泄痢赤白，腹中熱毒絞結、疼痛難忍，便血。取乾黃土，水煮三至五沸去渣。溫服一二升。黃土還能解各種藥毒、肉食中毒、合口椒中毒及野菌中毒。**

【發明】　李時珍謂：按劉跂《錢乙傳》講，元豐年中，皇子儀國公犯了瘞瘚瘈瘲病，國醫未能治癒，長公主舉薦錢乙入宮治病，錢乙用黃土湯把皇子的病治好了。錢乙認為：瘈瘲是木盛風動之症，用土制水，木才平和不亢，則風自退。又有吳少師在數月間身體明顯消瘦，每天飲食入嚥時，如有萬蟲攢攻，又痛又癢。名醫張銳診後要病人第二天早晨不進食，派僕人到十里之外，取路上的黃土，用溫酒二升攪拌，再投入丸藥百粒飲服。吳少師服後腹痛難忍，等到入廁大便時，便下螞蟥上千條，有的還在蠕動，半數已死，病人調理三天後才癒。張銳說，蟲入內臟，會孳生繁殖，吸取精血。請先生空腹以誘使蝗蟲聚集，蟲日久聞不到土味，性又喜酒，故而乘其饑餓時治療，一次則全部排空。

現代醫學研究簡介

【臨床應用】　治療綜合性淋巴管炎。

土蜂窠（《本草拾遺》）

【釋名】　又名：**蠮螉窠。**

李時珍說：土蜂、蠮螉就是細腰蜂。

【性味】　**甘，平；無毒。**

【主治】　《名醫別錄》：**治癰腫風頭。**《聖惠方》：**主治小兒霍亂吐瀉，將其炙研為末，乳汁送服一錢。**陳藏器、寇宗奭：**用醋調，外塗腫毒及蜘蛛咬傷、蜂和蠍子等毒蟲螫傷。**李時珍謂：**能治療疔腫乳蛾、婦人難產。**

蚯蚓泥（《本草綱目》）

【釋名】　又稱：**蚓螻**（音婁）、**六一泥。**

【性味】　**甘、酸，寒；無毒。**

【主治】　陳藏器謂：**治赤白熱痢，取蚯蚓泥一升炒至煙盡，沃汁半升，濾淨泥土飲服。**《日華諸家本草》載：**治小兒陰囊虛熱腫痛，可用生甘草汁、輕粉末加入蚯蚓泥中外敷。用鹽和蚯蚓泥同研外敷，可祛熱毒，療蛇、犬咬傷。**蘇敬認為：**用此外敷治狂犬咬傷或拔出犬毛，神效。**

烏爹泥（《本草綱目》）

【釋名】　《本草綱目》稱：**烏疊泥。**又名：**孩兒茶。**李時珍說：烏爹，有人稱作烏丁，這是番語的音譯，沒有固定的名稱。

【集解】　李時珍說：烏爹泥產於南番爪哇、暹羅、老撾等地，現在雲南等亦可製作。據說是將細茶末倒入竹筒中，然後把竹筒兩頭塞緊堵死，埋入污泥水溝中，過一段時間取出，搗汁熬製即可。其中塊小而濕潤的為上品，塊大而焦枯者為次品。

【性味】　**苦、澀，平；無毒。**

【主治】　李時珍謂：**能清胸膈鬱熱，化痰生肌定痛，止血收濕，外塗治一切瘡。**

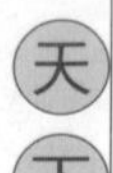

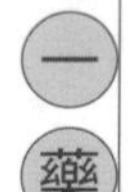
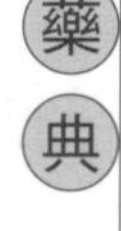
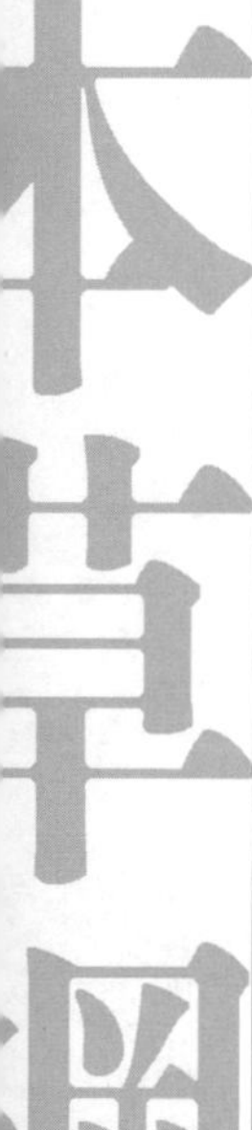

現代醫學研究簡介

【來源】 烏爹泥是豆科植物兒茶的枝幹或茜草科植物兒茶鉤藤的枝葉煎汁濃縮而成的的乾燥浸膏。

【化學成分】 兒茶心材含兒茶鞣酸、槲皮素等，樹皮含微量原兒茶鞣質。兒茶鉤藤的葉和根莖中含兒茶鉤藤鹼A、B、C、D、E和鉤藤鹼，異鉤藤鹼。

【臨床應用】 1.治療胃潰瘍及十二指腸球部潰瘍。2.治療消化道出血症。3.治療肺結核咯血。4.治療慢性結腸炎。5.治療真菌性腸炎。6.治療各種原因所致的腹瀉。7.治療小兒消化不良。8.治療小兒腸炎。9.治療小兒脾胃濕熱症。10.治療燒傷。11.治療痔瘡。12.治療宮頸糜爛。13.治療外陰潰瘍。14.治療唇風。15.治療口瘡。16.治療急性扁桃體炎。17.治療副鼻竇炎。18.治療膿皰瘡。

伏龍肝（《名醫別錄》下品）

【釋名】 又稱：**灶心土**。

陶弘景說：灶心土是灶中正對釜月下的黃土。因灶有灶王神，所以稱為伏龍肝，這是用它名來隱沒其真名。現代的人用廣州的鹽城屑治療崩漏下血和淤血內結，也是取其近釜月的土，這大概是取其得到火焚燒的緣故。雷斅：凡取伏龍肝入藥不要用灶下土。所謂伏龍肝，是指十年以上的土灶、灶中火氣日久積結而成的土，如紅色的石塊，中黃，形有稜角，取得後研成細末水飛用。李時珍謂：按《廣濟曆．作灶忌日》上說，伏龍在灶中時不可移動灶的位置，伏龍是灶神。《後漢書》上說：陰子方在臘月初八的早晨做飯時，看到灶神顯形。其注說：宜到市上買豬肝泥抹火灶，可使女人守孝道。可見，伏龍肝名字的由來與用豬肝抹灶有關。臨安的陳興說：砌灶時，放一具肝在灶中。這就與伏龍肝的名稱相符。伏龍肝的名稱大概也源於此。《獨孤滔丹書》說：伏龍肝取十年以上的灶下土，深挖一尺，有一種色如紫瓷者就是真正的伏龍肝，可使錫凝縮，也可減弱丹砂毒副反應。這大概是不知道伏龍肝乃取自豬肝泥灶之義，而認為只是灶下土的緣故。

【性味】 **辛，微溫；無毒。**

甄權云：鹹。《日華諸家本草》載：熱，微毒。

【主治】 《名醫別錄》謂：**能止咳止血，治婦人崩漏、吐血，用醋調敷治癰腫毒氣。**《日華諸家本草》載：**止鼻衄，催生下胞，治療痢下膿血、帶下、尿血、遺精及小兒夜啼。**李時珍謂：**能治心痛、癲狂、風邪蠱毒、中穢濁之氣昏迷不醒及小兒臍瘡、重舌、反胃、諸瘡等症。**

現代醫學研究簡介

【來源】 伏龍肝為久經柴草薰燒的灶底中心的土塊。

【化學成分】 主要由矽酸、氧化鋁及氧化鐵所組成。此外，含氧化鈉、氧化鉀、氧化鎂、氧化鈣等。

【藥理作用】 鴿灌服伏龍肝煎劑3g/kg，每天2次，共4次後，對靜脈注射洋地黃酊引起的嘔吐有止吐作用。主要為嘔吐次數減少，嘔吐的潛伏期並無明顯改變。對阿朴嗎啡引起的狗嘔吐無效。

【臨床應用】 1.治療上消化道出血。2.治療妊娠嘔吐。3.治尿血。4.治夜溺、遺溺。5.治腹痛。6.治療妊娠及舟車眩暈嘔吐。7.治療胃脘痛及潰瘍病出血。8.治療各種嘔吐。

煙膠（《本草綱目》）

【集解】 李時珍說：煙膠是薰消牛皮灶和燒瓦窯上的黑土。

【主治】 李時珍謂：**能治頭瘡、白禿、疥瘡、癬症，癢痛流水，取牛皮灶邊的土研為細末，用麻油調和外塗。可加入少量的輕粉。**

【附方】 **治牛皮血癬**《積德堂方》：取煙膠、寒水石各三錢，白礬二錢，花椒一錢半為末，用醋和豬脂調擦。 **治消渴暴飲**《聖濟錄》：用瓦窯突頂上的黑煤煙土，極乾如黑鐵者半斤研末，加入生薑四兩搗爛，以布袋裝後用水五升浸泡取汁，每次飲五合。

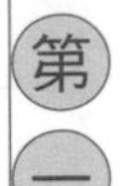
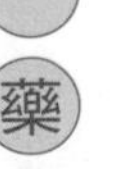

現代醫學研究簡介

【來源】 煙膠為老法薰消牛皮過程中，牛皮受熱後熘出的油狀體淋瀝於灶面上，日久積累而成的黑褐色膠狀物。

【臨床應用】 1.治療濕疹、皮炎、銀屑病。2.治療疥瘡、頑癬、腳氣、惡瘡。

墨（《開寶本草》）

【釋名】 《本草綱目》稱：**烏金**、**陳玄**、**玄香**。又叫：**烏玉塊**。

李時珍說：古人以黑土為墨，故字從黑土。許慎《說文解字》云：墨為煙煤礦形成，屬土類，所以墨字從黑從土。劉熙《釋名》解釋說：墨是晦之義。

【集解】 寇宗奭說：墨是松煙形成的。市上有用粟草灰來假冒的，不能使用。只有松煙形成的墨才能入藥，以遠煙較細者為佳，粗糙的也不能用。現在高麗國贈與中國的墨，不知為何物，不宜入藥。鄜延之地有石油，燃燒後的煙非常濃，其灰黑如煤可以製成墨，墨如光漆，不可入藥。李時珍謂：上等好墨，是用松枝燃燒，用煙松與梣皮汁化膠調合製成的，或可加香藥等物。現在的人多用窯突中的墨煙，反覆加入麻油，用火燒過後製成墨，叫做墨煙，墨雖光亮發黑，但並不是松煙，用之應詳辨。石墨見石炭條下。烏賊魚腹中的墨，馬之寶墨，各見本條。

【性味】 **辛，溫；無毒。**

【主治】 《開寶本草》載：**可止血，生肌，癒合金瘡，止血痢。治產後出血暈厥、崩漏，用醋研磨後服用。治血痢，小兒見生人啼哭不止，可搗爛過篩，溫水調服。治異物入眼，可將石墨點敷在瞳仁上**。李時珍認為：**能利小便，通經，治癰腫**。

【發明】 朱震亨說：本品屬金而有火性，入藥取效甚強，性又止血。

釜臍墨（《四聲本草》）

【釋名】 《四聲本草》謂：**釜月中墨**。《開寶本草》稱：**鐺墨**。《本草綱目》叫：**釜煤**、**釜炲**。又名：**鍋底墨**。

李時珍說：大的為釜，叫鍋；小的叫鐺。

【性味】 **辛，溫；無毒。**

【主治】 《開寶本草》載：**能止血生肌，治中穢濁之氣、蠱脹、吐血不止、暈厥等症。用酒或水溫服，每次二錢。還可外塗金瘡**。李時珍言：**能消食積，治舌體腫大、喉痹、口瘡、熱毒熾盛引起的狂症**。

【發明】 蘇頌說：古方中治療傷寒病的黑奴丸，是用釜底墨、灶突墨、梁上塵三藥同用，所以其功效相近。

百草霜（《本草綱目》）

【釋名】 《本草綱目》稱：**灶突墨**。又叫：**灶額墨**。

李時珍說：百草霜是灶額及煙爐中的墨煙，質輕而細，故名霜。

【性味】 **辛，溫；無毒。**

【主治】 蘇頌說：**加在消食積的藥中用，能消化積滯**。李時珍謂：**能止全身出血，可治婦人崩漏、帶下、胎前產後諸病和傷寒陽毒發狂、黃疸、瘧疾、痢疾、吞嚥困難，咽喉、口舌諸瘡**。

【發明】 李時珍云：百草霜、釜底墨、梁上倒掛塵，都是煙凝結而成，其質有輕重虛實不同，重者歸於中下二焦，輕者入心肺之經。古方治陽毒發狂之黑奴丸，三者並用，內加大黃、麻黃是攻解三焦的積熱，兼取火化從治之理。其消積滯，亦是取其從化之義，所以黃疸、噎膈、瘧疾、痢疾之病多用。其治出血、胎前產後諸病，雖是取其血見黑即止的止血作用，也離不開從治的道理。

現代醫學研究簡介

【來源】 百草霜為雜草經燃燒後附於灶突或煙囪內的煙灰。

【臨床應用】 1.治咯血。2.治瘧疾。3.治療「發背瘡」。4.治療慢性潰瘍。5.治療閉經、痛經。

冬灰（《神農本草經》下品）

【釋名】 寇宗奭說：各種灰均經一燒就成，但質輕而力劣。只有冬灰經三四月方撤爐，其灰經晝夜燃燒，所以力全而燥烈，其質也較重。

【集解】 《名醫別錄》謂：冬灰產於山谷川澤之間。陶弘景云：冬灰本是現在用來洗衣服的黃灰，是焚燒蒿藜等草積聚而成的，其性燥烈，而荻灰性更猛烈。蘇敬說：冬灰本是藜經焚燒後的灰，其餘諸灰均非真品。還有青蒿灰、柃（苓）灰均是焚燒木葉所成。都是染衣作坊所用的材料，亦能消腐肉。李時珍認為：冬灰是冬天灶中所燒柴薪灰，如果專指作蒿藜之灰，其理不通。原書一名藜灰，生長在方谷川澤，就更加不通了。此灰既不應說生於川澤，也不是只有山谷才有，現在的人用灰淋汁，取鹼洗衣，發麵使麵潔白，治療瘡腫，腐蝕惡肉，浸藍染布，均用冬灰。

【性味】 **辛，微溫；有毒。**

【主治】 《神農本草經》謂：**能去黑痣、疣、息肉、疽，還可蝕瘡止癢**。蘇敬認為：**冬灰煮豆食，能利水消腫**。陳藏器言：**治心腹冷痛，氣血淤痛，用醋和熱灰外熨，冷則再換灰熨。**李時珍：**用熱灰外敷治犬咬傷，還可治溺死、凍死，消癰疽腐肉。**

【發明】 李時珍云：古方治人溺水而昏迷不醒，用灶中灰一石將病人從頭至足埋住，只露七竅，過一段時間就可甦醒。如果蒼蠅溺水而死，試用冬灰埋之，一會兒就能活，其效靈驗，這大概是冬灰性溫而拔除水氣的原因吧。

石鹼（《本草衍義補遺》）

【釋名】 又名：**灰鹼、花鹼**。

李時珍說：石鹼的形狀像石塊，故名石鹼。

【集解】 李時珍謂：石鹼產山東濟寧等地。那裏的人採集青蒿、辣蓼一類的植物，開窯浸水，濾起後曬乾燒灰，再用原水淋汁，每一百升加入麵粉二三斤，日久則凝結如石，連汁一起賣到四方，用來洗衣發麵，獲利非常大。別處以灶灰淋濃汁，也可去污垢或發麵。

【性味】 **辛、苦，溫；微毒。**

【主治】 朱震亨說：**能祛濕熱，止心痛，消痰積，導食滯，洗滌污垢油膩，根據體質選取用量，過量則易傷人損身**。李時珍認為：**能殺死齒蟲、祛目中翳障，治噎膈反胃，同石灰一起能腐蝕肌肉，祛淤血，潰癰疽瘰癧，用來點痣、黶、疣、贅、痔核等有神效。**

東壁土（《名醫別錄》下品）

【性味】 **甘，溫；無毒。**

【主治】 《名醫別錄》謂：**東壁土能治下身瘡瘍、脫肛**。陳藏器稱：**能止瀉痢，治霍亂心胸煩悶**。甄權：**用其治溫瘧，點眼祛翳膜。與蜆殼研末外敷治豌豆瘡**。陶弘景：**取之療小兒臍風**。蘇敬：**用東壁土搽治乾、濕二種癬症，效極佳。**

【發明】 陶弘景、陳藏器認為：東壁土是房屋東牆上的土，因其日光照射最早，故可治上述諸症，去衣服上的油垢比石灰、滑石還好。李時珍謂：以前有一女子，突然每天嗜食河中的污泥數碗，玉田地區的隱者用牆壁間的敗土水調後給女子服用，遂癒。凡是脾胃濕盛，吐瀉霍亂者，用東壁土以新汲水攪化，澄清後服用即止。因脾主土，喜燥惡濕，所以取太陽真火所照之土，引動真火生發之氣，補土而勝濕，則吐瀉自止。嶺南一帶治瘴的香椿散內用南壁土，近代治反胃嘔吐用西壁土者，或是取太陽離火所照之氣，或是取西方收斂之氣，大都不過是借自然之氣以收補脾胃之功。

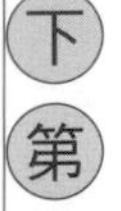
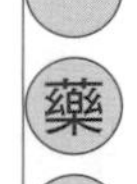

第六卷　金石部

李時珍說：石是氣的核，土的骨。大的是山岩，細小的是沙塵。石的精華是金和玉，石有毒的是礜和砒。石氣凝聚可結為丹青，石氣液化成為礬汞。石的變化是：有的由柔弱變成剛強，乳鹵變成石的就是；有的自動而成靜，草木化為石的就是；飛禽走獸等有靈性之物化為石，是自有情走向無情的變化過程；雷震星隕落成石，是從無形變為有形的證據。大塊滋生的石，雖有鴻鈞之巨，但可在爐火中煅製，所以金石雖是頑物，卻可造化無窮。居家生活所依賴的都離不開金石，金石美玉雖說是死物，而利用範圍非常廣泛。因此，在《禹貢》、《周官》中把它列為土產、農經，《軒典》中也詳述它的性味功能，說明古代良相、良醫已經注意到了。現在把石中能濟國、利民、治病的集成金石部，分為四類：金、玉、石、鹵。

一、金類

金（《名醫別錄》中品）

【釋名】　《丹房鏡源》稱：**黃牙**。《道家仙方》稱：**太真**。

【集解】　《名醫別錄》中記載：金屑產在益州，隨時都可開採。陶弘景說：金的產地遍布各處，但以四川和陝西省南部的產量最高。把含有金屑的沙礫在水中淘洗，淘得的金屑，稱為生金。李時珍說：金有山金、沙金二種。金的顏色根據其金的含量多少而不同，七成金色青，八成金色黃，九成金色紫，十成金色赤，以赤為足金之色。金中含銀者質地較軟，視其色則青；金中含銅者質地堅硬，擊之則有聲。《寶貨辨疑》說：馬蹄金像馬蹄，難採得。橄欖金出荊湖嶺南。胯子金像帶胯，出產於湖南北部地方。瓜子金大如瓜子，麩金如麩片，出產於湖南等地。沙金細如沙屑，出產於四川。葉子金出產於雲南。《地鏡圖》說：黃金之氣赤，夜有火光及白鼠。有人說：山上有薤，其下就有金。金凡是在墓穴裏埋過，或是製成釵釧飾物及便器的，陶弘景稱之為辱金，這些金不可合煉。

金屑

【性味】　**辛，平；有毒。**

《日華諸家本草》說：無毒。李珣說：生金有毒，熟金無毒。

【主治】　《名醫別錄》記載：**使神情鎮定、骨髓充盛，通利五臟邪氣，久服可以延年。**甄權說：**治療小兒受驚傷五臟，風癇突然神志不清，鎮心安定神志。**李珣說：**癲癇風熱、喘氣咳嗽、傷寒肺損吐血、骨蒸勞極作渴，都可以金箔入丸散服。**青霞子說：**破除冷氣，祛除風邪。**

現代醫學研究簡介

【來源】　為自然金。金箔為用黃金錘成的紙狀薄片。

【化學成分】　即金屬金，其中常混入銀等。

【臨床應用】　1.治療小兒癇疾。2.治療慢性潰瘍。3.用於足癬。

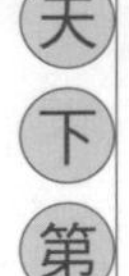
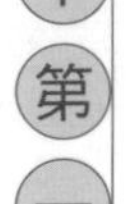
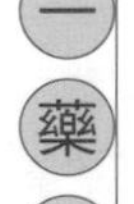

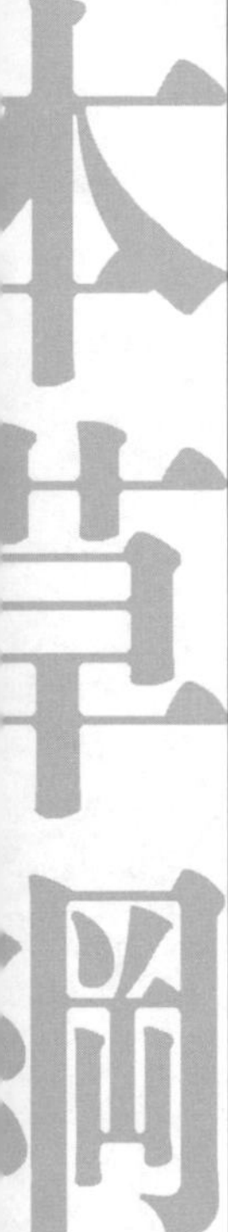

銀（《名醫別錄》中品）

【釋名】 《本草綱目》稱：**白金**。又名：**鋈**。

李時珍說：在《爾雅注疏》中把白金稱作銀，其美者稱為鏐。《說文解字》注：鋈，即白金。《梵書》稱之為：阿路巴。

【集解】 李時珍說：閩、浙、荊、湖、饒、信、廣、滇、貴州等地的山上都產銀，有從礦石中煉出的，也有自沙土中煉出的。其中生銀俗稱銀筍、銀牙，也叫作山銀。

銀屑

【修治】 陶弘景說：醫方中有鎮心丸應用，不可直接服用銀屑。製銀屑，應當以水銀研至銀消失而成。李時珍說：入藥只用銀箔，若用水銀鹽消製銀屑，反而有毒。《龍木論》謂之銀液。另外，錫箔和銀箔相似，應辨其真偽。

【性味】 **辛，平；有毒。**

【主治】 《名醫別錄》：**安五臟，定心神，止驚悸，除邪氣，久服輕身，延年益壽**。甄權說：**安定神志，去驚癇，治小兒癲疾狂走**。青霞子說：**破冷除風**。李珣說：**銀箔堅骨，鎮心明目，主治風熱癲癇，入丸散用**。

生銀

【性味】 **辛，寒；無毒。**

【主治】 《開寶本草》：**主治熱狂驚悸、發癇恍惚、夜臥不安、譫語、邪氣鬼祟等症。服之明目鎮心，安神定志。小兒諸熱丹毒，均可以水磨服之，功效勝過紫雪丹**。《日華諸家本草》記載：**小兒中惡，熱毒煩悶，水磨服之**。李時珍說：**煮水加入蔥白、粳米作粥食，治胎動不安，漏血**。

自然銅（《開寶本草》）

【釋名】 又名：**石髓鉛**。

馬志說：其色青黃如銅，不加冶煉，故稱為自然銅。

【集解】 李時珍說：按《寶藏論》說，自然銅生曾青、石綠穴中，形狀如寒林草根，色紅膩，也有生在穴壁。還有一種類似丹砂，光明堅硬有稜，中含銅脈，尤佳。又有一種似木根，不紅膩，隨手碎即為粉，至為精明，產銅的礦山附近均有。現在人們所用自然銅都不是。

【修治】 雷斆說：採得石髓鉛後捶碎，同甘草湯煮一晝夜，至明漉出湯，攤開晾乾，入臼中搗碎，過篩，以醋浸一宿，到第二天早上，用六一泥瓷盒子，盛二升，文武火中養三日夜，乾後，用蓋蓋好，火煅兩晝夜，去土研如粉用。凡炮製五兩，用醋兩鎰為度。李時珍說：現在人只以火煅醋淬七次，研細水飛過用。

【性味】 **辛，平；無毒。**

【主治】 《開寶本草》記載：**治折傷，能散血止痛，破積聚**。《日華諸家本草》記載：**能消淤血，排膿，續筋骨，治產後血邪，安心，止驚悸，以酒磨服**。

【發明】 寇宗奭說：有人以自然銅治療折斷翅膀的胡雁，後來雁飛去。現在有人跌打損傷後，用自然銅研細水飛過，用當歸、沒藥各半錢，以酒調服，再以手按摩病傷處。李時珍說：自然銅接骨之功，與銅屑同，不可誣。但接骨之後，不可常服，即以理氣活血便可。

現代醫學研究簡介

【來源】 自然銅為天然硫化鐵礦石，主要含二硫化鐵，還含銅、鎳、砷、銻等雜質。

【臨床應用】 1.增強骨折癒合強度。2.促進骨折癒合。

銅礦石（《新修本草》）

【釋名】 李時珍說：礦，粗惡的意思。五金都有粗石銜之，所以稱為礦。麥中粗的稱麱，犬中惡的稱獷。

【集解】 蘇敬說：銅礦石，形狀像薑石而有銅星，熔煉後可取銅，出銅山中。許慎《說文解字》說：礦，銅鐵樸石也。

【性味】 **酸，寒；有小毒。**

【主治】 《新修本草》說：**治療疔腫惡瘡，用銅礦石研末外敷。治驢馬脊瘡，腋臭，用銅礦石磨汁塗患處**。

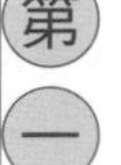
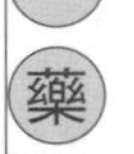
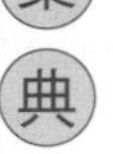
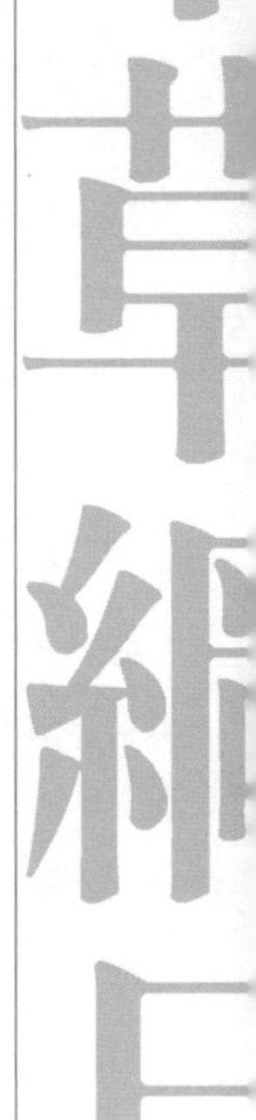

銅青（《嘉祐補注本草》）

【釋名】　又名：**銅綠**

【集解】　陳藏器說：生熟銅都有青（綠）色之物覆蓋在上，這是銅的精華，大者即空綠，稍次者為空青。銅青則是銅器上的綠色之物，洵洗後用之。李時珍謂：近時人以醋製銅生綠，收取曬乾製藥出售。

【性味】　**酸，平；微毒。**

【主治】　陳藏器說：**治婦女血氣心痛，療金瘡止血，明目，去膚赤息肉**。徐之才謂：**治風爛眼流淚**。李時珍說：**治惡瘡、疳瘡、湧吐風痰，殺蟲**。

【發明】　李時珍說：銅青是銅的液氣所凝結，味酸而有小毒，能入肝膽，所以能吐利風痰，明目殺疳，都屬肝膽之病。《抱朴子》說：用銅青塗木，入水不腐。

【附方】　**治風痰、痰涎潮盛、卒中不語，以及一切風癱**　碧琳丹：用生綠二兩，乳鉢研細，水化去石，慢火熬乾，取辰日、辰時、辰位上修合，再研入麝香一分，糯米粉糊和丸如彈子大，陰乾。卒中者，每丸作二次服，薄荷酒送下，其他風症，用朱砂酒化下。吐出青碧色痰涎，瀉下惡物，大效。治小兒，用碧雲丹：銅綠不計多少，研粉，用醋麵糊丸如芡實子大。用薄荷酒化服一丸，一會兒吐涎如膠，神效。

現代醫學研究簡介

【來源】　銅青為銅器表面經二氧化碳或醋酸作用後生成的銅色鏽衣。

【化學成分】　主要含鹼式碳酸銅。

【臨床應用】　1.治療燒傷。2.治療疔瘡。3.治療子宮頸糜爛。4.治療瘰癧。5.治療頭面瘡。6.治療神經性皮炎。7.治療牛皮癬。8.治療疥瘡、濕疹。9.治療陰囊濕疹。10.治療臁瘡。

鉛（《日華諸家草》）

【釋名】　《說文解字》謂：**青金**。《本草綱目》稱：**黑錫、金公**。又稱：**水中金**。

　　李時珍說：鉛易沿流，故謂之鉛。錫是白錫，故鉛為黑錫。神仙家拆其字為金公，隱其本名稱為水中金。

【集解】　蘇頌說：鉛的產地在蜀郡平澤，現在有銀坑的地方都有，開採後燒礦石來煉取。李時珍說：鉛生在山石穴洞中，開採時人挾油燈，入坑洞中數里，隨礦脈上下曲折斫取之。鉛氣有毒，若連續數月採鉛不出坑洞，則人皮膚萎黃，腹脹不能食，多導致疾病而死亡。

【修治】　李時珍說：凡用鉛應當以鐵銚熔化後瀉於瓦上，濾去其中雜質，如此數次後收用。其黑錫灰則是以鉛砂取黑灰。白錫灰不可入藥。

【性味】　**甘，寒；無毒。**

　　陳藏器說：有小毒。

【主治】　《日華諸家本草》說：**能鎮心安神，治傷寒毒氣，反胃嘔噦，蛇蠍咬傷，用鉛炙熨患處**。陳藏器說：**能治療癭瘤，鬼氣疰忤**。**銼為細末，和青木香敷瘡腫惡毒**。李時珍說：**能消瘰癧癰腫，明目固牙，烏鬚髮。治石女，殺蟲墜痰，治療噎膈消渴風癇，解金石藥毒**。

鐵落（《神農本草經》中品）

【釋名】　《名醫別錄》稱：**鐵液**。《本草拾遺》稱：**鐵屑**。又叫：**鐵蛾**。

　　陶弘景說：鐵落，是染黑的鐵漿水。蘇敬說：是煅製的人燒鐵至赤沸，在砧上鍛打，其皮甲落下所得。如果以漿為鐵落，那麼鋼浸的汁又是什麼呢？落是鐵皮，鐵漿水黑於其他的鐵，所以又名鐵液。李時珍說：生鐵打鑄之時，有鐵花飛出，如蘭如蛾，故俗稱鐵蛾。現在製作煙火的人用此。鐵末浸醋寫字於紙上，背後塗上墨，像石碑上的字。

【性味】　**辛，平；無毒**

【主治】　《神農本草經》：**治風熱惡瘡、瘍疽瘡痂、皮膚疥癬**。《名醫別錄》：**除胸膈中熱氣、飲食不下，止煩，去黑子，可作為黑色染料**。《日華諸家本草》：**治驚邪癲癇、小兒客忤，消食及冷氣，都可煎汁服用**。陳藏器說：**主治鬼打鬼疰邪氣，以水漬沫出，澄清，暖飲一二杯**。蘇敬說：**炒熱投杯中飲服，療賊風痙。又裹以熨腋下，能治療狐臭，有效**。李時珍說：**平肝去怯，治易怒發狂**。

【發明】　李時珍說：按《素問》記載，黃帝問道：有病怒狂的，這種病是怎樣發生的？岐伯回答說：生於陽，陽氣，暴折而不決，所以善怒，病名陽厥。問：怎麼知道？答：陽明常動，太陽、少陽不動，而動就生大疾，這就是依據。治療當奪其食即癒。因飲食入於陰，而能長氣於陽，所以奪其食即癒。以生鐵落為飲，因生鐵落下氣最快。這是《素問》的原文。我曾解釋說：陽氣抑鬱而不得疏越，使少陽膽木夾三焦少陽相火、太陽陰火上行，所以使人易怒如狂，其太陽、少陽的脈象，可為診斷依據。奪其食，使胃氣不能復助火邪。飲用生鐵落以金來制木。木平則火降，所以說下氣最速，氣就是火。

現代醫學研究簡介

【來源】　鐵落為生鐵煅至紅赤，外層氧化時被錘落的鐵屑，主要含四氧化三鐵。

【臨床應用】　1.治療各種扭傷。2.治療頑固性呃逆。3.治療臁瘡腿。4.治療神經衰弱。5.治療癲狂症。

二、玉類

玉（《名醫別錄》上品）

【釋名】　又名：**玄真**。

李時珍說：按許慎的《說文解字》解釋，玉是石中之美者。玉有五德：潤澤以溫，是仁；觀察其外可以知其內，是義；其聲音舒揚悅耳且能遠傳，是智；寧折不彎，是勇；銳廉而不技，是潔。其字像三塊玉石連貫的形狀。葛洪在《抱朴子》一書中說：玄真，是玉的別名，服後能使人身輕，活動便利。所以說服玉的人，其生命沒有極限。

【集解】　《名醫別錄》說：玉泉、玉屑，生產於藍田的山谷中，隨時都可開採。李時珍說：按《太平御覽》記載，交州出產白玉，夫餘出產赤玉，挹婁出產青玉，大秦出產菜玉，西蜀出產黑玉。藍田出產美玉，色如藍所以稱藍田玉。《淮南子》說：鍾山的玉，炊以爐炭燒三日三夜，而色澤不發生變化，是得到了天地之精。根據這些說法，則產玉的地方就多了。而現在之所以不出產，可能是因為納為貢品後為害地方，所以就獨以于闐玉為珍貴了。古代禮品中的玄珪蒼璧；黃琮赤璋、白琥玄璜，是以天地四時來命名的寶玉。《禮記》中說：石中蘊藏有玉則氣如白虹，其神態可見於山川之間。《博物志》說：山中有構樹的地方生產玉石。《尸子》說：水圓折的地方有珠，方折的地方有玉。《地境圖》說：二月山上草木開始生長，有光下垂的地方有玉石，玉的精像美女。《玉書》說：玉有山玄文和水蒼文，生於山而其木潤澤，產於水中能使水流芳，藏於璞則文采外露。根據以上這些說法，則可知玉有山產、水產二種。各地的玉以產於山上的為多，于闐的玉則產在河中。其中有的石很像玉，如珷玞、琨、珉、璁、瓔等等。北方有一種罐子玉，雪白有氣眼，是用藥燒製而成的，不可不辨，這種玉沒有柔潤之性。《稗官》記載：火玉顏色紅赤，可烹鼎，暖玉可避寒，寒玉可避暑，香玉有香氣，軟玉質柔軟。還有觀日玉，可以清楚看見日中的宮闕，這些都是難得的稀世珍寶。寇宗奭說：燕玉出產於燕北地區，體柔脆如油，色白者，不入藥用。

玉屑（《名醫別錄》）

【修治】　陶弘景說：玉屑是玉製成的屑，而不是另外一種物質。在道家修煉的仙經中記載有服食穀玉，把玉搗成米粒般大小，再以醋一類來溶玉如泥，也有合為漿水的。凡服食玉，都不得用已經製成器物的玉製品，以及埋入墳墓中的玉石。

【性味】　**甘，平；無毒。**

李珣說：鹹、寒，無毒。李時珍說：惡鹿角，養丹砂。

【主治】　《名醫別錄》載：**除胃中熱，治喘息煩滿，止渴，作屑如麻豆服食，久服能延年益壽，輕身健體**。《日華諸家本草》載：**潤心肺，助聲喉，滋毛髮**。李珣說：**滋養五臟，止煩躁，宜與金、銀、麥門冬等同煎服，有益。**

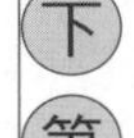
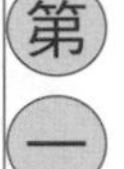
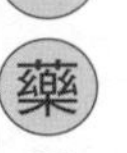
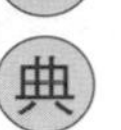

青琅玕（《神農本草經》下品）

【釋名】　《本草拾遺》稱：**石闌干**。《神農本草經》稱：**石珠**。《名醫別錄》稱：**青珠**。

李時珍說：琅玕，像其聲。可碾為珠，所以得珠名。

【集解】　《名醫別錄》說：青琅玕，生蜀郡平澤地區，隨時可採。李時珍說：按照許慎《說文解字》說，琅玕是石中像玉的石塊。孔安國說，是像珠的石塊。《總龜》說，生於南海石崖間，形態如筍，質地像玉。《玉冊》說：生於南海崖石內，自然感受天地陰陽二氣而成，形似珠而色赤紅。《列子》說：蓬萊的山中，珠玕生長得像樹叢。根據這些說法，則琅玕生長於西北山中以及海邊，崖石間。其中所說的生於海底用網採取的是珊瑚，而不是琅玕。產在山上的是琅玕，產在水中的為珊瑚，珊瑚也有碧色的。現在回族人集居的地區生產一種青珠，與碧靛相似，可能是用琅玕製作的。《山海經》說：開明山北有珠樹。《淮南子》說：曾城有九重，有珠樹在城西。珠樹即琅玕。

【性味】　**辛，平；無毒。**

徐之才說：殺錫毒，得水銀良，畏雞骨。

【主治】　《神農本草經》載：**治身癢、火瘡癰瘍、疥瘙死肌**。《名醫別錄》載：**治白禿和長在皮膚中的浸淫瘡，煮煉後服食，起陰氣，可化成丹**。陶弘景說：**治手足厥逆**。陳藏器說：**石闌干主治石淋，破血，治產後惡血。磨服或煮服，也可以火燒投酒中服。**

珊瑚（《新修本草》）

【釋名】　《梵書》稱：**缽擺娑福羅**。

【集解】　蘇敬說：珊瑚產於南海，又從波斯國以及從師子國得來。蘇頌說：現在廣州也產，說生長在海底，像枝柯形態，明潤如紅玉，其中有許多孔，也有無孔的，枝柯多的更難得到，隨時可採集。

【性味】　**甘，平；無毒。**

【主治】　《新修本草》：**治目中翳，消宿血。研末吹鼻，止鼻衄**。《日華諸家本草》：**能明目鎮心，止驚癇**。李時珍說：**點眼，去飛絲**。

【發明】　李珣說：珊瑚主治與金相同。寇宗奭說：現在用來點眼，治療目翳。陳藏器說：珊瑚用針刺後流出汁如血，以金投入為丸名金漿，以玉投入為玉髓，久服可以益壽。

現代醫學研究簡介

【來源】　珊瑚為磯花科動物桃色珊瑚等珊瑚蟲分泌的石灰質骨骼，主要含碳酸鈣等。

馬腦（《嘉祐補注本草》）

【釋名】　又名：**瑪瑙、文石**。

陳藏器說：赤爛紅色，像馬的腦，故有此名，也叫馬腦珠。西方胡人說是馬口中吐出來的，是謬論。李時珍說：按照《增韻》所說，馬腦屬玉類物質。其文理交錯，像馬的腦，因而得名。《本草拾遺》說是鬼血所化，更是荒謬。

【集解】　陳藏器說：馬腦生在西方外國玉石間，也是美石之類，為寶物。進口到中國的都是製成器物的馬腦。還有出產於日本國的。用馬腦碾壓木頭不發熱的為上品，發熱的不是真馬腦。李時珍說：馬腦出產於西南邊的幾個國家，傳說用自然灰可使馬腦變軟，可刻製。曹昭《格古論》說：多出自北部地方、西南地區，非石非玉，堅而且脆，刀刮不動，其中成人物鳥獸形的最珍貴。顧薦《負暄錄》說：馬腦的品種很多，南北各地都有出產，大的如斗，其質堅硬，碾造加工很費力氣。南馬腦出產於大食國等地，顏色正紅無瑕，可作酒具。西北產的馬腦色青黑，寧夏、瓜、沙、羌等地沙磧中得到的尤為珍奇。有柏枝馬腦，花紋像柏枝。有夾胎馬腦，正面視色瑩白，側視如凝血，一物視二色。截子馬腦，黑白顏色各半。合子馬腦，漆黑中有一白線分開。錦江馬腦，其色如錦。纏絲馬腦，紅白如絲。這些都為珍貴之品。漿水馬腦，上面有淺水花。醬斑馬腦，有紫紅花。曲蟮馬腦，有粉紅花。這些價值稍低。另外，還有紫雲馬腦出產於和州，土馬腦出產於山東沂州，也有紅色雲頭、纏絲、胡桃花的，還有竹葉馬腦，出於淮右，花如竹葉，可以用作桌面、屏風。金陵雨花臺小馬腦，只可充當玩具。試馬腦的方法：以馬腦碾壓木頭不發熱的為真。

【性味】　**甘，寒；無毒。**

【主治】　陳藏器說：**避惡，熨目赤爛**。李時珍說：**主治目生翳障，研末點眼。**

現代醫學研究簡介

【來源】　瑪瑙為礦物質石英的隱晶質變種之一。

【化學成分】　主要為三氧化矽。現代亦可用鐵、鈷、鎳等及鹽類等自然浸透於矽酸的凝膠中，製成人工瑪瑙。

寶石（《本草綱目》）

【集解】　李時珍說：寶石出自西域各地，回鶻地方的坑井內，雲南、遼東也有。有紅、綠、碧、紫等幾種顏色。紅色的名刺子，碧色的名靛子，翠色的名馬價珠，黃色的名木難珠，紫色的名蠟子。又有鴉鶻石、貓精石、石榴子、紅扁豆等名稱，都是寶石一類。《山海經》中言：騩山多產玉，自淒水出，向西注於海，其中多采石。采石，即是寶石。碧色的，唐代人稱為瑟瑟。紅色的，宋代人稱為靺鞨，現在統稱為寶石。用於鑲首飾器物，大的如手指肚，小的如豆粒，都碾製成珠的形狀。張勃《吳錄》說：越巂、雲南河中出碧珠，須祭禮後才可取，有縹碧、綠碧色。此即是碧色的寶石。

【主治】　李時珍說：**去翳明目，入點眼藥中應用。灰塵入目，以珠拂拭即去。**

雲母（《神農本草經》上品）

【釋名】　《神農本草經》稱：**雲華、雲珠、雲英、雲液、雲砂**。又名：**磷石**。

李時珍說：雲母以五色命名。根據《荊南志》說：華容方臺山出產雲母。當地人等候在雲出之處，在下面掘取，都大有收穫。有長五六尺可作為屏風的，但掘取時禁忌出聲。根據這種說法，這種石是雲的根，所以得到雲母的名稱。而雲的根，是陽起石。《抱朴子》中有這樣的話：服食雲母十年，雲氣常覆其上。服其母而招來其子，是理所當然。

【集解】　《名醫別錄》說：雲母生於泰山山谷、齊山、廬山及琅琊北定山的石間，在二月收採。雲華五色俱全，雲英的顏色多青，雲珠的顏色多赤紅，雲液的顏色多白，雲砂的顏色多青黃，磷石的顏色正白。楊損之說：青赤黃白紫都可服用，以白色輕薄通透的為上品，黑的不能用，能使人淋瀝生瘡。

【修治】　李時珍說：道家書中載，鹽湯煮雲母可為粉。又說，雲母一斤，用鹽一斗漬濕它，在銅器中蒸一日，臼中搗成粉。又說，雲母一斤，用鹽一升，同搗細，放入多層布袋內揉搓，用水澆洗使鹽味去盡，懸以高處讓風吹乾，自然成粉。

【性味】　**甘，平；無毒。**

甄權說：有小毒，惡徐長卿，忌羊血、粉。徐之才說：澤瀉為其使，畏蛇甲及流水。陶弘景說：煉雲母用礬製則柔爛，亦是其藥性相畏所致，百草上的露更勝東流水，也有用五月茅草屋上溜下來的水。獨孤滔說：雲母能製汞，伏丹砂。

【主治】　《神農本草經》載：**治身皮死肌，中風寒熱如在車船上，除邪氣。安五臟，益子精，明目，久服輕身延年**。《名醫別錄》載：**下氣堅肌，續絕補中，療五勞七傷、虛損少氣，止痢，久服悅澤不老，耐寒暑，志高神仙**。甄權說：**治下痢，補腎冷。**

【發明】　韓保昇說：雲母屬金，故色白而主肺。寇宗奭說：古代雖有服煉法，但現在很少有人服食，是為了慎重從事。唯有合成雲母膏，用來治療一切癰毒瘡等的藥方，見於《太平惠民和劑局方》。李時珍說：古代的人說用雲母壅住屍體，可使屍身不腐朽。有盜墓的人挖掘馮貴人的墳，其屍形貌如生，因而共姦之；盜掘晉幽公的墳墓，百屍縱橫以及衣服都和活人一樣，這都是因為使用雲母壅屍的緣故。

紫石英（《神農本草經》上品）

【集解】　《名醫別錄》載：紫石英出產於泰山山谷，隨時可開採。李時珍說：按照《太平御覽》所說：自大峴至泰山，都有紫石英。泰山所出產的，甚是奇物。平氏陽山縣所出的，色深特別好。烏程縣北壟土所出的，很光明，但小黑。東莞縣爆山所出產的，舊時用以進貢。江夏礬山也出紫石英。永嘉固陶村小山所出，芒角很好，但成色小而薄。

【修治】 李時珍說：凡入丸散，用火煅醋液七次碾成末以水飛過，曬乾後入藥。

【性味】 **甘，溫；無毒。**

李時珍說：服食紫石英後，乍寒乍熱者，飲酒良。

【主治】 《神農本草經》：**治心腹咳逆邪氣，補不足，女子風寒在子宮，約孕十年無子。久服溫中輕身延年。**《名醫別錄》：**治療上氣心腹痛、寒熱邪氣結氣，補心氣不足，定驚悸，安魂魄，填下焦，止消渴，除胃中久寒，散癰腫，令人悅澤。**甄權說：**養肺氣，治驚癇，消蝕膿。**

【發明】 王好古說：紫石英，入手少陰、足厥陰經。甄權說：虛而驚悸不安的病症，宜加用此藥。女子服紫石英能有子。李時珍說：紫石英，是入於手少陰、足厥陰經的血分藥。上能鎮心，是取重能去怯；下能益肝，是取濕能去枯。心主血，肝藏血，其性緩而能補，故心神不安、肝血不足，以及女子血海虛寒不孕的病症宜用。《名醫別錄》說其補心氣，甄權說其養肺，都沒有分清氣陽血陰營衛的區別。唯《神農本草經》中所說的各種病症，才是正確的。

現代醫學研究簡介

【來源】 本品為氟化物類物螢石族螢石。

【化學成分】 主含氟化鈣。

三、石類

丹砂（《神農本草經》上品）

【釋名】 又名：**朱砂**。

李時珍說：丹是石頭的名字，丹字從字形上看，像井中有一點，好像丹落在井中的形狀。這種說法出自許慎《說文解字》一書。後人以丹為紅色之名，所以丹砂又稱朱砂。

【集解】 李時珍說：丹砂以辰砂、錦砂為最佳品。麻陽就是古時錦州一帶。品質最好的是箭鏃砂，結不實的為肺砂，細碎的稱為末砂。顏色發紫不染紙的為舊坑砂，是好品種；色鮮豔能染紙的，為新坑砂，品質差些。蘇頌、陳承所謂階州砂、金砂、商州砂，其實是陶弘景所說的武都雄黃，不是丹砂。范成大《桂海志》記載：本草經辰砂為上，宜砂次之，然而宜州出砂的地方，與湖北大牙山相連。北為辰砂，南為宜砂。由於這些地方地質結構沒有大的差異，所以也沒有什麼區別，時間長一些的也是出於白石床上。蘇頌因而說：宜砂出於土石之間，並不是出產於石床上，這是沒有認識到這一點。另外，有一種紅色質嫩的，叫土坑砂，是土石之間的品種，不太能受火煅。邕州也有丹砂，大的重達數十、上百兩，成塊的顏色黑暗，不能作藥用，只能用來燒取水銀。蘇頌說融州也有，但現在融州沒有丹砂，其實是邕州的錯誤。《庚辛玉冊》說：丹砂石以五溪山峒中出產的，得到正南之氣的為上等品。麻陽諸多山嶺與五溪相連接的地方出產的，品質差一些。雲南、波斯、西湖的砂，都是光潔有用的。柳州產的一種砂，全與辰砂相類似，只是塊圓像皂角子，不能作藥用。商州、黔州土丹砂，宜州、信州砂，裏面含毒氣以及金銀銅鉛氣，不可服。

【修治】 李時珍說：現在的製法只是取好砂研成細末，用流動的水飛三次後使用。那些末砂大都夾雜著石末、鐵屑，不能入藥。又一法：用絹織成的袋子盛上砂，用蕎麥灰淋濕，煮三晝夜取出，用流水浸泡洗過後，研成細末曬乾用。另外一種說法是將丹砂與石膽、消石混合埋在土中，可以化成水。

【性味】 **甘，微寒；無毒。**

李時珍說：丹砂，《名醫別錄》記載無毒，岐伯、甄權等說其有毒，兩種說法似乎矛盾。其實按照何孟春《餘冬錄》所說，丹砂性寒而無毒，一見火就發熱而產生劇毒，服後會死人，藥性隨火煅而發生變化，這種認識是正確的。丹砂之所以畏慈石、鹼水，是因為水能克火的緣故。

【主治】 《神農本草經》記載：**治身體五臟百**

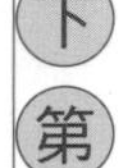
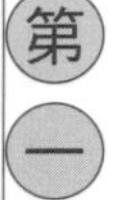

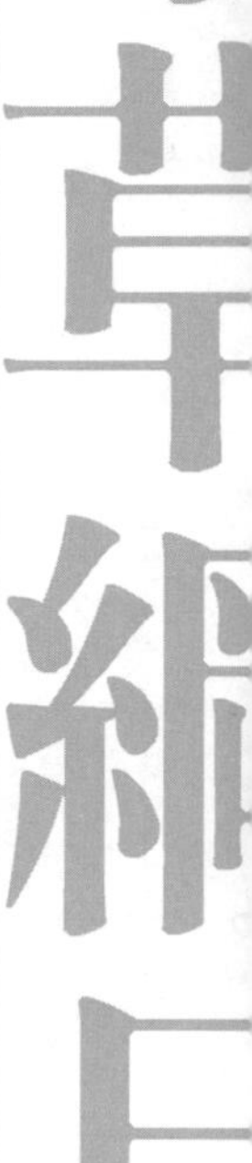

病，保養精神，安定魂魄，補益正氣，明目，祛除毒邪。長期服用可以通調精神，使人體健不老。能昇華成汞。《名醫別錄》認為：**能通血脈，止煩滿消渴，增益精神，和悅潤澤顏面，除中惡、腹痛、毒氣及疥瘻諸瘡，使人身體輕健如同神仙一般。**甄權說：**能鎮心，治結核、抽風。**《日華諸家本草》說：**可以潤心肺，治痂瘡、息肉，可做成外敷藥。**李時珍說：**能治驚癇，解胎毒、痘毒，驅祛瘧邪，發汗。**

【發明】　李時珍說：丹砂生於南方，稟受離火之特性而生成，形成體陽而性陰的性質，所以它的外部呈現出紅色而內部含真汞。它的藥性為寒性，這是因為離火之中有水的原因。它的藥味不苦而甘，這是因為離火之中有土的原因。正因如此，它同遠志、龍骨等藥配伍，可以保養心氣；與當歸、丹參等藥配伍，可以滋養腎陰；與枸杞、地黃等藥配伍，可以濡養腎陰；與厚朴、川椒等藥配伍，可以培養脾臟；與天南星、川烏等藥配伍，可以祛風。除上述功效外，丹砂還可以明目、安胎、解毒、發汗，隨著與其配伍的佐藥、使藥不同而獲得相應療效。無論用到什麼地方，都可獲效。夏子益著《奇疾方》記載：有個人自我感覺人與形分作兩人，一同行走，一同休息，無法辨別誰是真人誰是假形，這人患的是離魂病。用辰砂、人參、茯苓共同煎煮至濃稠，天天飲服。真人就會感到神氣清爽，假形自然化掉，無影無蹤。《類編》記載：錢丕少卿經常在夜間作惡夢，整夜不能安睡，自已憂慮，這現象是不吉利的徵兆。後來他遇到鄧州推官胡用之，胡對他說，過去也曾有過同樣的毛病。經一位道士指點，在身上佩戴形似箭鏃的辰砂，過了十天就得到效驗，四五年來不再作惡夢。說著，胡從髮髻中解出一個紅色袋囊送給他佩戴，當天晚上便沒有作惡夢，神魅變得安靜、清爽了。道家著作說丹砂能避惡，安魂魄。從以上二則資料可以得到證明。

【附方】　**治小兒驚熱，夜臥多啼**《普濟方》：用朱砂半兩、牛黃一分，共研細末。每服一湯匙，用犀角磨水送下。　**治妊娠胎動**：用朱砂一錢研成細末，三個雞蛋清攪勻，一次服下。若胎已死，可打下；如胎未死，可保住。　**治目生障翳**：用生辰砂一塊，天天輕擦翳膜，日久可消退。　**治急驚搐搦**《聖濟錄》：用丹砂半兩，一兩重的天南星一個，炮製到開裂，然後用酒浸泡，再用大蠍三個共研細末，每次用一湯匙，用薄荷湯送下。　**治各種吐血症狀**：用朱砂、海蛤粉等份，研成細粉末，每次用酒服二錢左右。　**治目膜息肉**：用丹砂一兩，研成細末拌均勻，水浸七日，取出曬乾，再研成細末，收藏瓶中，每天取少許點在息肉上。　**驚忤不語**《直指方》：用朱砂研細末，以雄豬心血調和，製成麻子大的藥丸，每次用棗湯送下七丸。　**客忤猝死**《肘後方》：用真丹一湯匙，蜜三合，調合後灌下。　**癲癇狂亂**《百一選方》用歸神丹：用豶豬心二個，切開，放大丹砂二兩，燈心三兩。外用麻線縛牢，置石器中煮一晝夜，然後解縛取砂，研成細末，加茯神末二兩，灑上酒，糊成梧桐子大的藥丸。根據患者情況，每次服九丸、十五丸或二十五丸，麥門冬煎湯送下。病重體弱者，乳香人參湯送下。

現代醫學研究簡介

【來源】　丹砂為自然的辰砂的礦石。

【化學成分】　主要成分為硫化汞，純者相當於硫化汞，但常夾雜種種物質，常見者為雄黃、磷灰石、瀝青質等。

【臨床應用】　1.治療面神經炎。2.治療尿布疹。3.治療癲狂病。4.治療精神分裂症、癔病、焦慮症。5.治療癲癇。6.治療羊癲瘋。7.治療心悸。8.治療熱驚厥。9.治療口腔炎。10.治療鵝口瘡。11.治療小兒腹瀉。12.治療小兒肺炎。13.治療白喉。

水銀（《神農本草經》中品）

【釋名】　《名醫別錄》稱：**汞、澒**。《本草綱目》稱：**靈液**。《藥性本草》稱：**姹女**。

李時珍說：它的形態像水，顏色像銀，故叫水銀。澒，就是流動的樣子，方士把水銀和牛、羊、豬三種牲畜的油脂合成後製成膏，用通草為燈捻，照在有寶物的地方，就能照出金銀銅鐵鉛玉龜蛇妖怪，所以叫靈液。蘇頌說：

《廣雅》記載水銀又叫澒，煉丹的人稱汞，兩字是相通的。

【集解】　《名醫別錄》記載：水銀出產於符陵的平原地帶，是從丹砂中提煉出來的。李時珍說：從朱砂提煉出來的是真汞。雷斆說有種草汞。陶弘景說有砂地汞。《淮南子》說，弱質土之氣生白礜石，白礜石提煉白澒。蘇頌認為陶的說法從沒聽說過。按照陳霆《墨談》說，拂林國在太陽落下的地方有個水銀海，方圓四五十里。這個國家的人採集水銀時，在靠近海十里左右的地方挖幾十口井，派人騎上駿馬，都貼上金箔，往海邊走，在太陽照耀下，顯得金光耀眼。吸引水銀滾沸如潮水般湧來。人們騎馬快速返回，這時水銀隨後湧來，如果行動緩慢，人和馬都會被吞沒。走得快，水銀就全部落進挖好的坑井中，然後使人從坑井中取出水銀，與香草同煎，成為花銀。這與中原出產的不同，卻和陶弘景所說出自砂地相吻合，又與陳藏器所說人們服水銀後得拘攣一類的病，將金器烤熱後熨，就能吸出水銀，腐蝕金器相符合。西番地帶多產丹砂，其中自己流出液體形成水銀，不光靠煉砂提取是可信的。

【性味】　**辛，寒；有毒。**

甄權說：有大毒。《日華諸家本草》說：無毒。徐之才說：畏磁石、砒霜。

【主治】　《神農本草經》：**治疥瘺痂白禿，殺皮膚中虱，墮胎除熱，解金銀銅錫毒。熔化後製成丹，久服延年益壽。**《名醫別錄》：**敷男子陰部，治療各種陰部疾病。**陳藏器說：**利小便，去熱毒。**《日華諸家本草》記載：**治許多發熱性流行病，除風，安神鎮心，治惡瘡瘑疥，殺蟲，催生，下死胎。**寇宗奭說：**治小兒驚熱涎潮。**李時珍說：**能鎮墜痰逆，嘔吐反胃。**

【發明】　陶弘景說：製成丹藥，出自煉丹的人。曬乾後用酒調服，延年益壽。《抱朴子》說：丹砂燒煉出水銀，水銀積變又能還原成丹砂，是一般的草木遠遠不可比的，所以能使人益壽。金汞填塞於屍體的九竅裏，屍體因此不腐爛，何況人服用呢？李時珍說：水銀是至陰的精華，稟性沉著。用火鍛燒後，即飛騰靈變；接觸到人體後，氣息薰蒸，鑽人骨髓筋脈，滅絕陽氣，腐蝕腦海。陰毒的物質沒有比得上它的。

現代醫學研究簡介

【來源】　水銀為一種液態金屬。主要由辰砂礦煉出，少數取自自然汞。

【化學成分】　水銀，即金屬汞。

【藥理作用】　水銀（汞）的化合物有消毒、瀉下、利尿作用，現已不用或罕用。元素汞不引起藥理作用。解離後的汞離子能與巰基結合而干擾細胞的代謝及功能。元素汞不能自胃腸道吸收，但其表面暴露於空氣中時可形成氧化物或硫化物，因而吞食後有時可引起輕度瀉下、利尿；吞食水銀的人，大多數並無症狀，水銀自糞便排出，少數人可有某些症狀，而極少數（敏感或其他未知原因）可引起立即死亡

【臨床應用】　1.治療癌症。2.治療酒渣鼻。3.治療帶狀皰疹。

水銀粉（《嘉祐補注本草》）

【釋名】　《本草拾遺》稱：**輕粉**。《日華諸家本草》稱：**峭粉**。又稱：**膩粉、汞粉**。

李時珍說：輕是指它的質地；峭是指它的狀貌；膩是說它的特性。過去蕭史為秦穆公煉製飛雲丹，第一轉得到的就是輕粉。

【性味】　**辛，冷；無毒。**

《日華諸家本草》記載：畏慈石、石黃，忌一切血，因為它出自丹砂的原因。李時珍說：水銀粉溫燥有毒，升浮之性。黃連、土茯苓、陳醬、黑鉛、鐵漿等都可以制約它的毒性。

【主治】　陳藏器說：**通大腸，治小兒疳積及瘰癧、瘡、疥、癬、酒渣鼻、風瘡瘙癢等疾病。**李時珍說：**能治痰涎積滯，水腫鼓脹、毒瘡。**

【發明】　李時珍說：水銀是一種純陰的毒物，因從火煅丹砂而產生，再加鹽、礬煉而為輕粉，加上硫磺昇而為銀朱，輕飛靈變，將純陰變化為燥烈之性的藥物了，它的特性是走而不守，善於劫奪痰涎消積滯。所以水腫、風痰、濕熱、毒瘡被其劫奪，涎液從齒齦排出，鬱邪也因此而暫時散開，疾病也因此而治癒。倘若服用過量，或服用不得法，那麼毒氣被薰蒸竄

入經絡筋骨，就難以透出。痰涎既已被逐去，而血液也耗亡，筋失所養，營衛因此不相順從。結果筋脈拘攣，骨節疼痛，或生發為癰腫疳漏、手足皸裂、蟲症、癬症等頑固的痹症。常年累月不能治癒便會發展成殘廢，或變成難以根治的痼疾。這個害處是無窮的。我觀察煉丹的人在昇煉水銀為輕粉時，煉丹用的鼎器稍微疏忽，沒有封固嚴密的話，鐵石就會穿透，更何況人的筋骨皮肉呢？

現代醫學研究簡介

【來源】　水銀粉即輕粉。為粗製氯化亞汞結晶。

【臨床應用】　1.治療鼻息肉。2.治療腳癬。3.治療中耳炎。4.治療腋臭。5.治療足皸裂。6.治療臁瘡、皮膚潰瘍。

銀朱（《本草綱目》）

【釋名】　又名：**猩紅**、**紫粉霜**。

李時珍說：以往的人認為水銀出於丹砂，熔化後還原成為紅色的，即是銀朱。它的名字也是由此而來的。

【集解】　李時珍說：胡演著《丹藥秘訣》記載，昇華煉製銀朱的方法是：將二斤石亭脂放在新鍋內熔化，再加入水銀一斤，炒成青砂狀，不見較大的碎塊為度。然後研成細末盛放在罐子裏，用石板蓋住，以鐵線縛捆牢固，外用鹽泥包裹，在大火上煅燒。冷卻後取出，近罐口的是丹砂，下面貼罐的是銀朱。現在人多用黃丹及紅礬混合，其顏色黃黯，應鑒別。真銀朱稱為水華朱。每一斤水銀，可煉製好銀朱十四兩八分，品質稍次的銀朱三兩五錢。

【性味】　**辛，溫；有毒。**

【主治】　李時珍說：**能破積消滯，劫奪痰涎，開散結胸，治療疥癬惡瘡，殺蟲虱，功效同粉霜。**

【發明】　李時珍說：銀朱是硫磺同汞昇華煉製而成，它的藥性燥烈，亦能腐爛牙齦，使筋脈拘攣，療效與毒副作用與輕粉相同。現在炊事人員往往用銀朱在菜飯上著色，應該去掉。

現代醫學研究簡介

【來源】　銀朱為人工製成的赤色硫化汞。本藥與靈砂均為同物，目前入藥並不區分。但古代分作二條，據古代製法，靈砂用硫磺昇煉，故靈砂的品質當較銀朱為純。

雄黃（《神農本草經》中品）

【釋名】　《神農本草經》稱：**黃金石**。《新修本草》稱：**石黃**，又叫：**薰黃**。

吳普說：雄黃生山脈的向陽面，是丹的雄烈品，所以名雄黃。陳藏器說：現在人敲取石黃中精明耀燦的為雄黃，外面色黑的為薰黃，雄黃燒煉時不臭，薰黃燒煉時有臭味，以此區別。甄權說：雄黃，是金礦的苗，所以南方鄰近金礦冶煉的地方經常可以發現，但是品質不及西方來的好。寇宗奭說：雄黃不是金礦的苗。有很多金礦井的地方，沒有雄黃。李時珍說：雄黃在冶煉黃金時點入使用，所以名叫黃金石，不是金礦的苗。

【集解】　《名醫別錄》記載：雄黃生於武都山谷，敦煌山脈的向陽面。隨時可採。李時珍說：武都水窟所產的雄黃，北方人拿來充丹砂，但研細末後呈黃色。據《丹房鏡源》說：雄黃千年可化為黃金。武都所產的品質最佳，西北各地稍次。磁鐵色的品質好，雞冠色的品質稍次。

【修治】　孫思邈說：若要服用武都雄黃，必須用油煎九日九夜，才可入藥，如果不這樣煎就有毒。謹慎使用，不要生用。李時珍說：另有一法，用米醋加入蘿蔔汁煮乾，效果也好。

【性味】　**苦、平，寒；有毒。**

《名醫別錄》記載：甘，大溫。甄權說：辛，有大毒。《日華諸家本草》說：微毒。

【主治】　《神農本草經》：**治療惡寒發熱及鼠瘻惡瘡、疽、痔腐肉不去，除各種邪氣、蟲毒，勝五兵。煉製後服食，可使身體輕健敏捷，益壽。**《名醫別錄》：**治療疥蟲瘑瘡、目痛、鼻息肉，續筋骨，療全身關節疼痛，消積聚癖氣，治療中惡、腹痛、鬼疰，解諸蛇、虺毒及藜蘆毒，使人顏面潤澤。服食之後，都上**

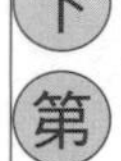
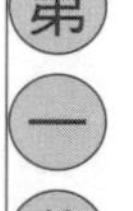
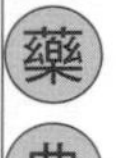
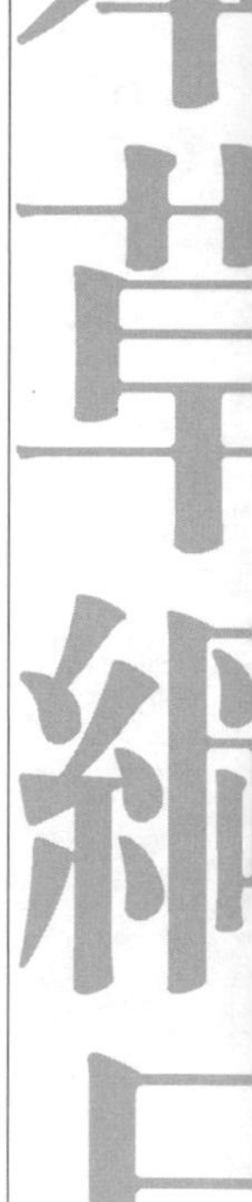

入腦中，不畏鬼神，延年益壽，健運脾胃，不使饑餓，與銅一起可煉作金。《日華諸家本草》：**治療疥癬，祛除風邪，驅山嵐瘴氣，治療癲癇及一切蟲獸傷**。王好古說：**能搜肝氣，瀉肝風，消涎積**。李時珍說：**治療寒熱瘧疾、伏暑泄痢、飲酒成癖、驚癲癇、頭風眩暈，化腹中淤血，驅殺䘌蟲疳蟲等寄生蟲**。

【發明】 甄權說：雄黃能解各種毒，避各種邪氣，解各種蟲毒。人們佩戴它，鬼神不敢貼近；進入山林，虎狼潛伏；涉水過河，毒物不會傷身。《抱朴子》說：將雄黃帶在身上進入山林，就不畏懼蛇。若蛇咬傷人，用少許雄黃敷傷口，很快就會好。長江中下游一帶，暑濕之氣鬱蒸，有很多毒蟲及射工、砂虱之類毒物，只需要用雄黃、大蒜等份共搗爛做一丸佩戴，若已被毒物刺中，塗擦也有良效。寇宗奭說：將雄黃焚燒，蛇嗅氣而遠遠離去。李時珍說：雄黃是治瘡解毒的要藥。入肝經、入氣分，所以肝風、肝氣、驚癇痰涎、頭痛眩暈、暑瘧泄痢積聚等病症，用它有良效。還能化血為水。但是方士煉製服食，並誇大它的作用，將它神化，中雄黃毒的也很多。

【附方】 **治猝中邪魔**《集驗方》：用雄黃末吹鼻中。 **治鬼擊成病**《千金方》：突然受到強烈的驚嚇而得病，血漏腹中，煩滿難忍。用酒送服雄黃粉一茶匙，每日服三次，可化血為水。 **治小兒各類癲癇**《直指方》：取雄黃、朱砂等份研為細末，每次服一錢，用豬心血加入齏水中調和送下。 **治傷寒咳逆**《活人書》：服藥不效，用雄黃二錢，酒一盞，煎煮至七分，讓患者乘熱嗅其氣，立即可止。 **治傷寒狐惑**《聖惠方》：陰蟲腐蝕陰部痛癢不止。用雄黃半兩，放於瓶 中燃燒，薰患者的陰部。 **治偏頭風病**《博濟方》：用至靈散：雄黃、細辛等份研為細末，吹入鼻中。左邊頭痛吹右邊，右邊頭痛吹左邊。

現代醫學研究簡介

【來源】 本品為硫化物類礦物雄黃族雄黃。

【化學成分】 主含二硫化二砷，並含少量其他重金屬鹽。

【藥理作用】 1.殺菌作用。2. 抗血吸蟲作用。

【臨床應用】 1.治療濕疹、帶狀皰疹。2.雄黃外敷治膽道蛔蟲。3.治療肛門濕疹、瘙癢。4.治療熱帶性嗜伊紅細胞增多症。5.治療甲溝膿腫指疔。6.治療慢性支氣管炎。7.治療慢性粒細胞白血病。8.治療急性非淋巴細胞白血病。9.治療蠓咬皮炎。10.治療松毛蟲病。11.治瘧疾。12.治療蟯蟲病。13.治療流行性腮腺炎。14.治疥瘡。15.治療嬰幼兒濕疹。16.治療肝癌疼痛。17.治療「風毒腫」。18.治療麻風反應神經痛。19.雄黃散摘除翼狀胬肉。20.治療乳腺癌。21.治療鼻息肉。22.治療急性紅白血病。23.治療鉤蟲病。24.治療淋巴結炎。25.治療牙痛。26.治毒蛇咬傷。27.治療神經性皮炎。

雌黃（《神農本草經》中品）

【釋名】 李時珍說：生於山脈的陰面，所以叫雌黃。

【集解】 《名醫別錄》記載：雌黃出產在武都山谷，與雄黃同產於一座山脈。山脈背陽面有金礦，金精薰後生雌黃。隨時可採。李時珍說；按照獨孤滔《丹房鏡源》說，山的背陽面所出產的是雌黃。成為黑色的，質輕乾，如燒焦的錫塊。臭黃的，質硬而無外膜。試驗的方法：只放在指甲上摩擦，指甲上色的好。另外一法，在燒後的熨斗底面，用雌黃劃痕，畫後見一道紅黃線的好。外國來的如同噴上血的品質上等，湖南南部的稍次一些，青色者尤好。狀如葉子的為上品。煉製黃金沒有這不成。還能熔冶五金、乾汞，轉化硫磺，製煉粉霜。又說：雄黃變化成鐵，雌黃變化成錫。

【性味】 **辛，平；有毒**。

《名醫別錄》認為：大寒，不入湯用。土宿真君說：芎藭、地黃、獨帚、益母草、羊不食草、地榆、五加皮、瓦松、冬瓜汁，都可制伏雌黃的毒性。另外，雌黃遇鉛及胡粉就變成黑色。

【主治】 《神農本草經》記載：**治療惡瘡禿頭痂疥，解各種邪毒，治蟲虱身癢。冶煉後長久服可以延年益壽**。《名醫別錄》記載：**可腐蝕鼻息肉，治陰部䘌瘡、身面白駁斑，以及神志恍惚，消散皮膚死肌，解蜂蛇毒。長久服用使人腦脹滿**。李時珍說：**治療冷痰勞嗽、血氣蟲**

積、心腹疼痛、癲癇、解毒。

【**發明**】　韓保昇說：雌黃法於土，所以色黃主脾。李時珍說：雌黃、雄黃同產於一山。只是以向陽背陽，所感受之氣不同而區別。所以服食的人看重雄黃，取雄黃得純陽的精，雌黃則混有陰氣。如若用在治病上，雌黃、雄黃的功效相差無幾。主要取它們能溫中，疏肝殺蟲、解毒祛邪的功效。

現代醫學研究簡介

【**來源**】　雌黃：為硫化物類礦物雌黃的礦石，主要含三硫化二砷。

石膏（《神農本草經》中品）

【**釋名**】　《名醫別錄》稱：**細理石**。《本草綱目》稱：**寒水石**。

李時珍說：石膏的紋理細密，所以名叫細理石。它的藥性大寒如水，所以又叫寒水石，與凝水石同名異物。

【**集解**】　《名醫別錄》記載：石膏出產在齊山山谷及齊盧山、魯蒙山，隨時可採集。紋理細密色白潤澤的質地優良，黃色的服後導致淋病。《日華諸家本草》記載：石膏透亮，紋理像雲母的品種好。又叫方解石。李時珍說：石膏有軟、硬二種。軟石膏體積大，生於石頭之中，一層層像壓扁的米糕，每層厚數寸，有紅白二種顏色，紅色的不可以服，白色的潔淨，紋理短密像一束束針，正如凝固的白蠟，鬆軟易碎，煅後色白，易碾成粉。另一種明潔，色略呈微青，紋理較長，細如白絲，叫理石。與軟石膏是一物二個種類。搗碎以後形狀顏色和前一種一樣，不好分辨。硬石膏成塊狀，紋理直、起稜，像馬牙齒一樣堅白，敲擊後成一塊一塊的方形石名叫方解石。燒後裂散但不能成粉狀，與硬石膏是一類中二個品種，敲碎後形、色一樣，不好辨別。自陶弘景、蘇敬、大明、雷斅、蘇頌、閻孝忠都以硬的為石膏，軟的為寒水石，到朱震亨才開始斷定軟的為石膏，並且後人使用後也得以驗證，長時間的疑惑明白了，那就是：過去的人所稱的寒水石，即是軟石膏，所稱的硬石膏，是長石。石膏、理石、長石、方解石四種，性氣都是寒，都可去大熱氣結，只是石膏又能解肌發汗，與其他的不同罷了。理石就是石膏之類，長石就是方解石之類。二者都可代用。現在人們用石膏點製豆腐，這是過去的人不知道的。

【**修治**】　李時珍說：古代修治法只是將石膏打碎如豆大，用絹包好，放入湯中煎。近時人考慮到石膏性寒，阻礙脾胃，因此用火煅後用，或者用糖拌炒後用，不礙脾胃。

【**性味**】　**辛，微寒；無毒。**

《名醫別錄》認為：甘，大寒。王好古說：入足陽明、手太陰、少陽經氣分。

【**主治**】　《神農本草經》記載：**治療中風惡寒發熱、心下逆氣、驚悸、氣喘、口乾舌焦不能休息、腹中堅硬疼痛、產乳金瘡**。《名醫別錄》記載：**除時行邪氣、頭痛身熱、三焦大熱、皮膚熱，散腸胃結氣，解肌發汗。止消渴、嘔吐、煩躁、腹脹、喘息、咽喉熱，也可煎湯外洗**。甄權說：**可以治傷寒頭痛如裂，高熱不退，皮膚如火烤。與葱同煎代茶飲，去頭痛**。《日華諸家本草》：**治療流行性熱狂、頭風眩暈，下乳汁，補健牙齒**。李杲說：**可除胃熱、肺熱。消散陰邪，運脾益氣**。張元素說：**治陽明經頭痛、頭熱惡寒、午後潮熱、大渴引飲、中暑潮熱、牙痛**。

【**發明**】　成無己說：風屬陽邪，寒屬陰邪。風易傷陽，寒易傷陰，營衛陰陽，補風寒所傷，那麼不是輕劑所能發散的，必須輕劑重劑合用而散邪，才使陰陽之邪均祛除，營衛之氣和調。這需用大青龍湯，湯中石膏為使藥。石膏是重劑，並且又專達肌表。又說：熱淫所勝，佐以苦甘。知母、石膏之味為苦甘，可以散熱。李時珍說：李東垣講，立夏前多服用白虎湯的人，會出現小便不禁，這是降令太過的原因，即陽明經的津液不能上輸於肺，肺的清氣也反覆下降所造成的。甄立言《古今錄驗方》說，治各種蒸病有五蒸湯，也是白虎湯加人參、茯苓、地黃、葛根，根據病症加減。王燾《外台秘要》說，治骨蒸勞熱久嗽，用紋理如束針狀的石膏一斤，粉甘草一兩，研細如麵粉，每日用水調用三四次。並說石膏無毒有大效益，是養命的上藥，不可因它價賤而懷疑它的寒性。《名醫傳》說，睦州楊士丞的女兒患

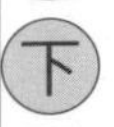
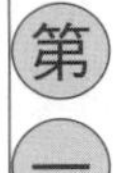
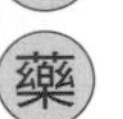
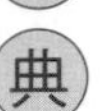

病，症狀是骨蒸內熱外寒，經很多醫生治療沒有治好，處州吳醫生用此藥方醫治後，熱退身涼。我認為這幾則病例都是對肺、胃火盛，少火、壯火亢盛，胃氣未衰的病者而言的。若年老體弱及氣血虛弱者，恐不適宜。廣濟林訓導五十歲，患發熱痰嗽病。有個醫生要他只服石膏，藥量達到一斤左右的時候，病者就不能吃飯，並且咳嗽頻繁，病更重，不能起床。這是用藥的醫生糊塗，不明病性，怎麼能投用石膏呢？楊士瀛說：石膏煅過後，最能收濕斂瘡，不導致肌肉腐爛。劉跂《錢乙傳》中說：同族的一個人嘔吐瀉泄病，醫生用溫藥後，吐瀉未止，還出現了氣喘症狀。錢乙說：這個人本來是中熱，怎麼能耐受剛燥的藥劑呢？不久將出現大小便不通。應當投用石膏湯。同族的人和醫生都不信從。過了二天，果然來請錢乙。錢乙說：仍然是石膏湯症，竟然如錢乙所說一樣，病癒了。另外，古方所用寒水石，是凝水石。唐宋以來諸方劑多附載後面，現在人們又以長石、方解石為寒水石，不能不辨識清楚。

【附方】 **治傷寒發狂**《本事方》：治療傷寒發狂，翻越牆壁上屋。用鵲石散：將寒水石二錢，黃連一錢，研為末，煎甘草。待藥汁冷後服。　**治風熱心躁、口乾，狂言亂語，渾身吐熱**《集驗方》：取寒水石半斤，燒煅半天，放置在潔淨的地坑內，且盆蓋嚴，四面用濕土堆起，放一晚取出，加入甘草末、天竺黃各二兩，龍腦二分，合糯米糕做成彈子大藥丸用蜜水研磨後服下。這個藥方還可解毒。　**小兒身熱**《普濟方》：石膏一兩，青黛一錢，研為末，用糕做丸如龍眼般大。每服一丸。

現代醫學研究簡介

【來源】 本品為硫酸鹽類礦物硬石膏族石膏。

【化學成分】 主要含含水硫酸鈣。

【藥理作用】 1.退熱作用。2.止渴作用。3.抗菌作用。4.一般藥理作用實驗結果與鈣劑的作用基本相似。

【臨床應用】 1.治療急性熱病。2.治療酒渣鼻。3.治療燙傷。4.治療燒傷。5.治療急性扭挫傷。6.治療感冒、流感。7.治療大骨節病。8.治療骨髓炎、骨結核所致骨缺損。9.治療小兒肺門淋巴結結核。10.治療小兒口腔潰瘍。11.治療糖尿病。12.治療牙槽膿腫。13.治小兒暑熱瀉。

滑石（《神農本草經》上品）

【釋名】 《本草衍義》稱：**畫石**。《名醫別錄》稱：**液石、番石**。陶弘景稱：**冷石**。又叫：**脫**（音奪）**石、膋**（音遼）**石、共石**。

寇宗奭說：滑石現在叫畫石，是因為它軟滑，可以繪畫。李時珍說：滑石性滑能通利竅孔，它的質地又滑膩，所以叫滑石。裱畫藝人用滑石刷在紙上代替粉，很白膩。膋就是凝固的脂，所以叫膋。脫就是無骨的肉。滑石這物品最滑膩，不硬堅的為上品，因此有上面這些名稱。

【集解】 李時珍說：滑石，廣西省桂林各地及瑤族居住地區的山洞都有出產，這些地方就是古代的始安。有白黑二種，功效都相似。山東蓬萊縣桂府出產的品質最好。因此處方上常開桂府滑石，與桂林出產的同稱。現在人們也用來刻圖書，但不怎麼堅固。滑石的根為不灰木。滑石中有光明黃子的叫石腦芝。

【性味】 **甘，寒；無毒。**

《名醫別錄》記載：大寒。

【主治】 《神農本草經》記載：**治療身熱、泄瀉、婦女乳汁分泌困難、癃閉，利小便，蕩滌胃中寒熱積聚，補益精氣。長期服可以使人身體輕健延年益壽，並且耐饑。**《名醫別錄》記載：**能通利九竅六腑津液，去滯留、鬱結病邪，止渴。**朱震亨說：**滑石能燥濕，分利水道而堅實大腸糞便，解飲食毒，祛積滯、逐凝血、解燥渴、補益脾胃、降心火，為治療石淋的要藥。**李時珍說：**治療黃疸水腫腳氣、吐血衄血、金瘡出血及各種瘡癰腫毒。**

【發明】 李時珍說：滑石能利竅，不獨利小便。上能利毛髮腠理之孔竅，下能利精、尿之孔竅。它味甘淡，先入於胃，滲走經絡，游溢津氣，上輸於肺，下通膀胱。肺主皮毛，為水之上源，膀胱主司津液，經氣化可利出。所以滑石上能發表，下利水道，為蕩熱燥濕的藥。發表是蕩滌上中之熱，利水道是蕩滌中下之熱；發表是燥上中之濕，利水道是燥中下之濕。熱散後三焦安寧，表裏調和，濕去後闌門

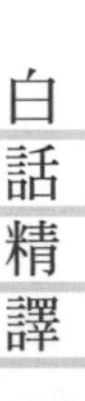

通（大小腸交界處），陰陽平利。劉河間用益元散（內有滑石），通治上下諸病，即是這個意思，只是沒有說明確而已。

【附方】　**益元散**（又名天水散、太白散、六一散）劉河間著《傷寒直格》：治療中暑、傷寒、疫癘，因飲食不調所致的勞損思慮、驚恐悲怒，傳染所得的汗後遺熱、勞復諸種疾病，還能解兩感傷寒，解藥毒、飲食毒、邪熱毒。治五勞七傷、一切虛損內傷陰痿、驚悸健忘、癲癇抽搐、煩躁滿悶、短氣痰嗽、肌肉疼痛、腹脹悶痛、石淋及身熱嘔吐泄瀉、腸辟下痢赤白。除煩熱，散胸中積聚，消寒熱。止渴，消散蓄水。治婦女產後津液耗損、血虛、陰虛熱甚，催生，通乳汁。治療吹乳（急性乳腺炎等）、乳癰、牙瘡齒疳。滑石這味藥補養脾腎之氣，通利九竅、六腑，祛鬱結之氣。壯筋骨，理氣滯，通經脈，消水穀，保真元，明耳目，安魂，強意志，健身體，保存容顏，益壽命，耐勞役饑渴，確實是療效速捷的好藥。製法：白滑石六兩（水飛過），粉甘草一兩，研細末，用蜂蜜少許，溫水調和後服下，每次服三錢。實熱病者用新汲水下，通利用蔥豉湯下，通乳用豬肉麵湯調下，催生用香油漿下。凡是難產，死胎不下，都是由風熱燥澀，結滯緊斂，不能舒散緩解所造成的。滑石藥力到達病處，結滯頓開，病就好了。　**治療膈上煩熱**《聖惠方》：口渴，能利九竅。用滑石二兩搗細，水三大盞，煎成二盞，去滓，加入粳米煮粥食。**治療婦女轉脬**（即婦女妊娠小便不通，因過忍小便而致）：用滑石粉二錢，蔥湯送服。　**治療女勞黃疸**《千金方》：午後發熱、惡寒發熱、小腹硬滿、大便溏、色黑、額頭黑。用滑石、石膏等份，研末，以大麥汁沖服一茶匙，每日三次，服後小便大痢後病癒，若腹滿則難治。　**治療傷寒衄血**《本事方》：用滑石末，以飯做成梧桐大藥丸。每次服十丸，微嚼破，新汲水嚥下，立即可止血。湯晦叔說：鼻衄，是由於應當發汗而沒有發汗所導致。若血紫黑時，不論血量多少，不可以止，並且要服溫和藥，調和營衛，待血色鮮豔時。急服此藥可止血。

現代醫學研究簡介

【來源】　本品為矽酸鹽類礦物滑石族滑石。

【化學成分】　主要含含水矽酸鎂。

【藥理作用】　1.保護皮膚和黏膜的作用。2.抗菌作用。

【臨床應用】　1.治療痢疾。2.治療淺表性胃炎。3.治療百日咳。4.治療中暑。5.治療瘧疾。6.治療泌尿系結石。7.治療尿道炎。8.治療前列腺肥大。9.治療痔瘡水腫。10.治療子宮頸炎。11.治療子宮頸糜爛。12.治療小兒胃熱流涎。13.治療牙周炎。14.治療蕁麻疹。15.治療陰囊濕疹。16.治療皮炎。17.治療膿皰瘡。18.治療狐臭。19.治療口瘡。20.治療耳瘺管感染。21.治療重度燒傷。22.治療膀胱炎。23.治療水痘。

五色石脂（《神農本草經》上品）

【釋名】　李時珍說：膏能凝固的稱為脂。此物性質黏膩，是根據它的形體和功用而命名的。

【集解】　《名醫別錄》說：五色石脂出產在南山陽面的山谷中。又說：青石脂出產於齊區山及海涯。黃石脂出產在嵩山，色如鶯雛。黑石脂生潁川陽城。白石脂出產在泰山的陰面。赤石脂出產在濟南、射陽，也出產在泰山的陰面。開採無定時。

【修治】　雷斅說：凡需使用赤石脂，應研細如粉狀，用新汲水飛三次，曬乾備用。李時珍說：也有火煅、水飛炮製的。

【性味】　**五種石脂都是甘、平。**

《日華諸家本草》載：都是溫性，無毒。畏黃芩、大黃、官桂。

【主治】　《神農本草經》記載：**治黃疸、泄瀉、痢疾瀉下膿血、外陰潰爛流膿血、邪氣癰腫、疽、痔、惡瘡、頭瘍疥瘙。久服補髓益氣強健，不饑，體態輕健，長壽。五色石脂各隨五種顏色補養五臟。**《日華諸家本草》記載：**治療泄瀉痢疾、婦人血崩帶下、吐血衄血，澀精止淋，除煩，治療驚悸，強壯筋骨，補養虛損。長期服用可以養顏美容。治療瘡癤痔瘺，排膿。**

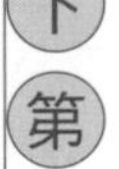
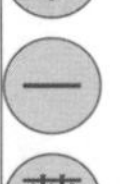
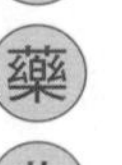
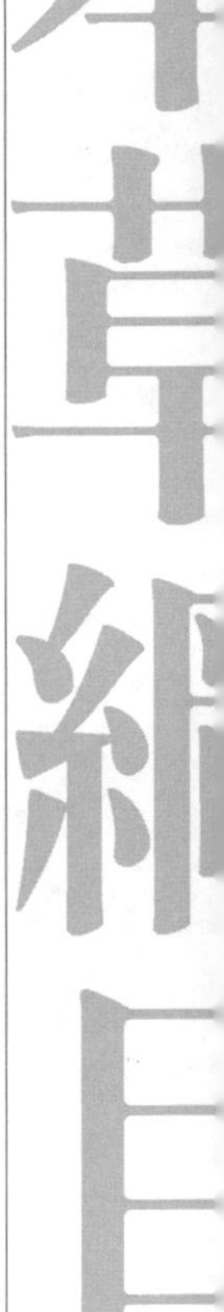

青石脂

【性味】　**酸，平；無毒。**

【主治】　《名醫別錄》記載：**補養肝膽氣，明目，治療黃疸、瀉痢、腸澼、婦女帶下等多種疾病，以及疽、痔、惡瘡。久服可補腦髓益氣，不感饑餓，延年益壽。**

黃石脂

【性味】　**苦，平；無毒。**

【主治】　《名醫別錄》記載：**補養脾氣，安定五臟，調和中焦脾胃。治療大人小兒瀉痢、腸下膿血，祛條蟲，療黃疸、癰疽等。長期服可以健身延年。**

黑石脂

【釋名】　《名醫別錄》認為另有二名。一名為：**石墨**，一名為：**石涅**。

李時珍說：這是黑色的石脂，也可作墨，它的性質黏舌，與石炭不同。南方人稱為畫眉石。許慎著《說文解字》說：黛即畫眉石。

【性味】　**鹹，平；無毒。**

【主治】　《名醫別錄》認為：**補益腎氣，強陰器，治療陰部蝕瘡，止腸澼瀉痢，治療口瘡咽痛。長期服用能益氣，不感饑餓，且延年益壽。**

白石脂

【性味】　**甘、酸，平；無毒。**

【主治】　《名醫別錄》認為：**補養肺氣，健腸胃，補骨髓，治療五臟不足、驚悸、心煩，止腹痛瀉痢、痢下膿血、婦女崩漏、赤白帶下、癰疽瘡痔。長期服可安心，不感饑餓，健身延年。**甄權說：**收斂大腸，止瀉。**

赤石脂

【性味】　**甘、酸、辛，大溫；無毒。**

【主治】　《名醫別錄》記載：**補養心氣，明目益精，利小便，治療腹痛腸澼，下痢赤白，及癰疽瘡痔、婦女崩漏、難產、胎盤滯留。長期服食能補腦髓，養顏美容，增強智慧，耐饑，強健身體，延年益壽。**李時珍說：**能補心血，生肌肉，增強脾胃的運化機能，除去水濕，收澀肛門，治脫肛。**甄權說：**補益五臟虛乏。**

【發明】　《名醫別錄》中分條目記載，現在一般只用赤、白二石脂，用於治療下痢。李時珍說：五石脂都是手足陽明經藥。它的味甘、氣溫、體重、性澀，所以能收濕止血而固澀；甘而溫，所以能益氣生肌調理脾胃。中焦疾病有腸胃病、肌肉病、驚悸、黃疸病等；下焦疾病有腸澼、瀉痢、崩漏、帶下、失精等。五種色的石脂功效大抵相同。所以《神農本草經》不分條目，但說各隨五色補五臟。《名醫別錄》雖分五色列條目，性味主治也相差不大。只是以五味配五色，看來也是有點牽強。赤、白二種石脂，一種入氣分，一種入血分。所以現在人還沿用。張仲景用桃花湯治下痢便膿血；用赤石脂的重澀，入下焦血分固脫；乾薑辛溫，暖下焦氣分補虛；粳米甘溫，佐石脂、乾薑而潤胃腸。

【附方】　**治小兒疳瀉**《斗門方》：將赤石脂研末，用米湯調半錢，立即癒。若加等份川芎，效果更好。　**治療大腸寒滑泄瀉**《本草衍義》：小便不固、遺精。寇宗奭將赤石脂、乾薑各一兩，胡椒半兩研為細末，用醋糊成梧桐子大小藥丸，空腹時用米湯送下五十至七十丸。有人患此病，服熱藥達一斗二升，不效，教患者服用此藥，服完四劑，病就好了。　**治療老人虛冷氣痢**《養老方》：赤石脂五兩，水飛，白麵六兩，水煮熟，加入蔥、醬作成羹，空腹時服，服三四次即癒。　**治傷寒下痢，便膿血不止**《仲景方》用桃花湯：赤石脂一斤（半斤塊、半斤研末），乾薑一兩，粳米半升，水七升煮，米煮熟後去滓，每次服七合，放入一湯匙赤石脂末。每日服三次，直至病癒為止。　**治痰飲吐水**《千金方》記載的赤石脂散：無論何時均可發此病，其原因是冷飲過度，致脾胃氣弱，不能消化飲食，飲食入胃，都變成冷水反吐不停。取赤石脂一斤，搗碎過篩，每次服一湯匙，飲酒者可增加至三湯匙。服完一斤，則終身不吐痰水。又能治下痢，補養五臟，使人肥美強健。有一個人患痰飲病，服各種藥都無效，用此方即癒。　**治心痛放射至肩背**《金匱方》：取赤石脂、乾薑、蜀椒各四分，製附子二分，炮製烏頭一分，研細末，用蜜做藥丸為梧桐子大，先服一丸，若療效不顯，可稍增加藥量。

爐甘石（《本草綱目》）

【釋名】 又名：**爐先生**

土宿真君說：這味藥藥效絕妙，九天三清都尊稱該藥為爐先生，不是味小藥。李時珍說：爐火中所出產，它的味甘，所以名爐甘石。

【集解】 李時珍說：爐甘石在冶煉礦石處都有出產。川蜀、湘東最多。但太原、澤州、陽城、高平、靈丘、融縣及雲南省品質為佳。爐甘石大小不一，形狀像羊腦，質地疏鬆如石脂，也黏舌。產於金礦井的其顏色微黃，品質好。產於銀礦井的其顏色白，或帶青，或帶綠，或粉紅。赤銅與爐甘石接觸，就變為黃色，就是現在的黃銅，這都是靠爐甘石點化。

【修治】 李時珍說：凡使用爐甘石，當用炭火煅紅，兒童尿淬七次，水洗淨後，研細粉，水飛，曬乾用。

【性味】 **甘，溫；無毒。**

【主治】 李時珍說：**能止血，消腫毒，生肌，明目退翳退赤，收濕除爛。配伍龍腦點眼，治眼中一切疾病。**

【發明】 李時珍說：爐甘石是陽明經藥。吸收了金銀之氣，所以是治療眼病的要藥。我常用爐甘石煅淬海螵蛸、硼砂各一兩研為細末點眼，治眼部疾病，療效很好。若加入朱砂五錢，它就沒有黏性了。

【附方】 **治眼突然紅腫**《御藥院方》：取火煅、尿淬後的爐甘石、風化消等份，研細末，乾淨水化，每次點粟米大一點。　**治療各種翳膜**《宣明方》：用爐甘石、青礬、朴消等份，研細末，每次用五錢，開水化開，乘溫時行，每日三次。　**治療一切目疾**《經驗方》：用真爐甘石半斤，黃連四兩，銼成豆大顆粒，放入銀器或陶器內，加水二碗，煮二沸後，去黃連，研末，加入冰片二錢半，研勻貯存在罐中。每次點少許，連續使用可收效。另外一方：煅爐甘石一錢，朴消一錢，研末，熱水泡後洗眼。

現代醫學研究簡介

【來源】 本品為碳酸鹽類礦物方解石族菱鋅礦石。

【化學成分】 主含碳酸鋅，尚含少量氧化鈣0.27%、氧化鎂0.45%、氧化鐵0.28%、氧化錳0.01%。

【藥理作用】 爐甘石為不溶於水的天然碳酸鋅，廣泛用於皮膚科，作為中度的防腐、收斂、保護劑，治療皮膚炎症或表面創傷。一般用5%～10%水混懸液（洗劑），亦有用油膏者。

【臨床應用】 1.治療缺鋅症。2.治療瘡瘍。3.用於創面癒合。4.治療痔瘡。5.治療肛門瘙癢症。6.治療燒傷。7.治療下肢潰瘍。8.治療慢性骨髓炎。9.治療凍瘡。10.治療眼科疾病。11.治療中耳炎。12.治療色素痣。13.治療濕疹。14.治療乳頭皸裂。15.治療腳氣。16.治療真菌性、滴蟲性陰道炎。

石鐘乳（《神農本草經》上品）

【釋名】 《名醫別錄》稱：**公乳、蘆石、夏石**。吳普稱：**虛中**。《本草綱目》稱：**鵝管石**。《藥性本草》稱：**黃石砂**。

李時珍說：石頭的津氣，鐘聚而成乳汁滴溜成石，所以名為石鐘乳。蘆與鵝管，均是指該石中空之象。

【集解】 李時珍說：根據范成大《桂海志》說，桂林接宜、融山的洞穴中，鐘乳甚多。仰視石脈突起地方，就是乳床，白如玉雪，是由石液融結而成。乳床下垂，如倒峰小山，峰端漸漸銳利且長，像冰柱。從冰柱滴下乳水連續不斷，一面滴一面凝結，這是最精華的。用竹管接滴下的乳水。煉冶家認為鵝管石之頂端，尤其輕，明亮如雲母、爪甲的最好。

【性味】 **甘，溫；無毒。**

李時珍說：《感志》記載，服石鐘乳，忌參類和白朮。違者多死亡。

【主治】 《神農本草經》記載：**治療咳逆上氣，能明目益精，安五臟，通百節，利九竅，下乳汁。**《名醫別錄》記載：**益氣，補虛損，治療腳弱冷痛、下焦傷竭、強陰。長期服可延**

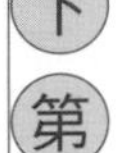
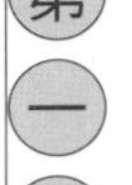
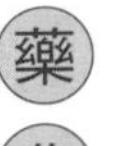
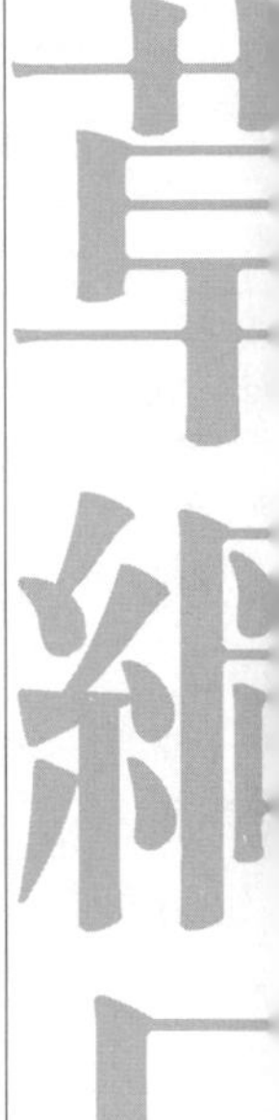

年益壽，美容不顯老態，治不育不孕。不煉製服用，使人小便不利。甄權說：**主治泄精寒嗽，壯元氣，增強性欲，通聲音**。《日華諸家本草》記載：**能治五勞七傷**。青霞子說：**能補腦髓，治消渴引飲**。

【發明】　李時珍說：石鐘乳是治療陽明經氣分症的藥物，它的性質慓悍、急疾，服後使人陽氣暴充，飲食倍增，形體壯盛。愚昧的人不懂藥性，胡亂服用，致使陽氣更加淫失，精氣暗損而石氣獨存，孤陽更加熾烈。長期下去，營衛將不相協調，生發淋渴，變成癰疽，這是石鐘乳的過錯，還是人們自己造成的過錯呢？凡是人的陽明經氣息衰微，用石鐘乳配合其他藥來救治，身體平復了，就停止用藥，有什麼不可呢？對於五穀、五肉，長期嗜食不止，還會發生偏絕的弊害，何況是石類藥呢？

【附方】　**鐘乳酒**《外台秘要》：安和五臟，通百節，利九竅，主風虛，補下焦，益精明目。用煉成的鐘乳粉五兩，用夾鍊袋裝，清酒六升，裝瓶密封，放鍋內用水煮，取出後密封七日，即可飲用，每天飲酒三合。忌房事、蔥、豉，以及生硬食物。

現代醫學研究簡介

【來源】　石鐘乳為腸腔動物樹珊瑚科櫟珊瑚的石灰質骨骼或礦物鐘乳石的細長尖端部分（滴乳石）。

【臨床應用】　1.治療冷哮。2.治療肺結核。3.治療幼兒泄瀉。4.治療咽痛。5.治療新生兒紅臀。

石腦油（《嘉祐補注本草》）

【釋名】　《本草拾遺》稱：**石漆**。《本草綱目》稱：**石油**、**硫磺油**、**猛火油**、**雄黃油**。

【集解】　劉禹錫說：石腦油最好用瓷器保存。金銀器，雖很密閉，但油可透過，不能用。道家用得多，世方中少用。李時珍說：石油產地不一，有出自陝之肅州、鄜州、延州、延長，有出自廣之南雄及緬甸，從石岩中流出，不溶於泉水。汪汪流出，肥如肉汁。當地人用草挹入罐中，黑色像淳漆，有雄黃、硫磺氣味。當地人用來點燈非常明亮，遇水更熾烈，不能食，煙很濃。沈存中在西部邊疆為官時，掃其煤作墨，光黑如漆，勝過松煙。……明朝正德末年，嘉州開掘鹽井，偶然得到些油水，可以照明，光亮倍加。澆水火焰更高，用灰撲才滅。發出雄黃、硫磺的氣味，當地人稱做雄黃油，亦叫硫磺油。近來又開了數口井，官府主管。這也是石油，只是出於井罷了。這些地方大概都產雄黃、硫磺、石脂等，來源相通，所以有此物。王冰稱龍火得濕則燃燒，遇水則烈，光焰沖天，物質燒光了才熄，就是指此類，皆陰火。

【性味】　**辛，苦；無毒。**

【主治】　《嘉祐本草》記載：**治小兒驚風，化涎，可和各種藥做丸散**。李時珍說：**塗瘡癬蟲癩，治針、箭入肉，藥中用之**。

【發明】　李時珍說：石油氣味與雄黃、硫磺相同，所以能殺蟲治瘡。其性走竄，滲透各種器具，只有瓷器、琉璃器皿不漏。所以錢乙治小兒驚熱膈實、嘔吐痰涎的銀液丸中，用來和水銀、輕粉、龍腦、蠍尾、白附子諸藥，做丸。不僅取其化痰，也取其能透經絡，走關節。

石炭（《本草綱目》）

【釋名】　《本草綱目》稱：**烏金石**。又名：**煤炭**、**石墨**、**鐵炭**、**焦石**。

李時珍說：石炭即烏金石，上古書中謂之石墨，現在民間稱煤炭，因煤墨音近。《本草拾遺》稱焦石如炭。《嶺表錄異》記載康州有焦石洞，就是指此。

【集解】　李時珍說：石炭南北各山產地很多，過去人不用，所以認識的很少，現在人們用它來代柴做飯、煉鐵，對人大有利。

【性味】　**甘，辛，溫；有毒。**

李時珍說：煤氣中毒的人，昏厥欲死，只要飲冷水就立刻解毒。

【主治】　李時珍說：**主治婦女氣血淤滯疼痛，以及各種瘡毒、金瘡出血，小兒痰癇**。

石灰（《神農本草經》下品）

【釋名】　陶弘景稱：**石堊**。《神農本草經》稱：**堊灰**。《名醫別錄》稱：**希灰**。《日華諸家本草》稱：**煅石**。《本草綱目》稱：**白虎**、**礦灰**。

【集解】　陶弘景說：山川附近的石料，顏色青白，在灶火中煅燒後，用水澆沃，熱氣蒸騰而化解。李時珍說：現在人們專門建窯來燒煅石灰，先在下面放一層柴或煤炭，上面壘青石，從下面點火層層自然焚燒而散解，入藥的只用風化、不夾石塊的好。

【性味】　**辛，溫；有毒。**

《日華諸家本草》認為：甘，無毒。獨孤滔說：可解雄黃、硫磺、硇砂毒性，解除錫中毒所致的昏暈。

【主治】　《神農本草經》記載：**治療疽瘡瘍疥瘙、熱氣、惡瘡癩疾、死肌墮眉，殺痔蟲，祛除黑痣息肉。**《名醫別錄》記載：**治療髓骨疽瘡。**甄權說：**治療瘖疥，腐蝕瘡瘍腐肉，止金瘡出血效果很好。**《日華諸家本草》說：**生肌長肉，止血，治白癜風、癧風、瘡瘍、瘢疵痔瘺、癭贅疣子、婦女粉刺、產後陰道不能閉合。可以解除酒酸，治療酒中毒，溫暖腎臟，治療冷氣。**韓保昇說：**可墮胎。**李時珍說：**活血定痛，止水瀉痢、白帶白淫，治脫肛陰挺，消積聚結塊。外貼治口喎（音歪）斜，黑鬚髮。**

【發明】　李時珍說：石灰是止血的良藥。但用石灰後不可沾水，否則會腐爛肌肉。

【附方】　**治人落水死**《千金方》：用石灰裹好納乾身體下部，水出完後就甦醒。　**治痰厥氣絕**《集玄方》：心頭尚溫者。用千年石灰一合，水一盞，煎沸後倒去清水，再用一盞水煎，煎至極沸後澄清藥液，灌服，一會兒痰自下，病自癒。　**治白帶白淫**：用風化石灰一兩，白茯苓三兩，研末，糊丸如梧桐子大。每次服二三十丸，空腹時以米湯送下。療效很好。這個藥方還可治水瀉不止。　**治療瘧疾寒熱**：每日發作一次或二三次，或者三日一次。用古城石灰二錢，頭垢、五靈脂各一錢，研末糊丸，如皂角子大，每次服一丸，黎明時用雨水送服，病即告癒。**染髮烏鬚**：用礦灰一兩，水溶解後，至第七天時用一兩鉛粉研勻，好醋調勻，油紙包好放一夜。用藥時先用皂角水先洗淨患處再用。　**治療面靨疣痣**：水調礦灰一盞，用好糯米，一半插在灰中，一半插在灰外。經過一夜，米色變如水精色，先用針稍微取一點，滴於患處，半天後會流出膿汁，把藥刷去，不得著水，二日自癒。　**治療夏月痱瘡**：煅石灰一兩，海蛤粉二兩，甘草一兩，研末，撲身。　**治中風口喎**《本草衍義》：取新燒出的石灰醋炒，調如泥狀，塗於患處。病在左則塗右，病在右則塗左。很快就可牽正。

現代醫學研究簡介

【來源】　石灰為石灰岩加熱煅燒而成，主要含碳酸鈣。

【臨床應用】　1.治療蹠疣。2.治療燒燙傷。

陽起石（《神農本草經》中品）

【釋名】　《名醫別錄》稱：**羊起石**、**石生**。《神農本草經》叫：**白石**。

李時珍說：此藥是以藥物的功能而命名。

【集解】　《名醫別錄》說：陽起石產於齊山山谷及琅琊山、雲山、陽起山，是雲母的根。全年都可開採。《吳普本草》說：陽起石產於泰山。李時珍說：現在以色白晶瑩輕鬆如狼牙者為佳，挾有雜質者不佳。王建平《典術》上記載，黃白而紅質者為佳，是雲母的根。《庚辛玉冊》記載，陽起石即陽性的石。齊州揀金山出的為佳，其尖似箭鏃的藥力強，如狗牙的藥力稍差，如放在大雪中積雪迅速消失的為正品。

【修治】　《日華諸家本草》記載：凡入藥燒後水煅用，白色最好。李時珍說：一般用火中煅赤，酒淬七次，研細水飛，曬乾備用。也有用燒酒浸透，同樟腦入罐昇煉，取粉用。

【性味】　**鹹，微溫；無毒。**

《吳普本草》記載：神農、扁鵲謂酸，無毒。桐君、雷斅、岐伯謂鹹，無毒。李當之謂小寒。甄權說：甘，平。徐之才說：桑螵蛸為輔藥。惡澤瀉、肉桂、雷丸、石葵、蛇蛻皮，畏菟絲子，忌羊血，不入湯劑。

【主治】　《神農本草經》記載：**可治療崩中漏下，破子宮瘀血、癥瘕結氣，止寒熱腹痛，治不孕症、陽痿不起，補不足。**《名醫別錄》記載：**治療男子莖頭寒、陰下濕癢，去臭汁、消**

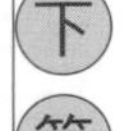
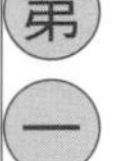
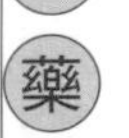

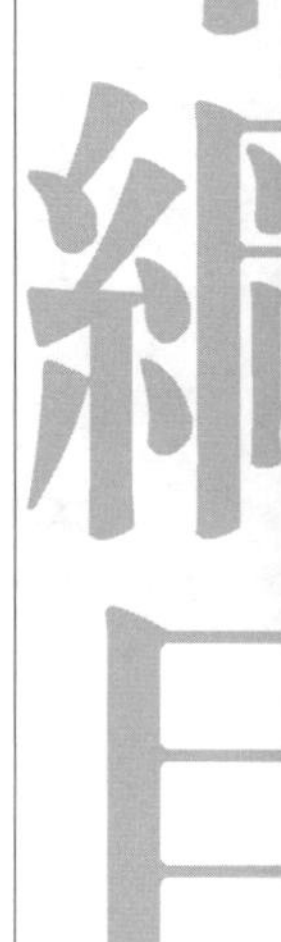

水腫，久服不餓，令人有子。甄權說：**補腎氣精乏，治腰疼膝冷濕痺、子宮久冷、寒冷癥瘕、月經不調**。《日華諸家本草》記載：**治帶下、溫疫、冷氣，補五勞七傷**。王好古說：**補命門不足**。李時珍說：**消散各種熱腫**。

【發明】 寇宗奭說：治男女下部虛冷，腎氣乏絕，子宮久寒者，將藥物水飛後服用。一般石類藥冷熱都有毒，應斟酌使用。李時珍認為：陽起石是治療命門氣分的藥，下焦虛寒的也用它，然而不能久服。張子和《儒門事親》說：喉痺，是相火亢盛所致的病。相火即龍火，應以火驅逐之。例如一男子患纏喉風腫，表裏皆病，藥不能吞服，就用涼藥灌入鼻中數滴。外用陽起石燒紅，與伏龍肝等份碾成細末，用新汲水調勻，每天掃百遍，三天後熱腫就開始消退。這種治療方法也就是反治法。

慈石（《神農本草經》中品）

【釋名】 《神農本草經》稱：**玄石**。《名醫別錄》稱：**處石**。《本草衍義》叫：**熁鐵石**。又名：**吸針石**。

陳藏器說：因慈石能吸鐵，如同慈母召喚子女，所以名慈石。李時珍認為：不慈的石不能吸鐵，所以稱為玄石，而《名醫別錄》又單列玄石於後。

【集解】 《名醫別錄》記載：慈石生泰山川谷中及慈山之中，有鐵的地方外表即可見。全年都可開採。

【性味】 **辛，寒；無毒**。

甄權說：鹹，有小毒。《日華諸家本草》記載：甘、澀、平。陳藏器認為：性溫，說寒是錯誤的。徐之才說：用柴胡作為輔藥，可除鐵毒，消金，惡牡丹、芥草，畏黃石脂。獨孤滔說：伏丹砂，養汞，可去銅暈。

【主治】 《神農本草經》記載：**治周痺風濕，肢節中痛，不能持物，手足酸軟。除大熱煩滿及耳聾**。《名醫別錄》記載：**養腎臟，強骨氣，益精除煩，通關節，消癰腫瘰癧，頸核喉痛，小兒驚癇，煎水飲之。也可治療不孕症**。甄權說：**能補男子腎虛風虛、身體強直，腰中不利**。《日華諸家本草》記載：**治筋骨羸弱，補五勞七傷，治眼昏花，除煩躁。小兒誤吞針鐵等，立刻研細末，筋肉不切斷，與末同吞服，即可出**。李時珍認為：**能明目聰耳，止金瘡血**。

【發明】 寇宗奭認為：養腎氣，填精髓，腎虛耳聾目昏者都可用。陳藏器認為：質重可去怯，如慈石、鐵粉之類。李時珍認為：慈石是水性，色黑入腎，所以治療腎臟各種病症，如同能使耳通、目明一樣。例如一男子眼睛多次患病，漸漸覺得眼睛昏暗生翳。我用李東垣的羌活勝風湯加減，而且用慈朱丸配合服用，兩個月就治癒了。因慈石入腎，鎮養真精，使神水不外移；朱砂入心，鎮養心血，使邪火不上侵；而佐以神麴，消化滯氣，生熟並用，溫養脾胃發生之氣，是道家黃婆媒合嬰姹的道理，制定方藥者確實看到了其中的奧妙。方見孫真人《千金方》神麴丸，只說明目，百歲可讀小字書，卻沒發現藥物的微妙功能，誰說古方不能治療現在的疾病呢？獨孤滔說：慈石是堅頑之物，不能熔化，服用應適可而止，不可久服，藥是用來治病的，病癒則停藥，久服必有大患。砒硇還可服用，為什麼單獨慈石不可服呢？慈石既然煉末，說明並非堅固不摧，只是在用的時候一定要辨症準確。

現代醫學研究簡介

【來源】 慈石為氧化物類礦物磁鐵礦的礦石，含四氧化三鐵。

【臨床應用】 1.用於高血壓病。2.治療神經精神系統疾病。3.治療陽痿、早洩。4.治療尿瀦留。5.用於排出金屬異物。6.治療疔瘡。7.治療黃疸型肝炎。8.治療牙痛。9.治療白內障。10.治療青光眼。11.治療瘰癧。

玄石（《名醫別錄》中品）

【釋名】 《名醫別錄》稱：**玄水石**。又名：**處石**。

李時珍說：玄以其顏色而命名。

【集解】 《名醫別錄》記載：玄石生泰山向陽的一面，山陰的一面有銅。銅必雌性，鐵屬雄性。陶弘景說：《神農本草經》記載慈石就是玄石。而《名醫別錄》又有一味藥名玄石。也有處石之謂。名稱相同，治療疾病又相似，但寒、溫之性不同，畏惡也有差異，一般藥方不用，也很少有人知道。是否與慈石相類呢？蘇敬說：玄石屬鐵液之類。慈石中有細孔，孔中黃紅色，開始打破時能吸針、鐵。如果無孔而光澤純黑者，即玄石，玄石既不能吸鐵，療效也次於慈石。蘇頌說：北方的少數民族，用慈石作禮物，其塊多光澤，吸針無力，懷疑就是玄石。醫方很少用。李時珍認為：慈石生於山中朝陰有鐵的地方，玄石生於山中朝陽有銅的地方，雖然形狀相似，但是性味不同，所以玄石不能吸鐵。

【性味】　**鹹，溫；無毒。**

【主治】　《名醫別錄》記載：**治療大人小兒驚癇、女子不孕、小腹冷痛、少精身重，服之令人有子。**

代赭石（《神農本草經》下品）

【釋名】　《神農本草經》稱：**須丸**。《名醫別錄》叫：**血師**。《本草綱目》稱：**土朱**。

《名醫別錄》說：出產於代郡的叫代赭，出產於姑幕的叫須丸，又稱鐵朱。李時珍說：赭，就是紅色。代，即雁門，一般稱為土朱、鐵朱。管子說：山上有赭石，山下有鐵。鐵朱之名或許源於此，不僅是因為其形狀、顏色的原因。

【集解】　《名醫別錄》記載：代赭生齊國山谷，顏色紅中帶青，形似雞冠，有光澤，用其染指甲不掉者尤佳。全年都可開採。李時珍說：赭石各地山中均有，以西北出產的為好。宋朝虔州曾上貢萬斤赭石，崔昉的《外丹本草》記載：代赭屬陽石，與太一禹餘糧同生山谷中，研細製作紅色塗料，可批閱文字，又可以塗其他物品，張華用赭石擦寶劍，寶劍更明亮。就是這道理。

【性味】　**苦，寒；無毒。**

《名醫別錄》記載：本品味甘。甄權認為：甘，平。徐之才說：畏天雄、附子。乾薑可作為佐使藥。

【主治】　《神農本草經》記載：**可治鬼疰賊風蠱毒、腹中毒邪氣、女子赤沃漏下**。《名醫別錄》記載：**治療各種帶下病、難產、胞衣不出，墮胎，養血氣，除五臟血脈之熱、血痹血瘀、急慢驚風，及陽痿不起**。《日華諸家本草》記載：**能安胎健脾，治反胃吐血、鼻衄、月經不止、腸風痔瘺、瀉痢脫精、尿血遺尿、夜多小便、小兒驚癇疳疾，能使金瘡長肉**。甄權認為：**可避邪氣**。

【發明】　王好古認為：代赭石入手少陰、足厥陰肝經。膽怯主要是氣虛浮於上，代赭石質重，可以鎮虛氣上逆。所以張仲景治療傷寒，汗吐下後心下痞硬，噫氣不除者，用旋覆代赭湯治之：旋覆花三兩，代赭石一兩，人參二兩，生薑五兩，甘草三兩，半夏半斤，大棗十二枚。水一斗，煮取六升，去滓，再煎三升，溫服一升，一日三次。李時珍認為：代赭石入肝經與包絡，為二經血分之藥，所以主治二經血分之病。曾經有一小孩腹瀉後眼睛向上，三天不吃奶，目黃如金，氣將絕。有位醫生說：這小孩患的是慢驚風，應從肝治，用水飛代赭石末，每次服半錢，冬瓜仁煎湯送服，結果痊癒。

現代醫學研究簡介

【釋名】　代赭石為氧化物類礦物赤鐵礦的礦石，主含三氧化二鐵。

【臨床應用】　1.治療內耳眩暈症。2.治療癲癇。3.治療精神分裂症。4.治療幽門痙攣症。5.治療神經性嘔吐。6.治療上消化道出血。7.治療頑固性便秘。8.治療咳血及慢性支氣管炎咳喘。9.用於經行吐血。10.治療妊娠惡阻。11.治療脫髮。12.治療食管癌。

石膽（《神農本草經》上品）

【釋名】　《本草綱目》稱：**膽礬**。《吳普本草》叫：**黑石、銅勒**。《神農本草經》叫：**畢石**。李當之稱：**君石**。也叫**立制石**。

李時珍認為：因為膽是以顏色和氣味來命名的，一般因為它像礬，所以又稱膽礬。

【集解】　《名醫別錄》記載：石膽出產於秦州羌道山谷大石間，在羌里句青山也有出產。二月庚子、辛丑日採集。石頭上青色中多出現白紋，易破，形狀像空青石。能化為鐵或銅，也

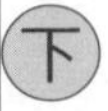
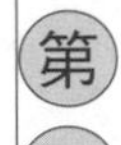
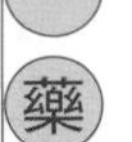
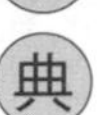

可與其他礦石合成為金、銀。李時珍認為：石膽出產於蒲州山洞中，像鴨嘴顏色的為最好，一般人稱之為膽礬；出產於羌里，顏色稍黑一點的品質較差；信州出產的更差。此物是出產於石礦裏，凡經過冶煉的，大多是偽造的。如果用火燒後成液汁者，一定是偽造的。塗在鐵和銅上燒後呈紅色的，是真品。也可以用銅器裝水，放入少量石膽，如果不變成青碧色，幾天都沒有變化者，是真品。

【性味】　**酸、辛，寒；有毒。**

【主治】　《神農本草經》記載：**石膽有明目之功，可治療目痛，也可治刀傷和各種癇症，治療女子陰蝕痛、寒熱石淋、崩漏下血，解各種邪氣，治療不孕症，煉成藥丸服，久服能抗衰老，延年益壽。**《名醫別錄》記載：**能散症積，療咳逆上氣，以及瘰癧惡瘡。**《日華諸家本草》記載：**可治蟲牙、鼻內息肉。**蘇敬說：**治療赤白帶下、面黃、女子臟急。**蘇頌說：**是吐風疾痰藥中效果最快的一種藥。**

【發明】　李時珍認為：石膽性寒，味酸而辛，入少陽膽經，其性收斂上行，能湧風熱痰涎，發散風木相火，又能殺蟲，所以治療咽喉口齒瘡毒有奇特的功效。周密《齊東野語》說：他經過南浦時，有位老醫生傳授給他一個治療急性喉痹的方法，用真鴨嘴、膽礬末，醋調後灌入病人口中，當病人吐出大量黏痰後，病就好了。臨汀有一位老士兵的妻子得此病，不吃不喝已有三天，用上述方法後就痊癒了。經過多次使用此種方法，沒有不見效的，真是一種神方。再如周必大《陰德錄》所說的治療蠱脹和水腫的秘方，用蒲州、信州出產的膽礬，挑選其中明亮如翠琉璃，像鴨嘴的，放入米醋中煮後，用作治病的主藥和輔藥，比用鐵砂、鐵蛾好。大概膽礬是銅礦中的精華，味辛、酸，入肝、膽二經，制約脾中邪氣的緣故。安城魏清臣的腫科黑丸子，消腫效果很好，但已失傳，裏面就是用了膽礬這味藥。

現代醫學研究簡介

【來源】　石膽為硫酸鹽類礦物膽礬的晶體或人工製成的含水硫酸銅，成分為硫酸銅。

【臨床應用】　1.治療白喉。2.治療水腫。3.治療瘡癰初起、頸項毛囊炎。4.治療痔瘡。5.治療骨髓炎、骨結核、肛瘺等疾病。6.治療口腔病。7.治療沙眼。8.用於治療胬肉攀睛。9.治療皮膚腫瘤。10.治療血管肉瘤。11.治療中毒；催吐解毒，狂犬咬傷。12.用於癲癇大發作。

砒石（《開寶本草》）

【釋名】　又名：**信石**。《本草綱目》稱：**人言**。生者名：**砒黃**，煉者名：**砒霜**。

李時珍說：因為砒性猛如貔（音皮），因此而得名。只出產於信州，所以人們稱之為信石，而又有人把信字拆開，稱作人言。

【集解】　蘇頌說：砒霜沒有寫出產的區域，現在銅山附近也有，砒石只有信州出產的品質最佳，其中有的體積特別大，顏色如鵝蛋黃，透明清澈，沒有雜質。這類大砒石我們這個地方是難得之物，有一兩大塊真品，人們競相求之，不惜花費金錢。古代服食方法中也記載有用砒石的方法，必須是此類大塊砒石才可入藥。那些市場上所貯存的有如細屑樣的砒石，還夾有土石，入藥服用，為害不淺。陳承說：現在的人多用來治療瘧疾，只因為瘧疾的發病是傷於暑，因此砒石生用能解熱毒。現在的醫生研究其道理，就用燒煉的砒霜服用，必然會大吐大瀉，因這樣折騰後，有幸活下來的就被認為是藥物的功勞，於是便作為常規用法，以後受害者很多，此不可不慎重。開始燒砒霜時，人須站在風的上頭十餘丈遠的地方。在下風的地方草木都被毒死，又用它拌在飯內給老鼠吃，老鼠也被毒死。死鼠被貓、狗食後，貓狗也會被毒死，再也沒有比它毒的東西了。衡山出產的砒石，藥力就差於信州出產的。李時珍以為：砒石是錫的前身，因為用新錫器裝酒時間長了，也能毒死人，實際上也是砒毒死人。生砒黃以赤色為良，熟砒霜以白色為良。

【性味】　**苦、酸，暖；有毒。**

李時珍說：辛、酸，大熱；有大毒。《日華諸家本草》說：畏綠豆、冷水、醋。入藥時，用醋煮可減輕它的毒性，土宿真君說：砒石用草炮製，可煉出金花，成液體後能變化成銅和水銀。青鹽、鶴頂草、消石、水蓼、常山、益母、獨帚、木律、菖蒲、三角酸、鵝不食草、菠薐、萵苣，都能伏制砒的毒性。

【主治】　《日華諸家本草》記載：**砒黃，能治療瘧疾腎氣，並能殺蚤滅虱。治療婦女血氣沖心痛，能墮胎**。陳承說：**用冷水磨後服用，能解熱毒，治痰癰**。寇宗奭說：**磨後服用，治療癖積氣**。李時珍說：**能除齁喘、積痢、爛肉，以及瘰癧破潰、癰疽敗肉等，有去腐生肌的作用。還能使痔枯萎，可殺蟲，殺人和動物**。《開寶本草》記載：**砒霜，治療各種瘧疾，湧吐胸膈間風痰，但不可久服，否則傷人**。

【發明】　寇宗奭說：砒霜用以治療瘧疾，有的用量過大，則吐瀉同時出現，此時須飲用煎綠豆汁和冷水以解之。劉蕁說：瘧丹多用大毒的砒霜。本草稱為主治各種瘧疾，風痰在胸膈者，可作吐藥。大概是因它性味太猛烈，能燥痰濕的緣故。然而雖有燥痰之功，但大傷胸中正氣，對脾胃虛弱者，切宜戒之。李時珍認為：砒石是大熱、大毒之藥，而砒霜之毒尤烈。鼠雀吃少許即死，貓、狗吃了被毒死的鼠、雀也死，人服到一錢左右也死。即使是鉤吻、射罔的毒力也不過如此。但宋代人寫本草就沒提出砒石有毒，這是什麼原因呢？古人把砒石作為礜石中的一種藥，如果與酒或燒酒一起服用，就會腐爛腸胃，頃刻死人，即使是綠豆、冷水也很難解毒。現在做瓶酒的商人，往往用砒煙薰瓶，則酒不壞，這難道不是唯利是圖，不道德的行為嗎？飲酒者不知是受砒毒，卻歸於酒不好。砒霜不入湯劑，只入丹、丸。凡是痰瘧及齁喘都用此藥，真有藥到病除的效果。但須冷水吞服，服後不可再吃食物，靜臥一天或一夜，也不嘔吐，方可進少量食物立即引發病人嘔吐。

【附方】　**治療中風痰壅**《聖惠方》：四肢癱軟，昏迷不醒。用砒霜如綠豆大，研細，加入少許清水，然後用熱水吞服，大吐即癒。沒有嘔吐可再服。　**治療寒熱瘧疾**《孫真宗秘寶方》：用信州出產的砒石二兩研粉，寒水石三兩搗末。用生鐵小壺一個，先鋪上寒水石粉末，然後鋪上砒石粉，再鋪寒水石在砒石粉上，用較厚的杯子蓋在壺口上，再用醋糊紙條封十幾層，使其密封，然後用一斤炭火煅烤，待紙條燒黑時取出，等它冷後，刮杯子上的細砒乳末，加粟米飯做成如綠豆大的丸藥，外面裹朱砂為衣。每次三四丸，小兒一二丸，在瘧疾發作的早上用冷茶服下，一天不得吃熱食物。男人患病，女人把藥送入男人口中；女人患病，男人把藥送入女人口中。

現代醫學研究簡介

【來源】　砒石為氧化物類礦物砷的礦石。目前多為毒砂、雄黃等含砷礦石的加工製成品。

【化學成分】　砒石主要成分為三氧化二砷或名亞砷酐，白色，八面體狀結晶。三氧化二砷加高熱可以昇華，故精製比較容易；昇華物一般稱為砒霜，成分仍為As_2O_3。紅砒是除含As_2O_3外尚含紅色礦物質的一種砒石。

【藥理作用】　三氧化二砷具有砷劑的基本藥理和毒理。砷有原漿毒作用，且能麻痹毛細血管，抑制含硫基酶的活性，並使肝臟脂變，肝小葉中心壞死，心、肝、腎、腸充血，上皮細胞壞死，毛細血管擴張。枯痔散中含有白砒，如給兔耳每日塗敷，可致乾性壞死，以致脫落；實驗表明，不含三氧化二砷的製品則無此作用。

【臨床應用】　1.治療支氣管炎。2.治療支氣管哮喘。3.治療結核病。4.治療瘧疾。5.治療痔瘡。6.治療竇道瘺管。7.治療子宮頸癌。8.用於口腔科牙髓失活。9.治療神經性皮炎。10.治療頑癬。11.治療皮膚汗斑。12.治療皮膚癌。13.治療皮膚瘢痕癌。14.治療眼瞼皮膚癌。15.治療斑禿。

麥飯石（《圖經本草》）

【釋名】　李時珍說：是以形狀而命名。

【集解】　李時珍認為：根據李迅所說，麥飯石各處山溪中都有。其石頭大小不等，有的像拳頭，有的像鵝蛋，有的像盞，有的像餅，大略形狀如同手握成的麥飯，上面有如豆子、米粒黏著，顏色黃白，在溪流的麻石中尋找這種石頭即是。古方記載，曾經作過磨石的為最好。其實不一定，這種石頭不可能作磨石。假若沒有這種石頭，可以用舊磨石靠齒輪的一面代替，因為它經常磨麥子而具有麥性。

【性味】　**甘，溫；無毒**。

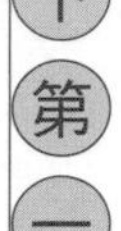
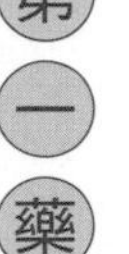
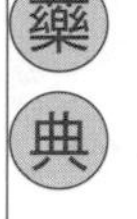
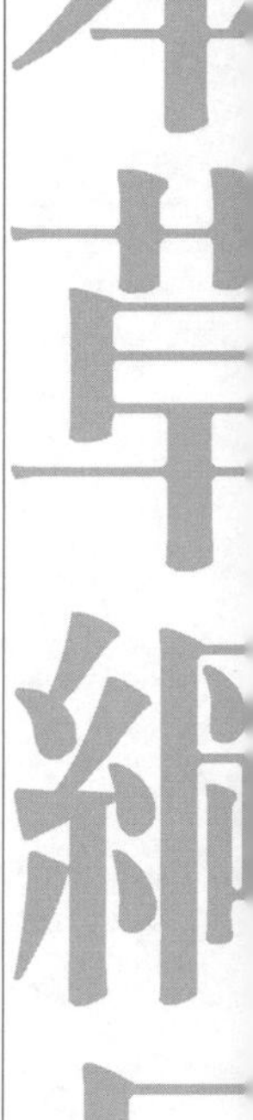

【主治】　李時珍說：**能治療各種癰疽發背**。

【發明】　蘇頌說：一般石類多治療癰疽。相傳有種麥飯石膏，治療背部癰瘡效果很好，是中嶽山人呂子華的祖傳秘方。裴員外用名利引誘，河南尹用重刑威逼，呂子華絲毫不為所動，寧死不傳秘方。取麥飯石打碎如棋子大小，用炭火燒紅，放在火醋中浸泡，如此十次。研末篩細，放入乳缽內，用數人碾五至七天，要碾得細膩如麵，取四兩。鹿角一具，要新取連腦骨的，自脫者不能用，截成二三寸長，用炭火燒到煙散盡即止，研成細末，取二兩。白斂生研末，取二兩，用存放三年的米醋放入銀石器內，煎沸後將藥慢慢加入，用竹杖子不停地攪拌，熬煎一二小時。稀稠合適時，倒在盆內，待冷。用紙蓋好收藏，不要讓灰塵進入。用時，取鵝毛挑出少量做成膏藥，塗在癰腫周圍，紅腫的地方多塗一些，中間留如錢大小的孔，如果沒有成膿就會內消，已形成膿頭的就會變小，已破潰的能使膿排盡。如果久病肌肉腐爛，看見筋骨者，可將藥塗於細布上貼之，藥乾即換，瘡口自然日漸收斂。已潰者，先用豬蹄湯洗去膿血，然後擦乾，再塗藥。瘡面切忌用手觸動，長出的嫩肉也不要用嘴去吹，塗藥時不要讓有狐臭者、月經期婦女及孕婦碰見。剛開始一日洗一次，換一次藥，十日後二日換一次。此藥要極細，才有效果；若不細，塗上去就覺得很痛。此方在孫真人的《千金月令》中有記載，但沒有這樣詳細。北齊的馬嗣明治療楊遵彥的背瘡，採用粗黃石如鵝卵大，在猛火上燒紅，放到濃醋中，就有屑落醋中，再燒再淬，直到石頭消盡。將石屑曬乾搗碎篩取極細末，用醋調和外敷，立刻痊癒。劉禹錫《傳信方》，稱作煉石法，用來外敷瘡腫沒有不見效的。

現代醫學研究簡介

【來源】　麥飯石是多種礦物的集合體，主要有鉀長石、斜長石、黑雲母和角閃石等。

【化學成分】　麥飯石是花崗岩的風化產物。

【藥理作用】　1.抗疲勞、抗缺氧作用。2.增強免疫功能的作用。3.對人體有害物質的吸附作用。

【臨床應用】　1.用於健身防病。2.治療感染性疾病。3.治療高血壓病、動脈硬化症等。4.治療神經痛及風濕病。5.延年益壽作用。6.治療乳腺增生病。7.治療皮膚病。

四、鹵石類

食鹽（《名醫別錄》中品）

【釋名】　又名：**鹺**（音醋）。

李時珍說：鹽字像器皿中煎鹵的形象。《禮記》中記載：鹽稱為鹹鹺。《爾雅》說：天然生成的為鹵，人工合成的為鹽。許慎《說文解字》記載：鹽是鹹的。東方人稱它為斥，西方人稱它為鹵，河東的人稱它鹹。黃帝的臣相宿沙氏，最初煮海水當作鹽用。《神農本草經》中的大鹽，就是現在解池顆鹽。《名醫別錄》重新出現食鹽，現在併為一體。方士稱鹽為海砂。

【集解】　《名醫別錄》記載：大鹽出產於邯鄲及河東池澤。蘇敬說：大鹽就是河東的鹽，人們經常食用，形狀粗於食鹽。陶弘景說：有東海鹽、北海鹽、南海鹽、河東鹽池、梁益鹽井中的鹽、西羌山鹽、胡中樹鹽，顏色種類各不相同，以河東鹽為優。東海鹽官的鹽色白粒細，北海的鹽色黃粒粗。用來作醃魚和鹹菜，說是北海的鹽好，而貯藏繭必須用官府的鹽。李時珍認為：鹽的品種很多，海鹽是取海鹵煎煉而成。現在遼冀、山東、兩淮、閩浙、廣南所出產的就是海鹽。井鹽是取井鹵煎煉而成，現在四川、雲南出產的就是此鹽。池鹽出產於河東安邑、西夏靈州，現在只有解州出產。疏通不長穀物的鹽鹼地，把它圍起來，引入清水灌注，時間一長就成為紅色，等到夏秋南風大起，一夜就凝結成鹽，稱為鹽南風。如果南風不起，製鹽就失利，但禁止濁水淤泥進入。海豐、深州也是引海水入池，然後曬乾而成。并州、河北出產的都是鹼鹽，先刮取鹼土，然後經過煎煉而成。階、成、鳳三州出產的都是崖鹽，生於土崖中，形狀像白礬，也稱生鹽。這五種都是食鹽，上供國家賦稅，下濟人民使

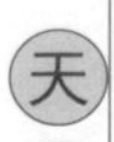
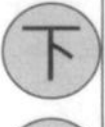
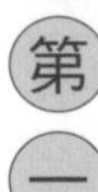
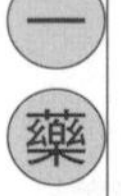

用。海鹽、井鹽、鹼鹽，這三種都出自於人工。池鹽、崖鹽這二種為自然生成。《周禮注疏》說：製造鹽的人掌管鹽的政策命令，祭祀時供給苦鹽、散鹽，迎接賓客供給形鹽，帝王的膳食供給他飴鹽。苦鹽就是顆粒鹽，出產於池塘江河，其鹽為顆粒形，沒有經過加工，其味鹹苦。散鹽就是印鹽，可以將鹽刻作老虎的形狀，有人說是鹵堆積而成，其形像虎。飴鹽是用飴攪拌而成的，有人說出產於西部民族地區，味道甜美。此外，還有崖鹽產於山崖，戎鹽產於土中，傘子鹽產於井水中，石鹽產於石頭，木鹽產於樹，蓬鹽產於草。造化生物動態平衡的奧妙，確實難以一一通曉。

【修治】　李時珍說：鹽，人們多以礬、消、灰、石之類的東西摻雜它。入藥必須用水化解，澄清去渣，煎煉成白色，才為佳品。

大鹽

【性味】　**甘、鹹，寒；無毒。**

《名醫別錄》說：食鹽味鹹，溫；無毒。多食傷肺易患咳嗽。甄權說：有小毒。李時珍說：鹹，微辛，寒；無毒。韓保昇說：多食令人失色、膚黑，損筋力。徐之才說：漏盧是它的使藥。

【主治】　《神農本草經》認為：**腸胃熱結，喘逆，胸中有病，讓人嘔吐**。《名醫別錄》認為：**傷寒寒熱，吐腸中痰澼，止心腹卒痛，殺鬼蠱邪疰毒氣，下部䘌瘡，使肌體強健**。陳藏器說：**祛除風邪，吐下惡物，殺蟲、去皮膚風毒，調和臟腑，消胃內滯物，令人壯健**。《日華諸家本草》認為：**暖助腎臟，治霍亂心病，制金瘡、明目，止風淚邪氣。治一切蟲傷、瘡腫、火灼瘡，去腐，生肌。通利大小便，療疝氣，消補五味**。李時珍認為：**解毒，涼血潤燥，定痛止癢，治一切時氣風熱痰飲關格諸病。**

光明鹽（《新修本草》）

【釋名】　《新修本草》稱：**石鹽**。《蜀本草》叫：**聖石**。《本草綱目》叫：**水晶鹽**。

李時珍說：雷斅的《雷公炮炙論》序中記載，聖石能開盲明目，就像雲彩離開太陽，有了光明一樣，於是根據形、色和功能而命名。

【集解】　蘇敬說：光明鹽出產在鹽州五原，在鹽池塘下挖鑿可找到，大的像升樣大，都是正方形，光亮透徹。蘇頌說：現在階州出產的一種石鹽，生長在山石中，不需煎煉，自然成鹽，顏色明亮晶瑩，那裏的人把它看得很珍貴，認為就是光明鹽。李時珍認為：石鹽有山中產的、水中產的二種。山中產的就是崖鹽，一名生鹽。生在山崖之間，形狀如白礬，出產於階、成、陵、鳳、永、康等地方。水中出產的生長在池塘底部，形狀如水晶、石英，出產在西域的各個地方。吳錄說：天竺有新淘去雜質的水，味甘美，下面有石鹽，色白如水晶。還有波斯出產天然白鹽，如細石子。《金幼孜北征錄》說：北虜有鹽海子，出產白鹽，晶瑩潔白如水晶。還有鹽池鹽，顏色有青、有白，軍中士兵常常來食。這些都是水中出產的。《梁四公子傳》說：高昌國燒羊山出產的鹽，大者如斗，形狀白如玉。農曆每月十五日收取，其紋理粗，明澈如冰；不是農曆十五日收取的，其紋理緻密。《金樓子》說：胡中的白鹽，產於山崖，月光映照在上面明亮清澈如水晶。那裏的人用來供給國庫，名叫君王鹽，也叫玉鹽。這些都是山中出產的，都是天然鹽，所以說是天然形成。《益州記》說：汶山有鹹石，用水漬而煎燒後形成的鹽，這也屬石鹽之類，但稍有不同。

【性味】　**鹹、甘，平；無毒。**

【主治】　《新修本草》記載：**治療頭痛諸風，目赤疼痛，多眼淚。**

【發明】　李時珍認為：光明鹽得到清明之氣，是最精華的鹽，所以入藥治頭風眼目之症比其他藥好，其他功能同戎鹽，但力量次之。

鹵鹼（《神農本草經》下品）

【釋名】　《吳普本草》稱：**鹵鹽、寒石**。《本草補遺》叫：**石鹼**。

李時珍認為：鹼音有二種，讀音「鹹」者，有潤下的作用，讀音「減」者，是鹽土之名，後代人把它寫作礆、鹻。許慎《說文解字》記載：鹵，是西邊的鹼地。因此字從西省文，像鹽形。東方稱之斥，西方謂之鹵，河東稱為鹼。傳說沼澤是聚水的窪地，其中在地上的成為剛鹵，也是西邊的意思。

【集解】　《名醫別錄》記載：鹵鹼出產於河東的池澤裏。陶弘景說：現在一般的人沒見過鹵鹼，懷疑是黑鹽。又說：是煎煮鹽後鍋底凝結的渣滓。這兩種說法不詳細。李時珍說：《說文解字》已經說過，鹵鹼都是鹽鹼地的名稱，所謂凝結的渣滓和鹵水的說法都是不對的。鹵鹽與鹵鹼不同。山西各個州的原野，及太谷、榆次地勢很高的地方，秋季都出產鹵，遠望如水，近看如積雪。本地的人用刀刮煎熬後當作鹽用，稍微有一點蒼黃色的，就是鹵鹽。《爾雅》所說天然生長的叫鹵，人工合成的叫鹽即指此。凡是鹽沒有經過滴乾苦水，就不能食用。苦水就是鹵水。鹵水之下澄清的鹽凝結後如同石頭的就是鹵鹼。朱丹溪所說的石鹼又叫鹵鹽，即指鹵水之鹽，不是鹵地的鹽，所以同名並不妨礙。

【性味】　苦，寒；無毒

《名醫別錄》：苦、鹹，寒。獨孤滔說：鹵鹽能制四黃。做焊藥使藥物相互溶合。同硇砂覆蓋在鐵上，一會兒就軟。

【主治】　《神農本草經》記載：**能治大熱、消渴、狂煩、除邪，以及下蠱毒，柔肌膚**。《名醫別錄》說：**能去五臟腸胃留熱結氣，心下堅，食後嘔逆喘滿，明目，治療目痛**。

凝水石（《神農本草經》中品）

【釋名】　《神農本草經》稱：**白水石**。《名醫別錄》謂：**寒水石、凌水石**。《本草綱目》叫：**鹽精石、泥精、鹽枕**。又名：**鹽根**。

李時珍認為：鹽根，拆成片狀投入水中，與水同色，其水凝動。又可在夏季研末，煮開後裝入瓶中，倒掛井底，就成為凌冰，因此有凝水、白水、寒水、凌水各種名稱。生於積鹽之下，所以有鹽精等各種名稱。石膏也有寒水之名，但與此不同。

【集解】　《名醫別錄》說：凝水石，色如雲母可分開，是鹽的精華，出產於常山山谷、中水縣及邯鄲。陶弘景說：常山就是恆山，屬并州。中水屬於河間，邯鄲屬於趙郡。這些地方都出產鹼鹵，所以稱鹽精，如果打碎它，也很像朴消。這些石末放入水中，夏季能當作冰用。李時珍說：《名醫別錄》說凝水，是鹽之精華。陶弘景也說為鹵地所生，打碎很像朴消。范子計然說，出產於河東，河東是鹵地。獨孤滔《丹房鏡源》說：鹽精出產於鹽池，形狀如水精。據此多種說法，則凝水就是鹽精石，一名泥精，過去的人叫它鹽枕，現在的人稱為鹽根。生長在鹵地堆積在鹽的下面，精華之液滲入土中，天長日久凝結成石，大塊的有齒稜，如同馬牙消，清瑩如水晶，亦有帶青黑色的，都是到了暑季就會回潮，放入水中浸久即溶化。陶隱居注釋的戎鹽，說鹽池泥中自然有凝鹽如同石片狀，打破後都是方的，而且顏色是青黑的，就是這種。蘇敬注釋玄精石，說解池有鹽精石，味更鹹苦，是玄精之類。又注解食鹽，說是鹽枕製作的精塊，有孔竅，好像蜂窠，可以用繩封好作為禮品拜見尊長，都是這種物品。唐宋時各醫家不知道此石，而用石膏、方解石來注釋是錯誤的，現在更正如下。

【正誤】　李時珍認為：寒水石有二種，一種是軟石膏，一種是凝水石。只有陶弘景所注釋的是能凝水的寒水石，這與本文相符。蘇敬、蘇頌、寇宗奭、閻孝忠四家所說的都是軟石膏的寒水石。王隱君所說則是方解石。各家沒有詳細說本文鹽精的內容，沒有得到它的解說，於是就以石膏、方解石為寒水石。唐宋以來相傳有誤，通常以二石為用，可是鹽精的寒水，絕對不知道怎麼用，這是千年來的錯誤，石膏的錯誤近千年，由朱震亨先生開始明確，而凝水之誤，不是時珍深察，恐怕就不會得到糾正。

【修治】　雷斅說：一般使用，須用生薑汁煮乾研末備用。每十兩凝水石，用生薑一兩。

【性味】　辛，寒；無毒。

《名醫別錄》記載：甘，大寒。《吳普本草》記載：神農說辛。岐伯、醫和、扁鵲說：甘，無毒。李當之說：大寒。李時珍認為：辛、鹹。徐之才說：能解巴豆毒，畏地榆。獨孤滔說：能制丹砂，伏玄精。

【主治】　《神農本草經》記載：**治療身熱，腹中積聚邪氣，皮中如火燒，煩滿**、**水飲**、**久服不饑**。《名醫別錄》記載：**能除時氣熱盛，五臟伏熱，胃中熱，止渴，消水腫，療小腹**。甄權說：**能壓丹石毒風，解傷寒勞復**。李時珍認為：**治小便白、內痔，有涼血降火，止牙疼，堅牙明目之功**。

【發明】　李時珍認為：凝水石本身稟承積陰之氣而成，其氣大寒，其味辛鹹，入腎經，有活血除熱之功。與各種鹽相同。古代方藥中所用的寒水石就是這種石頭。唐宋時各種方藥中所用寒水石是石膏，近代方藥中寒水石，則是長石、方解石，都附著在各條文之下，使用時需詳細了解。

現代醫學研究簡介

【來源】　為硫酸鹽類礦物芒消的晶體。

【臨床應用】　1.治療腹瀉。2.治療燒傷。3.治療黃水瘡。4.治療毒蛇咬傷。5.治療臁瘡。

消石（《神農本草經》上品）

【釋名】　《名醫別錄》稱：**芒消**。甄權謂：**苦消**。《土宿本草》謂：**焰消**。《本草綱目》叫：**火消**。《蜀本草》叫：**地霜**。《宋本草》叫：**生消**。又名：**北帝玄珠**。

馬志說：用它消化各種石頭，因此稱消石。初煎煉時，有細芒，狀如朴消，所以也有芒消之稱。不與朴消和《名醫別錄》的芒消同類。寇宗奭說：消石是再次煎煉時取出芒消而凝結在下面的東西，僅留下餘滓如石而已。入藥功力也緩，只能發煙火。甄權說：芒消又叫苦消，因為其味苦。李時珍認為：消石，煉丹的行家用來製作五金八石。製作金銀的工匠家用來化金銀。製造兵器的行家，用來製作烽燧火藥，遇到火就起火焰，因此有各種名稱。狐剛子的《粉圖》稱之為北帝玄珠。《開寶本草》又出現生消、芒消，今和為一條。

【集解】　《名醫別錄》記載：消石出產於益州的山谷及武都、隴西、西羌，隨時可以採集。陶弘景說：消石治療疾病與朴消相似，《仙經》用此消化各種石頭，如今沒有真正識破這種說法。有人說與朴消一樣同出產在一座山上。所以朴消又稱消石朴。還有的說叫芒消，現在的芒消是煉製朴消做成的，並沒有核實研究它的效驗。有人得到一種物質，顏色與朴消大同小異，柔軟油膩好像手握鹽雪不冰，燒之呈紫青色煙火，說這是真正的消石。現在宕昌以北的各種山上有鹼土的地方就有它。馬志說：這就是地霜。所在的山中窪地，冬天地上有霜，將霜掃起用水淋濾取汁，然後煎煉而成，狀如金釵子的腳，最好的長五分，陶隱居說有很多頭，大概是由於沒有認識它的緣故。馬志又說，生消生長在茂州西部山岩的岩石間，形狀大小不定，顏色青白，隨時採集。李時珍認為：消石，各種鹵地都出產，而河北慶陽各個縣以及四川中部地區最多。秋冬季節遍地生白，掃取後煎煉而成，購買者只顧眼前利益，多不潔淨，必須再次用水煎化，倒在盆中，一夜聚結成形。澄清在下面的，狀如朴消，又叫生消，說它是煉製過的；凝結在上面的，有的有鋒芒好像芒消，有的有圭稜好像馬牙消，因此消石也有芒消、牙消之名，與朴消的芒、牙同稱，但水火之性味則有異。崔昉《外丹本草》說：消石屬陰石。這不屬石類，是鹼鹵煎成，現在稱焰消。河北商城以及懷、衛地區，靠著沿河邊的人家，用刀刮鹵，淋濾取汁後煎煉而成，與朴消稍有不同。南方地區不出產。升玄子《伏汞圖》說，消石生長在黑色的場地其色青白，用白石英炮炙熱後滴在上面，如果消溶滲入石頭中的為真品。出產這種石頭的地方，氣味特別污穢噁心，飛鳥都不能從此地飛過，人們有時穿單衣經過，身上各種蟲都化為水。能消金石，當作水來服用能益壽，以形狀如同鵝管石的為佳。如按升玄子所說，好像與現在的消石不同，而姚寬《西溪叢語》認為他說的是真正的消石，難道外國所產與中國有不同嗎？或者是另外的一種嗎？應當等待博識之士來訂正。

【正誤】　李時珍說：各種消從晉唐以來，各醫家都對名稱有所猜測，都沒有確切的見解。只有馬志《開寶本草》認為消石是地霜煉成，而芒消、馬牙消是朴消煉製而成。一言道破各家的疑惑。各家大概因為消石又叫芒消，朴消又叫消石朴，它們的名字互相混亂，導致難以斷定。而不知道有水、火二種，形狀質地雖然相同，但性味功能則相差很遠，只有《神農本草經》中的朴消、消石二條是正確的。其中《名醫別錄》中的芒消，《嘉祐補注本草》中的馬牙消，《開寶本草》中的生消，均有各種不同

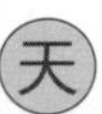
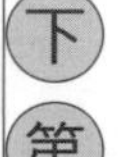
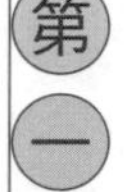
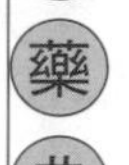
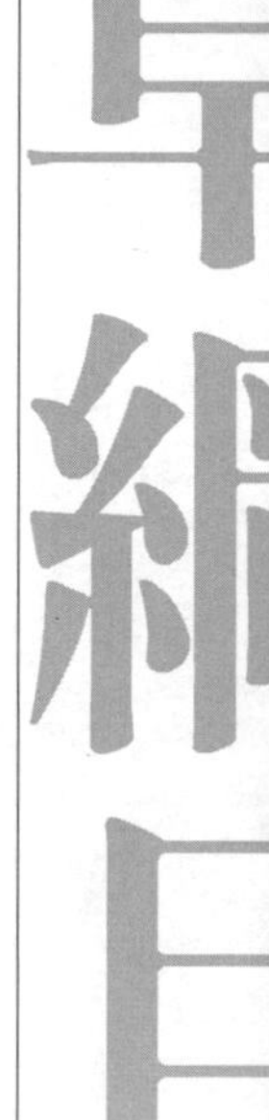

的解釋，現在合併為一條。《神農本草經》所列舉朴消就是水消，有二種，煎煉結出細芒的叫芒消，結出馬牙的叫牙消，其中凝結底部成塊的通稱朴消，其氣味都鹹而寒；《神農本草經》所列舉的消石，就是火消。也有二種，煎煉結出細芒的叫芒消，結出馬牙的叫牙消，又名叫生消，其凝結底部成塊通稱為消石，其氣味都是辛、苦，大溫。二消都有芒消、牙消之稱，所以古方中有相互代用的說法。自唐宋以後所用芒消、牙消，都是水消。南方的醫生所分辨的雖然明確，但以凝水石、豬膽煎成的認為是芒消，則是錯誤的。現在全部糾正其誤，其中以石脾命名的消石，是假消石。

消石

【性味】 苦，寒；無毒。

《名醫別錄》記載：辛，大寒；無毒。《吳普本草》：神農說苦，扁鵲謂甘。甄權說：鹹，有小毒。李時珍認為：辛、苦，微鹹，有小毒，屬陰中之陽。遇到陳皮，性就疏爽。徐之才說：火為之佐使，惡苦參、苦菜，畏女菀、杏仁、竹葉。

【主治】 《神農本草經》記載：**能治五臟積熱，胃脹閉，蕩滌蓄積飲食，推陳致新，祛除邪氣。煉製成膏劑，長期服用能使身體輕盈。**《名醫別錄》記載：**能療五臟十二經脈中一百二十多種疾病，暴傷寒，腹中大熱，止煩滿消渴，利小便，及瘺蝕瘡。是自然界最神奇的物質，能溶化七十二種石頭。**甄權說：**能破積散堅，治腹脹，破血，下瘰癧，可瀉得根出。**《日華諸家本草》記載：**放在嘴裏含服，能治喉閉。**李時珍認為：**治療伏暑傷冷、霍亂吐痢、五種淋疾、女勞黑疸、心腸㽲痛、赤眼、頭痛、牙痛。**

生消

【性味】 苦，大寒；無毒。

【主治】 《開寶本草》記載：**能治風熱癲癇、小兒驚邪瘛瘲、風眩頭痛、肺壅耳聾、口瘡喉痹咽塞、牙頷腫痛及目赤熱痛，多眼屎、眼淚。**

【發明】 土宿真君《造化指南》說：消石是感海鹵之氣所產生的，是自然界最神奇的物質，能寒能熱，能滑能澀，能辛能苦，能酸能鹹，入地千年，其色不變，能使七十二種石溶化成水，能遏制草木，柔軟五金，能製造煉取八種石頭，即使是大丹也不輕易放棄這種藥。李時珍認為：《土宿真君造化指南》所說的是消石神奇的妙用。《名醫別錄》列在朴消之下，有誤。朴消屬水，味鹹而氣寒，其性下行，不能上升，屬陰中之陰。因此只有蕩滌腸胃積滯，治三焦邪火。消石屬火，味辛帶苦微鹹，氣大溫，其性上升，屬水中之火。因此能破積散結，治療各種熱病，升散三焦鬱火，調和臟腑虛寒。與硫磺同用，就能調和陰陽二氣，有升降水火之功，治冷熱緩急之病。煅製礞石，能去除積滯痰飲。大概硫磺性溫而利，能下行；消石性溫而散，能上行。礞石性寒而下，消石性溫而上，一升一降，一陰一陽，這是製方的巧妙之處。當今軍事家製造烽火彈藥等，用的是消石，直接飛入雲空，其上升之性可想而知。《雷公炮炙論》序中說，腦痛將死者，在鼻中放入消石末，是取它上升辛散的功能，這是從治的意義。《神農本草》說其寒，《名醫別錄》言其大寒，正與龍腦性寒的錯誤相似。凡是辛、苦的物質沒有大寒的，況且此物得火則起火焰，與樟腦、火酒之性相同，哪裏還有性寒、大寒的道理呢？《史記・倉公列傳》菑（音資）川王美人懷孕後沒奶，便召來淳于意，淳于意送去喝的東西，用莨菪藥一撮，以酒送服，乳汁立即就通了。淳于意再複診其脈躁，躁脈證明有其他的病，立即飲用消石一劑，出血如同豆粒大小，接連五六枚才平安，這是去除血結的經驗。

第七卷 草部

李時珍說：天屬陽地屬陰，可創造孕育萬物，草木就應時生長。天陽剛健與地陰柔順交合，就能生長木根、枝幹。葉片、花萼屬陽；花朵、果實屬陰。正如草中有木，木中有草，得到靈氣的孕育就成為良草，受到戾氣的侵襲就成為毒草。所以在不同的時間、地點、條件下，有五行（金、木、水、火、土）、五氣（香、臭、臊、腥、膻）、五色（青、紅、黃、白、黑）、五味（辛、甘、酸、甘、鹹）、五性（寒、熱、溫、涼、平）、五用（升、降、浮、沉、中）的不同。炎黃、神農品嘗辨別它們的氣味，軒轅、岐伯論述闡明它們的功用，漢、魏、唐、宋的明賢良醫每代都有增補的內容。雖然上中下三品名目保存下來，但像淄水澠水混雜在一起，各種條目重複出現，難以區別。假如不認真審查精粗細微之處，辨別它們的補瀉作用，又怎麼能權衡「七方」、「十劑」來寄託生死呢？於是刪除繁雜的，去掉重複的，糾正錯誤的，增補遺漏的內容，辨別分析不同的藥物並加以歸類，振綱分目，使綱目分明。除去穀菜之外，凡是草類的植物，又可供醫藥之用的共分為山草類、芳草類、隰草類、毒草類、蔓草類、水草類、石草類、苔類、雜草類、苔類、雜草類等。

一、山草類

甘草（《神農本草經》上品）

【釋名】 《名醫別錄》稱：**蜜甘**、**蜜草**、**美草**、**蕗草**、**國老**。《記事珠》謂：**靈通**。

陶弘景說：甘草為眾藥之主，經方中很少有不用的，就像香中有沉香。國老是黃帝的老師的稱呼，雖不是皇帝，卻被黃帝所尊崇，所以能調和百藥，解各種藥毒。甄權講：各種藥中甘草為君藥，治七十二種礦物毒，解一千二百種草木毒，調和諸藥有功，故有國老之號。

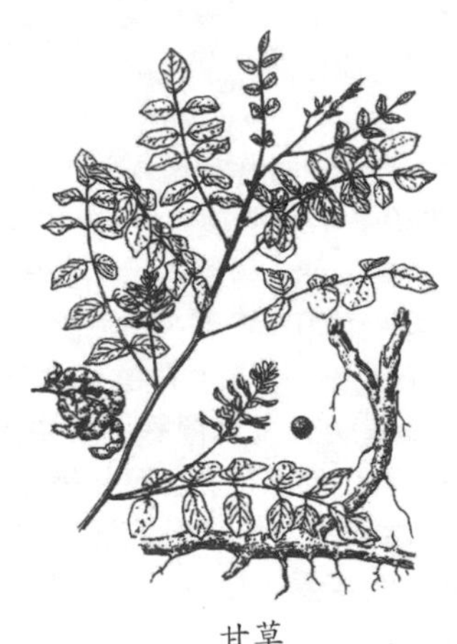
甘草

【集解】 《名醫別錄》記載：甘草生長在河西川谷積沙山及上郡。二月、八月的黃道吉日採根，曝曬十天。陶弘景說：河西上郡現在已不通商貿易。現今的甘草出產自蜀漢中，大多是從汶山諸地採來。蘇頌說：今陝西、河東等州郡都出產甘草。春天生長，變一二尺，葉如槐葉，七月開紫花像柰冬，結的果實作角狀如畢豆一般。謹按《爾雅》所說：蘦，大苦。郭璞注曰：蘦似地黃。又《詩·唐風》說：「采苓

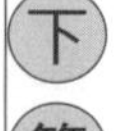
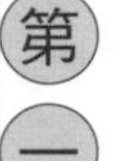
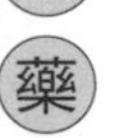
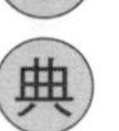
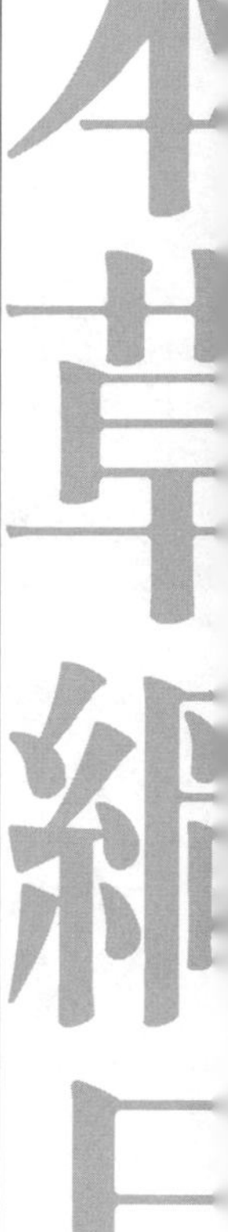

采苓，首陽之巔」，這就對了。蘦與苓通用。首陽山在河東蒲阪縣，與今天甘草所生長的地方相近。而先儒所說的苗葉，與現在的甘草全不一樣，難道還有不同種類的甘草嗎？李時珍說：按《夢溪筆談》載，本草注釋引自《爾雅·注疏》，「蘦，大苦」的注釋為甘草，不對。郭璞注釋認為是黃藥，味很苦，故說味大苦，並不是甘草。甘草的枝葉像槐，高五六尺，但葉端微尖而粗澀，像有白毛，結的果像相思角，成熟時果實自然拆開，子扁形像小豆，很堅硬。寇氏《本草衍義》也認為此說正確，而不認為大苦不是甘草。郭璞說的形狀特殊，不是一類，沈括所說相似。現代人只以粗大、堅實、斷紋的為好，稱為粉草。質輕、空虛、細小的功用不如粉草。劉績在《霏雪錄》中說安南產的甘草粗大如柱，當地居民用來蓋房子用，不知是否真實。

甘草根

【修治】 雷斅說：凡使用本品時，須去除頭尾尖處，其頭尾尖部服後令人嘔吐。每次入藥時切三寸長，擘成六七片，放入瓷器中，用酒從上午九時浸蒸到中午一時，取出後曬乾銼細用。另一種說法：每斤甘草用油七兩塗炙，以油耗盡為止。又一方法：先炮製使裏外均是紅黃色備用。李時珍說：方書中炙甘草都是用河水沾濕炙，炙熟後刮去紅皮，或用漿水炙熟，沒有用油酥炙、酒蒸的。一般補中宜炙用；瀉火宜生用。

【性味】 **甘，平；無毒。**

【主治】 《神農本草經》記載：**治五臟六腑寒熱邪氣，強筋骨，補氣，生肌，解毒，療癰腫。久服可輕身延年益壽。**《名醫別錄》謂：**有溫中下氣作用，用於煩滿短氣、咳嗽，並能止渴，調氣血，通經脈，解百藥毒，可調和七十二種礦石藥及一千二百種草藥。**甄權說：**有補五臟之功。治療腎氣不足的陽痿，及脘腹脹滿、冷痛、驚癇、婦人血淋腰痛。體虛有熱者均宜加用本品。**《日華諸家本草》謂：**能補各種勞傷、虛損，可強筋健骨，安神定志，通九竅，利血脈，治療驚悸煩悶及健忘等症。**李杲認為：**甘草生用瀉火熱，炙用散表寒，除熱邪，養陰血，扶正氣，補脾胃，潤肺及療咽痛。**王好古講：**用於肺痿咳吐膿血及各種瘡腫癰疽。**李時珍謂：**能解小兒胎毒，降火止痛，並治驚癇。**

甘草梢

【主治】 張元素說：**生用治胸中積熱、祛陰莖中痛，加酒煮玄胡索、苦楝子效果尤好。**

甘草頭

【主治】 朱震亨說：**生用能行足厥陰、陽明二經的瘀滯，消腫解毒。**李時珍說：**治療癰腫與吐藥配合使用。**

【發明】 朱震亨說：甘草味甘，可大緩各種火毒邪氣，想讓藥物直達下焦，必用甘草梢。李杲說：甘草味厚氣薄，能升能降，屬陰中陽藥。陽不足者用甘味藥補益。甘溫藥能除大熱，生用性平，補脾胃並泄心火；炙用性溫，補三焦元氣並散表寒，除邪熱，補正氣，養陰血，療咽痛。凡心火乘脾，腹中疼痛或腹肌痙攣，宜加倍用。甘草功能緩急止痛，又調和諸藥，為使配方中藥物不發生衝突，所以用熱藥時加甘草可緩和其熱，寒藥中加甘草以緩和其寒，寒熱藥並用時加甘草，可協調寒熱藥的偏性。李時珍講，甘草外紅中黃，氣薄味厚，滋補脾土，調和眾藥，有元老的功德，能治各種病邪，得到大自然的精微，有幫助天帝的力量而無人知曉，斂神仙的功力而沒有外露，可稱得上是藥中的良相。但腹滿嘔吐及嗜酒者患病，不能用甘草；並反甘遂、大戟、芫花及海藻。蘇頌說：據《千金方》論述，甘草解百藥毒，如同開水化雪。有服烏頭、巴豆中毒者，食甘草即解，效果顯著。方書中說大豆汁可解百藥毒，我多次試驗皆無效，加用甘草的甘豆湯，其療效神奇。

【附方】 **治傷寒心悸脈結代**《傷寒類要》：用甘草二兩，水二升，煮至一升，服七合，每日一次。 **治肺熱咽痛**《小兒藥症真訣》：用炒甘草二兩，桔梗一兩（水浸一夜），每次五錢，水一盅半，加阿膠半斤，煎服。 **治肺痿多涎、頭眩等症**《金匱要略》載甘草乾薑湯：用炙甘草四兩，炮薑二兩，水三升，煮取一升五合，分次服用。 **治小兒熱咳**《聖惠方》：用涼膈丸：取甘草二兩，豬膽汁浸泡五夜，炙後研末，蜜調做丸如綠豆大，每次飯後薄荷湯送服十丸。 **治新生兒便閉**《全幼心鑒》：用甘草、枳殼各一錢，水半盞煎服。 **新生兒解毒**《王璆選方》：用甘草炙碎、煎水，用綿蘸點入小兒口中，可給一硯殼，會讓新生兒吐出胸中惡汁。此後待兒饑渴，再給他。可以使小兒聰明健康，出痘稍少。 **治小兒口噤**《金匱玉函方》：生甘草二錢半，水一盞，煎至六分溫服，使之吐痰涎，而後用乳汁點兒口中。療飲食中毒，煎甘草薺苨湯服用，入口便活。或治小兒中蠱、水莨菪毒，均用甘草煎服可解除。

現代醫學研究簡介

【來源】 甘草為豆科植物甘草、脹果甘草或光果甘草的乾燥根及根莖。

【化學成分】 甘草含甘草甜素，即甘草酸、甘草次酸、甘草黃甙、異甘草黃甙、甘草素、異甘草素、光甘草烯、7-甲氧基香豆精、傘形花內酯、阿魏酸、芥子酸及菊糖苷酸皂甙等。

【藥理作用】 1.皮質激素樣作用。2.免疫調節作用。3.抗炎作用。4.抗病毒作用。5.抗潰瘍活性的作用。6.解毒作用。7.祛痰鎮咳作用。8.降血脂作用。9.保護肝臟作用。10.抗腫瘤作用。11.抗氧化作用。

【臨床應用】 1.治療阿狄森病。2.治療尿崩症。3.治療腦垂體前葉功能減退症。4.治療消化性潰瘍。5.治療肺結核。6.治療血小板性紫癜。7.治療過敏性紫癜。8.預防新生兒ABO型溶血症。9.治療肝炎。10.治療支氣管哮喘。11.治療室性早搏。12.治療血栓性靜脈炎。13.治療低血壓症。14.治療腰腿痛。15.治療急性乳腺炎。16.治療慢性咽炎。17.治療急性食物中毒。18.治療眼科炎症。19.治療鼻竇炎、喉炎。20.治療急性感染性多發性神經炎。21.治療腓腸肌痙攣。22.治療凍瘡。23.治療寒冷型多型紅斑。24.治療皮膚皸裂症。25.治療皮膚瘙癢症。26.治療燒傷。27.治療皮炎。28.治療術後尿瀦留。

黃耆（《神農本草經》上品）

【釋名】 《本草綱目》稱：**黃芪**。《神農本草經》稱：**戴糝**。《名醫別錄》叫：**戴椹**、**獨椹**、**芰草**、**蜀脂**、**百本**。《藥性論》叫：**王孫**。

李時珍說：耆是長的意思。黃耆色黃為補藥之長，故名。今俗稱黃芪，也許是寫耆不妥。王孫與牡蒙同名異物。

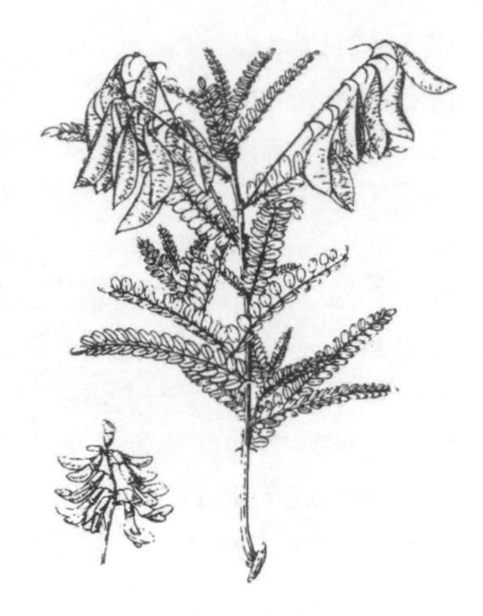

膜莢黃芪

【集解】 《名醫別錄》記載：黃芪生長在蜀郡的山谷、白水、漢中，二月、八月採摘陰乾用。陶弘景說，第一等的黃芪產於隴西洮陽，色黃白，味甜美，今很難得到。其次用黑水宕昌產的，色白紋理粗，鮮品味甘溫補。還有蠶陵白水產的，顏色紋理勝過蜀中產的，能冷補。又有紅色的可作膏貼。一般方中常用。李時珍講：本品葉像槐葉微尖小，又似蒺藜葉稍寬大，青白色，開黃紫花，大的像槐花，結尖角樣果實，長約一寸，根二三尺長，以堅實如箭竿的為好。嫩苗可油炸後食。果實收藏起來，在十月下種子栽種，像種菜的方法也可以。

【修治】 雷斅說：使用時不要用木耆草，二者極相似，只是生長時葉短而根橫長。須去頭上皺皮，蒸半天，掰細在槐砧上銼碎用。李時珍講：今人卻將黃芪捶扁，蜜水炙數次以熟為止，盛在器皿中，在湯瓶內蒸熟切片用。

黃芪根

【性味】 **甘，微溫；無毒。**

《名醫別錄》記錄：白水耆性寒主補。張元素說：味甘性溫或平。氣薄味厚，可升能降，屬陰中陽藥，入手、足太陰氣分，又入手少陽、足少陰命門。徐之才講：茯苓相使，惡龜甲、白鮮皮。

【主治】 《神農本草經》謂：**能補虛，排膿止痛，治療癰疽敗瘡日久、麻風、痔瘡、瘰癧和小兒百病**。《名醫別錄》說：**可益氣，補男女虛損，祛五臟瘀血，止渴，利陰氣，療婦人宮**

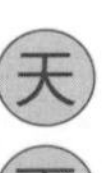
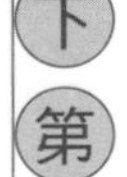
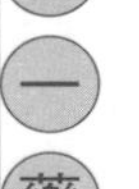
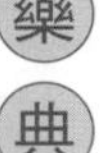
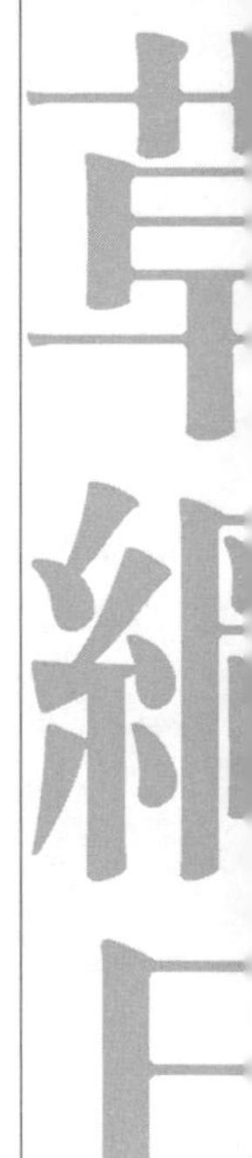

冷、五勞消瘦、腹痛瀉痢。甄權謂：**治虛喘、腎虛耳聾，並內補托毒，瘰癧疽發背**。《日華諸家本草》謂：**有益氣壯筋骨，生肌補血，破瘕之功，用於瘰癧癭瘤、腸風血崩、赤白下痢、月經不調、帶下等一切胎前產生疾病**。張元素說：**補肺氣，固衛表，養胃氣，瀉心、肺之火，治虛勞自汗，並祛肌膚發熱及諸經疼痛**。王好古講：**主治太陰病及治療陽維脈的寒熱病、督脈的氣逆裏急病**。

【發明】 陶弘景說：黃芪產於隴西的溫補，出自白水的冷補。又有紅色的作膏藥外用消癰腫。陳藏器謂：體虛感受熱邪的宜用白水芪，體虛而感受寒邪的用隴西黃芪。《日華諸家本草》記載：黃芪作為藥有補益作用，又叫它羊肉。白水芪性涼無毒，功能排膿活血，治療熱毒煩悶，骨蒸勞熱。赤水芪性涼無毒，解熱毒，治血分病，其餘功用相同。木芪性涼無毒，治煩悶或排膿之力弱，用時須加倍。張元素講：本品甘溫純陽，其功用有五：一補各種虛損；二益元氣；三健脾胃；四祛肌膚熱；五排膿止痛，補血活血，托毒生肌，為瘡家聖藥。又說治脈弦自汗，瀉陰火、去虛熱，無汗用之發汗，有汗用之止汗。王好古說：黃芪治氣虛自汗、盜汗、膚熱，為皮表之藥；治咯血，柔脾胃是中州之藥；治傷寒尺脈結代，補腎臟元氣，是裏藥，為上中下內外三焦之品。李杲說：黃芪補三焦、實衛氣與桂同功，只是比桂甘平而不辛熱。但桂可通血脈、破血而實衛氣，黃芪則補氣。又黃芪與人參、甘草同用，為除燥熱、膚熱的聖藥。脾胃虛則肺氣先絕，必用本品溫分肉、益皮毛、實腠理，而不致汗出，以益元氣而補三焦。朱震亨謂：黃芪補元氣，以肥胖多汗者宜用，面黑形瘦者服用會使人胸滿，應用三拗湯瀉之。寇宗奭講：防風、黃芪世人多相須配用。李杲講：防風能制黃芪，黃芪與防風同用功力愈大，這是相畏相使的配伍。又說小兒驚風，宜用黃連安神丸等鎮心藥物。若脾胃寒濕的嘔吐腹痛及瀉痢，宜用益苓散治療，脾胃伏火、勞役不足，應服巴豆之類。胃虛慢驚風，如用益土、理中之藥必傷人命。當在治心經藥中，以甘溫補土之源，在益脾土的藥中，用甘寒瀉火藥以酸涼補金，使金旺火衰，風木自平。今擬黃芪湯瀉火補金益土，為妙治方法：用炙黃芪二錢，人參一錢，炙甘草、白芍各五分，水一盞，煎至半盞，溫服。

【附方】 **治小便不通**《總微論》：綿黃芪二錢，水二盞，煎至一盞，溫服，小兒減半。**治酒後黃疸**：心痛、足脛腫脹；小便黃內大醉受風、入水所致。《肘後方》：黃芪二兩，木蘭一兩，研末，溫酒送服方寸匕，每日三次。**治氣虛小便混濁**《經驗良方》：鹽炒黃芪半兩，茯苓一兩，研末，每次白開水送服一錢。**治各種虛損所致的煩悸焦渴、面色萎黃等**《外科精要》：去蘆、綿黃芪六兩，一半生焙、一半鹽水潤濕，飯上蒸三次後焙乾銼細，粉甘草一半生用，一半炒黃研末。每次二錢白開水送服，早晨、中午各服一次，也可煎湯，名叫黃芪六一湯。經常服用此方，可平補氣血，安和臟腑，終身可免患癰疽之疾。 **治老年人便秘**《惠民和劑局方》：綿黃芪、陳皮（去白）各半兩，研末。每次三錢，大麻子一合研爛，水濾漿，煎至乳起，加蜂蜜一匙再煎沸，調藥空腹服。病重者服藥不過二劑可癒。此藥不寒不熱，經常服用無便秘之患，效果如神。 **治腸風瀉血**孫用和《傳家秘寶方》：黃芪、黃連等份研末，麵調糊做丸如綠豆大，每次米湯送服三十丸。 **治尿血石淋**《永類鈐方》：黃芪、人參等份研末，大蘿蔔一個，切一指厚大的四五片，蜜二兩淹炙，點藥末服食，鹽湯送下。**治吐血不止**《聖濟總錄》：黃芪二錢半，紫背浮萍五錢，研末，每次薑蜜水送服一錢。

現代醫學研究簡介

【來源】 黃芪為豆科植物蒙古黃芪或膜莢黃芪的乾燥根。

【化學成分】 黃芪含有2'，4'-二羥基-5，6-二甲氧基異黃酮、熊竹素、甜菜鹼及多糖、微量葉酸。

【藥理作用】 1.增強機體免疫功能。2.抗病毒作用。3.抗衰老作用。4.抗應激作用：（1）抗疲勞作用；（2）對耐缺氧及耐寒力影響；（3）抗輻射作用。5.對心血管系統的作用：黃芪可使麻醉犬、貓、大鼠血壓下降，且不為苯海拉明、阿托品阻斷；可明顯減少血栓形成和降低

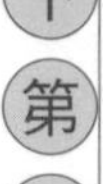
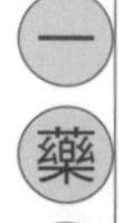

血小板黏附率。6.中樞抑制作用。7.對血糖的影響：腹腔注射黃芪多糖250mg/kg、500mg/kg對正常小鼠血糖含量無明顯影響，但對腎上腺素或葡萄糖所致高血糖有降血糖作用，同時可拮抗苯乙雙胍所致小鼠低血糖反應。8.對肝、腎的保護作用。9.促進細胞代謝作用。10.抗炎抑菌作用。

【臨床應用】　1.預防感冒。2.治療慢性氣管炎。3.治療支氣管哮喘。4.治療肺結核盜汗。5.治療早搏。6.治療冠心病。7.治療肺心病並心源性腹瀉。8.治療胃及十二指腸球部潰瘍。9.治療萎縮性胃炎。10.治療口腔潰瘍。11.治療慢性肝炎。12.治療乙型肝炎。13.治療慢性再生障礙性貧血。14.治療白血球減少症。15.治療血小板減少症。16.治療慢性腎炎。17.治療系統性紅斑狼瘡。18.治療顱內血腫。19.治療關節炎及關節積液。20.治療流行性出血熱。21.治療月經過多。22.治療前列腺炎。23.治療過敏性、慢性鼻炎。24.促進視網膜剝離術後視力恢復。25.治療中心性視網膜炎。26.治療虛性瘡瘍。

人參（《神農本草經》上品）

【釋名】　《神農本草經》稱：**人銜**、**鬼蓋**。《吳普本草》謂：**人薓**（音參）、**黃參**。《名醫別錄》叫：**血參**、**神草**、**土精**。《廣雅》名：**地精**、**海腴**、**皺面還丹**。

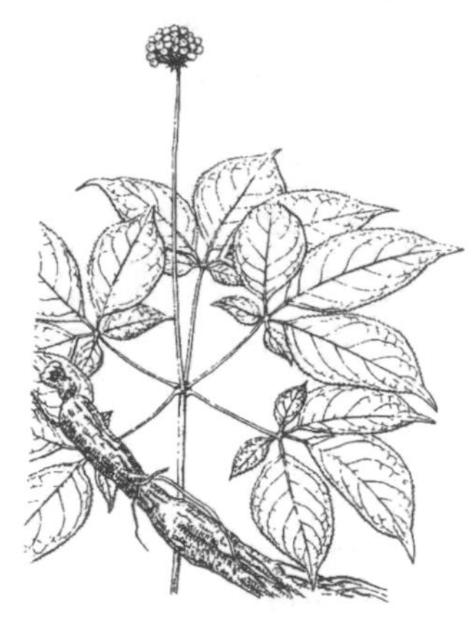
人參

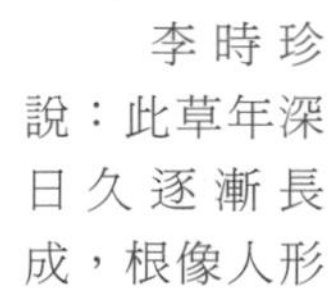
李時珍說：此草年深日久逐漸長成，根像人形有神，故稱人薓、神草。薓是浸字，有逐漸之義，後世因字繁寫，為了簡便用參、星等字代替，然沿用日久也不易改變過來了。只有《傷寒論》仍寫薓。《名醫別錄》一名人微，微字是薓字的訛字。其生長有階段，故叫人銜。此草生長在陰處，所以又稱鬼蓋。它屬五參之一，色黃屬土補脾胃，生陰血，故有黃參、血參一名。吸收了土地的精華，故又有地精、土精之稱。《廣五行記》載：隋文帝時，上黨地區有人每晚在住宅後聽到人的聲音卻不見人，離住宅一里左右，發現人參枝葉異常，挖地五尺深才得到它，形像人體，四肢齊全，從此再未聽到聲音。這段記載尤可證明土精名稱的來歷。《禮斗威儀》說：下面有人參，上面必有紫氣。《春秋運斗樞》謂：瑤光星（北斗第七星）散落在地上變為人參。有人為了獲利而挖山找人參，瑤光星則不發光，人參不生長。這段文字又可證實神草一名。

【集解】　《名醫別錄》記載：人參生長在上黨山谷及遼東，二、四、八月上旬採根，竹刀刮後曬乾，不能風吹。《吳普本草》謂：有的生長在邯鄲，三月長尖銳的葉片，枝黑，莖上有毛，三、九月採根，根有手足，面目如人有神。陶弘景說：上黨正冀州西南，那裏的產品形長色黃、狀如防風，多潤澤堅實味甘，通常用的是百濟產的，形細堅實色白，氣味比上黨的薄，其次用高麗產的，高麗地處遼東附近，形大虛軟，不如百濟、上黨產品。此草一莖直上，四五葉對生，花紫色。李時珍講：上黨為現在的潞州，現在人們多用遼東參。其高麗、百濟、新羅三國均屬於朝鮮。可收取其種子在十月播種，秋冬季採挖的堅實。春夏季採挖的虛軟，不是產地不同而有虛實之分。遼參連皮的色黃潤如防風，去皮後色白堅實如粉，市場上常以沙參、薺苨、桔梗的根作偽品以假亂真。沙參體虛、無心，味淡，桔梗體實、有心，味甘微苦，薺苨體虛而無心，人參則體實有心，味甘微苦，餘味無窮。又有類人形的叫孩兒參，偽品很多。蘇頌《圖經本草》所繪製的潞州人參，三椏五葉，是真人參。其所繪滁州產的為沙參的苗葉，沁州、兗州產的是薺苨的苗葉，江淮產的土人參也是薺苨，都沒有詳細審核。今潞州人參尚不可信，其他地方產的人參更不能信。現在又有不道德的人把人參浸泡後取汁自飲，爾後再將它曬乾賣出去，稱為湯參，這完全不能作藥用，不可不察。

人參根

【性味】　**甘，微寒；無毒。**

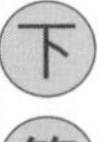
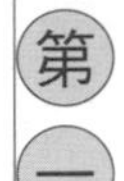
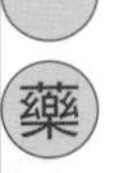
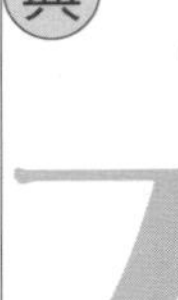
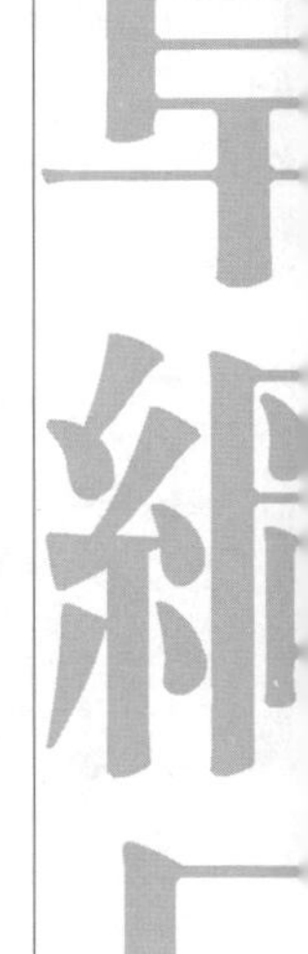

【主治】　《神農本草經》謂：**能補五臟，安神定驚，除邪氣，明目益智，久服可輕身長壽。**《名醫別錄》說：**可調中焦，止消渴，通血脈，破積，治胃腸虛冷，心腹脹痛、胸脅逆滿，霍亂嘔吐，並能增強記憶力。**甄權說：**有補益臟腑，調中止嘔，安神及消痰作用。治療勞傷虛損，肺痿、癲癇、嘔逆、納差等病，凡體虛多夢均宜加用人參。**李杲說：**有除煩之功。**《日華諸家本草》說：**消食調中開胃，並殺金石藥毒。**張元素講：**補中緩急，瀉心、肺、脾、胃之火，又生津止渴。治療肺氣虛的短氣喘促和肺、胃陽氣不足之症。**李時珍說：**治一切虛症，發熱自汗、頭痛眩暈、反胃吐食、瘧疾瀉痢、尿頻淋瀝、勞倦內傷、中風中暑、吐血咳血、便血血淋、痿痹、崩漏及胎前產後諸病。**

【發明】　陶弘景說：人參為藥中要品，與甘草同功。李杲謂：人參性味甘溫，能補肺中元氣，肺氣旺盛則四臟之氣旺，精氣自生，形體自盛，這是因肺主氣的緣故。仲景云：病人汗後身熱、失血、脈沉遲者，或下痢身涼，脈微弱屬血虛者，都可以用人參。古人治療血脫用益氣的方法，這是因為血不能自主，須得到生陽氣的藥才能生，陽生陰長，血才旺盛。若單用補血藥，則血無處可生。《素問》記載：無陽則陰無以生，無陰則陽無以化。所以補氣必用人參，血虛者也須用。《本草十劑》記載：補可去弱，如人參、羊肉等。人參補氣，羊肉補形，形氣是有病、無病的象徵。王好古講：張潔古說用沙參代替人參，取沙參的甘味，但人參補五臟之陽，沙參補五臟之陰，雖說均補五臟，必須各用本臟藥相佐使引用。李言聞說：人參生用性涼，熟用性溫，味甘補陽，微苦滋陰。性寒涼屬深秋清肅之氣，為天之陰，主沉降；氣溫熱屬陽春生發之氣，為天之陽，主升浮。甘為濕土化生的味道，為地之陽；微苦為火土相生的味道，為土之陰。人參氣味均薄，氣薄者生降熟升；味薄者生升熟降，如脾虛火旺者宜用人參，取其涼薄之氣以瀉火補脾，此是單純取人參益氣的使用，脾虛肺弱者宜用熟參，取甘溫味道補土生金，這是單純取人參味的功效。李東垣對相火乘脾，出現身熱而煩，氣逆咳喘，頭痛口渴，脈洪大者，用黃檗佐人參。孫真人療夏季熱傷元氣，大汗淋漓有痿厥之勢，用生脈散從瀉火救金火，以人參甘寒瀉火補元氣為君藥，麥冬苦甘而寒以清金滋水源為臣藥，佐五味子酸溫以生腎精，收耗氣。這些均是補元氣，而不是補熱火。白飛霞說：人參煉膏取能恢復元氣。凡病後氣虛及肺虛咳嗽均宜使用，若氣虛有火，宜與天冬膏同服。

【附方】　**治療胸痹、結胸等症**張仲景用理中湯：取人參、白朮、乾薑、甘草各三兩，水八升，煮取三升，每次服一升，每日三次，可隨症加減。此方從晉宋以後到唐代的名醫，治療心腹疾病，沒有不用的，或做湯劑，或做蜜丸，有的做散劑，都有奇效。　**治脾胃氣虛症**《惠民和劑局方》用四君子湯：人參、茯苓各一錢，白朮二錢，炙甘草五分，生薑三片，大棗一枚，水二盅，煎取一盅，飯前溫服。凡諸病氣虛的患者，均可以此為主方，隨症加減。**治妊娠嘔吐**：人參、炮薑等份研末，生地黃汁調和做丸如梧子大，每次米湯送服五十丸。**開胃化痰**《經驗後方》：人參焙二兩，半夏薑汁浸焙五錢，研末，麵粉調糊做丸如綠豆大，每次飯後薑湯送服三十至五十丸，每日三次。老少均宜。　**治胃寒氣滯，善饑不能食**《聖濟總錄》：人參末二錢，生附子末半錢，生薑二錢，水七合，煎取二合，蛋清一枚攪勻空腹服用。　**治霍亂吐瀉**：人參二兩，陳皮三兩，生薑一兩，水六升，煮取三升，分三次服用。**治衄血不止**：人參、柳枝（清明前一天採的）等份研末，每次東流水送服一錢，每日三次，無柳枝可用蓮子心代用。　**治胃寒嘔吐、納差**《拔萃方》：人參、丁香、藿香各二錢半，陳皮五錢，生薑三片，水二盞，煎取一盞，溫服。**治胃虛噁心嘔吐**《簡便方》：人參一兩，水二盞，煎取一盞，加竹瀝一杯，薑汁三匙，飯前溫服，老年人尤宜。　**止咳化痰**：取人參末一兩，明礬二兩，醋二升，把明礬熬成膏，加人參末煉蜜和丸，每次取豌豆大一丸放在舌下含化。　**治食入即吐**《金匱要略》用人參半夏湯：人參一兩，半夏一兩五錢，生薑十片，水一斗，煮取三升，加白蜜三合，煮取一升半，分次服。　**治霍亂嘔惡**《衛生家寶方》：人參二兩，水一盞半，煎汁一盞，加蛋白一枚再次煎煮，溫服。　**治陽虛氣喘**《濟生方》：自汗

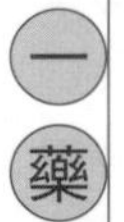

盜汗。人參五錢，熟附子一兩，分成四劑，每劑用生薑十斤，流水二盞，煎至一盞，飯前溫服。　**治產後便秘**：人參、麻仁、麩炒枳殼，研末，煉蜜丸如梧子大，每次米湯送服十丸。**治虛瘧寒熱**《丹溪纂要》：人參二錢二分，雄黃五錢，研末，端午節時用粽子尖搗成丸藥如梧子大，發作那天的清晨用井水吞服七丸，發作前再服，忌各種熱物，馬上見效。另一方：加神麴等份。　**治冷痢厥逆**《經驗方》：人參、附子各一兩半，每次半兩，生薑十片，丁香十五枚，粳米一撮，水二盞，煎取七分，空腹溫服。　**治筋骨疼痛**人參四兩酒浸三天，曬乾，加土茯苓一斤，山慈菇一兩，共研末煉蜜做丸如梧子大，每次飯前米湯送服一百丸。**治小兒驚癇**《衛生寶鑒》：人參、蛤粉、朱砂等份研末，用公豬心血調和做丸如綠豆大，每次金銀花湯送服五十丸，一天二次效果很好。**治驚後瞳斜**《直指方》：人參、阿膠糯米炒成珠，各一錢，水一盞，煎取七分，溫服，每日二次，治好為止。

現代醫學研究簡介

【來源】　人參為五加科植物人參的乾燥根。

【化學成分】　人參含30種人參皂甙、人參多糖、人參蓓半萜烯、β-欖香烯、人參炔醇、人參黃酮甙、人參酸、人參活素、生物鹼以及氨基酸、維生素、少量微量元素鍶、鐵等。

【藥理作用】　1.對中樞神經系統的使用：（1）對學習、記憶活動的影響：人參可能通過興奮中樞神經而提高動物的覺醒度和動機水準，進一步加速條件反射的形成，易於學習記憶的獲得。（2）對腦波的影響：貓應用人參0.2g/kg可產生中度同步化現象，並且使興奮劑的非同步化作用增強。（3）對腦內物質和能量代謝的影響：人參能促進小鼠腦內蛋白質、DNA和RNA的合成。（4）對神經遞質的影響：人參具有中樞擬膽鹼活性和兒茶酚胺活性。（5）鎮靜與安定作用。2.對傳出神經系統的影響：人參對交感和副交感神經都有影響。小劑量能興奮腸管出現M樣作用，並使血管收縮，心率加快；大劑量則抑制腸活動。3.對內分泌系統的影響：（1）對甲狀腺功能的影響：肌肉注射人參皂甙300mg/kg，使老年大鼠血清T_3水準顯著增高，T_4減少。長期應用則有抑制作用。（2）對性腺功能的影響：人參皂甙300mg/kg肌肉注射，可明顯增加老年雌鼠雌二醇含量。（3）對腎上腺功能的影響：人參能使正常和切除一側腎上腺大鼠的腎上腺肥大；使尿中17-酮類固醇含量降低。4.抗衰老作用。5.增強免疫功能作用。6.抗癌作用。7.適應作用：（1）抗疲勞作用。（2）耐高溫作用。（3）抗輻射作用。8.對物質代謝的影響：（1）對糖代謝的影響：人參對正常血糖及腎上腺素或高滲葡萄糖所致高血糖均有降低作用。（2）對脂代謝的影響：紅參粉口服使高脂飲食大鼠血和肝中總膽固醇、甘油三酯含量下降，升高HDL-CH和磷脂水準，組織學發現肝臟脂肪浸潤程序較對照組減輕。（3）對蛋白質和核酸代謝的影響：人參可使雌大鼠蛋白質合成加強，食欲增進；能矯正雌鼠因饑餓所致NDA（肝中）減少。9.對心血管系統的影響：（1）對血壓及血管的作用：人參小劑量升高麻醉動物血壓，大劑量則降低血壓。（2）對心臟的影響：人參對多種動物心臟均有先興奮後抑制，小劑量興奮，大劑量抑制的作用。（3）抗休克作用。10.對血液及造血系統的影響：人參煎劑對正常及缺氧鼠的紅血球、血紅蛋白有升高作用。

【臨床應用】　1.治療惡性腫瘤。2.治療急性呼吸功能不全。3.治療哮喘。4.治療肝炎。5.治療子宮頸糜爛。6.治療高血壓和動脈硬化症。7.治療心衰及休克。8.治療糖尿病。9.治療貧血。10.治療阿狄森病。11.治療炎症。12.治療新生兒硬皮病。13.治療胃病。14.治療性功能障礙。15.治療神經衰弱症。16.作為強壯劑服用。

沙參（《神農本草經》上品）

【釋名】　《名醫別錄》稱：**知母、羊乳、鈴兒草、虎鬚、苦心、文希、識美、志取**。《吳普本草》叫：**白參**。《本草綱目》謂：**羊婆奶**。

陶經弘景說：本品與人參、玄參、丹參、苦參組成五參，它們的形態不同而主治相似，故都有參名。還有紫參，即牡蒙。李時珍講：沙參色白，宜於沙地生長，故名。其根多白汁，當時俗稱羊婆奶，《名醫別錄》有名未用

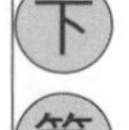
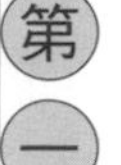
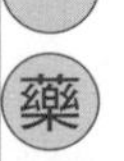
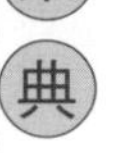

條的羊乳是指此藥。沙參無心味淡，但《名醫別錄》稱它叫苦心，又與知母同名，道理不清楚。叫它鈴兒草，是因花象形。

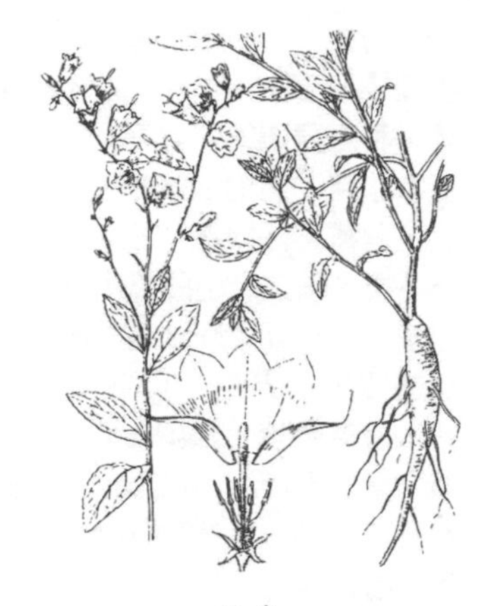
沙參

【集解】 李時珍謂：沙參各處的山谷平原都有，二月長苗，葉像初生的小葵葉，團扁狀，不光滑，八九月抽莖，高一二尺。莖上的葉片尖長像枸杞葉，但小，有細齒。秋季葉間開小紫花，長二三分，狀如鈴鐸，五瓣，白色花蕊，所結果實如冬青實，中間有細子。霜降後苗枯萎。根生長在沙地上，長一尺多，大小在一虎口間。黃土地長的短小，根莖上均有白汁。八九月採摘白而堅實的，春季採摘微黃空虛的，藥商也常在蘩蒸壓實後當人參賣，以假亂真。但體輕質鬆，味淡而短，可區別出來。

沙參根

【性味】 **苦，微寒；無毒。**

《名醫別錄》記載：羊乳性溫無毒。《吳普本草》記載：沙參，岐伯認為味鹹；神農、黃帝、扁鵲認為無毒；李當之認為性大寒。王好古說：味甘微苦。徐之才講：惡防己，反藜蘆。

【主治】 《神農本草經》謂：**治驚風及血瘀症，並能補中益肺，除寒熱**。《名醫別錄》謂：**療胸痹腹痛、熱邪頭痛、肌膚發熱，又安五臟，久服對人體有利。羊乳主治頭痛眩暈，兼能益氣、生肌**。甄權說：**用於疝氣、嗜睡，又可祛風邪，補肝氣**。《日華諸家本草》謂：**有補虛、除驚煩、益心肺、排膿、消腫毒之功，能治一切惡瘡疥癬、皮膚瘙癢**。李時珍說：**清肺火，善治久咳肺痿**。

【發明】 李時珍講：人參甘苦而溫，體重實堅，專補脾胃元氣，兼益肺腎，故內傷元氣者宜用。沙參甘淡而寒，體輕空虛，專補肺氣，又益脾腎，故金受火克者宜用。二者一補陽而生陰，一補陰而制陽，不可不辨。

【附方】 **治肺熱咳嗽**《衛生易簡方》：取沙參半兩，水煎溫服。 **治突然患疝痛**《肘後方》：沙參搗篩研末，酒送服方寸匕，立即痊癒。 **治白帶增多**《症治要訣》：沙參研末，每次米湯送服二錢。

現代醫學研究簡介

一、北沙參

【來源】 北沙參為傘形科植物珊瑚菜的根。

【化學成分】 北沙參含生物鹼、澱粉。其果實含珊瑚菜素等。

【藥理作用】 1.降低體溫使用。2.對心血管系統的影響：北沙參水浸液對離體和在體蟾蜍心臟均有在低濃度時加強收縮，高濃度抑制收縮。3.對免疫系統的影響：北沙參多糖具有免疫抑制活性。可顯著抑制小鼠脾臟空斑細胞的形成，亦有抑制小鼠血清凝集素效價的作用，與醋酸氫化可的松相似。4.抑制突變活性。

二、南沙參

【來源】 南沙參為桔梗科植物杏葉沙參、輪葉沙參或其他幾種同屬植物的根。

【化學成分】 輪葉沙參含三萜皂甙和澱粉。

【藥理作用】 1.祛痰使用。2.強心作用。3.抗真菌作用。

【臨床應用】 1.治療小兒遷延性肺炎。2.治療燥咳。3.治療失音。4.治療小兒口瘡。5.治療食管炎。

桔梗（《神農本草經》下品）

【釋名】 《名醫別錄》稱：**白藥、梗草**。《神農本草經》叫：**薺苨**。

李時珍說：此草之根結實梗直，故名桔梗。《吳普本草》稱本品為利如、符扈、房圖。其他方書中未見這些名字。桔梗、薺苨是一類藥物，有苦、甜二種，故《神農本草經》中桔梗又名薺苨，而今俗呼薺苨為甜桔梗。至《名醫別錄》開始有薺苨條，分成二物。它們的性味、功用都不同，應以《名醫別錄》記載為準。

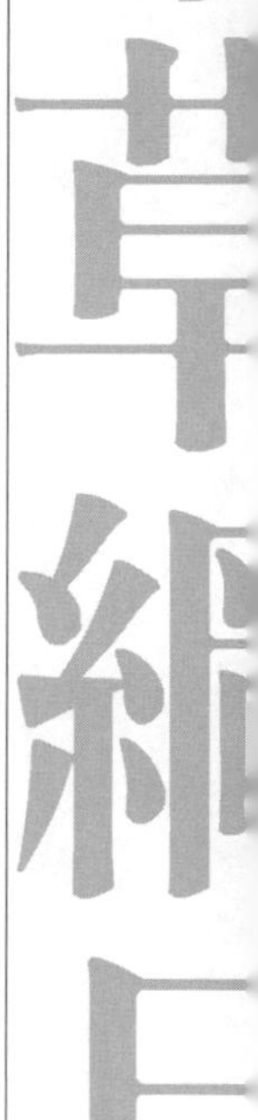

【集解】 《名醫別錄》謂：桔梗生長在嵩高山谷及冤句，二、八月採根曬乾用。《吳普本草》說：葉像薺苨，莖如筆管，紫紅色，二月長苗。陶弘景說：附近各地均有本品，二三月長苗，可煮食。桔梗療蠱毒效果明顯，通俗方中用本品才叫薺苨。現今又有薺苨，能解藥毒，葉與人參相似，可以假亂真。但薺苨葉不光滑潤澤，無毛，葉長得不像人參葉那樣相對生。這是它們不同的地方。蘇敬講：薺苨、桔梗葉均有交叉，也有三四對長的，都是一莖直上，葉雖無法區別，但可以根的實心、空心來鑒別。蘇頌說：現在到處都有，根像小指大，黃白色，春季長苗，莖高一尺多，葉像杏葉橢圓形，四葉對生，嫩時可食。夏季開紫碧色小花像牽牛花，秋後結子。八月採根，根是實心，若無心者是薺苨。關中產的桔梗根，皮黃像蜀葵根，莖細、色青，葉小、青色，像菊葉。

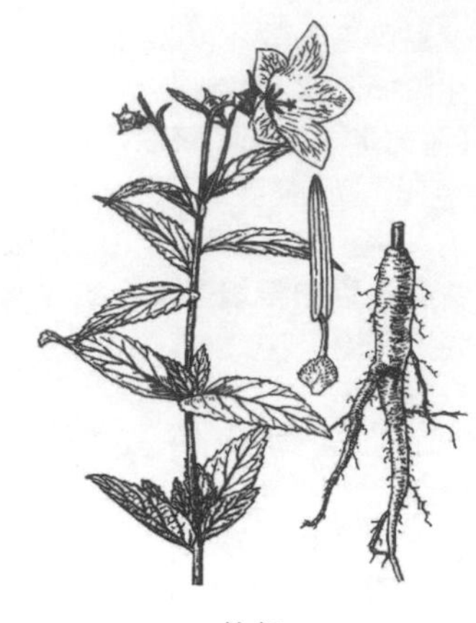

桔梗

桔梗根

【修治】 雷斅說：凡用桔梗須去頭上尖硬的部分二三分，並兩邊上的附枝，在槐砧上銼細，用生百合搗膏，放水中浸一伏時濾出，文火熬乾用。配方比例：桔梗四兩，百合二兩五錢。李時珍講：現在只刮去浮皮，米泔水浸一夜，切片微炒後入藥用。

【性味】 **辛，微溫；有小毒。**

《吳普本草》記載：神農、醫和認為味苦無毒；黃帝、扁鵲認為味辛而鹹；岐伯、雷公認為味甘；李當之認為：性大寒。甄權說：味苦、辛。李時珍說：應以味苦、辛，性平為妥。徐之才說：節皮相使，畏白及、龍眼肉、龍膽草，忌豬肉。與牡蠣、遠志同用療恚怒。與消石、石膏同用治傷寒。

【主治】 《神農本草經》記載：**治胸脅刺痛、腹滿腸鳴及驚悸**。《名醫別錄》謂：**有補血氣，利五臟腸胃，除寒熱風痹，溫中消食及除蠱毒作用，並治咽喉疼痛**。甄權謂：**有破血行氣，消積，除痰涎，去肺熱，除腹痛之功，治療下痢、咳嗽、小兒驚癇等**。《日華諸家本草》記載：**下一切氣，止霍亂轉筋、心腹脹痛，並能益氣，補五勞，破症瘕，除穢邪，養血排膿，治療肺癰、喉痹**。張元素說：**利竅，除肺熱，清利頭目，利咽喉，治療胸腹滯痛及鼻塞**。李杲謂：**治寒嘔**。李時珍講：**主治口舌生瘡、目赤腫痛**。

【發明】 李時珍說：朱肱《活人書》治胸痞脹滿，用桔梗、枳殼，取其通肺下氣利膈之功。仲景治寒實結胸，用桔梗、貝母、巴豆，取溫中消食破積之效。又治肺癰咳吐膿血，用桔梗、甘草，取苦辛清肺、甘溫瀉火，又能排膿血，補內漏。治少陰症咽喉痛也用桔梗、甘草，取苦辛散寒，甘平除熱，二藥合用能調寒熱。後人改名甘桔湯，通治咽喉、口舌諸病。宋仁宗加荊芥、防風、連翹，名如聖湯，治上症效果很好。《醫壘元戎》記載頗詳，說失音加訶子，聲啞加半夏，氣逆加陳皮，咳嗽流涎加知母、貝母，咳嗽口乾加五味，酒毒加葛根，氣短加人參，嘔吐加半夏與生薑，咳膿血加紫菀，肺痿加阿膠，胸膈不利加枳殼，胸痞脹滿加枳實，目赤加梔子、大黃，水腫加茯苓，肌肉痛加黃芪，癍疹加防風、荊芥，疫毒加牛蒡子、大黃，失眠加梔子。朱震亨講：乾咳為痰火鬱肺，宜用苦桔梗開鬱，痢疾腹痛為肺氣鬱在大腸，也先用苦桔梗開肺鬱，後用治痢藥治療。此藥能升提氣血，故為氣藥中常用藥。

【附方】 **治胸滿不痛**《南陽活人書》：桔梗、枳殼等份，水二盅，煎取一盅，溫服。 **治傷寒腹脹**：桔梗半夏湯。用桔梗、半夏、陳皮各三錢，薑五片，水二盅，煎取一盅，內服。 **治咳嗽喘氣**《簡要濟眾方》：桔梗一兩半，研末，用童便半升，煎至四合，去渣溫服。 **治肺癰咳嗽**《金匱玉函方》：治胸滿振寒，脈數咽乾，痰濁腥臭用桔梗湯。用桔梗一兩，甘草二兩，水三升，煎取一升，分次溫服。 **治喉痹**《千金方》：桔梗二兩，水三升，煎取一升，頓服。　**治牙齦腫痛**《永類方》：桔梗、薏苡仁等份研末吞服。　**治衄血、吐血、便血**《普濟方》：桔梗研末，水送服方寸匕，每日四次，一次加生犀角末。　**治外傷瘀血在腸**《肘後要方》：桔梗研末，米湯送服一刀圭。　**治妊娠胸腹疼痛**《聖惠方》：桔梗一兩銼細，水一盅，生薑三片，煎取六分，溫服。

桔梗蘆頭

【主治】　李時珍說：**主治上膈風熱痰涎。生品研末，白開水調服一二錢，探吐。**

現代醫學研究簡介

【來源】　桔梗為桔梗科植物桔梗的根。

【化學成分】　桔梗含遠志酸，桔梗皂甙元，菠菜甾醇，α-菠菜甾醇-β-D葡萄糖甙、Δ^7-豆甾烯醇、白樺脂醇、桔梗聚糖及桔梗酸A、B、C等。

【藥理作用】　1.祛痰鎮咳作用。2.降血糖作用。3.抑制胃液分泌和抗潰瘍作用。4.抗炎作用。5.對循環系統的作用：大鼠以粗製桔梗皂甙靜脈注射，可引起暫時性血壓下降、心率減慢和呼吸抑制。

【臨床應用】　1.治療急性腰扭傷。2.治療痔瘺術後隆閉。3.治療肺膿瘍。4.治療小兒哮喘。

黃精（《名醫別錄》上品）

【釋名】　《瑞草經》稱：**黃芝**。《五符經》謂：**戊己芝**。《名醫別錄》叫：**黃精菟竹、鹿竹、救窮草、重樓、雞格**。《本草蒙筌》名：**米鋪、生薑**。《廣雅》名：**龍銜**。陶弘景叫：**仙人餘糧**。

蘇頌說：隋朝時羊公記載服黃精法時講，黃精是靈芝草轉化而來的，一名葳蕤，又叫白及、仙人餘糧、苟格、馬箭、垂珠、菟竹。李時珍說：黃精為服食要藥，故《名醫別錄》將此列在草部之首，仙家認為屬靈芝草一類，因它得到了坤土的精微，故名黃精。《五符經》說，黃精獲得了天地的淳精，故叫戊己芝。餘糧、救窮是以功效命名，鹿竹、菟竹因葉似竹，而鹿、兔均食竹，故有二名。垂珠是根據子的形狀命名。陳嘉謨說：根像嫩薑，俗稱野生薑。多次蒸曬後可代糧食，又叫米鋪。

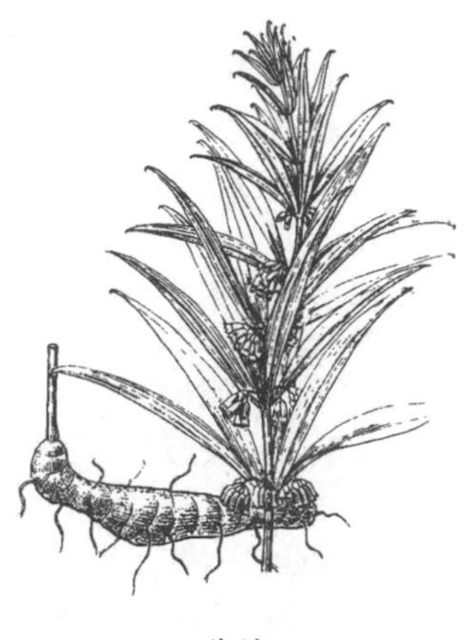

黃精

【集解】　《名醫別錄》記載：黃精生長在山谷裏，二月採根陰乾用。陶弘景說：現在到處有本品，二月開始生長，一枝多葉，葉像竹而短。根如鬼臼、黃連，節大不平。性雖燥但柔軟有脂，一般方中沒有用的，而仙人看重它。根、葉、花、實均可食。李時珍講：黃精野生在山裏，也可將根切成二寸長稀疏栽種在土裏，一年後就長得稠密，子也可做種子。葉像竹葉但不尖，或二葉、三葉、四葉、五葉，都是對節生長。根橫向生長狀如萎蕤根，一般採苗爍熟，淘去苦味食用，叫筆管菜。另有關於黃精、鉤吻的說法，陶弘景、雷斅、韓保昇都說二物相似，蘇敬、陳藏器卻說二物不相似，今考證《神農本草經》、《吳普本草》，均記載鉤吻是野葛，蔓生，莖像箭，與蘇敬所說相符。張華的《博物志》記載：過去黃帝問天老說，大自然生長的物質，有服食後使人長生不老的嗎？天老回答說，太陽之草叫黃精，食後能長壽，太陰之草稱鉤吻，不能食用，入口則死。人們都相信鉤吻殺人卻不相信黃精可延年益壽。不是很糊塗嗎？按天老的說法，只是把黃精、鉤吻的藥性相對來解釋，卻不說它們相似。陶氏因此而說二物相似，與神農所說的鉤吻不符。應當以蘇敬說法為妥，歷代本草只有陳藏器辨別藥物最精確，尤其應當相信。其餘見鉤吻條。

黃精根

【修治】　雷斅說：採得本品後，用小溪流水洗淨，從上午九時蒸至夜半一時，切薄片曬乾用。蘇頌說：羊公服黃精的方法是，二三月採根，以深入地下八九寸的為好。細切一石，水二石五斗，煮去苦味，濾出，放在囊中壓榨取汁，澄清再煎成稠膏為止。與炒黑黃豆末調和做餅如錢幣大，第一次服二枚，以後每天加量服。也可焙乾篩末開水送服。

【性味】 **甘，平；無毒。**

甄權說：性寒。李時珍講：忌梅實，花、葉、子的禁忌與根相同。

【主治】 《名醫別錄》謂：**能補中氣，除風濕，安五臟，久服可輕身長壽**。《日華諸家本草》記載：**補五勞七傷，強筋骨，耐寒暑，益脾胃，潤心肺。單品蒸後曬乾服食能潤肌膚，耐饑餓**。李時珍說：**補各種虛損，填精髓，除寒熱，殺蟲**。

【發明】 李時珍說：黃精接受戊己淳氣，故為補黃宮佳品。土為萬物之母，母體得到補養就水火相濟，木金交合，各種病邪會自然祛除，不生百病。《神仙芝草經》記載，黃精能寬中益氣，調養五臟，使肌肉充健、骨髓堅硬、氣力倍增、面色紅潤、白髮轉黑、牙齒復生。又可祛蟲。黃精根為精氣，花實為飛英，都可以服食。又按《雷公炮炙論》序言中說，服本品能延年益壽，神清氣爽，用黃精汁拌研細的神錦，在柳木甑上蒸七天，用木蜜丸送服。木蜜是枳椇。神錦不知是何物？有人說是朱砂。掌禹錫說：服黃精花比服黃精果實好，服黃精果實又勝過服黃精根，但花不易得到，得到花十斛，曬乾後只有五六斛，不是有能力的人難以辦到。每日服三合，服至十年才對人體有益，它充餓不如朮，朮食後使人肥胖體健，可以負重涉險，但不及黃精味甜美可口易吃，災荒年月可用它代糧食吃，叫做米鋪。

【附方】 **補肝明目、益壽延年**《聖惠方》：用黃精二斤，蔓菁子一斤淘洗後一同反覆蒸曬，研末，每次空腹米湯送下二錢，每天二次。**治麻風病**《聖濟總錄》：用黃精根二斤去皮洗淨，曬乾後放在粟米飯甑內，蒸至二斗米熟時服食。 **補益精氣**《奇效良方》用黃精、枸杞子等份，搗成餅狀曬乾研末，煉蜜做丸如梧子大，每次米湯送服五十丸。

現代醫學研究簡介

【來源】 黃精為百合科植物滇黃精、黃精或囊絲黃精的乾燥根莖。

【化學成分】 表含黏液質，吖丁啶羧酸、天門冬氨酸、高絲氨酸、毛地黃糖甙及黃精多糖等。

【藥理作用】 1.對免疫系統的作用：口服黃精可拮抗環磷醯胺引起的白血球下降。同時使中性粒細胞吞噬作用增強，溶血空斑計數升高。2.對心血管系統的作用：黃精水煎劑和乙醇提取物可使高脂鼠TC、TG下降，使HDL上升。3.抗衰老作用。4.對血糖的影響：黃精浸膏對腎上腺素引起的高血糖呈顯著抑制使用。5.抗病原微生物作用。

【臨床應用】 1.治療近視。2.治療中毒性耳聾。3.治療低血壓。4.治療足癬。5.治療肺結核。6.治療慢性支氣管炎。7.治療白血球減少。8.治療蟯蟲病。9.治療自主神經功能失調。10.治療流行性出血熱。11.治療糖尿病。12.治療高脂血症。13.治療冠心病。14.治療病態竇房結綜合徵。

萎蕤（《神農本草經》上品）

【釋名】 《神農本草經》：**女萎**。《名醫別錄》：**玉竹、地節**。《吳普本草》：**葳蕤**。《爾雅》：**萎移**（音威移）、**委萎**、**熒**（音行）。《本草綱目》：**萎香**。

李時珍說：據黃公紹《古今韻會》說，萎蕤，草木葉垂落之貌，此草根長多鬚毛，像帽子上的纓下垂，給人一種威儀的感覺，故名。《瑞應圖》記載：本品又名萎香。《名醫別錄》定為萎蕤，是省文。《說文》寫萎移，讀音相近。《爾雅》寫委萎，字相近。本品葉光潔發亮像竹葉，根多節，故有熒、玉竹、地節的名稱。《吳普本草》又有烏女、蟲

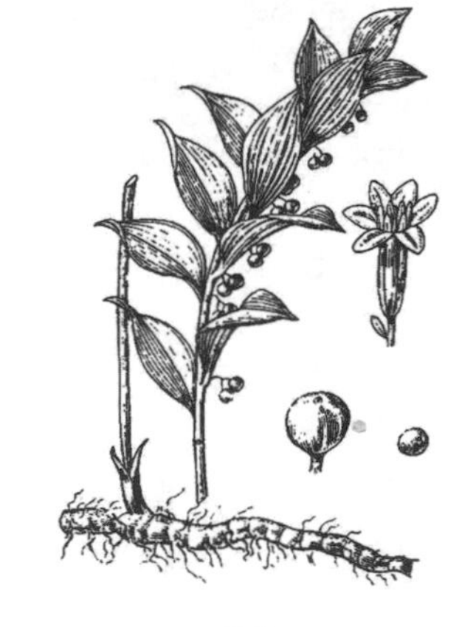

玉竹

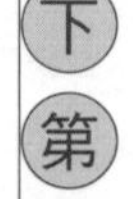
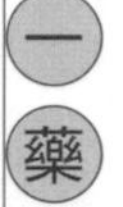
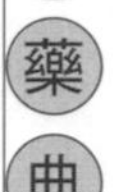

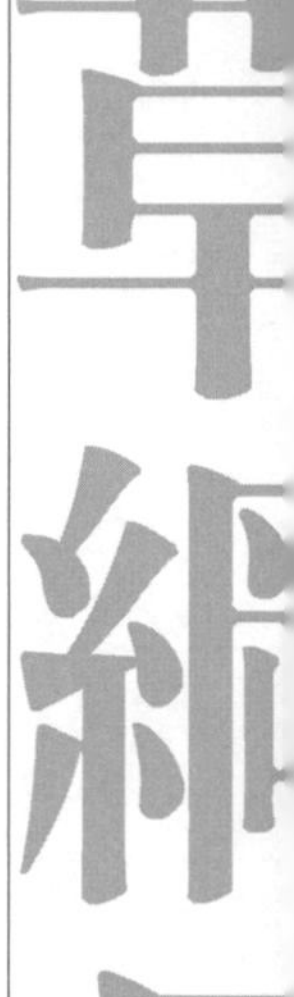

蟬一名，宋代本草叫馬熏，為烏萎的訛音。

【正誤】 李時珍說：《神農本草經》中女萎是《爾雅注疏》中的委萎，也是《名醫別錄》中的萎蕤。上古時錯抄成女萎。古方療傷寒風虛用的女萎即是萎蕤，均是沿承本草的錯誤而來，諸家不審察，因中品中女萎的名字與它相同，故至今難辨。現更正過來，只能以《名醫別錄》中的萎蕤為綱以便查找。其治瀉痢的女萎是蔓草。

【集解】 李時珍講：各處山裏有本品，其根橫生像黃精，只是稍微小，色黃白，柔軟多鬚，難乾燥。葉像竹，兩葉對生。也可採根栽種，極易繁殖，嫩葉和根均可煮淘後食用。

萎蕤根

【修治】 雷斅說：使用時不宜與黃精、鉤吻同用，因二藥相似。萎蕤節上有鬚毛，莖上有斑點，葉尖上有小黃點為它們的不同處。採得本品後用竹刀刮去皮節，洗淨，蜜水浸泡一夜，蒸後焙乾用。

【性味】 **甘，平；無毒。**

《吳普本草》記載：神農認為味苦；桐君、雷公、扁鵲認為味甘無毒；黃帝認為性平。

【主治】 《神農本草經》記載：**主治中風發熱、半身癱瘓，並療各種虛損，久服去面部黑斑，美容潤膚，輕身防老**。《名醫別錄》記載：**萎蕤主治胸腹瘀滯、虛熱、濕毒腰痛、莖中寒痛及目赤腫痛潰爛流淚**。甄權說：**用於流行疾病的惡寒發熱，並補虛，去虛勞發熱。頭痛失眠宜加本品為好**。蕭炳謂：**能補中益氣**。《日華諸家本草》謂：**有除煩悶，止消渴，潤心肺，補虛損作用，又治腰腳疼痛、流行熱病，服食無禁忌症**。陶弘景說：**服礦石藥不適者，本品可煮汁飲服**。李時珍講：**治風熱自汗、發熱、勞瘧寒熱、脾胃虛弱證，男子尿頻遺精和一切虛損**。

【發明】 李杲說：萎蕤能升能降，屬陽中陰藥。其功能有四：一治風邪侵襲四肢疼痛；二療目赤潰爛流淚；三用於男子濕熱腰痛；四祛女子面部黑斑。李時珍謂：本品性平味甘，柔潤可食。所以朱肱《南陽活人書》記載，治風濕病的自汗身重、語言難出，所用的萎蕤湯，就是以萎蕤為君藥。我每用它治虛勞寒熱及一切虛損等症，以它代替人參、黃芪，不寒不燥大有殊功，不只是祛風熱濕毒。陳藏器講：本品除本功外，還主聰明，調氣血，使人強壯健康。與漆葉配成散劑用，補五臟精氣，殺蟲，輕身延年，潤膚美容，溫暖腰膝，僅體內有熱者不宜用。李時珍說：黃精、萎蕤性味、功用相似，但萎蕤之功更強。

【附方】 **治目赤澀痛**《衛生家寶方》：萎蕤、赤芍、當歸、黃連等份，煎湯薰洗。 **治視物昏花**《聖濟總錄》用甘露湯：炒萎蕤四兩，每次二錢，水一盞，加薄荷二葉，生薑一片，蜜少量同煎至七分，睡前溫服，每日一劑。 **治驚癇後水腫**：萎蕤、葵子、龍膽、茯苓、前胡等份研末，每次一錢，水煎服。 **治淋症**《太平聖惠方》：萎蕤一兩，芭蕉根四兩，水二碗，煎至一碗半，加滑石二錢，分三次服完。**治發熱口渴**《外台秘要》：萎蕤五兩煎服。

現代醫學研究簡介

【來源】 萎蕤為百合科黃精屬植物玉竹的根狀莖，又名葳蕤。

【化學成分】 萎蕤含鈴蘭苦甙、鈴蘭甙及山柰酚甙、槲皮醇甙等，尚含少量吖啶-2-羥酸等。

【藥理作用】 1.對心臟的作用：100%玉竹煎劑，對離體蛙心小劑量無影響，大劑量則抑制；對兔離體心臟的收縮力先抑制後增強，對心率無影響。2.對血管的作用：蛙全身血管及下肢血管灌流實驗表明，20%玉竹煎劑，可使血管灌流量顯著減少。3.對血壓的影響：麻醉兔靜脈注射20%玉竹煎劑1ml、2.5ml均使血壓緩慢上升，較大劑量10ml靜脈注射於麻醉犬則有降壓作用。4.對血脂及實驗性動脈粥樣硬化斑塊的影響：給高脂兔灌服100%玉竹煎劑，每次5ml，每日3次，共30日，血漿甘油三酯、膽固醇，β脂蛋白均有下降。肉眼觀察對實驗動物動脈粥樣硬化斑有一定緩解作用。5.增強免疫功能。6.對血糖的影響：給家兔肌肉注射玉竹水浸劑0.5%/g，可使血糖上升。7.對平滑肌的影響：20%玉竹煎劑，可使小鼠離體腸管先興奮後抑制，對離體小鼠子宮僅有緩慢的刺激作用。

【臨床應用】 1.治療心力衰竭。2.治療高脂血症。3.治療萎縮性胃炎。

知母（《神農本草經》中品）

【釋名】 《神農本草經》：**蚳**（《說文》作芪；音遲。）**母、連母、蝭**（音匙）**母、貨母、地參**。《爾雅》：**水參、水須、水浚、蕁**（音覃）。《名醫別錄》：**苦心、兒草、兒踵草、女雷、昌支**等。另名：**沈藩**（音沉煩）。

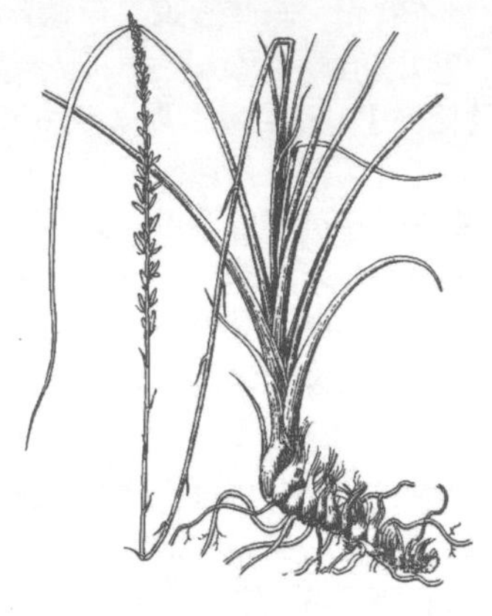
知母

李時珍說：老根旁初生的子根形像蚳虻，故叫蚳母，演訛為知母、蝭母。

【集解】 《名醫別錄》記載：知母生長在河內川谷，二、八月採根曬乾用。

知母根

【修治】 雷斅說：使用本品時先在槐砧上銼細，焙乾，木臼搗碎，勿用鐵器。李時珍講：使用時揀肥潤裏白的為好，去毛切片，若引經上行須用酒浸焙乾；下行則用鹽水浸潤焙乾用。

【性味】 **苦，寒；無毒。**

【主治】 《神農本草經》謂：**能益氣補虛，利水，除邪氣，治療消渴、水腫。**《名醫別錄》謂：**療傷寒久瘧煩熱、惡風汗出、胸脅痞滿等，多服使人腹瀉。**甄權說：**治心煩燥悶、骨蒸潮熱、產後發熱等。**《日華諸家本草》：**治骨蒸癆瘵，並能消痰止咳，潤心肺，安心神，止驚悸及通小腸。**張元素謂：**有清心除熱之功，治療陽明熱症、熱厥頭痛、咳痰腥臭，又能瀉膀胱、腎經之火。**王好古謂：**能瀉肺火、滋腎水。**李時珍說：**可安胎，治妊娠心煩，並解射工、水毒。**

【發明】 甄權講：知母治各種發熱，凡體虛口乾者可加用。李杲說：知母歸足陽明、手太陰經，其功用有四：一瀉腎火；二治有汗骨蒸；三退虛熱；四滋腎陰。李時珍說：腎苦燥，宜食辛味藥潤養，肺苦氣逆，宜用苦味藥瀉降，知母寒涼辛苦，下滋腎陰而潤燥，上清肺金而瀉火，為二經氣分主藥，黃檗是腎經血分藥物，故二藥常相須配用，古人比喻說：黃檗與知母猶如蝦和水母，必須相互依附。

【附方】 **治新久咳嗽**《醫學集成》：知母、貝母各一兩研末，巴豆三十枚去油研勻，每服一次，生薑三片蘸藥末，細嚼咽下後就睡覺，第二天早晨必大便一次，則咳嗽立止。體質壯實者才用。另一方不用巴豆。 **治久咳氣急**《筆峰雜興方》：知母五錢去毛切片，隔紙炒，杏仁五錢薑水泡後去皮尖焙乾，水一盅半，煎取一盅，飯後溫服。再用蘿蔔子、杏仁等份研末，米飯調糊做丸，每次薑湯送服五十丸以絕病根。 **治妊娠失眠**《楊歸厚產乳集驗方》：知母一兩洗後焙乾後研末，棗肉調和做丸如彈子大，每次人參湯送服一丸。 **治白癜風**《衛生易簡方》：醋泡知母外擦局部，每日三次。 **治甲疽腫痛**《多能方》：知母燒炭存性研末外擦患處。

現代醫學研究簡介

【來源】 知母為百合科植物知母的根莖。

【化學成分】 知母含知母皂甙A-Ⅰ、A-Ⅱ、A-Ⅲ、B-Ⅰ及B-Ⅱ。其皂甙元主要為菝葜皂甙元，還有嗎爾考皂甙元、新芰脫皂甙元。此外還含有知母聚糖A、B、C、D，異芒果甙等。

【藥理作用】 1.對內分泌系統影響：給兔灌服知母煎劑和地塞米松，血漿中皮質酮平均值顯著上升，去除皮質激素則血漿皮質酮濃度無明顯變化。2.對血糖的影響：知母水浸提取物能明顯降低正常及四氧嘧啶糖尿病兔的血糖水準。3.抑菌作用。4.解熱作用。5.抗血小板聚集作用。

【臨床應用】 1.治療流行性出血熱。2.治療流行性乙型腦炎。3.治療頭皮毛囊周圍炎。

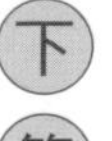
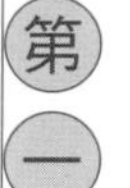
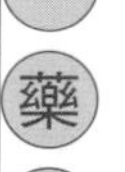

肉蓯蓉（《神農本草經》上品）

【**釋名**】 《吳普本草》稱：**肉鬆容、黑司令**。

李時珍說：本品補而不峻猛，故有從容之稱。從容是和緩之貌。

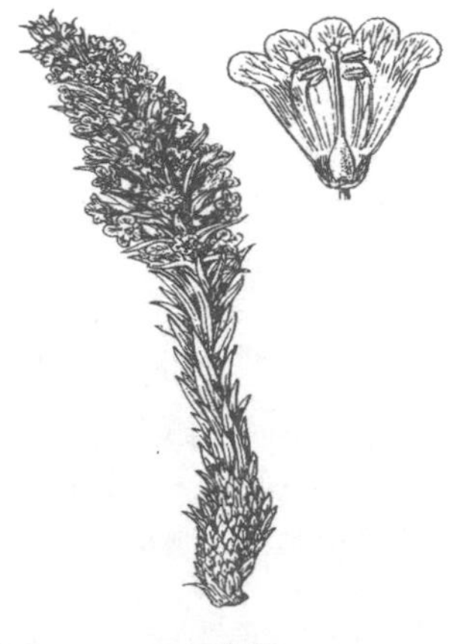
肉蓯蓉

【**集解**】 《名醫別錄》記載：本品生長在河西山谷及代郡雁門，五月五日採摘陰乾用。《吳普本草》說：此物呈叢生狀，二至八月採挖。

【**性味**】 **甘，微溫；無毒。**

《名醫別錄》謂：味酸而鹹。《吳普本草》記載：神農、黃帝認為味鹹；雷公認為味酸；李當之認為性微溫。

【**主治**】 《神農本草經》謂：**有補中、助陽、養五臟、益精氣作用，用於五勞七傷。並除莖中寒熱疼痛，久服輕身**。《名醫別錄》謂：**能止痢，除膀胱邪氣及腰痛**。甄權說：**有壯陽，益髓，延年益壽及使面色紅潤之功，並療崩漏**。《日華諸家本草》謂：**有滋五臟，生肌肉，暖腰膝之效，用於男子陽衰不育、遺精遺尿；女子陰衰不孕，帶下陰痛**。

【**附方**】 **能補益，治勞傷**《藥性論》：用蓯蓉四兩，水煮爛後切薄片研末，分成四份，下五味，與米煮粥空腹食用。 **治腎虛小便混濁**《聖濟總錄》：肉蓯蓉、鹿茸、山藥、茯苓等份研末，米糊調和做丸如梧子大，每次棗湯送服三十丸。 **治汗多便秘**《濟生方》：肉蓯蓉二兩酒浸焙乾，沉香一兩研末，麻仁汁打糊做丸如梧子大，每次白開水送服七十丸。年老體虛者皆宜。 **治消渴善饑**：肉蓯蓉、山茱萸、五味子研末，蜜調做丸如梧子大，每次鹽酒湯送服二十丸。 **治破傷風口噤身強**《衛生總微論》：肉蓯蓉切片曬乾，用一小盞，燒煙在瘡面上薰，屢用有效。

現代醫學研究簡介

【**來源**】 肉蓯蓉為列當科植物肉蓯蓉的乾燥帶鱗片的肉質莖。

【**化學成分**】 肉蓯蓉含有微量生物鹼、結晶性中性物質及肉蓯蓉甙等。

【**藥理作用**】 1.增強免疫作用。2.降血壓作用。3.反突變作用。4.對呼吸系統影響：肉蓯蓉可促進小鼠唾液分泌及呼吸麻痹作用。5.增加體重作用。

【**臨床應用**】 1.治療無精子症。2.治療老年性白內障。

赤箭（《神農本草經》上品）
天麻（《開寶本草》）

【**校正**】 天麻係宋本重出，現合而為一。

【**釋名**】 《藥性論》：**赤箭芝、定風草**。《神農本草經》：**離母、鬼督郵**。《抱朴子》：**獨搖芝、合離草**。《吳普本草》：**神草**。

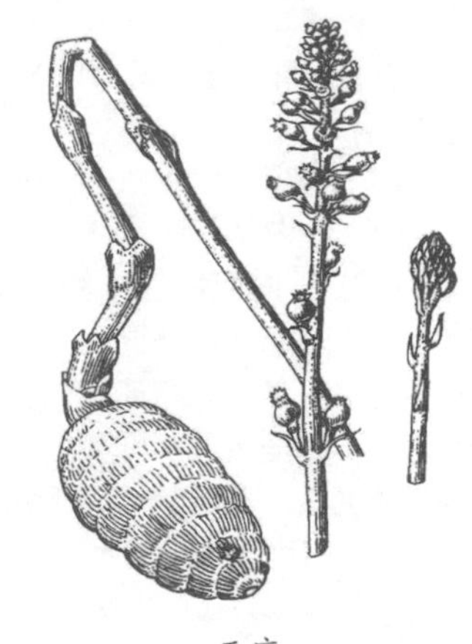
天麻

陶弘景說：赤箭也是屬於靈芝類的藥物。它的莖像箭杆，色紅，葉長在頂端。根像人腳，又像芋，有十二子是它的衛士。有風它不動，無風卻自行搖擺。這種特性很特別。李時珍說：赤箭以形狀命名；獨搖、定風以性質特別命名；離母、合離以根的不同而命名；神草、鬼督郵是以功能命名。天麻就是赤箭的根，《開寶本草》重出了一條，詳見下述集解條。

【**集解**】 《名醫別錄》記載：赤箭生長在陳倉川谷、雍州及太山少室山，三、四、八月採根曬乾用。李時珍講：《神農本草經》只有赤箭，後人稱為天麻。甄權的《藥性論》說，赤箭芝又名天麻。本來說得很明白，宋人馬志重修本草，重又列出天麻一項，以致混亂。沈括的《夢溪筆談》說，《神農本草經》明言赤箭採根入藥，後人說它的莖像箭，懷疑當用莖入藥，其實不是這樣。上品中五芝以外，補益藥物赤箭是第一。醫生們被天麻的各種說法迷惑了，只知可用來治風病，實在是太可惜。沈括的說法雖然正確，但天麻的根、莖均可入藥用。它的子從莖中落下，俗稱還筒子，根曬乾後肉白堅實，叫做羊角天麻；蒸後發黃有皺紋，像乾瓜的俗稱醬瓜天麻，皆可入藥。《抱朴子》說獨搖芝生長在高山深谷中，它生長的周圍沒有草，它的莖大像手指，色紅如丹素。葉像小莧，根有大魁如斗，小的像十二枚雞子纏繞著它。人得到大的服用，可延年益壽。據說這是天麻中一種神異的，就像人參中的神參。雷斅說：凡使用天麻入藥時不要用禦風草，二種藥物近似。只是葉、莖不同。禦風草根莖上有斑點，葉背面發白有青點。用禦風草就不要用天麻，若二藥合用，有使人患「腸結」之病。

【修治】 雷斅說：加工後的天麻十兩，銼碎放入瓶中。取蒺藜子一鎰，文火熬焦，蓋在天麻上，用三重紙封住，從晚上九時至凌晨一時取出。蒺藜炒過，方法同前，共七遍。用布擦去上面的水蒸氣，刀劈開焙乾，單獨搗碎用。李時珍說：這是治風痹的藥，所以這樣炮製。若治肝經風虛，只洗淨用濕紙包裹，在糠火中煨熱，取出切片酒浸一夜，焙乾用。

赤箭

【性味】 **辛，溫；無毒。**

馬志說：天麻味辛性平而無毒。《日華諸家本草》記載：味甘性溫。甄權說：赤箭芝又名天麻，味甘平無毒。王好古講：性平味苦，為陰中陽藥。

【主治】 《神農本草經》謂：**能祛邪氣，殺蠱毒，久服能益氣健體，滋陰，輕身延年。**《名醫別錄》謂：**能理氣，消癰腫，治療胸脅脹滿、寒疝便血。**《開寶本草》說：**天麻主治風濕痹痛、四肢拘攣、小兒驚癇，並能強筋骨，利腰膝。**甄權說：**治寒濕痛痹、半身不遂、神志恍惚、多語易驚等。**《日華諸家本草》謂：**有通血脈，扶正助陽及開竅作用。**張元素謂：**療眩暈頭痛。**

【發明】 李杲說：肝虛不足者，宜用天麻、川芎來補益。赤箭有四種功用：一治大人風熱頭痛；一療小兒癲癇驚悸；三治風邪所致的肢體麻木；四用於風熱所致語言不利。李時珍講：天麻為肝經氣分藥。《素問》記載，諸風掉眩，皆屬於肝。天麻入厥陰肝經而治療諸風眩暈一類的疾病。據羅天益說，眼睛發黑，頭暈旋轉，是虛風所致，只有天麻能治療。天麻就是定風草，故為治風的妙藥。現在有久服引起全身出紅疹，這是天麻祛風的效驗。寇宗奭說：用天麻時須與其他配伍同用才可見效，並宜加大劑量使用，人們有的用蜜漬製成果脯，有的煮後食用，應當深思才能得出它的正確用法。

【附方】 **能清利頭目，祛風化痰，寬胸利膈，治療心煩眩暈、肩背拘倦、神昏嗜睡、偏正頭痛、肢節疼痛及面目浮腫。**《普濟方》載天麻丸：天麻半兩，川芎二兩，共研末煉蜜做丸如芡子大，每次飯後嚼服一丸，茶、酒送服均可。 **治腰腿疼痛**《衛生易簡方》：天麻、半夏、細辛各二兩，絹袋二個，均勻地分裝上藥，蒸熱後交替地熨痛處，汗出則癒。隔數天後可再熨。

現代醫學研究簡介

【來源】 天麻為蘭科植物天麻的乾燥塊莖。

【化學成分】 天麻含有天麻素、香莢蘭醇、香莢蘭醛、赤箭毒甙等。

【藥理作用】 1.中樞作用：（1）鎮靜作用；（2）抗驚厥作用；（3）鎮痛作用。2.抗炎效應。3.增強免疫作用。4.對心血管系統的作用。（1）對心臟的作用：天麻液不同給藥途徑均可使麻醉大鼠心率減慢，以靜脈注射最明顯，一般QRS波變化不大。（2）對血管的作用：體外實驗中，加入乙醯天麻素可拮抗5-HT引起的牛腦基底動脈的致痙作用。（3）對血壓的影響：貓急性實驗中，天麻及其甙元在1～2小時內有輕度降壓作用。（4）用同位素^{88}銣標記，靜脈注射天麻注射液10g/kg、20g/kg能顯著增加心肌對銣^{88}的攝取量。亦可增加小鼠心肌營養血流量。5.增強耐缺氧能力。

【臨床應用】 1.治療癲癇。2.治療神經痛。3.治療血管神經性頭痛。4.治療眩暈。5.治療高血壓及腦動脈硬化症。6.治療高脂血症。7.治療神經衰弱。8.治療風濕性關節疾病。

朮（《神農本草經》上品）

【釋名】 《神農本草經》稱：**山薊**。《爾雅》叫：**楊桴**、**桴薊**。《名醫別錄》謂：**山薑**、**山連**。《本草綱目》稱：**馬薊**。《日華諸家本草》名：**吃力伽**。

李時珍說：按《六書》中本義講，朮字是篆文，像它的根幹枝葉的形狀。《吳普本草》記載：朮叫山芥、天薊，因它的葉形像薊，味像薑，故名芥。西域人叫它吃力伽，故《外台秘要》有吃力伽散。楊州多種植白朮，其形如桴，所以有楊桴、桴薊的名稱，今人稱為吳朮。桴是鼓槌的名稱。古方中二朮通用，後人才有蒼朮、白朮的分別，詳見下文。

【集解】 《名醫別錄》記載：朮生長在鄭山山谷、漢中、南鄭，二、三、八、九月採根曬乾用。李時珍謂：蒼朮就是山薊，各處山中均有。苗高二三尺，葉抱莖生長，都有鋸齒樣的小刺，根像老薑色蒼黑，肉白有油脂。白朮就是桴薊，產於吳越一帶。嫩苗可吃，葉稍大有毛，根像手指狀如鼓槌，也有大如拳頭的。當地人剖開曬乾後叫削朮，也稱片朮。陳自良講，白而肥的是淅朮；瘦而黃的是幕阜山產的，藥效低劣。古人用朮不分赤、白。自宋以後才開始認為蒼朮苦辛性燥烈，白朮苦甘性和緩，各自分用。並都以秋季採的為佳，認為春季採的虛軟易壞。稽含《南方草木狀》說：藥中有叫吃力伽的，即是朮在靠海邊的地方特產，一根有至數斤者。陳嘉謨說：淅朮通俗叫雲頭朮，種植在土壤裏特別肥大，易油潤。歙朮俗稱狗頭朮，雖體瘦小但得到土氣的充實，性燥色白，功用勝於淅朮。

白朮

【性味】 **甘，溫；無毒。**

【主治】 《神農本草經》謂：**治風寒濕痹等，並能消食、止汗、除熱，久服輕身延年。**《名醫別錄》說：**治麻風病、眩暈頭痛、流淚及霍亂吐瀉等，又能消痰利水，健脾暖胃消食，生津液。**甄權謂：**有除寒熱，止嘔逆作用，治療胸腹脹滿、腹中冷痛及胃虛下痢等。**

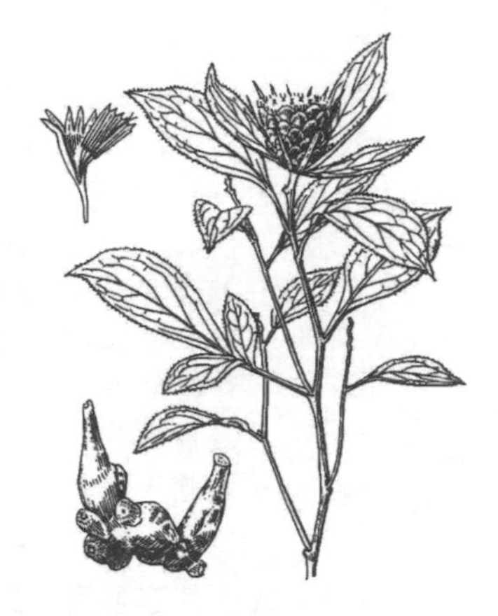

白朮

《日華諸家本草》謂：**有止嘔、利尿、強腰膝和生肌之功，用於五勞七傷、瘕積聚等。**張元素講：**能益氣除濕，補陽和中，消痰逐水，生津止渴，止瀉痢，除胃熱，消水腫等。與枳實配用以消痞滿，佐黃芩用能清熱安胎。**王好古說：**調中益脾，補肝息風，治療胃脘臍腹疼痛、食後嘔吐、舌體強直等。**

【發明】 王好古說：《神農本草經》中無蒼朮、白朮的區分。近代多用白朮治風邪，並止汗消痞，補胃和中，利腰臍血脈，通調水道。可上達皮毛，中至心胃、下到腰臍，在氣主氣，在血主血，無汗則發，有汗則止，與黃芪功用相同。張元素講：白朮燥濕健脾，和中補氣。功用有九種：一溫中；二祛中焦濕邪；三除胃熱；四健脾胃，助消化；五和胃生津；六祛肌膚之熱；七治倦怠乏力、嗜睡納差；八止渴；九安胎。凡濕阻中焦不能下利者，必用白朮逐水益脾。非白朮不能祛濕、非枳實不能消痞，故枳朮丸中以白朮為君藥。汪機說：脾惡濕，濕勝則所不能化生津液，用白朮除脾濕，可使氣得周流而津液生。

【附方】 **能消痞健胃，久服開胃**《潔古家珍》：枳朮丸：用黃壁土炒白朮、麩炒枳實各一兩研末，荷葉包飯燒熟，與藥末搗和做丸如梧子大，每次白開水送服五十丸。氣滯加陳皮一兩；有熱加黃連一兩；有痰加半夏一兩；有寒加乾薑五錢，木香三錢；有食積加神曲、麥芽各五錢。 **治療心下堅大如盤、四肢厥冷、腹滿腸鳴等症**《金匱玉函方》載枳朮湯：用白朮一兩，枳實七個，水五升，煮至三升，分三次服用。止久瀉久痢，並有滋補作用《千金良方》載白朮膏，取白朮十斤切片，放入瓦鍋裏加水，文武火煎汁後，把藥汁傾倒容器裏，藥渣再熬，然後把所有藥汁一同熬稠，放入容器中一夜，倒掉上面的清水，收藏。每次蜜湯調服二匙。 **治胸膈煩悶**《千金方》：白朮末用開水送服方寸匕。 **治中風口噤、不省人事**：白朮四兩，酒三升，煮取一升，一次服用。**治自汗不止**：白朮末飲服一錢，每日二次。**治心下有水**《梅師方》：白朮三兩，澤瀉五兩，水三升，煎取一升半，分三次服用。**治因飲冷貪涼，或飲茶過多而致的水停心下、脅下、胃中、臟腑及腸間**《惠民和劑局方》用倍朮丸：白朮一斤，炮薑、桂心各半斤，研末，蜜調做丸如梧子大，每次溫開水送服二十丸。

蒼朮

【釋名】 《名醫別錄》稱：**赤朮**。《抱朴子》謂：**山精**。《本草綱目》叫：**仙朮**。也叫：**山薊**。

李時珍說：《異術》中說朮是山的精，服後可使人長壽延年，故有山精、仙朮之稱。朮有赤、白二種，主治相似，但性味、止汗、發汗不同。《神農本草經》不分蒼、白二朮，也無根據來證明。今將《神農本草經》、《名醫別錄》、《日華諸家本草》及甄權四家所說的功用，分別參考各自附方，希望使用的人有所憑據。

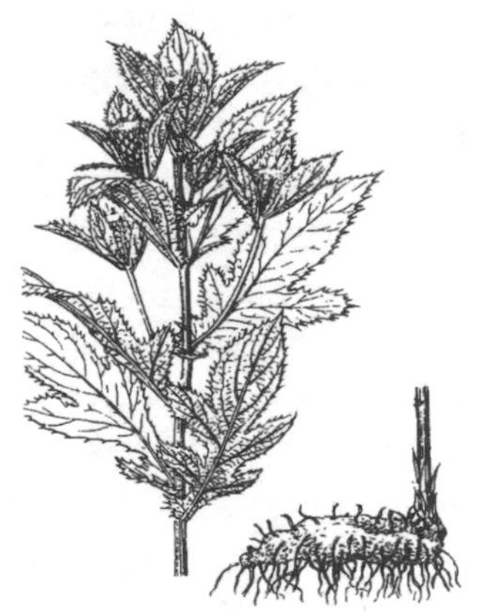

北蒼朮

【修治】 《日華諸家本草》記載：用朮時須米泔水浸泡一夜，才能入藥。寇宗奭說：蒼朮辛烈，須用米泔水浸洗，再換米泔水泡二天，去掉上面的粗皮入藥用。李時珍講：蒼朮性燥，故用糯米泔水浸泡去油，切片焙乾用。也有人與芝麻同炒，制它的燥性。

【性味】 **苦，溫；無毒。**

《名醫別錄》記載：味甘。甄權說：味甘而辛。李時珍說：白朮味甘微苦，性溫和緩；赤朮味甘而辛，性溫燥烈，可升可降，屬陰中陽藥，人足太陰、陽明、手太陰、陽明、太陽經。禁忌同白朮。

【主治】 《神農本草經》謂：**治風寒濕痹及死肌等。久服可輕身延年**。《名醫別錄》謂：**能消痰涎，除肌膚水濕，消心下痞滿及助消化，並治頭痛、霍亂吐瀉之症**。甄權說：**治麻風頑痹、胸腹脹滿或水腫，又能除寒熱，止嘔逆瀉痢**。《日華諸家本草》謂：**療筋骨無力，證瘕痞塊、瘴瘧**。劉完素講：**明目，助陽**。李杲說：**除濕發汗，健胃安神，為治痿症要藥**。朱震亨說：**散風益氣，解各種鬱症**。李時珍說：**治濕痰留飲及脾濕下注的淋濁帶下、腸風便溏及泄瀉**。

【附方】 **能烏髮美容潤膚，壯筋骨，除風邪，聰耳明目**《經驗方》載服朮法：蒼朮劑量不限，米泔水浸泡三天，每日換水，刮去上面黑皮，切片曬乾後文火炒黃，研末。每一斤蒼朮用蒸過的茯苓末半斤，煉蜜調和做丸如梧子大，空腹睡前熱開水送服十五丸。另外，用蒼朮末六兩，甘草末一兩，調勻煮湯服，或做丸劑吞服效果更好。忌桃、李、雀、蛤及各種血等。另又有鄧才《筆峰雜興方》有用蒼朮熬膏服用，以祛風濕，健脾胃，補虛損及美容的記載。 **能清上實下，兼治內、外障**《瑞竹堂方》：蒼朮丸：用茅山蒼朮一斤洗刮乾淨，分成四份，酒、醋、糯泔水、童便各浸三天，每日一換，取出後用水洗搗碎，曬乾又火焙，與黑芝麻炒香研末，酒煮後麵調糊做丸如梧子大，每次空腹白開水送服五十丸。 **烏髮延年**《保壽堂方》載少陽丹：蒼朮米泔水浸半天，刮皮曬乾研末一斤，地骨皮溫水洗淨，去心曬乾研末一斤，熟桑椹二十斤裝瓷盆內搗爛，絹袋壓汁，與麵調成糊狀，倒盤子裏日曬夜露，乾燥後研末，煉蜜調和做丸如赤小豆大，每次無灰酒送服二十丸，每日三次。一年後白髮變黑，三年後面色紅潤如少年。 **補虛損，固精氣，烏鬚髮，久服可治不孕症**《聖濟總錄》載交感丹：茅山蒼朮刮淨一斤，分成四份，用酒、醋、米泔水、鹽湯各浸七天，曬乾研末，川椒、小茴香各四兩炒後研末，陳米糊調和做

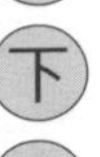
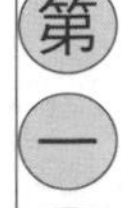
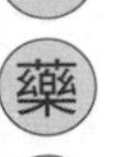
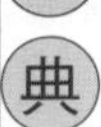

丸如梧子大，每次空腹溫酒送服四十丸。　**升水降火，除百病**《筆峰雜興方》載交加丸：蒼朮刮淨一斤，分成四份，各用米泔水、鹽水、川椒、破故紙拌炒。黃柏刮淨一斤分成四份，一份生用，其餘三份分別用酒、童便、小茴香拌炒。揀去各味藥，只留蒼朮、黃柏研末，煉蜜調和做丸如梧子大，每次空腹鹽湯送服六十丸。

現代醫學研究簡介

一、白朮

【釋名】　白朮為菊科植物白朮的根莖。

【化學成分】　白朮含蒼朮醇、蒼朮酮、蒼朮內酯、杜松腦、白朮內酯，維生素A等。

【藥理作用】　1.強壯作用。2.增強免疫功能作用。3.抗腫瘤作用。4.降血糖作用。5.保護肝臟作用。6.白朮煎劑和浸膏對大鼠、犬均有顯著持久的排鈉利尿作用，對人體利尿作用尚不肯定。7.抗潰瘍作用。8.對心血管系統作用，白朮有擴血管作用。對心臟呈抑制作用，劑量過大時可使心臟停搏。

【臨床應用】　1.治療小兒消化不良。2.治療便秘。3.治療耳源性眩暈。4.治療腰腿痛。5.治療肝病。6.治療晚期食管癌。7.治療白血球減少症。8.治療妊娠惡阻。

二、蒼朮

【來源】　蒼朮為菊科植物南蒼朮或北蒼朮的乾燥根。

【化學成分】　蒼朮含揮發油5%～9%，主要為β-桉葉醇、茅朮醇、蒼朮素。此外，尚含蒼朮甙等等。

【藥理作用】　1.降血糖作用。2.抗潰瘍作用。3.保護肝臟作用。4.消毒滅菌作用。5.利尿作用。6.促進蛋白質合成。7.抑制突變活性及抗癌作用。

【臨床應用】　1.預防感冒。2.治療竇性心動過速。3.治療小兒腹瀉。4.治療菌痢。5.治療夜盲症。6.治療中心性視網膜炎。7.治療麥粒腫。8.治療結膜乾燥症。9.治療原因不明性流淚。10.治療耳鳴。11.治療鼻息肉。12.治療胃下垂。13.治療口瘡。14.治療濕疹。15.治療燒燙傷。16.治療毒蛇咬傷。

狗脊（《神農本草經》中品）

【釋名】　《名醫別錄》稱：**強膂、扶筋**。《神農本草經》謂：**百枝**。《吳普本草》叫：**狗青**。

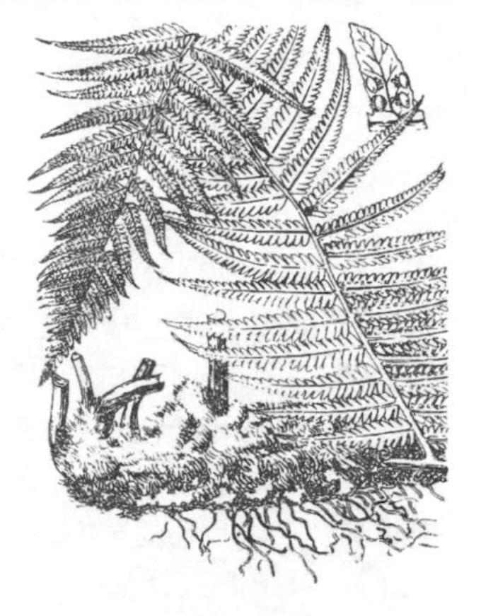

金毛狗

蘇敬說：狗脊苗像貫眾，根長多有分叉，形狀像狗的脊骨，肉呈青綠色，故命名為狗脊。李時珍講：強膂、扶筋，是以功效命名。《名醫別錄》又名扶蓋，乃扶筋之誤。《神農本草經》把狗脊叫百枝，《名醫別錄》把萆薢叫赤節，而《吳普本草》把百枝當作萆薢，赤節叫做狗脊，均屬錯誤的。

【集解】　《名醫別錄》記載：狗脊生長在常山山谷中，二、八月採根曬乾用。李時珍講：狗脊有二種，一種根黑色，像狗的脊骨，一種有金黃色茸毛，像狗的形狀，二種均可入藥。它的莖細而葉兩兩對生，很像大葉蕨，與貫眾葉相比有齒，面、背都有光。根大如拇指，堅硬色黑，呈簇團狀。《吳普本草》與陶弘景所說的根苗均為菝葜，蘇敬、蘇頌所說的才是真狗脊。據《廣雅》說：菝葜就是狗脊。《博物志》記載：菝葜與萆薢混雜亂用，又名狗脊。根據上述記載可看出，古人把菝葜作狗脊用，相承的錯誤很久了。但菝葜、萆薢、狗脊三種藥物，形狀不同，功用也不太相同。

狗脊根

【修治】　雷斅說：加工時須用火燎去鬚毛，銼細，用酒浸一夜，從上午九時蒸至下午三時，取出後曬乾用。李時珍說：現在的人只把狗脊根銼細、炒，去鬚毛用。

【性味】　**苦，平；無毒。**

徐之才說：萆薢相使，惡敗醬草、莎草。

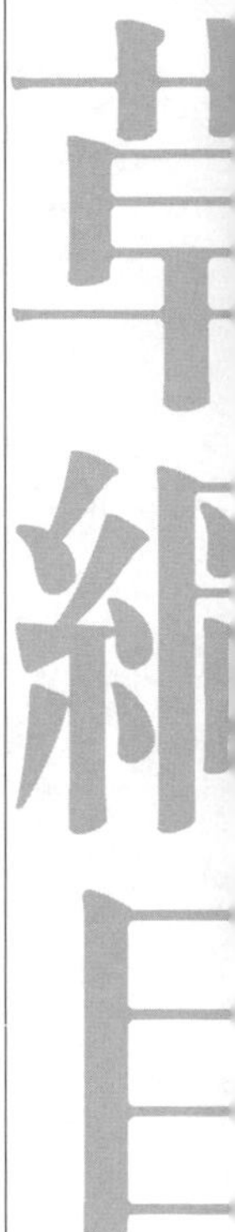

【主治】 《神農本草經》謂：**治風寒濕痹、腰背強直、關節屈伸不利，以老年人尤宜**。《名醫別錄》謂：**治小便失禁、男子腰痛、女子傷中、關節重，並能強筋骨**。甄權說：**能續筋骨，補益男子，可療腎氣虧虛之症**。李時珍謂：**有補肝腎，強筋骨作用**。

【附方】 **治男子諸風**《普濟方》用四寶丹：取金毛狗脊用鹽泥封固後煅紅去毛，蘇木、萆薢、川烏生用等份研末，米醋調和做丸如梧子大，每次溫酒、鹽湯送服二十丸。 **治處女白帶屬沖任虛寒**《濟生方》用鹿茸丸：用金毛狗脊火燎去毛及白斂各一兩，鹿茸酒蒸後焙乾二兩，研末，用艾煎醋法打糯米調糊做丸如梧子大，每次空腹溫酒送服五十丸。 **強骨固精**《集簡方》：取金毛狗脊、遠志、茯神、當歸身各等份，研末煉蜜調和做丸如梧子大，每次用酒送服五十丸。 **治病後足腫**《吳綬蘊要》：外用狗脊煎湯泡洗，內以調節飲食而養胃氣。

現代醫學研究簡介

【來源】 狗脊為蚌殼蕨科植物金毛狗的根莖。含澱粉和鞣質。

貫衆（《神農本草經》下品）

【釋名】 《神農本草經》：**貫節、貫渠、百頭**。《名醫別錄》：**草鴟頭**。《圖經本草》：**鳳尾草**。《本草綱目》：**黑狗脊**。又名：**虎卷、扁苻**。

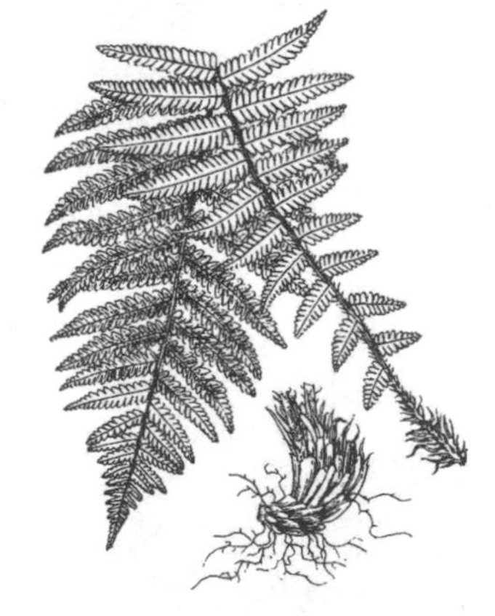

粗莖鱗毛蕨

李時珍說：此草葉莖似鳳尾，所以叫鳳尾草，它的眾多枝莖連貫長在一條根上，所以叫貫眾、貫節、貫渠。渠：就是大的意思。吳普的《吳氏本草》中叫貫中，俗名又叫貫仲、管仲的，都是因諧音而叫錯了的。《爾雅》中說「濼（音灼），貫眾」就是指的這種植物。《名醫別錄》還有一個名字叫伯萍，另一個叫藥藻，都是錯誤的。金星草也叫鳳尾草，與此同名，應互相考證。陶弘景說：附近很多地方都有貫眾。它的葉子像蕨的大葉，根的外形長滿毛刺，與老鴟頭十分相似，所以叫草鴟頭。

【集解】 《名醫別錄》記載：貫眾生長在玄山的山谷中及冤句少室山中，二月、八月採根陰乾。吳普說：貫眾的葉是青黃色，兩兩相對。莖間有黑毛叢生，四季常綠。四月份開白花，七月份結果實，是黑色的。互相攢聚連捲著生長在旁側。三月、八月採根，五月採葉。韓保昇說：貫眾苗長得像狗脊。形狀像野雉的長尾，根莖直立而多枝，外黑內紅，根幹彎曲，所以叫草鴟頭。凡是山谷的北側都有。蘇頌說：現陝西、河東州郡及荊、襄一代生長著很多貫眾，但是開花的很少。樹苗從根上叢生而出，紅色。葉子的大小如同蕨葉。莖幹上有三道稜，葉子綠色，像雞翎毛，所以又叫鳳尾草。其根紫黑色，形似大爪，長有黑色的鬚毛，又像老鴟。郭璞的《爾雅注》說，葉圓而有尖，莖黑而長毛，遍地生長，經冬不死，就是《廣雅》稱之為貫節的植物。李時珍說，貫眾多生長在山北坡靠近水的地方，數根叢生，一根數莖，莖粗如筷子。它的汁液黏滑，樹葉兩兩對生，如狗脊葉的形狀，而葉緣沒有鋸齒狀。葉子青黃色，葉面色深，葉背色淺。其根彎曲而有尖嘴，黑鬚叢簇，也像狗脊根但更大，形狀像爬伏著的老鴟。

貫衆根

【性味】 **苦，微寒；有毒。**

【主治】 《神農本草經》載：**治腹中邪熱氣，療諸毒，殺三蟲**。《名醫別錄》載：**去寸白、破癥瘕、除頭風、止金瘡**。蘇頌說：**研末，用水送服一錢，止鼻血有效**。李時珍說：**治下血，崩中帶下，產後血氣脹痛，治斑疹毒、漆毒，骨鯁在喉。可治諸病**。

現代醫學研究簡介

【來源】 貫眾為鱗毛蕨科植物粗莖鱗毛蕨或蹄

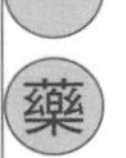

蓋蕨科植物峨眉蕨，烏毛蕨科植物烏毛蕨、狗脊蕨，紫萁科植物紫萁，球子蕨科植物莢果蕨等的根莖及葉柄基部。

【化學成分】 貫眾含有綿馬酸類、黃綿馬酸類及微量白綿馬素、新綿馬素。尚含羊齒烯、雁齒烯等三萜類成分以及玻那甾酮A、蛻皮松、蛻皮甾酮、蕨甾酮等。

【藥理作用】 1.抗病原微生物作用。2.驅蟲作用。3.興奮子宮作用。4.抗早孕及墮胎作用。5.止血作用。6.抗腫瘤作用。

【臨床應用】 1.預防感冒。2.預防流行性腦脊髓膜炎。3.治療乙型肝炎。4.治療嗜酸粒細胞增多症。5.治療膽道蛔蟲。6.治療婦科出血。7.治療慢性鉛中毒。

巴戟天（《神農本草經》上品）

【釋名】 《日華諸家本草》稱：**不凋草**。另名：**三蔓草**。

【集解】 《名醫別錄》記載：巴戟天生長在巴郡及下邳山谷，二、八月採根陰乾用。陶弘景說：現在也用建平、宜都產的，根形像牡丹而細，外紅裏黑，用時打去心。

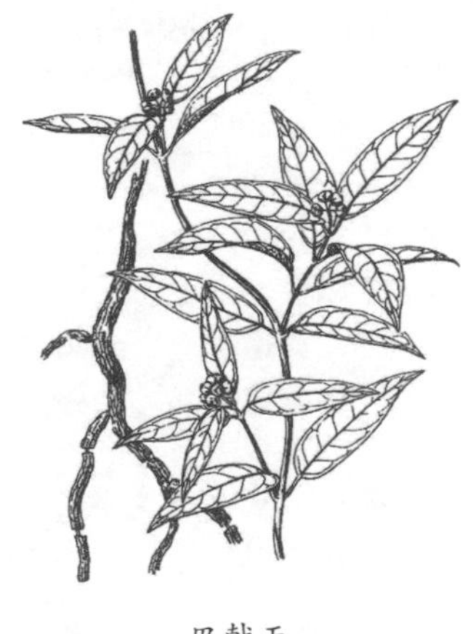

巴戟天

巴戟天根

【修治】 雷斅說：使用時須用枸杞子浸泡一夜，泡軟後濾出，再用酒浸泡一伏時，濾出，和菊花同熬至焦黃色，去掉菊花用布擦乾用。李時珍講：現在的製法是只用酒浸泡一夜，銼碎焙乾後入藥。若急用，只用溫水浸軟去心即可。

【性味】 **辛、甘，微溫；無毒。**

《日華諸家本草》謂：味苦。徐之才說：覆盆子相使，惡雷丸、丹參、朝生。

【主治】 《神農本草經》記載：**主治麻風病、陽痿。並能補中益氣，強筋骨，安五臟及增志**。《名醫別錄》：**治頭面遊風、少腹、陰部疼痛，且有補五勞，益精，助陽作用**。甄權說：**有壯陽之功，用於夢遺滑精，並療麻風**。《日華諸家本草》記載：**治一切風症及水腫**。李時診講：《仙經》**用本品療腳氣，又祛風邪，補肝**。

【發明】 王好古說：巴戟天是腎經血分藥。甄權說：病人虛損宜加量用本品。

現代醫學研究簡介

【來源】 巴戟天為茜科植物巴戟天的乾燥根。

【化學成分】 巴戟天含維生素C及糖類，檞樹素甙等。

【藥理作用】 對內分泌系統的作用。給未成年小白鼠口服巴戟天溫浸劑80g/kg或腹腔注射10g/kg，其胸腺萎縮非常明顯；對大白鼠塑膠環肉芽腫有明顯抑制作用。但對去除腎上腺的幼年大白鼠的存活時間無延長作用，亦無增加去腎上腺饑餓小白鼠肝糖原累積量作用。提示本品似無糖皮質激素樣作用，可能有促腎上腺皮質激素樣作用。

遠志（《神農本草經》上品）

【釋名】 《神農本草經》：**苗叫小草、細草、棘菀、葽繞**。

李時珍說：此草服後能益智強志，故有遠志的名稱。

【集解】 《名醫別錄》記載：遠志生長太山及冤句川谷，四月採根、葉陰乾用。李時珍講：遠志有大葉、小葉兩種。陶氏說的是小葉，馬氏說的是大葉，大葉開紅花。

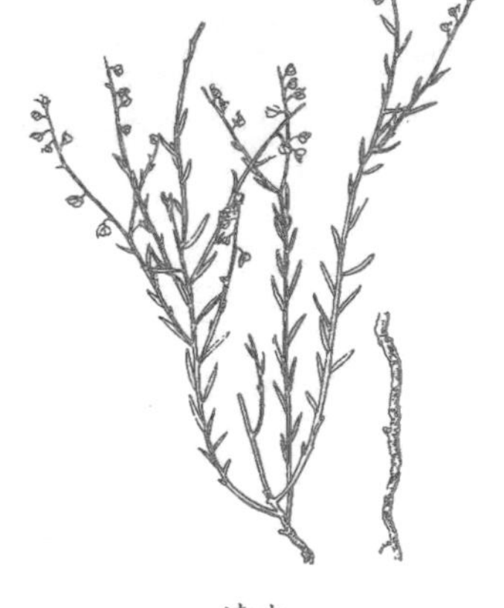

遠志

遠志根

【修治】 雷斅說：使用時須去心，否則使人心煩。再用甘草湯浸泡一夜，曬乾或焙乾用。

【性味】 **苦，溫；無毒。**

徐之才說：遠志、小草與茯苓、冬葵子、龍骨配用為好。畏珍珠、藜蘆、蜚蠊、齊蛤。陶弘景說：藥中無齊蛤，可能是指百合。甄權講：是蠐螬。蘇敬講：藥錄下卷有齊蛤的記載，陶氏的說法是錯誤的。

【主治】 《神農本草經》：**能補虛，除邪氣，利九竅，益智慧，聰耳明目，增強記憶力，久服可輕身健體，延年益壽，並治氣逆咳嗽。**《名醫別錄》謂：**有安神益精，止驚悸及退黃等作用**。徐之才說：**水煎服用可殺天雄、附子、烏頭的毒**。甄權說：**有安魂魄，使人頭腦清醒的作用，主治健忘，又可補腎壯陽**。《日華諸家本草》謂：**治婦人血瘀所致口噤失音，並有強筋骨，生肌之效**。王好古講：**治奔豚氣**。李明珍謂：**治一切癰疽**。

遠志葉

【主治】 《名醫別錄》謂：**能養陰益精，補虛損，治療遺精。**

【發明】 王好古說：遠志為腎經氣分藥物。李時珍講：遠志歸足少陰腎經，不是心經藥物。功能長於安神定志益精，主治健忘。精、志都是腎經所藏，腎精不足則志氣衰減，不能上通於心，故迷惑健忘。又說：人健忘是上氣不足，下氣有餘所致，腸胃實而心肺虛，虛則營衛留於下，過久了不按時上行，故健忘。《三因方》記載，遠志酒治療癰疽有奇功，也是取補腎的作用。

【附方】 **治喉痺**《直指方》：遠志肉研末吹喉，直到涎出為止。 **治吹乳腫痛**《袖珍方》：遠志焙後研末，用酒送服二錢，藥渣可外敷。 **治一切癰疽**《三因方》用遠志酒：遠志不限量，米泔水浸洗，去心研末，每次三錢，溫酒一盞調勻，沉澱後飲上面清澈部分，藥渣外敷患處。 **治小便色赤混濁**《普濟方》：遠志半斤用甘草水煮，茯神、益智仁各二兩，研末，酒調糊做丸如梧子大，每次空腹棗湯送下五十丸。

現代醫學研究簡介

【來源】 遠志為遠志科植物卵葉遠志的乾燥根。

【化學成分】 遠志含兩種皂甙即遠志皂甙元A、B以及遠志素、遠志醇、遠志酸等。

【藥理作用】 1.祛痰作用。2.鎮靜、抗驚作用。3.對子宮收縮作用。4.降壓作用。5.溶血作用。6.抑菌作用。

【臨床應用】 1.治神經衰弱、健忘失眠、失眠多夢。2.治療心痛。3.治咽喉腫痛。4.治頭風頭痛不可忍。5.治小便混濁、乳糜尿。6.用於痰阻心竅所致精神錯亂、神志恍惚等。7.用於痰液黏稠不易咯出。8.用於癰疽腫毒。9.治療乳腺炎。

淫羊藿（《神農本草經》中品）

【釋名】 《神農本草經》：**剛前**。《新修本草》：**仙靈脾**。《日華諸家本草》：**放杖草、棄杖草、千兩金、乾雞筋、黃連祖**。《圖經本草》名：**三枝九葉草**。

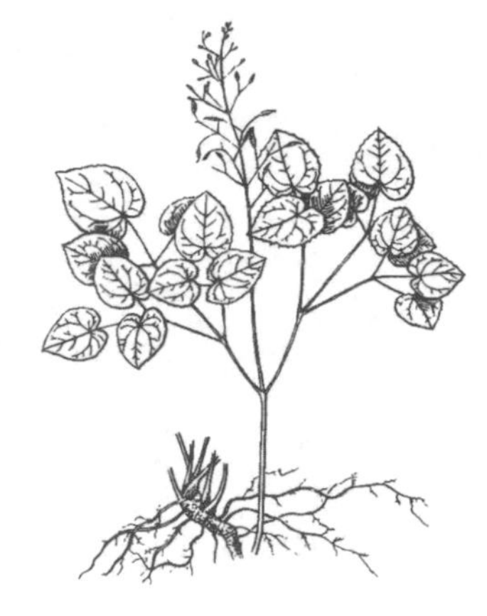
淫羊藿

陶弘景說：服本品後使人性欲旺盛。西川北部有淫羊這種動物，一天內交合百遍，那是因吃此草所致，故名淫羊藿。李時珍講：豆葉叫藿，本品葉像豆葉，故也名藿。仙靈脾、千兩金、放杖、剛前均是指它的功效，雞筋、黃連祖都是指它的根形。

【集解】 《名醫別錄》記載：本品生長在上郡陽山山谷中。蘇敬說：各地均產淫羊藿，葉像豆葉圓薄，莖細堅硬，俗稱仙靈脾。李時珍講：本品生長在大山裏，一根多莖，莖粗像線，高一二尺。一莖上有三個分枝，一分枝上有三片葉，葉長二三寸像杏樹葉和豆葉，

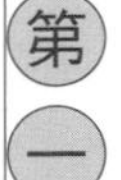
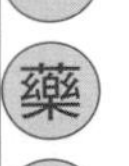
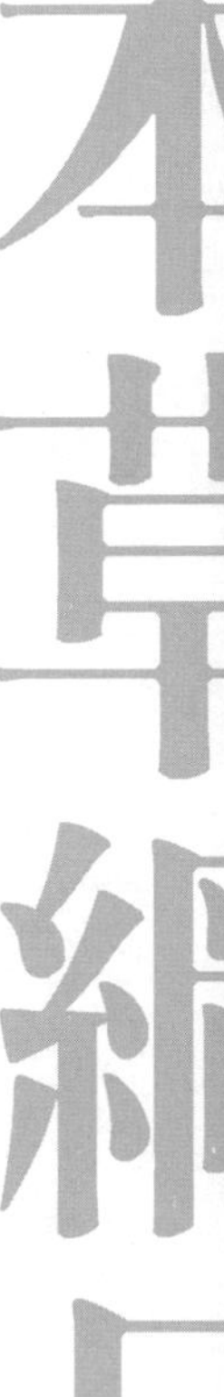

表面光滑背面色淡，很薄，有細齒，有小刺。

淫羊藿根、葉

【性味】 **辛，寒；無毒。**

李時珍講：味甘微辛，性溫而氣香。徐之才認為：山藥、紫芝相使，酒炒用效果更好。

【主治】 《神農本草經》謂：**能補氣力，利小便，主治陽痿、陰莖疼痛**。《名醫別錄》說：**可強筋骨，消瘰癧、癰腫，外洗殺蟲療陰部潰爛。久服會讓男人無子**。汪機解釋說：無子是誤寫，應當作有子。《日華諸家本草》謂：**治男子亡陽不育，女子亡陰不孕，老人昏亂，中年健忘及一切風寒濕氣的筋骨攣急、四肢麻木，並能補心，強腰膝**。

【發明】 李時珍說：淫羊藿味甘氣香，性溫不寒，能益精氣，為手足陽明、三焦、命門的藥物，腎陽不足者尤宜用。

【附方】 **治療陽痿膝冷痛**《食醫心鏡》：仙靈脾酒有壯陽作用。用淫羊藿一斤，酒一斤浸藥三天，每天飲用。 **治半身不遂**《聖惠方》用仙靈脾酒：仙靈脾一斤，銼細裝絹袋中，放在容器裏，用無灰酒二斗浸泡，封口，春、夏季泡三天，秋、冬季則泡五天，每日溫飲使人有醉意，但不能大醉，沒有不效驗的。 **治三焦咳嗽，腹滿不能飲食**《聖濟錄》：用仙靈脾、覆盆子、五味子各一兩炒，研末，煉蜜調和做如梧子大，每次薑茶送下二十丸。 **治目昏生翳**《聖濟總錄》：仙靈脾、生王瓜等份研末，每次茶水送服一錢，日服二次。 **治病後青盲，病程短的可治**《百一選方》：用仙靈脾一兩，淡豆豉一百粒，水一碗半，煎至一碗，一次服用有效。 **治小兒夜盲症**《普濟方》：仙靈脾根、晚蠶蛾各半兩，炙甘草、射干各二錢半，研末；羊肝一副切開，摻藥末二錢，紮緊；黑豆一合，米泔水一盞，共煮熟，分二次吃，用湯送服。

現代醫學研究簡介

【來源】 淫羊藿為小檗科植物淫羊藿、箭葉淫羊藿、柔毛淫羊藿或朝鮮淫羊藿的乾燥地上部分。

【化學成分】 淫羊藿含淫羊藿甙、去氧甲基淫羊藿甙、β-去氫淫羊藿素及木蘭鹼等。

【藥理作用】 1.對內分泌系統的作用：小鼠前列腺、精囊、提肛肌的重量增加法實驗證明，給予淫羊藿提取物20～40mg注射後產生的效果與雄性激素7.5mg相當。說明有雄性激素樣作用，尚可促進狗精液分泌。而生品無促進作用，且部分指標呈抑制現象。2.增強機體免疫作用。3.對心血管系統的作用：給貓腹腔注射本品甲醇提取物10g/kg，給藥後1～2小時內，部分貓血壓下降。4.反突變作用。5.抗炎作用。6.對血糖的影響：給實驗性高血糖大鼠灌服淫羊藿提取液10mg/kg，有明顯降血糖作用，可持續60分鐘以上。7.增強小鼠耐缺氧能力。

【臨床應用】 1.治療病毒性心肌炎。2.治療白血球減少症。3.治療小兒麻痹。4.治療神經衰弱。5.治療慢性氣管炎。6.治療陽痿。7.治療病後青盲。

地榆（《神農本草經》中品）

【釋名】 又名：**玉豉、酸赭**。

陶弘景說：它的葉像榆但較長，初生時鋪在地上，故名地榆。花和子是紫色像豉，所以又叫玉豉。李時珍講：據《外丹方言》說，地榆叫酸赭，因它味酸，色如赭，故名。今蘄州人把地榆叫酸赭，又訛傳赭為棗，實質上地榆、酸赭是一種藥物，主治功用也相同，故將《名醫別錄》中「有名未用」類的酸赭合併為一。

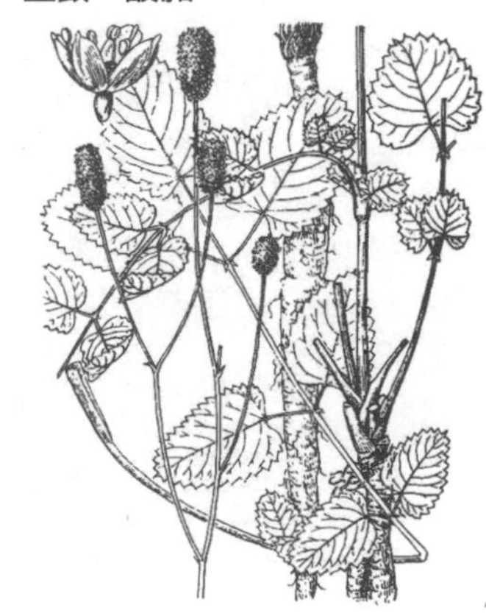
地榆

【集解】 《名醫別錄》記載：地榆生長在桐柏及冤句的山谷中，二、八月採根曬乾用。又說，酸赭生長在昌陽山，採摘無時，蘇頌說，今各處的平原川澤都有本品。老根在三月內長苗，初生時鋪展在地面。獨莖直上，高三四尺，對分長葉，像榆葉窄而細長，呈鋸齒狀，青色。七月開花像椹子呈紫黑色。根外黑裏紅，像柳根。陶弘景說：根可釀酒，葉能炸著吃，也可採來代茶飲。

地榆根

【性味】 **苦，微寒；無毒。**

【主治】 《神農本草經》謂：**有止痛止汗之功，治療產後腹部隱痛、帶下崩漏，並能除腐，療刀箭傷。**《名醫別錄》載：**能解毒，止膿血，用於各種熱毒瘡癰，又有解酒，除煩渴，明目作用。並可製成膏藥用療刀箭創傷。**《日華諸家本草》：**止吐血、衄血、便血、月經不止、崩漏及胎前產後等各種血症，並治水瀉。**《開寶本草》說：**能止痢除寒熱，治疳積瀉痢有特效。**李杲謂：**治膽氣虛症。**李時珍說：**根汁釀酒服用後可治風痹，並有補腦之功。搗汁外塗用於虎、犬及蛇蟲咬傷。**《名醫別錄》說：**酸赭味酸，能治內傷出血。**

【發明】 李時珍說：地榆除下焦血熱，主治二便出血。若用於止血，取上半截切片炒用為好，它的末梢有行血之功，不可不知。楊士瀛說：治各種瘡痛宜加用地榆，伴瘙癢者加黃芩。

【附方】 **治男女吐血及婦人赤白漏下**《聖惠方》：地榆三兩，米醋一斤，煎沸去渣，飯前溫服一合。 **治血痢不止**《聖濟總錄》：地榆曬乾研末，每次二錢摻在羊血上，炙熟服食，用捻頭湯送下。另一方：地榆煮汁飲服，每次服三合。 **治赤白下痢**《海上方》：地榆一斤，水三升，煮取一升半，去渣後再濃煎過濾，空腹服三合，每日二次。 **治久病腸風下血，痛癢不止**《活法機要》：地榆五錢，蒼朮一兩，水二盅，煎取一盅，空腹服，每日一次。 **治長期便血不止**《肘後方》：地榆、鼠尾草各二兩，水二升，頓服。 **治虎犬咬傷**《梅師方》：地榆煮汁內服，並研末外敷。也可研末，每次白開水送服二錢，日服三次。忌酒。 **治小兒濕瘡**《千金方》：地榆濃煎，每天外洗二次。

現代醫學研究簡介

【來源】 地榆為薔薇科植物地榆的根及根莖。

【化學成分】 地榆含有地榆糖甙Ⅰ、Ⅱ，地榆皂甙A、B、E，其皂甙元為熊果酸。此外，尚含地榆素、地榆皂甙二內酯、原矢車菊甙元B-3及C-2、棕兒茶素A-1，B-3等。

【藥理作用】 1.止血作用。2.對燒燙傷的影響：動物實驗表明，地榆對Ⅱ°～Ⅲ°燒傷有顯著療效。並能減少滲出，減輕組織水腫，降低死亡率。3.抗炎作用。4.抑瘤作用。5.止吐作用。

【臨床應用】 1.治療小兒腸傷寒。2.治療燒燙傷。3.治療上消化道出血。4.治療潰瘍病大出血。5.治療崩漏。6.治療皮膚病。7.治療結核性膿瘍及慢性骨髓炎。8.治療便血。

丹參（《神農本草經》上品）

【釋名】 《神農本草經》：**郄蟬草**。《名醫別錄》：**赤參**。《日華諸家本草》：**山參**。《吳普本草》：**木羊乳**。陶弘景稱：**逐馬**。另名：**奔馬草**。

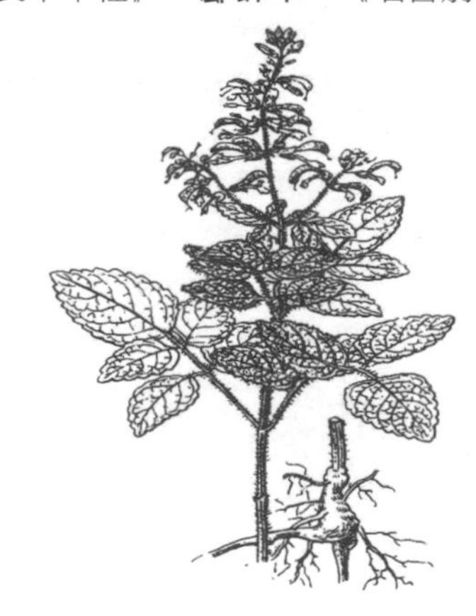
丹參

李時珍說：五參五色配五臟。故人參入脾叫黃參，沙參入肺叫白參，玄參入腎叫黑參，牡蒙入肝叫紫參，丹參入心叫赤參，另有苦參為右腎命門之藥。古人捨去紫參而叫苦參，是不明白上述道理。蕭炳講：丹參療風濕腳軟，用藥後行走有力，能追上奔跑的馬，故叫奔馬草，我曾經用此藥治療過這樣的病人，確實有效果。

【集解】 《名醫別錄》記載：丹參生長在桐柏山川谷及泰山，五月採根曬乾用。蘇頌說：今陝西、河東州郡及隨州都有，二月長苗高一尺

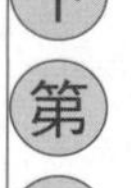
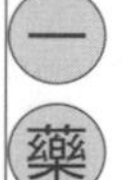
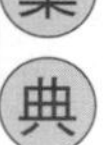
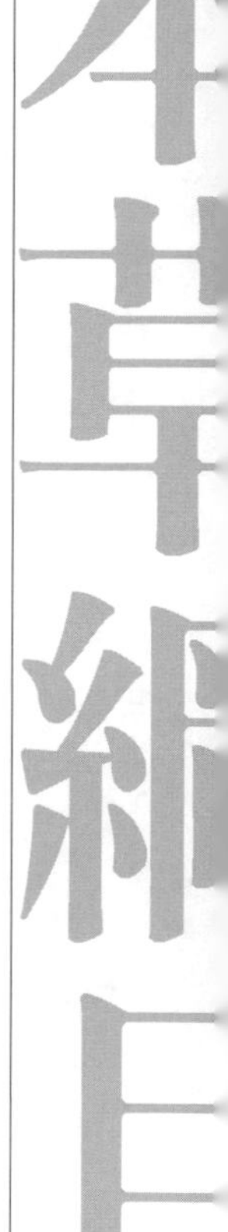

多，方莖有稜呈青色，葉不對生，如同薄荷有毛，三至九月開花成穗，紫紅色像蘇花。根紅，像手指般大，長一尺多，一苗多根。蘇敬認為：本品冬季採挖為好，夏季不宜採挖。李時珍講：本品一枝上長有五片葉，葉如野蘇而尖，青色有皺毛，小花成穗像蛾的形狀，中間有細子，根皮紅而肉色紫。

丹參根

【性味】 **苦，微寒；無毒。**

【主治】 《神農本草經》謂：**破除瘕，止煩渴，益氣，用於心腹疼痛及寒熱積聚等**。《名醫別錄》記載：**除心腹痼疾、風邪、熱邪，又能補血、強腰膝，久服對人體有益**。陶弘景說：**泡酒喝，可療風濕腳軟**。甄權說：**主治各種邪氣所致的脘腹脹痛、腹中雷鳴**。《日華諸家本草》謂：**能安神定志，通利關節血脈，破血祛瘀，養血安胎，治熱病神昏、骨節疼痛、四肢不遂。崩漏帶下、月經不調和頭痛目赤、血瘀心煩等，並能墮死胎，排膿止痛，生肌長肉，療惡瘡疥癬、癰腫丹毒及癭瘤**。李時珍講：**活血，通心包絡，並治疝氣疼痛**。

【發明】 李時珍說：丹參色赤味苦，性平而降，屬陰中陽品，歸手少陰、厥陰經，為心與心包絡的血分藥物。按《婦人明理論》云：四物湯治婦科疾病，不問胎前產後，月經多少，都可通用。唯有一味丹參散，主治和它相同。是因丹參能破瘀，補血，安胎，墮死胎，治療崩中帶下，調經的作用大致與當歸、地黃、川芎、芍藥相似的緣故。

【附方】 **治療婦女月經不調、胎動不安、產後惡露不淨等**《婦人明理方》用丹參散：丹參洗淨切片，曬乾研末，每次溫酒送服二錢。 **治療胎漏下血**《千金方》：用丹參十二兩與酒煎服。 **治寒疝腹痛**《聖惠方》：丹參一兩研末，每次熱酒送下二錢。 **治因感受風邪所致的小兒發熱**《聖濟總錄》：取丹參半兩，炒鼠屎三十枚，研末，每次漿水送服三錢。 **治驚癇發熱**《千金方》：丹參、雷丸各半兩，豬膏二兩，煎沸，濾去渣裝入容器中，外用摩身體表面，每日三次。 **治乳癰**《必效方》：丹參、白芷、芍藥各二兩，搗碎醋浸一夜，豬油半斤，用小火熬成膏，去渣外敷。 **治燙傷**《肘後方》：丹參八兩銼細，水調，取羊油二斤煎沸，外塗創面。

現代醫學研究簡介

【來源】 丹參為唇形科植物丹參的乾燥根及根莖。

【化學成分】 丹參含丹參隱酮Ⅰ、Ⅱ$_{A}$、Ⅱ$_{B}$，異丹參酮Ⅰ、Ⅱ，隱丹參酮、異隱丹參酮、丹參酸甲酯、羥基丹參酮Ⅱ$_{A}$、丹參新酮、丹參酚、原兒茶醛，及原兒茶酸、維生素E等。

【藥理作用】 1.對心血管系統的作用：（1）對血壓及外周血管的作用：丹參煎劑、丹參注射液、複方丹參注射液，靜脈注射或灌餵給予麻醉犬和兔，均顯示不同程度的降壓作用。（2）對心肌缺血和梗塞的作用：丹參對異丙腎及結紮冠狀動脈左室支造成的心肌缺血均有保護作用。（3）對冠脈循環的影響：麻醉犬或貓，靜脈滴注丹參注射液3～4g/kg，能增加冠脈血流量，降低冠脈阻力。（4）對心臟的影響：丹參注射液能使豚鼠或家兔離體心臟心率減慢，心肌收縮力先抑制後加強。2.對微循環和血液流變學的影響：靜脈注射丹參 3g/kg、丹參素4.5g/kg，均能明顯改善高分子右旋糖酐造成的家兔微循環障礙，增加球結膜和腸柔膜微血管的交點計數，降低乳酸含量。3.抗炎效應。4.對肝、腎的保護作用。5.抗潰瘍作用。6.對中樞神經系統作用：丹參、丹參注射液均能減少小鼠的自發活動，增強氯丙嗪，水合氯醛、環己巴比妥鈉的催眠作用。複方丹參根液可使家兔大腦皮層自發電活動減少。7.抗休克作用。8.增強免疫功能的作用。9.抗腫瘤作用。10.抑菌及抗病毒作用。

【臨床應用】 1.治療冠心病。2.治療腦血管病。3.治療蛛網膜下腔出血。4.治療急性心肌梗塞。5.用於危重症搶救：（1）冠心病伴心力衰竭及休克者。（2）心跳驟停者。6.配合鈷放射治療鼻咽癌。7.治療心律失常。8.治療「流腦」併發瀰漫性血管內凝血。9.治療流行性出血熱。10.治療慢性肝炎。11.治療慢性單純性鼻炎。12.治療感染性疾病。13.治療硬皮病。14.早期肝硬化。15.治療血栓閉塞性脈管炎。16.治療晚期血吸蟲病肝脾腫大。17.治療陳舊性增生性瘢痕。

18.治療肩周炎。19.治療腎病綜合徵。20.治療復發性口瘡。

白頭翁（《神農本草經》下品）

【釋名】 《神農本草經》：**野丈人**、**胡王使者**。《名醫別錄》叫：**奈何草**。

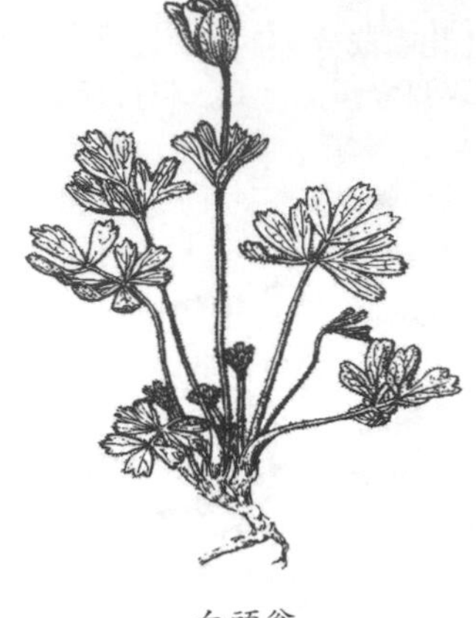

白頭翁

陶弘景說：本品到處可見，接近根部有白色茸毛，形狀像白頭老翁，故以此命名。李時珍講：野丈人、胡王使者、奈何草這些名稱均是說形狀像老翁的意思。

【集解】 《名醫別錄》記載：本品生長在高山山谷及田野，四月採摘。蘇敬說：它的葉像芍藥大，長一莖，莖的頂端開一朵紫色的花像木槿花。果實像雞蛋，上面附有一寸多長的白毛，都向下披散，很像白頭老翁，故名白頭翁。陶氏說接近根部有白茸毛，可能他不認識本品。太常所貯藏的是蔓生的植物，那是女萎。白頭翁的根像續斷但更扁。汪機說：白頭翁用根，命名取其形象，當以蘇頌《圖經本草》為準，而蘇敬所說的恐怕是另一種植物。

白頭翁根

【性味】 **苦，溫；無毒。**

【主治】 《神農本草經》謂：**治瘧疾癭瘤、癲狂寒熱、癥瘕積聚，並能活血止痛，治療外傷**。《名醫別錄》說：**療鼻衄**。陶弘景說：**治痢疾**。甄權說：**治赤痢腹痛、齒痛、骨節疼痛、瘰癧癭瘤**。《日華諸家本草》記載：**治一切風邪所致的疾病，並可暖腰膝、明目、消贅**。

【附方】 **治熱痢下重**《金匱玉函方》用白頭翁湯：白頭翁二兩，黃連、黃柏、秦皮各三兩，水七升，煮至二升，每次服一升，不癒可再服。若治婦人產後體虛痢疾者，加甘草、阿膠各二兩。 **治下痢咽痛**《聖惠方》：白頭翁、黃連各一兩，木香二兩，水五升，煎服一升半，分三次服。 **治外痔腫痛**《衛生易簡方》：白頭翁搗碎外塗，有活血止痛之功。 **治小兒禿瘡**《肘後方》：白頭翁根搗爛外敷，一夜後成為瘡瘍，半月後可癒合。

現代醫學研究簡介

【來源】 白頭翁為毛茛科植物白頭翁的根。

【化學成分】 白頭翁含原白頭翁素，其二聚體為白頭翁素，此外尚含三萜皂甙約9%。

【藥理作用】 1.抑菌作用。2.抗阿米巴原蟲作用。3.對其他病原體的抑制作用。

【臨床應用】 1.治療原蟲性痢疾。2.治療細菌性痢疾。3.治療淋巴結腫大。4.治療癬癰。

白及（《神農本草經》下品）

【釋名】 《神農本草經》稱：**連及草**、**甘根**。又寫做：**白給**。

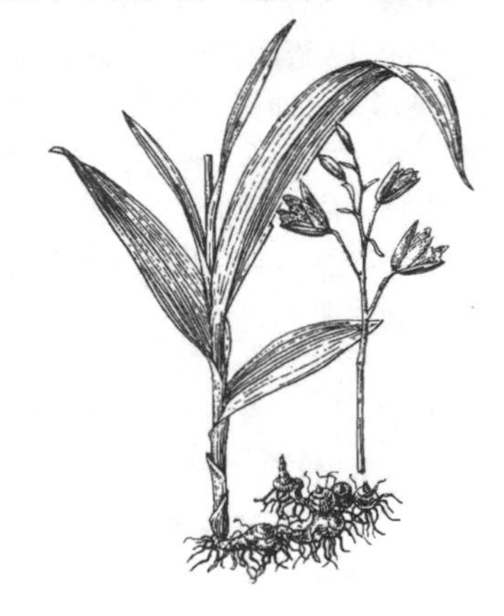

白及

李時珍說：本品根白色，連及而生，故稱白及。其味苦卻叫甘根，此為反說法。《吳普本草》叫白根。《名醫別錄》中「有名未用」條寫作白給，即指白及，性味功用相同，是重複了，今合併為一。

【集解】 《名醫別錄》記載：白及生長在北山川谷及冤句、越山。韓保昇說：今產於申州，葉像初生的棕苗葉及藜蘆葉，三四月長出一莖，開紫花。七月結果呈黃黑色，冬季凋謝。根像菱草，有三角，呈白色，角頂端發芽，八月採根用。李時珍說：韓氏所說的形狀正是白及，但一棵只長一莖，開的花長一寸多，紅紫色，中心像舌頭。根如菱米，有臍，又像扁扁的螺旋紋，很難曬乾。

白及根

【性味】　**苦，平；無毒。**

徐之才講：紫石英相使，惡理石，畏李核、杏仁，反烏頭。

【主治】　神農本草經謂：**治癰疽瘡腫等症。**《名醫別錄》說：**能除疥癬。**甄權說：**療瘀熱不退，陰唇萎縮，並有美容作用，可治面部痤瘡。**《日華諸家本草》謂：**治血熱出血、血痢痔瘡、痢症風痹、瘧疾瘰癧等，又止驚悸。還能生肌止痛，用於跌打損傷，刀箭創傷及燙火傷。**李杲講：**止肺部出血。**

白及

【主治】　《名醫別錄》說：**主治蟲症及白癬腫痛。**

【發明】　蘇敬說：本品性黏，山裏人患手足皸裂的，多嚼服外塗患處有效。蘇頌講：今醫生治療金瘡難癒及癰疽方中多用本品。朱震亨謂：凡治吐血不止者宜加白及。李時珍說：白及味澀收斂，得秋金之氣，故能入肺止血、生肌療瘡。

【附方】　**治鼻衄不止**《經驗方》：口水調白及末外塗創傷部位，再用水送服白及末一錢，效果好。　**治胸痛**《生生編》：白及、石榴皮各二錢研末，煉蜜為丸如黃豆大，每次艾醋湯送三丸。　**治鵝口瘡**《聖惠方》：白及末用乳汁調，敷足心。　**治子宮脫垂**《廣濟方》白及、川烏等份研末，用絹裹藥末一錢放入陰道，每日一次。　**治療瘡腫毒**《袖珍方》：白及末半錢，水調澄清後去水，攤在厚紙上貼敷患處。**治跌打骨折**《永類方》：酒調服白及末二錢，其功效不亞於自然銅、古銖錢。　**治刀斧創傷**《濟急方》：白及、煅石膏等份研末，外摻傷口。　**治手足皸裂**：白及末用水調，塗裂口處，不要接觸水。　**治燙火傷灼**《趙真人方》：白及末油調外敷局部。

現代醫學研究簡介

【來源】　白及為蘭科植物白及的乾燥塊莖。

【化學成分】　白及含有白及甘露聚糖及揮發油和黏液質等。

【藥理作用】　1.止血作用。2.對實驗性胃、十二指腸穿孔有治療作用。3.對胃黏膜損傷有保護作用。4.抑菌作用。5.對實驗性肝癌的影響：白及對黃麴黴素B_1所致大鼠肝癌前病變γ-谷氨醯轉肽酶陽性肝細胞增生有明顯的抑制作用。

【臨床應用】　1.治療肺結核。2.治療百日咳。3.治療支氣管擴張。4.治療矽沉著病。5.治療胃及十二指腸潰瘍出血。6.治療胃、十二指腸急性穿孔。7.治療結核性瘺管。8.治療肛裂。9.治療燒傷。10.治療鼻出血。11.治療消化道出血。

三七（《本草綱目》）

【釋名】　《本草綱目》稱：**山漆。**另名：**金不換。**

李時珍說：當地的人說三七葉長成左三右四，故叫三七。有的人稱本品為山漆，認為它能癒合刀傷，像漆黏物那樣。金不換是指它比較貴重。

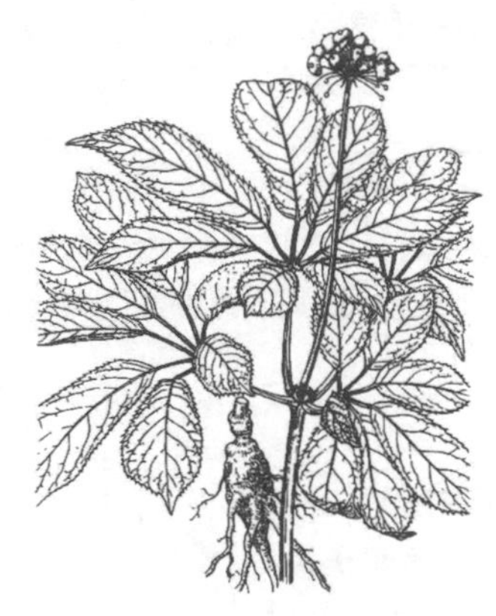

三七

【集解】　李時珍講：本品生長在廣西南丹各州番峒深山中，採根曬乾呈黃黑色。團形略像白及；長的像老乾地黃，有節。味微甘苦，很像人參的味道。有人認為藥末摻在豬血中，血化成水的是真三七。近代傳說是一種草，春季長苗，夏季苗高三四尺。葉像菊艾而顯厚，有分叉尖銳。莖上有紅色稜。夏秋季開黃花，蕊如金絲彎曲可愛，但氣味不香。根與葉均味甘，治金瘡、跌打損傷出血及吐血、便血有特效。

三七根

【性味】　**甘、微苦，溫；無毒。**

【主治】　李時珍謂：**能止血活血定痛，治療刀刃箭傷、跌打損傷血流不止，取三七嚼爛外塗**

或研末外擦，出血即止。也治吐血、便血、血痢、崩漏、產後惡露不淨、目赤腫痛、虎蛇咬傷等出血症。

【發明】 李時珍說：三七是近期才發現的，南邊軍隊中的醫生用它作為金瘡要藥。凡跌打損傷、瘀血淋漓者，立即將本品嚼爛外敷，出血止而瘀腫消。若挨打時先服一二錢，則出血不沖心，挨打後更宜服用，產後服用效果較佳。此藥性溫而味甘微苦，為陽明、厥陰經的血分藥，故能治一切血病，功用與麒麟竭、紫礦相同。

【附方】 **治吐血衄血**《瀕湖集簡方》：山漆一錢，自嚼米湯送服。或用本品五分，加入八核湯中。 **治赤痢血痢**三七研末，米泔水調服。**治便血、崩漏**三七研末，同低度白酒調一二錢服，服三次可癒，或加本品五分入四物湯中。**治紅眼病**用三七根磨汁外塗眼眶周圍。 **治無名癰腫及蟲咬**用三七研末，醋調或嚼爛外敷。

三七葉

【主治】 李時珍講：**外敷治療跌打損傷出血及瘀血腫痛之症，其他功用與三七根相同。**

現代醫學研究簡介

【來源】 三七為五加科植物三七的乾燥根。

【化學成分】 三七含有總皂甙約12%，分離為三七皂甙A、B、B_1、B_2、C_1、C_3、D_1、D_2、E_1、E_2，水解得三七皂甙元A、B。亦有分為三七皂甙A型次皂甙元為人參萜二醇；B型次皂甙元為人參萜三醇；C型皂甙R_0為齊墩果酸型衍生物。尚含黃酮類化合物，β-穀甾醇、β-穀甾醇-D-葡萄糖甙以及生物鹼等。

【藥理作用】 1.對心血管系統的作用：（1）對血管及血壓的影響：三七浸劑、皂甙、醇提取物均有明顯降壓作用。（2）對心臟的影響：三七總皂甙對氯仿誘發小鼠室顫、氯化鋇及烏頭鹼誘發大鼠心律失常均有保護作用，並提高家兔室顫閾，能非競爭性對抗異丙腎加速心率的作用，且不被阿托品拮抗。2.增強機體免疫作用。3.對中樞系統作用：三七皂甙對電刺激、熱刺激及化學性引起的疼痛，均有明顯鎮痛作用。4.抗炎效應。5.止血與活血作用。6.抗氧化作用。

【臨床應用】 1.治療上消化道出血。2.治療咯血。3.治療眼出血。4.治療顱內出血。5.治療血尿。6.治療產後出血量多、外傷出血。7.治療冠心病心絞痛。8.治療高脂血症。9.治療急慢性肝炎、肝硬化。10.治療小兒急性腎炎。11.治療急性壞死性節段性小腸炎。12.治療急性咽喉炎。13.治療復發性口瘡炎。14.治療低蛋白血症。15.增強記憶力。16.治療子宮脫垂。17.治療高血壓。18.用於回乳。19.治療顳頜關節下頜功能紊亂綜合徵。20.治療胃腸外膈。21.治療尋常疣。

黃連（《神農本草經》上品）

【釋名】 《神農本草經》稱：**王連**。《藥性論》叫：**支連**。

李時珍說：本品根像串珠相連而色黃，故稱黃連。

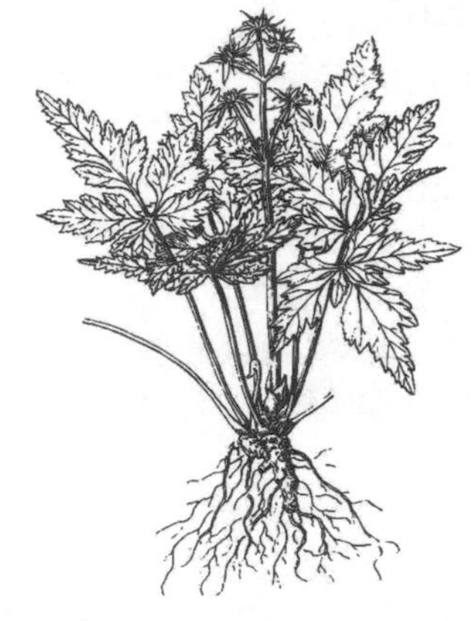

黃連

【集解】 《名醫別錄》記載：黃連生長在巫陽川谷和蜀郡太山的向陽處，二、八月採根用。蘇頌講：現在江、湖、荊、夔（音葵）等州郡也產黃連，而以宣城產的九節連珠堅實、相擊有聲的為優，施、黔產的次之，東陽、歙州、處州產的更次。苗高一尺餘，葉像甘菊，四月開花，五月結果像芹子，均是黃色。江左產的根像連珠，苗經冬不凋謝，葉小像雉尾草，正月開花作細穗，淡白微黃，六七月時根緊緻密可採摘入藥。蘇敬說：蜀產的粗大味極苦，治口渴最有效。江東產的節像連珠，治痢疾特效。澧州產的藥力更大。李時珍講：漢末李當之本草只取黃連蜀郡所產黃而肥大、堅實的黃連入藥。唐代人認為澧州產的為好。今吳、蜀均產黃連，唯以雅州、眉州產的質優。黃連有二個品種：一是根粗無毛有連珠，像鷹、雞爪形那樣的堅實，深黃色；二是無珠多毛而中空，淡

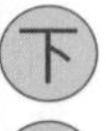
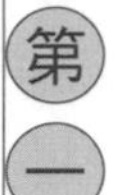
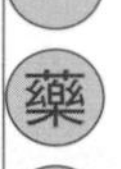
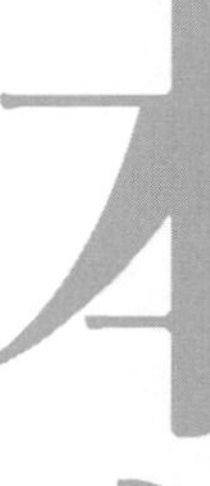
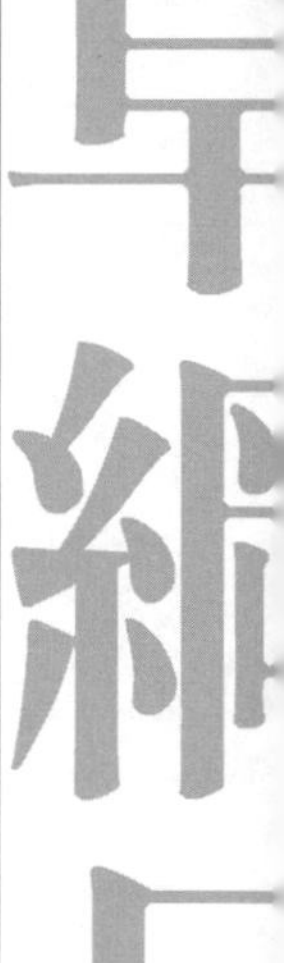

黃色，二者有別。

黃連根

【修治】 雷斅說：入藥時須用布拭去肉毛，漿水浸泡三晝夜，濾出後在柳木火上焙乾備用。李時珍講：黃連歸手少陰心經，為治火主藥。若治本髒之火宜生用；治肝膽實火宜豬膽汁浸炒；治肝膽虛火用醋浸炒；治上焦火用酒炒；治中焦火用薑汁炒；治下焦火用鹽水炒或朴消研末調水和炒；治氣分濕熱之火用吳茱萸湯浸炒；治血分伏火用乾漆末調水炒；治食積之火用黃土研細調水和炒。各種方法不僅作引經藥用，更是辛熱藥物能制黃連的苦寒之性，鹹寒之品可制黃連的燥性，使用時須酌情考慮。

【性味】 **苦，寒；無毒。**

【主治】 《神農本草經》謂：**明目。用於目疾流淚，並治腹痛下痢、婦人陰腫，久服增強記憶力。**《名醫別錄》說：**有止渴，定驚，除水濕，利關節，調腸胃等作用，治五臟寒熱、下痢膿血、久瀉及口瘡。**《日華諸家本草》謂：**能益氣，潤心肺，止血生肌，治療五勞七傷、心腹疼痛、煩躁驚悸、流行熱病及盜汗、疥瘡。用豬肚蒸後做丸，可殺蟲療疳積。**陳藏器說：**治體虛消瘦氣急者。**張元素講：**治胸中鬱熱、煩躁噁心、心下痞滿。**李時珍謂：**除心竅瘀血，解服藥過量所致的煩悶，及巴豆、輕粉的毒性。**

【發明】 張元素說：黃連性味苦寒，氣味俱厚，可升能降，屬陰中陽藥，歸手少陰心經。其功有六：一瀉心臟火；二祛中焦濕熱；三治各種瘡癰；四除風濕；五療目赤；六止血。仲景治九種心下痞滿的五種瀉心湯均用本品。成無己說：寒能勝熱，苦歸心經，黃連、大黃苦寒可導心經虛熱。蛔蟲得甘就動，得苦則安，黃連、黃檗之苦可用來安蛔。王好古謂：黃連苦燥入心，瀉心實為瀉脾，取實則瀉子之義。朱震亨講：黃連善除中焦濕熱，又瀉心火，若脾胃氣虛者可用茯苓、黃芩代用。用豬膽汁拌炒，佐以龍膽草，能瀉肝膽實火。屬胃熱噤口痢者，用黃連、人參煎湯泡飲。若嘔吐者可再次服用，只要喝一口病即痊癒。劉完素說：古方認為黃連為治痢佳品，治痢疾宜用味辛苦，性寒涼的藥物，因辛散能開通鬱結，苦以燥濕，寒以祛熱，使氣和平。各種苦寒藥多能導泄，只有黃連、黃檗性寒而燥，降火祛濕止瀉痢，故治痢疾以黃連為君藥。寇宗奭云：現在醫生多用黃連治痢，取苦燥濕邪之功，知識淺薄的人只見腸虛泄瀉帶血，使用黃連治療，不管藥性寒熱或量的多少，只想大劑量服黃連可治癒，於是導致危症。若是身體初病，熱多血痢者，服用常量的黃連便止，不必大量服用。體虛兼寒者須慎用。李時珍講：黃連為治目疾、痢疾要藥。古方治痢用香連丸，用黃連、木香；薑連散，用乾薑、黃連；變通丸用黃連、吳茱萸；薑黃散用黃連、生薑。治消渴，酒蒸黃連；治伏暑，酒煮黃連；治下血，用黃連、大蒜；治肝火，用黃連、吳茱萸；治口瘡，用黃連、細辛。上述均是一寒一熱，一陰一陽，寒症用熱藥，熱症用寒藥，君臣佐使，陰陽相濟，實為配方的奧妙。《素問》中引用岐伯的話說：五味入胃，各歸所喜攻，久而增氣。這是物質的常識，氣增日久是夭折的原因。王冰解釋說，酸味入肝為溫，苦味入心為熱，辛味入肺為清，鹹味入腎為寒，甘味入脾為至陰，若四氣兼有，都能增其味而補其氣，故應各從本髒之氣為用。因此久服黃連、苦參反而為熱，從火化。其他味都是如此，久服總會導致髒氣偏勝或偏衰，所以絕無長期久服者不暴死的，用藥時不要使五味偏助。

【附方】 **治心經實熱**《惠民和劑局方》用瀉心湯：黃連七錢，水一盞半，煎至一盞，飯前溫服，小兒酌減少量。 **治伏暑發熱、口渴嘔惡、赤白痢疾、消渴、泄瀉等病，用黃龍丸**川黃連一斤切片，好酒二升半，煮後焙乾研末，調糊做丸如梧子大，每次溫開水送服五十丸，每日三次。 **治突然心痛**《外台秘要》：黃連八錢，搗碎，水煎熱服。 **治眼睛癢痛**乳汁浸黃連，頻繁點眼。 **治肝火痛症**《丹溪方》：黃連薑汁炒後研末，粥調糊丸如梧子大，每次開水送服三十丸。左金丸：黃連六兩，吳茱萸一兩，同炒研末，神麴打糊為丸，每次開水送服三四十丸。 **治陽毒狂症**《易簡方》：黃連、寒水石等份研末，每次濃煎甘草湯送服三錢。 **治三消骨蒸**：黃連末用冬瓜汁浸泡一夜，曬乾，大麥湯送服三四十丸。 **治平素口渴**，只服一劑立效。 **治骨節積熱、消瘦**《廣

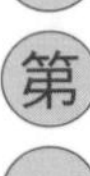

利方》：黃連四分切片，童便五大合浸泡一夜，文火煎沸去渣，分二次服。 **治小兒疳熱、腹脹口渴等症**《直指方》用豬肚黃連丸：豬肚一個洗淨，黃連五兩切碎水調，放入豬肚中縫合，放五升粳米上蒸爛，石臼搗碎，或加少許飯同搗做丸如綠豆大，每次米湯送服二十丸。再佐服調血清心的藥物。 **治破傷風**《蓼花洲閑錄》：黃連五錢，酒二盞，煎至七分，加黃醋三錢，溶化後熱服。 **治因心腎不交、思想優鬱引起小便白濁**《普濟方》：黃連、茯苓等份研末，酒調糊丸如梧子大，每次煮補骨脂湯送服三十丸，每日三次。 **治赤白痢疾、腹痛後重**《兵部手集》用香連丸：宣黃連、青木香等份，搗碎過篩，白蜜調和做丸如梧子大，每次空腹服二三十丸，每日二次，其效如神。若久冷，用煨蒜搗和做丸，老少服用皆宜。

現代醫學研究簡介

【來源】 黃連為毛茛科黃連屬植物黃連、三角葉黃連及雲南黃連的根莖。

【化學成分】 主含小檗鹼，含量高達5%～8%。其他生物鹼有黃連鹼、甲基黃連鹼、棕櫚鹼、非洲防己鹼等。

【藥理作用】 1.抗微生物及抗原蟲作用。2.對中樞神經系統的作用：小鼠防禦運動性條件反射實驗中，小檗鹼小劑量能促進陽性條件反射的形成，而大劑量則延緩其形成，並均可使條件反射分化不全。3.對外周神經遞質的影響：在整體運動和離體器官上，小檗對乙醯膽鹼具有劑量依賴性雙相作用，一般都是小劑量增加乙醯膽鹼的作用，而大劑量減弱之。4.對心臟的影響：小檗鹼低濃度能興奮貓離體心臟，並增加冠脈流量20%～40%；1×10^{-5}則表現為抑制；但1×10^{-4}也不致停搏。5.對血管及血壓的影響：小檗鹼靜脈注射於麻醉犬、貓、大鼠及不麻醉大鼠有明確的降壓作用。6.對平滑肌器官的影響。7.抗癌作用。8.對組織代謝的影響：小檗鹼能降低小鼠肝、腦勻漿的氧耗，且作用強度與劑量相平行。9.對血液的影響：曾發現小檗鹼能使紅血球縮小，成顆粒狀，並抑制白血球變形運動，減少中性及嗜酸性細胞而增加淋巴細胞及單核細胞。

【臨床應用】 1.治療細菌性痢疾。2.治療傷寒。3.治療肺結核。4.治療流行性腦脊髓膜炎。5.治療大葉性肺炎。6.治療猩紅熱。7.治療白喉。8.治療肺膿腫。9.治療膿胸。10.治療潰瘍性結腸炎。11.治療高血壓。12.治療化膿性中耳炎。13.治療布氏桿菌病。14.治療肺白色念珠菌病。15.治療結腸小袋纖毛蟲病。16.防治麻疹。17.治療百日咳。18.治療燒傷。19.治療化膿性感染。20.治療肛裂。21.治療骨關節結核竇道。22.治療滴蟲性陰道炎。23.治療眼科疾患。24.治療萎縮性鼻炎。25.治療咽峽炎。26.治療急性扁桃體炎。27.治療上頜竇炎。28.治療根管疾患。29.治療口腔頜面部炎症。30.治療皮膚感染性炎症。31.治療濕疹。32.治療多型性滲出性紅斑。33.治療火燙傷。

黃芩（《神農本草經》中品）

【釋名】 《神農本草經》：**腐腸**。《名醫別錄》：**空腸**、**內虛**、**經芩**、**黃文**。《吳普本草》：**妒婦**、**印頭**。《記事》：**苦督郵**。陶弘景：**質地堅實的叫子芩**。《本草綱目》：**條芩**。《新修本草》：**犬屯尾芩**。另：**鼠尾芩**。

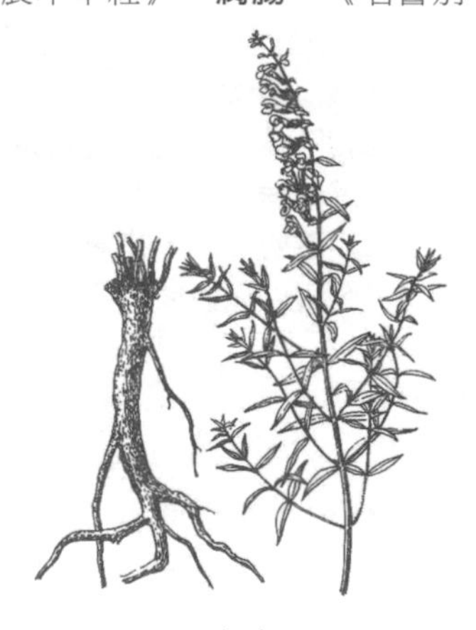
黃芩

陶弘景說：圓形的叫子芩，破損的名宿芩，中空腐爛的稱腐腸。李時珍謂：芩，《說文解字》中寫作莶，說的是色黃。有人講芩是黔，黔是黃黑色。宿芩是舊根，多中空，外黃內黑，即現在說的片芩，又有腐腸、妒婦等名稱。妒婦心黑，故有這種比喻。子芩是新根，多內實，指現在說的條芩。也有人講西芩多中空而色黑，北芩多堅實而色深黃。

【集解】 《名醫別錄》記載：本品生長秭歸的

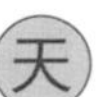
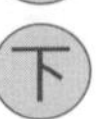
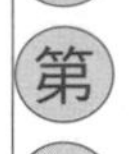
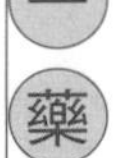
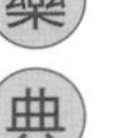

川谷及冤句，三月三日採根陰乾用。陶弘景說：秭歸屬於建平郡。今以彭城的產量數第一，鬱州也有。但只以深色質地堅實的為好。民間方中多用。蘇敬說：現在以產於宜州、鄜州、涇州的品質好。兗州體大堅實的也佳，叫做尾芩。蘇頌說：今川蜀、河東、陝西近郡皆產本品，苗長一尺多，莖幹粗壯，葉從地的四周叢生像紫草，高一尺餘，也有獨莖生長的。葉細長色青，兩葉對生，六月開紫花，根像知母，長四五寸，二、八月採根曬乾用。《吳普本草》記載：二月長紅黃色葉子，兩對或四對叢生，莖中空或成方圓形，三四尺高，四月開紫紅花，五月結果實黑色，根黃。二、九月採摘，與現在的說法稍有不同。

黃芩根

【性味】　苦，平；無毒

《名醫別錄》、徐之才說：山茱萸、龍骨相使，惡茯實，畏朱砂、丹皮、藜蘆。與厚朴、黃連同用，可止腹痛；與五味、牡蒙、牡蠣同用，可治不育；與黃芪、白斂、赤小豆用而療瘰癧。李時珍認為：酒拌炒功偏上行，與豬膽汁炒用可除肝膽實火，配柴胡可退寒熱，配芍藥治下痢，配桑白皮瀉肺火，與白朮同用可安胎。

【主治】　《神農本草經》謂：**治各種發熱、黃疸、瀉痢及瘡癰，並且能逐水、化瘀**。《名醫別錄》記載：**治痰熱症或胃熱所致的消穀善饑、經閉崩漏及腹痛等，還可利小腸**。甄權說：**治熱毒骨蒸、寒熱往來、腸胃不利或五淋，並可破氣，解熱渴，去關節煩疼**。《日華諸家本草》謂：**有降氣，排膿作用，治療疔瘡乳癰及流行熱病**。張元素講：**清心熱，瀉肺火，善治肺熱咳嗽、吐血衄血、目赤腫痛等上部實熱症及瘀血症，並能補腎陽，安胎，養陰退熱**。李時珍謂：**治風熱、濕熱頭痛及肺熱咳嗽，痰黃腥臭、肺痿或各種失血症**。

【發明】　李杲說：黃芩中空質輕的主瀉肺火，利氣消痰，並除風熱及解肌膚之熱。根細堅實質重的清大腸火，養陰退熱，補膀胱寒水，滋補化源，其作用上下之別與枳實、枳殼相同。張元素認為：黃芩有九大功用，一瀉肺火；二除上焦皮膚風熱、風濕；三退熱；四利氣寬胸；五消痰涎；六祛脾濕；七為夏季必用之藥；八療婦人產後病，並能滋陰清熱；九安胎。酒炒功偏上行，故清上部瘀熱時，非黃芩不能祛除。若治下痢膿血，腹痛後重或長期發熱不退，可與芍藥、甘草配用。凡治各種瘡癰腫痛難忍者，宜選用黃芩、黃連苦寒之品，並詳審辨別疾病的部位，各加引經藥治療。李時珍歸納說：張潔古謂黃芩瀉肺火，治療脾濕症；李東垣說片芩瀉肺火，條芩清大腸炎，朱丹溪講黃芩清上、中二焦之火；而仲景治少陽症的小柴胡湯，太陽少陽合病下痢的黃芩湯，少陽症誤下後心下痞滿不痛的瀉心湯均用黃芩；成無己說黃芩味苦歸心經，泄痞熱。上述足證本品能入手少陰、陽明、手足太陰、少陽六經。黃芩性味苦寒，色黃帶綠，苦人心，寒勝熱，瀉心火，治脾經濕熱，一使肺不受傷，二則胃火不侵犯肺，故能救肺。肺不虛宜用本品，因其苦寒傷脾胃，恐損傷母髒。少陽症之寒熱往來，胸脅痞滿等，雖說病在半表半裏，但兼夾心肺上焦的邪氣或脾胃中焦之症。故用黃芩治療手、足少陽相火，也是少陽本經藥。成無己《注解傷寒論》中只說柴胡、黃芩味苦，用治傳經之熱邪，芍藥、黃芩之苦，用來收斂胃腸之氣，沒有闡明治火的原理。《直指方》記載：柴胡退熱不及黃芩，他大概不知柴胡的退熱，取味苦發散，治熱邪之標；黃芩退熱，取寒能勝熱，折火邪之本。仲景又說：少陽症腹痛者應去黃芩加芍藥；心悸、小便不利去黃芩加茯苓。這與《名醫別錄》中療少腹絞痛，利小腸之功不符。成無己說：本品性寒傷脾，苦能堅腎，故去掉不用。其實用藥應當詳審藥性，辨明脈症，合理使用。若素有內寒又感受外寒，腹痛及飲水後心悸、小便不利、脈不數的，這是裏無熱症，黃岑不能用。若熱厥腹痛，肺熱而致小便不利，黃芩可以使用。故善於學習的人，行探求它的原理，不盲目拘泥書中記載的文字。古代有一人嗜好飲酒，患少腹疼痛難忍，小便淋漓，用多種藥物治療無效，偶爾用黃芩、木通、甘草水煎服，病症遂止。王海藏說：有人因體虛服附子過量，患小便不利，服黃芩、黃連後小便通暢。這是熱厥導致的腹痛，學醫的人難道拘泥於此嗎？我在二十歲時因感冒咳嗽時間較長，又犯了禁忌，導致骨蒸潮熱，膚熱如火燎，每日吐痰一碗多，暑季煩渴，失眠納差，脈浮洪。服柴胡、麥冬、荊芥等藥，一月後病情加重，大家認為必死無疑。父親偶然想起東垣治肺熱如火燎，煩躁口渴，白天較劇，氣分有熱的一味黃芩湯，專瀉肺經氣分之火。故按上方用片黃芩一兩，水二盞，煎到一盞，一劑服完，第二天身熱全退，咳嗽也癒。用藥精確對症如鼓應桴，醫學中的妙理就是如此。

【附方】 **治五勞七傷，消渴體瘦，帶下及手足發熱**孫思邈《千金方》用三黃丸：春三月，用黃芩、黃連各四兩，大黃三兩；夏三月，用黃芩六兩，大黃一兩，黃連七兩；秋三月，用黃芩六兩，大黃二兩，黃連三兩；冬三月，用黃芩三兩，大黃五兩，黃連二兩。三味隨時節合在一塊搗篩，煉蜜丸如黑豆大，每次米湯送服五丸，日服三次。若病情不減，可增至七丸，服藥一月病即癒，每用有效。服藥期間忌食豬肉。 **治上焦有積熱**《丹溪纂要》用三補丸：黃芩、黃檗等份研末，蒸餅做丸如梧子大，每次白開水送服二十丸，以瀉五臟之火。 **治肺熱**：用清金丸：將黃芩炒後研末，水調做丸如梧子大，每次白開水送服二三十丸。 **清熱安胎**：用條芩、白朮等份，炒後研末，米湯調和做丸如梧子大，每次白開水送下五十丸。用於妊娠期間的調理，或加神麴或用四物湯去地黃，加白朮、黃芩研末，經常服用有效。 **治小兒驚啼**《普濟方》：黃芩、人參等份研末，每次溫水送服一分。 **治肝熱之目生翳障**《衛生家寶方》：黃芩一兩，淡豆豉三兩，研末，每次三錢用熟豬肝裹吃，溫開水送下，日服二次。忌酒。 **治少陽、太陽頭痛，偏正頭痛**《蘭室秘藏》用小清空膏：片黃芩用酒浸透，曬乾研末，每次茶、酒送服一錢。

現代醫學研究簡介

【來源】 本品為唇形科黃芩屬植物黃芩的根，又名枯芩。黏毛黃芩、滇黃芩、甘肅黃芩、薄葉黃芩、麗江黃芩和川黃芩亦作黃芩入藥。

【化學成分】 含五種黃酮類成分：黃芩素、黃芩甙、漢黃芩素、漢黃芩甙、黃芩新素。此外尚含β-穀甾醇、苯甲酸、黃芩酶等。莖、葉中含印黃芩甙及黃芩甙。

【藥理作用】 1.抗微生物作用。2.抗變態反應與抗炎作用。3.鎮靜作用。4.解熱作用。5.降壓作用。6.利尿作用。7.利膽與解痙作用。8.解毒作用。

【臨床應用】 1.治療小兒急性呼吸道感染。2.治療慢性支氣管炎。3.治療流行性腦脊髓膜炎帶菌者。4.治療急性菌痢。5.治療鉤端螺旋體病。6.治療傳染性肝炎。7.治療腎炎、腎盂腎炎。8.治療高血壓病。9.用於預防猩紅熱。10.治療肺熱咯血。11.用於安胎。

秦艽（《神農本草經》中品）

【釋名】 《新修本草》：**秦糺**。蕭炳稱：**秦爪**。

蘇敬說：本品俗稱秦膠，又叫秦兒，與糾相同。李時珍講：秦艽產於秦中，根形像羅紋交糾的品質好，故稱秦艽、秦糺。

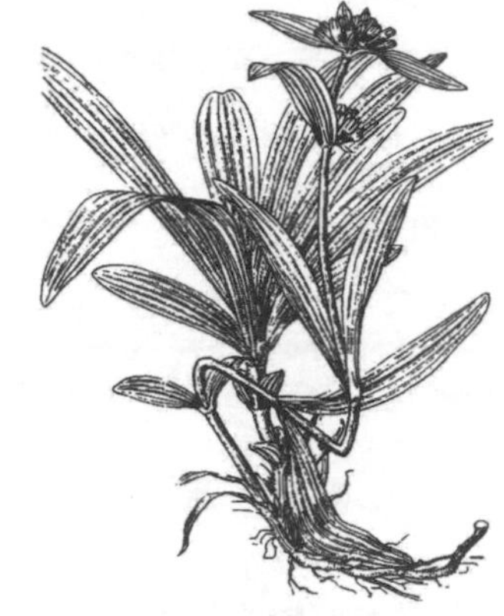

秦艽

【集解】 《名醫別錄》記載：秦艽生長在飛鳥山谷中，二、八月採根曬乾用。陶弘景說：今產於甘松、龍洞、蠶陵一帶，以根呈羅紋相交且長大、色黃白的為好。中間多含土，使用時須破開去泥土。蘇敬謂：現在以產於涇州、鄜州、岐州的品質為佳。蘇頌說：河陝郡州多產本品，根黃相互交糾，長一尺多，粗細不等。枝幹高五六寸，葉婆娑，連同莖枝均是青色像萵苣葉。六月中旬開紫色花像葛花，當月結子，每年春秋季採根陰乾備用。

秦艽根

【性味】 **苦，平；無毒。**

【主治】 《神農本草經》謂：**治風寒濕痺，關節疼痛，並能利水消腫**。《名醫別錄》說：**療**

新久痹痛，筋脈拘攣。《日華諸家本草》謂：**治肺痨骨蒸、疳症及流行疾病**。甄權講：**加牛奶沖服能通利二便，又可治黃疸，解酒毒，祛頭風**。張元素說：**有除陽明風濕，養血舒筋骨之功，用於治療手足不遂、口噤牙痛、牙關緊閉、便血**。王好古謂：**能泄熱益膽氣**。李時珍說：**主治胃熱症及虛勞發熱**。

【發明】 李時珍說：秦艽為手、足陽明經主藥，兼歸肝膽二經，故手足活動不利，黃疸煩渴之症必用，取其祛陽明濕熱之功。陽明經有濕，則肢體酸痛煩熱，發熱僅見日晡潮熱、骨蒸。可用《聖惠方》治療急勞煩熱，肢體酸痛方，藥用秦艽、柴胡各一兩，甘草五錢，研末，每次白開水送服三錢，治小兒骨蒸，消瘦納少症，用秦艽、炙甘草各一兩，每用一至二錢，水煎服。

【附方】 **治暴瀉口渴引飲**《聖惠方》：秦艽二兩，炙甘草半兩，每次三錢，水煎服。 **治小便困難或難產、腹滿疼痛急症**：秦艽一兩，水一盞，煎取七分，分二次服用。 **治胎動不安**：秦艽、炙甘草、炒鹿角膠各半兩，研末，每次服三錢，水一大盞，糯米五十粒，煎服。又有一方：用秦艽、艾葉等份，煎服方法同上。 **治傷寒煩熱口渴**《太平聖惠方》：秦艽一兩，牛乳一大盞，煎至六分，分二次服用。**治癰疽初起**《海上集驗方》：秦艽、牛奶煎服，服藥後瀉痢三五次即可癒。 **治療一切瘡口不癒**《直指方》：秦艽研末外摻局部有效。

現代醫學研究簡介

【來源】 秦艽為龍膽科龍膽屬植物秦艽、麻花秦艽、粗莖秦艽或小秦艽等的根。

【化學成分】 含生物鹼秦艽鹼甲，秦艽鹼乙及秦艽鹼丙。此外，還含龍膽苦甙、糖及揮發油。

【藥理作用】 1.抗炎作用。2.對中樞神經系統的作用：秦艽具有鎮靜、鎮痛、解熱及抑制反射性腸液分泌的作用。3.抗過敏性休克和抗組織胺作用。4.升血糖作用。5.對心血管系統的作用：秦艽鹼甲對麻醉犬和兔有明顯而短暫的降低血壓和減慢心率的作用。6.對平滑肌的作用：靜脈注射秦艽鹼甲5～20mg/kg，對麻醉犬迴腸運動無明顯影響。7.抗菌作用。

【臨床應用】 1.治療關節痛、牙痛等。2.治療流行性腦脊髓膜炎。3.治療小兒急性黃疸型肝炎。4.治療中風、半身不遂、口眼喎斜。5.治療骨蒸潮熱。6.治療口瘡潰瘍日久不癒。

茈胡（《神農本草經》上品）

【釋名】 《神農本草經》稱：**地熏**。《名醫別錄》謂：**芸蒿**。《吳普本草》叫：**山菜、茹草**。

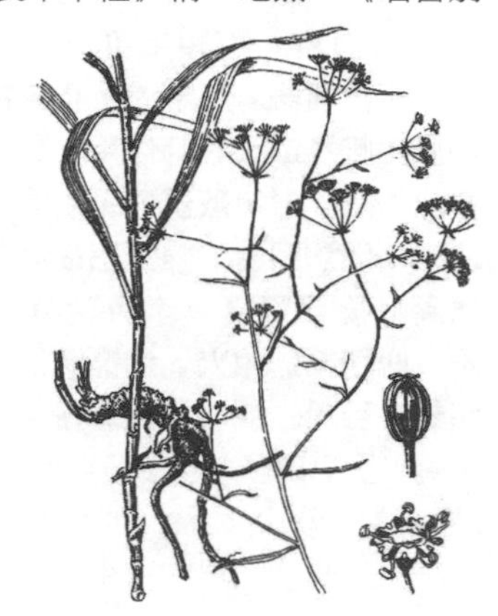

柴胡

李時珍講：茈有柴、紫二種讀音，茈薑、茈草的茈均讀紫音，而茈胡的茈讀柴音。茈胡生長在山裏，嫩時可食，老的採摘後像柴，故叫柴胡，苗有芸蒿、山菜、茹草等名稱，但根名叫柴胡。

【集解】 《名醫別錄》記載：茈胡葉名芸蒿，味辛香能吃，生長在弘農川谷及冤句一帶，二、八月採根曬乾備用。汪機講：解表宜用北柴胡，治虛熱症宜用海陽產的軟柴胡。李時珍說：銀州是現在的延安府神木縣，五原城是它的遺址。那裏產的柴胡長一尺多，色白柔軟不易得到，北方產的也像前胡柔軟，即為現在人們稱的北柴胡，入藥以此為好。南方產的不像前胡，卻如蒿根，粗壯堅硬不能使用。其苗像韭葉或似竹葉，以像竹葉的品質為好，其如斜蒿的最次，也屬於柴胡一類，入藥效果較差，所以蘇敬認為不是柴胡。今還有一種根似桔梗、沙參，色白而大，藥商通常以偽品來冒充叫銀柴胡，只是無氣味，不能不辨。

茈胡根

【性味】 **苦，平；無毒**。

《名醫別錄》：性微寒。徐之才講：半夏相使，惡皂莢，畏女菀、藜蘆。李時珍說：入手、足少陽經，須佐黃芩用；入手、足厥陰經，則佐黃連用。

【主治】 《神農本草經》記載：**治心腹之疾及飲食積聚等，並能推陳致新，祛腸胃結氣。久服可輕身，明目，益精**。《名醫別錄》謂：**除傷寒，心下煩熱，治各種痰熱壅滯之胸中氣逆、腹脹便秘、濕痹拘攣。也可煎湯洗浴**。甄權說：**治熱癆骨節煩痛、肩背酸痛、消瘦乏力。單味煎服，治流行病的發熱不退有效，並能下氣消食，宣暢氣血**。《日華諸家本草》謂：**有補虛勞，除煩渴，止驚癇，補氣益髓，消痰止咳及滋潤心肺作用，又可治健忘**。張元素說：**除虛勞，散表熱，治療早晨潮熱、寒熱往來、膽熱口苦、婦女胎前產後的發熱、心下痞滿、胸脅疼痛**。李時珍講：**平降肝膽、三焦、心包絡的相火、治療陽氣下陷之症及頭痛眩暈、目赤生翳、耳鳴耳聾、各種瘧疾、月經不調、五疳羸熱、痘疹發熱等**。

【發明】 寇宗奭說：柴胡在《神農本草經》中無一字治勞病，現在醫生治勞的方中多用。探求勞病的原因，是臟腑虛損又復感熱邪，因體虛而致勞，所以說勞者牢也。當斟酌用藥，如《經驗方》治勞熱的青蒿煎，用了柴胡就很適宜，服用後沒有不效的，熱退後即停藥。若不發熱，服用後效果更好。人雖到死亡也無怨，這種情況看到的很多。《日華諸家本草》謂治勞傷，《藥性論》謂治勞乏消瘦，像這類疾病若無實熱，醫生執意用柴胡是危險的。注釋本草，一個文字也不能疏忽。幾個世紀後，誤用的人會很多，不能不謹慎。如張仲景治少陽往來寒熱如瘧疾症用的小柴胡湯，就是很合適的。李時珍講：勞有五勞，病在五臟。若勞在肝、膽、心及心包有熱，或少陽病的寒熱往來，柴胡為必用藥。勞在脾胃有熱或陽氣下陷，柴胡為引導清熱和退熱宜加本品，但是勞在肺、腎的，不能用柴胡。李東垣說諸勞有熱者宜加柴胡，無熱者不加。又講各經絡的瘧疾，均以柴胡為君藥。十二經瘡疽必用柴胡以散結聚。如此說來，肺瘧、腎瘧、十二經瘡疽及發熱都可用本品了。但用藥時須辨症施治，合理的加減用藥。寇氏不辨臟腑經絡有無發熱，就說柴胡不治勞傷，一概否定不符合邏輯。如《惠民和劑局方》治各種血症的龍腦雞蘇丸，用銀柴胡浸汁熬膏的方法，理解它意思的人很少。據龐元英《談藪》記載：張知患瘧疾日久，骨瘦如柴，醫生用鹿茸、附子等藥，熱勢更高。後請醫官孫琳診治，投以小柴胡湯一劑，熱減十分之九，服用三劑後病痊癒。此名勞瘧，熱從骨髓發出，用剛燥的藥物氣血更虛，怎能不消瘦？凡熱在肌膚、臟腑、骨髓，非用柴胡不可。若服銀柴胡只須一劑，南方產的力弱，故服三劑後才有效，通過此例，可說明用藥的奧妙。

【附方】 **治傷寒後肌膚發熱，身體消瘦等**《許學士本事方》：用柴胡四兩，甘草一兩，每取三錢，水一盞，煎服。 **治小兒骨蒸潮熱，盜汗咳嗽**《聖濟總錄》：柴胡四兩，朱砂三兩，研末，豬膽汁拌勻，飯上蒸熟後做丸如綠豆大，每次用桃仁、烏梅湯送服一丸，每日三次。 **治虛勞發熱**《澹寮方》：柴胡、人參等份，每次三錢，與薑、棗一同水煎服。 **治濕熱黃疸**孫尚《藥秘寶方》：柴胡一兩，甘草二錢半，水一碗，白茅根一把，煎至七分，隨時服用，一日服完。 **治視物不清**《千金方》：柴胡六銖，決明子十八銖，搗碎過篩，人乳調和外敷眼睛，長期用藥後，病症可好轉。 **治熱積下痢**《濟急方》：柴胡、黃芩等份，半酒半水煎至七分，浸冷後空腹服用。

現代醫學研究簡介

【來源】 柴胡為傘形科柴胡屬植物柴胡（北柴胡）、狹葉柴胡（南柴胡）的乾燥根。日本應用和研究較多的三島柴胡，屬於狹葉柴胡的變種的根。另有圓葉柴胡亦作藥用。

【化學成分】 北柴胡根主含皂甙和與之相對應的皂甙元。

【藥理作用】 1.中樞神經系統作用：（1）解熱作用。（2）鎮靜作用。（3）鎮痛作用。（4）鎮咳作用。2.抗炎作用。3.對消化系統的作用：（1）對肝臟的作用：柴胡的水浸劑與煎劑均能使犬的總膽汁排出量與膽鹽成分增加。（2）對胃腸道的影響：柴胡皂甙濃度在（1～2）$\times 10^{-4}$，能興奮離體腸平滑肌，且不為阿托品對所抗。4.對循環系統的作用：離體蛙心及豚鼠離體心耳試驗觀察到柴胡皂甙（1～2）$\times 10^{-4}$有抑制心肌

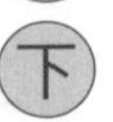
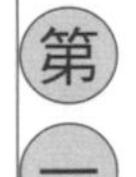
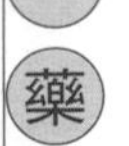
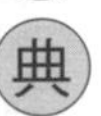

的作用。5.對血脂的影響：柴胡皂甙能使攝取含膽固醇、膽酸飼料大鼠的膽固醇與甘油三酯降低，且以後者較為明顯。6.對代謝的影響。7.對腎臟排尿的影響。

【臨床應用】 1.用於退熱。2.治療上呼吸道感染。3.治療流行性腮腺炎。4.治療腦外傷後遺症。5.治療原發性血小板減少性紫癜。6.治療變應性亞敗血症。

前胡（《名醫別錄》中品）

【釋名】 李時珍講：《唐韻》寫成湔胡，名義不清楚。

【集解】 《名醫別錄》記載：前胡二、八月採根曬乾用。陶弘景說：附近皆有此藥，生長在潮濕的地方，以產於吳興的品質為好。根像柴胡而柔軟，治療範圍相似。然而《神農本草經》的上品中有柴胡而無前胡的記載，後世醫家才用本品。李時珍說前胡有多種，只以苗高一二尺，色像斜蒿，葉如野菊細瘦，嫩時可食用，秋季開黑白色花，像蛇床子花，根、皮黑，肉白，氣香的為真品，一般以北產的為好，故方中稱北前胡。

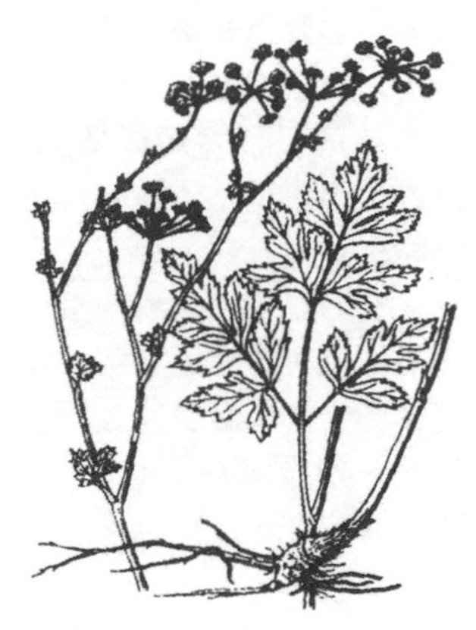

前胡

前胡根

【性味】 **苦，微寒；無毒。**

甄權說：本品味甘、辛而性平。徐之才謂：半夏相使，惡皂莢、畏藜蘆。

【主治】 《名醫別錄》謂：**能下氣祛痰，治療痰濕中滿、胸脅痞塞、胸腹氣滯及風邪頭痛、傷寒頭痛，並可推陳致新，益精明目**。甄權說：**單品煎服可除痰熱或治外邪而致的各種發熱**。《日華諸家本草》說：**能破結，通五臟，開胃消食及安胎，用於一切氣滯、霍亂轉筋、骨節煩悶、反胃嘔逆、咳喘或小兒疳積**。李時珍謂：**有清肺化痰，發散風邪之功**。

【發明】 李時珍講：前胡味甘、辛、性微平，主降，屬陽中陰品，為手足太陰、陽陰經主藥。與柴胡純陽上升歸少陽、厥陰經不同。其功能降氣，能治痰熱喘咳、痞滿嘔逆等症，氣下則火降，痰亦降。故有推陳致新之效，為治痰病要藥。陶弘景說其與柴胡同功不妥，治症雖同，但歸經、主治則不同。

【附方】 **治小兒夜啼**《普濟方》記載：取前胡搗碎過篩，用蜜調做丸如小豆大，每天溫水送服一丸，服至五至六丸，以病癒為止。

現代醫學研究簡介

【來源】 前胡系傘形科前胡屬植物白花前胡或紫花前胡的根。

【化學成分】 白花前胡根含揮發油及白花前胡內酯甲、乙、丙、丁。紫花前胡含揮發油、紫花前胡甙、紫花前胡甙元、紫花前胡素及傘花內酯等。揮發油的主要成分為異茴香醚及檸檬烯。

【藥理作用】 1.祛痰作用。2.抗菌作用。3.擴張冠狀動脈作用。

【臨床應用】 1.用於咳嗽、咽痛等。2.用於痰液黏稠。3.用於肺熱壅滯。4.治療菌痢。

防風（《神農本草經》上品）

【釋名】 《神農本草經》：**銅芸**。《吳普本草》：**茴芸、百蜚**。《名醫別錄》：**茴草、屏風、蕳根、百枝**。

李時珍說：防是禦的意思。功能以治風為要，故名防風。屏風是防風的隱語。叫芸、茴，是因它的花像茴香，氣味像芸蒿、蕳蘭。

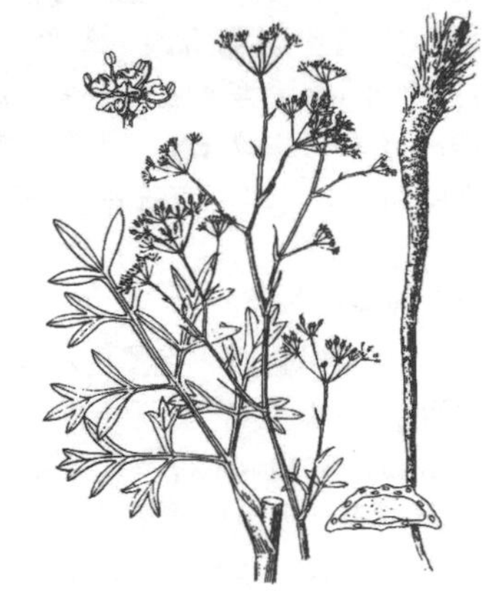

防風

【集解】 《名醫別錄》記載：本品生長在沙苑川澤及邯鄲、琅琊、上蔡地區，二、十月採根曬乾用。蘇頌說：今汴東、淮浙各州郡均有防風，莖葉為青綠色，莖色深、葉色淡，像青蒿但短小，春初時呈嫩紫紅色，江東人用來當菜吃，很爽口。五月開細白花，中心攢聚成大房像蒔蘿花，果實像胡荽子大，根為土黃色，與蜀葵根相似，二、十月採摘。關中產的三、六月採摘，但質輕空虛沒有齊州的品質好。另有石防風產於河中府，根像蒿根色黃，葉青花白，五月開花，六月採根曬乾用，可療頭痛眩暈。李時珍說：江淮一帶產的多為石防風，生長在山石間，三月可採嫩苗作菜吃，味辛甘而香，叫珊蝴菜。其根粗、外形醜，子可作種子。吳綬講，入藥用以黃色潤澤者為好，白色的多是沙條，不宜入藥。

【性味】 **甘，溫；無毒。**

李杲講：防風能制約黃芪，黃芪配防風用，其功力愈大，為相畏相使的配伍方法。徐之才謂：與蔥白同用能行周身氣血；與澤瀉、藁本同用可療風病；與當歸、芍藥、陽起石、禹餘糧同用治療子宮虛冷。並解附子毒，畏萆薢，惡藜蘆、白斂、乾薑、芫花。

【主治】 《神農本草經》謂：**治麻風、惡風頭痛眩暈及風邪所致的視物不清、行痹、骨節疼痛等，久服可輕身。**《名醫別錄》說：**療脅痛、肝風、頭風、四肢攣急或破傷風。**《日華諸家本草》謂：**能補中，安神，通利五臟，調理血脈，治療三十六種風病、男子一切虛勞、目赤腫痛、遇風流淚、癱瘓，並治勞傷、盜汗、心煩身重等。**張元素謂：**有瀉肺實，清頭目，行氣，祛濕作用，用於上焦風邪和上部出血症。**王好古說：**有疏肝理氣作用。**

防風子

【主治】 蘇敬說：**治風症力強，可調配食用。**

【發明】 張元素謂：防風為治風常用藥，治上半身風症宜用身，下半身風症宜用梢，為療風祛濕要藥，因風能勝濕。又可瀉肺實，誤服可瀉上焦元氣。李杲說：本品治周身疼痛，雖藥效欠佳，但配伍引經藥同用可直達病所，有「風藥潤劑」之稱。若補脾胃，非防風引用不可。凡項背強痛，腰痛活動受限，為手足太陽症，當選用防風。凡瘡癰在胸膈以上，雖無手足太陽症，也可用防風治療。因能散結，祛上部風邪。患者肢體拘攣屬風邪所致，各種瘡癰見此症者也須用防風。錢仲陽瀉黃散中重用防風，其意在於土中瀉木。

【附方】 **治自汗不止**：防風去蘆頭研末，每次用浮小麥煎湯送服二錢。《朱氏集驗方》：用麩炒防風，豬皮煎湯送服。 **治盜汗**《易簡方》：防風二兩，川芎一兩，人參半兩，研末，每次睡前飲用三錢。 **治老年人便秘**《簡便方》：防風、麩炒枳殼各一兩，甘草半兩，研末，每次飯前白開水送服二錢，以消風順氣。 **治偏正頭痛**《普濟方》：防風、白芷等份研末，蜜調做丸如彈子大，每次嚼服一丸，用清茶送服。 **治破傷風牙關緊閉**《經驗後方》：天南星、防風等份研末，每次取二至三湯匙，童便五升，煎至四升，分二次服用，即止。 **治崩漏**：用獨聖散：防風去蘆頭，炙後研末，每次麵糊酒調服一錢。另一方法：加蒲黃炭五分。 **治小兒囟門不合**《養生主論》：防風、白及、柏子仁等份研末，乳汁調塗局部，每日換一次。

現代醫學研究簡介

【來源】 防風為傘形科防風屬植物防風的根。

【化學成分】 含揮發油、甘露醇、苦味甙、酚類、多糖類及有機酸等。

【藥理作用】 1.解熱作用。2.抗炎鎮痛作用。3.抗病原微生物作用。4.抗驚厥作用。

【臨床應用】 1.用於頭痛。2.治療風濕性、類風濕性關節炎、關節疼痛、紅腫等。3.治療破傷風。4.治療皮膚紅斑。5.治療自汗、自主神經功能紊亂所致汗多身涼。6.治療黴菌性陰道炎。7.治療崩漏。8.治療砷中毒。

獨活（《神農本草經》上品）

【釋名】 《神農本草經》稱：**羌活、羌青、護羌使者。**《名醫別錄》謂：**獨搖草。**《吳普本草》叫：**胡王使者。**另一名叫：**長生草。**

陶弘景說：一莖直上，不隨風搖動，故稱獨活。《名醫別錄》記載：此草遇風不搖動，

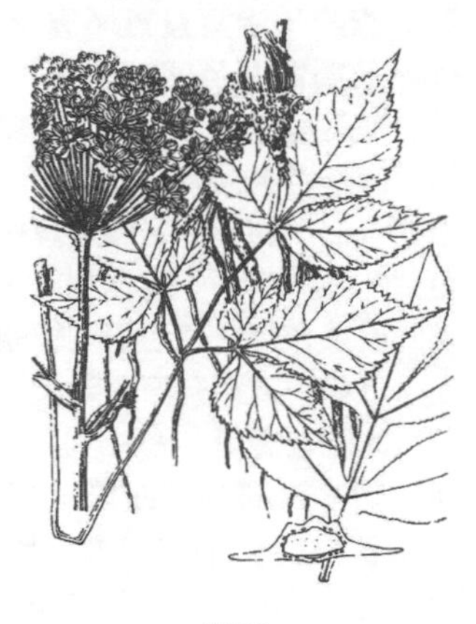
獨活

無風自己搖擺，故稱獨搖草。《日華諸家本草》謂：獨活是羌活之母。李時珍說：本品產於羌中者為好，所以有羌活、胡王使者等名，為一種植物的二個品種。正與川芎、撫芎；蒼朮、白朮同義，入藥時稍有不同。

獨活根

【修治】 雷斅說：採摘本品後銼碎，與淫羊藿拌勻，二天後曬乾去掉淫羊藿，這樣炮製不令人心煩。李時珍講：這是服食家的製藥方法，平常去皮或焙乾備用。

【性味】 **苦、甘，平；無毒。**

【主治】 《神農本草經》謂：**治外感表症、跌打損傷、奔豚氣、驚癇及女子疝氣，久服可輕身防老**。《名醫別錄》謂：**療風邪所致的關節疼痛，新久者均宜**。甄權說：**本品善治中風濕冷、奔豚咳喘、皮膚瘙癢、手足拘攣疼痛、勞損及風毒牙痛；羌活善治風邪所致的咽癢失音、口眼喎斜、半身不遂，全身皮膚瘙癢等**。《日華諸家本草》記載：**羌活、獨活可治一切風症、筋脈拘攣、骨節酸痛、目赤眩暈頭痛、五勞七傷，並利五臟**。李杲謂：**治風寒濕痹、關節酸痛麻木等**。王好古講：**去腎中風邪，搜肝風，瀉肝氣，治療項強及腰脊疼痛**。張元素說：**散癰疽敗血**。

【發明】 李時珍認為：羌、獨活均能祛風濕，利關節，但二者氣味有濃淡之殊。《素問》記載，從下而上者，引而去之。二藥味苦辛而性溫，屬陰中陽藥，能引氣上升，通達周身而散風除濕。陳嘉謨說：羌活本是手足太陽表裏的引經藥，又歸足少陰、厥陰經。是名列君部的藥，其藥力並非柔弱。所以能散肌、表風邪，利周身關節之痛。

【附方】 **治中風口噤**《千金方》：獨活四兩，好酒一升，煎至半升飲服。 **治中風失語**《小品方》：獨活一兩，酒二升，煎至一升，加大豆五合，炒有聲時以藥酒熱投，溫蓋一段時間後溫服三合，不癒可再服。 **治產後中風語澀、四肢拘急**：羌活三兩研末，每取五錢，酒、水各一盞，煎至半盞服用。 **治產後虛風**：獨活、白鮮皮各三兩，水三升，煮至一升，分三次服，耐酒者可與酒同煮服。 **治熱風癱瘓**《廣濟方》：羌活二斤，構子一斤，研末，每次用酒送服方寸匕，日服三次。治產後腹痛，產腸脫出《必效方》、《子母秘錄》：均用羌活二兩，酒煎服。 **治妊娠水腫、風水浮腫**《本事方》：羌活、蘿蔔子共炒香，只取羌活研末，每次溫酒送服二錢，一日一劑，二日二劑，三日三劑。這是嘉興主簿張昌明傳授的秘方。 **治歷節風痛**《外台秘要》：獨活、羌活、松節等份，酒煮後每日空腹時飲一杯。 **治風牙腫痛**《肘後方》：獨活酒煮，熱後漱口。《藥准》：用獨活、地黃各三兩，研末，每取三錢，水一盞，煎後和渣溫服，睡前再服一次。 **治喉痹、牙關緊閉**《聖濟錄》：羌活三兩，牛蒡子二兩，水煎至一盅，加少量白礬，灌服有效。 **治眼瞼下垂疼痛難忍，或兼便血，此名肝脹**夏子益《奇疾方》：用羌活煎汁，服數盞後可自癒。 **治太陽頭痛**《玉機微義》：羌活、防風、紅豆等份研末嗅鼻。

現代醫學研究簡介

【來源】 獨活為傘形科當歸屬植物重齒毛當歸、毛當歸、興安白芷、紫莖獨活、牛尾獨活、軟毛獨活以及五加科土當歸屬植物食用木忽木等的根及根莖。此外尚有其他一些當歸屬、獨活屬、土當歸屬植物在局部地區作獨活使用。

【化學成分】 不同種屬來源的獨活成分有所不同。毛當歸根含獨活內酯、當歸素、佛手柑內酯、歐芹酚甲醚、傘形花內酯、東莨菪素、當歸酸、巴豆酸、棕櫚酸、黃酮類化合物及少量揮發油。

【藥理作用】 1.鎮痛、鎮靜、消炎作用。2.對心血管系統的影響：麻醉犬靜脈注射獨活煎劑

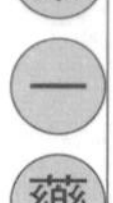

或酊劑均有明顯降壓作用，但持續時間較短。對於離體蛙心，獨活也有明顯的抑制作用，隨劑量加大最終可使心臟停止收縮。3.解痙攣作用。4.抗菌作用。

【臨床應用】 1.治療肝炎後脅痛。2.治療慢性氣管炎。3.治療白癜風。4.治療風痹、關節疼痛。5.治療瘡瘍癰疽。6.治婦人產後中風、全身痙攣、口噤不開。

升麻（《名醫別錄》上品）

【釋名】 又名：**周麻**。

李時珍說：本品葉像麻，其性主升，故名升麻。據張揖《廣雅》及《吳普本草》記載，升麻又名周升麻，因產於周地，就像現在人稱川升麻的意思。今《名醫別錄》謂周麻，不是省文就是缺文造成的錯誤。

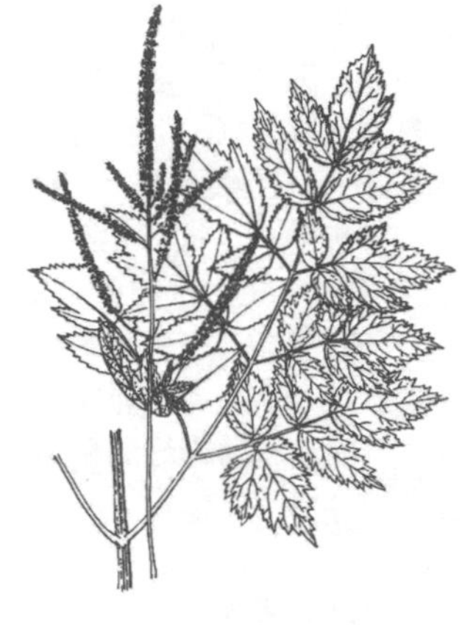
升麻

【集解】 《名醫別錄》記錄：本品生長在益州山谷，二、八月採根時曬乾用。馬志講：升麻，今嵩高出產的色青，功用不及川蜀產的。蘇頌說：現在蜀漢、陝西、淮南州郡均產本品，以蜀川產品為好。春季長苗，高三尺多，葉像麻葉呈青色。四五月開花像穗狀，白色。六月後結果實，黑色。根像蒿根，紫黑色多鬚。

升麻根

【修治】 雷斅說：採摘後刮去粗皮，用黃精汁浸泡一夜，曬乾，銼碎蒸後再曬乾備用。李時珍講：現在人只取外黑裏白質地緻密的升麻用，又稱鬼臉升麻，用時去鬚及頭蘆銼碎。

【性味】 **甘、苦，平、微寒；無毒。**

李時珍謂：升麻配柴胡同用，可引升發之氣上行；與葛根同用，能發陽明之汗。

【主治】 《名醫別錄》謂：**能祛邪，解百毒及瘟疫瘴毒，治療蠱毒、癰毒、腹痛、流行疾病、頭痛發熱及咽痛口瘡，長期服用不致夭折，並輕身延年**。《日華諸家本草》謂：**有安神定志作用，治療癔病、疳積及風邪腫毒**。甄權謂：**治小兒驚癇、熱壅癰瘡，煎湯外擦瘡面有效**。張元素說：**有補脾胃，祛風發汗，解肌肉間風熱作用，善治陽明經頭痛、肺痿咳吐膿血**。王好古講：**升麻為瘡家聖藥，並療牙齦腫爛、太陽經鼻衄**。李時珍謂：**有消癍疹，行瘀血之功，治療陽陷眩暈、胸肋虛痛、久泄下痢、帶下遺精、血淋崩漏及便血陽痿**。

【發明】 張元素說：補脾胃藥中不用升麻引經不能取效，治脾痹症無本品不能除。其功用有四：一為手足陽明引經藥；二升發陽氣；三除巔頂風邪；四治陽明經頭痛。李杲謂：升麻能散陽。李時珍講：升麻引陽明清氣上升，柴胡引少陽清氣上行，此為稟賦素弱、元氣虧虛及勞役饑飽生冷致內傷，脾胃引經藥中最為重要的一味藥。升麻葛根湯為散陽明風寒藥，用於陽氣鬱遏及元氣下陷或紅眼病等，每用有殊功。一般而言，人到五十歲後，精氣消的多，長的少，降的多，升的少，秋冬季多而春夏季少。若平素體虛又有上述諸症，宜用上方加減治療。《素問》記載，陰精所奉，使人長壽，陽精所降，使人夭折。縱觀歷代醫家，能探討奧妙，闡發機制的人，只有張潔古與李東垣。其他大部分醫家的著作均參考二人的說法，領會真實含義的也與他們相似。又升麻能解痘毒，只宜用於初起發熱者，痘已出兼氣虛或泄瀉者可少用；升麻葛根湯在其發斑後必不可用，因它能發散。本草書中記載本品為解熱毒、蠱毒要藥，是因其為陽明經本經藥，其性又上行的緣故。《范石湖文集》記載，李燾在獄中得到治蠱毒的秘方，毒在上者用升麻吐之，在腹中者用郁金瀉下，若二藥同時服用，不吐則下。此方救活了很多人。

【附方】 **能養生治病**《圖經本草》：用升麻末三兩（研煉），光明砂一兩，蜜調做丸如梧子大，每天飯前服三丸。 **治豌豆斑如火燒瘡**：此為惡毒之氣所致。《肘後方》：經常服蜜煎升麻，並水煮升麻外洗。又可用升麻醋調，頻塗治療突發性腫毒。 **清瘴明目**《王方慶嶺南方》載七物升麻丸：用升麻、犀角、黃芩、朴消、梔子、大黃各二兩，豆豉二升，微熬後搗末，蜜調做丸如梧子大服用。若四肢發熱，大便困難時即服三十丸，取微利為度。若四肢小熱，宜飯後服二十丸。 **治喉痹**《直指方》：升麻片含嚥，或用半兩煎服取吐。 **治胃熱牙痛**：升麻煎湯乘熱含嗽解毒，或加生地。 **治蠱毒、野葛毒**：升麻煎湯頻飲。 **治熱痱瘙癢**《千金方》：升麻煎湯內服，並外洗。 **治產後惡露不淨**：升麻三兩，清酒五升，煮取二升，分二次服，以排除惡物為有效。 **治小兒尿血**《姚和眾至寶方》：升麻五分，水五合，煎至一合內服，一歲一日一劑。 **解莨菪毒**《外台秘要》：升麻煮汁頻服。

現代醫學研究簡介

【來源】 升麻為毛茛科升麻屬植物大三葉升麻及北升麻、升麻等的根莖。

【化學成分】 北升麻含升麻苦味素、升麻吉醇、升麻吉醇木糖甙、北升麻醇、異阿魏酸、齒阿米素、齒阿米醇、升麻素、皂甙。

【藥理作用】 1.解熱降溫作用。2.抗炎作用。3.鎮痛作用。4.抗驚厥作用。5.對平滑肌的作用：齒阿米醇5×10^{-5}/ml，對氯化乙醯膽鹼、鹽酸組織胺或氯化鋇所致腸痙攣均有一定的抑制作用。6.對心血管系統的作用：升麻有抑制心臟，減慢心率，降低血壓的作用。7.抗菌作用。

【臨床應用】 1.治療細菌性、病毒性疾病。2.治療胃、子宮等內臟下垂及脫肛等

苦參（《神農本草經》中品）

【釋名】 《神農本草經》稱：**苦蘵**、**水槐**。《名醫別錄》叫：**地槐**、**菟槐**、**驕槐**、**白莖**、**岑莖**、**祿白**、**虎麻**。《本草綱目》謂：**苦骨**、**野槐**。

李時珍說：苦是以味道命名，參以功能命名，槐以葉形命名。苦蘵與菜部的苦蘵為同名異物。

【集解】 《名醫別錄》記載：本品生長在汝南的山谷、田野，三、八、十月間採根曬乾用。陶弘景說：附近一帶有本品，葉像槐葉，黃色花，子呈莢狀，根味很苦。蘇頌謂：根為黃色，長五至七寸，兩指粗，三至五莖並生，苗高三四尺，葉為碎青色，春生冬凋。黃白色花，七月結果實如小豆，河北生長的無花、子，五、六、八、十月採集曬乾用。

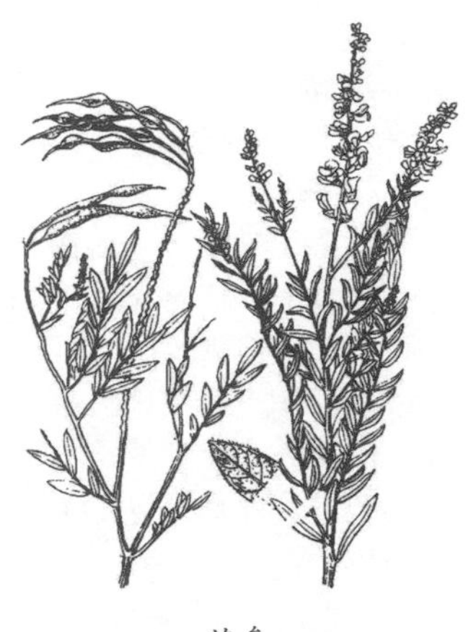

苦參

李時珍講：七八月結角像蘿蔔子，角內有子二三粒，像小豆堅硬。

苦參根

【性味】 **苦，寒；無毒。**

徐之才說：玄參相使，惡貝母、菟絲、漏蘆，反藜蘆。李時珍說：制雌黃、焰消。

【主治】 《神農本草經》謂：**治胸腹氣滯、瘕積聚、黃疸、淋症，並能逐水，補中，消癰及明目止淚**。《名醫別錄》謂：**有補肝膽，調五臟，降胃氣，利九竅，開胃輕身，清利濕熱及醒酒止渴，安神之功。療惡瘡、陰部瘙癢**。陶弘景說：**本品放酒中泡飲，可殺蟲治疥瘡**。甄權說：**治熱毒癰腫或麻風病等**。《日華諸家本草》謂：**能殺疳蟲，炒灰存性用米湯送服治療便血及熱痢**。

【發明】 李時珍講：苦參、黃檗性味苦寒均能補腎，苦能燥濕，寒以清熱。熱生風、濕生蟲，故又可治風殺蟲。用於腎水不足相火亢盛者。若火衰精冷、真元不足及年老者不可用。《素問》說五味入胃，各歸其所喜臟腑，時間長則益氣，這是事物變化的常理。氣增日久令人夭折。王冰注釋說入肝為溫，入心為熱，入肺為清，入腎為寒，入脾為至陰而兼四氣，均是增其味而益其氣，各從本臟之氣。故久服黃連、苦參而反熱。氣增不止可致臟氣偏盛，偏盛則有偏衰，所以有暴死夭折的災禍。這是因藥不具備四氣五味，若久服雖暫時有效，但終究會夭折。人們常忽視這一點，不能合理地使用它。張從正說，凡藥皆為毒物，甘草、苦參

雖不能說有毒，但久服必有偏盛氣增的禍患。各種藥物都是這樣，學時應當觸類旁通。

【附方】 **治熱病發狂**《千金方》：苦參末煉蜜調丸如梧子大，每次薄荷湯送服十丸，也可取末二錢，水煎服。 **治傷寒結胸、滿痛高熱**《外台秘要》：苦參一兩，醋三升，煮至一升二合，飲服取吐即癒。治流行感冒，不用苦參、醋藥不能除。並服藥後蓋厚衣被發汗為好。**治小兒身熱**：苦參煎湯洗浴有效。 **治穀疸**《肘後方》：此為饑飽失調，胃氣薰蒸而致。苦參三兩，龍膽草一合，研末，牛膽汁和丸如梧子大，每次生大麥苗汁送服五丸，每日三次。**治噁心、胸痛**：苦參三兩，苦酒一升半，煮取六合，分二次服。治頸項等各種瘺管：苦參五升，苦酒一升，浸泡三四天後服用，直至病癒。 **治熱毒腳腫**《姚僧坦集驗方》：酒煮苦參浸泡患處。 **治夢遺、納差**《保壽堂方》：白苦參三兩，白朮五兩，牡蠣四兩，研末，雄豬肚一具洗淨，放沙罐內煮爛熟，石臼搗和藥末加水做丸如小豆大，每次米湯送服四十丸，日服三次。久服可致身肥，食增，夢遺自止。**治小腹熱痛**《梅師方》：苦參三兩，苦酒一升半，煎服取吐以解毒。 **治血痢不止**《孫氏仁存堂方》：苦參炒焦，研末，水調做丸如梧子大，每次米湯送服十五丸。 **治脫肛**《醫方摘要》：苦參、五倍子、陳壁土等份煎湯薰洗，並用木賊外敷。 **治產後感受風寒，四肢煩熱**《醫方摘要》：頭痛者，用小柴胡湯，頭不痛者，用苦參二兩，黃芩一兩，生地四兩，水八升，煎至二升，分數次服。 **治牙齦出血**《普濟方》：苦參一兩，明礬一錢，研末，每天揩牙三次，效果良驗。 **治鼻淵流膿，涕腥臭者**：苦參、枯礬各一兩，生地黃汁三合，水二盞，煎至三合，少許滴鼻。 **治肺熱生瘡布滿全身者**《御藥院方》：苦參末、粟米湯調和做丸如梧子大，每次空腹時米湯送服五十丸。

苦參實

【性味】 同根。

【主治】 蘇敬說：**久服可強身防老，明目，服法與服槐子方法相同。**

現代醫學研究簡介

【來源】 苦參為豆科槐屬植物苦參的根。

【化學成分】 根含多種生物鹼：d-苦參鹼、d-氧化苦參鹼、槐花醇、L-臭豆鹼、L-穿葉贋靛鹼及黃花鹼。

【藥理作用】 1.對循環系統的作用：蟾蜍和兔離體心臟灌注實驗表明，苦參注射液可使心率減慢，心肌收縮力隨劑量增加而減弱，心輸出量減少。2.平喘、祛痰作用。3.對平滑肌的作用：氧化苦參鹼對離體豚鼠氣管平滑肌有輕度收縮作用。4.對白血球降低有防治作用。5.抗病原微生物作用。6.利尿作用。7.抗腫瘤作用。

【臨床應用】 1.治療細菌感染性疾病：（1）急性細菌性痢疾。（2）其他急性炎症。2.治療其他感染性疾病：（1）滴蟲病。（2）蘭氏賈弟鞭毛蟲病。（3）鉤端螺旋體病。（4）急性傳染性肝炎。3.治療心律失常。4.治療白血球減少症。5.治療各種皮膚病。6.治療失眠。7.治療躁狂症。8.治療支氣管哮喘。9.利尿消腫。10.治療痔瘡。11.治療顳頜關節功能紊亂。12.治療子宮頸炎。13.治療癌腫。

延胡索（《開寶本草》）

【釋名】 又名：**玄胡索**。

王好古說：本品名玄胡索，因避宋真宗諱，改玄為延，故叫延胡索。

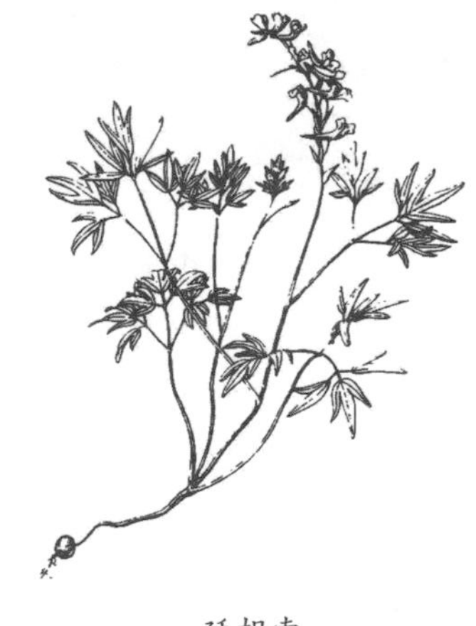

延胡索

【集解】 陳藏器說：本品生長在奚地，從安東道運來，根像半夏而色黃。李時珍講：奚指東北，今二茅山西龍洞有栽種。每年寒露後栽種，立春後長苗，葉像竹葉，三月長三寸高，根叢生像芋卵，立夏後挖取用。

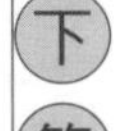
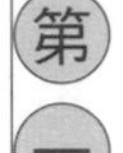
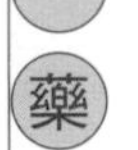
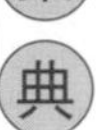

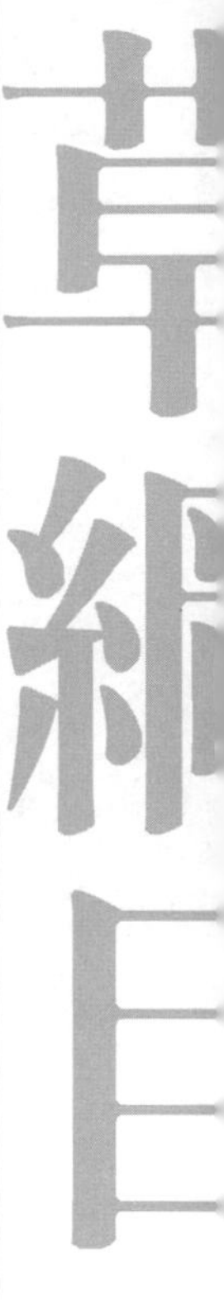

延胡索根

【性味】　**辛，溫；無毒。**

【主治】　《開寶本草》謂：**能破血，用於月經不調、腹中包塊、崩漏、產後各種瘀血症及出血症，酒煮或酒磨後服。**《日華諸家本草》謂：**可破癥瘕，暖腰痛，並能除風行氣，治療跌打損傷、胎動不安。**王好古說：**行氣通絡，並療腎病。**李時珍講：**有活血行氣止痛及利尿作用。**

【發明】　李時珍謂：玄胡索味苦微辛而性溫，歸手足太陰、厥陰四經，行血中氣滯、氣中血滯，故專治全身諸痛，用之恰當特別有效。荊穆王妃胡氏因吃蕎麥麵生氣而致胃脘疼痛難忍。醫生用催吐、瀉下、行氣消滯等藥，均入口即吐不能奏效，三日未解大便。因想起《雷公炮炙論》中記載，心痛欲死，速看玄胡的用法，用玄胡末三錢，溫酒調下，片刻大便通，疼痛止。另有患下痢腹痛症狀較重的，用本品三錢米湯送服，疼痛減半，調理而安。有位華老伯年五十多歲，下痢腹痛，將死，已準備下棺木。我用此藥三錢讓其用米湯服下，疼痛即減輕一半，後經調理而癒。《泊宅編》載，有一人患周身疼痛難忍，用祛風勝濕之法無效，周離亨說，這是氣血凝滯所致，用玄胡索、當歸、桂心等份研末，溫酒送服三錢，可根據症狀調整藥量，以痛止為度，因而獲效。玄胡索為活血行氣第一品藥。

【附方】　**治老少咳嗽**《仁存堂方》：玄胡索一兩，枯礬二錢半研末，用軟餄調和，每次含服二錢。　**治鼻衄**《普濟方》：玄胡索末用綿裹塞耳內，左鼻衄塞右耳，右鼻衄塞左耳。　**治尿血**《活人書》：玄胡索一兩，朴消七錢半，研末，每次取四錢煎服。　**治尿閉**《小兒藥症直訣》用捻頭散：玄胡索、川楝子等份研末，每次白開水滴油數點調服半錢或一錢。　**治熱厥心痛，時發時止或久不癒**《聖惠方》：玄胡索去皮，金鈴子肉等份研末，每次溫酒或白開水送服二錢。　**治產後諸病**：玄胡索炒後研末，每次酒送服一錢有效。　**墜落車馬致筋骨疼痛**：玄胡索末，每次豆淋酒送服二錢，每日二次。　**治婦女氣血瘀滯的腹痛、月經不調**《濟生方》：玄胡索去皮醋炒，酒炒當歸各一兩，橘紅二兩，研末，酒煮米調糊為丸如梧子大，每次空腹用艾醋湯送服一百丸。　**治小兒腹痛**《衛生易簡方》：玄胡索、茴香等份，炒後研末，每次空腹米湯送服，劑量根據患者年齡大小而定。　**治疝氣危症**《直指方》：玄胡索鹽炒，全蠍去毒生用，等份研末，每次空腹鹽酒送服半錢。　**治偏正頭痛難忍**《永類方》：玄胡索七枚，青黛二錢，牙皂二個去皮、子，研末，水調做丸如杏仁大，每次水化一丸灌鼻，左側頭痛灌左鼻，右側頭痛灌右鼻，口咬銅錢一個，當有口水流出一盆時即病癒。

現代醫學研究簡介

【來源】　延胡索為罌粟科植物延胡索的塊莖。

【化學成分】　從延胡索中分離的生物鹼有二十多種，主要有紫堇鹼，dl-四氫掌葉防己鹼，原阿片鹼，L-四氫黃連鹼，dl四氫黃連鹼，L-四氫非州防己鹼，延胡索辛、壬、癸、子、丑、寅，黃連鹼素，去氫延胡索甲素，延胡索胺鹼，去氫延胡索胺鹼等。

【藥理作用】　1.對中樞神經系統的作用：（1）鎮痛作用。（2）鎮靜催眠作用。2.對消化系統的作用：（1）抗潰瘍作用。（2）對腸管運動的影響：延胡索浸劑能使豚鼠離體小腸產生興奮作用。3.對循環系統的作用：（1）抗心肌缺血作用。（2）抗心律失常作用。（3）對心電圖及血壓的影響：麻醉犬靜脈注射延胡索乙醇提取物可使外周阻力降低，血壓下降。

【臨床應用】　1.鎮痛。2.治療失眠。3.治療冠心病。4.治療高血壓病。5.治療心律失常。6.治療支氣管哮喘。7.治療胃潰瘍、十二指腸潰瘍、慢性胃炎。

貝母（《神農本草經》中品）

【釋名】　《爾雅》：**莔**（音萌）。《名醫別錄》謂：**勤母、苦菜、苦花。**《神農本草經》叫：**空草。**另名：**藥實。**

陶弘景說：本品形像聚貝子，故稱貝母。李時珍講：《詩經》說採其指的是貝母。根狀如虻，又寫成虻。苦菜、藥實與野苦蕒、黃藥子同名。

【集解】　《名醫別錄》記載：貝母生長在晉地，十月採根曬乾。蘇敬說：葉像大蒜，四月蒜成熟時採收為好。若十月，苗枯萎根也不好。產於潤州、荊州、襄州的品質最佳，江南各州也有。蘇頌謂：今河中、江陵府、郢、壽、隨、鄭、蔡、潤、滁州等均產本品，二月長苗，細莖色青。葉青像蕎麥，隨苗長出。七月開花碧綠色，形像鼓子花，八月採根有瓣子為黃白色，像聚貝子。

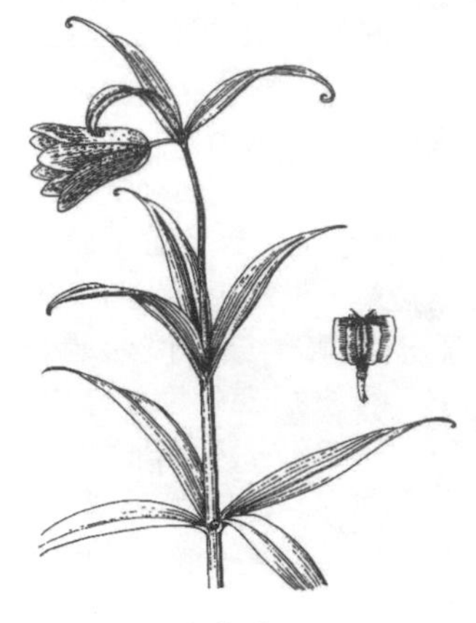

暗紫貝母

貝母根

【性味】　**辛，平；無毒。**

《名醫別錄》記載：味苦，性微寒。蘇敬說：味甘苦而不辛。徐之才認為：厚朴、白微相使，惡桃花，畏秦艽、莽草、礬石，反烏頭。

【主治】　《神農本草經》謂：**治傷寒煩熱、小便淋瀝、疝氣、喉痹、乳汁減少及破傷風**。《名醫別錄》謂：**療腹中痞塊、心下滿痛、惡寒、目眩項強、咳喘，並止煩渴，發汗，安五臟，利骨髓**。陶弘景說：**可充饑**。《日華諸家本草》說：**有消痰潤肺作用，研末與砂糖做丸，含服能止咳。燒灰調敷人、畜瘡瘍上有收斂瘡口之功**。甄權講：**治胸脅滿痛及黃疸。研末點眼可去翳障。取本品七枚研末酒送服，治療難產及胎衣不下。若與連翹同用又療癭瘤**。

【發明】　陳承說：貝母能散心胸鬱結，今用來治療胸中氣滯、憂愁鬱結有特效。王好古說：貝母為肺經氣分藥，仲景治寒實結胸外無熱症的病人，用三物小陷胸湯治之，也用瀉白散，該方中有貝母。成無已講：辛散苦泄，桔梗、貝母都有苦辛之味以下氣。

【附方】　**治憂鬱不解，胸膈滿悶**《集效方》：貝母去心，薑汁炒研，再用薑汁調末做丸，每次用征士鎖甲煎湯，送服七十丸。　**降氣化痰，止咳解鬱，消食除脹**《筆峰方》：貝母去心一兩，薑製厚朴、半夏，蜜調做丸如梧子大，每次白開水送服五十丸。　**治百日咳**《全幼心鑒》：貝母五錢，甘草半生半炙二錢，研末，加砂糖做丸如芡子大，每次米湯送服一丸。　**治孕婦咳嗽**《救急易方》：貝母去心，麩炒黃研末，砂糖攪拌做丸如芡子大，每次含嚥一丸有神效。　**治妊娠小便困難**《金匱要略》：貝母、苦參、當歸各四兩研末，蜜調做丸如小豆大，每次飲服三至十丸。　**治乳汁不通**《湯液本草》用二母散：貝母、知母、牡蠣粉等份，研末，每次豬蹄湯調服二錢，此為祖傳秘方。　**治目花多淚**《儒門事親》：貝母一枚，胡椒七粒，研末點眼。　**治目生胬肉**《肘後方》：貝母、真母等份研末，每日點眼。　**治吐血不止**《聖惠方》：炙貝母研末，每次溫漿水送服二錢。　**治小兒鵝口瘡**：貝母去心研末，每次半錢，水五分，蜜少量，煎沸，塗抹瘡面，每日四次。　**治衄血不止**《普濟方》：炙貝母研末，漿水送服二錢。過會兒可再服一次。　**治吹奶疼痛**《危氏得效方》：貝母末吹鼻有特效。　**治乳癰初起**《仁齋直指方》：貝母末，酒送服二錢，再讓人吸吮即痛止。　**治蜘蛛、蛇蠍咬傷**：先將傷口紮緊，爾後用酒送服貝母半兩至醉，待酒化，水從瘡口流出，水流完後再塞瘡口，甚妙。

現代醫學研究簡介

一、川貝母

【來源】　為百合科貝母屬植物松貝母和捲葉貝母，以鱗莖入藥。

【化學成分】　由不同地區所產的川貝母藥材鱗莖中分離出多種生物鹼：川貝鹼、西貝鹼、爐貝鹼、白爐貝鹼、青貝鹼、松貝鹼等。

【藥理作用】　1.祛痰鎮咳作用。2.對循環系統的作用：給貓靜脈注射川貝鹼4.2mg/kg 可產生持久性血壓下降並伴以短暫的呼吸運動抑制。

二、浙貝母

【來源】　本品為百合科浙貝屬植物浙貝母的鱗莖。

【化學成分】　浙貝母鹼、去氫浙貝母鹼。另含

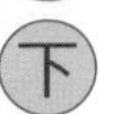
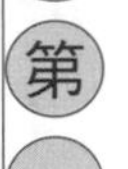
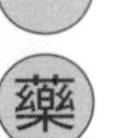
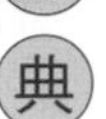

有四種微量生物鹼：貝母丁鹼，貝母芬鹼，貝母辛鹼，貝母替定鹼。此外，尚含甾類化合物貝母醇。

【藥理作用】 1.鎮咳作用。2.對循環系統的作用：離體蛙心灌注實驗表明，浙貝母鹼與去氫浙貝母鹼1：5000～1：1000濃度時，可使心率減慢，出現房室傳導阻滯。3.對平滑肌的作用：貓和兔離體肺臟灌注實驗表明，浙貝母鹼低濃度（1：500萬）時，使支氣管平滑肌擴張，高濃度時則收縮之。

【臨床應用】 1.治療風熱感冒、急性氣管炎、肺炎咳嗽。2.治療肺結核咳嗽。3.治療百日咳。4.治療胃及十二指腸潰瘍。

白茅（《神農本草經》中品）

【釋名】 《神農本草經》稱根叫：**茹根**、**蘭根**。《名醫別錄》謂：**地筋**。

李時珍說：此藥葉像矛，故稱茅。根相牽連，所以叫茹。《易》說：拔茅連茹，指的就是白茅。本品有數種，夏季開花的為茅，秋季開花的是菅。二物功用相稱而名稱不同。可能二物的根形都像筋，故通用地筋一名，不能都叫菅，特此更正。

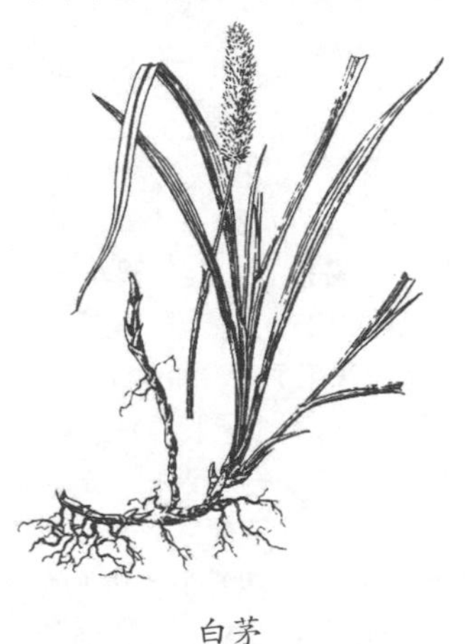
白茅

【集解】 《名醫別錄》記載：茅根生長在楚地的山谷田野，六月採根。李時珍說：茅有白茅、菅茅、黃茅、香茅、芭茅數種，葉均相似。但白茅短小，三四月開花成穗狀，結細小果實。根長，白軟如筋有節，味甘，俗稱絲茅，可用來苫蓋東西及供祭祀苞苴用。《神農本草經》所指的即是絲茅。根曬乾後，夜視有光，腐爛後變為螢火。菅茅只生長在山上，像白茅但更長。入秋抽莖，開花成穗狀像荻花，結黑色果實，有尖，長一分多，黏在衣上刺人。根短堅像細竹根，無節，味微甘，也可入藥，功能不及白茅。

白茅根

【性味】 **甘，寒；無毒。**

【主治】 《神農本草經》謂：**有補中益氣，活血，利尿作用，用治勞傷虛羸、瘀血經閉。**《名醫別錄》謂：**治各種淋症、崩漏，並能止渴、除腸胃邪熱。久服可補益。**《日華諸家本草》謂：**有通利血脈之功，用於月經不調及淋症。**李時珍說：**能止吐衄，治各種出血，又療傷寒噦逆、肺熱咳喘、水腫黃疸，並解酒毒。**

【發明】 陶弘景說：**茅根用以充饑，通俗方中少用，僅煎汁服用治療淋症、崩漏。**李時珍講：**本品味甘能除伏熱，利小便，能止各種出血、嘔逆喘急及消渴，為治黃疸、水腫良藥。**

【附方】 **山中避穀**《肘後方》：取白茅根洗淨，嚼服或在石頭上曬焦搗末，水送服方寸匕以充饑。 **治虛腫、小便不利**：白茅根一把，小豆三升，水三升，煮乾後去茅根食豆，水隨小便而下。 **治五種黃疸**：生茅根一把，切細，豬肉一斤，配成飯吃。 **治熱淋**：白茅根四升，水一斗五升，煮取五升，溫服，每日三次。 **治竹刺**：茅根燒灰，豬脂調敷，對感染的效果也好。 **治溫病嘔噦**《傷寒總病論》：胃有伏熱或胃中虛冷。茅根、葛根各半斤切碎，水三升，煎至一升半，每次溫飲一盞，嘔噦即止。 **治反胃嘔吐**《聖濟總錄》：茅根、蘆根各二兩，水四升，煮至二升，一次服下效果好。 **治肺熱喘氣**《聖惠方》用如神湯：生茅根一握搗碎，水二盞，煎至一盞，飯後溫服，重症者服三劑可止。 **治鼻衄**：茅根汁飲服。 **治尿血**《談野翁方》：茅根煎湯頻飲。**治吐血不止**《千金翼方》：白茅根一握，煎服。《婦人良方》：用本品洗淨搗汁，每日飲服一合。

現代醫學研究簡介

【來源】 白茅為禾本科白茅屬植物白茅的根。

【化學成分】 白茅根含白茅素、蘆竹素、羊齒烯醇等，含鉀0.75%（按乾重計），含鈣亦較多。近發現其中尚含5-羥色胺。

【藥理作用】 1.利尿作用。2.促凝血作用。3.對心肌Rb[86]攝取量的影響：白茅根水醇綜合提取物，2：1濃度，0.2ml/10g腹腔注射，使小鼠心肌Rb[86]的攝取量比生理鹽水對照組增加47.4%。

【臨床應用】 1.治療急性腎小球腎炎。2.治療鼻衄、咯血、月經過多、上消化道出血。3.治療急性傳染性肝炎。4.治療流行性出血熱。

龍膽（《神農本草經》上品）

【釋名】 《神農本草經》稱：**陵游**。

馬志說：本品葉像龍葵，味苦似膽，故稱龍膽。

【集解】 《名醫別錄》記載：龍膽生長在齊朐山谷及冤句，二、八、十一、十二月採根陰乾用。陶弘景說：今產於附近，以吳興的品質為好。根形像牛膝，味很苦。蘇頌謂：老根為黃白色，地下可抽根十餘條，像牛膝而短。直上生苗高一尺多，四月長葉像嫩蒜，細莖像小竹枝條。七月開花如牽牛花，呈鈴鐸狀，青碧色。冬季後結子，苗枯萎，俗稱草龍膽。另有山龍膽，味苦澀，葉遇霜雪不凋落。民間治四肢疼痛，此屬另一品種，採摘無時。

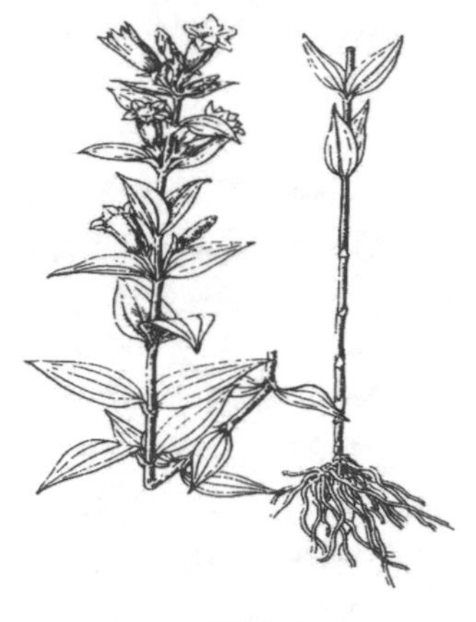

龍膽

龍膽根

【性味】 **苦、澀，大寒；無毒。**

雷斆說：空腹用本品，可使人小便不禁。徐之才講：貫眾、小豆相使，惡地黃、防葵。

【主治】 《神農本草經》謂：**能續筋骨，安五臟，殺蠱毒，並治骨間寒熱及驚癇**。《名醫別錄》謂：**除胃中伏熱，又去腸蟲，益肝膽，止驚惕，久服可增智、輕身防癇，又療流行熱病、熱泄下痢**。甄權說：**治小兒高熱骨蒸、驚癇、黃疸、癰腫**。《日華諸家本草》說：**能明目除煩，用於熱病狂語及疳積、疥瘡**。張元素講：**去目黃及治目赤腫脹疼痛**。李杲說：**清肝經邪熱，除下焦濕熱並瀉膀胱之火**。李時珍謂：**治咽喉腫痛、風熱盜汗**。

【附方】 **治傷寒發狂**《傷寒蘊要》：草龍膽研末，加蛋清、蜂蜜，化涼開水送服二錢。 **治四肢疼痛**《圖經本草》：龍膽根切細，生薑汁浸泡一夜，焙乾搗末水煎一錢，溫服。 **治穀疸勞疸**。《刪繁方》：龍膽一兩，苦參三兩，研末，牛膽汁調和做丸如梧子，飯前用小麥湯飲服五丸，每日三次，無感覺可逐漸加量，勞疸加龍膽一兩，梔子仁三至七枚，豬膽汁調和做丸。 **治一切盜汗**《楊氏家藏方》：龍膽草研末，每次一錢，豬膽汁二三滴加溫酒少許調服。 **治小兒盜汗**《嬰童百問》：龍膽草、防風各等份研末，每次米湯送服一錢，或做丸劑或水煎服。

現代醫學研究簡介

【來源】 龍膽為龍膽科龍膽屬植物條葉龍膽、龍膽、三花龍膽，或堅龍膽的根及根莖。

【化學成分】 根及根莖含龍膽苦甙約2%，龍膽鹼約0.05%及龍膽糖4%。

【藥理作用】 1.健胃作用。2.利膽作用。3.對肝臟的作用：小鼠腹腔注射龍膽注射液，30g/kg，每日一次，連續五日，對四氯化碳引起的肝臟損害，有一定保護作用，能減輕動物肝組織細胞壞死和細胞變性，膽細胞內糖原也明顯高於對照組。4.利尿作用。5.降壓作用。6.對中樞神經系統的作用：龍膽鹼對小鼠中樞神經系統呈興奮作用，但大劑量則出現麻醉作用。7.抗炎、抗菌作用。

【臨床應用】 1.治療流行性乙型腦炎。2.治療遷延性、慢性肝炎。3.治療急性結膜炎。

細辛（《神農本草經》上品）

【釋名】 《神農本草經》稱：**小辛**。另名：**少辛**。

蘇頌說：華州產真細辛，根細味極辛，故名。李時珍講：小辛、少辛均是此義。《山海經》記載，浮戲山多產少辛。管子說，五沃之

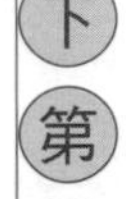
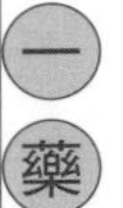
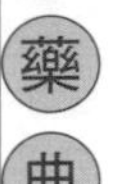
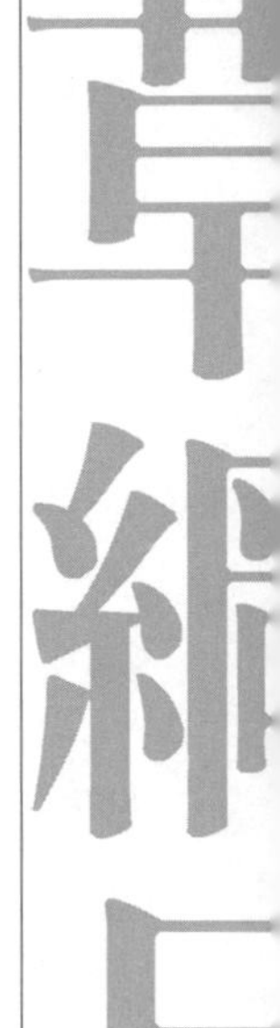

土，群藥中生長少辛，說的就是本品。

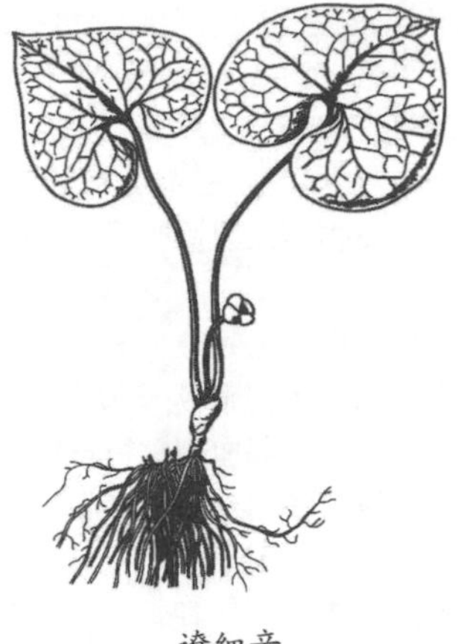
遼細辛

【集解】 《名醫別錄》記載：細辛生長在華陰山谷，二、八月採根陰乾用。陶弘景說：今常用東陽臨海產的品質較好，但味辛烈不及華陰、高麗產品，用時須去頭節。李時珍說：《博物志》載杜衡混亂細辛，從古就是這樣。《夢溪筆談》記載很詳細。大抵能混亂細辛，不只是杜衡，都應以根苗、色味來辨別。葉像小葵，莖柔根細直而色紫，味極辛的是細辛；葉像馬蹄，莖微粗壯，根彎曲色黃白，味微辛的是杜衡；一莖直上，莖端生葉如傘形，根像細辛但微粗直，色黃白，味辛微苦的是鬼督郵；像鬼督郵而色黑的是及己；葉像小桑，根似細辛但微粗長而色黃，味辛有臊氣的是徐長卿；葉像柳而根似細辛，粗長黃白色，味苦的是白薇；像白微色白而直，味甘的是白前。

細辛根

【性味】 **辛，溫；無毒。**

徐之才說：曾青、棗根相使。與當歸、芍藥、白芷、川芎、丹皮、藁本、甘草同用，可療婦科疾病；與決明子、鯉魚膽、青羊肝同用而治目痛。惡黃芪、狼毒、棗皮；忌生菜、狸肉；畏消石、滑石；反藜蘆。

【主治】 《神農本草經》謂：**治頭痛咳嗽、關節拘攣、風濕痹痛。久服明目，利九竅，輕身延年。**《名醫別錄》說：**能溫中下氣，破痰利水，行氣寬中，下乳汁，安五臟，益肝膽，通精氣等，並除喉痹、鼻息肉，治鼻塞、癲癇、無汗及血瘀症。**甄權說：**療咳嗽、風疹、見風流淚、婦人經閉、血淋腰痛。並有除齒痛，補膽氣作用。**陶弘景講：**能除口臭。**王好古說：**潤肝燥，治督脈病的脊強厥冷。**李時珍謂：**療口舌生瘡及便秘。**

【附方】 **治突然昏倒不省人事**《危氏得效方》：用細辛末吹鼻。 **治虛寒嘔噦，飲食不下**：細辛去葉半兩，丁香二錢半，研末，每次柿蒂湯送服一錢。 **治小兒突聽異聲或突見異服致驚嚇哭啼，不能說話**《外台秘要》：細辛、桂心末等份，取少量放入口中。 **治小兒口瘡**《衛生家寶方》：細辛末醋調貼敷肚臍。 **治口舌生瘡**《三因方》用兼金散：細辛、黃連等份，研末外摻，嗽口療效很好。另一方用細辛、黃檗。 **治口臭齦齒腫痛**《聖惠方》：細辛煮濃汁，熱含冷吐可取效。 **治鼻息肉**：細辛末常吹鼻。 **治各種耳聾**《龔氏經驗方》用聰耳丸：細辛末與溶黃蠟調丸如鼠屎大，綿裹一丸塞耳，一二次即癒，須戒怒氣。

現代醫學研究簡介

【來源】 細辛為馬兜鈴科細辛屬植物北細辛及遼細辛的全草。日本細辛為同屬植物，而歐洲杜衡為同屬植物的全草。

【化學成分】 含揮發油，內含甲基丁香油酚、及黃樟醚。另含N-異丁基十二碳四烯醯胺及消旋去甲烏藥鹼。

【藥理作用】 1.鎮痛、鎮靜作用。2.解熱、抗炎作用。3.對呼吸系統的影響：華細辛醇浸劑靜脈注射於兔，可對抗嗎啡所致的呼吸抑制。4.對局部麻醉的作用：華細辛醇浸劑對蛙坐骨神經叢，豚鼠皮內神經末梢及人舌黏膜，均有局部麻醉作用。5.對心血管系統的作用：細辛揮發油對離體蛙心小劑量興奮，大劑量抑制，並停搏在舒張期。6.提高機體新陳代謝功能。7.對平滑肌的作用：細辛揮發油對兔的離體子宮、腸管，低濃度使張力先增加，後下降，振幅增加，高濃度時則呈抑制作用。8.抗變態反應及抗組織胺。9.抗菌作用。

徐長卿（《神農本草經》上品）

【釋名】 《神農本草經》稱：**鬼督郵**。蘇頌叫：**別仙蹤**。

李時珍說：徐長卿是一人名，因他常用此藥治病，故人們用他來命名。陶弘景說：鬼督郵的名稱很多，今俗稱徐長卿，根像細辛又短又小又扁，其氣也相似，今狗脊散中用的鬼督郵，取其強筋骨治腰腳作用，所以才知是徐長卿，而不是鬼箭、赤箭。

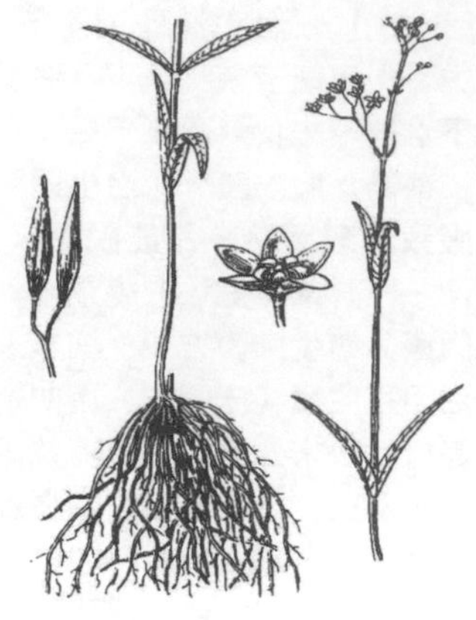

徐長卿

【集解】 李時珍說：鬼督郵、及己與杜衡混用，它們的功用、苗形均不相同，徐長卿與鬼督郵易混，其根苗不同而功用相似；杜衡與細辛易混，其根苗、功用相似，因二者極相近而非常混亂，不能不仔細分辨。

徐長卿根

【性味】 **辛，溫；無毒**

《名醫別錄》記載：石下長卿味鹹性平而有毒。《吳普本草》謂：徐長卿又名石下長卿。神農、雷公認為味辛。李時珍說：治鬼病藥多為有毒之品，《名醫別錄》所說為妥。

【主治】 《神農本草經》謂：**治鬼物百精蠱毒、癘疫邪氣溫瘧。久服能健體輕身**。《名醫別錄》謂：**能益氣延年，殺百精蠱毒，治鬼疰精物邪惡氣、亡走啼哭、悲傷恍惚**。

【發明】 李時珍說：《抱朴子》記載上古避瘟疫有徐長卿散效果好，今人不知用此方。

【附方】 **治氣壅關格不通**，小便淋瀝《聖惠方》用徐長卿湯：用徐長卿、瞿麥各半兩，茅根三分，木通、冬葵子各一兩，滑石二兩，檳榔一分，每次五錢，水煎服，或加朴消一錢，溫服。每日二次。 **治暈車暈船**《肘後方》：徐長卿、石長生、車前子、車下李根皮各等份，搗碎，用方囊裝半合繫在衣帶及頭上，可除此患。

現代醫學研究簡介

【來源】 本品為蘿藦科白前屬植物徐長卿的全草。

【化學成分】 牡丹酚含量約為1%。還含有黃酮及少量生物鹼。

【藥理作用】 1.中樞神經系統的作用：（1）鎮痛作用。（2）鎮靜作用。2.對心血管系統的作用：兔腹腔注射徐長卿3g/kg，連續7日，不能消除，該兔靜脈滴注腦垂體後葉素，引起的心肌急性缺血性心電圖T波抬高的變化。3.對實驗性高脂血症及動脈粥樣硬化病變的影響：對餵飼膽固醇的高脂血症兔每日給徐長卿3g/kg，在第5周和第9周的血清總膽固醇和β-脂蛋白均明顯降低。4.對平滑肌的作用：徐長卿注射液可使豚鼠離體回腸張力下降，並可對抗氯化鋇引起的回腸強烈收縮。5.抗菌作用。

【臨床應用】 1.治療神經衰弱。2.治療銀屑病。3.治療慢性氣管炎。4.用於鎮痛。5.治療瘧疾。

白前（《名醫別錄》中品）

【釋名】 《新修本草》稱：**石藍、嗽藥**。

李時珍說：名義不詳。

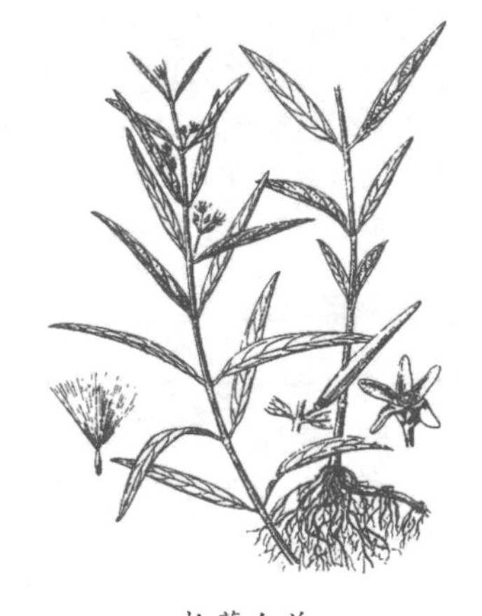

柳葉白前

【集解】 馬志講：根像白薇、牛膝等，二、八月採摘陰乾用。陳嘉謨說：像牛膝粗而堅硬且直，易折斷的是白前，像牛膝短小柔軟較能彎曲的是白薇。二物形色很相似，從上述來區別不會有差錯。

白前根

【性味】 **甘，微溫；無毒**。

甄權說：味辛。蘇敬認為本品性微寒。

【主治】 《名醫別錄》謂：**治胸脅滿悶、咳喘或呼吸困難**。《日華諸家本草》：**治一切氣分疾病**。李時珍講：**有降氣祛痰之功**。

【發明】 寇宗奭說：白前能降肺氣，治咳嗽多

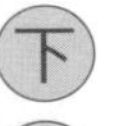
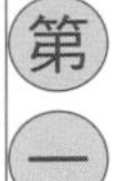
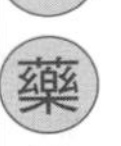
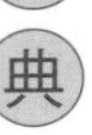

用，佐溫藥同用效果更好。李時珍說：本品色白，味微辛而甘，為手太陰經主藥，功能降氣，肺氣壅塞有痰者宜用。若肺虛、長歎氣者不宜。張仲景治咳嗽脈沉的澤漆湯中也用本品，方見《金匱要略》。

【附方】 **治久嗽唾血**《外台秘要》：炒白前、炒桔梗、炒桑白皮各三兩，炙甘草一兩，水六升，煮至一升，分三次服。忌豬肉、菘菜。**治久咳短氣不能平臥**《深師方》用白前湯：白前二兩，紫菀、半夏各三兩，大戟七合，水一斗，浸漬一夜，煮取三升，分三次服。忌羊肉、飴糖。 **治久咳喉中有聲**《梅師方》：白前焙乾搗末，每次溫酒送服二錢

現代醫學研究簡介

【來源】 為蘿藦科牛皮消屬植物柳葉白前或芫花葉白前的根狀莖及根，亦有以全草入藥者。

【化學成分】 含三萜皂甙。

【臨床應用】 白前瀉肺降氣、下痰止嗽，常用於風寒喘咳痰多、勞嗽咳血、胃脘疼痛等症。

二、芳草類

當歸（《神農本草經》中品）

【釋名】 《神農本草經》稱：**乾歸**。《爾雅》叫：**山蘄**、**白蘄**。《本草綱目》謂：**文無**。

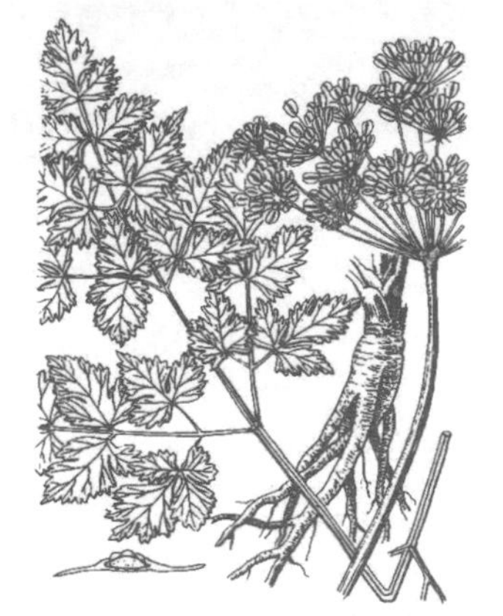

當歸

李時珍說：當歸因能調血而療婦女諸疾，故有當歸一名。陳承認為：當歸善治氣血逆亂，妊婦產後惡露上沖，而使氣血各有所歸，故有當歸之稱。

【集解】 《名醫別錄》說：當歸生長在陝西的山川，二、八月採根陰乾用。陶弘景說：隴西的黑水當歸叫馬尾歸，枝少肉多而氣香。李時珍認為：當歸主產四川、秦州等地，以秦州隴西產的頭圓尾多，色紫氣香肥潤者品質最佳，名馬尾歸。

【修治】 李時珍說：治上部疾患宜用當歸頭；療中部疾患宜用當歸身；治下部病症主選當歸尾；通治一身疾病就用全當歸。用本品時當曬乾趁熱用紙收藏密閉，可防蟲蛀。

【性味】 **甘，溫；無毒。**

徐之才則認為：本品惡濕麵、藺茹，畏菖蒲、海藻、生薑、牡蒙，制雄黃。

【主治】 《神農本草經》記載：**能治咳嗽、瘧疾寒熱、流產不孕及各種癰腫創傷，宜煮汁飲服**。《名醫別錄》謂：**能溫中止痛，補五臟，生肌肉，療中風汗出、風濕痺痛**。甄權說：**能補虛損，止嘔逆，治虛勞寒熱、腹痛下痢、齒痛、腰痛及崩漏**。《日華諸家本草》載：**能補一切虛損，破瘀血，生新血，用治一切風症、血症和癥瘕痞塊、胃腸虛冷**。李時珍認為：**當歸可補血活血，排膿止痛，滋潤肌膚**。王好古說：**本品能治腰部冷痛、痿弱無力、足熱疼痛**。

【發明】 甄權認為：凡虛寒症，宜重用當歸。陳承說：當歸善治血病，而《金匱要略》、《外台秘要》、《千金方》中均認為此藥大補虛損，古方用於產後惡露不盡、氣血逆亂者療效顯著，為產後必備要藥。成無已謂：凡通血脈的藥物，必定先補益心血，張仲景治療手足厥冷、脈細欲絕之症，首選當歸以助心血。總之血藥中不能缺當歸，古方四物湯中是以本品為君藥，芍藥為臣藥，地黃為佐藥，川芎為使藥組方的。

【附方】 **治血虛發熱**《蘭室秘藏》：面紅目赤，煩渴引飲，脈洪大無力用當歸補血湯：用酒洗當歸身二錢，綿黃芪蜜炙一兩，為一劑，水二盞，煎至一盞，空腹溫服，每日二次。**治傷胎失血、產後崩漏、外傷出血等一切失血眩暈**《婦人良方》：用當歸二兩，川芎一兩，每次用五錢，水七分，酒三分，煎至七分，熱服，每日二次。 **療衄血不止**《聖濟總錄》：用當歸焙乾研末，每次服一錢，米湯送下。

治視物昏花：用六一丸：取生曬當歸六兩，炮附子一兩，共研末煉蜜丸如梧桐子大，每次服三十丸，溫酒送下。 **治瘧疾**：用當歸一兩，水煎服，每日一劑。 **治便秘**：取當歸、白芷等份為末，每次服二錢，米湯送下。 **治尿血**《肘後方》：用當歸四兩，研末，酒三升，煮取一升，頓服。 **治劇烈頭痛**《外台秘要》：用當歸二兩，酒一升，煮至六合飲服，每日二次。 **治心下刺痛**《必效方》：取當歸研末，酒服方寸匕。 **治手臂疼痛**《事林廣記》：用當歸三兩切碎，酒泡三天，溫服。用完後再用三兩酒浸服，以病癒為止。 **治婦女百病、各種虛損**《太醫支法存方》：用當歸四兩，地黃二兩，研末煉蜜做丸如梧桐子大，每次宜飯前米湯送服十五丸。 **治久痢不止**《普濟方》：用當歸二兩，吳茱萸一兩，共炒香後去吳茱萸，研末煉蜜做丸如梧桐子大，以米湯送服，每次三十丸，藥名為勝金丸。 **室女經閉**：當歸尾、沒藥各一錢，共研末，加酒浸紅花，服藥時臉朝北方，每天一次。

現代醫學研究簡介

【來源】 當歸為傘形科當歸屬植物當歸的根。

【化學成分】 當歸含有藁本內酯、正丁醇烯西夫內酯、正一戊醯苯鄰羧酸、正十二烷醇、棕櫚酸、β-穀甾醇、阿魏酸、尿嘧啶、腺嘌呤、葉酸、亞葉酸等。

【藥理作用】 1.對心血管系統作用：當歸煎劑對離體蟾蜍心臟灌流實驗，明顯抑制收縮幅度及頻率。2.對血液及造血系統的影響：當歸粉1.5g/kg口服，對大鼠及家兔實驗性高脂血症有降血脂作用。3.對生殖系統的作用：（1）當歸有抗維生素E缺乏病的作用。（2）對子宮有調節作用。4.對免疫功能的影響：當歸及其成份阿魏酸鈉能顯著促進單核吞噬細胞系統對剛果紅的廓清率，也能增強腹腔巨噬細胞的吞噬能力。5.抗菌作用。6.平喘作用。

【臨床應用】 1.治療心血管疾病。2.治療消化系統疾病。3.治療慢性支氣管炎、肺氣腫、慢性肺源性心臟病。4.治療婦科疾病。5.治療疼痛。6.治療皮膚疾病。

芎藭（《神農本草經》上品）

【釋名】 《名醫別錄》稱：**胡藭、香果**。《本草綱目》謂：**川芎、山鞠藭**。

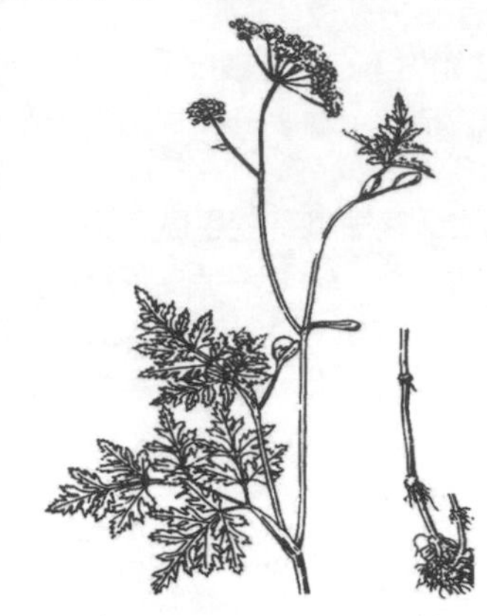

川芎

李時珍說：芎本義作营，名義不詳。有人說人頭穹窿最高，猶如天之像，此藥上行，善治頭腦諸疾，故有芎藭之名。本品產於關中稱京芎（亦名西芎）；產於四川叫川芎；產於天臺謂臺芎；產於江南名撫芎；以產於胡戎之地的品質最優，又稱胡藭。均是以產地而命名。其根節如馬銜稱馬銜芎藭，因形態像雀腦，又名雀腦芎。朱丹溪治療六鬱病的越鞠丸中用越桃（梔子）、鞠窮，故名為越鞠丸。

【集解】 《名醫別錄》記載：芎藭葉叫蘼蕪，生長在武功川谷、斜谷西嶺中，三、四月採根曬乾。李時珍說：四川氣候少寒，人工多栽培本藥，深秋時節莖葉也不枯萎，清明後老根長出新苗，橫埋在地下又可長出新根，八月根為芎藭，可挖取蒸後曬乾備用。寇宗奭認為：凡用本品，以川產塊大、色白、無油脂，嚼芎藭根，味微辛甘者為佳。其他區域的產品不宜內服，只宜研末煎湯沐浴。

【性味】 **辛，溫；無毒。**

徐之才認為：本品與白芷相使，黃連相畏，配細辛用可止痛療金瘡，配伍牡蠣用治頭痛嘔逆。

【主治】 《神農本草經》記載：**能治中風頭痛、寒濕痹痛、關節拘攣、跌打損傷、經閉無子**。《名醫別錄》記載：**可除腦中冷痛，淚出多涕，又溫中散寒，療諸寒冷氣、半身不遂、胸腹脅肋滿痛等**。甄權說：**治腰酸腿軟、中風癱瘓、胞衣不下**。《日華諸家本草》記載：**能補五勞虛損，強筋健骨，調和血脈，破瘀生**

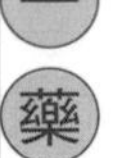
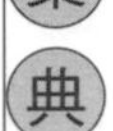

新，排膿生肌。主治一切勞損、風症、氣分病、血分病，又可療腦癰發背、瘰癧癭瘤、痔瘺瘡癰疥癬等。王好古認為：**能補虛損，益肝血，疏肝氣，潤肝燥。**李時珍謂：**能行氣燥濕，止瀉痢。**蘇頌說：**與蜂蜜拌和做丸，晚上服，療風痰有殊功。**

【發明】 李時珍認為：川芎為血中氣藥。若有肝病，辛味藥可補，血虛者宜用本品，因辛能行氣，方中加川芎為佐藥，可使氣行血調，鬱結自解。五味入胃，各歸本臟，若長期服用某藥會導致臟腑的偏盛或偏衰，故有暴死夭亡的禍患。尚若能根據藥性理論，按照君臣佐使合理配方用藥，怎麼會導致身亡呢？如川芎為肝經主藥，若單用久服，則辛喜歸肺臟，肺氣就偏盛，肺金克肝木，肝必受邪，久則偏衰，難道不夭折死亡？所以醫生貴在通曉藥性，辨症用藥。

【附方】 **能祛痰清目，增進飲食**《御藥院方》生犀丸：用川芎十兩，粟米水浸泡，二天更換，切片曬乾研末，分成兩料。每料加麝香、樟腦各一分，犀角半兩煎煮，與蜂蜜拌和做丸，以茶、酒嚼服一丸。有痰，加朱砂半兩；胸膈脹滿，加牛黃、水飛鐵粉各一分；眩暈加細辛一分；口眼喎斜加炮南星一分。氣厥頭痛、產後頭痛，又可用川芎、烏藥等份為末，每次服二錢，蔥茶送下，或加白朮水煎服。**治氣虛頭痛**《集簡方》：取川芎研末，蠟茶調服二錢，效果明顯。 **療風熱頭痛**《簡便方》：取川芎一錢，茶葉二錢，水一盅，煎至五分，飲前熱服。 **治偏頭痛**《斗門方》：將京芎研碎，酒浸泡後每日飲用。 **治頭痛眩暈、汗出惡風及痰飲**《劉河間宣明方》：用川芎一斤，天麻四兩共研末，煉蜜做丸如彈子大，每次以清茶送服一丸。 **可治一切心痛**《孫氏集效方》：用大川芎一個研末，澆酒送服。**治胎動不安、胎死腹中**《續十全方》：用川芎研末，酒送服方寸匕，以後再服一二次，則死胎可出。 **療崩漏下血**《千金方》：用川芎一兩，清酒一大盞，煎取五分，緩慢飲服。**治口臭**《廣濟方》：用川芎水煎含漱。 **療諸瘡癰腫**《普濟方》：用撫芎火煅研末，加輕粉，以麻油調塗患處。

現代醫學研究簡介

【來源】 芎藭即川芎，為傘形科植物川芎的乾燥根莖。

【化學成分】 川芎含有川芎嗪、異亮氨酸酐、川芎哚、4-羥基-3-丁基苯肽、阿魏酸、大黃酚、瑟丹酸、川芎內酯、葉酸、甾醇、蔗糖等。

【藥理作用】 1.對血液系統的作用：（1）抗血小板聚集作用。（2）對抗血栓形成作用。（3）對血液流變性的影響：川芎可顯著減少靜脈壁白血球黏附，延緩並減輕微循環內紅血球聚集性，使紅血球和血小板電泳率降低。2.對心血管系統的作用：（1）對心臟的作用：川芎水提物及其生物鹼能擴張冠狀動脈，增加冠脈血流量，改善心肌缺血缺氧狀態，使心臟功能恢復。（2）改善腦血液循環。（3）對外周血管具有擴張作用。（4）改善微循環。3.對中樞神經系統的作用：川芎水煎劑25g～50g/kg灌胃，對大白鼠及小白鼠均有鎮靜作用，可抑制其自發活動，延長戊巴比妥的睡眠時間。4.對平滑肌的作用：川芎對子宮平滑肌有明顯的作用，所以臨床多用於婦科諸症的治療，如產後心腹痛、子死腹中等。5.降壓作用。6.抗輻射及抗癌作用。7.抑菌作用。

【臨床應用】 1.宣痹止痛，增強解表功能。2.活血祛風止痛。3.祛風劑中用川芎活血化瘀止痛。4.活血祛瘀劑中用川芎以活血消瘀，通經活絡。5.補益養血劑中用川芎以行氣活血，通暢氣機，可解他藥純陰滋膩之弊。6.溫經調經，養血活血。7.治療腦血管病。8.治療冠心病。9.治療肺動脈高壓和失代償期慢性肺心病。10.以川芎為主治療三叉神經痛。11.治療新生兒硬皮病。12.治療慢性腎炎氮質血症。13.治療骨質增生等。14.防治青少年近視眼。15.治療慢性乳腺病。16.治療紅皮症型銀屑病。17.診斷早期妊娠。

蛇床（《神農本草經》上品）

【釋名】 《神農本草經》稱：**蛇粟**、**蛇米**。《爾雅注疏》叫：**虺床**。《廣雅》謂：**馬床**。

《名醫別錄》名：**牆蘼**。又名：**思益、繩毒、棗棘**。

李時珍說：蛇虺喜臥在植物下吃子，故有蛇床、蛇粟之名。葉像蘼蕪，故叫牆蘼。

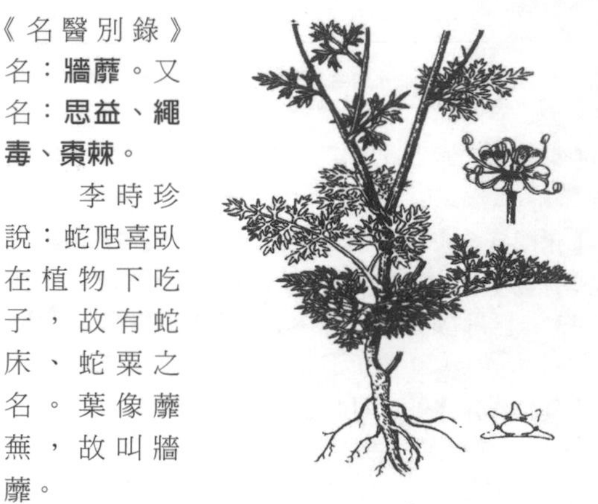
蛇床

【集解】
《名醫別錄》記載：蛇床生長在臨淄川谷及田野，五月採摘果實陰乾用。李時珍講：花像碎米攢成一簇，子由兩片合成像蒔蘿子，細小，有稜。花、子與蛇床相似的還有當歸、川芎等。

蛇床子

【性味】 **苦，辛；無毒。**

《名醫別錄》記載：味辛甘而無毒。甄權認為有小毒。徐之才說：惡牡丹、貝母、巴豆。

【主治】 《神農本草經》謂：**治婦人陰腫，男子陽痿濕癢、惡瘡癲癇，又利關節除痹痛，久服輕身**。《名醫別錄》謂：**能溫中下氣，療胞宮有寒、男子陽痿及男女不育，久服潤膚**。甄權說：**治濕痹、男子腰痛，外洗男子陰器能祛風冷，助陽事**。《日華諸家本草》謂：**助男子陽氣，補女子陰氣，治療腰髖酸痛、頑固痹痛，又縮尿，並療陰部濕疹、帶下、牙痛、驚癇及跌打損傷，煎湯外洗用於皮膚瘙癢**。

【發明】 雷斅說：此藥能使陽氣亢盛。李時珍說：本品是左腎命門，少陽三焦氣分之藥，《神農本草經》列為上品，既助男子陽氣，又補女子陰氣。

【附方】 **治陽事不起**《千金方》：用本品配五味子、菟絲子等份研末，煉蜜調做丸如梧子大，每次溫酒送服三十丸，一日三次。 **治療產後子宮脫垂**：或用絲綢裝本品、蒸熱後熨敷局部，或用蛇床子五兩，烏梅十四個，煎水外洗，每日五至六次。 **療小兒癬瘡**：用本品研末，與豬油調塗患處。 **治月經不調及帶下**《儒門事親》：用蛇床子、明礬等份研末，醋調糊做丸如彈子大，胭脂為外衣，用棉布包裹放入陰道，如覺熱盛就更換，每天一次。 **治婦人陰癢**《集簡方》：用蛇床子一兩，明礬二錢，煎湯頻洗外陰。 **療風蟲牙痛**：可單用本品煎湯含漱。 **治療男子陰腫脹痛**《永類方》：用本品研末，蛋黃調敷患處。 **治脫肛**《經驗方》：用蛇床子、甘草各一兩，研末，每次白開水送服一錢，每日三次。並可用末外敷局部。 **治痔瘡腫痛**《簡便方》：用蛇床子、黃連、輕粉各一錢，研末吹耳。

現代醫學研究簡介

【來源】 蛇床子為傘形科蛇床屬植物蛇床的果實。

【化學成分】 蛇床子含有左旋蒎烯、左旋莰烯、異纈草酸龍腦酯、蛇床子素、二氫山芹醇、蛇床明素、蛇床定以及花椒毒素、歐芹屬素乙等。

【藥理作用】 1.抗滴蟲作用。2.性激素樣作用。3.抗真菌作用及抗病毒作用。4.麻醉作用。5.抗誘變作用。6.解痙作用。

【臨床應用】 1.治療陰道炎。2.治療子宮頸糜爛。3.治療外陰瘙癢。4.治療皮膚病。5.治療末梢神經炎。6.治療支氣管哮喘。

藁本（《神農本草經》中品）

【釋名】 《神農本草經》稱：**鬼卿、地新**。《名醫別錄》叫：**微莖**。《本草綱目》謂：**藁茇**。

蘇敬說：本品根上苗下像禾藁菜，稱藁本。本即根之義。李時

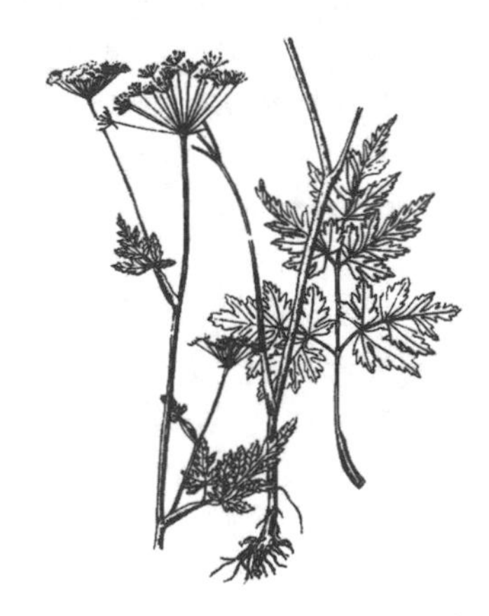
藁本

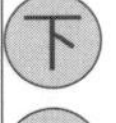
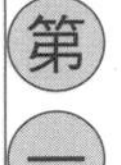
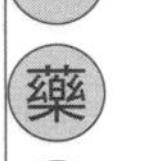
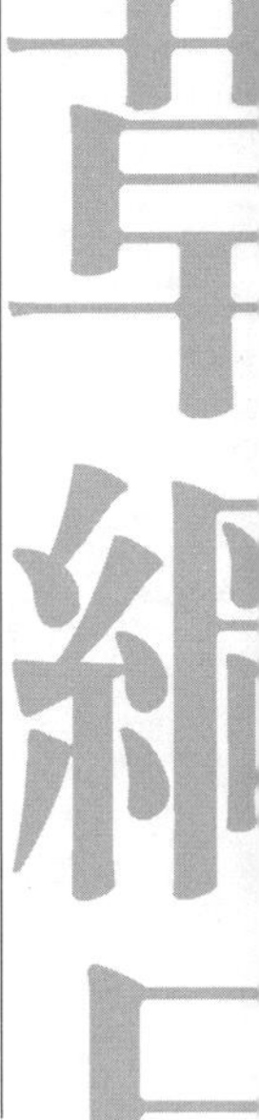

珍謂：古人在香料中常用本品，名藁本香。《山海經》叫藁茇。

【集解】 《名醫別錄》記載：本品生長在崇山山谷，正月、二月採根曝曬三十天入藥。李時珍認為：江南深山多產本品，根像川芎但質地輕，味麻，不能飲服。

藁本根

【性味】 **辛，溫；無毒。**

徐之才認為：本品惡茹、畏青葙子。

【主治】 《神農本草經》謂：**能生肌長肉，和悅面色，治外感頭痛，療婦女疝瘕、陰部寒冷腫痛、腹痛**。《名醫別錄》載：**療風濕痹痛、跌打損傷，並可作洗浴藥**。甄權說：**治一百六十種惡風侵襲，腰部冷痛，又通血脈，利小便，去頭面黑色瘡皰**。《日華諸家本草》謂：**能治皮膚色素沉著、粉刺、酒渣鼻及痢症**。張元素認為：**善治太陽頭痛、巔頂頭痛連及齒頰者**。李杲說：**治頭面、肌膚的風濕病**。王好古謂：**治督脈為病，脊強厥冷**。李時珍則認為：**能排膿、托毒，療癰疽**。

【附方】 **治大實心痛**《活法機要》：用藁本半兩，蒼朮一兩，水二杯，煎至一杯，分二次溫服以祛毒邪。 **治頭皮屑**《便民圖纂》：用藁本、白芷等份研末，晚上塗擦，白天梳理，頭皮屑可自行脫落。 **療小兒疥癬**《保幼大全》：用藁本煎湯外洗患處，並洗滌衣物。

藁本實

【主治】 《名醫別錄》：**治風邪侵襲四肢**。

現代醫學研究簡介

【來源】 藁本為傘形科植物藁本或遼藁本、火藁本的根莖及根。

【化學成分】 藁本含有3-丁基苯肽、蛇床酞內酯及棕櫚酸等。

【藥理作用】 1.抑菌作用。2.平喘作用。3.對腸的抑制作用。4.對子宮的作用：藁本中性油能抑制醋酸，提高小鼠腹腔毛細血管滲透性及組胺，提高大鼠皮膚毛細血管滲透性等。5.抗炎作用。6.鎮痛、鎮靜及解熱作用。

【臨床應用】 1.治療風寒頭痛、鼻塞；胃痙攣、腹痛等。2.治療神經性皮炎。3.治療滴蟲性陰道炎。

白芷（《神農本草經》中品）

【釋名】 《神農本草經》稱：**白茝**（音止），**芳香**。《名醫別錄》叫：**澤芬、苻蘺**。

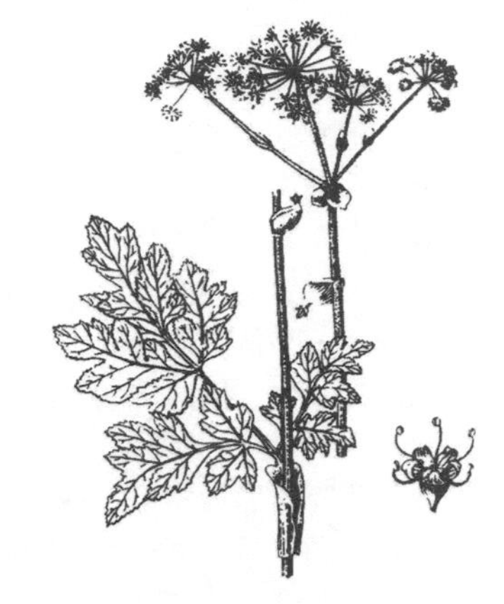
杭白芷

李時珍說：徐鍇謂初生的根幹為芷，白芷的名稱由此而來。王安石注釋：茝香能保養鼻和身體。《說文解字》注：此藥生長在水澤濕地，氣味芳香可與蘭草比，詩人常以蘭茝詠歎，故有芳香、澤芬之名，古人稱此為香白芷。

白芷根

【性味】 **辛，溫；無毒。**

徐之才謂：當歸相使，惡旋覆花，制雄黃、硫磺。

【主治】 《神農本草經》謂：**能生肌、潤膚，可作面油使用，並治帶下、經閉陰腫、惡寒發熱及流淚**。《名醫別錄》說：**治風症口渴嘔吐、眩暈脅脹及目癢**。《日華諸家本草》謂：**治目赤胬肉，並有安胎、破血、生新血及去面部色素之功，又可排膿止痛，療乳癰瘰癧、痔瘡肛痛、癰瘍疥癬**。甄權謂：**治腰痛崩漏、心腹刺痛**。張元素說：**能除陽明經頭痛，治療惡寒發熱、風痹瘙癢**。李時珍認為：**善治鼻淵鼻衄、眉稜骨痛、齒痛或便秘尿血、婦女血虛眩暈、蛇蟲咬傷、跌打損傷等，並解砒石毒**。

【發明】 李時珍講：白芷色白味辛，性溫氣厚，芳香上達，歸大腸、肺、胃經，臨症治病不離這三經。如頭、目、眉、齒及崩漏帶下、癰疽等為三經風熱、濕熱所致疾病，皆宜用本品。此藥為陽明經主藥，又能治血病胎病。兼以排膿生肌、止痛，主治風邪頭痛，如《百一選方》記載的都梁丸，即單用本品，酒洗後研末，煉蜜做丸如彈子大，每次嚼服一丸，清茶、荊芥湯送下。也能療頭風眩暈、傷風頭痛、血虛頭痛等。

【附方】 **治一切傷寒、風邪**《衛生家寶方》用神白散（又名聖僧散）：白芷一兩，生甘草半兩，生薑三片，蔥白三寸，大棗一枚，豆豉五十粒，水二碗，煎服以發汗，無汗者可再服。若病至十多天無汗者，也可用本方。 **治風寒流涕**《百一選方》：用香白芷一兩，荊芥穗一錢，研末，蠟茶送服二錢。 **治口臭**：用白芷七錢研末，飯後開水送服一錢。 **治小兒身熱**《子母秘錄》：用白芷煎湯洗浴以發汗，服藥時需避風。 **治眉稜骨痛**《丹溪纂要》：用白芷、黃芩等份酒炒研末，每次茶水送服二錢。 **治風熱牙痛**《醫林集要》：用香白芷一錢，朱砂五分，研末，煉蜜做丸如芡子大，頻繁擦牙，或用白芷、吳茱萸等份浸水含漱。 **治一切眼疾**《普濟方》用還睛丸：白芷、雄黃，研末，煉蜜做丸如龍眼大，朱砂作衣，每次飯後茶水送服一丸，日服二次。 **治胎前產後虛損、月經不調、崩漏難產**：用烏金散：白芷、百草霜等份研末，以開水加童便、醋一同調服，每次二錢。 **治小便淋瀝**：白芷用酒浸焙乾，取二兩研末，再煎木通、甘草，酒調服一錢，連服二劑。 **治諸骨鯁咽**：取白芷、半夏等份研末，開水送服一錢，即可嘔出。

白芷葉

【主治】 《名醫別骨》謂：**煎湯洗浴可除細菌、病毒**。李時珍說：**洗浴可治丹毒、蕁麻疹及風疹瘙癢**。

現代醫學研究簡介

【來源】 白芷為傘形科植物興安白芷、川白芷、杭白芷或雲南牛防風的根。

【化學成分】 興安白芷根含白當歸素、白當歸腦、氧化前胡素、歐芹屬素乙、異歐芹屬素乙、珊瑚菜素、一種致痙攣的毒素白芷毒。

【藥理作用】 1.抗菌消炎作用。2.對心血管系統作用。3.鎮痛作用。4.平喘作用。

【臨床應用】 1.治療胃痛。2.治療頭痛。3.治療皮膚病。4.治療周圍性面神經麻痹。5.治療扭傷、關節痛。6.治療牙痛、三叉神經痛。

芍藥（《神農本草經》中品）

【釋名】 《本草綱目》稱：**將離**。《名醫別錄》謂：**犁食、白朮、餘容、鋌**。《圖經本草》將白者叫：**金芍藥**；赤者名：**木芍藥**。

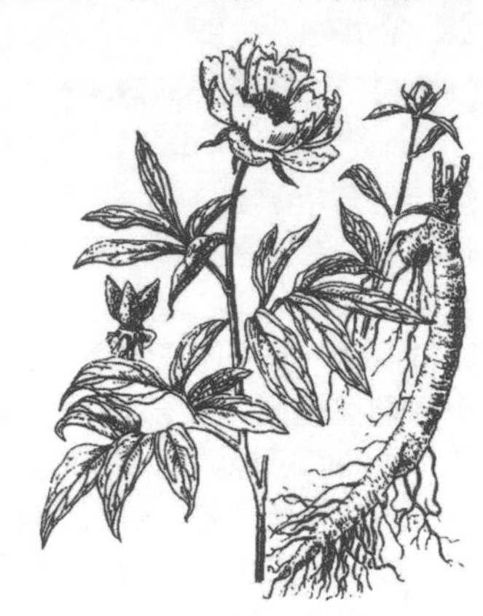
芍藥

李時珍講：芍藥，猶婥約也。婥約，美好貌。本品花容嬌豔，婥約貌美，故名。《爾雅翼》說：去除食物毒素，沒有比芍更有效的，故得藥名。俗稱千片葉的叫小牡丹，色紅的叫木芍藥，與牡丹同名。

【集解】 《名醫別錄》記載：芍藥生長在中岳川谷和丘陵，二、八月採根曬乾。李時珍說：現在藥方中絕大多數使用的是揚州產的芍藥。十月發芽，春季才生長，三月開花。其品種有三十多種，有千葉、單葉等不同。入藥以單葉的根為好，氣全味厚。根的顏色隨花的赤白顏色不同而相對應。

芍藥根

【性味】 **苦，平；無毒。**

《名醫別錄》記載：味酸，性微寒，有小毒。徐之才認為：惡石斛、芒消，畏消石、鱉甲、小薊，與藜蘆相反。李時珍講：與白朮同用補脾；與川芎同用瀉肝；以人參配用補氣；同當歸配用補血；酒炒補陰；與甘草配用止腹痛；與黃連配用止瀉痢；與防風配用透疹毒；與生薑、大棗同用溫經散濕。

【主治】 《神農本草經》謂：**能益氣，止痛，利尿，除血痹，破堅積，用於寒熱疝氣及腹痛**。《名醫別錄》謂：**可通利血脈，活血散**

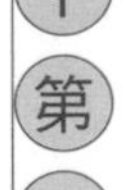
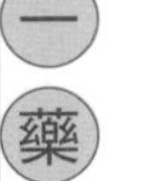
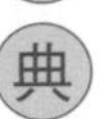
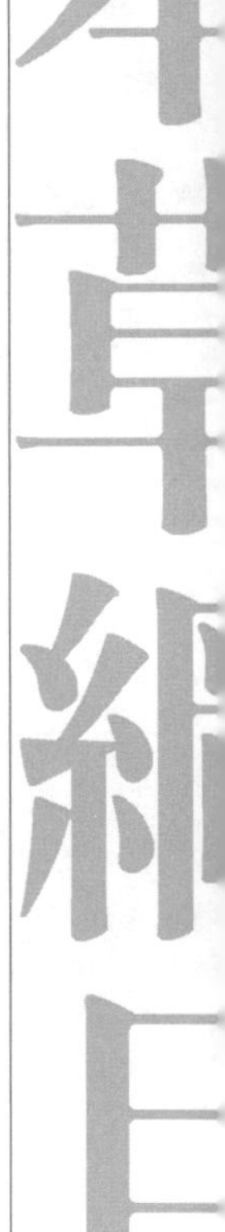

瘀，緩中，除水濕，消癰腫，利膀胱及大小腸，用於感受時行病邪之惡寒發熱、腹痛腰痛。甄權說：**能補五臟，益腎氣，治療臟腑壅滯症及骨蒸潮熱經閉，並祛腐排膿**。《日華諸家本草》說：**有益氣補虛，退熱除煩及明目作用，治婦人胎前產後等一切疾病，並療驚狂頭痛、目赤腫痛、便血痔瘺、瘡癰疥癬**。張元素講：**有瀉肝火，安脾肺，降胃氣，止瀉痢，斂肺，固表，和血脈之功**。王好古謂：**理中氣，治療脘腹虛脹、心下痞滿、肋痛噫氣、咳嗽喘氣、鼻衄目澀、腹滿腰冷等**。李時珍謂：**療下痢腹痛、裏急後重之症**。

【發明】 馬志說：赤芍下氣，利小便；白芍止痛，散瘀血。《日華諸家本草》記載：赤芍益氣，白芍補血。陶弘景認為：赤芍主清利，止痛作用不比當歸差。成無已認為：白芍補益，赤芍瀉利；白芍收斂，赤芍發散。甘緩酸收，酸甘合用以補陰血，降逆氣，潤肺燥。又說：芍藥味酸，能斂津液，益營血，收陰氣，泄邪熱。張元素歸納作用有六點：一安脾經，二治腹痛，三降胃氣，四止瀉痢，五和血脈，六固腠理。李時珍則認為：白芍益脾瀉肝木，赤芍散邪行淤滯。產後肝血不足者忌用。一般味酸澀的藥能收斂停濕，本藥可收斂足太陰經氣，又療厥陰血海病症，因白色在西方，故能補虛；赤色在南方，所以瀉實。

【附方】 **治腹中虛痛**《用藥法象》：用白芍三錢，炙甘草一錢，水二盅，煎至一盅，溫服。夏季加黃芩五分，惡寒加肉桂一錢，冬季大寒加肉桂二錢。 **治腳氣腫痛**《事林廣記》：取白芍六兩，甘草一兩，研末，加白開水送服。 **治衄血不止**：用赤芍研末，水煎服二錢。 **治魚骨鯁咽**：用白芍嚼細汁嚥下。 **治血崩帶下**《婦人良方》用如神散：赤芍、香附等份研末，取二錢，鹽一撮，水一盅，煎至七分，溫服，每天二次，十日見效。 **治消渴引飲**《陳日華經驗方》：用白芍、甘草等份研末，每用一錢，水煎服，日服三次。 **治五淋**《博濟方》：用赤芍一兩，檳榔一個，煨後研末，每次一錢，水一盅，煎至七分，空腹服。 **治外傷出血**《廣利方》：用白芍一兩，炒黃研末，酒或米湯送服二錢，逐漸加大劑量，並用藥末外敷瘡面，效果較好。 **治痘瘡脹痛**《痘疹方》：用白芍研末，每次酒送服半錢。

現代醫學研究簡介

一、赤芍

【來源】 赤芍藥為毛茛科植物芍藥、草芍藥、川赤芍的根。

【化學成分】 赤芍藥的主要成分為芍藥甙，為一配糖體。此外，還含有芍藥鹼、β-穀甾醇、芍藥醇、有機酸、單寧、揮發油及糖類等。

【藥理作用】 1.對循環系統的作用：有直接擴張冠狀血管的作用。2.解痙作用。3.鎮靜、止痛、抗驚厥作用。4.抗菌抗炎作用。5.對免疫功能的作用：赤芍藥水提物和7%乙醇提物能明顯抑制小鼠溶血素反應。6.抗腫瘤作用。

二、白芍

【來源】 白芍藥為毛茛科植物芍藥的根。

【化學成分】 白芍藥含芍藥甙、牡丹酚、芍藥花甙、苯甲酸、β-穀甾醇、黏液質、鞣質、樹脂、揮發油、脂肪油、糖、澱粉、蛋白質和三萜類。

【藥理作用】 1.對循環系統的作用：白芍藥的煎劑可以擴張血管，尤其對冠狀血管的擴張作用較對外周血管顯著。2.解痙作用。3.鎮靜、鎮痛與抗驚厥作用。4.解熱作用。5.對急性肝損傷有預防或逆轉作用。6.預防消化道潰瘍。7.抗炎及免疫作用。

【臨床應用】 1.治療潰瘍病、胃炎。2.治療胰腺炎。3.治療肝炎。4.治療出血症。5.治療神經系統疾病。6.治療糖尿病。7.治療各種痙攣。8.治療各種痛症。9.治療便秘。10.治療骨質增生。11.治療痔瘡。12.治療乳腺炎。13.治療肌強直。14.治療冠心病。15.治療肩胛肋骨綜合徵。16.治療慢性鼻炎。

牡丹（《神農本草經》中品）

【釋名】 《神農本草經》稱：**鼠姑、鹿韭**。《唐本草》謂：**百兩金**。《本草綱目》叫：**木芍藥**。又名：**花王**。

李時珍說：牡丹以紅色為上品，雖結子而根上長苗，故稱牡丹。它的花像芍藥，唐人又稱木芍藥。百花中以牡丹數第一，芍藥數第二，所以俗稱牡丹為花王，芍藥為花相。歐陽修《花譜》中記載牡丹花三十多個品種，其中的命名有因地、因人，或以顏色、作用不同而名。

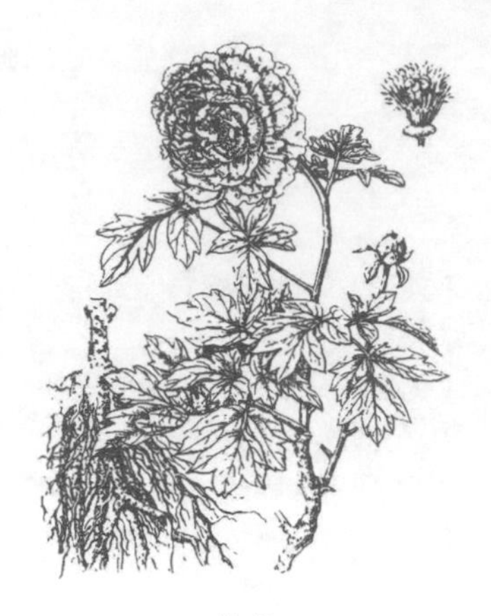
牡丹

【集解】 《名醫別錄》記載：牡丹生長在巴郡山谷中及漢中，二、八月採根陰乾用。陶弘景說：現在東間也有本品，以紅色的為好。寇宗奭說：牡丹有紅、深綠顏色，只有山中單葉花紅的根皮入藥最好，市面上多以桔梗皮冒充牡丹根皮。李時珍講：牡丹只以紅白單瓣的入藥，那種千葉異品，氣味不純，不可入藥用。凡栽種牡丹的人，都在根下入白斂末避蟲，坑內點硫磺殺蟲。

牡丹根、皮

【性味】 **辛，寒；無毒。**

徐之才講：畏貝母、大黃、菟絲子。《日華諸家本草》記載：不宜與蒜、胡荽同用。

【主治】 《神農本草經》記載：**除癥瘕，祛瘀血，安五臟，療惡寒發熱、中風抽搐。驚癇及癰瘡。**《名醫別錄》說：**治頭痛腰痛、邪熱五勞、風邪癩瘡。**《吳普本草》謂：**久服可輕身長壽。**甄權謂：**治各種痛症、經閉腰痛、月經淋漓等。**《日華諸家本草》說：**能利關節，通血脈，散瘀排膿，強筋骨，除風痹，治產後一切寒、熱血疾。**張元素謂：**可治神昏、無汗骨蒸及吐衄。**李時珍講：**有活血，生血，涼血，除煩熱作用，善治血熱症。**

【發明】 張元素說：牡丹為天地之精，群花之首，能瀉胞宮之火，四物湯用治婦入骨蒸。李時珍講：丹皮善治手、足少陰、厥陰四經血分陰火（即相火），故張仲景腎氣丸中用本品，後人專用黃檗治相火，而不知丹皮的功力更宏，這是千載奧秘，今提出以供參考。牡丹紅花主通利，白花善補益，有時須注意區分。

【附方】 **治疝氣偏墜脹痛**《千金方》：丹皮、防風等份研末，酒送服二錢，療效好。 **治外傷瘀血**《貞元廣利方》：丹皮二兩，虻蟲二十一枚，熬後共搗末，每日溫酒送服方寸匕。 **治下部生瘡潰爛**《肘後方》：丹皮末開水送服方寸匕，每日三次。 **解蠱毒**《外台秘要》：丹皮根搗爛研末，每次服一錢，一日三次。

現代醫學研究簡介

【來源】 牡丹皮為毛茛科植物牡丹的根皮。

【化學成分】 牡丹皮含有丹皮酚、牡丹酚甙、牡丹酚原甙、芍藥甙、羥基芍藥甙、苯甲醯芍藥甙、苯甲醯羥基芍藥甙等。

【藥理作用】 1.抗菌消炎作用。2.對心血管系統的作用：牡丹乙醇提取物對蛙心有洋地黃樣作用。3.對中樞的作用：牡丹酚具有鎮靜、降溫、解熱、鎮痛、解痙等作用。

【臨床應用】 1.治療高血壓病。2.治療過敏性鼻炎。3.治療皮膚病。4.治療肢體疼痛。

木香（《神農本草經》上品）

【釋名】 《名醫別錄》稱：**蜜香**。陶弘景謂：**青木香**。《圖經本草》叫：**五木香**。《本草綱目》名：**南木香**。

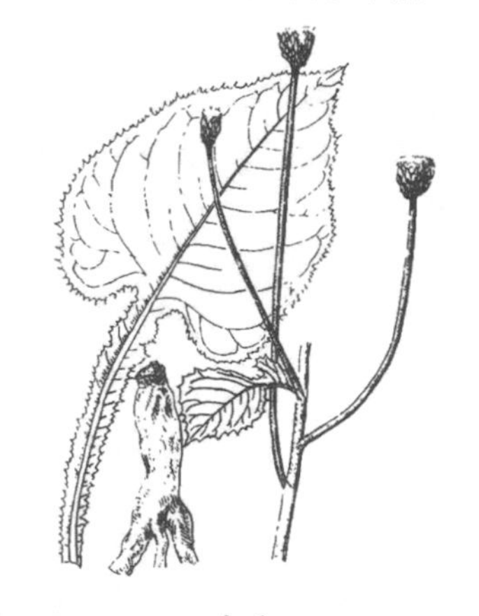
木香

李時珍說：本品屬草類，因香氣如蜜，故叫蜜香。因沉香中也有蜜香一名，故誤為木香。過去人們稱木香為青木香，後人將馬兜鈴的根也叫青木香，為了區別就將本品叫南木香、廣木香。現在更混亂，又將一種薔薇叫木香。《洞珠囊》說：五香者，即青木香。一株有五莖，一莖有五枝，一枝有五葉，葉間有五節，故以叫五香。

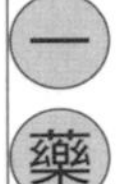
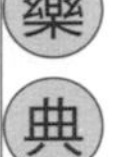

【集解】 《名醫別錄》記載：木香生長在永昌川谷。陶弘景說：這是青木香。永昌沒有再進獻的，今多從外國進入。寇宗奭說：以前多從岷州到塞外採得木香，拿回西洛。葉像牛子而狹長，莖高二三尺。花黃如金錢，根為木香，生嚼食味辛香，行氣力強。陳承說：木香多從外國進入，陶弘景說的是。又謂滁州、海州的產品是馬兜鈴的根，主治寒病熱疾，二者不同。李時珍說：南方各地均產木香。《一統志》記載葉像絲瓜，冬季採根，曬乾備用。

木香根

【來源】 李時珍謂：作行氣藥宜生用，不宜炒，若歸大腸經治瀉痢宜煨用。

【性味】 **辛，溫；無毒。**

【主治】 《神農本草經》記載：**避邪毒及疫癘邪氣，可治惡露淋漓，久服能安神。**《名醫別錄》謂：**能消除疫癘、溫瘧、蟲毒，治療氣虛及肌膚寒冷等症。**《日華諸家本草》謂：**治心腹氣滯、膀胱冷痛、嘔逆反胃、霍亂瀉痢，並可健脾消食，安胎。**甄權說：**治多種心痛、癥瘕痞塊脹痛，煩悶消瘦、婦女瘀血痛症。本品研末酒送服。**張元素謂：**有行氣，調氣，和胃氣，泄肺氣作用。**朱震亨說：**行肝氣，煨用可實大腸。**王好古講：**治沖脈為病、瀉痢後重及小便不利等。**

【發明】 陶弘景說：青木香，大秦國人用治疔毒癰腫，取祛腐生肌作用。經常煮汁洗浴對身體有益。李時珍認為：木香為三焦氣分之藥，能升能降，上焦氣滯用之以宣洩肺郁，因諸氣月賁鬱，皆屬於肺。中氣不運，皆屬於脾，脾喜芳香，故中焦氣滯也用本品。大腸氣滯則裏急後重；膀胱氣化不利則癃閉淋漓；肝氣鬱滯則兩脅脹痛。上述均屬下焦氣滯症，可用本品，取「塞者通之」的法則。

【附方】 **治中氣不足，閉目不語如中風狀**《濟生方》：用南木香研末，冬瓜子煎湯灌服三錢，痰多者，可加竹瀝、薑汁。 **治腹脹懶食**《聖惠方》用青木香丸：崑崙青木香，訶子皮各二十兩，搗篩後與糖和丸如梧子大，每次空腹酒送下三十丸。熱盛者用牛乳送服，寒盛者用酒送服。 **治氣滯腰痛**：用青木香、乳香各二錢，酒泡蒸熟，再用酒送服。 **治胸腹刺痛**《攝生方》：用青木香、炙皂角各一兩，研末，調糊做丸如梧子大，每次白開水送服五十丸，效果很好。 **治腹痛**《阮氏小兒方》：用木香、乳香、沒藥各五分，水煎服。 **治疝氣**《孫天仁集效方》：用青木香四兩，酒三斤煎煮，每日服三次。 **治突然耳聾**《外台秘要》：用崑崙青木香一兩切段，苦酒浸泡一夜，加麻油一合，小火煎，加三次水，煮沸後紗布濾去藥渣，每日滴耳三四次，直到病癒。 **治流行發斑**：用青木香二兩，水二升，煮至一升服用。 **治腋臭陰濕**：用青木香好醋浸泡後夾在腋下、陰部或用藥末外敷患處。 **治霍亂轉筋腹痛**《聖濟總錄》：用木香末一錢，木瓜汁一盅，加熱酒調服。 **治牙痛**：用青木香末，加少許麝香，擦乾，並用鹽水漱口。

現代醫學研究簡介

【來源】 木香為菊科植物雲木香、越西木香、川木香的根。

【化學成分】 木香含有單紫杉烯、α-紫羅蘭酮、β-芹子烯、鳳毛菊內酯、木香烯內酯、木香酸、木香醇、α-木香烴、β-木香烴、木香內酯、莰烯、水芹烯、木香鹼、豆甾醇、白樺脂醇、脫氫木香內酯、二氫脫氫木香內酯等。

【藥理作用】 1.對呼吸系統的作用：豚鼠離體氣管與肺灌流實驗證明，本品水提液、醇提液揮發油及總生物鹼能對抗組織胺與乙醯膽鹼對氣管與支氣管的致痙作用。2.對腸道的作用：水提液揮發油和總生物鹼對大鼠離體小腸先有輕度興奮作用，之後緊張性與節律性明顯降低。3.對心血管的作用：低濃度的揮發油對離體兔心有抑制作用，唯不持久，易於恢復。4.抗菌作用。

【臨床應用】 1.治療潰瘍病。2.治療腸脹氣。3.治療肝炎。4.治療痢疾。5.治療小兒胃腸功能紊亂。6.治療感染性疾病。7.治療膽絞痛。8.治療膽道蛔蟲。9.輔助癌腫化療及放療。10.治療血吸蟲病肝硬化腹水。11.治療過敏性陰莖包皮水腫。

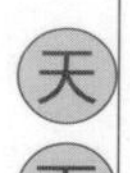
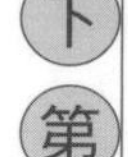
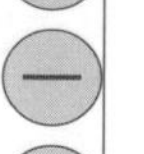
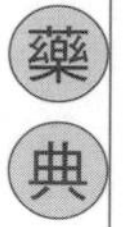

高良薑（《名醫別錄》中品）

【釋名】 《本草綱目》稱：**蠻薑**，子名：**紅豆蔻**。

李時珍說：陶隱居說此薑最早產於高良郡，故得名。高良是現在的高州，漢代名高涼縣，吳國改為郡。因那裏山高稍涼，因此叫高涼，然高良實則高涼。

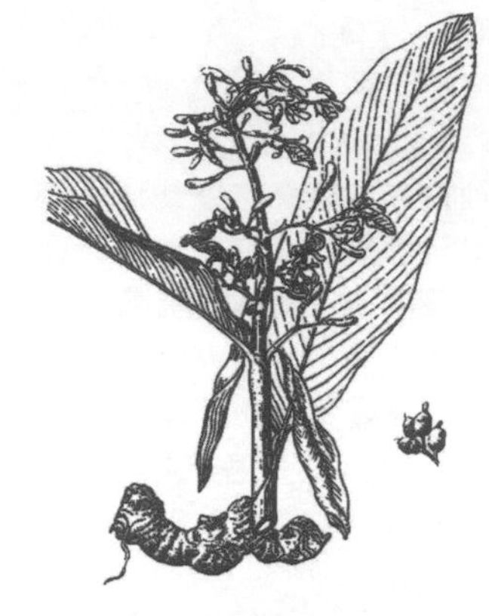
大高良薑

【集解】 陶弘景說：本品產於高良郡，二、三月採根用。其形態性質與杜若相似，葉像山薑。蘇敬謂：嶺南產的形大柔軟，江左產的細小堅硬，味不太辛，其實是同一品種，今人稱小的為杜若，大的為高良薑，也不妥。蘇頌講：現在嶺南各州及黔、蜀等地均產本品，但多不入藥。春季長莖葉像薑苗而大，約高一二尺，開紅紫花如山薑黃。李珣說：紅豆蔻生長在南海山谷，為高良薑子，苗像蘆葉像薑，花帶穗，嫩葉捲曲生長，微帶紅色。嫩葉上加鹽，花朵就不散落，須用朱槿花染色。能醒酒，解酒毒。李時珍說：據《桂海志》記載，紅豆蔻花喜叢生，葉瘦像碧蘆，春末發芽。初開花時有一莖杆，外有大竹皮包裹，拆竹皮後露出來。一穗上有十多個花蕊，色淡紅豔麗，如桃杏花色。花蕊重重的像葡萄樣下垂，又像玫瑰珠石鸞鳥剪綵的形狀，每個花蕊有兩瓣花心，人們將此喻為連理。其子也像草豆蔻。李時珍說：高良薑、紅豆蔻宜炒後入藥。

高良薑根

【性味】 **辛、大溫；無毒。**

【主治】 《名醫別錄》載：**治療暴冷、胃脘冷痛、嘔逆及霍亂腹痛**。陳藏器說：**下氣利嗽，潤膚，煮服又可止瀉痢**。甄權胃：**主治腹部冷痛，除風濕痹痛力弱**。《日華諸家本草》謂：**治瀉痢轉筋、反胃嘔吐，並消食，解酒毒**。蘇頌說：**口含服能利嗽生津，可治噁心及嘔吐清水。若口臭，宜與草豆蔻配用，研末或水煎服**。李時珍講：**有健脾胃，寬噎膈，破冷癖，除瘴瘧之功**。

【發明】 楊志瀛說：高良薑為治胃寒呃逆要藥，佐以人參、茯苓用，共奏溫裏散寒之效。李時珍謂：《十全方》記載，治心腹冷痛宜用本品，打碎微炒研末，米湯送服一錢則痛止。

【附方】 **治霍亂吐瀉**《外台秘要》：用炙高良薑五兩，酒一升，煮沸三四次後頓服。 **治霍亂腹痛**《聖惠方》：用本品一兩研碎，水三盞，煎至二盞半，去滓後加粳米一合煮粥飲服則痛止。 **治霍亂嘔吐不止**《普濟方》用冰壺湯：高良薑二錢研細末，加大棗一枚，水煎冷服可馬上止嘔。 **治腳氣欲吐**蘇敬謂：用高良薑一兩，水三升，煮至一升，頓服。若無本品可用母薑一兩代之，清酒煎服，療效比高良薑次。 **治心腹冷痛**《永類鈐方》：用高良薑三錢，五靈脂六錢，研末，每次三錢醋湯送服。 **治心脾冷痛及一切寒冷食物傷脾**《惠民和劑局方》：用高良薑、乾薑等份，炮製後研末，調糊做丸如梧子大，每次飯後橘皮湯送服十五丸，以補脾溫胃，寬胸下氣，祛寒消痰。孕婦忌用。 **治目赤腫痛**《談野翁試驗方》：取良薑末，竹管吹入鼻內取嚏，若流鼻血則紅腫消散。

紅豆蔻（《開寶本草》）

【性味】 **辛，溫；無毒。**

甄權說：味苦而辛，多食令人舌體胖大，不思飲食。李時珍認為：性味辛熱，主升浮屬陽，歸手、足太陰經。《生生編》記載：本品最能動火傷目致衄血，不宜作食物配料。

【主治】 馬志說：**治腸胃虛弱的水瀉，心腹絞痛、霍亂嘔酸，並解酒毒**。甄權謂：**可消瘴祛毒氣，除宿食，溫腸胃，治療脘腹冷痛、嘔吐瀉痢**。李時珍謂：**有散寒燥濕作用，能治噎膈反胃、虛瘧腹脹、燥濕散寒**。

【發明】 李時珍說：紅豆蔻在李東垣治脾胃的藥方中經常用，取其辛熱芳香，能醒脾溫胃，散寒燥濕及清食的功用。如果脾肺積有伏火的

本草綱目 白話精譯

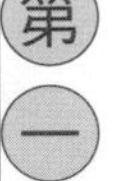
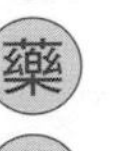

患者，切不可用。

【附方】 **治風寒牙痛**《衛生家寶方》：用紅豆蔻研末，放入左右鼻中取嚏，並塗揉患牙上讓其流涎，或加麝香。

現代醫學研究簡介

【來源】 高良薑為薑科植物高良薑的根莖。

【化學成分】 高良薑含揮發油0.5%～1.5%，其中主要成分是1，8-桉葉素和桂皮酸甲酯，尚有丁香油酚、蒎烯、畢澄茄烯等。

【藥理作用】 高良薑煎液對炭疽桿菌、α-或β-溶血性鏈球菌、白喉及其類白喉桿菌、肺炎球菌、葡萄球菌（金黃色、檸檬色、白色）、枯草桿菌等皆有不同程度的抗菌作用。高良薑揮發油，能刺激胃壁神經，使消化功能亢進；亦能刺激腸壁血管，使之收縮。

【臨床應用】 臨床上用高良薑治療胃痛、胃虛寒、胃及十二指腸潰瘍等。

豆蔻（《名醫別錄》上品）

【釋名】 《開寶本草》稱：**草豆蔻**。《異物志》謂：**漏蔻**。《通志》叫：**草果**。

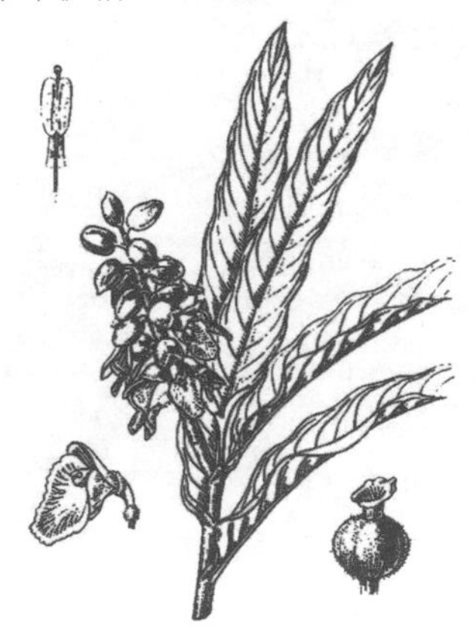
草豆蔻

寇宗奭說：豆蔻就是草豆蔻。這是針對肉豆蔻而言，若作果品味道不好。李時珍謂：據楊雄《方言》載凡物品豐盛的叫蔻。豆蔻之名是取此義。

【集解】 《名醫別錄》記載：豆蔻生長在南海。蘇敬說：苗像山薑，開黃白花，苗根及子也像杜若。蘇頌謂：嶺南一帶有本品，苗像蘆，葉似山薑、杜若之類，根像高良薑。李時珍說：草豆蔻、草果雖是同一品種，但色、味略有區別，今建寧產的豆蔻，大小像龍眼，形狀稍長，皮黃白，薄而稜尖，仁大像砂仁，辛香氣和；滇、廣所產草果大小像訶子，皮黑厚而稜密，子粗辛臭，很像斑蝥的氣味。

豆蔻仁

【氣味】 **辛、澀，溫；無毒。**

【主治】 《名醫別錄》謂：**能溫中，治療心腹痛及嘔吐，兼除口臭**。《開寶本草》謂：**下氣，止霍亂，解酒毒及除一切寒氣**。李杲說：**有健脾益胃，調中消食之功，能治心胃疼痛。** 李時珍說：**可除寒燥濕，破氣開鬱，殺魚肉毒。治療瘴癘寒瘧、傷暑吐瀉、痰飲積聚、惡阻帶下等症。**

【發明】 陶弘景說：豆蔻味辛性烈，香氣濃郁，可食用。李時珍說：豆蔻治病，取辛熱浮散，除寒燥濕；有開鬱消食作用。南方多潮濕、霧瘴的天氣，脾胃易患寒濕鬱滯之病，所以飲食中必用豆蔻，是與當地的氣候相適應。但過量使用可助脾熱，傷肺氣及損目。又謂：與知母同用治瘴瘧寒熱，取一陰一陽無偏勝之害。草果治太陰獨勝之寒，知母治陽明獨勝之火。

【附方】 **治心腹脹滿短氣**《千金方》：用草豆蔻一兩，去皮研末，木瓜生薑湯送服半錢。**治胃虛嘔逆，不能進食**《普濟方》：用草豆蔻仁三枚，高良薑半兩，水一盞，煮後濾汁，加薑汁半合，與白麵調和後切碎，羊肉拌汁煮熟，空腹時食用。 **治瘧疾**《濟生方》、《醫學大成》：用草果仁、熟附子等份，加生薑七片，大棗二枚，水二盞，煎至一盞，溫服。**治口臭**《肘後方》：用豆蔻、細辛研末含漱。**治赤白帶下**《衛生易簡方》：取連皮草果一枚，乳香一小塊，麵裹煨成焦黃色，研末，每次米湯送服二錢，每日二次。

豆蔻花

【性味】 **辛，熱；無毒。**

【主治】 《日華諸家本草》謂：**有降氣止嘔逆，除霍亂，調中焦，補胃氣，解酒毒作用。**

現代醫學研究簡介

【來源】 豆蔻為薑科植物草豆蔻的成熟種子

團。

【化學成分】 豆蔻含有山薑素、小豆蔻查耳酮。

【藥理作用】 1：125～1：400 水煎劑對豚鼠離體腸管呈興奮作用；劑量增至1：75～1：100時呈抑制作用。揮發油的飽和水浸劑也呈抑制作用。種子的水浸出物不刺激狗的胃酸分泌，但能增加胃蛋白活性。種子的乙醇抽提物對鼠腹水肉瘤-180無拮抗作用。

白豆蔻（《開寶本草》）

【釋名】 又名：**多骨**。

【集解】 馬志說：本品產於伽古羅國，故稱多骨。蘇頌謂：廣州、宜州也有本品，白豆蔻但品質不如外國的好。李時珍講：白豆蔻子圓，大小像牽牛子，外殼白厚，仁像砂仁，入藥時需去皮炒用。

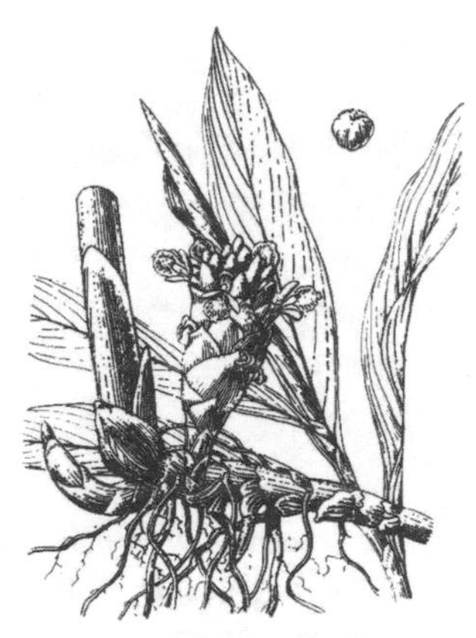
白豆蔻

白豆蔻仁

【性味】 **辛，大溫；無毒。**

【主治】 《開寶本草》謂：**能止吐逆反胃，降氣消穀，並療寒症**。李杲說：**可散肺中滯氣，寬胸消食，並治白內障**。王好古謂：**有補益脾肺，行氣，收斂作用**。李時珍認為：**解酒毒，除瘧疾寒熱**。

【發明】 張元素說：白豆蔻氣味俱薄，共有五大功用：一為肺本經藥，二散胸中氣滯，三祛寒邪腹痛，四溫暖脾胃，五治太陽經目赤。李時珍謂：楊士瀛說本品治療脾虛瘧疾、寒熱嘔吐，取其消食磨積，通行三焦，調和營衛作用。

【附方】 **治胃寒噁心欲吐**《張文仲備急方》：用白豆蔻子三枚，搗細末，好酒一盞，溫服，以多飲幾盞為好。 **治小兒胃寒吐乳**《危氏得效方》：用白豆蔻仁、砂仁各十四個，生甘草、炙甘草各二錢，研末，經常摻入小兒口中。

現代醫學研究簡介

【來源】 白豆蔻為薑科植物白豆蔻和爪哇白豆蔻的成熟果實。

【化學成分】 白豆蔻含揮發油，其中有d-龍腦、d-樟腦、1，8-桉葉素、α及δ松油烯、α-蒎烯、β-蒎烯、石竹烯、月桂烯、桃金娘醛、葎草烯及其環氧化物、葛縷酮、松油烯-4-醇等。

【藥理作用】 豆蔻油的芳香很不穩定，易失去其香味，一般可作成芳香酊或酯劑。種子在應用前方可磨碎，有良好的芳香健胃作用。白蔻仁還可通過促進胃液分泌和興奮腸蠕動來制止腸內異常發酵，驅除胃腸內積氣，並具有止嘔作用。其果殼水煎劑對痢疾桿菌屬有抑制作用。其揮發油對豚鼠實驗性結核，能增強小劑量鏈黴素樣作用。

益智子（《開寶本草》）

【釋名】 李時珍說：脾主智，本品能益脾胃而得名，其義與龍眼又名益智相同。按蘇軾《仇池筆記》所說，海南出產益智，花實都是長穗狀，分為三節。

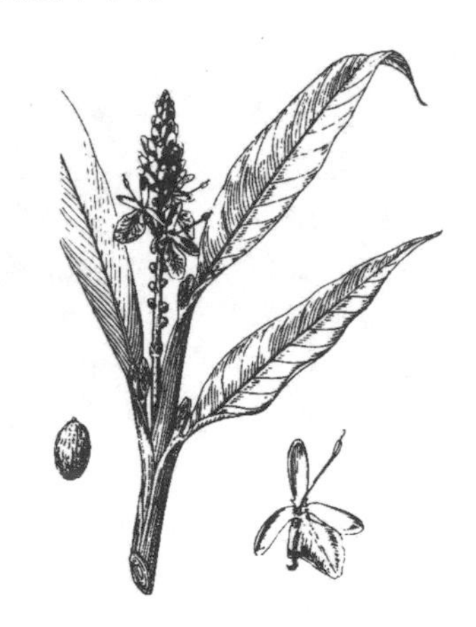
益智

【集解】 陳藏器說：益智生長在崑崙和交趾，現在嶺南各地都有。《廣州記》說：葉像蘘荷，長一丈多，根上有小枝，高八九寸，無花，莖像竹箭，子從心中出。一枝上有十子叢生如小棗大，核黑皮白，以核小者為好。

益智仁

【性味】 **辛，溫；無毒。**

【主治】 馬志說：**能補虛調氣，益氣安神，通利三焦，治療腎虛遺精，小便淋瀝及崩漏。若夜尿多，可用本品二十四枚研碎，加鹽煎服效果好。**李杲謂：**有補氣和中作用，並治寒邪犯胃的多涎症。**王好古謂：**能益脾胃，補腎虛，治療滑精、小便赤濁。**李時珍說：**治夢遺、吐血及崩漏等。**

【發明】 李時珍說：益智大辛，為助陽抑陰之品，適用於三焦、命門氣衰者。

【附方】 **治小便頻數**《朱氏集驗方》用縮泉丸：鹽炒益智子、烏藥等份研末。酒煮山藥粉為糊做丸如梧子大，每次空腹鹽開水送下七十丸。 **治男女白濁**《永類鈐方》：用鹽水炒益智仁、薑汁炒厚朴等份，生薑三片，大棗一枚，煎服。 **治崩漏**《產寶》：益智子炒後研末，米湯中加鹽送服一錢。 **治胎漏下血**《胡氏濟陰方》：用益智仁半兩，砂仁一兩，研末，每次三錢以空腹白開水送下，每天二次。

現代醫學研究簡介

【來源】 益智子為薑科植物益智的果實。

【化學成分】 益智果的甲醇抽提物中，含有二芳基庚烷類成分，包括益智酮甲和益智酮乙，並含倍萜類成分益智醇。另外，益智的精油中還含蒎烯、1，8-桉葉素、樟腦、薑烯和薑醇等。

【藥理作用】 1.抗癌作用。2.抑制迴腸收縮作用。3.抑制前列腺素有機合成作用。4.強心作用。5.拮抗鈣活性及引起血管舒張。

肉豆蔻（《開寶本草》）

【釋名】 《本草綱目》稱：**迦拘勒**。又名：**肉果**。

寇宗奭說：肉豆蔻是針對草豆蔻命名的，本品去殼只用肉，以肉脂豐富者佳，枯白瘦小者次之。李時珍謂：本品因花及果實均像豆蔻，故名，但無核。

【集解】 陳藏器說：肉豆蔻生長在胡國，故名叫迦拘勒。蘇頌講：今嶺南也有栽培，春季長苗，夏季抽莖開花，結出果實像豆蔻，六七月採摘。李時珍說：本品的花、果實雖像草豆蔻，但皮肉卻有不同，皮外有皺紋，肉內有斑纈紋，像檳榔紋，最易被蟲蛀，只有烘乾後密封方可保存。

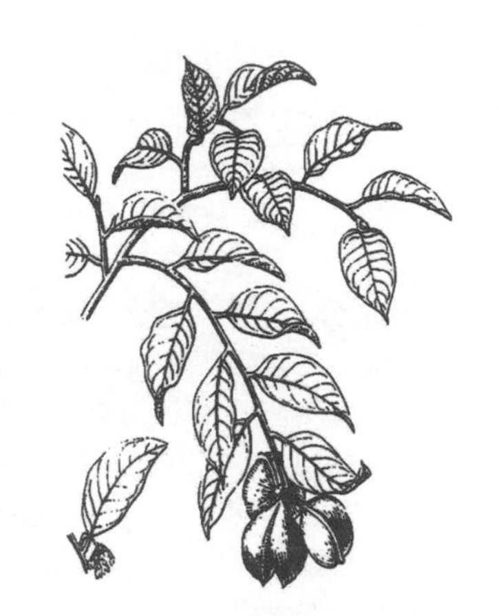

肉豆蔻

肉豆蔻實

【性味】 **辛，溫；無毒。**

【主治】 《開寶本草》謂：**能溫中消食，止瀉，治療寒凝所致心腹脹痛、霍亂吐逆及小兒食乳吐瀉。**《日華諸家本草》說：**可調中開胃，降氣，解酒毒。**甄權謂：**治宿食痰飲、腹痛及乳汁不通等。**李珣說：**治心腹蟲痛、赤白瀉痢，宜研末後用粥送服。**李時珍謂：**能暖脾胃，固大腸。**

【發明】 《日華諸家本草》記載：本品調中下氣，味真力宏。汪機講：本品澀腸治痢，又為療小兒傷乳泄瀉的要藥。李時珍說：脾土喜芳香愛溫暖，肉豆蔻性味辛溫，正可調理脾胃治吐痢。

【附方】 **暖胃除痰，促進食欲**《普濟方》：用肉豆蔻二個，生薑炒半夏五錢，木香二錢半，研末，蒸餅做丸如白芥子大，每次飯後用津液下嚥五至十丸。 **治霍亂吐痢**：本品研末，薑湯送服一錢。 **治久瀉不止**《百一選方》：用煨肉豆蔻一兩，木香三錢研末，與大棗肉調和做丸，每次米湯送服五十丸。 **治老人虛瀉**《瑞竹堂方》：用煨肉豆蔻三錢，加乳香一兩共研末，陳米粉調糊做丸如梧子大，每次米湯送服五十至七十丸。 **治寒痢腹痛不能食**《聖惠方》：用肉豆蔻一兩去皮，醋和麵裹煨熟，搗碎，每次米湯送服一錢。

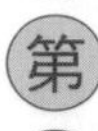
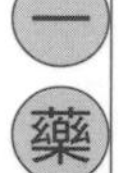

現代醫學研究簡介

【來源】 肉豆蔻為肉豆蔻科植物肉豆蔻的種子。

【化學成分】 肉豆蔻含揮發油2%～9%，包括d-莰烯及α-蒎烯等。其脂肪中，肉豆蔻酸含量達70%～80%，並含有毒物質肉豆蔻醚。

【藥理作用】 肉豆蔻油除有芳香性外，尚具有顯著的麻醉性能，肉豆蔻油0.03～0.1ml可用作芳香劑或驅風劑、腸胃道的局部刺激劑。肉豆蔻醚對人的大腦有中度興奮作用，但與肉豆蔻不完全相同；後者可引起血管狀態不穩定、心率變快、體溫降低、無唾液、瞳孔縮小、情感易衝動、孤獨感、不能進行智為活動等。

補骨脂（《開寶本草》）

【釋名】 《開寶本草》稱：**破故紙**。《藥性論》謂：**婆固脂**。《日華諸家本草》叫：**胡韭子**。

李時珍說：補骨脂言其功能，胡人稱為婆固脂，而一般人誤傳為破故紙。叫胡韭子，是因子的形狀與韭子相似，不是指產於胡地的韭子。

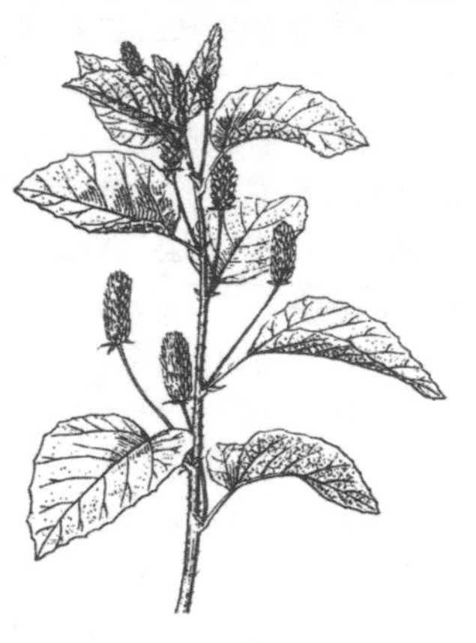
補骨脂

補骨脂子

【性味】 **辛，大溫；無毒。**

甄權說：味苦而辛。李珣說：惡甘草。李時珍謂：忌芸薹及各種動物血，宜與胡桃、胡麻仁配用。

【主治】 《開寶本草》謂：**治五勞七傷、腎虛滑精等**。甄權謂：**能逐寒濕，治療腰膝冷痛、風濕頑痹，並縮尿，祛腹中寒氣**。《日華諸家本草》載：**助陽，明目**。李時珍謂：**有通命門、暖丹田，斂精神作用，並治腎虛泄瀉**。

【發明】 蘇頌說：現在的人多把破故紙與胡桃合服。此法出自唐代鄭相國。鄭自述說，我做南海節度使時，年已七十五歲。南方卑濕，傷於內外，陽氣衰弱，服乳石補藥不癒。元和七年，有訶陵國船主李摩訶知我病狀，傳方並藥。我疑而未服。李摩訶叩首一再請服，遂服之。經七八日而效驗。方用：破故紙十兩，擇淨去皮，洗淨曬乾，搗篩令細。胡桃瓤二十兩，湯浸去皮，細研如泥。加入前面說的細末，用好蜜調合如飴糖。早晨用暖酒二合，調藥一匙服下，此後吃飯。服食日久，延年益氣。番人叫做補骨脂，語訛為破故紙。李時珍講：此方也可做丸劑，溫酒送服。按白飛霞《方外奇方》載，破故紙屬火，可收斂神明，通心包和命門之火，能固元陽，充精髓，治脫症。胡桃仁屬木，能養血潤燥，與破故紙相佐，有木火相生之妙用。所以說補骨脂無胡桃仁，就像水母沒有蝦。又補骨脂惡甘草，而《瑞竹堂方》青娥丸中加用甘草，為什麼？難道甘草能調和百藥，惡而不惡？《本事方》記載，孫真人說本品補腎不如補脾，我認為補脾不如補腎。腎氣虛弱則陽氣衰虛，不能溫暖脾胃。脾胃氣寒，使人胸膈痞虛，不進飲食，難以消化或脅腹虛脹，或嘔吐痰涎或腸鳴泄瀉。猶如鼎釜中之物，無火力，而成天不能食，拿什麼消化？濟生二神丸專治脾胃虛寒的泄瀉藥用破故紙補腎，肉豆蔻補脾。二藥雖然兼補但無斡旋之力，往往加木香以行氣，使之斡旋，空虛倉廩，倉廩空虛則進飲食。屢用有效，不可不知。

【附方】 **治下元虛冷**《惠民和劑局方》用補骨脂方：炒補骨脂、酒蒸菟絲子各四兩，胡桃肉一兩去皮，沒藥、乳香、沉香各二錢半，研末，蜜調做丸如梧子大，每次空腹以鹽湯或溫酒送服二三十丸，從夏至服到冬至止，每天一劑，以壯筋骨，益元氣。 **治男女虛勞及一切風病等**《經驗後方》：用補骨脂一斤，酒浸一夜，曬乾，再用烏油麻一升拌炒，待麻子不發出聲響後去麻子，取補骨脂研末，醋煮，調糊做丸如梧子大，每次空腹時溫酒或鹽湯送下二三十丸。 **治腎虛腰痛**：用補骨脂一兩，炒後研末，每次溫酒送服三錢，效果神妙，或加木香一錢。 **治妊娠腰痛**《婦人良方》用通氣散：補骨脂二兩，炒香研末，先嚼食胡桃肉半個，後空心溫酒送服藥末二錢，藥效明顯。**治精氣不固之症**《三因方》：用補骨脂、青鹽等份，同炒研末，每次米湯送服二錢。 **治膀胱虛冷的小兒遺尿**《嬰童百問》：炒補骨脂末，每晚熱湯送服五分。 **治遺精夏子益**《奇疾方》：用補骨脂、韭子各一兩研末，每次取三錢，水一盞，煎至六分服，每日三次，痊癒為止。

現代醫學研究簡介

【來源】 補骨脂為豆科植物補骨脂的果實。

【化學成分】 果實含揮發油、有機酸$C_{40}H_{45}O_{10}$，一種甲基糖甙、鹼溶性樹脂、不揮發性萜類油、皂甙。

【藥理作用】 1.對心血管系統的作用：補骨脂乙素可明顯擴張豚鼠、兔、貓、大白鼠離體心臟的冠狀動脈。2.升高白血球。3.止血作用。4.抗菌作用。5.殺死陰道毛滴蟲。6.對平滑肌的作用：補骨脂提取物對離體及在位腸管平滑肌均呈興奮作用，但對豚鼠離體子宮卻呈鬆弛作用。7.抗癌作用。8.抗老延壽作用。9.光敏作用、增強皮膚色素作用。10.抗著床和雌激素樣作用。

【臨床應用】 1.治療銀屑病。2.治療白癜風。3.治療雞眼和脫髮。4.治療白血球減少症。5.治療婦科及其他出血症。6.治療外陰白斑。7.治療小兒遺尿症。8.治療汗斑。9.治療支氣管哮喘。10.治療陰道滴蟲。11.治療病竇綜合徵。12.治療禿髮。

郁金（《新修本草》）

【釋名】 又名：**馬蒁**。

朱震亨說：郁金不香而性輕揚，能到達酒氣所到的地方。古人用治氣機鬱遏之病，恐命名由此而來。李時珍謂：過去人們說是大秦國產的鬱金香，只有鄭樵的《通志》說是這種郁金。因根形像莪朮可治馬病，故叫馬蒁。

【集解】 蘇敬說：郁金生長在蜀地和西戎，苗像薑黃，花白質紅，秋末長莖、心，但無果實。李時珍說：郁金有二種，鬱金香用花，見本條；這是用根，苗像薑，根似指頭大，長一寸多，體圓有橫紋如蟬腹狀，外黃內紅，人們用它浸水後染色，也略有香氣。

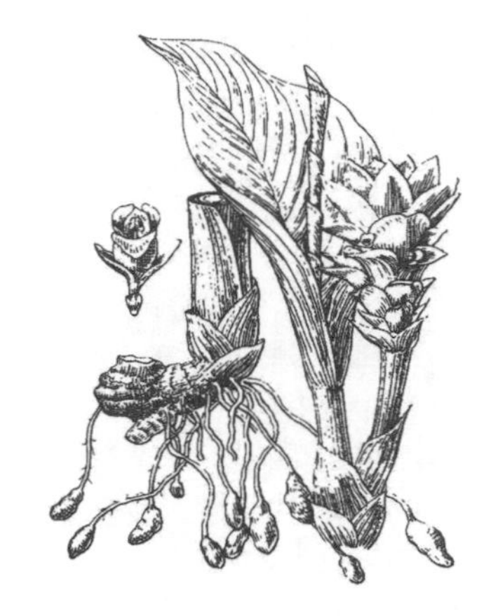

溫郁金

郁金根

【性味】 **辛、苦，寒；無毒。**

張元素說：本品氣味俱厚，純屬陰藥。

【主治】 《新修本草》謂：**有破血止血及生肌作用。治療血瘀、血淋、尿血、跌打損傷。**甄權說：**單品治療婦女瘀血心痛、冷氣積聚，用溫醋調後塗抹患處，也治馬病腹脹**。張元素說：**有清心之功**。李時珍謂：**治氣血瘀滯的胸腹疼痛、產後惡血沖心、神昏癲狂及蠱毒。**

【發明】 李時珍謂：郁金歸心及心包絡，善治血病。《經驗方》用治神昏癲狂，用真郁金七兩，明礬三兩研末，調糊做丸如梧子大，每次開水送服五十丸。

【附方】 **治厥心氣痛難忍**《奇效方》：用郁金、附子、乾薑等份研末，醋調糊丸如梧子大，朱砂為外衣，每次男子用酒，女子用醋送服三十丸。 **治產後心痛，血氣上沖欲死**《袖珍方》：用郁金子燒灰存性，研末，取二錢，米醋一呷，調灌送服，即可甦醒。 **治自汗不止**《集簡方》：用郁金末，睡眠時調敷在乳房上。 **治衄血吐血**《黎居士簡易方》：用川郁金研末，每次井水送服二錢，嚴重者可再次服。 **治尿血**《經驗方》：用郁金末一兩，蔥白一把。水一盞，煎至三合，溫服。每日三次。 **治砒霜中毒**《事林廣記》：用郁金末二錢，加少量蜂蜜，冷水調服。 **治痔瘡腫痛**《醫方摘要》：用郁金末，水調後塗敷，腫痛可消失。**治耳痛**《聖濟總錄》：用郁金末一錢，水調後倒入耳內，再迅速倒出。

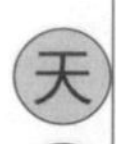
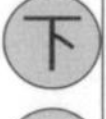
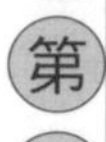
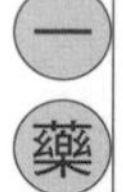
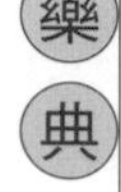
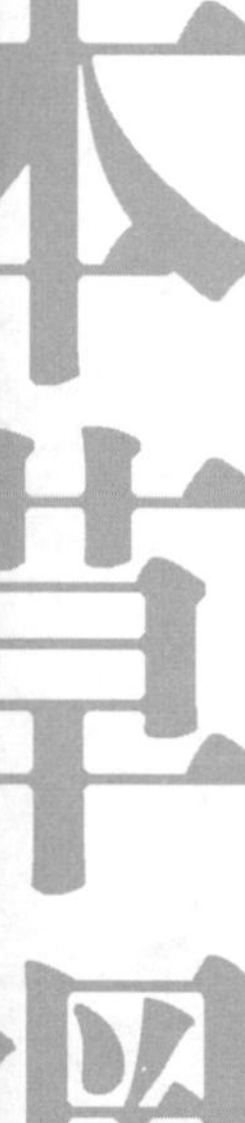

現代醫學研究簡介

【來源】 郁金為薑科植物薑黃、郁金或莪朮的塊根。

【化學成分】 郁金塊根含揮發油，其中有莰烯、樟腦、倍半萜烯，主要為薑黃烯、倍半萜烯醇等。還含有薑黃素、脫甲氧基薑黃素、雙脫甲氧基薑黃素、薑黃酮和芳基薑黃酮。含澱粉、脂肪油、橡膠、黃色染料、葛縷酮及水芹烯。其有效成分是對-甲苯基-甲基羥甲基薑黃素。

【藥理作用】 1.對脂質代謝的影響。2.抗炎和抑制免疫作用。

【臨床應用】 1.治療傳染性肝炎。2.治療高脂血症。3.治療心律失常。4.治療膽石症。5.治療急性腎炎。6.治療泌尿系結石。7.治療自汗症。8.治療中耳炎。9.治療癲癇。10.治療乳癰。

莎草 香附子（《名醫別錄》中品）

【釋名】 《新修本草》稱：**雀頭香**。《圖經本草》稱：**草附子、水香陵、水巴戟、水莎、莎結、續根草、地藾根**。《爾雅》謂：**侯砂**。《名醫別錄》謂：**夫鬚**。《廣雅》謂：**地毛**。

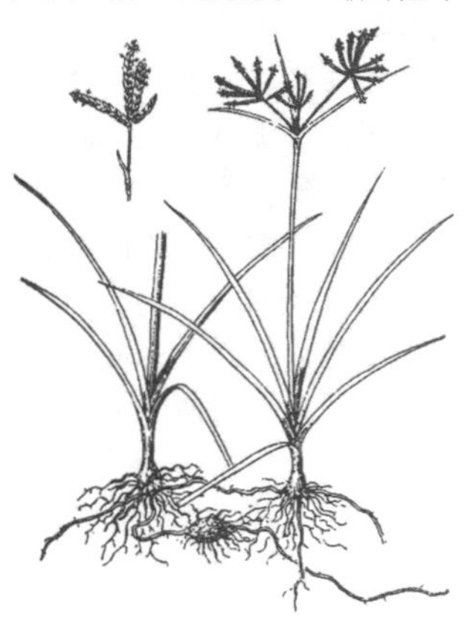

莎草

李時珍說：《名醫別錄》只說莎草，沒說用苗或用根，後世都以根入藥，叫香附子，卻不知莎草之名。莎草可做斗笠和雨衣用，稀疏不沾衣，故名字從草從沙，也寫成「蓑」字。莎草因做衣服像帽子帶下垂，又像孝子的衰衣，所以字又從衰。

【集解】 《名醫別錄》記載；莎草生長在田野裏，二月、八月採摘用。李時珍說：莎葉像老韭葉硬，光澤有劍脊稜。五六月抽莖。三稜中空，莖端再長出許多葉片，開青花成穗狀像黍米，中間有細子，根上有鬚，鬚下結一二枚子，可相轉延生。子上有細黑毛，大小像羊棗而兩頭尖，採摘後燎去細毛曬乾後用。這是近期常用的要藥，但陶氏不識本品。各家注釋也簡略，從而才知道古今藥物的興廢不同。就各種藥物，不能因為現在不了解就廢棄不收錄，像香附子這樣的藥，怎麼知道漢代時無用，現在又成為要藥呢？

莎草、香附子根

【性味】 **甘，微寒；無毒。**

李時珍則認為：味辛甘、微苦而性平，為足厥陰、手少陽主藥。並兼行十二經，入氣、血分，宜與童便、醋、川芎、蒼朮同用。

【主治】 《名醫別錄》謂：**除胸中積熱，濡潤肌膚，久服可補氣、長鬚眉**。蘇頌說：**治憂鬱易怒、心悸怔忡等症**。李杲謂：**治一切氣分病和霍亂吐瀉腹痛、腎及膀胱虛冷之症**。李時珍說：**能散疫毒，解六鬱，利三焦，消飲食積聚，治療痰飲痞滿、水腫腹脹、腳氣、胸腹、肢體及頭面五官各種痛症或癰疽瘡瘍、吐血尿血、崩漏帶下、月經不調等胎前產後諸疾**。

莎草、香附子苗及花

【主治】 《天寶單方圖》謂：**治男子心肺兩虛，感受風熱，膀胱、脅下氣機不暢及皮膚瘙癢、風疹、納差消瘦、憂鬱心悸等症。用苗、花二十斤打碎研細末，水二石五升，煎至一石五升薰洗浸浴，以全身汗出為宜，瘙癢即止。四季經常使用，可根治風疹**。李時珍說；**煎服可散氣鬱，利胸膈，除痰熱**。

【發明】 王好古說：香附治膀胱、脅下氣機鬱滯，心慌短氣，這是因能益氣，為血中氣藥，本草中雖無治崩漏的記載，但現在方中用治崩漏，也是取其益氣止血的原理。李時珍說：香附子性平不寒，香能走竄，味辛能散，微苦以降，為足厥陰肝經、手少陽三焦氣分主藥，兼通十二經氣分。生用上行胸膈，外達皮膚；熟用下走肝腎，外徹腰腳；炒黑用以止血。與童便浸炒入血分又兼補益；與鹽水浸炒入血分又兼補益；與鹽水浸炒入血分而潤燥；青鹽炒則

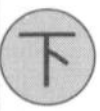
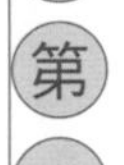
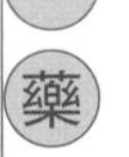
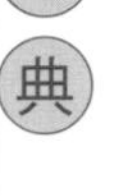

補腎氣；酒浸炒則通經絡；醋浸炒則消積聚；薑汁炒則化痰飲。與人參、白朮同用補氣；與當歸地黃等同用補血；與木香同用解鬱和中；與檀香同用行氣醒脾；與沉香同用升降氣機；與川芎、蒼朮同用解各種鬱滯；與梔子、黃連同用降火清熱；與茯神同用交通心腎；與茴香、破故紙同用引火歸原；與厚朴、半夏同用消除脹滿；與紫蘇、蔥白同用解表邪；與三稜、莪朮同用消積塊；與艾葉同用暖子宮。為氣病總司、女科主帥。韓說：香附能推陳致新，故各種方書中均說能益氣，但民間有耗氣一說，只宜於女人而不宜於男子。其實不是，因婦女以血為本，氣行就無病。老人精枯血閉，唯獨是以氣為資本，小兒形體日漸充盛堅固。凡病屬氣滯、氣虛，香附為必用之藥，世人很少知曉。我用人參、黃芪，佐以甘草，治療氣虛膽怯者效果很好。

【附方】　**治男子心煩悶，膀胱、脅下氣機不暢，憂鬱不樂兼心悸**。《天寶單方圖》：用香附子根二大升，搗爛焙焦，以生絹絲袋裝，貯藏在三大斗無灰清酒中浸泡，春三月後浸泡一天可服用。　**治心血不足，火不下降和腎氣疲憊，水不上升所致的精耗神衰、驚悸遺精、痞滿納差**。《瑞竹堂經驗方》用交感丹：香附子一斤，新水浸泡一夜，在石臼上擦去毛，炒黃，茯神去皮木，四兩，研末，蜜調做丸如彈子大，每次細嚼一丸用降氣湯送下。　**治氣熱上攻，頭昏目眩、偏正頭痛**《奇效良方》用一品丸：大香附子去皮，水煮一小時後搗爛曬乾研末，蜜調做丸如彈子大，每次一丸，水一盞，煎至八分服用，婦女用醋煎湯送服。　**治一切氣病，痞脹煩悶、嘔酸喘嘁等**《惠民和劑局方》：香附子一斤，砂仁八兩，炙甘草四十兩，每次服時加少量鹽，用白開水送服一錢可降諸氣。　**治一切心腹諸痛**《集簡方》：用艾附丸：香附子二兩，蘄艾半兩，醋湯同煮熟後去艾葉，炒後研末，米醋調糊做丸如梧子大，每次白開水送服五十丸。　**治停痰宿飲，胸膈不利**《仁存方》：用香附（皂莢水浸）、半夏各一兩，明礬末半兩，薑汁調和做丸如梧子大，每次用薑湯可隨時送服三四十丸。　**治臟腑冷痛及開胃**《普濟方》：用炒香附子研末，每次以薑、鹽同煎湯送服二錢。　**治各種牙痛**：用香附、艾葉煎湯漱口，或用香附末擦患牙。　**治氣虛浮腫**《丹溪心法》：用香附子一斤，童便浸三天後焙乾研末，調糊做丸，每次用米湯送服四五十丸，每日二次。　**治疝氣脹痛**《瀕湖集簡方》：用香附末二錢，海藻一錢（酒煎），每次空腹調服，並食海藻。

現代醫學研究簡介

【來源】　本品為莎草科植物莎草的莖葉。

【臨床應用】　1.治療痛經。2.治療扁平疣。3.治療慢性胃炎、消化性潰瘍。4.治療乾性坐骨神經炎。5.治療胸膜腔積液。

藿香（《嘉祐補注本草》）

【釋名】　又名：**兜婁婆香**。

李時珍說：豆葉叫藿，因葉似豆葉，故名。《楞嚴經》謂：壇前用兜婁婆香煎水霍香洗浴指的就是本品。《法華經》稱為多摩羅跋香，《金光明經》叫缽怛羅香，以上兩處談到「兜婁」二字是梵語的說法。

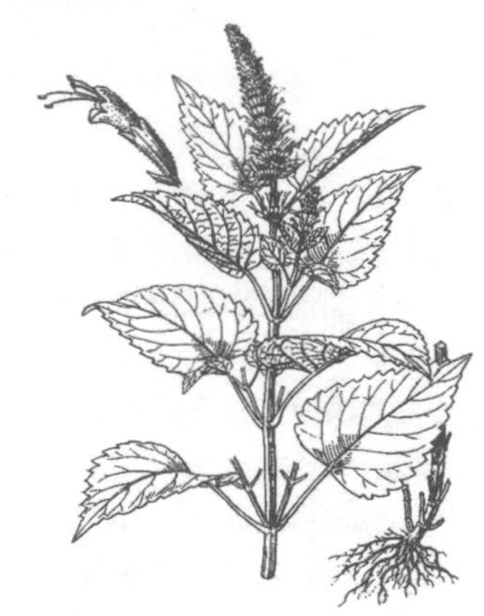

霍香

【集解】　掌禹錫說：據《南州異物志》記載，藿香產於海邊諸國，形如白芷，葉似水蘇，可放在衣物中。蘇頌說：嶺南多產本品。農民也有栽種。李時珍謂：藿香莖有節中空，葉像茄葉，張潔古、李東垣只用葉而不用枝梗，現代人枝梗並用，因葉偽品較多。

藿香枝、葉

【性味】　**辛，微溫；無毒。**

【主治】　《名醫別錄》謂：**能祛邪氣、止霍亂，治心腹疼痛及風水毒腫**。蘇頌說：**本品為治脾胃吐逆要藥**。張元素謂：**有助胃氣、開胃**

及增進食欲作用。王好古說：**可溫中，並治肺虛有寒，上焦壅熱之症，煎湯漱口可除酒後口臭**。

【附方】 **升降諸氣**《經效濟世方》：用藿香一兩，炒香附五兩研末，每次用白開水送服二錢。 **治霍亂吐瀉欲死**《百一選方》：用藿香葉、陳皮各半兩，水二盞，煎至一盞，溫服可起死回生。 **治夏季吐瀉**《禹講師經驗方》：用炒滑石二兩，藿香二錢半，丁香五分，研末，每次用米泔水送服二錢。 **治胎動不安，嘔吐酸水**《聖惠方》：用香附、藿香、甘草各二錢，研末，每次加少量鹽開水調服二錢。 **除口臭**《摘玄方》：用藿香煎水含漱。 **治瘡癰潰爛**《應驗方》：用藿香葉、細茶葉末等份燒灰，油調後貼敷患處。

現代醫學研究簡介

【來源】 藿香為唇形科植物廣藿香或藿香的全草。

【化學成分】 廣藿香含揮發油，油中主成分為廣藿香醇，還有苯甲醛、丁香油酚、桂皮醛、廣藿香薁醇、廣藿香吡啶、表愈創吡啶，另有多種其他倍半萜

【藥理作用】 1.對消化系統的作用：藿香揮發油能促進胃液分泌，增強消化力，對胃腸有解痙、防腐作用。2.鎮痛作用。3.抗病原體作用。

【臨床應用】 1.治療腹瀉。2.治療急性結膜炎。3.治療感冒。4.治療急性甲型肝炎。5.治療皮膚病。6.治療鼻淵。7.治療急性血栓性淺、深靜脈炎。8.治療急性腸胃炎、痢疾、暑月感冒、濕溫病，藿香正氣散對以上病症均有較好療效。9.治療暑濕泄瀉。

蘭草（《神農本草經》上品）

【釋名】 《神農本草經》稱：**蕑**（音閒）**水香**。《開寶本草》謂：**香水蘭**、**燕尾香**。《本草綱目》叫：**女蘭**、**香草**、**省頭草**、**孩兒菊**。《雷公炮炙論》名：**大澤蘭**。陶弘景稱為：**煎澤草**。《新修本草》謂：**澤草**。李當之叫：**都梁香**。又名：**千金草**。

馬志說：葉像馬蘭，故名蘭草。葉上有分枝，故稱燕尾草。當地人煮水洗浴以禦風邪，所以又稱香水蘭。陳藏器說：蘭草生長在湖池河畔，婦人可用它調油抹頭，故稱蘭澤。盛弘《荊州記》載：都梁有山，山下有清淺水，水中長蘭草，所以稱都梁香。李時珍說：都梁為現在的武岡州，另臨淮的盱眙縣也有都梁山，產本品。蘭是一種香草，能避穢氣。近世只知道蘭花卻不知道蘭草。只有虛谷方回認真考訂，說古代的蘭草是現在的千金草，俗稱孩兒菊。

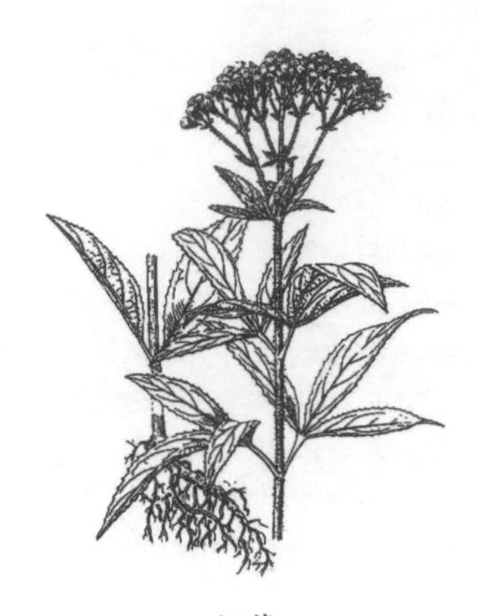

佩蘭

【集解】 《名醫別錄》記載：蘭草生長在太吳湖澤，四五月採挖。李時珍說：蘭草、澤蘭為一類植物的兩個品種，二者均生長在水邊潮濕處，二月老根長苗成叢狀，紫莖素枝，紅枝綠葉對節生，有細齒。但以莖圓節長，葉光潤有分叉的為蘭草；莖微方而節短，葉上有毛刺的為澤蘭。鮮嫩時均可採摘佩戴，八九月後漸漸長老，高三四尺，開花成穗狀如雞蘇花，呈紅白色，中間有細子，有人說家種的為蘭草，野生的為澤蘭，亦講得通。

【正誤】 李時珍講：寇、朱二氏說的是近世人們說的蘭花，不是古代的蘭草。蘭有多種，蘭草、澤蘭生長在水旁，山蘭為蘭草生長在山裏的品種，蘭花也長在山裏，與山蘭有區別。蘭花生長在附近的一種，葉像麥冬，春季開花；生長在福建的葉像菅茅，秋季開花。

蘭草葉

【性味】 **辛，平；無毒**。

【主治】 《神農本草經》謂：**能利水殺蟲，避穢邪，久服可益氣輕身防老，通神明**。《名醫別錄》謂：**可除胸中痰飲**。雷斅說：**有調氣生血，榮養營衛之功**。李杲說：**蘭草氣味清香，能生津止渴，滋潤肌膚，治療消渴與黃疸**。馬

志說：**煎水外洗可療風病**。李時珍謂：**有消癰腫，調月經之效，水煎服可解食牛、馬肉中毒**。陳藏器講：**芳香潤澤，可作膏劑塗抹頭髮**。

【附方】 **解食牛、馬肉中毒**《唐瑤經驗方》：用省頭草根、葉一起煎服，可解毒。

現代醫學研究簡介

【來源】 蘭草為菊科植物蘭草的莖葉。

【化學成分】 蘭草含揮發油，油中含：對-聚傘花素、乙酸橙花醇酯和5-甲基麝香草醚、葉含香豆精、鄰-香豆酸及麝香草氫醌等。蘭草根中還含有蘭草素。

【藥理作用】 蘭草揮發油中所含對-聚傘花素和乙酸橙花醇酯，對流感病毒有直接抑制作用。

【臨床應用】 1.蘭草即佩蘭，有清暑、避穢、化濕、調經等功效。2.治療百日咳。

澤蘭（《神農本草經》中品）

【釋名】 《神農本草經》稱：**虎蘭**、**龍棗**。《吳普本草》稱：**水香**。《名醫別錄》名：**虎蒲**。陶弘景謂：**都梁香**。《本草綱目》叫：**孩兒菊**、**風藥**。《嘉祐補注本草》謂：根名**地筍**。

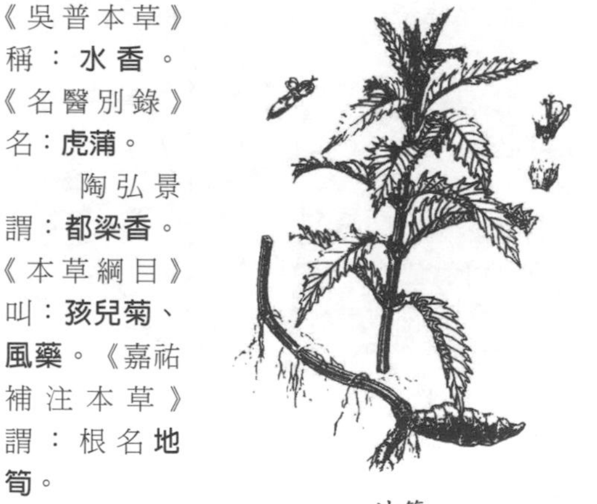

地筍

陶弘景說：本品生在池澤水旁，故名澤蘭，也叫都梁香。李時珍說：本藥也可作香澤用，不僅指生長在池澤旁。齊安人稱風藥。《吳普本草》謂水香，現通稱為孩兒菊。澤蘭與蘭草為同類植物的二品種。因根可食用，故叫地筍。

【集解】 《吳普本草》記載：本品生長在潮濕水澤邊，葉像蘭草，二月長苗，紅節，四葉長在枝節間。雷斅說：凡用本品須辨雌雄，大澤蘭莖葉圓，根青黃色，能調氣生血，與小澤蘭迥然有別。寇宗奭說：澤蘭一出土，就分枝梗，葉像菊但尖長，《吳普本草》謂：葉像蘭是錯誤的，現在的蘭葉像麥冬，二者大不相同。李時珍說：《吳普本草》說的是真澤蘭，雷斅說的大澤蘭是蘭草，小澤蘭才是澤蘭。寇宗奭說的也是澤蘭，但他肯定《吳普本草》所說是錯的，大概是將蘭花誤為蘭草。

澤蘭葉

【性味】 **苦，微溫；無毒。**

【主治】 《神農本草經》謂：**治哺乳婦女體內出血、中風後遺症、身面四肢浮腫、大腹水腫、骨節積水、跌打損傷及瘡癰膿腫**。《名醫別錄》謂：**治產後外傷瘀血症**。甄權說：**產後腹痛、生育過多所致氣血不足之虛勞消瘦、血淋腰痛**。《日華諸家本草》謂：**有補氣血，破瘀血，消癥瘕，通九竅，利關節，長肌肉等作用，可治胎前產後諸病、婦人勞瘦、男子面黃、跌打損傷及鼻衄吐血、頭風目痛**。

【發明】 李時珍說：蘭草、澤蘭氣香性溫，味辛而散，屬陰中陽品，為足太陰、厥陰經主藥。脾喜芳香，肝宜辛散，脾氣舒暢則三焦通利而正氣調和，肝鬱消散則營衛流通而病邪自解。蘭草走氣道，故能利水道，除痰積，殺蟲避穢，為治消渴良藥。澤蘭走血分，能破瘀血，消癥瘕，除癰毒，療水腫，為治婦科病佳品。二藥雖屬一類但功用有別，正如赤、白茯苓，赤、白芍藥那樣，作用有補瀉之異。

【附方】 **治產後水腫**《備急方》：用澤蘭、防己等份研末，每次用醋湯送服二錢。 **治小兒褥瘡**《子母秘錄》：澤蘭嚼爛貼敷破潰處，效果較好。 **治癰腫初起及跌打損傷血瘀腫痛**《集簡方》：用澤蘭搗爛外敷患處。

現代醫學研究簡介

【來源】 澤蘭為唇形科植物地筍及毛葉地筍的莖葉。

【化學成分】 地筍全草含揮發油、葡萄糖甙、鞣質和樹脂，還含黃酮甙、酚類、氨基酸、有機酸、皂甙、葡萄糖、半乳糖、澤蘭糖、蔗

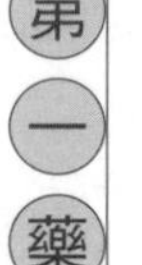

糖、棉子糖、水蘇糖、果糖。

【藥理作用】 1.強心作用。2.抗凝血作用。

【臨床應用】 1.治療腦震盪及其後遺症。2.治療產後腹痛。3.治療急性黃疸型肝炎。4.治療骨折脫位或挫傷。5.治療痔瘡。6.治療急性乳腺炎、腮腺炎。7.預防流行性出血熱DIC。8.治療流行性出血熱。9.治療痛經。10.治療軟組織損傷。11.治療脂膜炎。

馬蘭（《日華諸家本草》）

【釋名】 又名：**紫菊**。

李時珍說：本品像蘭而大，花像菊而紫，故有紫菊一名。俗稱大者為馬。

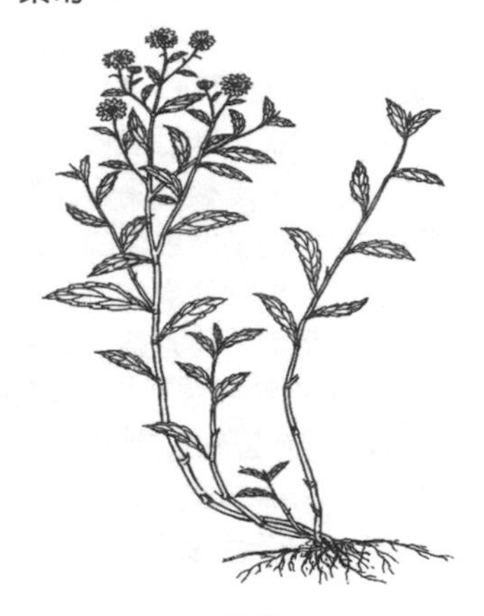

馬蘭

【集解】 李時珍說：馬蘭，在湖澤、潮濕處很多，二月長苗，赤莖白根，葉邊緣長有齒痕，形狀像澤蘭，但氣味不香。南方人多採摘後曬乾當蔬菜或作菜餡食用。到夏季本品高二三尺，開紫色花，花凋謝後有細子。《楚辭》中無馬蘭之名，陳藏器稱此為惡草，有什麼根據呢？

馬蘭根、葉

【性味】 **辛，平；無毒**。

【主治】 《日華諸家本草》謂：**有破瘀血，養新血，止吐衄、癒金瘡，止血痢，解酒疸及治各種菌毒、蠱毒作用，生品搗爛外敷可療毒蛇咬傷**。李時珍說：**能治各種瘧疾及腹痛、痔瘡**。

【發明】 李時珍說：馬蘭味辛性平，入陽明血分，治血分病與澤蘭同功。現在有醫生用此藥治療痔瘺也有效果。春夏季宜用生品，秋冬季宜用乾品。不用鹽、醋，可以白水煮食，並連汁一起飲用。

【附方】 **治各種瘧疾寒熱往來**《聖濟總錄》：用赤腳馬蘭搗爛成汁加水少許，在發作之日的早晨服用，或加少許糖也可。 **治腸扭轉疼痛**《壽域神方》：用馬蘭根、葉細嚼嚥汁可立即止痛。 **治外傷出血**《摘玄方》：用馬蘭與旱蓮草、松香、櫃子葉擦傷口。 **治喉痹口緊**《試效方》：服，使患者吐痰，則喉痹、牙關緊閉自開。 **治療丹毒**《濟急方》：用馬蘭、甘草，以醋敲打後塗搽患處。

現代醫學研究簡介

【來源】 馬蘭為菊科植物馬蘭的全草及根。

【化學成分】 全草含揮發油0.123%，油中含乙酸龍腦脂、甲酸龍腦脂、酚類、二聚戊稀、辛酸、倍半萜、倍半萜醇等。

香薷（《名醫別錄》中品）

【釋名】 《食療本草》稱：**香葇**、**香茸**。《千金方》謂：**香菜**。《本草綱目》叫：**蜜蜂草**。

李時珍說：薷（音柔）本為葇。《玉篇》謂葇屬於菜蘇之類，因氣香、葉柔，故名香葇。草初生長時名茸，《食療本草》稱香戎，是不對的。因它又像蜜蜂的花房，所以俗稱蜜蜂草。

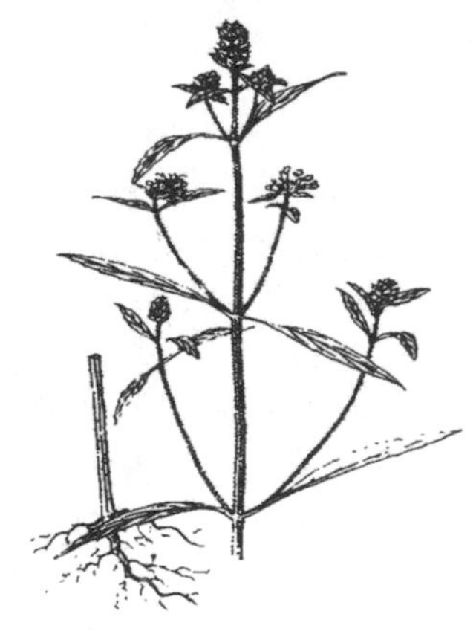

江香薷

【集解】 陶弘景說：本品每家都有，可作菜生食，十月中旬採摘放乾備用。李時珍說：香薷有野生的或家種的，中州人在三月栽種它，叫香菜，用來當蔬菜食。朱丹溪只取大葉的為良品，然小葉的香氣更濃烈，現在的醫生多用它，方莖葉尖有齒痕，很像黃荊葉但稍小，九月開紫色花成穗狀。另外，有細子、細葉的只

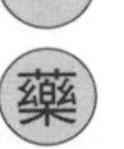

有幾寸高，葉像落帚葉的是石香薷。

【修治】 李時珍說：宜在八九月間開花成穗狀時採摘陰乾備用。

【性味】 **辛，微溫；無毒。**

【主治】 《名醫別錄》記載：**治療霍亂腹痛吐瀉，並消水腫**。孟詵說：**能祛熱風，煮汁頓服半斤，可治肌肉拘攣，研末用水送服可止鼻衄**。《日華諸家本草》謂：**能下氣，除煩熱，治療嘔逆冷氣**。汪穎說：**春季煎湯代茶飲，可調中溫胃，預防熱病。含汁漱口可除口臭**。李時珍說：**能治腳氣寒熱**。

【發明】 陶弘景說：凡霍亂病，用本品煮湯內服沒有不好的，煎湯服，治療水腫效果更加好。李時珍說：凡醫生治暑病，以香薷飲為首選藥方。然暑病有因乘涼飲冷而致陽氣被陰邪阻遏，症見惡寒發熱、頭痛煩渴，或吐瀉或霍亂，宜用此藥以發越陽氣，散水和脾。若因飲食不節，勞累過度，悲傷太過而傷暑者，症見高熱口渴、汗出如雨、煩躁喘氣，或吐或瀉這是勞倦內傷之症，須用李東垣的清暑益氣湯、人參白虎湯之類以瀉火益元。若用香薷，會使表更虛，熱更盛。香薷為夏季解表的藥物，猶如冬季用麻黃，氣虛者尤其不可多服。但現在的人不知暑邪能傷元氣，不管有無疾病，均一概用本品煎湯代茶飲，說能避暑，真是癡人說夢，又因本品性溫不宜熱飲，否則反致吐逆。本品宜冷服為好。另外治療水腫有奇功。

【附方】 **治傷暑**《惠民和劑局方》用香薷飲：香薷一斤，薑汁炒厚朴、扁豆各半斤，銼末，每次取五錢，水二盞，酒半盞，煎至一盞，沉澱後服，連服二劑有效。 **治水腫**《圖經本草》用香薷煎：取乾香薷五十斤，打碎後放入釜中，以水浸泡藥物約高出三寸，煎煮使藥力盡出，去滓澄清，微火煎至可做丸狀，和丸如梧子大，每次服五丸，每日三次，逐漸增大劑量，以小便利為痊癒。 **治一切水腫**《外台秘要》用深師薷朮丸：取香薷葉一斤，水一斗熬煮極爛，去滓，再熬成膏狀，加白朮末七兩，和丸如梧子大，每次用米湯送服十丸，每天日服五次，夜服一次。 **治四時傷寒**《衛生易簡方》：用水香薷研末，以熱酒調服二錢，取其發汗。 **治療心煩脅痛連胸欲死**《肘後方》：用香薷搗汁一二升飲服。 **治舌上出血**：用香薷煎汁內服，每次一升，日服三次。 **治鼻衄不止**《聖濟總錄》：用香薷研末，白開水送服一錢。 **治口臭**《千金方》：用香薷一把，水煎取汁含漱。 **治療小兒頭髮稀少**《永類鈐方》：用陳香薷二兩，水一盞，煎汁至三分，加豬油半兩和勻，每日塗搽頭上。

現代醫學研究簡介

【來源】 香薷為唇形科植物海州香薷的帶花全草。

【化學成分】 海州香薷含揮發油。其主要成分為α-蒎烯、β-蒎烯、莰烯、α-松油烯、香荊芥酚、γ-水芹烯、β-甜沒藥烯、對-聚傘花素、松油醇-4、百里香酚、α-反式-香檸檬烯、β-丁香烯、蛇麻烯等。

【藥理作用】 香薷揮發油對大鼠、家兔和豚鼠的離體迴腸的自發活動有抑制作用。能對抗組織胺和乙醯膽鹼所引起的豚鼠迴腸肌的收縮反應，對蛋清所致過敏性收縮和氯化鋇引起的收縮亦有抑制作用。香薷揮發油有發汗解熱作用，並可刺激消化腺分泌；所含精油成分，經腎排泄時，因其對腎血管的刺激而使腎小球充血，濾過壓加大，而有利尿作用。本品揮發油對小鼠實驗性咳嗽，有鎮咳並有祛痰作用。

【臨床應用】 1.治療念珠菌性陰道炎。2.治療夏季感冒。3.治療感冒。

爵床（《神農本草經》中品）

【釋名】 《名醫別錄》稱：**香蘇**。《吳氏本草》稱：**爵麻**。《新修本草》稱：**赤眼老母草**。

李時珍說：名叫爵床不明白什麼意思。《吳氏本草》稱作爵麻是非常形象的。

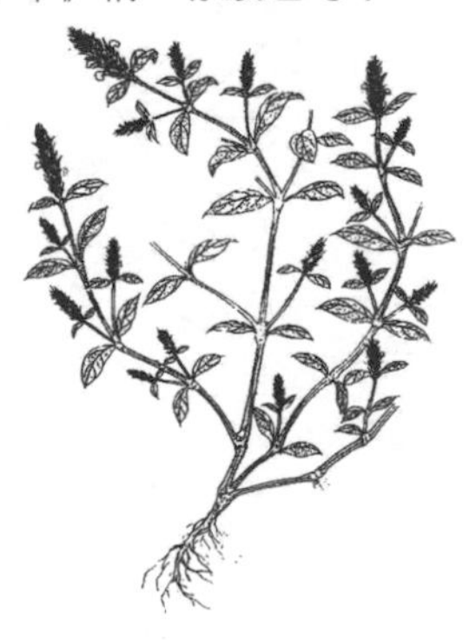

爵床

【集解】 《名醫別錄》稱：爵床生在漢中川谷及田

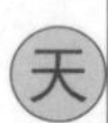
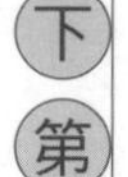
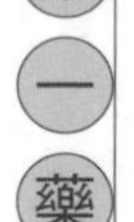
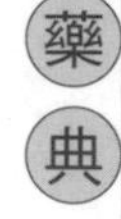
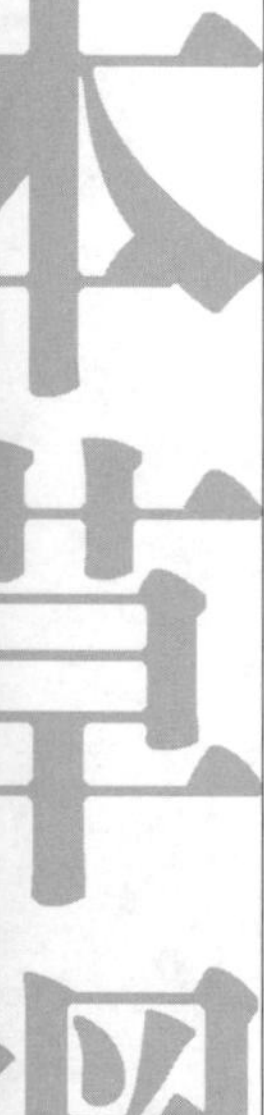

野中。蘇敬說，爵床生長在平坦濕潤的熟田周圍，像香薷，葉子長而闊大，也有的如荏草細小，俗名叫赤眼老母。李時珍說：原野中生長很多爵床。莖略方，葉子對節而生，與大葉香薷一樣。香薷搓葉聞之有香氣，而爵床搓之不香還略有微臭的氣味。這就是它們之間的區別。

爵床莖、葉

【性味】 **鹹，寒；無毒。**

【主治】 《神農本草經》稱：**可治腰脊背痛，不得著床，俯仰艱難，可除濕熱，可煎湯沐浴**。蘇敬說：**治療血脹下氣。治杖傷，搗汁外敷可立即痊癒。**

現代醫學研究簡介

【來源】 爵床為爵床科植物爵床。

【化學成分】 全草含生物鹼、爵床素、異爵床素、爵床定C、爵床定D等。

【藥理作用】 爵床水煎劑對金黃色葡萄球菌有較強的抑制作用。

假蘇（《神農本草經》中品）

【釋名】 《神農本草經》稱：**鼠蓂**。《名醫別錄》謂：**薑芥**。《吳普本草》叫：**荊芥**。

李時珍說：據《吳普本草》記載，假蘇又名荊芥，葉像落藜而細，四川人生食，吳普為東漢末年人，離《名醫別錄》出版時間不遠，他所說應該沒錯。蘇敬繼承了他的說法，但陳士良、蘇頌卻將本品疑為兩物，純屬是臆斷，之所以叫蘇、叫薑、叫芥，均是因氣味辛香，像蘇、像薑、像芥。

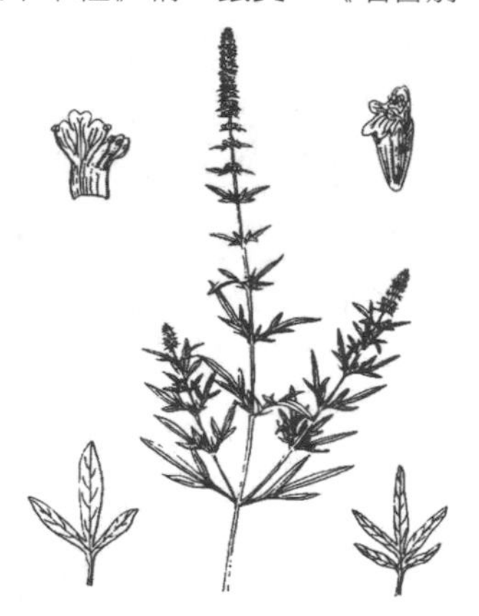

裂葉荊芥

【集解】 李時珍謂：荊芥本是野生，因現在人多用，所以栽種的較多，二月撒種子長苗，炒香食用。其方莖葉細，像掃帚葉而窄小，淡黃綠色，八月開小花形成穗房像紫蘇房，裏面有細子如葶藶子，色黃赤，連穗一同採收入藥用。

【正誤】 陳藏器說：《食療本草》中把荊芥叫析蓂是錯的。菥蓂自有本條。李時珍講：《本草會編》謂假蘇就是白蘇，也不妥，白蘇是荏。

假蘇莖、穗

【性味】 **辛，溫；無毒。**

孟詵說：若當作菜長久食用，可引動消渴病，薰擾五臟之神。反驢肉及無鱗魚。

【主治】 《神農本草經》記載：**治惡寒發熱、瘰癧，並能破氣，下瘀血，除濕痹**。陳藏器謂：**祛邪氣，除勞渴，煮汁內服治汗出；搗爛醋調外敷療瘡腫疔毒**。甄權說：**有益力添精，避邪毒氣，通利血脈，補五臟不足及助脾胃之功**。陳士良講：**治血勞虛汗、脊背疼痛、陰陽毒之傷寒頭痛及眩暈等**。《日華諸家本草》謂：**能利五臟，消食下氣，醒酒。作蔬菜生、熟食用均可。也能煎湯代茶飲。同豆豉汁煎 服可發汗，治突然患傷寒**。蘇頌說：**是治婦女血虛生風及疥瘡要藥**。孟詵說：**研末酒調服治產後中風、身體強直**。李時珍謂：**有散風熱，清頭目，利咽喉，消癰腫作用，善治項強、眼花、癰腫、疝氣、吐衄及血痢崩漏。**

【發明】 李時珍講：本品歸足厥陰經氣分，擅長祛風邪、消瘀血、破結氣、消瘡毒。厥陰屬風木、主血，相火寄於肝，故為治風病、血病、瘡病的要藥。荊芥反魚蟹、河豚，本草醫方中未涉及，而民間書中常有記載。據《延壽書》載，食用一切無鱗魚時忌荊芥，若吃黃鱨魚後食荊芥，會使人吐血，地漿水可以解救。與蟹同食，可致人動風。《輟耕錄》謂，凡食用河豚，不可服荊芥，二物相反。《葦航紀談》記載服用荊芥等風藥時，忌食魚類。李時珍說：荊芥為常用藥物，與其相反的內容詳細抄錄在這裏，以示警戒。凡養生的人，寧願遵循前人所說，引以為戒。

【附方】 **治頭項強痛**《千金方》：在八月份後

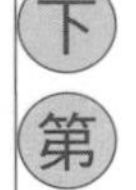
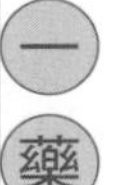
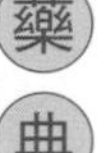
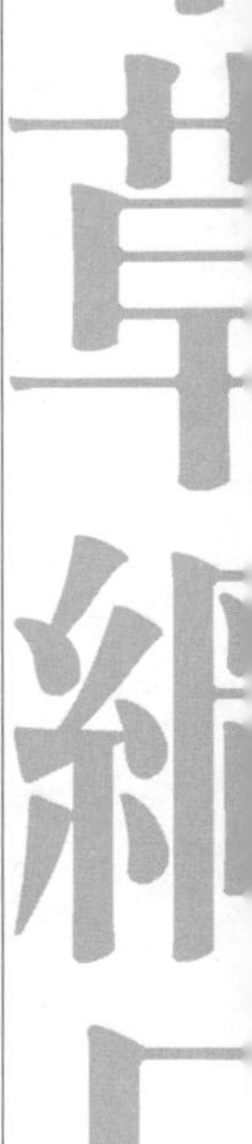

取荊芥穗做枕頭鋪在床頭下，立春之日取出。**治風熱頭痛**《永類鈐方》：用荊芥穗、石膏等份研末，每次以茶水調服二錢。 **治小兒驚癇**《醫學集成》：用荊芥穗二兩，明礬（半生半枯）一兩，研末，調糊丸，每日二次。 **治一切中風，口眼喎斜**《名醫別錄》用青荊芥、青薄荷各一斤，放於沙盆內搗爛，用生絲絹絞汁，在器皿中熬膏，濾去藥渣三分之一，將餘下的二分曬乾研末，用膏和丸如梧子大，每次用白開水送服三十丸，早晚各一次，服藥期間忌食動風的食物。 **治產後中風口噤，手足，角弓反張，或產後血虛眩暈，四肢強直，吐瀉欲死**用華佗癒風散：荊芥穗微焙乾研末，每次用豆淋酒調服三錢，或用童便調服。若口噤，就撬開牙齒灌服。若齦噤，就從鼻孔灌藥，效果神妙。李時珍評論說：此方各種書中均稱讚它有奇效。姚僧坦《集驗方》：用酒送服，名叫如聖散；陳氏藥方名舉卿古拜散；蕭存敬方用老錢煎湯內服，名叫一捻金；王貺《指迷方》加當歸等份，水煎服。許叔微在《本事方》中讚譽說，此藥有奇效神聖之功用。 **治產後血虛眩暈**《保命集》、《圖經本草》：用荊芥穗搗篩研末服；或用一兩三錢，加桃仁（去皮尖）五錢，共炒研末，每次用白開水送服三錢；若兼咳喘，可加杏仁（去皮尖、炒）、炒甘草各三錢。 **治產後下痢**《深師方》：取大荊芥四五穗，在盞內燒灰存性，不能與油、火接觸，加麝香少量，用開水調服適量藥品，此味藥雖卑微，但卻能療大病。

現代醫學研究簡介

【來源】 假蘇即荊芥，為唇形科植物裂葉荊和多裂葉荊芥的莖葉及花穗。

【化學成分】 荊芥原名假蘇，含揮發油，油中主要成分為右旋薄荷酮、消旋薄荷酮、少量右旋檸檬烯。

【藥理作用】 1.解熱作用。2.抗病原微生物作用。3.止血作用。4.抗癌作用。

【臨床應用】 臨床主要用於外感風寒或風熱，症見頭痛發熱、目赤、咽喉腫痛等，能疏風解表；對痲疹透發不暢或風疹瘙癢以及瘡瘍腫毒，可起到疏散血中風熱，透邪外出的作用；對婦女產後冒風，口噤發痙，也可起到祛風解痙的功效。炒炭可以止血，能治吐血、衄血、便血、尿血以及婦女崩漏。

薄荷（《新修本草》）

【釋名】 《食性本草》稱：**菝蔄**（音跋活）、**蕃**（音鄱）**荷菜**、**吳菝蔄**。《本草衍義》謂：**南薄荷**。另名：**金錢薄荷**。

李時珍說：薄荷是俗稱，菝蔄，茇葀，茇苦是薄荷的誤稱。孫思邈稱蕃荷，是因方音不同所訛傳。現在入藥用的以蘇州產品最佳，故陳士良稱其為吳菝蔄，目的是與胡菝區別。寇宗奭說：人稱此藥為南薄荷，因另有種龍腦薄荷，目的是為了區別。汪機說：治小兒病的方中多用金錢薄荷，其葉圓小像錢幣，寫成金銀薄荷是錯的。

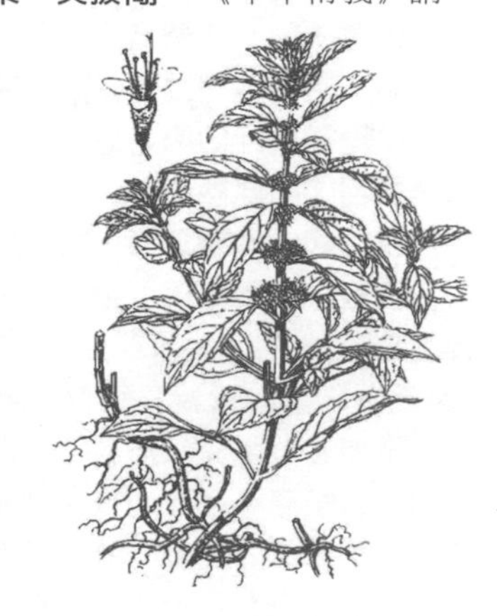
薄荷

【集解】 蘇頌說：薄荷到處都有，莖葉像荏但尖長，過冬根不死亡，夏秋季採摘莖葉曬乾備用。李時珍說：薄荷多為栽種品，二月老根長苗，清明前後分枝，方莖赤色，而葉對生，初長時形態長而頭圓，逐漸長大變尖，吳、越、川、湖等地的人民多以此代茶飲。蘇州產的小、氣香，江西產的稍粗，川蜀產的更粗，藥用以蘇州產的品質最好。《物類相感志》記載，凡採收薄荷時，須用隔夜的糞水澆灌，下雨後才能收割，這樣收割的薄荷性寒涼。野生的莖葉、氣味與栽種的相似。

薄荷莖葉

【性味】 **辛，溫；無毒。**

孫思邈說：味苦、辛而性平。張元素說：性涼味辛。雷斅說：莖性燥。甄權說：宜與薤同作醃菜食用。新病初癒的人不能食。因使人虛汗不止，若體瘦虛弱者長期食用，可引動消渴病。

【主治】 《新修本草》謂：**治賊風傷寒、心腹脹滿、食積不化及霍亂，並能下氣，煮汁內服可發汗、解疲乏，也可生吃**。孫思邈說：**作菜長期食用可補腎氣、避邪毒、除疲勞及使口腔清潔，煎湯薰洗療漆瘡**。甄權說：**有利關節、發汗、驅邪和破血止痢作用**。陳士良說：**治陽毒、傷寒頭痛，四季均宜食用**。《日華諸家本草》謂：**治傷風頭風，為療小兒風涎要藥**。孟詵說：**砸爛取汁內服可祛心臟風熱**。李杲謂：**有清頭目、除風熱之功**。李時珍說：**利咽喉，治口齒諸病、瘰癧疥瘡、風疹瘙癢。搗汁含漱可去舌苔，摘葉塞鼻以止衄血，外用塗敷而治蜂螫蛇傷**。

【發明】 李時珍說：薄荷歸手太陰、足厥陰經，辛能發散，涼以清利，擅長疏風散熱，故為治頭風頭痛、目赤咽痛、口齒諸病、小兒驚熱及瘰癧疥瘡的要藥。戴原禮說，治貓咬傷，取薄荷汁塗搽有效，取相制的作用。陸農師說薄荷，是貓的酒；犬，是老虎的酒；桑椹，是斑鳩的酒；草，是魚的酒。《食醫心鏡》記載，薄荷煎豆豉湯暖酒共飲，或煎茶、生吃均可，這大概是菜的益處。

【附方】 **清上化痰利咽喉，治療風熱症**《簡便單方》：用薄荷末，煉蜜丸如芡子大，每次含服一丸，用白砂糖和丸也可。 **治風邪所致的皮膚瘙癢症**《永類鈐方》：用大薄荷、蟬蛻等份研末，每次用溫酒調服一錢。 **治舌謇語澀，吐詞不清**《醫學集成》：用天然薄荷汁，與蜂蜜、薑汁調勻塗搽。 **治目赤腫痛及糜爛**《明目經驗方》：取薄荷，用生薑汁浸泡一夜，曬乾研末，每次用一錢，以開水泡洗眼睛。**治療瘰癧結核，已潰未潰者均宜**《濟生方》：用鮮薄荷二升取汁，皂莢一把，水浸泡後去皮搗汁一同放在銀石器中熬膏，另加連翹末半兩，青皮、陳皮、黑牽牛（半生半炒）各一兩，皂莢仁一兩半，共同搗爛和丸如梧子大，每次用連翹湯送服三十丸。

現代醫學研究簡介

【來源】 薄荷為唇形科植物薄荷或家薄荷的全草或葉。

【化學成分】 薄荷新鮮葉含揮發油0.8%～1%，乾莖葉含1.3%～2%。油中主要成分為薄荷醇，含量約77%～78%，其次為薄荷酮，含量為8%～12%，還含乙酸薄荷酯、莰烯、檸檬烯、異薄荷酮、蒎烯、薄荷烯酮、樹脂及少量鞣質、迷迭香酸。

【藥理作用】 1. 解熱作用。2.抗菌消炎作用。3.局部刺激作用。4.對消化系統的作用：薄荷油可抑制胃腸平滑肌收縮。薄荷醇、薄荷、酮皆有利膽作用，前者強於後者，但後者作用持久。

【臨床應用】 1.治療小兒外感高熱。2.治療急性咽炎。3.治療黃褐斑。4.治療聲嘎。5.降壓作用。6.治療慢性鼻炎。

蘇（《名醫別錄》中品）

【釋名】 《食療本草》謂：**紫蘇**。《肘後方》稱：**赤蘇**。另名：**桂荏**。

李時珍說：蘇，從穌，音酥，舒暢之義。蘇性舒暢，能行氣和血，故叫蘇。叫紫蘇是區別白蘇的。蘇是荏類，味道很辛，像桂，所以《爾雅》名桂荏。

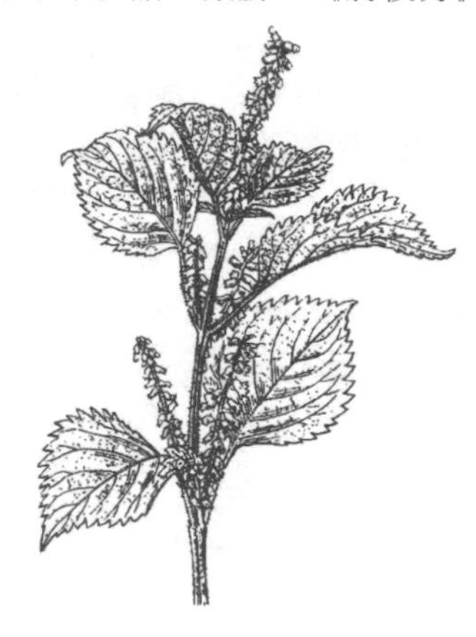

紫蘇

【集解】 陶弘景說：蘇葉色紫，氣味十分芳香，色不紫、氣味不香像荏的叫野蘇，不入藥。李時珍說：紫蘇、白蘇都在二、三月下種，或自掉在地下的種子生長，莖方葉圓滿有尖，四周有巨齒，在肥沃之地生長的背、面均為紫色，貧瘠之地生長的面青背紫，而面、背均為白色的是白蘇，屬荏類。紫蘇鮮嫩時採葉，與蔬菜相和可食用，或同鹽、梅鹵做醬菜食用，味道得美，夏季可做湯飲用。《沙州記》說，不能開墾種地的土地不能種五穀，只能種

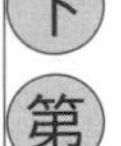
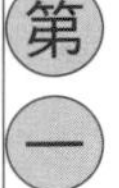
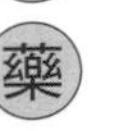
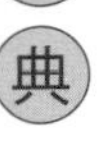

蘇子，故王禎謂蘇有遮護作用，又可作燈油用，因此不可缺少。雷斅說：薄荷根莖很像紫蘇，只是葉不相同，薄荷莖性燥烈，紫蘇莖性柔和，入藥時須刮去皮搗碎使用。

蘇莖葉

【性味】 **辛，溫；無毒。**

李廷飛說：本品不宜與鯉魚同食，食後易生瘡毒。

【主治】 《名醫別錄》謂：**有下氣除寒作用，其子效果最好。**孟詵說：**除寒熱，治療一切冷氣。**《日華諸家本草》謂：**補中益氣，開胃下食，通腸及治腳氣，又可治心腹脹滿、霍亂轉筋。**蘇頌說：**有通心經，益脾胃之功，煮後飲服效果最佳，宜配橘皮同用。**李時珍說：**可解肌發表，宣散風寒，行氣寬中，消痰利肺，和血溫中止痛，安胎定喘，解魚蟹毒，並治蛇咬傷。**甄權說：**取葉生食或作羹食用，可殺一切魚肉毒。**

【發明】 蘇頌說：宣散風毒時，可單用莖，以去節者效果尤好。李時珍說：紫蘇近代視為要藥。其味辛入氣分，色紫入血分。與陳皮、砂仁同用，可行氣安胎；與藿香、烏藥同用，可溫中止痛；與香附、麻黃同用，可發汗解肌；與川芎、當歸同用，可和血散血，與木瓜、厚朴同用，可化濕解暑以治霍亂、腳氣；與枳殼、桔梗同用，可利膈寬腸；與杏仁、萊菔子同用，可消痰定喘。

【附方】 **治外感寒邪咳喘**《肘後方》：用蘇葉三兩，陳皮四兩，酒四升，煮至一升半，分二次服。 **治傷寒喘氣**用赤蘇一把，水三升，煮至一升，緩慢飲服。 **療勞復食復欲死**用蘇葉煮汁三升飲服，也可加生薑、豆豉一同煎服。**治霍亂脹滿**：用生蘇搗爛取汁飲服，療效明顯。乾蘇煮汁也可。 **治突然呃逆不止**《千金方》：同香蘇濃煎，一次服三升可取效。 **治療各種失血**《斗門方》：用紫蘇（劑量不限）放入大鍋內水煎至乾，去滓熬膏。或用赤豆（炒熟）研末，和丸如梧子大，每次用酒送服三十至五十丸，經常服用。 **治療外傷出血不止**《永類鈐方》：用嫩紫蘇葉、桑葉共搗爛貼敷患處。 **治跌打損傷**《試驗方》：用紫蘇搗爛敷瘡口可自然癒合。 **治療瘋狗咬傷**《千金方》：用蘇葉嚼爛後外敷傷口。 **治蛇蟲傷人**用紫蘇葉搗爛取汁飲服。

蘇子

【性味】 **辛，溫；無毒。**

【主治】 《名醫別錄》謂：**有下氣及溫中散寒作用。**甄權說：**主治咳逆上氣、腰腿部風濕。若研汁煮粥長期食用，可使人白胖身香。**《日華諸家本草》謂：**能調中焦，益五臟，補虛勞，健身體，利二便。並可止霍亂，破癥瘕積聚，消胸膈滿悶及消痰止咳；滋潤心肺。**李時珍說：**有治風順氣，利膈寬腸，解魚蟹毒之功。**

【發明】 陶弘景說：蘇子下氣，宜與橘皮同用。李時珍說：蘇子與蘇葉功用相同，但發散風邪宜用葉，清利上下宜用子。

【附方】 **順氣利腸**《濟生方》：用蘇子、火麻仁等份研爛，水濾後取汁，與米粥吃。 **治風順氣，利腸寬中**《聖惠方》：取蘇子一升（微炒），用生絹袋盛後放在三升清酒中浸泡三天，少量飲服。 **治風寒濕痺，四肢攣急等**用蘇子二兩，砸碎，以水三升研末取汁，煮粳米二合成粥，與蔥、椒、薑、豉調和食用。 **治消渴水腫**《聖濟總錄》：用炒蘇子、炒蘿蔔子各三兩，研末，每次用桑根白皮煎湯送服二錢，每日三次。服此藥後可使水液從小便排出。 **治遺精**《外台秘要》：用蘇子一升，熬膏後研末，以酒送服方寸匕，每日二次。 **治療食魚蟹中毒**《金匱要略》：取蘇子煮汁飲服。 **治咳喘**《簡便方》：用蘇子加水研磨濾其汁與粳米同煮粥食。

現代醫學研究簡介

【來源】 紫蘇為唇形科植物皺紫蘇、尖紫蘇等的葉。

【化學成分】 皺紫蘇全草含揮發油，內有紫蘇醛、左旋檸檬烯、α-蒎烯，還含有精氨酸、枯酸、矢車菊素3-（6-對香豆醯-β-D-葡萄糖甙）5-β-D-葡萄糖甙。葉的揮發油中含異白蘇烯酮等。尖紫蘇全草含揮發油，內含異戊基-3-呋喃甲酮、紫蘇醛、α-及β-蒎烯、d-檸檬烯、L-蘇樟醇、莰烯、薄荷醇、薄荷酮、紫蘇醇、二氫紫蘇醇、丁香油酚。

【藥理作用】 1.解熱作用。2.抗菌作用。3.升高血糖作用。

薺苧（《本草拾遺》）

【釋名】 《日華諸家本草》稱：**臭蘇**，又名：**青白蘇**。

李時珍說：《日華諸家本草》的作者在解釋水蘇時說，薺苧一名臭蘇，一名青白蘇，指的正是薺苧這種植物，不過把它誤當作水蘇了。薺苧的形狀像水蘇但氣味臭，像白蘇而又呈青色，所以它有臭蘇、青白蘇這兩個名字。

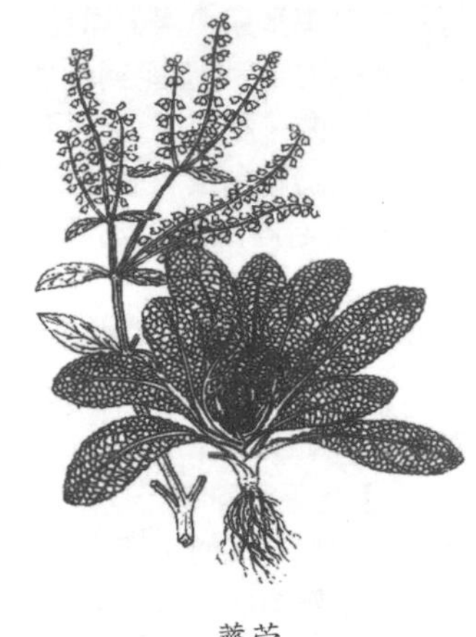

薺苧

【集解】 陳藏器說：按蘇敬所說，江南名叫水蘇的實際上是薺苧。觀察水蘇的葉子有雁齒，氣味香而辛烈。薺苧的葉子稍長，其上有毛，氣味臭，也可以作為生菜食用。李時珍說：薺苧在平坦的原野上處處都有。葉似野蘇而稍長，有毛而氣味臭。山裏人作菜吃，味道不是很好。

薺苧莖、葉

【性味】 **辛，溫；無毒。**

【主治】 陳藏器說：**治冷氣瀉痢。生食可除胃間酸水。揉碎可外敷痔瘺。**

現代醫學研究簡介

【來源】 薺苧為唇形科植物薺苧的莖、葉。

【化學成分】 薺苧的全草含精油0.11%～0.5%，精油的主要成分為甲基丁香油酚，約佔9%，L-甜沒藥烯，約佔4%，α-石竹烯，約佔2%。還含有松油烯、胡椒酚、蔞葉酚醇、麝香草酚、香荊芥酚、水芹烯及百里香醌等。

三、隰草類

菊（《神農本草經》上品）

【釋名】 《神農本草經》叫：**節華**。《名醫別錄》稱：**女節、女華、女莖、日精、更生、傅延年、陰成、周盈**。《爾雅》謂：**治蘠**。《本草綱目》稱：**金蕊**。

李時珍說：根據陸佃《埤雅》記載，菊本寫作鞠。鞠是窮盡的意思。月令是九月，菊有開黃花的，因花開到這個時候就窮盡了，所以稱它為鞠。節華這一名稱，也是取它應節候而得名，崔實《月令》說女節、女華是菊花的名稱。治蘠、日精是菊根的名稱。《抱朴子》說：仙方所說的日精、更生、周盈，都是指菊，只是根、莖、花、實的名稱不同而已。蘇頌說：唐《天寶單方圖》記載白菊說，原生長於南陽山谷及田野中，穎川人叫它回蜂菊，汝南人稱它荼苦蒿，上黨及建安郡、順政郡人都叫它羊歡草，河內人稱它地薇蒿。

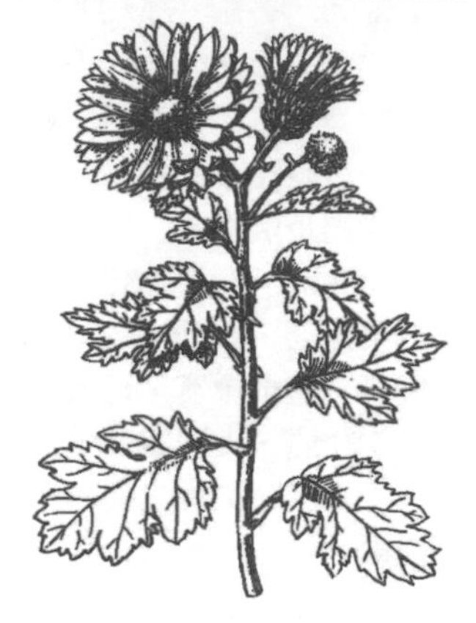

菊

【集解】 《名醫別錄》說：菊花生於雍州川澤及田野，正月採根，三月採葉，五月採莖，九月採花，十一月採果實，都要陰乾。李時珍說：菊的品種大約有一百種，宿根自生，其莖、葉、花的顏色各不相同。宋朝人劉蒙泉、范致能、史正志都著有菊譜，但也不能收全。菊花的莖有株、蔓、紫色、赤色、青色、綠色的不同，葉有大小、厚薄、光禿的區別，花有千葉單葉、有心無心、有子無子、黃白紅紫、間色深淺及大小的差異，其味有甘、苦、辛的分別，又有夏菊、秋菊、冬菊的區分。一般只以單葉、味甘的入藥，也就是菊譜中所記載的甘菊、鄧州黃、鄧州白。甘菊開始生長於山野中，現在人們都栽植它。其花細碎，植株不太高，花蕊像蜂窩，內有細小的子，也可作種子。其嫩葉及花都可炸著食用。白菊的花稍微大一點，味不很甜，也是秋季採收。菊中無子的，叫做牡菊。燒成灰撒在地裏，能殺死青蛙，這種說法出於《周禮注疏》。

菊根、葉、莖、花、實

【性味】 **苦，平；無毒。**

李時珍說：《神農本草經》說菊花味苦，《名醫別錄》說菊花味甘，各家都認為味甘的是菊，味苦的是苦薏，只取味甘的入藥。張華《博物志》說菊有兩種，苗、花一樣，只是味有點區別，苦的不能食。范致能《菊譜序》說，只有甘菊一種既可食，又可入藥。其餘黃、白二花，味都苦，雖不能食，但都可入藥。治療頭風，則白色的更好。根據以上二種說法，則菊類自有甘、苦二種。食品須用甘菊，入藥則各種菊都可以，但不能用叫苦薏的野菊。

【主治】 《神農本草經》說：**本品能治諸風眩腫痛、目欲脫、淚出、皮膚死肌、惡風濕痹。久服能使身體輕健，抗衰老。**《名醫別錄》謂：**能療腰痛，除胸中煩熱，安腸胃，利五脈，調四肢。**甄權謂：**能治頭目風熱、眩暈、腦骨疼痛、祛一切風邪，能通利血脈。**《日華諸家本草》說：**菊作枕可以明目，菊葉也能明目，生、熟都可食用。**張元素謂：**其養肝血，去翳膜。**

白菊

【性味】 **苦、辛，平；無毒。**

【主治】 陶弘景、陳藏器都認為：**本品善治風眩，能染髮，令頭髮變黑。**

【發明】 朱震亨說：黃菊屬土與金，有水與火，能補陰血，所以能養目。李時珍說：菊，春天生長，夏天茂盛，秋天開花，冬天結實，接受四時之氣，飽經露霜，葉枯而不脫落，花萎而不凋零，味兼甘苦，性質平和。古人說它能除風熱，益肝補陰。大概是不知菊得金水之精英尤多，能補金水二臟的緣故。補水用來制火，益金用來平木，木氣平和則風自息，火氣降下則熱自除，用菊治療諸風頭目，其意義是深奧微妙的。入金水陽分，紅色的行婦人血分，都能作為藥用，能否弄得清楚明白，就在於各個人了。白菊的苗可當蔬菜，葉和花都可食用，根的果實都可作藥用。裝在袋子裏可作枕頭，發酵醞釀後可當酒喝。自上到下，都有功用。古代前賢把它比作君子，《神農本草經》把它列為上品，山居的隱士採摘它泡酒，才子文人採食它的花朵。

【附方】 **治膝風疼痛**吳曼《扶壽精方》：用菊花、陳艾葉作護膝。 **治風熱頭痛**《簡便方》：取菊花、石膏、川芎各三錢，研成細末。每次服一錢半，用茶水調和服下。 **治病後目生翳膜**《救急方》：取白菊花、蟬蛻各等份，研細粉，每次用二三錢，加入少許蜜，水煎服。大人、小兒都適宜，屢有效驗。 **治酒醉不醒**《外台秘要》：取九月九日真菊花，研末，每次飲服方寸匕。 **治眼目昏花**《瑞竹堂方》：用甘菊花一斤，紅椒（去目）六兩，為末，用鮮地黃汁和丸如梧桐子大。每次服五十丸，臨睡前用清茶送下。

現代醫學研究簡介

【來源】 菊花為菊科植物菊的乾燥頭狀花序。

【化學成分】 菊花含有揮發油、腺嘌呤、膽鹼、水蘇鹼、菊甙、龍腦、樟腦、菊油環酮、木犀草素𦲷7𦲷葡萄糖甙、大波斯菊甙、刺槐甙、丁二酸二甲基醯肼、樹脂、除蟲菊內酯、谷氨酸、天門冬氨酸等氨基酸、維生素A樣物質、維生素B_1、維生素E。

【藥理作用】 1.對心血管系統的作用：菊花對實驗性心肌梗死或供血不足的犬，能提高心肌對鉬^{131}的攝取量。2.抗病原微生物作用：菊花水浸劑或煎劑，體外試驗對金黃色葡萄球菌、乙型溶血性鏈球菌、多種致病性桿菌及皮膚真菌均有一定抗菌作用。高濃度時，對流感病毒PR_3及鉤端螺旋體也有抑制作用。3.解熱作用。

【臨床應用】 1.治療冠心病心絞痛。2.治療高血壓。3.治療高脂血症。4.治療神經官能症。

野菊（《本草拾遺》）

【釋名】 又叫：**苦薏**。

李時珍說：薏是蓮子心，本品味苦如蓮子之心，所以與蓮子心同名。

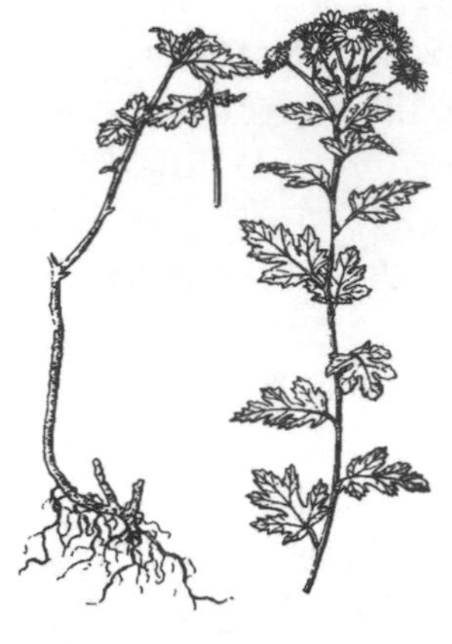

野菊

【集解】 陳藏器說：苦薏生長於湖澤之邊，莖像馬蘭，花像菊。菊味甘而薏味苦，俗話說：「苦如薏」就是這個意思。李時珍說：苦薏到處都有，與菊花沒有區別。只是其葉薄小、而多尖，花小而蕊多，像蜂窩狀，氣味苦辛而慘烈。

野菊根、葉、莖、花

【性味】 **苦、辛，溫；有小毒。**

朱震亨說：野菊花，服用它會大傷胃氣。

【主治】 陳藏器謂：**能調中止泄、破血，適用於婦人腹內有宿血者**。李時珍說：**能治癰腫疔毒，瘰癧及眼中息肉**。

【附方】 **治癰疽疔腫、一切無名腫毒**《孫氏集效方》：用野菊花連莖搗爛，酒煎熱服，取汗，用藥渣外敷就可治癒。 **治天泡濕疹**《醫學集成》：用野菊花根、棗木，煎湯外洗。**治瘰癧未破**《瑞竹堂經驗方》：取野菊花根搗爛，煎酒服，用藥渣外敷，可使瘰癧自消，不消也會自破。

現代醫學研究簡介

【來源】 野菊花為菊科植物野菊的乾燥頭狀花序。

【化學成分】 野菊花含有野菊花酮、刺槐素-7-鼠李糖葡萄糖甙、野菊花內酯、矢車菊甙、苦味素、α-側柏酮。又含揮發油，內含dl-樟腦、廿四烷、廿六烷、α-蒎烯、葛縷酮、檸檬烯、樟烯、藏茴香酮、桉油精、龍腦、當歸酸酯。

【藥理作用】 1.降壓作用。2.對心血管系統的作用：野菊花水煎醇沉乙酸乙酯提取物（主要含黃酮、酚性物和內酯），80mg/kg靜脈注射於健康麻醉犬，可使冠脈流量增加49.6%，冠脈阻力下降 45.8%，作用持續約 10分鐘。同時心率減慢，血壓及總外周阻力下降，心輸出量及每搏輸出量增加，左心功能量減少，較之給藥前均有顯著差異。3.對血小板聚集功能的作用：野菊花水劑0.3ml，大鼠靜脈注入，對ADP誘導的血小板聚集有明顯的抑制作用，對兔肌膠原誘導的血小板聚集也有明顯的抑制作用，並隨劑量的增加而增強。4.抗病原微生物作用。5.解熱使用。6.促進巨噬細胞吞噬功能的作用。

【臨床應用】 1.治療高血壓。2.治療高血脂。3.以野菊花為主治療肺結核。4.治療乾咳無痰。5.治療細菌感染性疾病。6.治療前列腺炎。7.治療帶狀皰疹。8.治療丹毒。9.治療疔瘡。10.治療流行性腮腺炎。11.治療手指感染。12.治療預防流行性感冒。

艾（《名醫別錄》中品）

【釋名】 《爾雅》叫：**冰台**。《名醫別錄》稱：**醫草**。《埤雅》叫：**黃草**。另名：**艾蒿**。

李時珍說：據王安石《字說》解釋，艾能乂（音義）疾，時間越長越好，所以字義從乂。陸佃《埤雅》記載，《博物志》說把冰塊削成圓形，舉起來對著看太陽，把艾放在影子的下面，就能使艾著起火來。那麼，把艾叫做冰台，大概是因為這個緣故吧。因醫家用艾灸百病，所以又叫醫草。

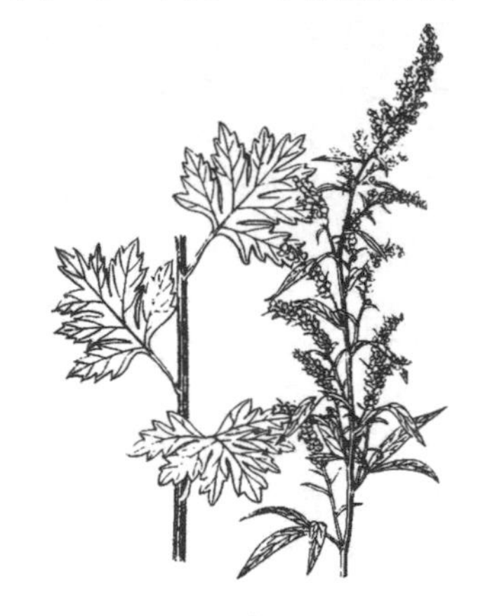

艾

【集解】 《名醫別錄》說：艾葉生長於田野，

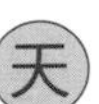
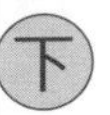
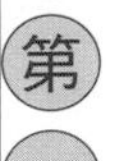
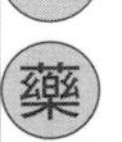
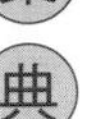

三月三日採收，曬乾用。李時珍說：艾葉在本草著作中不寫道地藥材，只說其生長於田野。宋代時以湯陰復道產的為好，叫四明的人為艾畫了圖形。近代只有湯陰產的叫北艾，四明產的叫海艾。自成化以來，就以蘄州產的為上乘，用於配方，很受人們的器重，稱它為蘄艾。先父月池，名言聞，曾經編著《蘄艾傳》一卷，書中稱讚說，產於山陽，採收在端午。治病灸疾，功效不小。又宗懍《荊楚歲時記》說，五月五日雞未叫時，採收像人形的艾葉，用來灸治疾病，非常效驗。這一天（即五月五日）採收艾葉做成人形，懸掛在門上，可以消解毒氣。其莖曬乾，蘸麻油引火點燃灸炷，能滋潤灸瘡，直至痊癒也不覺疼痛。也可用來代替蓍策，及用作燭心。

艾葉

【修治】 李時珍說：凡用艾葉，須用陳久的，通過修治使它變得細軟，叫做熟艾。若用生艾灸火，就易傷人的肌脈。所以孟子說，患七年的病，當求治於三年的陳艾。艾葉的修治方法是揀取乾淨的艾葉，放入石臼內，用木杵搗熟，篩去渣滓，取白的再搗，搗至柔爛如綿為度。用時焙乾，這樣灸火才得力。入婦人丸散中，須用熟艾，用醋煮乾，搗成餅子，烘乾再搗成細末用。有的用糯糊和做成餅，有的用酒炒，都不好。洪氏《容齋隨筆》說，艾葉難以發揮效力，如果加入白茯苓三五片一起碾，馬上可碾成細末，這也是一種不同的修治方法。

【性味】 **苦，微溫；無毒。**

蘇敬說：生艾性寒，熟艾性熱。張元素說：艾葉味苦性溫，屬陰中之陽。李時珍說：艾葉味苦而辛，生艾性溫，熟艾性熱，能升能降，屬陽，入足太陰、厥陰、少陰經。苦酒、香附為之使藥。

【主治】 《名醫別錄》記載：**艾葉能灸治百病。可以作煎劑，治吐血下痢，下部䘌瘡，婦人漏血。並能利陰氣，生肌肉，避風寒，使人能有子。**陶弘景謂：**搗汁服用，能止損傷出血，驅殺蛔蟲。**蘇敬說：**本品治衄血、下血、膿血痢，水煮或入丸散均可。**甄權謂：**能止崩漏下血、腸痔出血，搨金瘡，止腹痛，安胎。用苦酒作煎劑，治癬非常好。若搗汁飲服，治心腹一切冷氣。**王好古說：**艾葉善治帶脈病，腹脹滿，腰部溶溶如坐水中。**李時珍謂：**能溫中散寒除濕。**

【發明】 李時珍說：艾葉生則微苦大辛，熟則微辛大苦。生溫熟熱，屬純陽之品，能獲取太陽真火，挽回垂絕元陽。內服則走三陰，能驅逐一切寒濕，變肅殺之氣為融和之氣。外灸則透諸經，能治多種邪病，使患重病之人變為康健，其功用也是很大的。蘇敬說生艾性寒，蘇頌說其有毒。一則見它能制止各種出血，一則見它毒發熱氣上沖，就說艾性寒、有毒，錯了。大概是不知道血隨氣行，氣行則血行，熱氣因久服導致火上沖的緣故吧。用藥治病，當病癒即止。假如素有虛寒痼冷，婦人濕鬱、帶下、崩漏等，用艾和當歸、附子諸藥治療這些病，有什麼不可以呢？若刻意為求有子而長期服艾，並輔以辛熱之品，藥性久偏，導致火熱躁動，這是誰的罪過呢？與艾有什麼關係？艾附丸治心腹少腹諸痛，調治女人諸病，很有效用。膠艾湯治虛寒下痢，及妊娠產後下血，尤有奇效。老人丹田氣弱，臍腹畏冷者，用熟艾放入布袋兜住臍腹，療效獨特。寒濕腳氣，也可用此藥夾在襪子內。

【附方】 **治傷寒時氣，溫病頭痛，壯熱脈盛**《肘後方》：用於艾葉三升，水一斗，煮一升，頓服取汗。 **治蛔蟲心痛如刺，口吐清水**用白熟艾一升，水三升，煮取一升服，可吐出蛔蟲，或用生艾搗汁，五更時食香脯一片，然後飲艾汁一升，可使蛔蟲從大便而出。 **治妊娠傷寒，尿血，壯熱，赤斑變為黑斑**《傷寒類要》：用艾葉如雞子大，酒三升，煮二升半，分二次服。 **治妊娠風寒，卒中，不省人事，狀如中風**《婦人良方大全》：用熟艾三兩，米醋炒極熱，用絹布裹熨臍下，過一會兒病人就甦醒了。 **治中風口喎**《勝金方》：用五寸長的葦筒，一頭刺入耳內，四周用面密封，一頭用艾炷灸七壯。病在右則灸左側，病在左則灸右側。 **治中風口噤**《千金方》：用熟艾灸承漿、頰車穴，各灸五壯。 **治頭風久痛**《青囊雜纂》：用蘄艾揉搓成丸，經常聞它，以黃水出為度。 **治脾胃冷痛**《衛生易簡方》：用白艾末，每次沸湯沖服二錢。 **治霍亂洞瀉不止**《外台秘要》：用艾一把，水三升，煮取一升，頓服。 **治婦人崩漏，數日不止**《古今錄驗》：用熟艾雞子大，阿膠（炒末）半兩，乾薑一錢，水五盞。先煮艾、薑至二盞半，倒出，放入阿膠使之溶化，分三次服，一天服完。 **治產後瀉血不止**《食療本草》：用乾艾葉半兩，炙熟的老生薑半兩，濃煎，一服就止，很有效。 **治產後因感受寒邪而起的腹痛欲死**《楊誠經驗方》：用陳艾葉二斤，焙乾，搗爛平鋪臍上，以絹布蓋住，再用熨斗熨，等口中有艾氣出來，疼痛就好了。

現代醫學研究簡介

【來源】 艾葉為菊科植物艾的乾燥葉。

【化學成分】 艾葉含有揮發油，成分為水芹烯、畢澄茄烯、側柏醇、桉油素、萜品烯醇、蒿醇、樟腦、龍腦、芳樟腦、β-石竹烯、1-α-萜品烯醇、反式香葦醇、莰烯、香芹酮、α-雪松烯、欖香醇、異龍腦、乙酸龍腦酯、胡椒酮、百里香酚、香檜烯、1，8-桉葉素、側柏酮、β-蒎烯、α-松油醇、松油醇-4、馬鞭草酮、γ-杜松油烯、綠葉萜烯酮、蒿酮、甲基丁香酚、異松茸醇、對-聚傘花素、檸檬烯、5，7-二羥基-6，3'，4'-三甲氧基黃酮、5-羥基-6，7-3'，4'-四甲氧基黃酮、多糖等。

【藥理作用】 1.平喘作用。2.鎮咳作用。3.祛痰作用。4.抗過敏作用。5.對心血管系統的作用艾葉油對離體蟾蜍心和兔心均有抑制作用，且能對抗異丙腎上腺素的強心作用。6.對中樞作用：艾葉油腹腔注射，對兔有鎮靜作用。7.抗菌作用。8.抗炎使用。

茵陳蒿（《神農本草經》上品）

【釋名】 陳藏器說：本品屬於蒿類，但經過冬天不會死去。又因（順著）舊苗而生長，所以叫茵陳，後面加個蒿字而已。李時珍說：按照張揖《廣雅》和《吳普本草》都寫作因塵，不知道是什麼意思。

【集解】 《名醫別錄》說：茵陳生長於太山及丘陵坡岸上，五月及立秋採收，陰乾用。陶弘景說：茵陳到處都有，像蓬蒿但葉緊細，秋後莖枯，經冬不死，到春天又長出來。李時珍說：茵陳古人多種植為蔬，所以入藥多用山茵陳，用來區別家園種植的茵陳。今淮揚人，二月二日還採野茵陳苗，和麵粉製作茵陳餅食用。後人各根據方士的傳說，於是造成了混亂。今山茵陳二月生苗，其莖如艾，其葉像淡色青蒿而背面色白，葉柄緊細而扁平。九月開小花，色黃，結的實如艾子大小，花實都與庵蔄花實相似，也有無實的。

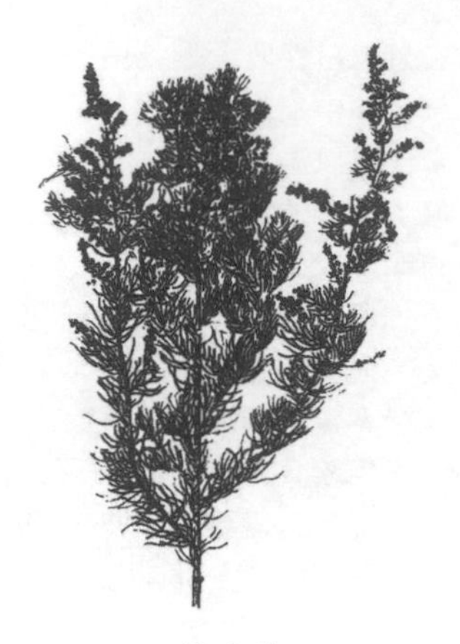

茵陳蒿

茵陳蒿莖、葉

【性味】 **苦、平，微寒；無毒。**

【主治】 《神農本草經》謂：**能祛風濕寒熱邪氣，主治熱結黃疸。**《名醫別錄》記載：**能治遍身發黃、小便不利，除頭熱，去伏瘕。**陳藏器說：**通關節、去滯熱、傷寒症。**

【發明】 王好古說：張仲景用茵陳、梔子大黃湯治濕熱，梔子、檗皮湯治燥熱。例如禾苗遇澇就成濕黃，遇旱就成燥黃。有濕邪就滲瀉它，有燥邪就滋潤它。以上二種主藥都是治陽黃的。韓只和、李思訓治療陰黃用茵陳附子湯。方中用茵陳為主藥，佐以大黃、附子，各隨寒熱性質而用。

【附方】 **除大熱黃疸，治傷寒頭痛、風熱瘴瘧，利小便**《食醫心鏡》：用茵陳切細，煮羹食用。生食也可以。 **治遍身風癢，生瘡疥**《千金方》：用茵陳濃煎，外洗，很快就好。 **治風病攣急**《聖濟總錄》：用茵陳蒿一斤，秫米一石，麴三斤，調和均勻，如常法釀酒服用。 **治遍身黃疸**用茵陳蒿一把，生薑一塊，搗爛，每天擦胸前與四肢。 **治男子酒疸**用茵陳蒿四根，梔子七個，大田螺一個，連殼搗爛，以煮沸的白酒一大盞，沖汁飲用。

現代醫學研究簡介

【來源】 茵陳為菊科植物濱蒿或茵陳蒿的乾燥幼苗。

【化學成分】 濱蒿含有6，7-二甲氧基香豆素、東莨菪內酯、6-羥基-7-甲氧基香豆素、茵陳炔內酯、茵陳色原酮等。茵陳蒿含有6，7-二甲氧基香豆素、東莨菪內酯、6-羥基-7-甲氧基香豆素、茵陳炔內酯、薊黃素、濱鼠李黃素、4'-去甲澤蘭黃醇素、3，5，4'-三羥基-7-甲氧基二氫黃酮、蘆丁。

【藥理作用】 1.利膽作用。2.保肝作用。3.對心血管系統的作用：香豆素類化合物具有擴血管、降血脂、抗凝血等作用而用於冠心病。4.抗菌、抗病毒的作用。

【臨床應用】 1.治療肝炎。2.治療膽道疾患。3.治療早搏。4.治療高脂血症。5.治療蕁麻疹。6.預防新生兒溶血症和高膽紅素血症。7.防治流感和普通感冒。

茺蔚（《神農本草經》上品）

【釋名】 《神農本草經》叫：**益母、益明、火杴**。《名醫別錄》稱：**貞蔚**。《爾雅》叫：**萑**（音推）。《會編》稱：**野天麻**。《本草綱目》叫：**豬麻**。《圖經本草》稱：**鬱臭草、苦低草**。《外台秘要》叫：**夏枯草、土質汗**。

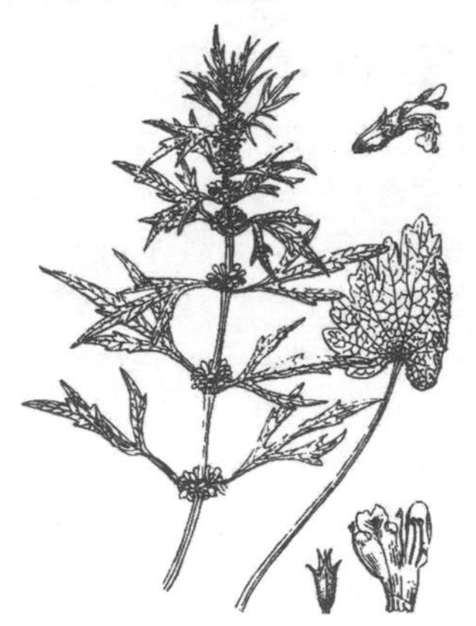
益母草

李時珍說，這種草及子都長得充盛密蔚，所以叫茺蔚。其功用適用於婦女及明目益精，所以有益母、益明之名。其莖與天麻相似，所以叫野天麻。一般叫它為豬麻，因為豬喜愛吃它。本品夏至後就枯萎，故也有夏枯之名。近代效方叫土質汗。林億說：質汗出自西番，是熱血配合各種藥物煎成，治療金瘡折傷。益母也能作煎劑，治療折傷，所以叫做土質汗。掌禹錫說：《爾雅》注釋萑、蓷就是現在的茺蔚，又叫益母。劉歆說：蓷，就是臭穢。臭穢，就是茺蔚。陸璣說：蓷，就是益母。

【集解】 李時珍說：茺蔚在靠近水濕的地方生長得特別茂盛。初春長苗像嫩蒿，到夏天長三四尺高，莖方像麻黃莖，其葉像艾葉而背面是青色。一梗上有三葉，葉子上有尖尖的歧叉。一寸左右長一節，節節生穗，圍莖長滿一圈。四五月間，穗內開小花，紅紫色，也有微白色的。每個花萼內有四粒小子，粒大如蒿子。有三稜，褐色。藥鋪裏往往用來作巨勝子賣。其草生長期間有臭氣，夏至後就枯萎了，其根是白色。

茺蔚子

【修治】 李時珍說：凡用子，微炒，或蒸熟，曬乾，去殼取仁用。

【性味】 **辛、甘，微溫；無毒。**

《名醫別錄》謂：甘，微寒。李時珍謂：甘、辛，溫。

【主治】 《神農本草經》謂：**能明目益精，除水氣，久服輕身。**《名醫別錄》謂：**療血逆大熱，頭痛心煩。**《日華諸家本草》謂：**能治產後血脹。**李時珍說：**本品治風解熱，順氣活血，養肝益心，安定神志，調女人經脈，治崩中帶下，產後胎前各種病，久服令有子。**

【發明】 朱震亨說：茺蔚子活血行氣，有補陰之功，所以叫益母。凡胎前產生後都要依仗氣血。胎前無滯，產後無虛，用本品行中有補。李時珍說：茺蔚子味甘微辛，性溫，屬陰中之陽，手、足厥陰經之藥。開白花的入氣分，開紫花的入血分。治婦女經脈不調及胎產時一切血氣的病，是一種很好的藥，但醫方中很少知道和應用它。我常用它與四物湯、香附等藥治病，獲效很多。又包絡生血，肝主藏血，本品能活血補陰，所以能明目益精，調經，治婦人各種疾病。李東垣說瞳孔散大，禁用茺蔚子，是因為它辛溫主散，能助火邪。當歸雖然辛溫，但兼苦甘，能和血，所以不禁用。我認為目得血而能視，茺蔚行血力好，瞳孔散大是血不足，所以禁用，並不能助火。由於血滯所致的目疾，宜用本品，故叫明目。

現代醫學研究簡介

一、茺蔚

【來源】 茺蔚又名益母草，為唇形科植物益母草的乾燥地上部分。

【化學成分】 益母草含有益母草鹼、水蘇鹼、益母草定、益母草寧等多種生物鹼。

【藥理作用】 1.改善冠脈循環，保護心臟作用。2.對微循環障礙的影響：對大鼠造成異丙腎上腺素性微循環障礙，經益母草治療後，血液流速、流態都有明顯改善，閉鎖的毛細血管重新開放。益母草具有促進由腎上腺素造成的局部血流微循環障礙很快恢復的作用。3.對心臟血液動力學的影響：益母草可增加冠脈血流量，降低冠脈阻力，但無明顯降低心肌耗氧量的作用，且有降低左室作功的作用。4.對外周血流量的作用：益母草具有直接擴張外周血管、增加血流量和降低血管阻力的作用。5.抗血小板聚集作用。6.抗血液凝固作用。7.對子宮的作用：益母草煎劑作用於家兔離體子宮，無論有孕、無孕，早期、晚期妊娠子宮或產後子宮，在1：500～1：1000濃度時，皆呈興奮作用，表現為子宮張力增強，收縮幅度增大，節律加快。

二、茺蔚子

【來源】 茺蔚子為唇形科植物益母草的果實。

【化學成分】 茺蔚子含有益母草寧，含油37.02%，主要為油酸和亞麻酸。還含維生素A類物質，茺蔚子鹼Ⅰ、Ⅱ、Ⅲ等。

【藥理作用】 茺蔚子的水浸出液、乙醇-水浸出液和30%乙醇浸出液都有降低麻醉動物血壓的作用。茺蔚子鹼Ⅰ對在位子宮的作用不顯著，但貓和豚鼠離體子宮實驗證明均有明顯的興奮作用，不但子宮張力升高，而且也增加其收縮力與頻率。

【臨床應用】 1.治療繼發性紅血球增多症。2.治療病毒性心肌炎。3.治療慢性腎炎。4.治療急性腎炎。5.治療紫癜性腎炎。6.治療冠心病。7.治療急性靜脈炎。8.治療痛經。9.治療人工流產後遺症。10.治療子宮脫垂。11.以益母草為主抗早孕。12.以益母草為主預防新生兒溶血症。13.治療中心性視網膜脈絡膜炎。14.治療蕁麻疹。

夏枯草（《神農本草經》下品）

【釋名】 《神農本草經》叫：**夕句、乃東**。《名醫別錄》稱：**燕面**。又名：**鐵色草**。

朱震亨說：這種草夏至後就枯萎。因稟受純陽之氣，遇陰氣就枯，所以有這個名稱。

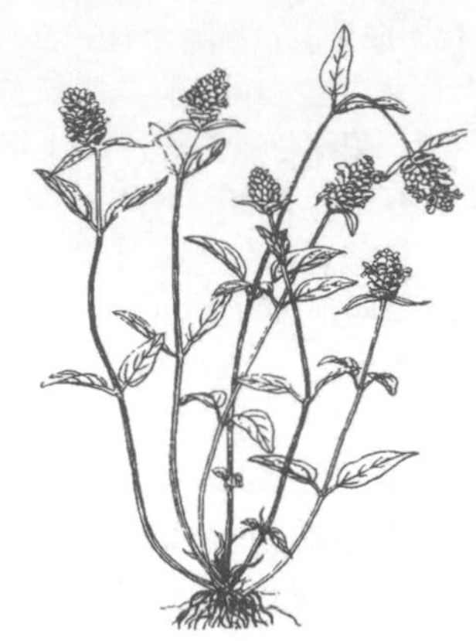

長冠夏枯草

【集解】 李時珍說：本品原野間很多，苗高一二尺左右，它的莖微方。葉子對節生，像旋覆葉，但長大一些，有細齒，背面色白而多紋。莖端長出穗，長一二寸，穗中開淡紫色小花，一穗有四粒細子。朱丹溪說無子，欠考察。嫩苗泡過，去苦味，用油鹽拌後可以食用。

夏枯草莖、葉

【性味】 苦、辛，寒；無毒。

【主治】 《神農本草經》謂：**能治寒熱瘰癧、鼠瘺頭瘡、腳腫濕痺，破癥，散癭結氣。**

【發明】 朱震亨說：本草著作中說夏枯草善治瘰癧，散結氣。對其有補養厥陰之功，沒有談到。觀其退寒熱，體虛的可用；若用於實症，佐以行散之藥，外用艾灸，也可逐漸取效。李時珍說：黎居士《易簡方》記載，夏枯草治目疼，用砂糖水浸一夜用，取其能解內熱，瀉肝火。

【附方】 **治肝虛目睛痛，冷淚不止，筋脈痛，羞明怕見陽光**《簡要濟眾》：用夏枯草半兩，香附子一兩，共研末，每次服一錢，蠟茶湯調服。 **治赤白帶下**《徐氏家傳方》：用夏枯草（花開時採收）陰乾為末，每次服二錢，米湯送服，飯前用。 **治血崩不止**《聖惠方》：夏枯草為末，每次用方寸匕，米湯調服。 **治汗斑**

白點《乾坤生意》：用夏枯草煎濃汁，每天洗浴。 **治瘰癧馬刀，不問已潰未潰，或日久成漏**《外科經驗方》：用夏枯草六兩，水二盅，煎取七分，飯後溫服。若體虛的，就煎汁熬膏服，並塗敷患處，兼用十全大補湯加香附、貝母、遠志尤好。這種藥能生血，是治療瘰癧的聖藥。這種草容易得到，且功用很多。

現代醫學研究簡介

【來源】 夏枯草為唇形科植物夏枯草的乾燥帶花的果穗。

【化學成分】 夏枯草含有三萜甙，其甙元是齊墩果酸，尚含游離的齊墩果酸、芸香甙、金絲桃甙、順苾咖啡酸、反苾咖啡酸、維生素B_1、維生素C、維生素K、胡蘿蔔素、樹脂、苦味質、鞣質、揮發油、生物鹼、水溶性鹽類。

【藥理作用】 1.抗菌作用。2.降糖作用。3.對微循環系統的作用：夏枯草煎劑雖有降壓作用，但有快速耐受現象。切斷迷走神經後，其降壓作用明顯減弱。

【臨床應用】 1.治療高血壓。2.治療重症肝炎。3.治療病毒性肝炎。4.治療急性黃疸型肝炎。5.治療滲出性胸膜炎。6.治療肺結核。7.以夏枯草為主治療肝癌。8.治療天皰瘡。9.治療過敏性鼻炎。10.治療小兒菌痢。11.治療白喉。12.治療內耳眩暈症。13.治療石棉肺。14.治療瘡瘍。15.治療結節性甲狀腺腫。

劉寄奴草（《新修本草》）

【釋名】 《日華諸家本草》叫：**金寄奴**。《本草綱目》稱：**烏藤草**。

李時珍說：按李延壽《南史》記載，宋高祖劉裕，小名寄奴。小時候在新洲砍柴，碰見一條大蛇，用箭射它。第二天再來，聽到杵臼聲音，隨聲尋去，看見幾個童子穿著青衣，在榛林中搗藥。問他們緣故，回答說：我主被劉寄奴所射，現配藥為他敷傷。劉裕說：神為什麼不殺了他？回答說：劉寄奴是個有王命的人，不能殺。劉裕大聲呵斥，童子們都散開了。於是劉裕收藥後返回，每遇金瘡，敷上就好。因此，人們叫這種草為劉寄奴草。鄭樵《通志》說：因為江南人漢代時稱劉為卯金刀，於是叫劉為金，所以又有金寄奴的名稱。江東人叫它烏藤菜，等等。

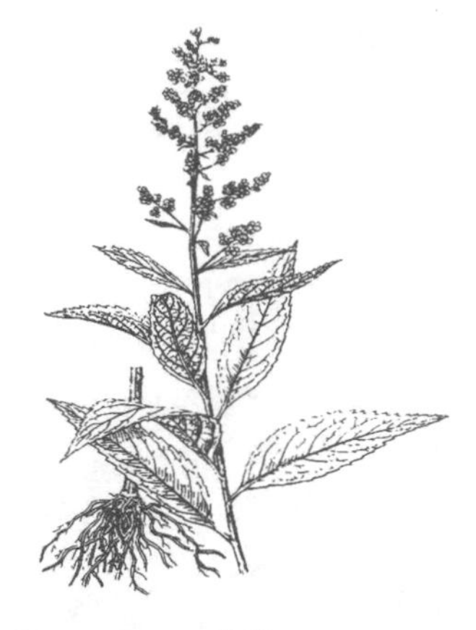

奇蒿

【集解】 李時珍說：劉寄奴一莖直上，葉似蒼朮，尖長糙澀，面深背淡，九月莖端分開幾枝，一枝攢簇十幾朵小花，白瓣黃蕊，如小菊花狀。花謝後有白絮，像苦蕒花的絮。其子細長，也像苦蕒子。所說的實像黍稗的，好像與這不同，其葉也不是蒿類。

劉寄奴子、苗

【主治】 蘇敬謂：**能破血除脹，多服會使人下痢**。《名醫別錄》說：**本品能行血止痛，治產後病，止金瘡出血，極效**。《日華諸家本草》謂：**能治心腹痛，通婦人經脈結，止霍亂水瀉**。李時珍說：**治小兒尿血，用新鮮的研汁服**。

【附方】 **治大小便出血**《集簡方》：用劉寄奴研末，茶調，每次空腹服二錢。 **治折傷瘀血在腹內**《千金方》：劉寄奴、骨碎補、延胡索各一兩，水二升，煎取七合，頓服。 **治血氣脹滿**《衛生易簡方》：用劉寄奴穗、實為末，每次服用三錢，酒煎服。不可過量，以免引起吐瀉，本品屬破血之品。 **治霍亂瀉痢**《聖濟總錄》：用劉寄奴草煎汁飲服。 **治小兒夜啼**：用劉寄奴半兩，地龍（炒）一分，甘草一寸，水煎，每次灌服少許。

現代醫學研究簡介

【來源】 劉寄奴為菊科植物奇蒿的全草。

【化學成分】 劉寄奴含有揮發油0.025%、總生物鹼和總黃酮、香豆素、異澤蘭黃素、西米杜鵑醇、奇蒿黃酮等。

【藥理作用】 1.抗缺氧作用。2.保肝作用。

【臨床應用】 1.治療急性細菌性痢疾。2.治瘀阻溺癃。3.治療腳癬。4.治療閉經。5.治療潰瘍性結腸炎。

旋覆花（《神農本草經》下品）

【釋名】 《神農本草經》叫：**金沸草**。《本草綱目》稱：**金錢花**、**滴滴金**、**夏菊**。《爾雅》叫：**盜庚**。《名醫別錄》稱：**戴椹**。

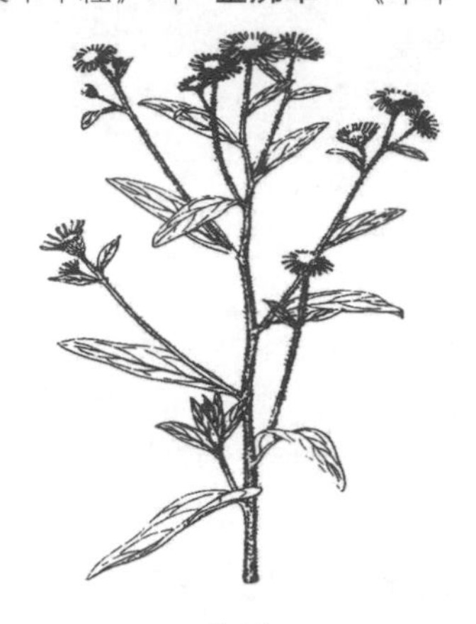

旋覆

寇宗奭說：本品花綠繁茂，圓而覆下，所以叫旋覆。李時珍說：各種名稱都是因為花的形狀而命名。《爾雅》說：蕧，盜庚也。庚就是金，說的是它夏天開黃花，盜竊金氣，所以叫盜庚。《酉陽雜俎》說：金錢花又叫毘（音皮）尸沙，從梁武帝時代才開始進入中國。

【集解】 《名醫別錄》說：旋覆生長於平澤川穀，五月採花，曬乾，二十天可成。李時珍說：花狀像金錢菊，生長於水澤邊，花小瓣單；家園種栽的，花大蕊簇，這大概是土壤的肥瘦造成的。其根細白。俗傳露水滴下來就能生長，所以容易繁茂，大概也不會是這樣。

【性味】 **鹹，溫；有小毒。**

【主治】 《神農本草經》謂：**能治結氣脅下滿脹、驚悸，除水濕，去五臟間寒熱，補中下氣**。《名醫別錄》說：**本品能消除胸上頑痰、心脅痰水、膀胱留飲、風濕痹痛、皮間死肉、目中分泌物，利大腸，通血脈，益色澤**。甄權謂：**主水腫，逐大腹，開胃，止哎逆**。寇宗奭說：**能行痰水，去頭目風**。王好古說：**消堅軟痞，治噫氣**。

【發明】 李時珍說：旋覆花屬手太陰肺、手陽明大腸藥。它治療各種病，其功用不外行水下氣，通血脈。李衛公說聞其花能損害眼睛，唐慎微《證類本草》誤把旋覆根收附在這裏，今改正它。

【附方】 **治中風壅滯**《經驗後方》：旋覆花洗淨焙乾，研末，煉蜜丸如梧子大小，睡前用茶湯吞下五丸至七丸或十丸。 **治半產漏下，虛寒相搏，脈弦芤**《金匱要略》用旋覆花湯：旋覆花三兩，蔥十四莖，新絳少許，水三升，煮取一升，頓服。 **治小兒眉癬，小兒眉毛眼睫，因癬退不生**《小兒衛生總微論》：用旋覆花、天麻苗、防風各等份，研末，用油調塗患處。

現代醫學研究簡介

【來源】 旋覆花為菊科植物旋覆花或歐亞旋覆花的乾燥頭狀花序。

【化學成分】 旋覆花含有倍半萜內脂化合物大花旋覆花素、旋覆花素、槲皮素、異槲皮素、咖啡酸、綠原酸、菊糖、蒲公英甾醇、黃酮甙、薄公英固醇、生物鹼、揮發油及油脂等。

【藥理作用】 1.平喘、鎮咳作用。2.抗菌作用。

【臨床應用】 1.治療癔症球（梅核氣）。2.治療兒童善太息症。3.治療胸膜黏連。4.治療妊娠惡阻。5.治療消化道癌。6.治療眩暈和疫咳。7.治療百日咳。8.治療乙肝。9.治療黏連不全性腸梗阻。10.治療內科雜病。11.治療咯血。12.治療胸膜腔積液。13.治療食道癌。

大薊 小薊（《名醫別錄》中品）

【釋名】 陶弘景叫：**虎薊**、**貓薊**。范汪稱：**馬薊**。《日華諸家本草》謂：**刺薊**、**山牛蒡**。《圖經本草》稱：**雞項草**、**千針草**。《本草綱目》叫：**野紅花**。

陶弘景說：大薊就是虎薊，小薊就是貓薊，葉都多刺，很相似。田野裏很多，方藥中卻少用。李時珍說：薊，像髻，它的花像髻一樣。叫虎、叫貓，是因為它的苗的形狀猙獰的緣故；叫馬，是因為它長得大；牛蒡，是因為它的根與牛蒡相似；雞項，是因為它的莖與雞的項部相似；千針、紅花，都因其花的形狀而

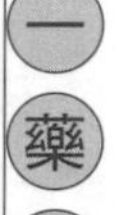

得名。陳藏器說：薊，北方出產者為好。

【集解】《名醫別錄》說：大、小薊，五月採收。蘇敬說：大、小薊的葉雖然相似，但功力卻不同。大薊生於山谷，其根可治療癰腫；小薊生於平澤，不能消癰腫。二者都能破血。寇宗奭說：大、小薊都相似，花像髻。但大薊三四尺高，葉皺；小薊一尺多高，葉不皺。把這作為它們的區別。可作菜食用，雖有小的芒刺，但不害人。

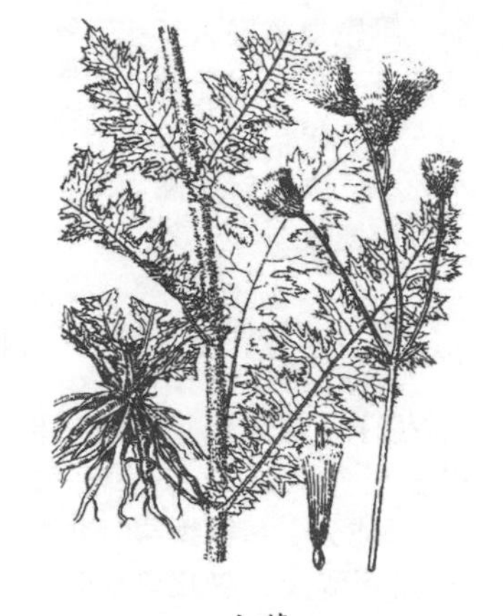

大薊

大薊根、葉

【性味】 **甘，溫；無毒。**

【主治】 《名醫別錄》記載：**治婦女赤白帶下，止吐血、鼻衄，安胎，令人肥健**。甄權說：**搗根絞汁服半升，治療崩漏，即刻見效**。《日華諸家本草》記載：**用大薊葉治腸癰，腹髒瘀血，跌仆損傷，生研，用酒與童便服下，治惡瘡疥癬，同鹽共研罯**（音利）**之**。

小薊根、苗

【性味】 **甘，溫；無毒。**

【主治】 《名醫別錄》謂：**能養精保血**。陳藏器說：**能破宿血，生新血。治暴下血、血崩，金瘡出血，嘔血等，絞取汁溫服。作煎劑和糖，癒合金瘡。解蜘蛛蛇蠍毒，服用也好**。《日華諸家本草》謂：**能治熱毒風，及胸膈煩悶，開胃下食，退熱，補虛損**。苗：**去煩熱，生研汁服用**。孟詵說：**作菜食用，能除風熱。夏季煩熱不止，搗汁服用，立瘥**。

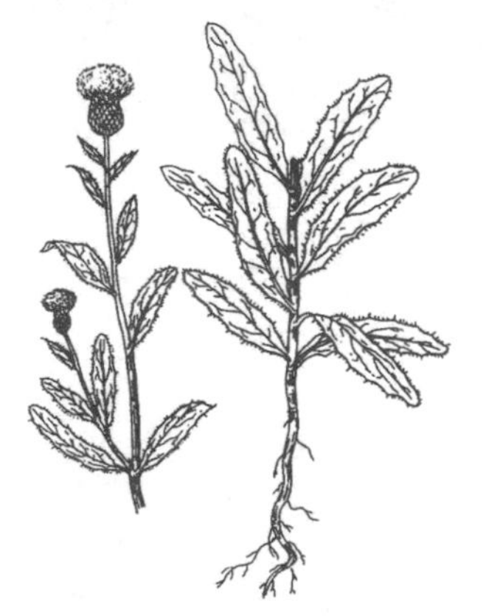

刺兒菜

【發明】 《日華諸家本草》說：小薊力微，只能退熱，不像大薊能健養下氣。蘇敬說：大、小薊都能破血，但大薊兼療癰腫，而小薊專主血，不能消腫。

【附方】 **治心熱吐血口乾**《聖惠方》：用刺薊葉及根，搗絞取汁，每次服二小盞。　**治舌硬出血不止**《普濟方》：用刺薊搗汁，和酒服下。若用小薊，則研細末，冷水調服。　**治婦人陰癢**：用小薊煮湯，每日外洗三次。　**治疔瘡惡腫**：用千針草四兩，乳香一兩，明礬五錢，共研末，用酒調服二錢。　**治突然便鮮血**《梅師方》：用小薊葉搗汁溫服，每次用一升。　**治崩漏下血**《千金方》：用大、小薊根各一升，酒一斗，浸漬五天。任意飲用，亦可用酒煎服。又方：用小薊莖葉洗淨，切碎，研取汁一盞，加入生地黃汁一盞，白朮半兩，煎減半量，溫服。　**治墮胎下血**《聖濟總錄》：用小薊根葉、益母草各五兩，水二大碗，煎取汁一大碗，再濃煎至一盞，分二次服，一日服完。

現代醫學研究簡介

一、大薊

【來源】 大薊為菊科植物大薊的乾燥地上部分。

【化學成分】 大薊全草含有生物鹼、揮發油。根含乙酸蒲公英甾醇、豆甾醇、α-香樹脂醇、β-香樹脂醇、β-穀甾醇。

【藥理作用】 1.降壓作用。2.止血作用。

【臨床應用】 1.治療各種出血。2.治療肺結核。3.治療蕁麻疹。4.治療乳腺炎。5.治療肌肉注射所致硬結。

二、小薊

【來源】 小薊為菊科植物刺兒菜或刻葉刺兒菜的乾燥地上部分。

【化學成分】 小薊含有生物鹼、皂甙等。

【藥理作用】 有止血作用，可使局部血管收縮。

【臨床應用】 1.預防菌痢。2.治療外傷感染、瘡瘍及用於止血。

續斷（《神農本草經》上品）

【釋名】 《神農本草經》：**屬折、龍豆**。《名醫別錄》稱：**接骨、南草**。

李時珍說：續斷、屬折、接骨，都是因功效而得名。

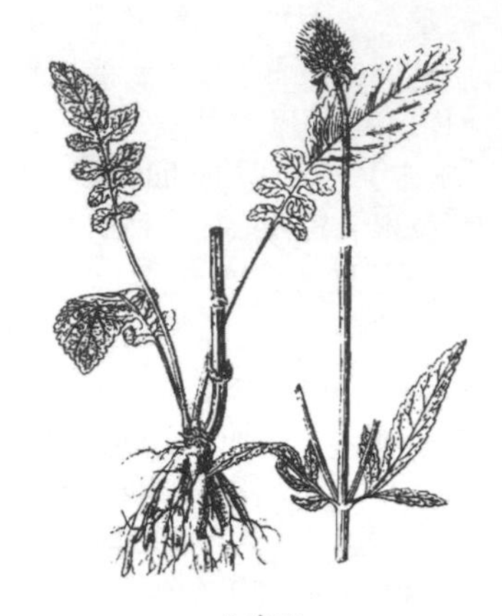
川續斷

【集解】 李時珍說：續斷的說法不一，桐君說是蔓生，葉像白蘇。李當之、范汪都說是虎薊，一名山牛蒡。蘇敬、蘇頌都說葉像苧麻，根像大薊，而《名醫別錄》又出大、小薊條，很難依從。但自漢代以來，都把大薊當續斷，相延很久了。考究其實，則二蘇所說，好像與桐君相符合，應當是正確的。今人所用的，以四川產的、紅色細瘦、折斷後有煙塵冒起的為好。鄭樵《通志》說，范汪所講的是南續斷，不知依據是什麼？大概是用來區別川續斷的緣故吧。

續斷根

【修治】 雷斆說：採根，橫切銼開，去除向裏的硬筋，用酒浸泡十天，焙乾，入藥用。

【性味】 **苦，微溫；無毒**。

【主治】 《神農本草經》謂：**補不足，續筋骨，久服益氣力。療傷寒、金瘡癰瘍、折跌、婦人難產**。《名醫別錄》謂：**止痛生肌肉，治婦人崩漏下血、金瘡出血，及踠傷惡血腰痛、關節緩急**。甄權謂：**能祛各種溫毒，通血脈**。《日華諸家本草》謂：**能益氣，補五勞七傷，破結瘀血，消腫毒，治腸風痔瘺、乳癰瘰癧，婦人產前產後一切病，胎漏、子宮寒冷、面黃虛腫，縮小便，止遺精尿血**。

【附方】 **治小便淋瀝**《古今錄驗》：用生續斷搗，絞汁服用。 **治產後諸疾、血暈、心悶煩熱、厭厭氣欲絕、乍寒乍熱**《子母秘錄》：用續斷皮一握，水三升，煎取二升，分三次服。如人行一里，再服，無所忌。此藥可救治產後垂死。 **治跌打損傷**《衛生易簡方》：用接骨草葉搗爛敷之，立效。

現代醫學研究簡介

【來源】 續斷為川續斷科植物川續斷的乾燥根。

【化學成分】 續斷含有龍膽鹼、三萜皂甙、β-穀甾醇、長春藤皂甙元。川續斷根含揮發油、生物鹼。

【藥理作用】 續斷對肺炎鏈球菌有抑制作用。經小白鼠和雞試驗證明有抗維生素E缺乏症的作用。可升高外周白血球。

【臨床應用】 1.治療軟組織損傷。2.治療胎動不安。3.治療先兆流產。

苧麻（《名醫別錄》下品）

【釋名】 李時珍說：苧麻也寫作紵，可以織粗布，所以叫紵，凡是用細麻細絲織苧麻的布叫絟，粗麻織的叫紵。陶弘景說：苧即是現在可用來織布的麻。麻字從广（音掩），從林（音派），像屋下有林麻之形。

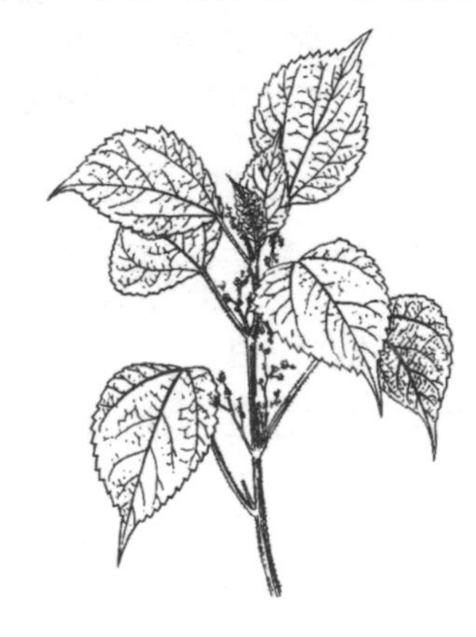
苧麻

【集解】 蘇頌說：苧麻過去的書中沒有寫明出產的具體地方，今閩、蜀、江、浙一帶生長著很多。剝其皮可以織布。苗高七八尺，葉如楮葉，沒有枝杈，葉面青、葉背白、有短毛。夏秋之間長細穗，開青色花，其根顏色黃白而輕虛。二、八月採用。按陸璣《草木疏》載，苧麻一根而長出數十莖，舊根在土中，到了春天自己生長，不需要栽種。荊揚一帶每年收割三次，剝取其皮，用竹刀刮去表皮，裏皮自然脫落，選取那些結實如筋的裏皮用水煮過後可以用來織布。現在江、浙、閩中依舊如此。寇宗奭說：苧如蕁麻，花如白楊樹花，長如穗狀。每一朵有數十穗，青白色。李時珍說：苧，指的是家苧，還有山苧、野苧。紫苧，葉面金紫色；白苧，葉面呈青色，葉背卻是白色的。可以刮洗煮食，用以救濟荒年，味道甘美。其種子茶褐色，九月收取，次年二月栽種，宿根也可自生。

苧麻根

【性味】 **甘，寒；無毒。**

【主治】 《名醫別錄》載：**可安胎，外敷治熱丹毒。漚麻汁，止消渴。**《日華諸家本草》載：**治心膈熱，漏胎下血，產前後心煩，流行熱疾、大渴大狂，服金石藥人心熱，治毒箭蛇蟲咬。**

【發明】 朱震亨說：苧根能很好的補陰而行滯血，方藥中也許因為嫌惡它廉價，卑賤，好像未曾有人用過。陳藏器說：苧麻根的功效在於破血。讓產婦用苧麻做枕頭用，可止血運。產後腹痛，若用苧麻安放腹上，痛即可止。另外，如蠶咬人、毒入肉中，可取苧汁飲下。今天的人認為苧麻接近蠶種，蠶就不生長，飲苧汁應用的就是這個原理。

現代醫學研究簡介

【來源】 苧麻根為蕁麻科植物苧麻的乾燥根及根莖。

【化學成分】 苧麻根含有酚類、三萜（或甾醇）、綠原酸、原兒茶酸、漆葉甙。全草和種子含氫氰酸，葉含黃酮，含芸香甙0.1%，乾葉含谷氨酸1.74%。

【藥理作用】 原兒茶酸是一種抗菌消炎成分並具有降低心肌耗氧量及提高冠狀竇流量的作用。

【臨床應用】 1.治療上消化道出血。2.治療白血球減少症。3.治療泌尿系結石。4.治療經漏。

大青（《名醫別錄》中品）

【釋名】 李時珍說：本品莖葉都是深青色，因此得名。

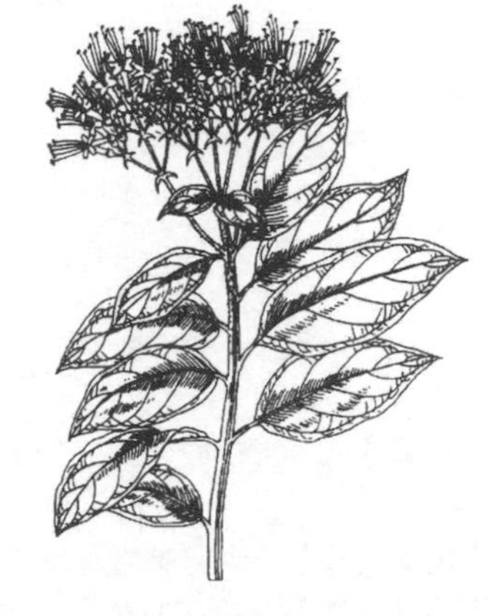

路邊青

【集解】 《名醫別錄》記載：大青三四月採莖，陰乾用。陶弘景說：今出產於東部及近道，莖紫色，長一尺左右，莖、葉都作藥用。蘇頌說：江東州郡及荊南、眉、蜀、濠、淄等州都有。春季生長，莖青紫色，像石竹苗葉；花紅紫色，像馬蓼、芫花；根黃色。三四月採收莖葉，陰乾備用。李時珍說：大青到處都有，莖圓，約二三尺高；葉長三四寸，葉面色青，葉背色淡，對節而生。八月開小花，色紅成簇。結青色果實，如椒粒大小。九月果實變為紅色。

大青莖葉

【性味】 **苦，大寒；無毒。**

甄權謂：味甘。李時珍認為：味甘、微鹹，不苦。

【主治】 《名醫別錄》謂：**能治時氣頭痛、大熱口瘡。**陶弘景認為：**本品除時行熱毒，特別好。**甄權謂：**能治溫疫寒熱。**《日華諸家本草》記載：**本品治熱毒風，心中煩悶，口乾口渴，小兒身熱風疹，並解金石藥毒，外敷腫毒。**李時珍謂：**能治熱毒痢、黃疸、喉痹及丹毒。**

【發明】 蘇頌說：古方治傷寒黃汗、黃疸等病，有大青湯。治傷寒頭身強直、腰脊痛，葛根湯中也用大青。大概是時病多用大青。李時珍說：大青性寒，味微苦、鹹，能解心、胃熱毒，不僅僅是治療傷寒。朱肱《南陽活人書》中記載，治傷寒發斑、紅赤、煩痛，有犀角大青湯、大青四物湯。所以李象先《指掌賦》

說：陽毒則狂斑煩亂，用大青、升麻，能挽回重病。

【附方】 **治喉風喉痹**《衛生易簡方》：用大青葉搗汁灌服，中病即止。 **治小兒口瘡**《千金方》：用大青十八銖，黃連十二銖，水三升，煮取一升，一日分二次服，以病好為度。 **治熱病下痢嚴重者**《肘後方》：用大青葉湯：大青四兩，甘草、赤石脂各三兩，阿膠二兩，豆豉八合，用水二斗，煮取三升，分三次服，不超過二劑，病就痊癒。

現代醫學研究簡介

【來源】 大青葉為十字花科植物菘藍的乾燥葉。

【化學成分】 大青葉含有靛甙等。

【藥理作用】 抗病原微生物作用：體外試驗結果表明，大青葉有廣譜抗菌作用。其煎劑對金葡菌、甲型鏈球菌、腦膜炎雙球菌、卡他球菌、傷寒桿菌、大腸桿菌、流感桿菌、白喉桿菌以及痢疾桿菌均有一定的抑菌作用。對多種革蘭氏陽性菌和陰性菌均有抗菌作用。對乙型腦炎病毒、腮腺炎病毒、流感病毒等也有抑制作用。大青葉尚有殺滅鉤端螺旋體的作用。

【臨床應用】 1.治療感冒。2.治療百日咳。3.治療小兒高熱。4.治療病毒性上呼吸道感染、病毒性肺炎、流行性腮腺炎、帶狀皰疹、水痘。5.治療子癰。6.治療乙腦。7.治療毒蛇咬傷。

枲耳（《神農本草經》中品）

【釋名】 《神農本草經》：**胡枲**（音喜）。陶弘景：**常思**、**葹**（音施）**羊負來**。《爾雅》：**蒼耳**。《詩經》：**卷耳**。《詩經注疏》：**爵耳**、**耳璫**。《本草綱目》：**豬耳**、**喝起草**、**野茄**。《圖經本草》：**道人頭**。《記事珠》：**進賢菜**。又名：**縑絲草**。

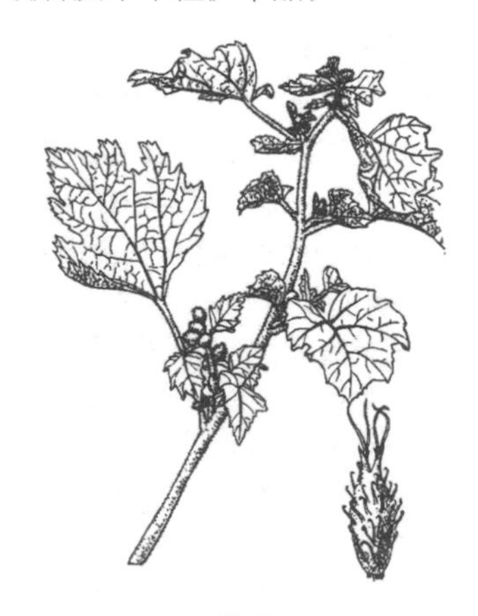

蒼耳

李時珍說：它的葉形像枲麻，又像茄，所以有枲耳及野茄的各種名稱。它的味滑像葵，所以叫地葵，與地膚同名。詩人想著給卷耳作賦，所以叫常思菜。張揖《廣雅》作常枲，也通。

【集解】 《名醫別錄》說：枲耳生長在安陸的川谷中及六安的田野，果實成熟時採收。蘇頌說：今到處都有，陸氏《詩義疏》記載，它的葉色青白像胡荽，白花細莖，蔓生，可以煮著吃，性滑而少味。四月間長出果實，正好像婦人的耳璫。郭璞說：它的形狀像老鼠的耳朵。叢生如盤，現在所有的都類似於此，但不作蔓生。李時珍說：按周定王《救荒本草》記載，蒼耳葉色青白，類似於黏糊菜葉，秋季結果實，比桑椹短小但刺多。它的嫩苗炸熟，用水浸淘拌著食用，可用來充饑，它的果實炒去皮，研成細麵，可作燒餅食用，也可用來熬油點燈。

枲耳實

【性味】 **甘，溫；有小毒。**

【主治】 《神農本草經》記載：**治風寒頭痛、風濕痹痛、四肢拘攣、惡肉死肌，及膝關節痛**。甄權謂：**能清肝火，明目**。《日華諸家本草》謂：**能祛一切風氣，補髓，暖腰膝，治瘰癧疥癬及瘙癢**。李時珍說：**本品炒香浸酒服，能祛風、補益**。

【附方】 **治久瘧不癒**《朱氏集驗方》：用蒼耳子，或根莖也行，焙乾研末，酒糊丸如梧子大小，每次服十丸，每日服二次。用生的搗汁服用也可以。 **治大腹水腫、小便不利**《千金方》：用蒼耳子灰、葶藶末各等份，每次服二錢，每日服二次。 **治風濕攣痹**《食醫心鏡》：用蒼耳子三兩，炒為末，用水一升半，煎取七合，去滓後慢慢嚥下去。 **治鼻淵流涕**《症治要訣》：用蒼耳子炒研為末，每次用白湯送服一二錢。 **治眼目昏暗**《普濟方》：用蒼耳子一升，研末，白米半升作粥，每天食用。 **治嗜酒無度**《本草拾遺》：用蒼耳子七枚，燒灰投入酒中飲用，就不想喝酒了。

枲耳莖、葉

【修治】 雷斅說：大凡採收後要去心，取黃精，用竹刀細切拌和，從巳時（上午九點到十一點）蒸到亥時（晚上九點到十一點）然後去黃精，陰乾用。

【性味】 **苦、辛，微寒；有小毒。**

【主治】 《名醫別錄》記載：**解溪毒**。孟詵謂：**能治中風傷寒頭痛**。蘇敬說：**治大風癲癇、頭風溫痹、毒在骨髓、腰膝風毒。夏季採收曬乾研末，水服一二錢，冬季用酒服。或做丸，每次服二三十丸，每日三次。服藥一百天後，病出像瘑疥，或癢流汁出，或斑駁甲錯起皮，皮脫落則肌如凝脂。可使人省睡，除各種毒螫，殺蠱疳濕䘌。久服益氣，耳目聰明，輕身強志**。陳藏器說：**挼下葉後放舌下，使涎出，治目黃嗜睡。燒炭和臘豬脂，封疔腫出根。煮酒服，主治狂犬咬傷。**

【發明】 李時珍說：蒼耳葉久服去風熱有效，服藥期間忌食豬肉及感受風邪，否則就遍身發出紅赤。

【附方】 **治一切癰疽發背、無頭惡瘡、腫毒疔腫、一切風癢、臁瘡杖瘡、牙痛喉痹**《集簡方》用萬應膏：五月五日採蒼耳根葉數擔，洗淨，曬萎後，細銼。用大鍋五口，加水煮爛。用篩濾去粗滓，然後用布絹再濾。再放入乾淨鍋內，武火煎滾，文火煎稠，攪成膏，用新罐貯封。用本膏外敷，每獲效驗。若牙痛就敷牙上，喉痹就敷舌上或噙化，二三次就見效。每天用酒服一匙，特別有效。 **治一切風毒，並殺三蟲腸痔**《千金方》：若胃脘脹滿，心悶發熱，就應服用它。五月五日中午刈取蒼耳葉，洗淨曬乾，搗細過篩，每服一錢，用酒或溫開水送下，白天服二次，夜晚服三次。若覺吐逆，就用蜜丸服，劑量同煎劑。風毒輕的，每日服二次。如果身體皮膚起粟米或麻豆大小的疹子，這為風毒外去之象，可用針刺疹子，潰去黃水，就好了。七月七、九月九，也可採用。 **治毒攻手足，腫痛欲斷**用蒼耳搗汁浸漬，並用渣外敷，立效。春天用心，冬天用子。 **預防傳染病**於五月五日午時多採蒼耳嫩葉，陰乾收藏，用時臨時研末，冷水送服二錢，或水煎全家人都服，能避邪惡。

枲耳花

【主治】 李時珍謂：**能治白癩頑癢**。

現代醫學研究簡介

【來源】 枲耳即蒼耳子，為菊科植物蒼耳的乾燥成熟帶總苞的果實。

【化學成分】 蒼耳全草含有蒼耳甙、黃質寧、蒼耳明、水溶性甙、葡萄糖、果糖、氨基酸、酒石酸、琥珀酸、延胡索酸、蘋果酸、硝酸鉀消、硫酸鈣、鼠李糖、羧基蒼朮甙、蒼耳醇、異蒼耳醇和氫醌等。蒼耳子含油約9%。

【藥理作用】 蒼耳草對艾氏腹水癌有抑制作用。

【臨床應用】 1.治療毒蛇咬傷。2.治療慢性關節炎及梅毒性神經痛疾患。3.治療瘡癬。4.治療牙痛。5.治療外感風痧。6.治療腸傷寒。7.治療急性痢疾。8.以蒼耳子為主治療牛皮癬。9.治療腰腿痛。10.治療鼻竇炎。11.治療麻風。

麻黃（《神農本草經》中品）

【釋名】 《神農本草經》稱：**龍沙**。《名醫別錄》叫：**卑相、卑鹽**。

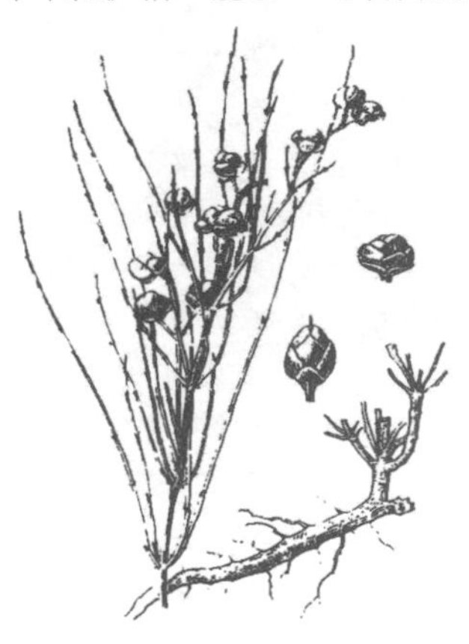

草麻黃

李時珍說：各種名稱都不好理解。有的說它味麻，色黃，沒有考察是不是這樣。張揖《廣雅》說，龍沙，就是麻黃。狗骨，是麻黃根。不知道為什麼要這樣區別。

【集解】 《名醫別錄》記載：麻黃出產於晉地及河東，立秋採莖，陰乾使它變青。陶弘景說：今以出產於青州、彭城、滎陽、中牟者為好，色青且多沫。蜀中也有，不好。李時珍說：它的根皮色黃赤，長的大約一尺。

麻黃莖

【性味】 **苦，溫；無毒。**

李時珍說：麻黃微苦而辛，性熱而輕揚。僧繼洪說，中牟有生長麻黃的地方，冬天不積雪，是為了宣洩內陽，所以過用麻黃就會令泄真氣。由此可以知道麻黃性熱。若服用麻黃汗出不止的，可用冷水浸頭髮，仍用撲法即止。凡服用麻黃之類的藥，應避風一日，不然病容易復發。凡使用麻黃，應佐以黃芩，這樣就不會患赤眼病。

【主治】 《神農本草經》謂：**能治中風傷寒頭痛、溫瘧，發汗解表，去邪熱氣，止咳逆上氣，除寒熱，破堅積聚。**《名醫別錄》謂：**能治五臟邪氣緩急、風脅痛，止好唾，通腠理，解肌，泄邪惡氣，消赤黑斑毒。本品不可多服，令人虛弱。**甄權說：**治身上毒風㿏**（群）**痹、皮肉不仁，主壯熱溫疫、山嵐瘴氣。**《日華諸家本草》：**麻黃通九竅，調血脈，開毛孔皮膚。**張元素謂：**能去營分寒邪，泄衛分風熱。**李時珍說：**麻黃能散目赤腫痛、水腫風腫、產後血滯。**

【發明】 陶弘景說：麻黃為療傷寒、解肌第一藥。李時珍說：麻黃是肺經的專藥，所以治肺病多用它。張仲景治傷寒無汗用麻黃，有汗用桂枝。歷代名醫解釋，都隨文附和，沒有深究其精義。我經常反覆思考它，略有心得，與古人所解釋的不同。津液為汗，汗就是血，在營則為血，在衛則為汗。寒傷營，營血內澀不能外通於衛，衛氣閉固，津液不行，所以無汗發熱而惡寒。風傷衛，衛氣外泄，不能內護於營，營氣虛弱，津液不固，所以有汗發熱而惡風。然而，風寒之邪，都由皮毛而入。皮毛為肺之合，肺主衛氣，包羅一身，是天之象。這樣，症雖屬於太陽，實際上是肺受邪氣侵襲。這種病症有時兼面赤怫鬱，咳嗽有痰，喘而胸滿等，難道不是肺病嗎？皮毛外閉，邪熱內攻，則肺氣怫鬱，所以用麻黃、甘草同桂枝，引出營分之邪，達於肌表，佐以杏仁泄肺利氣。汗後無大熱而喘的，加用石膏。朱肱《活人書》記載，夏至後加石膏、知母，都是泄肺火的藥。這樣就可以看出，麻黃湯雖是太陽發汗重劑，實際上是發散肺經火鬱的藥。腠理不固，則津液外泄，肺氣自虛。虛則補其母，所以用桂枝同甘草外散風邪以救表，內伐肝木以防脾。佐以芍藥，泄肝固脾，佐以薑、棗，行脾之津液而調和營衛。下後微喘的加厚朴、棗仁以利肺氣；汗後脈沉遲的加人參，以益肺氣；朱肱加黃芩為陽旦湯，以瀉肺熱，都是脾肺之藥。這樣可以看出，桂枝雖為太陽解肌的輕劑，實際上是理脾救肺的藥。這是千古未闡發的秘旨，我因而把它寫出來。

【附方】 **治天行熱病，初起一二日者**孟詵《必效方》：用麻黃（去節）一大兩：以水四升煮，去沫，取滓，再放入米（一匙）及豉，為稀粥。先用熱湯洗浴後，再食粥，厚蓋被取汗，就會痊癒。　**治傷寒黃疸**《千金方》用麻黃醇酒湯：麻黃一把（去節綿裹），酒五升，煮取半升，頓服取微汗出，若春季用水煮。　**治風濕冷痹**《聖惠方》：用麻黃（去根）五兩，桂心二兩，共為末，加酒二升，慢火煎如餳。每次服一匙，用熱酒調下，至汗出為度，在治療中應避風。　**治產後腹痛及血下不盡**《子母秘錄》：用麻黃（去節）為末，每次用酒沖服一錢，每日二三次，血下盡就停服。　**治心下悸**《金匱要略》用半夏麻黃丸：半夏、麻黃各等份，研末，煉蜜丸如小豆大。每次服三丸，一日服三次。　**治中風諸病**《宣明方》：用麻黃（去根）一秤，在王相日、乙卯日，取東流水三石三斗，用淨鐺盛五七斗，先煮五沸，掠去上沫，然後慢慢加水，約三五斗，濾去麻黃，澄清，濾去滓。取汁再熬至一斗，再澄再濾，到半升為度，密封收起來，放一二年均可。每次服一二匙，熱湯化下，令病人出汗。熬時要經常攪，不要使它著底，恐焦了。這是劉守真的秘方。

麻黃根、節

【性味】 **甘，平；無毒。**

【主治】 陶弘景謂：**能止汗，夏季用雜粉撲上。**

【發明】 李時珍說：麻黃發汗，根節止汗，事物之奇妙，就像這樣難以測度。自汗有風濕、傷風、風溫、氣虛、血虛、脾虛、陰虛、胃熱、痰飲、中暑、亡陽、柔痓諸症，都可隨症加用，當歸六黃湯加麻黃根，治療盜汗特別有

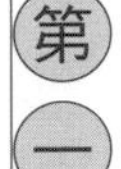

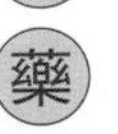

效。因為它性行周身肌表，所以能引諸藥外至衛分而固護腠理。歷代本草只知道撲用之法，而不知服用的功效更好。

【附方】 **治盜汗不止**《奇效良方》：用麻黃根、椒目各等份，共研末。每次服用一錢，用酒調下。外用麻黃根、舊蒲扇為末，撲上。 **治小兒盜汗**《古今錄驗》：用麻黃根三分，舊蒲扇灰一分，共為末。用乳服三分，每日服三次。再用乾薑三分同為末，用三分撲上。 **治諸虛自汗**，夜臥則甚，久則身體枯瘦《惠民和劑局方》：用黃芪、麻黃根各一兩，牡蠣（米泔浸洗煅用），共為末。每次用五錢，水二盞，小麥百粒，煎服。 **治虛汗無度**《談野翁試驗方》：用麻黃根、黃芪各等份，共研末，用麵糊做丸如梧子大。每次用浮麥湯送服一百丸，以汗止為度。 **治產後虛汗**《千金方》：用黃芪、當歸各一兩，麻黃根二兩，煎湯服。 **治陰囊濕疹**：用麻黃根、硫磺各一兩，米粉一合，共研末，外撲。

現代醫學研究簡介

【來源】 麻黃為麻黃科植物草麻黃、中麻黃或木賊麻黃的乾燥草質莖。

【化學成分】 草麻黃莖含生物鹼1%～2%，其中40%～90%為麻黃鹼，其次為偽麻黃鹼及微量的I-N-甲基麻黃鹼、d-N-甲基偽麻黃鹼等。木賊麻黃含生物鹼1.15%～1.75%，其中主要是麻黃鹼和偽麻黃鹼。揮發油中含2-甲基己二烯-〔2，4〕等。中麻黃含多量麻黃鹼，尚含鞣質、黃酮甙、糊精、菊粉、澱粉、果膠、纖維素、葡萄糖等。矮麻黃含總生物鹼（以麻黃鹼計）1.15%，其新鮮葉含蠟0.15%，其主要成分是廿九烷醇、廿九烷、卅烷醇。

【藥理作用】 1.擬腎上腺素能神經作用：（1）心臟：麻黃鹼能使心肌收縮力增強，心輸出量增加。在整體情況下由於血壓升高反射性地興奮迷走神經，抵消了它直接加速心率的作用，故心率變化不大；如果迷走神經反射被阻斷則心率加快。（2）血管：麻黃鹼使冠脈，腦、肌肉血管擴張，血流量增加；使腎、脾等內臟和皮膚、黏膜血管收縮，血流量降低。（3）血壓：麻黃鹼常引起收縮壓和舒張壓上升，脈壓增大。2.對平滑肌的作用：對支氣管平滑肌的鬆弛作用較腎上腺素弱而持久。3.對中樞神經系統的作用：麻黃對中樞神經系統有興奮作用，以麻黃鹼作用較強，治療劑量即可興奮大腦皮質下中樞，引起精神興奮、失眠等症狀。4.解熱降溫作用。5.抗病原微生物作用。6.利尿作用。

【臨床應用】 1.治療外感咳喘。2.治療外感發熱。3.治療急、慢性支氣管炎。4.治療支氣管哮喘。5.治療肺炎。6.治療急性腎炎。7.治療肝腎綜合徵。8.治療百日咳。9.治療慢性肺源性心臟病。10.治療各種皮膚病。

木賊（《嘉祐補注本草》）

【釋名】 李時珍說：這種草有節，表面粗糙而澀。治木骨者，用它搓揉就變得光淨，就好像人們所說的木之賊。

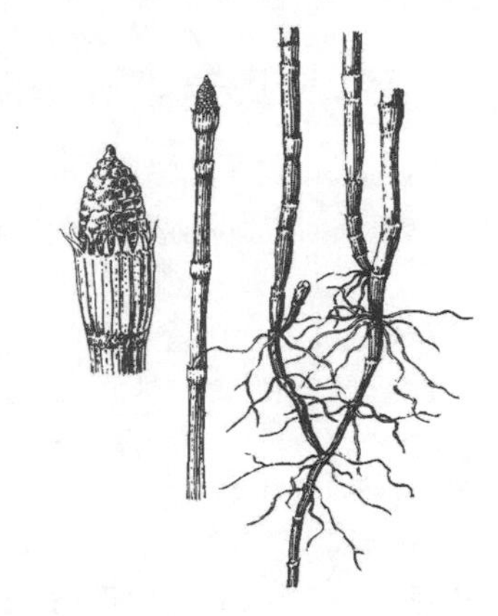

木賊

【集解】 掌禹錫說：木賊出於秦、隴、華、成諸郡靠近水邊的濕地。苗長一尺多，叢生。每根一莖，無花葉，寸寸有節，顏色青，經冬不凋，四月採摘。李時珍說：叢叢直上，長的有二三尺高，形狀像凫茈苗及粽心苗，中空有節，又似麻黃莖而稍粗，無樹葉。

【性味】 **甘，微苦；無毒。**

【主治】 《嘉祐補注本草》記載：**治目疾，退翳膜，消積塊，益肝膽，療腸風，止痢疾及婦女月水不斷、崩中赤白**。李時珍說：**能解肌，止淚，止血，祛風濕，治疝痛、脫肛。**

【發明】 李時珍說：木賊氣溫，味微甘、苦。中空而輕，屬陽中之陰，主升浮。與麻黃同形同性，所以也能發汗解肌，升散火鬱、風濕，治眼目各種疾患。

【附方】 **治目昏多淚**用木賊（去節）、蒼朮（泔浸）各一兩，共研末，每次服二錢，用茶水調下，或製成蜜丸服用也可以。 **治急性喉痹**《聖惠方》：用木賊（以牛糞火燒存性），每次用冷水服一錢，血出就好了。 **治舌硬出血**用木賊煎水漱口。 **治腸痔下血，多年不止**《圖經本草》：用木賊、枳殼各二兩，乾薑一兩，大黃二錢半，都放入銚內炒黑存性，共研末，每次服二錢，用粟米飲調下，效果特別好。**治脫肛**《三因方》：用木賊燒存性，研末摻上，按入就好了。 **治婦人血崩，血氣痛不可忍，長期不好的**《醫壘元戎》：用雷氏木賊散（木賊、香附各一兩，朴消半兩，共研末），每次服三錢。若血崩色黑的，用酒一盞煎；色紅的，用水一盞煎，連滓服，每日服二次。若臍下疼痛者加乳香、沒藥、當歸各一錢同煎。忌食生冷、硬物、豬、魚、油膩及酒、麵等。

現代醫學研究簡介

一、木賊

【來源】 木賊為木賊科植物木賊的乾燥地上部分。

【化學成分】 木賊含有犬問荊鹼、二甲砜、胸腺嘧啶、阿魏酸、咖啡酸、香莢藍醛、對羥基苯甲醛、磷酸、二氧化矽、矽酸鹽、皂甙、樹脂及葡萄糖、果糖。

二、問荊

【來源】 為木賊科植物問荊的全草。

【化學成分】 全草含問荊皂甙、木賊甙、異槲皮甙、木犀草甙、矽酸（含量達乾生藥的5.19%～7.77%）、有機酸、脂肪、3-甲氧基吡啶、多種氨基酸。

【藥理作用】 1.利尿作用。2.對循環系統的影響：水煎劑靜脈注射於兔、犬，可引起血壓下降及反射性的呼吸興奮。降壓作用不受阿托品影響，降壓成分溶於水而不溶於醇及氯仿。小量新鮮水煎劑對離體蛙心可增加其收縮力，大量則抑制之。

【臨床應用】 1.治療急性黃疸型傳染性肝炎。2.治療原發性血小板減少性紫癜。3.治療急性結膜炎。4.治療疣贅。

燈心草（《開寶本草》）

【釋名】 《本草綱目》稱：**虎鬚草，碧玉草**。

【集解】 馬志說：燈心草生長在江南低窪濕地。叢生，莖圓，細長筆直，人們用來編席。寇宗奭說：陝西也有。蒸熟待其乾後，折取中心的白瓤用來點燈的這一種，是熟草；

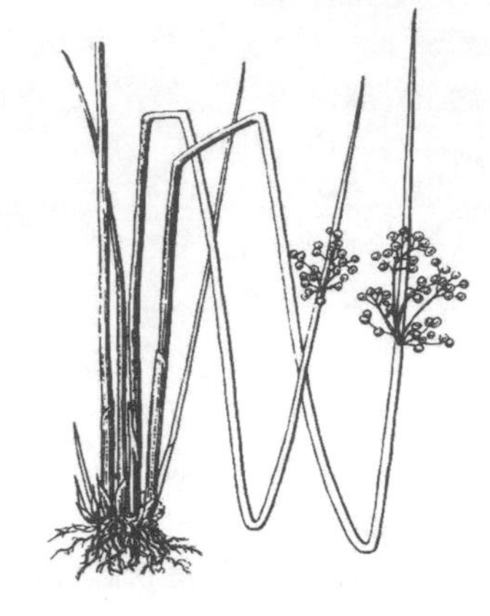
燈心草

還有不蒸的，等晾乾後剝取的是生草。入藥宜用生草。李時珍說：燈心草屬於龍鬚草一類的植物，只是龍鬚草緊小，而瓤實充滿，此草則稍粗而瓤虛白。吳地人栽種它，取瓤為燈燭，用草織席編織蓑衣。別的地方野生的不多。服食丹藥的人用它來伏硫磺、朱砂。《雷公炮炙論》的序中說，「硇遇赤鬚，永留金鼎」。其注解說：赤鬚也叫虎鬚草，煮硇能住火。不知是不是這種叫虎鬚草的植物。

燈心草莖及根

【性味】 **甘，寒；無毒**

【主治】 《開寶本草》載：**治五淋，生煮內服，破席煮服更好**。張元素說：**瀉肺、治陰竅澀阻不通利，可行水，除水腫癃閉**。朱震亨說：**治急喉痹，燒灰吹之入喉可迅速起效。燒灰塗乳上，餵小兒，可止夜啼**。李時珍說：**可降心火，止血通氣，散腫止渴。燒灰入輕粉、麝香，可治陰疳**。

現代醫學研究簡介

【來源】 燈心草為燈心草科植物燈心草的乾燥花莖髓。

【化學成分】 燈心草含有纖維、脂肪油、蛋白質、多糖類。

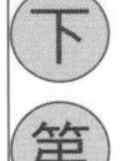
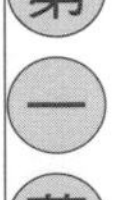
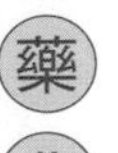
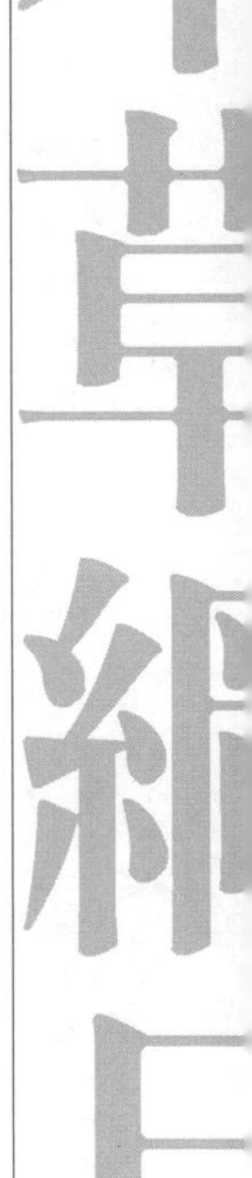

【臨床應用】 1.治療胃腸型感冒。2.治療鼻衄。3.治療急、慢性腎炎。4.治療口瘡。5.治療夜啼。

地黃（《神農本草經》上品）

【釋名】 《神農本草經》稱：**地髓**。又名：**苄**（音戶）、**芑**（音起）。

《日華諸家本草》說：檢驗生地黃品質可以用水浸的方法，浮於水面的叫天黃，半浮半沉的稱人黃，沉於水底的為地黃。作為藥用的以沉者為好，半浮半沉的品質較差，浮於水面的品質不好。李時珍說：《爾雅》稱苄的就是地黃。郭璞認為江東人叫苄，羅願認為苄以沉水的為好。因此苄字從下。

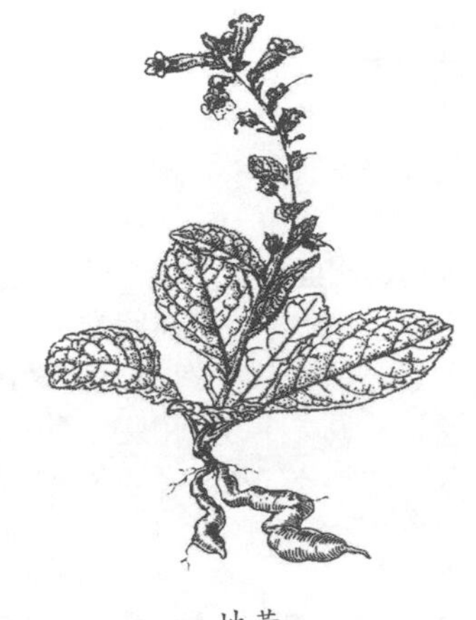

地黄

【集解】 《名醫別錄》：地黃以生長在咸陽川澤黃土地上的品質好，二月、八月採收根，陰乾。李時珍說：現在人們只以懷慶產的地黃為最好，其他各處亦產。它的嫩苗初生平鋪地上，葉像山白菜但長毛，深青色，又像小芥葉，但葉片很厚，不長叉丫。葉片上有條狀莖，上有細毛。莖端開小筒子花，呈紅黃色。結小麥粒大小果實。根長四五寸，粗細像手指。皮呈赤黃色，像羊蹄根（王大黃）及胡蘿蔔根，曬乾就變成黑色，生吃有土氣味。一般將地黃苗葉叫婆婆奶，人們以前種種子，現在只種根。王旻《山居錄》說，地黃嫩苗，摘取葉作菜，對人有很好的補益作用。中藥書中記載以二、八月採集根，看來是不了解此藥的特性。八月殘葉還在，葉片中的營養成分沒有完全歸根。二月新苗已生長，根中的營養成分已經滋養葉片，不如正月、九月採集的好，此季採的也宜蒸曬。

乾地黃

【性味】 **甘，寒；無毒。**

李時珍說：用生薑汁浸或酒製後就不損傷脾胃，新鮮的性寒，曬乾的則性涼。

【主治】 《神農本草經》記載：**主治脾胃受傷的病症，驅逐血痹，填充骨髓，生長肌肉。煎湯能除寒熱積聚，除痹，治療骨折跌打損傷，久服減肥長壽，生用效果尤好。**《名醫別錄》：**主治男子各種勞傷、女子胎漏出血，祛惡血、尿血，通利大小腸，祛除胃中飲食積滯，補益五臟內傷虛損不足，通利血脈，補益氣力，聰耳明目。**《日華諸家本草》：**補助心氣、膽氣，強壯筋骨，益志安神，治驚悸勞傷虛損、心肺受損致吐血、鼻衄、女子崩漏下血致眩暈。**甄權說：**治產後腹痛，久服皮膚變白、長壽。**張元素說：**地黃涼血補血，補腎陰，除皮膚乾燥，祛各種濕熱。**王好古說：**主治心病，手掌、腳下熱痛，脾氣受損痿蹶乏力、嗜臥。**

生地黃

【性味】 **大寒。**

【主治】 《名醫別錄》：**女子崩漏下血不止、產後血氣上迫心中導致悶絕、胎漏下血、踠部骨折、瘀血出血、鼻衄、吐血，都宜搗汁飲用。**甄權說：**祛各種熱，通經水，利小便。搗爛貼心腹部，能清除瘀血。**

【發明】 李時珍說：《神農本草經》所說的乾地黃，是陰乾、曬乾、烘乾的，因此又說生用尤好。《名醫別錄》又說生地黃是剛挖掘出的新鮮品，因此性大寒，熟地黃是後人又蒸曬了的。許多本草書認為地黃即熟地黃，雖然主治症相同，但涼血、補血的作用稍有區別。因此另外出現熟地黃。

熟地黃

【修治】 李時珍說：近來製作方法，揀肥大又沉水的地黃，用好酒和砂仁末，與地黃拌勻，放蒸籠中蒸透，取出晾乾，再用砂仁酒拌地黃後蒸，像這樣反覆九蒸九晾。地黃性沉，砂仁香竄，調和五臟沖和之氣，歸宿丹田。現市售的只用酒煮熟，不能用。

【性味】 **甘、微苦，微溫；無毒。**

【主治】 李時珍說：**填充骨髓，生長肌肉，滋長精血，補益五臟內傷虛損不足，通利血脈，聰耳明目，黑鬚髮，治男子各種虛損、女子胎漏下血、月經不調及妊娠、產後各種病變。**張元素說：**補上益氣血，滋養腎水，養益真陰，祛臍腹急性疼痛及病後脛部、下肢酸痛。**王好古說：**治坐臥不安，眼睛視物昏花。**

【發明】 張元素說：地黃生用性大寒具涼血作用，血熱病人宜使用。熟用則性微溫而能補腎，血虛者須使用。若因臍下痛屬腎經病變，沒有熟地黃則無效。是因其走腎的緣故。李時珍說：根據王碩《易簡方》介紹，男子多陰虛，適宜於熟地黃，女子多血熱，適宜用生地黃。生地黃能補益精血，天門冬引導所生之處，熟地黃能補精血，用麥門冬引導所補之處。虞摶《醫學正傳》介紹，生地黃補血，但胃氣虛弱的人服用，應防傷食。熟地黃補血，但痰飲多的人服了會損傷脾胃。有的說生地黃酒炒則不傷骨，熟地黃用薑汁炒後則不損傷脾胃，這都是妙用地黃。

【附方】 **面如桃花，輕身不老**《神仙方》：地黃根洗淨，搗絞汁，煎稠，加白蜜再煎，稠至可做丸的程度，做丸如梧桐子大：每天早晨溫酒送下三十丸，每日三次，也可用青州棗和丸，或另用乾地黃末入膏、丸服亦可。連服百日後面如桃花，三年身體輕鬆不老。《抱朴子》說：楚文王服地黃八年，夜間看東西有光。**開心益智瓊玉膏**：常服，頭髮白轉黑，牙齒脫落再長，延年益壽。治癰疽勞瘵、咳嗽唾血等病，是鐵甕城申先生的方法。生地黃十六斤取汁，人參末一斤半，白茯苓末三斤，白沙蜜十斤，濾淨拌勻，入瓶內封固，放沙鍋中用桑柴火煮三晝夜，再換蠟紙重封，浸井底一夜，取出再煮十二小時。每次用白開水或酒點服一匙。朱丹溪說：好色體虛的人，咳嗽唾血的人，服了作用非常好。太醫院御膳服食加天門冬、麥門冬、枸杞子末各一斤，名稱叫益壽永真。而《臞仙方》加琥珀、沉香半兩。 **明目補腎**《普濟方》：生地黃、熟地黃各二兩，川椒紅一兩，研末，蜜丸如梧桐子大，每次空腹，鹽湯送服三十丸。 **固齒烏鬚，一治牙齒痛，二能生津，三變白鬚**《御藥院方》：地黃五斤放柳木甑內，用土蓋上，蒸熟曬乾，連蒸三次，搗成小餅，每次噙嚥一枚。 **男女虛損，或大病後，或積勞後，四肢沉重，骨肉酸痛，氣短，或小腹拘急，腰背強痛，咽乾唇燥，逐漸消瘦**《肘後方》：用生地黃二斤，麵一斤，搗爛，炒乾為末，每次空腹，用酒送服方寸匕，每日三次。 **耳中常鳴**生地黃一截，塞耳中，每日換多次，或煨熟，效果尤好。 **虛勞困乏**《必效方》：地黃一石，取汁，酒三斗，搗勻煎收，每日服。 **病後虛汗，口乾心煩**《聖惠方》：熟地黃五兩，水三盞，煎一盞半，分三次服，一日服完。 **小便尿血，吐血及耳鼻出血**生地黃汁半升，生薑汁半合，蜜一合，一起服。 **妊娠胎動**生地黃搗汁，煎沸，入雞蛋清一枚，攪服。 **骨蒸勞熱**《外台秘要》：張文仲方。用生地黃一升，搗三度，絞取汁盡，分二次服，若下痢即減量。以身體輕涼為度。

現代醫學研究簡介

【來源】 地黃為玄參科植物地黃的根莖。

【化學成分】 地黃根莖主要含β-穀甾醇與甘露醇及少量豆甾醇、微量的菜油甾醇，還含有地黃素、梓醇、葡萄糖、生物鹼、脂肪酸與維生素A類物質。根又含水蘇糖、4.2%精氨酸、3.0%γ-丁氨酸。

【藥理作用】 1.對心血管系統的作用：0.1%及0.5%地黃浸膏任洛液灌注離體蛙心無明顯作用。濃度加大至1%則有明顯強心作用，對衰弱心臟尤為明顯。若濃度增至2%～5%可致中毒反應。2.對血糖的影響：兔皮下注射地黃醇浸膏溶液2g/kg或灌胃4g/kg均可使血糖下降，尤以注射給藥較明顯，於給藥後4小時血糖降至最低水準。3.對腎上腺皮質功能及皮醇分解代謝的影響：生地粗提物（生地梓醇）對地塞米松的抑制作用具有較強的拮抗作用，對下丘腦-腦垂體-腎上腺皮質系統有較明顯的保護作用，從而使血漿皮質酮濃度升高，可減少由於應用皮質激素所引起的作用。4.抗放射損傷作用。5.保肝作用。6.抗炎作用。7.抗真菌作用。8.利尿作用。9.止血作用。10.增強免疫作用。

【臨床應用】 1.治療腫瘤。2.治療高血壓病。3.

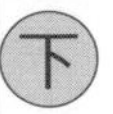
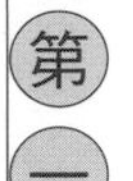
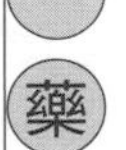
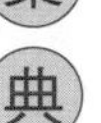

治療上消化道出血。4.治療傳染性肝炎。5.治療風濕性、類風濕性關節炎。6.治療糖尿病。7.治療退行性脊椎炎、氟中毒、骨質增生。8.治療急性扁桃體炎。9.治療皮膚、斑禿。10.治療盜汗。

牛膝（《神農本草經》上品）

【釋名】　《廣雅》稱：**牛莖**。《神農本草經》謂：**百倍**。《救荒本草》叫：**山莧菜**。又名：**對節菜**。

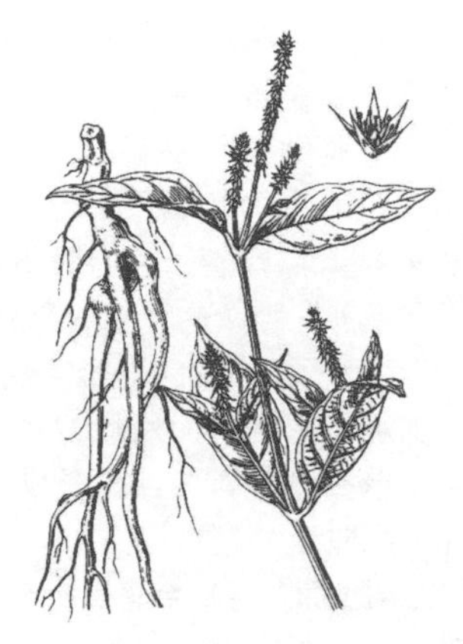

牛膝

陶弘景說：牛膝的莖有節，像牛的膝關節，故叫牛膝。李時珍說：《神農本草經》又稱百倍，是隱語，說它滋補的作用，猶如牛有力氣，它的葉像莧菜，節對生，因此又稱山莧、對節。

【集解】　《名醫別錄》記載：牛膝生長在河中川谷及臨朐，二、八、十月採取根，陰乾。李時珍說：到處有土牛膝，作用差，不能服用。只北方及四川以家種的品質好，秋天收種子，春天種植。它的苗呈方莖，節粗大，葉對生，很像莧葉但較莧菜長且尖。秋天開花，長穗結子，形狀像小老鼠背蟲，有細毛，皆緊貼莖倒生。九月挖取根，在水中浸二夜，搓去皮，捆緊曬乾。雖然色白而直的貴，但搓去皮僅白汁入藥，不如留皮的使用好。嫩苗也可以做菜吃。

牛膝根

【修治】　雷斅說：使用時去頭蘆，用黃精自然汁浸泡一夜，瀝乾，切斷，焙乾用。李時珍說：現只用酒浸入藥，取它下行就生用，滋補就焙乾用，或者用酒拌以後再蒸用。

【性味】　**苦、酸，平；無毒。**

【主治】　《神農本草經》記載：**主治寒濕痿痹，四肢痙攣，膝部疼痛不能彎屈伸展，驅逐氣滯血瘀，治火熱潰爛，墮胎，久服減肥抗衰老**。《名醫別錄》：**治療脾胃受損氣短、男子陰消、老年人尿失禁，補中，續氣絕，益精氣，利陰氣，填充骨髓，治頭髮白、頭腦痛及腰脊骨痛、女子月經不通、瘀血症**。甄權說：**治療陽痿，補腎，助運十二經脈，驅逐惡血**。《日華諸家本草》：**治療腰膝軟弱無力有冷感，產後心腹痛以及血暈，破癥瘕結塊，排膿止痛，下死胎**。王好古說：**強壯筋骨，補益肝臟虛風症**。寇宗奭認為：**和蓯蓉浸酒服，補益腎虛，如果竹木刺入肉中，嚼爛敷，刺即出**。李時珍說：**治療久瘧怕寒發熱、淋症尿血、小便痛、痢疾、喉中閉塞、口瘡牙齒痛、癰腫惡瘡、跌打損傷**。

【發明】　李時珍說：牛膝是足厥陰、少陰的藥，主治的病症，一般酒制就能補肝腎，生用就能祛除惡血。治療腰膝骨痛、下肢痿弱無力、陰道、尿失禁、久瘧、中氣受損、氣短各種病，取它補肝腎的作用；治療腹部腫塊、心腹各種疼痛、癰腫惡瘡、刀傷跌打損傷、損傷喉齒、淋症、尿血、月經胎產各種疾病，取它祛惡血的作用。根據《陳日華經驗方》介紹，方夷吾編寫的《集要方》，我將其在臨汀刊刻，後在鄂渚收到九州守備王南強的信講，一老年人久患淋症，各種藥物不效，偶然看到《臨汀集要》裏用牛膝，用後就病癒了。又有親人葉朝儀患血淋，解出的小便在盆內凝結像魔芋，放久則變如鼠形，只是沒有腳罷了。各種方法治療不效，一位村醫用牛膝根煎成濃汁，每日服五次，命名叫地髓湯，雖然沒有很快治癒，但血的顏色漸漸變淡，治療一段時間病癒。過了十年病又復發，服牛膝病又好了。查找中藥書，見《肘後方》治療小便不利，小便痛得要死，用牛膝根及葉加酒煮服。現再將此方法拈出介紹，展示它的特殊功效，再根據楊士瀛《直指方》介紹，小便淋瀝澀痛，或尿血，或小便有砂石痛，用川牛膝一兩，水二盞，煎剩一盞，溫熱服。一女子患這種病達十年，服牛膝獲效，加入麝香、乳香效果更好。

【附方】　**瘧疾久不癒**《外台秘要》：用好牛膝一把，切斷，六升水，煮取二升，分三次服，即清早、未發病時、臨發病前各服一次。　**消**

渴不止伴有下元虛損《經驗後方》：牛膝五兩，研末，以生地黃汁五升夜晚浸泡，白天暴曬，直至汁盡為止，做成蜜丸如梧桐子大小，每次空腹用溫酒送下三十丸，此方久服壯筋骨、美容、黑髮、生津液。 **突然患腹部癥瘕，堅硬如石，疼痛難忍，晝夜啼叫**《肘後方》：牛膝二斤，酒一斗浸泡，密閉，置於灰火中溫烘，使味析出，每次服五合至一升，隨個人的酒量飲用。 **下痢，先紅後白，即腸蠱**牛膝二兩，搗碎，用酒一升浸漬一夜，每次服一二杯，每日三次。 **咽喉腫痛**用新鮮牛膝根一把，艾葉七片，搗後加入乳和勻，取汁灌入鼻內，不一會兒痰涎從口鼻出，即癒。另一方用牛膝搗汁，和陳醋灌。 **口舌生瘡**用牛膝浸酒，含漱口，亦可煎湯飲。 **婦女下血塊**《圖經本草》：土牛膝根洗淨切斷，焙乾研末，酒煎後溫服，此方非常有效。 **治女子月經不通、淋漓不盡、閉經、繞臍周寒疝疼痛，以及產後氣血不調、腹中癥瘕**《拔萃方》：用萬病丸：牛膝用酒浸一夜，焙乾，乾漆炒至無煙，各一兩，研末，加入生地黃汁一升，放入石器中，小火熬至可做丸，如梧桐子大小，每次服二丸，空腹米湯送服。 **婦女陰部疼痛**《千金方》：牛膝五兩，酒三升，煮剩一升半，去藥渣，分三次服。 **牙齒疼痛**牛膝研末含漱，也可以燒灰置牙齒間。 **突然患惡瘡，不識人**牛膝根搗爛敷。 **治風疹瘙癢、白瘩、骨疽、癩病**牛膝研末，用酒送服方寸匕，每日三次。 **墮胎法**《婦人良方》：牛膝一把，搗爛，用酒一盞，煎剩七成，空腹服，同時用土牛膝塗上麝香，插入陰道中。

牛膝莖、葉

【主治】 李時珍說：**主治寒濕痿痹、久瘧、小便淋澀、各種瘡腫，作用與根相同，春夏季可用。**

【附方】 **氣濕痹痛致腰膝痛**《聖惠方》：用一斤牛膝葉，切細，三合米，加豆豉汁煮粥，放鹽、醬，空腹吃。**久瘧不癒**《肘後方》：一把牛膝莖葉，切細，用三升酒浸泡後服，不癒，再服，不超過三劑就病癒。

現代醫學研究簡介

【來源】 牛膝為莧科植物牛膝的根。

【化學成分】 牛膝的根含三萜皂甙，水解後生成齊墩果酸，並含多量鉀鹽。種子也含三萜皂甙，還有蛻皮甾酮和因鬧考甾酮。

【藥理作用】 1.對心血管系統的作用：懷牛膝煎劑能顯著增加大白鼠下肢血管液體流量，具有擴張下肢血管作用。牛膝醇提液對離體蛙心和麻醉貓在體心臟都有抑制作用，而煎劑對麻醉犬心肌則有明顯抑制作用。2.蛋白質同化作用。3.對子宮的作用及抗生育作用：懷牛膝總皂甙對大鼠離體子宮有興奮作用。其機制可能與促進前列腺素的釋放等有關。4.抗炎抗菌及鎮痛作用。5.對血糖的影響：蛻皮甾酮對正常動物的血糖無影響，而用蛻皮甾酮進行前處理時，可抑制高血糖素、四氧嘧啶、抗胰島素血清引起的高血糖。

【臨床應用】 1.治療冠心病。2.治療腦血管意外。3.治療腎、輸尿管結石。4.治療血管性偏頭痛。5.治療外傷性神經痛。6.治療前列腺肥大。7.治療麻疹合併喉炎。8.治療腰腿痛。9.治療足腹痛。10.用於擴宮引產。

紫菀（《神農本草經》中品）

【釋名】 《名醫別錄》說：稱**青菀**、**紫蒨**（茜）。《本草綱目》叫：**返魂草**。又名：**夜牽牛**。

李時珍說：此藥的根呈紫色而且柔軟，因此叫紫菀。許慎《說文解字》稱茈菀。《斗門方》稱返魂草。

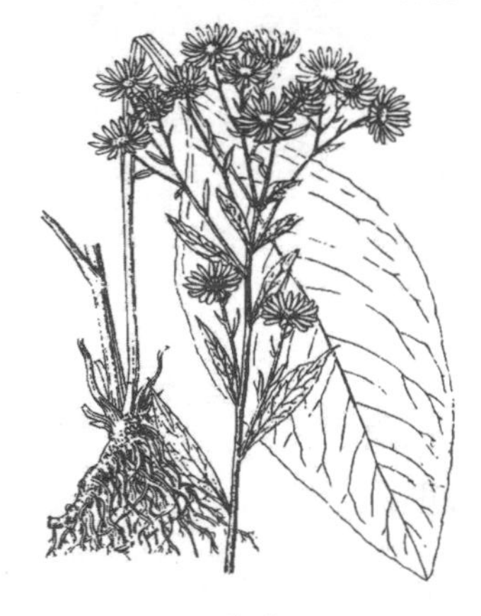

紫菀

【集解】 《名醫別錄》說：紫菀生長在漢中、房陵山谷以及真定、邯鄲。二、三月採根，陰乾用。李時珍說：根據陳自明介紹，紫菀以牢山產的根像北細辛的作用好，沂、兗等地以東都出產，現在有人用車前根、旋覆根加紅土染過作假。紫菀是治肺病的要藥，肺臟受損，傷津液，又服傷津液藥，危害很大，應該慎重。

紫菀根

【性味】 **苦，溫；無毒。**

【主治】 《神農本草經》記載：**主治咳嗽氣上逆、胸中寒熱結氣，祛除蠱毒、痿蹶，安定五臟。**《名醫別錄》：**治療咳唾吐膿血、喘氣、悸動、各種虛損、小兒驚風癲癇，補益不足。**甄權說：**治屍疰，勞作氣虛發熱，補虛降氣。**《日華諸家本草》：**調和脾胃，祛痰止渴，潤澤肌膚，補益骨髓。**王好古說：**補益肺氣。**

【附方】 **肺傷咳嗽**《衛生易簡方》：紫菀五錢，水一盞，煎剩七成，乘熱服，每日三次。**久咳不癒**《圖經本草》：紫菀、款冬花各二兩，百部半兩，研末，每次用三錢，薑三片，烏梅一個，煎湯調下，每日二次，效果很好。**小兒咳嗽，不能講話**《全幼心鑒》：用紫菀、杏仁等份研末，加蜜做丸，如芡實大小，每次服一丸，用五味子煎湯送服。 **吐血咳嗽**《指南方》：紫菀、五味子炒，研末，用蜂蜜做丸如芡實大小，每次含化一丸。 **產後下血**《聖惠方》：紫菀研末，溫熱水送服五撮。

現代醫學研究簡介

【來源】 紫菀為菊科植物紫菀的根及根莖。

【化學成分】 根含表無羈萜醇、無羈萜、紫菀酮、紫菀皂甙、槲皮素，揮發油中含毛葉醇、乙酸毛葉酯、茴香醚、烴、脂肪酸、芳香族酸等。

【藥理作用】 1.祛痰作用。2.鎮咳作用。

【臨床應用】 1.治療肺炎。2.治療慢性支氣管炎。3.治療百日咳。4.治療癃閉。

麥門冬（《神農本草經》上品）

【釋名】 《名醫別錄》謂：**虋**（音門）**冬**。**禹餘糧**。陝西一帶稱：**羊韭**。山東一帶稱：**愛韭**。湖北、湖南稱：**馬韭**。江浙一帶叫：**羊耆**。《吳普本草》叫：**禹韭、忍冬、忍凌、不死藥**。又名：**階前草**。

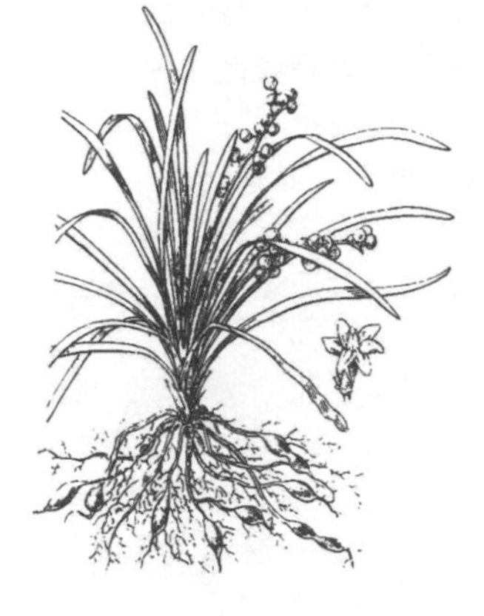

麥冬

陶弘景說：根像穬（音礦）麥，故稱麥門冬。李時珍說：麥鬚稱虋，此草根似麥而有鬚，葉像韭菜，冬季不凋零，故稱麥虋冬。又有諸韭、忍冬各種名稱。俗稱門冬，便於書寫。吃此藥能夠代替五穀，因此有餘糧、不死的稱謂。《吳普本草》又名仆壘、隨脂。

【集解】 《名醫別錄》說：麥門冬的葉像韭葉，冬夏季均生長，長在山谷及堤坡肥土石縫處，二、三、八、十月採根，陰乾。李時珍說：古代時只有野生的，後代多用栽種的，方法是四月初採根，在肥沃的黑沙地栽種，每年的六、九、十一月三次上肥、耕耘，夏至前一天挖根，洗淨曬乾收藏，種子也可種，但生長期長，浙江產的葉片似韭菜葉有縱紋並堅韌的甚好。

麥門冬根

【性味】 **甘，平；無毒。**

【主治】 《神農本草經》記載：**主治胸腹氣結，脾胃受損飽脹，胃氣受損，消瘦短氣。久服減肥，抗衰老，不饑餓。**《名醫別錄》說：**治療身體重、眼睛發黃、胃脘部脹滿、虛勞發熱、口乾煩渴，止嘔吐。癒痿蹶，補陰，益精氣，幫助消化，調養脾胃，安神，平定肺氣，安和五臟，使人肥健，美容，助生育。**陳藏器說：**祛除心熱，止煩熱，消寒熱，補體虛，除痰飲。**《日華諸家本草》說：**治各種勞傷，安定神志，止咳嗽，治肺痿吐膿、時行病發熱、狂躁、頭痛。**甄權說：**除熱毒，利水，治面部、眼睛、四肢浮腫，遺精滑精。**張元素說：**治肺中鬱火、血熱妄行，以及經閉、乳汁不下，補心氣虛損。**陳藏器說：**久服減肥明目，**

和車前、地黃為丸服，去流行瘧疾，使面部白潤，夜間看東西清晰。陶弘景說：**為治療食欲亢盛要藥**。

【**發明**】 寇宗奭說：麥門冬主治肺熱，味苦，但主泄不主收，有寒邪的人不能服。治療心肺虛熱以及虛勞，與地黃、阿膠、麻仁，都是滋潤經脈，補血，通心脈的藥，與五味子、枸杞子都是生脈的藥。李時珍說：根據趙繼宗《儒醫精要》記載，麥門冬與地黃配伍，服了使人頭髮不白，補益腦髓通達腎氣，止喘氣短促，使人肌體光滑潤澤，除身上一切惡氣不潔的病，是既有君藥又有使藥。如果有君藥無使藥，單用無效。此方只適宜火氣旺盛的人服，如果氣弱胃寒，絕對不能服。

【**附方**】 **補中益心，美肌膚，安神補氣，使人肥壯**《圖經本草》：用麥門冬煎。取新鮮麥門冬根去心，搗爛絞汁與白蜜和勻，如飴糖即成，用溫酒每日送服。 **服用金石藥過多發病** 麥冬六兩，人參四兩，炙甘草二兩，研末，蜜丸如梧子大，每次服五十丸，一日二次。 **消渴飲水**《海上集驗方》：好麥冬二兩，好黃連二兩，使潔淨，研末，用肥大苦瓠汁浸麥冬一夜，去心，與黃連共搗爛，做丸如梧子大，飯後服下五十丸，日二次，只需服二日，消渴可除。若重病，可初次服一百五十丸，第二日服一百二十丸，第三日服一百丸，第四日服八十丸，第五日服五十丸。如病有好轉，每日只服二十五丸。如果服後覺身體虛，可用白羊頭一個，洗淨，用三大斗水煮爛，取汁一斗，慢慢飲，不要吃肉，不加鹽，不超過三劑就恢復了。 **癆氣欲絕**《南陽活人書》：麥冬一兩，炙甘草二兩，粳米半合，棗二個，竹葉十五片，水二升，煎取一升，分三次服。 **虛勞熱邪停留**《本草衍義》：麥冬煎湯頻頻飲服。**吐血、衄血，各種藥物不效**《活人心統》：用一斤麥冬，去心，搗爛取汁，加入二合蜂蜜，分二次服，即止。 **衄血不止**《保命集》：麥冬去心，生地黃各五錢，水煎服，馬上可以止血。

現代醫學研究簡介

【**來源**】 麥門冬為百合科植物沿階草的塊根。

【**化學成分**】 沿階草塊根含多種甾體皂甙，其甙元為羅斯考皂甙元，還含β-穀甾醇、豆甾醇、β-穀甾醇-β-D-葡萄糖甙，果實含沿階草甙，為山柰酚-3-葡萄糖半乳糖甙。沿階草變種塊莖含多種甾體皂甙，分別稱做沿階草皂甙等。

【**藥理作用**】 1.對心血管系統的作用：通過離體的蟾蜍心臟實驗觀察到，麥冬任氏液在低濃度時有改善心肌收縮力的作用，高濃度時則抑制心肌收縮力。2.提高耐缺氧能力的作用。3.對血糖的影響：正常兔口服麥冬的水醇提取物0.2g/kg有降血糖作用，對四氧嘧啶糖尿病兔，用0.5g/kg，連續4天，也有降血糖作用，並使胰島細胞恢復，肝糖原增加。4.抗菌作用。

【**臨床應用**】 1.治療糖尿病。2.治療肺結核咯血。3.治療燥咳。4.治療萎縮性胃炎。5.治療肝炎後綜合徵。6.治療口乾。7.治療小兒夏季熱。

淡竹葉（《本草綱目》）

【**釋名**】 《本草綱目》稱：**淡竹葉**。根叫：**碎骨子**。

李時珍說：竹葉是以象形取名，碎骨是說它能墮胎。

【**集解**】 李時珍說：原野到處有淡竹葉，春天生苗，高數寸，細莖綠葉，很似竹的種子落地長的細竹的莖葉。它的根一窩有幾十根鬚，鬚上面結子，與麥冬一樣，但比麥冬堅硬，隨時可採，八九月間長出莖，結小長穗，鄉下人採它根苗，搗汁和米作酒麴，很芳香。

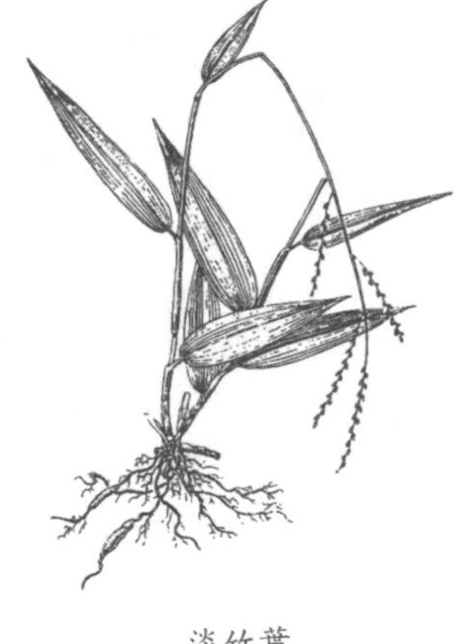
淡竹葉

【**性味**】 **甘，寒；無毒**。

【**主治**】 李時珍說：**葉去煩熱，利小便，清心熱；根能墮胎流產**。

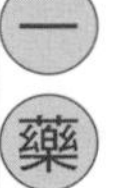

現代醫學研究簡介

【來源】 淡竹葉為禾本科植物淡竹葉的全草。

【化學成分】 淡竹葉莖葉含三萜化合物、蘆竹素、印白茅素、蒲公英賽醇和無羈萜。另外，地上部分含酸性成分、氨基酸、有機酸、糖類。

【藥理作用】 1.解熱作用。2.利尿作用。

【臨床應用】 1.治療病毒性心肌炎。2.治療白塞氏綜合徵。3.治療頑固性嘔吐、胃脘痛、呃逆。4.治療小兒口瘡。5.治療麥粒腫。

鴨跖草（《嘉祐補注本草》）

【釋名】 《本草拾遺》：**雞舌草、碧竹子**。《本草綱目》稱：**竹雞草、竹葉菜、淡竹葉、耳環草、碧蟬花**。又名：**藍姑草**。

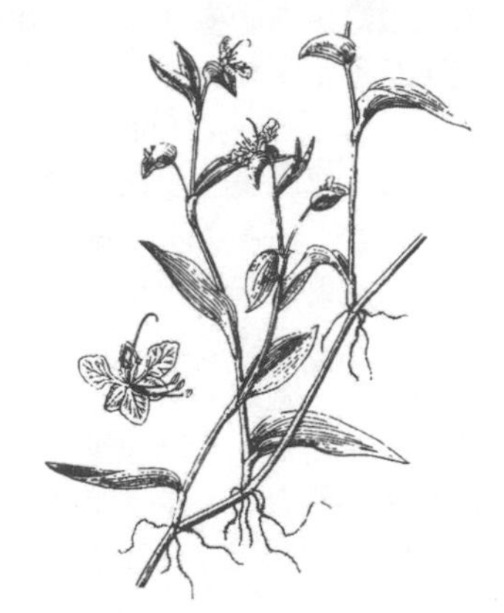
鴨跖草

李時珍說：竹葉菜在平地到處都有。三、四月生苗，紫莖竹葉，嫩時可食用。四、五月開花，如蛾的形狀，兩葉如翅，碧色，十分可愛。所結角尖而曲像鳥嘴。果實在角中，大如小豆。豆中有細子灰黑色，皮皺，形狀像蠶屎。

鴨跖草苗

【性味】 **苦，大寒；無毒。**

【主治】 陳藏器說：**主治瘴瘧寒熱、痰飲、疔腫、肉症澀滯、小兒丹毒、發熱狂亂、癲癇、大腹脹滿不適、全身氣腫、熱性痢疾、毒蛇狂犬咬傷、癰疽等毒症。**《日華諸家本草》載：**和赤小豆煮食，通利水氣，利小便，治濕痹。**李時珍說：**消除喉痹。**

【附方】 **小便不通**《集簡方》：竹雞草一兩，車前草一兩，搗汁加入少許蜂蜜，空腹服。**下痢赤白**《活幼全書》：藍姑草，即淡竹葉菜，煎湯服。 **咽喉阻塞腫痛**《袖珍方》：鴨跖草汁滴腫痛處。 **各種痔瘡腫痛**《得效方》：耳環草搓軟敷患處，很快見效。

現代醫學研究簡介

【來源】 鴨跖草為鴨跖草科植物鴨跖草的全草。

【化學成分】 花瓣含鴨跖黃酮甙，係一種黃色色素。鴨跖草變種的花瓣含鴨跖藍素，為一種含鎂的藍色花色甙，可能是由四個分子的p-香豆醯飛燕草甙圍繞一個鎂原子所組成。

【藥理作用】 1.抗菌。2.利尿。

【臨床應用】 1.治療上呼吸道感染。2.治療水痘。3.治療急性病毒性肝炎。4.治療丹毒。5.治療毒蛇咬傷。6.治療麥粒腫。

葵（《神農本草經》上品）

【釋名】 《本草綱目》原：**露葵**。又名：**滑菜**。

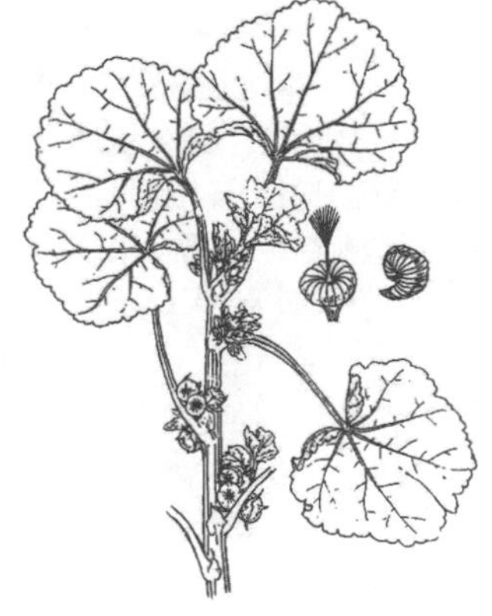
冬葵

李時珍說：根據《爾雅翼》介紹，葵，即揆，有揣度之意。葵葉向太陽，不使太陽光照它的根，就是預測太陽所在的方位。古時人們採葵一定要等露水退去，所冬葵以稱露葵。現在稱滑菜，指它的特性。古時將葵作為五菜（葵、韭、藿、薤、蔥）的首位，現在不再食它，故將葵移到此。

【集解】 蘇頌說：葵到處有，苗葉作菜吃，甘甜味美。冬葵子古方入藥很多，葵有蜀葵、錦葵、黃葵、終葵、菟葵，都有功用。李時珍說：古人常種葵菜吃，現在種的人很少，有紫莖、白莖二種，以白莖的為好。葉大花小，花

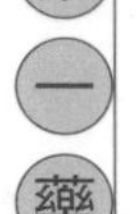

呈紫黃色，其最小的稱鴨腳葵，果實如指尖大，皮薄而扁，果實內種子輕，如榆莢仁。四五月種的可留種子，六七月種的為秋葵，八九月種的稱冬葵，過了年收採。正月又種的是春葵，然後宿根到春天也生長。

葵葉

【性味】 **甘，寒，滑；無毒。**

《名醫別錄》說：是百菜之王，心（莖稈和葵頭中的瓤）不能吃，損傷人。陶弘景說：葵葉很寒涼通利，不能多吃。李時珍說：凡是被狂犬咬傷的，永遠不能吃葵，一吃即發狂犬病。食葵必須同時吃蒜，沒有蒜不要吃。

【主治】 孫思邈說：**是治療脾病的菜，益脾臟，利暢胃氣，滑利大便**。蘇頌說：**宜導下積滯，孕婦食了會流產**。甄權說：**煮汁服，通利小腸，治療流行的黃腫病；將葉曬乾研末及燒灰服，治刀傷出血**。汪穎說：**祛除邪熱，治療惡瘡，消散膿血以及婦女帶下，小兒熱毒下痢，丹毒，都可以食用**。孟詵說：**服用丹藥的人可以吃，潤燥利竅，作用與冬葵子相同**。

【發明】 張從正說：凡是久病導致大便難於排除的，可以吃葵菜，吃後大便自會通暢，這是葵菜滑能通竅的緣故。李時珍說：根據《外台秘要》上記載，流行斑瘡，很快遍布全身，瘡頭都有白漿，這是惡性毒氣。唐高宗永徽四年，這種瘡從西域向東流行到內地，只煮葵菜葉與蒜汁同吃就癒。

【附方】 **手足指（趾）甲倒長肉刺，疼痛難忍**《奇疾方》：只食葵菜即癒。 **各種瘻管不癒合**《必效方》先用澄清的淘米水溫洗乾淨，擦乾，將葵菜葉小火烘，微熱外貼，只不過二三百片葉，排完膿，即長肉。其間忌食魚、蒜、不能房事。

冬葵子

【性味】 **甘，寒；無毒。**

【主治】 《神農本草經》記載：**主治五臟六腑寒熱、身體瘦弱、癃閉，能通利小便。久服使骨質堅硬、肌肉豐滿、身輕體健、延年益壽**。名醫別錄：**治療婦女乳汁不通，乳房腫痛**。孟詵說：**促使癰疽潰破**。陶弘景說：**解丹石的毒**。李時珍說：**通導大便，消除水腫，墮胎，治痢疾**。

【發明】 李時珍說：冬葵子氣味俱薄，淡滲滑利為陽，因此能利二便通乳汁，消除水腫墮胎。根、葉與種子功用相同。

【附方】 **大便不通**《肘後方》：冬葵三升，水四升，煮取一升服，不癒再服。二便脹滿不通《千金方》：用冬葵子二升，水四升，煮取一升，加豬油做丸如雞蛋大，內服，也可用冬葵子研末，豬油做丸如梧桐子大，每次服五十丸，效果好。 **小便疼痛，淋澀不盡，尿中有血**：冬葵子一升，水三升，煮汁，每日三次。**妊娠小便淋瀝不盡、下血**冬葵子一升，水三升，煮取二升，分次服。 **胎死腹中**冬葵子研末，用酒吞服方寸匕，如果產婦牙關緊閉不開，灌冬葵子後可以馬上甦醒。 **胎衣不下**冬葵子一合，牛膝一兩，水二升，煎取一升服。解蜀椒毒冬葵子煮汁飲服。 **產後小便淋瀝不盡，解不出**《集驗方》：用冬葵子一合，芒消八分，水二升，煎八合，宜於下消者服。 **妊娠水腫，身困重，小便不通，惡寒，頭眩**《金匱要略》：用冬葵子、茯苓各三兩，研末，飲方寸匕，每日三次，小便通後病就好了。如果小便不通，下腹部脹，加血餘炭，效果極好。**分娩困難，困悶**《食療本草》：冬葵子一合，搗破，水二升，煮汁取半升，一次服，一會兒便生產。過去有人這樣服藥後上廁所，結果嬰兒很快在廁所產出。

現代醫學研究簡介

【來源】 葵為錦葵科植物冬葵的種子、葉或根。

【化學成分】 種子含脂肪油及蛋白質。花含花青素類。鮮冬葵含單糖6.8%～7.4%、蔗糖4.1%～4.6%、麥菜糖4.5%～4.8%、澱粉1.2%。葉含黏液質。

【藥理作用】 1.具有顯著的抗補體活性。2.顯著的降血糖活性。

龍葵（《新修本草》）

【釋名】 《圖經本草》稱：**苦葵、天茄子、老鴉眼睛草**。《新修本草》稱：**龍葵苦菜**。《本草綱目》稱：**水茄、天泡草、老鴉酸漿草**。

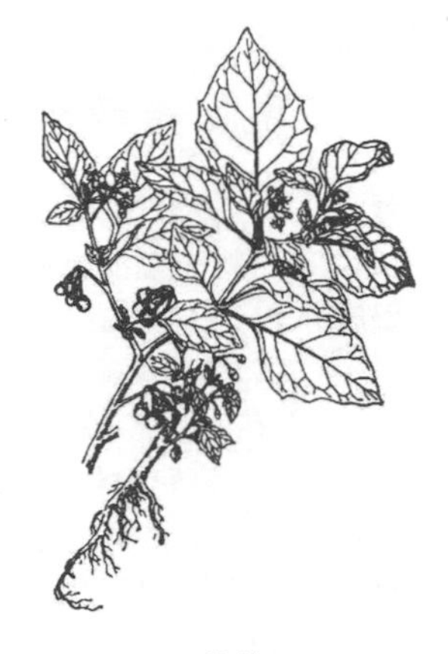

龍葵

李時珍說：龍葵，是說它的性質滑如葵。稱苦菜是根據菜味苦來命名。茄是根據葉的形狀像茄葉命名。天泡、老鴉眼睛都是按照其子的形狀命名。因與酸漿相類似，所以加「老鴉」二字來區別名稱。五爪龍也叫老鴉眼睛草，敗醬草、苦苣菜都叫苦菜，這是名稱相同，藥物不同。

【集解】 李時珍說：龍葵、龍珠是同類不同種的兩種植物，到處有，四月間長苗，幼嫩的苗可以吃，性質柔滑，漸漸長高到二三尺，莖如筷子粗，像燈籠草但沒有毛，葉子像茄子葉但比較小。五月以後，開小白花，長出五瓣黃色花蕊。結的種子很圓，大小如五味子，上有小蒂，數顆同排列，味道酸。裏面有細小的子，也像茄子的子，只是生青熟黑的是龍葵，生青熟紅的是龍珠，功用也大致相同，相差不大。蘇頌《圖經本草》菜部既記述龍葵，又在其他類重列出老鴉眼睛草，大概不知就是一種藥，又說老鴉眼睛草是蜀羊泉，這是錯誤的。蜀羊泉葉像菊，開紫色花，種子像枸杞。楊慎《丹鉛錄》說龍葵即是吳葵，反而說本草書中有錯誤，並引《素問》、《千金方》所說四月吳葵開花作佐證，大概不知道《千金方》說的吳葵是蜀葵。即已明白，現在一起校正它。

龍葵苗

【性味】 **苦、微甘，滑、寒；無毒。**

【主治】 《新修本草》記載：**食龍葵能解除疲勞，少瞌睡，袪虛熱，消腫**。蘇頌說：**治風症，補益男子元氣，去婦女惡血**。李時珍說：**清熱散血，除丹石的毒時可以吃。**

【附方】 **清熱治失眠**《食醫心鏡》：龍葵菜與米一起煮成粥食。

龍葵莖、葉、根

【主治】 孟詵說：**搗爛加土和勻，外敷疔腫瘡癰丹毒，效果好**。李時珍說：**治療癰疽腫毒，跌打損傷，具有消散腫脹瘀血的作用**。蘇頌說：**根與木通、胡荽煎湯服，能通利小便。**

【附方】 **從高處墜下致重傷欲死**《唐瑤經驗方》：用老鴉眼睛草莖葉搗取汁服，再用渣敷患處。 **火熱丹毒腫痛**《圖經本草》：老鴉眼睛草葉，研細加醋外敷，此法能消紅腫。 **癰腫，漫腫無頭**《經驗方》：龍葵莖葉搗敷。 **脊背部長癰疽成瘡**《圖經本草》、《袖珍方》：用龍葵一兩，研末，麝香一分，研勻，外塗效果好，或者用癩蛤蟆一個，同老鴉眼睛草莖葉搗爛，外敷即消散，效果很好。 **各種惡瘡腫毒**《普濟方》：老鴉眼睛草酒泡後服，用渣外敷。 **避除蚤虱**：在席子下鋪天茄子葉，第二天蚤虱全部死亡。

現代醫學研究簡介

【來源】 龍葵為茄茵科植物龍葵的全草。

【化學成分】 全草含生物鹼、甙，龍葵鹼、澳州茄鹼、澳洲茄邊鹼等多種生物鹼，後兩者的含量分別為0.20%和0.25%（乾重計算），它們的甙元是澳洲茄胺。生物鹼的含量以果實中最多，在未成熟果實中含量可達4.2%。

【藥理作用】 1.抗炎與抗休克作用。2.抗腫瘤作用。3.解熱鎮痛作用。4.對白血球的影響：龍葵鹼可刺激造血系統。5.升血糖作用。6.降壓作用。

【臨床應用】 1.治療感冒、流行性感冒。2.治療細菌性痢疾。3.治療高血壓病。4.治療白帶。5.治療子宮頸糜爛。

敗醬（《神農本草經》中品）

【釋名】 《本草綱目》稱：**苦菜、苦蘵**。《名醫別錄》叫：**澤敗、鹿首、馬草**。《神農本草經》謂：**鹿腸**。

陶弘景說：根有陳腐豆醬氣，故名敗醬。李時珍說：南方人常採敗醬嫩苗蒸後作菜吃，味道微苦有陳腐的氣味，所以叫苦菜，與苦賈、龍菜同名。也名苦蘵，與酸漿同名，植物的苗形不同。

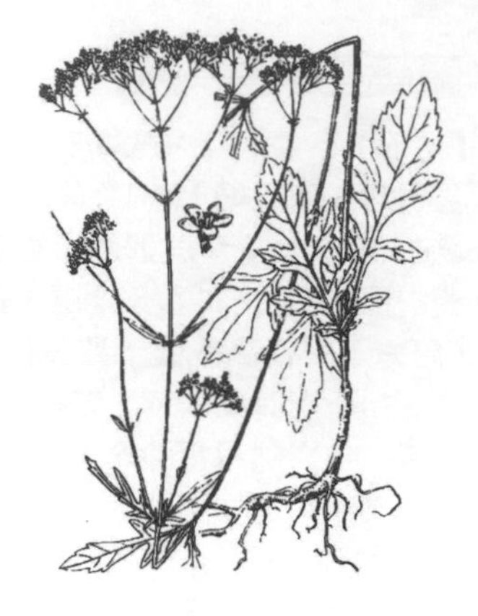

黃花敗醬

【集解】 李時珍說：原野處處有之，俗稱苦菜，鄉村人吃，江東人常採收儲備。春初長苗，深冬才掉葉，初生時葉片鋪地長，像白菜葉但狹長，有鋸齒，綠色，葉面顏色深，背面淺。夏秋季莖高二三尺，但柔軟。莖上長節，長數寸，節間長葉，向四周散開如傘，頂端開白花成簇，如芹菜花、蛇床子花樣。結小果實成簇，白紫色的根，很像柴胡。《吳普本草》說它的根像桔梗，陳自明說它的根像蛇莓，都不對。

敗醬根、苗

【性味】 **苦，平；無毒。**

【主治】 《神農本草經》記載：**主治大熱、火瘡、熱毒、疥癬、瘙癢、癰疽、痔瘡、瘰癧。**《名醫別錄》：**祛除癰腫、浮腫、熱邪壅盛、風痺不能行走、產後腹痛。**甄權說：**治毒風侵害身體、麻木沉重，破陳年瘀血，治產後痛，止腹痛，煩渴。**《日華諸家本草》：**治氣滯血瘀心腹痛，破血，催生墮胎治眩暈、鼻出血、吐血、赤白帶下、紅眼、翳膜、胬肉、聤耳、瘡疔疥癬、丹毒，排膿止痛。**

【發明】 李時珍說：敗醬是手足陽明、厥陰經的藥，善於排膿破血，因此張仲景治療癰腫以及古方婦科方藥都用此藥。是容易採集的藥物，但後代人沒有掌握其作用，不會使用。

【附方】 **腸癰有膿**《金匱要略》用薏苡附子敗醬散：薏苡仁十分，附子二分，敗醬五分，搗成末，每次用方寸匕，水二升，煎取一升，一次服下，小便通暢即癒。 **產後惡露，七八月不止**《外台秘要》：敗醬、當歸各六分，續斷、芍藥各八分，川芎、竹茹各四分，炒生地黃十二分，水二升，煮取八合，空腹服。

現代醫學研究簡介

【來源】 敗醬為敗醬科植物白花敗醬、黃花敗醬或其近緣植物的帶根全草。

【化學成分】 白花敗醬含有揮發油，乾燥果枝含黑芥子甙等。根與根莖中含莫羅忍冬甙、番木鱉甙、白花敗醬甙等。黃花敗醬根和根莖含齊墩果酸、常春藤皂甙元、β-穀甾醇-β-D-葡萄糖甙。多種皂甙中已知結構的有敗醬皂甙C、D、C_1、D_1和黃花敗醬皂甙A、B、C、D、E、F、G。根中尚含8%的揮發油、鞣質、生物鹼、澱粉。

【藥理作用】 1.抗菌作用。2.抗腫瘤作用。3.鎮靜作用。

【臨床應用】 1.治療肝炎。2.治療流行性腮腺炎。3.治療血吸蟲病。4.治療克山病。5.治療闌尾炎。6.治療幼兒腹瀉。7.治療神經衰弱。8.治療急性扁桃體炎。

迎春花（《本草綱目》）

【集解】 李時珍說：迎春花處處有栽插，叢生，高二三尺，方莖，厚葉。葉好像初生的小椒葉，但無鋸齒樣邊，向陽的一面葉青，背面淡，對節生小枝，一枝有三葉。正月初開小花，形狀如瑞香，花黃色，不結果實。

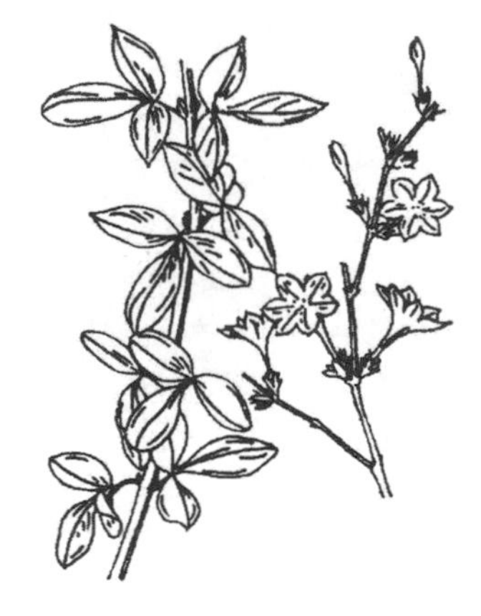

迎春花

迎春花葉

【性味】 **苦、澀，平；無毒。**

【主治】 《衛生易簡方》記載：**主治腫毒惡瘡，陰乾研末，用酒服二三錢，出汗病癒。**

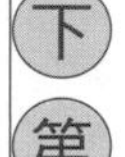
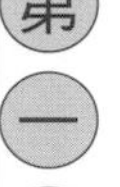
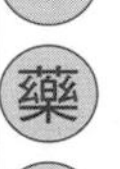

現代醫學研究簡介

【來源】 迎春花為木犀科植物迎春花的花。

【藥理作用】 迎春花的葉經試管法試驗證明，對金、白葡萄球菌，變形桿菌，傷寒桿菌，副傷寒桿菌甲，宋內氏痢疾桿菌，福內氏痢疾桿菌，舒密茨痢疾桿菌有抑菌作用。對綠膿桿菌、大腸桿菌、副傷寒桿菌無抑菌作用。

鼠麴草（《日華諸家本草》）

【釋名】 《名醫別錄》稱：**鼠耳**、**無心草**。《本草拾遺》稱：**香茅**。《用藥法象》稱：**佛耳草**。《本草會編》稱：**黃蒿**。《本草綱目》：**米麴**。又名：**茸母**。

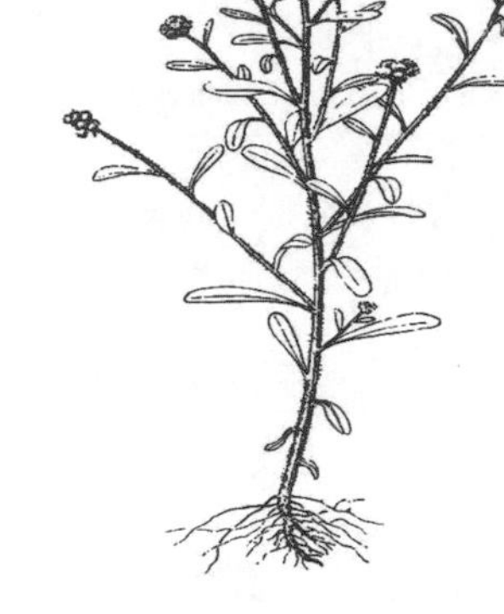

鼠曲草

李時珍說：之所以名叫「麴」，是因為其花黃，顏色如同麥麴色，又可以和米粉同食的緣故。稱為鼠耳是因其葉的形狀如鼠耳，又因為有白毛蒙茸之象，所以北方人稱為茸母。佛耳則是鼠耳的誤讀造成的。今淮河附近的人稱為毛耳朵，那麼香茅的茅字，好像應是毛字。按段成式《酉陽雜俎》所說：蚍蜉酒草，就是鼠耳草，另一名叫無心草。難道是因為蚍蜉螞蟻吃這種草，所以才有這個名字嗎？

【集解】 《名醫別錄》載：鼠耳草又叫無心草，生長在低窪的田地中，葉厚莖粗。陳藏器說：鼠麴草，生長在平原田野中，一尺多高，葉有白毛，開黃花。《荊楚歲時記》說，三月三日用鼠麴汁、蜜和成粉，叫做龍舌米半，以壓時氣（米半音板，就是米餅）。山南的人叫它香茅。用鼠麴草的花摻雜櫸樹皮，可以染成褐色布，直到布破爛了，其色依然鮮豔。江西人叫它鼠耳草。汪機說：佛耳草，安徽人叫它黃蒿。二三月份時苗長一尺多高，葉似馬齒莧而更小，長有輕微的白毛，開黃花。當地人採摘莖葉和火粉，搗成粑作果子吃。李時珍說：《日華諸家本草》中的鼠麴草，即是《名醫別錄》中的鼠耳草。唐宋各家本草的作者不知道，於是誤把鼠耳草列入有名未用條中。李杲在他的《用藥法象》中用到佛耳草，也不知道那就是鼠耳草。這種草原野中甚多，二月生苗，莖葉柔軟，葉子一寸多長，白茸茸如鼠耳之毛。開小黃花，攢聚成穗，結小子，楚地人叫它米麴，北方人叫它茸母。所以邵桂子《甕天語》說：北方人在寒食日採茸母草和粉吃。宋徽宗有這樣一句話：「茸母初生認禁煙」，寫的就是這種草。

【性味】 **甘，平；無毒。**

【主治】 《名醫別錄》載：**鼠耳治痹寒寒熱，止咳**。《日華諸家本草》載：**鼠麴調中益氣，止泄除痰，壓時氣，去熱嗽。摻雜米粉作糗食甜美無比**。李杲說：**佛耳，治寒嗽及痰，除肺中寒，大升肺氣**。

現代醫學研究簡介

【來源】 鼠麴草為菊科植物鼠麴草的全草。

【化學成分】 全草含黃酮甙、0.05%揮發油、微量生物鹼和甾醇、0.58%非皂化物，又含維生素、胡蘿蔔素B、葉綠素、樹脂、脂肪等。花含木犀草素4'-β-D-葡萄糖甙。

【藥理作用】 小鼠反覆吸入濃氨水形成慢性咳嗽後，灌服鼠麴草煎劑有一定止咳的使用。

【臨床應用】 用鼠麴草治療感冒有特效，不論男女老幼。

決明（《神農本草經》上品）

【釋名】 李時珍說：這是馬蹄決明，根據明目的作用命名。又決明有草決明、石決明，都具有同樣功效，草決明即青葙子，就是陶弘景說的萋蒿。

【集解】 李時珍說：決明有二種，一種馬蹄決明，莖高三四尺，葉大於苜蓿，而根小，末端張開，白天開，夜晚合，兩兩相貼。秋天開淡黃色花，五出，果如細豇豆，長五六寸，角中

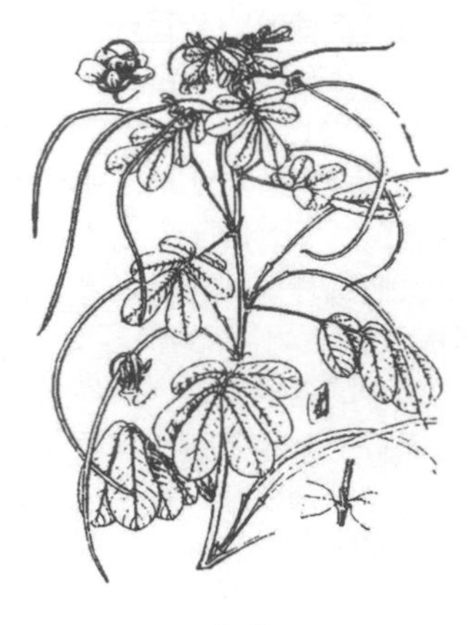
決明

有種子數十顆，不均勻的相連，形狀如馬蹄，青色，治眼病最好。另一種是茳芒決明，《救荒本草》稱山扁豆，苗莖像馬蹄決明，但葉的柄部小而尖，很像槐葉，夜間不閉合，秋天開深黃色花，五瓣，角大小如小指，長二寸左右，角中子排成列，形狀如黃葵子但扁，褐色，味甘滑。這二種決明子的苗葉都可作酒麴，俗稱獨佔缸。但茳芒苗、花以及角、子，都可吃或泡茶服，而馬蹄決明苗、角都苦、硬，不能吃。蘇頌講薢茩（音後）即決明，區別很大，恐怕是另一種藥物。

決明子

【性味】 **鹹，平；無毒。**

【主治】 《神農本草經》記載：**主治視物不清、眼睛發紅、疼痛、流眼淚，久服使眼睛明亮，光潤有神，減肥。**《名醫別錄》：**治療唇口青。**《日華諸家本草》：**扶助肝氣，益精氣。研末用水調塗，消除腫毒，敷太陽穴，治療頭痛，貼印堂，治鼻子流血，作枕頭治療頭風，使眼睛明亮，比黑豆作用好。**甄權說：**治肝熱迎風流淚，每早取一匙搓淨，空腹吞。葉作菜吃，利五臟，明目。百日後夜間能看見東西。**朱震亨說：**益智，解蛇毒。**

【發明】 李時珍說：《相感志》記載，田圃中種決明，蛇不敢入，朱丹溪說能解蛇毒即源於此。王旻《山居錄》講，春天種決明，葉可以採吃，花陰乾也可以吃，切忌泡茶服，多吃患風症。馬蹄決明苗、角都硬、苦，不適宜吃，即使吃，雖有利五臟、明目之功，哪個又願意導致患風症呢？劉績《霏雪錄》講，家庭不能種決明，否則生子多跛腿。這是道聽塗說，不可信。

【附方】 **治多年失明**《外台秘要》：決明子二升研末，每次食後用粥送下方寸匕。 **補肝明目**《聖惠方》：決明子一升，蔓菁子（蔓荊子）二升，用酒五升煮，曬乾研末，每次服二錢，溫開水送下，每日二次。 **目赤腫痛**《醫方摘玄》：決明子炒研，用茶調敷太陽穴，乾了就重貼，一夜即癒。

現代醫學研究簡介

一、決明子

【來源】 決明子為豆科植物決明的種子。

【化學成分】 新鮮種子含大黃酚、大黃素、蘆薈大黃素、大黃酸、大黃素葡萄糖甙、大黃素蒽酮、大黃素甲醚、決明素、橙黃決明素，以及新月孢子菌玫瑰色素、決明松、決明內酯，尚含維生素A。

【藥理作用】 1.降血脂。2.降血壓。3.對免疫功能的影響：決明子對細胞免疫功能有抑制作用，對體液免疫功能無明顯影響，而對巨噬細胞吞噬功能增強作用。

二、茳芒

【來源】 茳芒為豆科植物茳芒決明的種子。

【化學成分】 其種子含維生素C大約107mg%及去氫抗壞血酸93%。

【藥理作用】 其葉的醇提取物能鬆弛豚鼠小腸、支氣管平滑肌，可能是直接作用。

地膚（《神農本草經》上品）

【釋名】 《神農本草經》稱：**地葵**。《名醫別錄》叫：**地麥**。《日華諸家本草》謂：**落帚**。《圖經本草》叫：**獨帚、鴨舌草**。《爾雅》名：**王蔧**（音會）。郭璞叫：**王帚**。陶弘景叫：**掃帚**。《藥性本草》稱：**益**

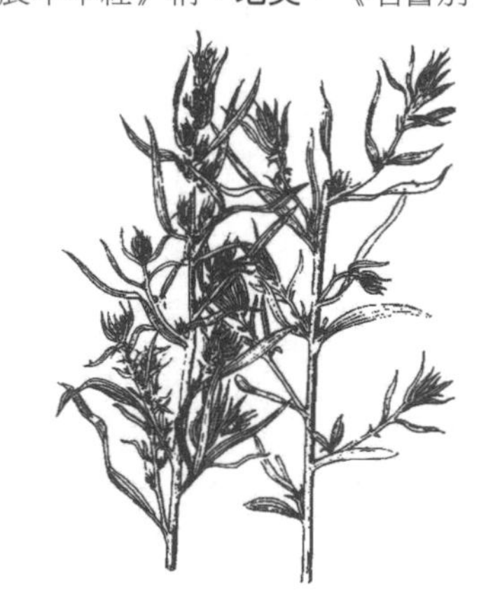
地膚

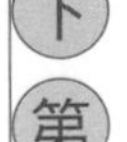
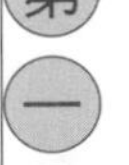
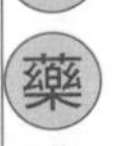
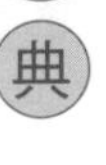

明。《新修本草》稱：**涎衣草**。《本草綱目》稱：**白地草**。《土宿本草》稱：**千心妓女**。

李時珍說：地膚、地麥，是因它的子形狀似麥子，稱地葵是因它的苗的味與葵苗相似，稱鴨舌，是因它的形狀與鴨舌相似，稱妓女是因枝頭多，益明是因子的作用能明目，子落就老，莖可以做掃帚，因此有帚、蔧各種名稱。

【集解】 《名醫別錄》說：地膚子生荊州平澤及田野，八月、十月採實，陰乾用。蘇頌說：種田人稱它為地麥草，北方人叫它涎衣草。葉細莖赤，生長在熟田之中。苗極弱，不能勝任挺立、支撐的功能。現在說它能做掃帚使用，恐怕是沒有充分認識它的緣故。李時珍說：地膚的苗嫩，可做蔬菜食用，一顆有數十枝杈，攢簇直上，性雖柔弱，但將要老時可以做掃帚，十分耐用。蘇敬說不可做掃帚，只是說它苗嫩而已。郭璞注《爾雅》說，王帚，像藜，可以做掃帚，江東叫它落帚。這種說法是對的。

地膚子

【性味】 **苦，寒；無毒。**

【主治】 《神農本草經》記載：**主治膀胱熱，利小便，補中益脾胃，益精氣，久服使聽力增加，眼睛明亮，減肥，抗衰老**。《名醫別錄》記載：**祛除皮膚中熱氣，使人皮膚潤澤，散惡瘡、腫物，強壯陰精**。甄權說：**治療陰部子宮脫垂，祛除熱邪，可煎湯沐浴，與陽起石同服，治療男子陽痿不能勃起，補氣增加力量**。《日華諸家本草》：**治療邪熱丹毒腫脹**。

【附方】 **風熱眼睛發紅**《聖惠方》：地膚子焙，一升，研末，生地黃半斤，取汁將二味作餅，每次三錢，空腹服下。 **血痢不止**：地膚子五兩，地榆、黃芩各一兩，研末，每服方寸匕，溫水調下。 **脅下疼痛**《壽域神方》：地膚子研末，用酒送服方寸匕。

現代醫學研究簡介

【來源】 本品為藜科植物地膚的果實。

【化學成分】 種子含三萜皂甙、油15%。綠色部分含生物鹼。

【藥理作用】 水浸劑對許蘭氏黃癬菌、奧杜盎小芽孢癬菌、羊毛狀小芽孢癬菌、鐵銹色小芽孢癬菌、星形奴卡菌等常見皮膚致病真菌有不同程度的抑制作用。地膚子對大白鼠無利尿作用。對大鼠尿量和尿鈉排出無明顯影響。

【臨床應用】 1.治療蕁麻疹。2.治療濕疹。3.治療刻扁平疣。4.治療毛囊炎。5.治療其他皮膚病。6.乳腺炎。

王不留行（《神農本草經》上品）

【釋名】 《日華諸家本草》稱：**禁宮花**、**剪金花**。又名：**金盞銀台**。

李時珍說：此藥性走竄而不止，雖有王命不能留其行，故名。《吳普本草》寫王不流行，是錯誤的。

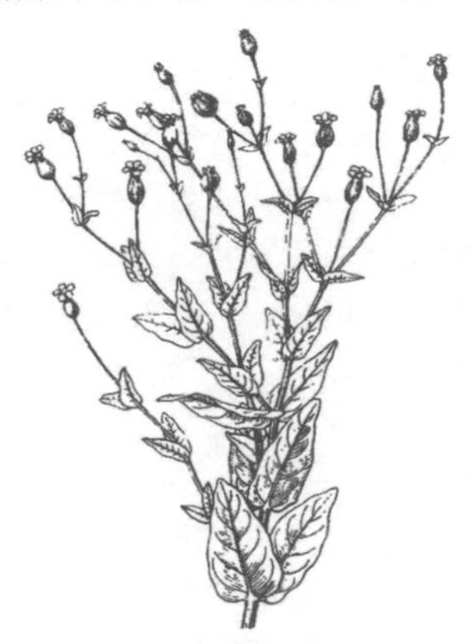

麥藍菜

【集解】 李時珍說：多長在麥地裏，苗高約一二尺，三、四月開小花，如鐸鈴（形如鐘的古代樂器），紅白色。結果實像燈籠草子，殼有五稜，殼內包一果，大如豆，果內有小子，大如松子，生白熟黑，很圓，如細珠可愛。

王不留行苗、子

【性味】 **苦，平；無毒。**

【主治】 《神農本草經》記載：**治療刀槍傷瘡，止血，止痛，排刺，除風痹風寒。久服減肥，抗衰，延壽**。《名醫別錄》：**止心煩、鼻衄、癰疽惡瘡、瘺孔、婦女難產**。甄權說：**治風毒，通利血脈**。《日華諸家本草》：**治遊風風疹、婦人月經先後不定期、頸背髮際處長瘡**。張元素說：**通乳汁**。李時珍說：**利小便，排出竹木刺**。

【發明】 李時珍說：王不留行能走血分，乃陽明經、婦科的藥。俗有「穿山甲、王不留，婦人服了乳長流」的說法，可見它的特性是行而不止。據王執中《資生經》介紹，一婦人患淋症臥床很久，各種藥都不效，其丈夫一天晚上請王氏診治，王氏按照治諸淋有效的方法，用十多片剪金花葉煎湯，讓病人服，第二天早晨病人自訴其病好了百分之八十，再服即癒。剪金花又名紫宮花，又名金盞銀台，又名王不留行。

【附方】 **鼻衄不止**《指南方》：剪金花連莖葉陰乾，濃煎汁溫服，很快見效。大便後出血《聖濟總錄》：王不留行末，每次水送服一錢。**治身受刀斧傷，失血**《金匱要略》用王不留行散：八月八日採王不留行十分，七月七日採蒴藋細葉十分，三月三日採桑向東南根的皮（桑白皮）十分，燒存性，川椒三分，甘草十分，黃芩、乾薑、芍藥、厚朴各二分，研末，全部藥和勻，每次若大瘡服方寸匕，小瘡只外敷，產後亦可服。 **婦人乳少，因氣鬱所致**《衛生寶鑒》用湧泉散：王不留行，炮穿山甲、龍骨、瞿麥穗、麥冬各等份，研末，每次服一錢，熱酒調下，後食豬蹄羹，用木梳梳乳房，一日三次。 **頭風頭皮屑**《聖惠方》：王不留行、香白芷等份，研末乾撒頭皮上，一夜後梳去。 **治瘑疽妒乳嬰兒兩側近牙齦處腫硬隆起的脂肪墊、耳後間擦性濕疹、白禿及面部久瘡，去蟲止痛**。《千金方》用王不留行湯：王不留行、東南桃枝、東行茱萸根皮各五兩，蛇床子、牡荊子、苦竹葉、蒺藜子各三升，大麻子一升，以水二斗半，煮取一半頻頻洗。同前

【來源】 王不留行為石竹科植物麥藍菜的種子。

【化學成分】 種子含多種皂甙，其中王不留行皂甙由棉根皂甙元、葡萄糖醛酸、葡萄糖、木糖、阿拉伯糖、岩藻糖、鼠李糖組成。皂甙水解可得王不留行次皂甙，繼續水解得棉根皂甙元和葡萄糖醛酸。另含異肥皂草甙，酸解時則其甙元肥皂草素一部分脫水而生成牡荊素。

【藥理作用】 王不留行具有抗著床、抗早孕作用，同時又能調節生理功能，影響體內代謝，使小鼠血漿和子宮組織中第二「信使」物質，CAMP明顯增高。

【臨床應用】 1.治療帶狀皰疹。2.治療乳腺炎。3.治療無乳。

葶藶（《神農本草經》下品）

【釋名】 《名醫別錄》稱：**丁歷**。《神農本草經》謂：**大室**、**大適**。郭璞叫：**狗薺**。又名：**蕇**（音典）**蕇**。

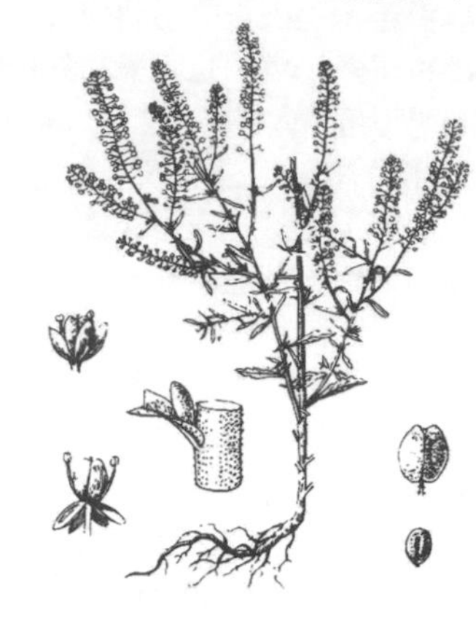

葶藶

【集解】 《名醫別錄》說：葶藶生槁城平原沼澤及田野，立夏後採收果實，陰乾。陶弘景說：產於彭城的最優，現在靠近道路也有。雌株叫公薺，種子細黃很苦，用時當煎熬。蘇頌說：現在汴東、陝西、河北州郡皆有，曹州產的最佳。初春長苗葉，高六七寸，像薺，根白色，枝莖都青。三月開花，微黃色，結角，種子扁小如黍粒但稍長，黃色。《月令通纂》說：農曆四月，靡草死。許慎、鄭玄注都說靡草、薺、葶藶是一類。另有一種說法，葶藶單莖向上，葉端長出角，粗且短。還有一種狗芥草，葉近根下分杈，結角細長，採收時必須分別這二種。雷斅說：凡使用不要用赤鬚子，與葶藶子相似，只是味微甘苦。葶藶子的苦是最苦的。李時珍說：根據《爾雅》所說，蕇，就是葶藶。郭璞解釋說，種子、葉都相似於芥，又名狗芥，然而狗芥就是葶藶。葶藶有甜、苦二種，狗芥味微甘；即是甜葶藶。有人說甜葶藶就是菥蓂子，考查它的功用似乎不是。

葶藶子

【性味】 **辛，寒；無毒。**

李時珍說：宜配大棗用。

【主治】 《神農本草經》記載：**主治腹部腫塊，氣結，飲食寒熱，具有破堅、驅逐邪氣、通利水道作用**。《名醫別錄》：**利膀胱水濕，熱氣停留，皮膚水腫，面目浮腫，身突然中風，熱痱瘙癢，通利小腹水腫。久服使人虛**

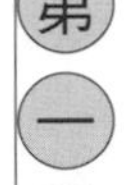

弱。《開寶本草》：**治療肺氣壅塞咳嗽，止喘促，祛除胸中痰飲**。李時珍說：**通月經**。

【發明】 李時珍說：有味甘、苦二種，就好像牽牛子有黑白二色一樣，性急、性緩不同。又如壺盧有味甘、苦二種，有益與有毒之區別。一般甜葶藶下泄的特性緩，雖然泄肺但不傷胃；苦葶藶下泄的特性急，既泄肺又易傷胃，故用大棗輔助。然而肺中水氣積滿喘急的，沒有此藥不能清除，只是水去則停用，不能過多服用，既然不能久服，怎麼會傷害身體呢？《淮南子》講，大戟去水，葶藶子治脹，使用不適當，反而會致病，關鍵在於使用有節度。

【附方】 **突然浮腫，面紅煩渴，喘急，小便不通**《經驗方》：甜葶藶一兩半，炒後研末，漢防己研末二兩，用綠頭鴨血及頭，一起搗萬次，做丸如梧桐子大小。病重，空腹白開水服十丸，病輕服五丸，每日三四次，每五日停服，小便通利有效。另一方加豬苓末二兩，效果很好。 **全身腫滿**：炒苦葶藶四兩，研末，用大棗肉和做丸，如梧桐子大小，每次服十五丸，用桑白皮湯送下，每日三次，對此方有人不太相信，試驗後自然會信。 **水腫小便困難**《梅師方》：用葶藶子二兩，炒研末，用大棗二十個，水一大升，煎一小升，去棗加入葶藶末，煎到可做丸如梧桐子大小，每次服六十丸，逐漸加量，以稍微通利為限。《崔氏方》：用葶藶三兩，將絹包後置飯上蒸熟，搗萬次，做丸如梧桐子大小，不加蜜，每次服五丸逐漸加至七丸，以小便稍微通利為好，不可多服，否則使人不能耐受。如果因氣鬱致病，服後通利，氣下降而癒。此方治水氣作用非常好。蕭附馬患水腫，服此方病癒。 **腹脹包塊**《千金方》：葶藶子一升，炒，用酒五升浸泡七日，每日服三合。 **月經不通**：葶藶子一升，研末，蜜丸如彈子大，用綿綢裹放入陰道中二寸，一夜後更換，有汗出，取出。 **頭風疼痛**：葶藶子研末，煎湯洗頭，三四次即癒。 **肺濕痰喘**《摘玄方》：甜葶藶炒，研末，棗肉做丸服。 **痰飲咳嗽**《篋中方》用含膏丸：曹州葶藶子一兩，和紙襯托炒黑，知母一兩，貝母一兩，研末，棗肉半兩，砂糖一兩半，貝母一兩，研末，做丸如彈丸大小，每次用新綿綢裹一丸，口含嚥津，用量不超過三丸。 **咳嗽、氣上逆，不能平臥，或周身氣腫，或局部腫，或足腫**《崔知悌方》：葶藶子三升，微火熬研，用絹布包，浸入清酒五升中，冬季七日，夏季三日。首次服如胡桃大小，白天三次，夜晚一次，冬季日二次，夜二次。根據病人的情況，取微利一二成即可。如因症急，藥液泡酒不到一天，也可以將藥絞後服。

現代醫學研究簡介

【來源】 葶藶為十字花科植物獨行菜、北美獨行菜或播娘蒿的種子。

【化學成分】 獨行菜種子含脂肪油、芥子甙、蛋白質、糖類。播娘蒿種子含揮發油，為異硫氰酸芐酯、異硫氰酸烯丙酯、二烯丙基二硫化物。脂肪油獲得率15%～20%，含亞麻酸7.54%、亞油酸32.5%、油酸25.1%、芥酸21.4%、棕櫚酸9.64%、硬脂酸3.81%。非皂化部分含穀甾醇及少量黃色物質。種子尚分離出兩種強心甙，其一名七里香甙甲，另一種可能是伊夫單甙。

【藥理作用】 葶藶子醇提取物，有強心甙樣作用，對在位蛙心可使之停止於收縮期。對在位兔心、貓心、貓心肺裝置、貓心電圖等研究，均使心收縮加強，心率減慢，降低傳導速度，對衰竭的心臟可增加輸出量，降低靜脈壓。

【臨床應用】 1.治療心衰。2.治療咳喘。3.治療胸膜炎。4.治療自發性氣胸。5.治療百日咳。6.治療腎炎。

車前（《神農本草經》上品）

【釋名】 《神農本草經》稱：**當道**。《名醫別錄》叫：**芣苡**（音浮以）、**馬舄**（音昔）、**牛遺**、**蛤蟆衣**。《詩經注疏》稱：**牛舌草**。《救荒本草》稱：**車輪菜**。《本草綱目》叫：**地衣**。

李時珍說：《爾雅》記載：芣苡即馬舄，馬舄即車前。陸璣《詩義疏》說此草喜歡生長在道路邊及牛馬足跡中，因此有車前、當道、馬舄、牛遺的名稱。舄，是足履的意思。幽州稱牛舌草。蛤蟆喜藏伏於其下，故江東稱蛤蟆衣。

車前子

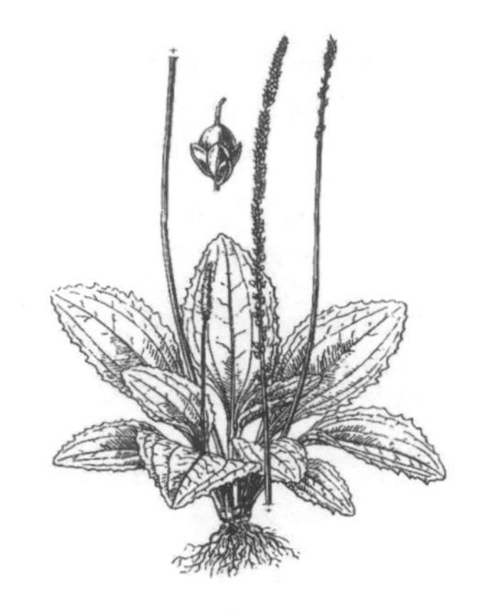
車前

【修治】 李時珍說：凡是使用須以水淘去泥沙，曬乾。若煎湯，炒過用；入丸散，就用酒浸一夜，蒸熟研爛，作餅曬乾，焙研。

【性味】 **甘，寒；無毒。**

【主治】 《神農本草經》記載：**利小便，除濕痹，治癃閉。久服健康長壽。**《名醫別錄》：**治男子損傷中氣、女子小便淋瀝不盡、食欲不振，能養肺，壯陽益精，使人能生育，明目，治療眼睛紅腫疼痛。**甄權說：**祛風毒，治肝經風熱，毒風沖眼引起的目赤腫痛、生翳膜、頭痛流淚，解丹石毒，祛心胸煩熱。**肖炳說：**養肝。**陸璣說：**治孕婦難產。**李時珍說：**去小腸熱，止暑濕瀉痢。**

【發明】 陶弘景說：車前子性質寒涼通利，道家經典也提倡服食它，認為使人減肥，能跳越岸谷，延年益壽。蘇頌說：車前子為常用藥。駐景丸用車前子、菟絲子二藥，蜜丸，食後服，自古以來認為是奇方。王好古說：車前又能利小便而不損傷正氣，與茯苓作用相同。一般人服食，須佐其他藥，如六味地黃丸中用澤瀉。如果單用就通利太過，恐怕不是久服的藥物。宋代歐陽修，突然患瀉下病，國醫治不好，其夫人買一帖街上賣的藥，服後病就好了。其間所用的方子，就是車前子一味研末，米湯飲服二錢匕。說車前子利小便而不傷正氣。小便通利則是清濁分，而大便泄瀉自止。

【附方】 **小便血淋作痛**《普濟方》：車前子曬乾研末，每次服二錢，車前子葉煎湯送服。 **尿道結石作痛**《肘後方》：車前子二升用絹袋包，水八升煮取三升，內服，一會兒結石排下。 **老人小便淋瀝不盡，身體發熱**《壽親養老方》：車前子五合，綢包裹煮汁，加入青粱米四合，煮粥食，常服明目。 **孕婦小便淋澀，有熱感，疼痛**《梅師方》：車前子五兩，葵根一升切碎，用水五升，煎服一升半，分三次服，以小便通利為度。 **滑胎易產**《婦人良方》：車前子研末，酒送服方寸匕，不飲酒的人，用水調服。 **陰部癢痛**《外台秘要》：車前子煮汁頻繁外洗。 **久患視力障礙**《聖惠方》：車前子、乾地黃、麥門冬等份，研末，蜜丸如梧桐子大，多次服用都有效。 **風熱眼發黑，澀痛**車前子、黃連各一兩，研末。飯後溫酒服一錢，每日二次。

車前草及根

【性味】 **甘，寒；無毒。**

【主治】 《名醫別錄》記載：**主治金屬創傷，止鼻衄血，治瘀血血塊、便血、小便紅赤，除煩降氣，除小蟲。**甄權說：**車前草主治泄精，治尿血，能補五臟，明目，利小便，治各種淋症。**

【附方】 **小便不通**《百一方》：車前草一斤，水三升，煎服一升半，分三次服，可以加冬瓜汁或桑葉汁。 **初生兒小便不通**《全幼心鑒》：車前草搗汁五合，空腹服。 **鼻衄不止**《圖經本草》：生車前葉，搗汁飲服很好。 **金屬器皿損傷出血**《千金方》：車前葉搗爛外敷。 **熱痢不止**《聖惠方》：車前葉搗汁一盞，入蜜一合，煎溫服。 **產後滲血**《崔氏方》：車前草汁一升，入蜜一合，同煎開，分二次服。 **濕氣腰痛**《簡便方》：車前草連根七棵，蔥白連根七根，棗七枚，煮酒一瓶，常服，終身不發。

現代醫學研究簡介

【來源】 車前為車前草科植物車前及平車前的全株。其種子稱為車前子。

【化學成分】 車前全草含桃葉珊瑚甙、車前甙、熊果酸、卅一烷、β-穀甾醇、棕櫚酸β-穀甾醇酯、棕櫚酸豆甾醇酯、維生素B_1、維生素C等。車前子含多量黏液、琥珀酸、腺嘌呤、膽鹼等，所含油脂的脂肪酸有棕櫚酸、硬脂酸、花生酸、油酸、亞油酸、亞麻酸等，黏液含酸性黏多糖、車前聚糖。

【藥理作用】 1.利尿作用。2.祛痰、鎮咳、平喘作用。3.抗病原微生物作用。4.對關節囊的作

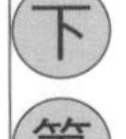
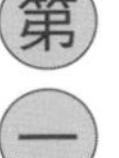
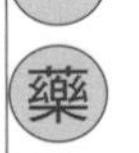
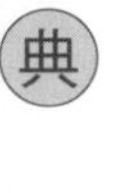
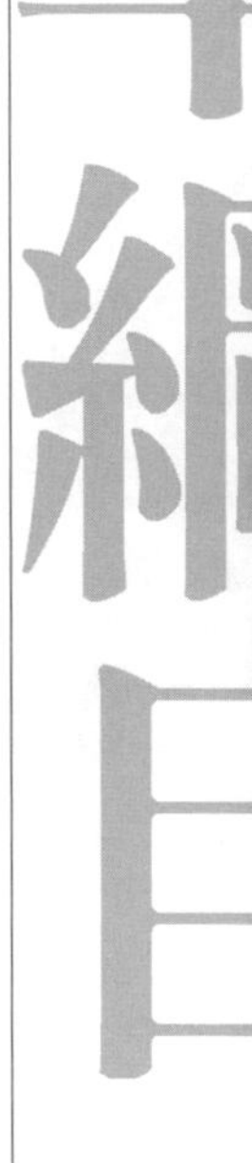

用：車前子注射劑注入家兔關節腔內，促使家兔關節囊滑膜的炎症反應和結締組織增生的作用，從而使鬆弛的關節囊恢復原有的緊張度。5.對胃腸道的作用：大車前葉浸劑有調節胃分泌的功能，可試用於治療家畜消化功能紊亂。

【臨床應用】 1.治療肝炎。2.治療腮腺炎。3.治療百日咳。4.治療腸感染。5.治療高血壓。6.治療慢性支氣管炎。7.治療潰瘍病、胃炎。8.治療腎炎。9.治療肥胖。10.治療泌尿系感染。11.治療外傷出血。12 .治療顳下頜擾亂症。13.治療胎位不正。14.治療小兒消化不良。15.治療急性扁桃體炎。16.治療紅眼病。

馬鞭草（《名醫別錄》下品）

【釋名】 《圖經本草》叫：**龍牙草**。又名：**鳳頸草**。

李時珍說：龍牙、鳳頸，都是根據穗取名。蘇頌《圖經本草．外類》重出龍牙，現在併為一味。另外，現在一些方家錯誤提出各種草為各色龍牙的名稱，很混亂，不能相信。

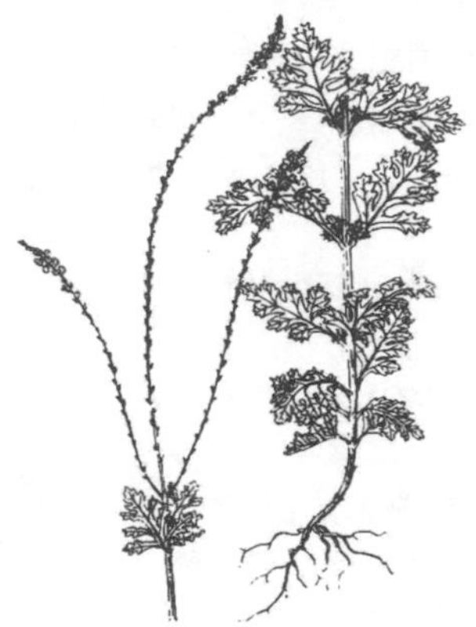
馬鞭草

【集解】 李時珍說：馬鞭草低窪地很多，春天長苗，方莖，葉像益母草，對生，夏季開細紫色花，長穗如車前草穗，子像蓬蒿子，但小，根白且小。陶弘景說葉像蓬蒿，韓保昇說花白色，蘇頌說莖圓，都不對。

馬鞭草苗、葉

【性味】 **苦，微寒；無毒。**

【主治】 《名醫別錄》記載：**主治陰部生瘡**。陳藏器說：**主治腹部腫塊、血塊、久瘧，破血殺蟲。搗爛煎汁，熬成後像飴糖，每次空腹用酒送服一匕**。《日華諸家本草》：**治婦女氣血不調，肚脹，月經不對月，能通月經**。朱震亨說：**治療金屬創傷，活血化瘀**。李時珍說：**搗爛塗癰腫及蠼螋尿瘡，男子陰部腫脹**。

【附方】 **瘧疾有痰發熱惡寒**《千金方》：馬鞭草搗汁五合，酒二合，分二次服。 **凡食生魚、生肉，堵塞胸膈成腫塊**：馬鞭草搗汁，飲一升，很快消退。 **鼓脹煩渴，身體消瘦，皮膚黑乾**《衛生易簡方》：馬鞭草銼細，曬乾，不要見火，用酒或水煮至味出，去渣溫服，以六月中旬雷鳴時採為佳。 **乳癰腫痛**馬鞭草二把，酒一碗，生薑一塊，搗汁服，渣外敷。**大腹水腫**《肘後方》：馬鞭草、鼠尾草各十斤，水一石，煮取五升，去渣，再煎使液變稠，用粉調和如大豆大小，每次二三丸，逐漸加到四五丸，非常有效。 **男子陰部腫脹睾丸痛**《集驗方》：馬鞭草搗爛後塗。 **婦女閉經，腹部似有包塊，肋脹痛異常**《聖惠方》：馬鞭草根苗五斤，銼細，加水五斗，煎至剩一斗，去渣，熬成膏，每天服半匙：吃飯前用溫酒化開送服，每日兩次。

現代醫學研究簡介

【來源】 馬鞭草為馬鞭草科植物馬鞭草的全草或帶根全草。

【化學成分】 全草含馬鞭草甙、鞣質、揮發油。根和莖中含水蘇糖。葉中含腺甙和β-胡蘿蔔素。另發現該植物含強心甙。

【藥理作用】 1.抗菌、抗毒作用。2.消炎止痛作用。

【臨床應用】 1.防治肝炎。2.治療流感。3.治療瘧疾。4.治療痢疾。5.治療百日咳。6.治療白喉。7.治療血吸蟲病。8.治療絲蟲病。9.治療大葉性肺炎。10.治療血尿。11.治療疔瘡。12.治療陰道炎。13.治療腫瘤。14.治療濕疹。15.治療口腔炎。

鱧腸（《新修本草》）

【釋名】 《新修本草》稱：**蓮子草**。《圖經本草》叫：**旱蓮草、金陵草**。《本草綱目》稱：**墨煙草、墨頭草、墨菜**。《必用方》稱：**猢孫頭**。又名：**豬牙草**。

李時珍說：鱧，是烏魚，其腸也烏。這種

白話精譯

草莖柔軟，折斷有黑色汁流出，因此叫鱧腸，一般叫墨菜。果實小很像蓮房，因此有旱蓮的名稱。

【集解】 李時珍說：旱蓮草有兩種，一種苗似旋覆花而開小白花，這是鱧腸；一種開黃花，結的房像蓮房，這是小連翹。

鱧腸草

【性味】 **甘、酸，平；無毒。**

【主治】 《新修本草》記載：**主治血痢、針灸瘡發致出血不止，敷後馬上止血。用汁塗眉毛、頭髮間，使之生長快而多**。李時珍說：**烏鬚黑髮，補益腎陰**。《日華諸家本草》：**止血排膿，通導小腸，敷一切瘡腫**。蕭炳說：**用膏點鼻中，益腦**。

【附方】 **益鬚髮，使白變黑**《千金方》用金陵草煎：金陵草一秤，六月以後採收，揀青嫩無泥土的，不用洗，摘去黃葉，搗爛，新布包絞取汁，用綢布過濾，連煎五日，中午煎。再取生薑一斤絞汁，白蜜一斤和勻，中午煎，用柳木篦不停地攪，待如稀餳，藥即煎好了。每日早上及午後各服一匙，用溫酒一盞化開送下。如果要做丸，中午再煎，使可以做丸為度，大小如梧桐子，每次三十丸，效果甚佳。 **治一切眼病，翳膜遮睛，清涼大腦，治頭痛，能生髮**《聖濟總錄》：五月五日清晨製作，旱蓮草一把，藍葉一把，油一斤，同浸泡，密封四十九日，每次睡覺時，用鐵匙點藥摩頭頂上四十九遍，久用作用很好。 **疔瘡惡腫**：五月五日收旱蓮草陰乾，露一夜後收放，遇患病時嚼一葉貼上，外用消毒膏保護，貼二三日疔消。**尿血**《醫學正傳》：旱蓮草、車前草各等份，搗取汁，每次空腹服三杯，病癒停服。

現代醫學研究簡介

【來源】 鱧腸為菊科鱧腸屬植物鱧腸，以全草入藥。

【化學成分】 全草含揮發油、鞣質、皂甙約1.32%、懷德內酯、去甲基懷德內酯、α-三肼噻酚甲醇以及菸鹼、維生素A樣物質。

【藥理作用】 將狗的股動脈半切斷，用旱蓮草葉粉敷出血處，並稍加壓迫，就有良好的止血效果。旱蓮能增加豚鼠離體心臟的冠脈血流量，並使心電圖T波得到改善。小鼠在常壓缺氧情況下注射旱蓮草製劑能明顯延長生命，在減壓缺氧情況下，同樣可提高小鼠的存活率。該藥對小鼠的鎮靜、鎮痛作用也非常顯著。

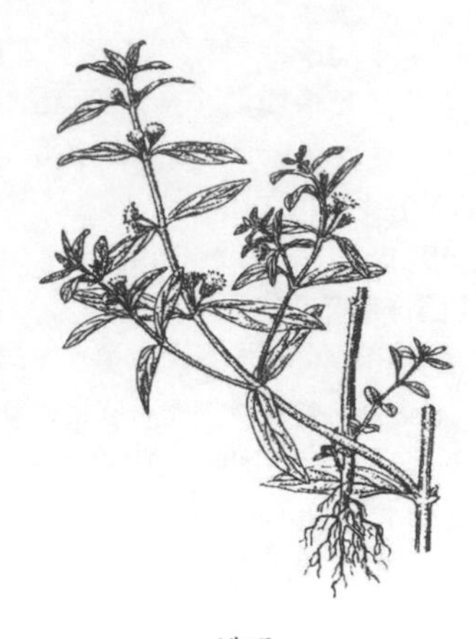
鱧腸

【臨床應用】 1.治療痢疾。2.治療瘧疾。3.治療白喉。4.治療肺結核。5.治療冠心病。6.治療消化道出血。7.治療急性出血性壞死性腸炎。8.治療泌尿系感染。9.治療外傷出血。10.防治稻田性皮炎。11.治療其他皮膚病。12.治療鼻衄。

連翹（《神農本草經》下品）

【釋名】 《爾雅》稱：**連、異翹**。《藥性本草》稱：**旱蓮子**。《神農本草經》叫：**蘭華、三廉、折根**。張仲景：**根叫連軺**。

李時珍說：根據《爾雅》所說，連，異翹，就是本名叫連，又名異翹，因此合稱為連翹。連軺也作連苕。就是《神農本草經》下品翹根。唐人蘇敬修訂本草列入「有名未用」中，現在合併為一。旱蓮是小翹，人們認為是鱧腸，因此同用。

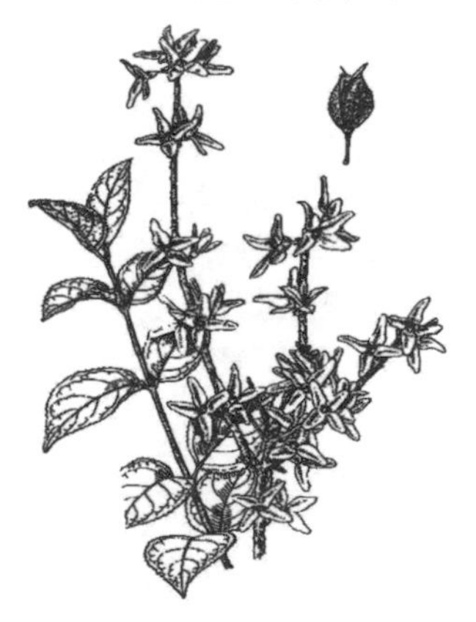
連翹

【性味】 **苦，平；無毒。**

【主治】 《神農本草經》記載：**主治寒熱鼠瘺**

瘰癧、癰腫、惡瘡、癭瘤、熱結蠱毒。《名醫別錄》：**驅白蟲**。甄權說：**治療各種淋症，小便不通，除心經邪熱**。《日華諸家本草》：**通利小腸，排膿，治瘡癤，止痛，通月經**。李杲說：**散各經氣血停聚，消腫**。朱震亨說：**瀉心火，除脾胃濕熱，治中焦血症為使藥**。王好古說：**治耳聾、聽音混濁不清**。

【發明】 李時珍說：連翹形狀像人心，兩片合成，裏面有果仁很香，是少陰心經，厥陰心包經氣分主藥。各種疼痛、癢疾、瘡瘍都屬心經病變，因此是十二經瘡瘍聖藥，又清手足少陽、手陽明三經氣分的熱。

【附方】 **瘰癧結核**《簡便方》：連翹、芝麻各等份，研末，經常食。**頸部瘰癧似馬刀**張潔古《活法機要》：用連翹二斤，瞿麥一斤，大黃三兩，甘草半兩。每次用一兩，以水一碗半，煎剩七成，飯後熱服，十多天後，灸臨泣穴二至七壯，六十日肯定有效。**痔瘡腫痛**《集驗方》：連翹煎湯薰洗，再用刀上飛過的綠礬加麝香貼。

連翹莖、葉

【主治】 李時珍說：**治心肺積熱**。

連翹根

【性味】 **甘，寒、平；有小毒**。

【主治】 《神農本草經》：**下熱氣、益陰精，使人面色好，明目，久服減肥抗衰老**。李時珍說：**治療傷寒鬱熱欲發黃疸**。

現代醫學研究簡介

【來源】 連翹為木犀科植物連翹的果實。

【化學成分】 果實含連翹酚、甾醇化合物$C_{49}H_{74\text{-}80}O_6$、皂甙及黃酮醇甙類、馬苔樹脂醇甙等。果皮含齊墩果酸。青連翹含皂甙4.89%、生物鹼0.2%。

【藥理作用】 1.抗菌抗病毒作用。2.抗炎作用。3.鎮吐作用。4.對心血管系統的作用：連翹果殼所含的齊墩果酸有輕微的強心作用，100%連翹注射液0.25g/kg靜注可使麻醉犬的血壓顯著下降。5.解熱作用。

【臨床應用】 1.治療肝炎。2.治療肺結核。3.治療紫癜。4.治療肺炎。5.治療腎炎。6.治療燙傷。7.治療皮膚病。8.治療黃斑出血。

陸英（《神農本草經》下品）

【集解】 《名醫別錄》載：陸英生長在熊耳山谷及冤句附近，立秋時採摘。蘇敬說：這就是蒴藋。古代醫方中沒有蒴藋的名稱，陸英只叫陸英。後代人不能辨識，輕易的編出蒴藋一名。這種草的葉子像芹及接骨花。這三種植物也都是同一類，所以芹又叫水英，而這種叫陸英，接骨樹叫木英，這是三英。它們的花都相似。馬志說：蘇敬認為陸英、蒴藋是同一種植物。今仔細的辨別，陸英味苦寒無毒，蒴藋味酸溫有毒，這一點已經不同，很難說它們是同一種植物，大概是同類吧！寇宗奭說：蒴藋與陸英性味及產地都不同，主治的病症又不一樣，應當是兩種不同的植物是沒有疑問的。蘇頌說：《神農本草經》載陸英出產於熊耳川谷及冤句。蒴藋未載明出產的州郡，只說生長在田野。現在各處都生長蒴藋。春天生苗，莖間有節，節間生枝，葉大如水芹的葉子。春夏之季採葉，秋冬之季採根莖。陶弘景、蘇敬都認為他們是同一種植物。馬志認為性味不同，懷疑不是一種植物，但也不能作出詳細的辨別。《爾雅》中說，木謂之華，草謂之榮，不開花而結果實謂之秀，開花而不結果實謂之英。此草既然名叫陸英，所指的應該是它的花。所以《神農本草經》說立秋採，因為那正是它的花期。李時珍說：陶弘景、蘇敬的本草書，甄權的藥性論，都說陸英即是蒴藋，一定是有所根據的。馬志、寇宗奭雖然指出了他們的破綻，然而卻沒有確實可靠的證據。仍然應該認為它們是同一種植物，把根、莖、葉

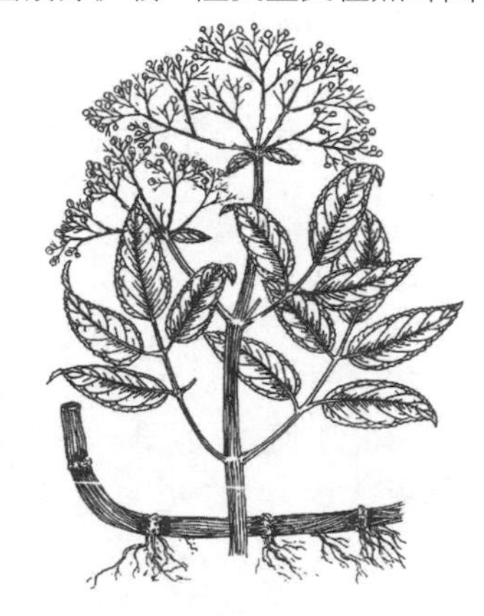
陸英

分開來使用，像蘇頌所說的那樣。

【性味】 **苦，寒；無毒。**

【主治】 《神農本草經》載：**治骨間諸痹，四肢拘攣酸疼，膝寒痛，陰痿，氣短不足，腳腫**。甄權說：**能祛風毒，腳氣上沖，心煩悶絕，水氣虛腫。風瘙皮肌惡癢。煎湯加入少量酒洗浴效果十分好。**

現代醫學研究簡介

【來源】 陸英為忍冬科接骨木屬植物陸英，以根莖及葉入藥。

【化學成分】 莖葉含綠原酸。葉又含烏索酸、α-香樹精、B-穀甾醇。此外，並含黃酮甙、鞣質及還原糖反應。種子含氰甙類。

【臨床應用】 1.治療肝硬化。2.治療急性傳染性肝炎。

水蓼（《唐本草》）

【釋名】 《爾雅》稱：**虞蓼**。又名：**澤蓼**。

馬志說：生長在淺水沼澤之中，所以叫水蓼。李時珍說：按《爾雅》所說，薔就是虞蓼。兩山之間夾著流水叫虞。

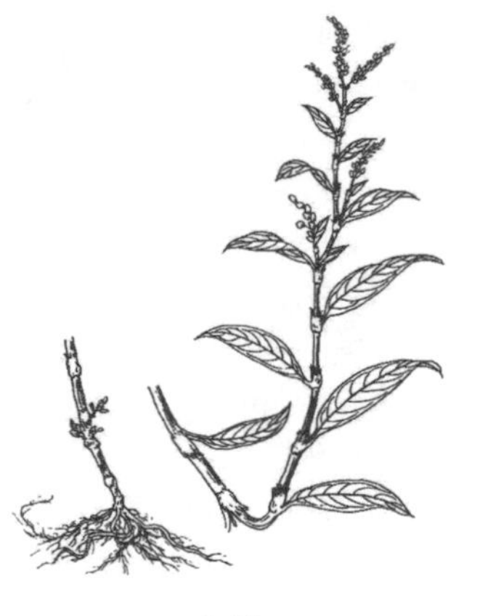

水蓼

【集解】 蘇敬說：蓼生長在低窪的濕地水旁，葉子像馬蓼葉，比家蓼葉子大，莖是紅色的，用水揉搓後可以吃，味道勝過蓼子。寇宗奭說：水蓼大概與水葒草相似，只是枝杈長得比較低些，現在造酒用它的葉子，用水浸汁，和麵作麴，也取它的味辛之故。李時珍說：這是水邊所生長的蓼，葉子有六寸長，比水葒葉稍窄些。比家蓼葉又稍長些，而功效差不多。因為這個原因，所以寇宗奭說蓼實就是水蓼的種子。

水蓼莖、葉

【性味】 **辛；無毒。**

【主治】 《唐本草》稱：**可治蛇咬傷，搗碎外敷。絞汁內服，止蛇毒入腹心悶。又治腳氣腫痛成瘡，用水煮汁浸洗。**

現代醫學研究簡介

【來源】 水蓼為蓼科植物水蓼的全草。

【化學成分】 全草含辛辣揮發油0.07%～0.13%，主為水蓼二醛、異水蓼二醛和一種酮類成分。黃酮類有水蓼素、槲皮素、槲皮甙、槲皮黃甙、金絲桃甙等。黃酮甙的含量在果實開始成熟時最高，葉中含量可達9%，以後即下降。

【藥理作用】 1.止血作用。2.抗炎使用。

虎杖（《名醫別錄》中品）

【釋名】 《本草拾遺》稱：**苦杖**。《藥性本草》稱：**大蟲杖**。《日華諸家本草》叫：**斑杖**。又名：**酸杖**。

李時珍說：杖，說的是莖；虎，說的是斑。有的說又叫杜牛膝，不對。另有一種斑杖似蒻頭，與此同名異物。

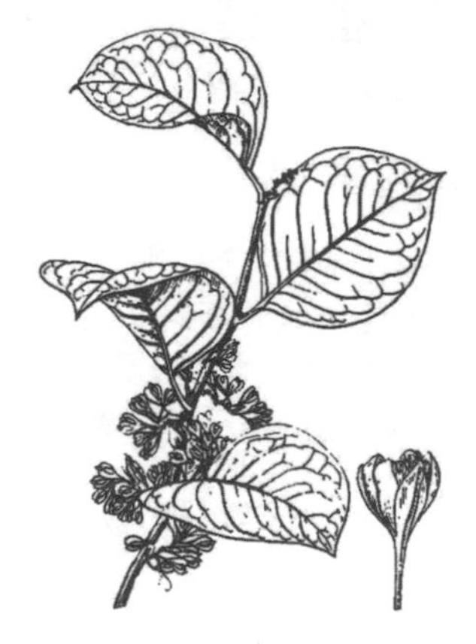

虎杖

【集解】 李時珍說：虎杖莖似紅蓼，葉圓似杏，枝黃似柳，花的形狀似菊，顏色如桃花，綜合來看，沒有不同的。

虎杖根

【修治】 雷斆說：採根後切細，用虎杖葉包一夜，曬乾用。

【性味】 **微溫。**

甄權說：甘，平；無毒。寇宗奭說：味微苦。現在人們暑天多煎根汁飲用，不配甘草不堪飲用，書中未談味。《藥性本草》說甘，是甘草的味，不是虎杖的味。

【主治】 《名醫別錄》記載：**通利月經，破瘀血腫塊**。陶弘景說：**漬酒服，主突發腹部腫塊**。陳藏器說：**煮汁作酒服，能活血祛瘀，治療風在骨節的病症**。甄權說：**治大熱煩躁，止渴，利小便，祛一切熱毒**。《日華諸家本草》：**治產後血暈，惡血不下，心腹脹滿。排膿，主治瘡癤癰毒、跌打損傷瘀血，祛風毒結氣**。蘇頌說：**燒灰，貼各種惡瘡；焙研末，煉蜜做丸，陳米飲服，治療腸痔下血**。李時珍說：**研末酒送服，治產後瘀血血痛，以及跌打撲傷昏悶有效**。

【發明】 李時珍說：孫思邈《千金方》載，治女子月經不通、腹內包塊；虛脹、腸鳴、四肢沉重，亦治男子包塊，用虎杖煎：取生長在高地的虎杖根，細切取二斛，水二石五斗，煮取一升半，去渣，加醇酒五升，煎成如餳，每次服一合，以有效為限。還有許叔微《本事方》載，治療男女各種小便淋疾，將苦杖根洗淨，切細一合，用水五盞，煎剩一盞，去渣，加入乳香、麝香少許服。鄞縣尉耿夢得的夫人患沙石淋，已十三年，每次發作痛不可忍，尿下沙石，小便器中發出「剝剝」的響聲，多方不效，用此方服，一晚上就癒了，這是我親眼所見。

【附方】 **小便五淋**《集驗方》：虎杖研末，每次服二錢，用米湯送服。 **月經不通**《聖惠方》：虎杖三兩，凌霄花、沒藥各一兩，研末，熱酒送服，每次一錢。 **治療月經不通，腹大如甕，氣短欲死**：用虎杖一斤，去頭曬乾，切片，土瓜根汁、牛膝汁二斗。水一斛，浸虎杖一夜，煎取二斗，加入，一起煎如飴，每次用酒送服一合，每日兩次，夜一次。 **腹中突然發現腫塊，堅硬如石**《外台秘要》：痛如針紮，不進行治療，一百天之內必死。取虎杖根，去掉浮於水上面的，可用一石多，洗乾搗末，稌米五升煮飯，用好酒五斗浸泡，密封至藥消飯浮，每次可飲一升半，不吃鮭魚、鹽。只取一斗乾的，淡酒浸飲，從少量開始，每日三次，效果亦好。用此方治癥塊，比其他藥好。 **消渴引飲**《衛生家寶方》：虎杖燒過，與浮海石、烏賊骨、朱砂等份，研末，渴時用麥門冬煎湯送服二錢，每日三次。其間忌酒、色、魚、麵、鮓、醬、生、冷。

現代醫學研究簡介

【來源】 虎杖為蓼科蓼屬植物的根及根莖。

【化學成分】 根和根莖含游離蒽醌類化合物，主要為大黃素、大黃酚、大黃酸、大黃素甲醚以及蒽甙A、大黃素甲醚-8-葡萄糖甙；芪類衍生物有芪三酚甙、芪三酚以及數種聚糖。此外，尚含較多的縮合型鞣質。莖葉除含蒽醌甙類外，葉含槲皮黃鹼麥、異槲皮甙、瑞諾甙和維生素C等。

【藥理作用】 1.抗菌作用。2.抗病毒作用。3.鎮咳、平喘作用。4.對心血管系統的影響：白藜蘆醇甙50～60mg/kg靜脈給藥，麻醉貓能引起血壓下降，對去甲腎上腺素或腎上腺素的升壓作用無影響，但對阻斷頸總動脈血流和電刺激坐骨神經向中端的加壓反射有抑制作用。5.降膽固醇作用。

【臨床應用】 1.治療肝炎。2.治療高脂血症。3.治療白血球減少症。4.治療肺部炎症。5.治療慢性支氣管炎。6.治療上消化道出血。7.治療關節炎。8.治療燒傷。9.治療創傷及癤腫。10.治療慢性骨髓炎。11.治療膽道感染。12.治療急性闌尾炎。13.治療前列腺炎。14.治療腓腸肌痙攣。15.治療陰道炎、宮頸糜爛。16.治療銀屑病。17.治療帶狀皰疹。18.治療急性扁桃體炎。19.治療角膜炎。

蒺藜（《神農本草經》上品）

【釋名】 《爾雅》稱：**茨**。《神農本草經》叫：**旁通、屈人、止行、豺羽**。又名：**升推**。

陶弘景說：多生長在道上及牆上，葉伏地，子有刺，形狀如菱而小。李時珍說：蒺，疾的意思；藜，利的意思；茨即刺。其刺傷人，很迅速而利。命名屈人、止行，都因其傷人。

【集解】 寇宗奭說：蒺藜有兩種；一種杜蒺藜，即今之道旁遍地生長的那種，開小黃花，

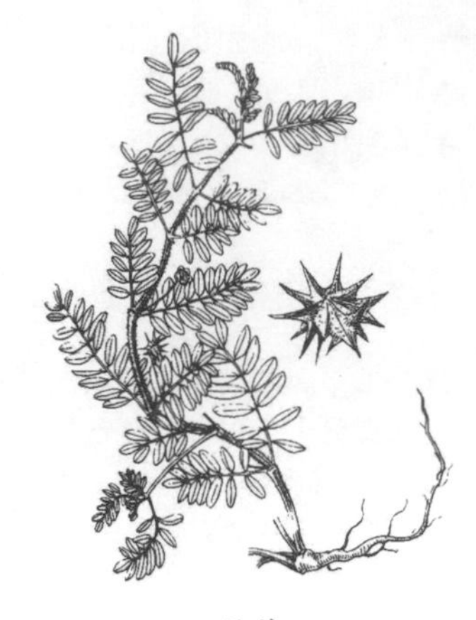
蒺藜

結尖刺。另一種是白蒺藜，出自同州沙苑牧馬草原。子實如羊腎，大小如黍粒，是補腎藥，現在的人經常使用。祛風只用刺蒺藜。李時珍說：蒺藜葉如初生的皂莢葉，整齊可愛，刺蒺藜形狀像赤根菜子和細菱，三角四刺，果實有仁。白蒺藜結莢長一寸左右，裏面的子如芝麻大，形狀如羊腎而帶綠色，現在人們稱沙苑蒺藜，根據此來區分。

蒺藜子

【性味】 **苦，溫；無毒。**

【主治】 《神農本草經》記載：**除惡血，破腹部腫塊，消喉痹，治難產。久服長肌肉，明目，身體輕健。**《名醫別錄》：**治身體風癢、頭痛、咳逆傷肺、肺痿，止煩，降氣。治小兒頭瘡、癰腫、陰潰，可以作摩粉用。**甄權說：**治各種風病、癧瘍，療吐膿，祛燥熱。**《日華諸家本草》：**治奔豚腎氣，肺氣胸膈滿悶，催產，墮胎，益精，療腎虛怕冷、小便多、遺精、尿血腫痛。**蘇頌說：**治痔漏，陰部潮濕，婦人乳房瘡癰，帶下。**李時珍說：**治風邪致大便秘結，以及蛔蟲心腹痛。**

【附方】 **使人食少長生**《神仙秘旨》：蒺藜子一石，七八月熟時收取，曬乾，舂去刺，搗成末，每次服二錢，用剛汲上來的井水調下，每日三次，不要中途停服。服用一年後，冬天不怕寒，夏天不怕熱。服二年，使衰老者返少，頭髮由白轉黑，牙齒脫落再長。服三年，身體輕健長生。 **腰脊引痛**《外台秘要》：蒺藜子搗末，蜜調和成丸如胡豆大，酒送服二丸，每日三次。 **三十年失明**：用補肝散：蒺藜子於七月七日收，陰乾搗散，飯後水服方寸匕，每日兩次。 **周身浮腫**《聖惠方》：用蒺藜每天煎水洗。 **鼻塞出水，多年不聞香臭**：蒺藜二把，碾，用水一大盞，煮取半盞，仰臥，先滿口含飯，用汁一合灌鼻中，鼻不通暢再灌，嚏出一個兩個息肉，像紅蛹蟲，即癒。 **突然中邪氣**《肘後方》：蒺藜子搗末，蜜丸如胡豆大，每次服兩丸；每日三次。 **大便因風致秘結**《普濟方》：蒺藜子炒一兩，豬牙皂莢去皮，酥炙後用五錢，每次服一錢，鹽茶湯送下。 **月經不通**《儒門事親》：蒺藜、當歸等份，研末，米湯送下，每次服三錢。 **治難產，以及胞衣不下或胎死腹中**《梅師方》：蒺藜子、貝母各四兩，研末，米湯服三錢，不下則再服。

現代醫學研究簡介

【來源】 蒺藜為蒺藜科植物蒺藜的乾燥成熟果實。

【化學成分】 果實含山柰酚、山柰酚3-葡萄糖甙、山柰酚3-芸香糖甙、刺蒺藜甙、過氧化物酶。乾果含脂肪油3.5%及少量揮發油、鞣質、樹脂、甾醇、鉀鹽、微量生物鹼等；又含皂甙1.47%。種子含生物鹼哈爾滿和哈爾明鹼，不含皂甙。

【藥理作用】 1.降低血壓作用。2.利尿作用。

【臨床應用】 1.治療高血壓病。2.治療慢性支氣管炎。3.治療疔癤癰疽。4.治療白癜風。5.治療疣。6.治療皮膚瘙癢。7.治療牙本質過敏症。

穀精草（《開寶本草》）

【釋名】 《開寶本草》稱：**戴星草**。《本草綱目》叫：**文星草**。俗稱：**流星草**。

李時珍說：穀田餘氣所生長，因此叫穀精。馬志說：白花似星，故有戴星各種名稱。

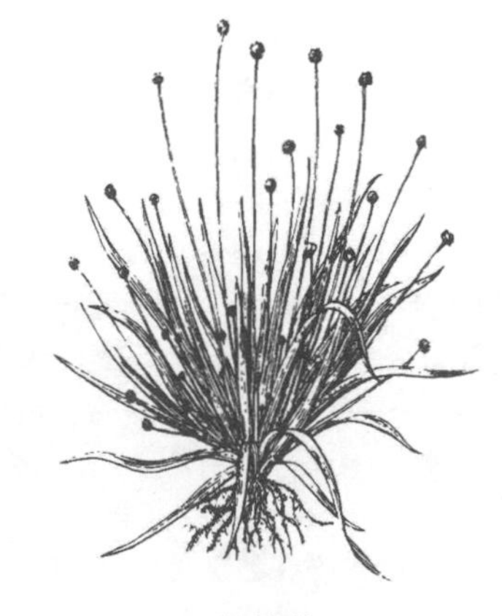
穀精草

【集解】 李時珍說：此草在

收穀後，荒田中生長，江湖南北多有。叢生，葉似嫩穀身，有細莖，高四五寸，莖頭有小白花，點點如亂星，九月採花，陰乾，說二三月採集，是錯誤的。

穀精草花

【性味】 **辛，溫；無毒。**

【主治】 《開寶本草》記載：**主治喉痹、牙齒風痛及各種瘡、疥**。李時珍說：**治頭風痛、眼生翳膜、痘後生翳膜，止血。**

【發明】 李時珍說：穀精草體輕性浮，能上行陽明經及其所循行的部位，凡治眼睛各種病，加用穀精草，很好。明目退翳的作用，似乎比菊花更好。

【附方】 **頭腦痛、眉稜骨痛**《聖濟總錄》：穀精草二錢，地龍三錢，乳香一錢，研末，每次用半錢，燒煙筒中，薰左右鼻孔。　**偏正頭痛**《集驗方》：穀精草一兩為末，用白麵糊調攤紙花上，貼痛處，乾了就換。《聖濟總錄》：用穀精草末、銅綠各一錢，消石半分，左側頭痛吹入左鼻孔，右側頭痛吹入右鼻孔。　**鼻流血不止**《聖惠方》：穀精草研末，熟麵湯服二錢。**目中翳膜**《明目方》：穀精草、防風等份，研末，米飲送服，非常有效。　**痘後目生翳障，乾澀淚出，久久不退**《濟急方》：用穀精草研末，用柿或豬肝片蘸吃。或加蛤粉等份，同入豬肝內煮熟吃。

現代醫學研究簡介

【來源】 穀精草為穀精草科植物穀精草的乾燥帶花莖的頭狀花序。

【藥理作用】 穀精草水浸劑在試管內對奧杜盎氏小芽孢癬菌、鐵銹色小牙孢癬菌等均有不同程度的抑制作用。穀精草水浸劑也對絮狀表皮癬菌、羊毛狀小牙孢癬菌、鬚皰癬菌、石膏樣小芽孢癬菌等皮膚真菌有效。

海金沙（《嘉祐補注本草》）

【釋名】 又名：**竹園荽**。

李時珍說：其色黃如細沙。稱海者，是因其神異。俗稱竹園荽，是葉的形狀。

【集解】 李時珍說：江浙、湖南、四川、陝西都有，生長於山林下。莖細如線，纏於竹木上，約高一尺左右，它的葉細小如園荽葉而很薄，背面都是青色，上面有皺紋，皺紋處有沙子，形狀如蒲黃粉，黃赤色，不開花，細根牢固。海金沙及草都可以入藥，道士採它的草取汁，煮丹砂。

海金沙

【性味】 **甘，寒；無毒。**

【主治】 《嘉祐補注本草》記載：**能通利小便。配梔子、馬牙消、硼砂，做丸或散劑，治療寒熱發狂**。李時珍說：**治濕熱腫滿、小便熱淋、膏淋、血淋、石淋、小便痛，解熱毒氣。**

【附方】 **熱淋急痛**《夷堅志》：海金沙草陰乾研末，煎生甘草湯調服二錢，也可加滑石。**小便不通，臍下滿悶**《圖經本草》：海金沙一兩，建茶半兩，搗碎，每次服三錢，用生薑甘草湯送服，每日兩次，也可研末服。　**膏淋如油**《仁存方》：海金沙、滑石各一兩，甘草梢二錢半，研末，每次服二錢，麥門冬湯送服，每日兩次。　**血淋痛澀**《普濟方》：只利小便，那麼清濁自會分別。海金沙末，用剛汲上來的井水或砂糖水服一錢。　**脾濕腫滿，腹脹如鼓，喘息不能平臥**《蘭室秘藏》用海金沙散：海金沙三錢，白朮四兩，甘草半兩，牽牛子末一兩半，研末，每次服一錢，煎倒流水調下，小便通利為好。

現代醫學研究簡介

【來源】 海金沙為海金沙科植物海金沙的成熟孢子。

【化學成分】 含脂肪油，另含一種水溶性成分海金沙素。藤含氨基酸、糖類、黃酮甙和酚類，葉中含黃酮類。根含咖啡酸、對香豆酸。

【藥理作用】 1.利膽用途。2.排石作用。
【臨床應用】 1.治療腮腺炎。2.治療痢疾。3.治療泌尿系統疾病。4.治療帶狀皰疹。

半邊蓮（《本草綱目》）

【集解】 李時珍說：半邊蓮是一種小草，生陰濕土埂、溝邊，細梗貼近地面蔓生，節節生細葉，秋開小花，淡紅紫色，只有半邊，如蓮花形狀，因此叫半邊蓮，又稱急解索。

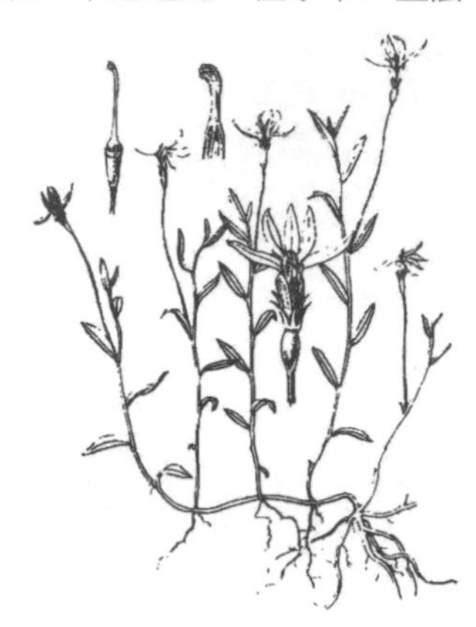
半邊蓮

【性味】 **辛，平；無毒。**
【主治】 李時珍說：《域方》載，**治蛇傷，搗汁飲用，用渣外敷。又治寒痰氣喘，以及瘧疾惡寒發熱，同雄黃各二錢，搗成泥狀，蓋上碗，待色青，用飯做成梧子大小之丸，每次服九丸，空腹鹽湯送下。**

現代醫學研究簡介

【來源】 半邊蓮為桔梗科山梗菜屬植物半邊蓮的乾燥全草。
【化學成分】 主要含半邊蓮鹼。其次還含去氫半邊蓮鹼、氫化半邊蓮鹼等多種生物鹼，以及黃酮類、菊糖、琥珀酸、延胡索酸、對羥基苯甲酸和酚類等。
【藥理作用】 1.利尿作用。2.對神經系統的作用：半邊蓮鹼對神經系統的作用與菸鹼相似，但強度僅及菸鹼的1/5～1/20。對自主神經節、腎上腺髓質、延腦各中樞（尤其是嘔吐中樞）、神經——肌肉接頭，以及頸動脈和主動脈體的化學感受都有先興奮、後抑制的作用。3.呼吸興奮作用。4.對心血管系統的作用：半邊蓮浸劑靜脈注射，對麻醉犬有顯著而持久的降壓作用。但若直接灌入十二指腸，必需10～20倍於靜脈注射量時才出現降壓作用。5.利膽作用。6.抗蛇毒作用。7.催吐作用。
【臨床應用】 1.治療急性腎炎水腫。2.治療蛇咬傷。3.治療癰腫疔毒。4.治療腦瘤。5.治療肝癌。6.治療晚期血吸蟲病腹水。7.治療帶狀皰疹。8.治療濕疹。

四、毒草類

大黃（《神農本草經》下品）

【釋名】 《神農本草經》稱：**黃良**。李當之叫：**將軍**。《吳普本草》謂：**火參、膚如**。

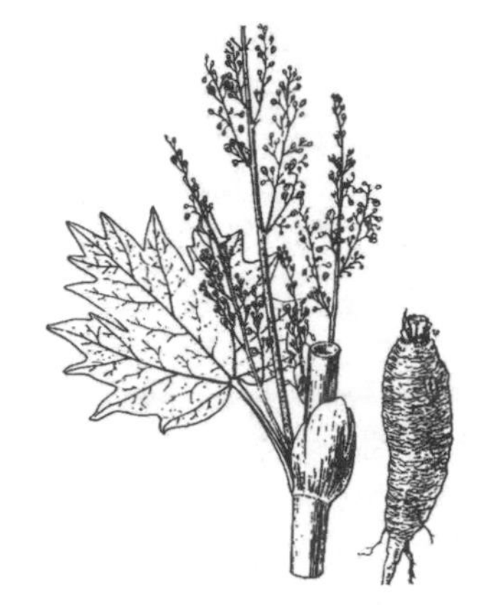
掌葉大黃

陶弘景說：大黃的名稱，是因為色黃。將軍的稱號，是取它駿快。李杲說：大黃有致新的作用，如戡定禍亂，以達到太平，所以有將軍的稱呼。
【集解】 《名醫別錄》說：大黃生長在河西山谷及隴西。二、八月挖根，烘乾。《吳普本草》說：生長在四川北部或隴西。二月葉子捲曲生長，呈黃紅色，葉片四四相當，莖高三尺許，三月開黃花，五月結黑色子實，八月挖根，根有黃色汁液，切片陰乾。蘇敬說：葉、子、莖都像羊蹄草，但莖高六七尺而脆，味酸很難生吃，葉粗長而厚，根細的也像隔年的羊蹄根，大的如碗粗，長二尺。性質濕潤易被蟲蛀，烘乾就好些。陳藏器說：凡是使用應當分別。如果取攻病，可用蜀中產的似牛舌片堅硬的；如果取泄瀉迅速，排除腸道積滯，可用河西出產有錦紋的大黃。李時珍說：宋祁《益州方物圖》記載，四川大山多有，赤莖大葉，根粗如碗，藥材市場用大者作枕頭賣，紫紅錦紋色。現在

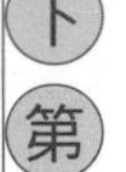
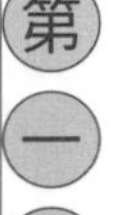
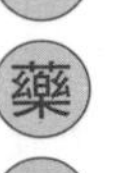
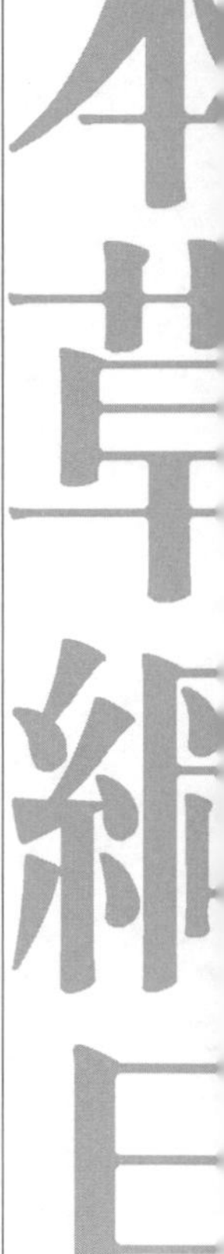

認為莊浪產的最好，莊浪即古代涇原隴西，與《名醫別錄》記載相合。

大黃根

【修治】 陳藏器說：凡使用有蒸用、生用、熟用，不應一概用之。

【性味】 **苦，寒；無毒。**

李時珍說：凡病在氣分，以及胃寒而虛、妊娠產後，不要輕易使用，是因為其性苦寒，能傷元氣，耗傷陰血。

【主治】 《神農本草經》記載：**下瘀血，除寒熱，破腫塊，袪留飲宿食，蕩滌腸胃，排出腸道積滯，通利大便，調中消食，安和五臟。**《名醫別錄》：**平胃下氣，除痰，消腸間結熱、心腹脹滿、女子血寒經閉、小腹脹痛、各種陳久性瘀血留結。**甄權說：**通女子月經，利水腫，通導大小腸，外貼熱腫毒，小兒寒熱時疾，煩熱蝕膿。**《日華諸家本草》：**宣通一切氣，調血脈，通利關節，通泄壅滯水氣、瘧疾發熱。**張元素說：**瀉各種實熱不通，除下焦實熱，消宿食，除上脘痞滿。**李時珍說：**治下痢赤白、裏急腹痛、小便淋瀝不盡、實熱燥結、潮熱譫語、黃疸、各種火瘡。**

【發明】 李時珍說：大黃是足太陽、手足陽明、手足厥陰五經血分的藥。凡是病在五經血分宜酌用，如果在氣分的用了，叫做誅伐無過。瀉心湯治心氣不足吐血衄血，是心氣不足而手厥陰心包絡，足厥陰肝、足太陰脾、足陽明胃的邪火有餘，雖說是瀉心，實際上是瀉四經血中的伏火。張仲景治心下痞滿，按之軟，用大黃黃連瀉心湯主治，這也瀉脾胃的濕熱，不是瀉心。病發生在陰而反用下法，就產生痞滿，是寒傷營血，邪熱乘虛停留上焦。胃的上脘連於心，故說瀉心，實際是瀉脾，正如《素問》所說太陰所至為痞滿，濁氣在上，就生腹脹。病發於陽反而用下法，就導致結胸病，是熱邪陷入血分，也在上脘部位。古人用毒藥攻病，一定要根據寒熱虛實進行治療，不是一概隨意使用的。梁武帝因發熱欲服大黃，姚僧坦說：大黃是通導藥，皇帝年齡大，不可輕易用。梁武帝不聽，幾乎致身體痿廢。梁元帝常患心腹病，醫生們均認為宜用平淡藥，可使病宣通。姚僧坦說，脈洪實，這是有宿積，非用大黃不可，帝從之，病即癒。根據此說，現在醫生用一種毒藥而治各種病，其中偶然治癒，便說此方神奇；如果出現差錯，就不說用藥的過失，難道能不引以為戒嗎？

【附方】 **心氣不足，吐血衄血**《金匱玉函》用瀉心湯：大黃二兩，黃連、黃芩各一兩，水三升，乘熱服效更佳。 **吐血刺痛**《簡要濟眾方》：大黃一兩，研末，每次一錢，用生地黃汁一合，水半盞，煎三至五沸，不定時服。 **傷寒痞滿**病發於陰血，反而用下法，胃脘脹滿但不痛，按壓脘腹是軟的，這是痞症。《傷寒論》：用大黃黃連瀉心湯主治：大黃二兩，黃連一兩，用麻沸湯浸泡一會兒，絞汁，分兩次溫服。 **熱病譫狂**《聖惠方》：川大黃五兩，銼細，微炒赤，研末，用臘雪水五升，煎如膏狀每次服半匙，冷水送下。 **治痰引起的多種疾病**《養生主論》：只是水瀉、胎前產後不可服用。用滾痰丸：大黃八兩酒浸，蒸熟切曬，生黃芩八兩，沉香半兩，青礞石二兩，用焰消二兩，同入沙罐密封，煅紅研末二兩，各取末，用水和丸如梧桐子大。常服一二十丸；小病五六十丸；慢性病七八十丸；急病一百二十丸。溫水吞下，服後就睡下休息，等候藥物驅逐上焦痰滯。第二日大便先下糟粕，接著下痰涎，未下再服。王隱君每年配藥四十餘斤，治癒病人數萬。 **男女諸病**《醫林集要》：治婦人月經不通、赤白帶下、經血不止、大腸下血、各種淋症、產後瘀血、腫塊腹痛、男子勞傷、小兒骨蒸潮熱。用無極丸：錦紋大黃一斤，分四份。一份用童尿一碗，食鹽二錢，浸一日，切曬；一份用醇酒一碗，浸一日，切曬，再用巴豆仁三十五粒同炒，炒至豆黃，去豆不用；一份用紅花四兩，泡水一碗，浸一日，切曬；一份用當歸四兩，入淡醋一碗，同浸一日，去當歸，切曬。共研末，煉蜜為丸如梧桐子大，每次服五十丸，空腹溫酒服下，達到下惡物有效，未下再服。 **腹中痞塊**《外台秘要》：大黃十兩為散，醋三升，蜜兩匙一起煎，做丸如梧桐子大，每次服三十丸，生薑湯送服，取大便通暢為度。

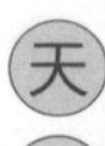

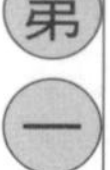
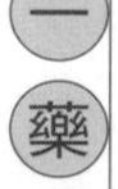

現代醫學研究簡介

【來源】 大黃為蓼科植物掌葉大黃、唐古特大黃或藥用大黃的根莖。

【化學成分】 大黃含有蘆薈大黃素、蘆薈大黃素-8-葡萄糖甙、蘆薈大黃素甙、去氧大黃酚、大黃素、大黃酚、大黃素甲醚、食用大黃素、大黃酸、大黃酚-1-葡萄糖甙或大黃酚甙、大黃素-6-葡萄糖甙、大黃酸-8-葡萄糖甙、大黃素甲醚葡萄糖甙、大黃鞣酸、沒食子酸、兒茶精、大黃四聚素、沒食子醯葡萄糖、桂皮酸、大黃明、土大黃甙、土大黃甙元。

【藥理作用】 1.瀉下作用。2.活血作用。3.止血作用。4.抑菌、抗病毒及消除內毒素作用。5.抗腫瘤作用。6.提高機體免疫能力。7.降溫作用。8.酶抑制作用。9.鎮痛、解痙作用。10.利尿作用。

【臨床應用】 1.治療胃、十二指腸出血。2.治療門脈高壓症併發大出血。3.治療膽道出血。4.治療肺咯血。5.治療鼻衄。6.治療外傷出血。7.治療急性胰腺炎。8.治療肝炎。9.治療細菌性痢疾。10.治療慢性結腸炎。11.治療肺炎。12.治療流行性出血熱。13.治療淋巴結核。14.治療急性出血性壞死性腸炎。15.治療泌尿系感染。16.治療膽囊炎、膽石症。17.治療急性闌尾炎。18.治療急性腸梗阻。19.治療腎功能衰竭。20.治療燒傷。21.治療消化不良和便秘。22.治療急性扁桃體炎。23.治療復發性口瘡。24.治療腰部扭傷。25.治療皮膚病。

商陸（《神農本草經》下品）

【釋名】 《開寶本草》稱：**當陸、白昌**。《圖經本草》叫：**章柳**。《廣雅》稱：**馬尾**。《神農本草經》叫：**夜呼**。又稱：**蓫薚**（音逐湯）。

李時珍說：這味藥能逐蕩水氣，因此叫蓫薚。錯成商陸，又錯成當陸，北方人錯成章柳。

【集解】 《名醫別錄》說：商陸生咸陽山谷。長如人形的作藥用好。蘇敬說：有紅、白二種，白色的作藥用，紅色的有大毒，吃了會傷命。李時珍說：過去人們也種植商陸作蔬菜，取白色根及紫色根擘破，作畦栽培，也可以種子。根、苗、莖都可以洗了蒸吃，或者用灰汁煮過也可以，服丹砂、乳石吃了尤其通利。赤色與黃色的有毒，不能吃。

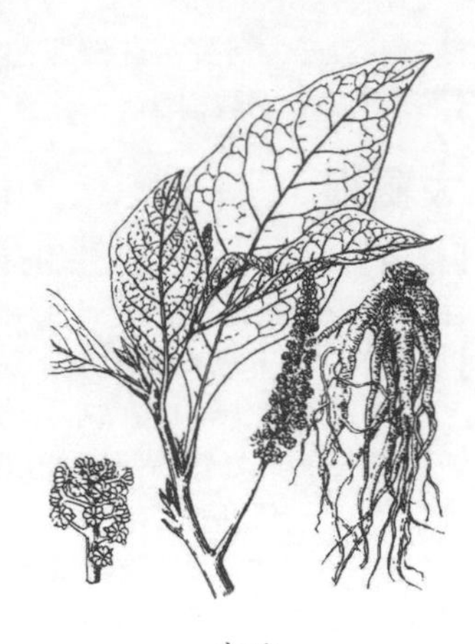
商陸

據周定王《救荒本草》講，章柳幹粗似雞冠花幹，稍有線稜，顏色微紫赤，極容易種植。

商陸根

【性味】 **辛，平；有毒。**

蘇敬說：赤色根只能貼腫，內服傷人，痢血不止傷人，嚴重者使人傷命。

【主治】 《神農本草經》記載：**主治水腫、疝氣、腫塊痹症，外貼消癰腫**。《名醫別錄》：**治胸中邪氣、水腫、痿症、痹症、腹部脹滿腫大鼓出，疏通五臟，消散水氣**。甄權說：**瀉多種水病。喉部阻塞不通，切薄用醋炒，塗喉部外面，效果好**。《日華諸家本草》：**通利大小便，瀉出蠱毒，墮胎，消腫毒，敷惡瘡**。

【發明】 李時珍說：商陸苦寒，主沉降，性主下行，專於行水，與大戟、甘遂性質不同，而功用相同，胃氣虛弱的人不能用。醫生治腫病，小便不利，用赤根搗爛，加入麝香二分，貼在臍眼，用綢布固定，使小便通利即消腫。還治水濕，用手指在皮膚上劃，隨即消失不留痕跡的用白商陸、香附炒乾，去火毒，用酒浸一夜曬乾研末，每次服二錢，米飲送服。或者用大蒜同商陸煮汁服也可。其莖葉作蔬菜吃，也治腫病。陳嘉謨說，古代稱讚說，其味酸辛，其形狀似人形，治療水腫，其療效很好，這把商陸的作用說透了。

【附方】 **水氣腫滿**《外台秘要》：用白商陸根去皮，切如豆大，取一大盞，用水三升，煮剩一升，再以粟米一盞，同煮成粥，每日空腹服下，取微利，不要與其他食物一起吃。《千金髓》：用白商陸六兩，取汁半合，和酒半升，根據個人體質服，當利下水邪，獲得效果。《梅師方》：用白商陸一升，羊肉六兩，水一斗，煮取六升，去渣，和蔥、豆豉作羹吃。**瘰癧喉痹疼痛**：生商陸根搗作餅，放置瘰鬁上，用艾炷灸三四壯，效果好。 **腹中突然出現腫物，硬如石，刺痛難忍，不治，百日即死**《千金方》：多取商陸根搗汁或蒸，用布墊腹上，放藥，以衣物覆蓋，藥冷即換藥，晝夜不停。 **治一切腫毒**：商陸根和鹽少許，搗敷，一日兩次。 **脅下腫塊堅硬如石**《聖惠方》：生商陸根汁一升，杏仁一兩，浸去皮尖，搗成如泥狀，用商陸汁絞杏泥，煎如飴，每次服大棗大小，空腹熱酒送服，以利下惡物為限。

現代醫學研究簡介

【來源】 商陸為商陸科植物商陸或垂序商陸的乾燥根。

【化學成分】 商陸含有商陸鹼、糖蛋白、多量硝酸鉀消、皂甙。

【藥理作用】 1.刺激淋巴細胞轉換作用。2.誘生干擾素作用。3.抗病毒和抗腫瘤作用。4.對肝脾組織^{3}H-胸腺嘧啶核苷體內摻入的影響：商陸皂苷是一種激活核苷酸還原酶的生物活性物質，拮抗羥基脲在二磷酸化水準對核甙酸還原反應的抑制作用，能顯著提高^{3}H-TdR摻入率，延長動物耐凍時間。5.祛痰止咳作用。6.促腎上腺皮質功能：用商陸醇浸膏對慢性支氣管炎和喘息型慢性支氣管炎觀察結果：浸膏能提高腎上腺皮質功能，並改變過敏狀態，通過對大鼠實驗，能降低大鼠因蛋清引起的升高的毛細血管通透性並抑制炎症反應。7.降壓、心臟抑制作用。

【臨床應用】 1.銀屑病。2.慢性氣管炎。3.治療腫瘤。4.治療水腫。5.血小板減少性紫癜。6.腎結石。7.毒蛇咬傷。8.治療消化道出血。

大戟（《神農本草經》下品）

【釋名】 《爾雅》稱：**邛巨**。《本草綱目》稱：**下馬仙**。

【集解】 李時珍說：大戟平原沼澤很多，直莖高二三尺，中空，折斷有漿。葉長窄如柳葉但不圓，梢葉密集向上生長。產於杭州的紫大戟品質好，江南產的土大戟較次，北方綿大戟色白，其根皮柔韌如綿，作用很峻利，能傷人，體弱的人服用，有的致吐血，一定要知道。

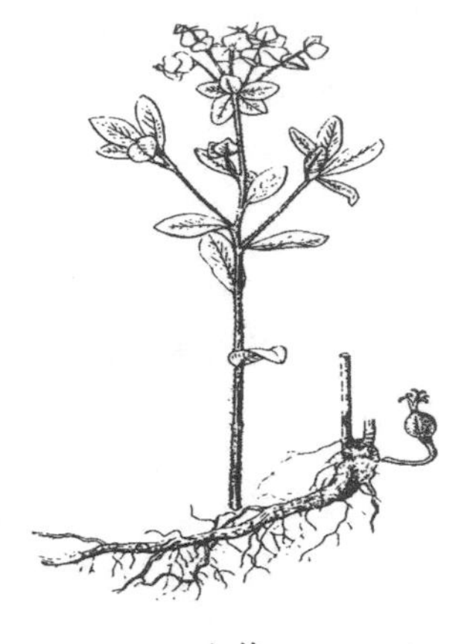
大戟

大戟根

【修治】 雷斅說：凡使用不要用附生的，若誤服使人泄氣不禁，應馬上煎薺苨湯解毒。採集後在槐木砧板上細銼，與海芋葉拌蒸，蒸18小時，去海芋葉，曬乾用。李時珍說：凡採得後用漿水煮軟，去除根基底的莖稈，曬乾用。海芋葉味麻有毒，恐怕不能用。

【性味】 **苦，寒；有小毒。**

【主治】 《神農本草經》記載：**主治蠱毒、多種水腫、腹部脹滿急痛、積聚、中風、皮膚疼痛、嘔吐、氣上逆**。《名醫別錄》：**治療頸腋癰腫、頭痛，發汗，利大小便**。《日華諸家本草》：**瀉毒藥，除時疫黃病、溫瘧，破腫塊**。甄權說：**下惡血癖塊，通月經，墮胎**。蘇頌說：**治療隱疹風病、風毒腳腫，煮水，每天熱洗，達到病癒**。

【發明】 成無己說：大戟、甘遂味苦泄水邪，走腎，因腎主水。王好古說：大戟與甘遂同為瀉水的藥，濕勝用苦燥藥祛除。李時珍說：痰涎這種東西，隨氣升降，無處不到。入心則痰迷心竅而成癲癇，胡言亂語；入肺就肺竅不利而咳唾稠黏，喘急背冷；入肝就留伏蓄聚脅肋而脅痛乾嘔，寒一陣，熱一陣；入經絡則肌肉麻痹疼痛，入筋骨就頸項、胸背、腰脅、手足牽引隱痛，陳無擇《三因方》用控涎丹主治，有奇效。這是治痰之本。痰的來源是水、濕，因氣滯與火就凝滯而成痰、成飲、成涎、成涕、成癖積。大戟能瀉臟腑之水濕，甘遂能行經隧之水濕，白芥子能散皮裏膜外的痰氣，只要善用，能收奇效。

【附方】 **治痰涎留在胸膈上下，致生各種病症**《三因方》載控涎丹：如頸項、胸背、腰脅、手足髖髀隱痛不可忍，筋骨牽掣，皮膚麻痹好像癱瘓，不可誤作風氣風毒及瘡疽治療。還可治頭痛不能舉，或睡中流涎，或咳唾喘息，或痰迷心竅，都宜用此藥，服用幾次痰涎自然消除，各種瘡病不久痊癒。紫大戟、白甘遂、白芥子微炒，各一兩，研末，生薑汁糊丸，如梧桐子大，每次服七丸，用口中津液嚥下，如果要利下，就服五六十丸。 **治水腫喘息、小便澀、水蠱**《聖濟總錄》：炒大戟二兩，炮薑半兩，研末，每次服三錢，薑湯送下，大小便通利為度。 **水病致腫滿，不管時間長短，病情淺深**《兵部手集》：大戟、當歸、橘皮各一兩，切，用水二升，煮取七合，一次服，利下水二三斗，不要緊張。很重的病情，止不過再服，病就好，禁毒食一年，再不復發。

現代醫學研究簡介

【來源】 大戟為大戟科植物或茜草科植物紅芽大戟的根。

【化學成分】 大戟中含有大戟甙、生物鹼、大戟色素體及維生素C。

【藥理作用】 1.瀉下作用。2.升壓作用。3.抑菌作用。

澤漆（《神農本草經》下品）

【釋名】 《名醫別錄》稱：**漆莖**。《本草綱目》叫：**貓兒眼睛草**、**綠葉綠花草**。又名：**五鳳草**。

陶弘景說：是大戟苗。摘取生長著的大戟葉，有白汁滲出，所以叫澤漆，能黏咬人肉。

【集解】 李時珍說：《名醫別錄》、陶弘景都說澤漆是大戟苗，《日華諸家本草》又說是大戟花，其苗可食。然而大戟苗通泄，不能作菜。澤漆是貓兒眼睛草，不是大戟苗，現在醫生用治水蠱，腳氣有效，尤其與《神農本草經》論述相符合。自從漢代有人寫《名醫別錄》，誤以為是大戟苗，因此醫生們承襲這種說法，使用的人應審慎。

澤漆莖、葉

【性味】 **苦，微寒；無毒。**

【主治】 《神農本草經》：**主治皮膚熱、腹水、四肢及面目浮腫、男子陰氣不足。**《名醫別錄》：**利大小腸，明目減肥。**蘇敬說：**主治蠱毒。**《日華諸家本草》：**止瘧疾，消痰退熱。**

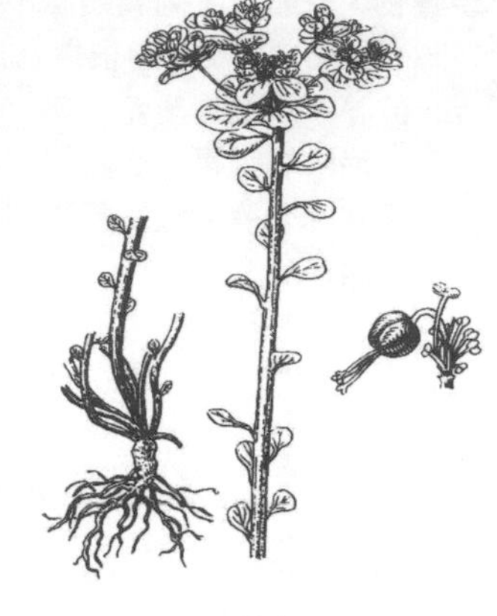

澤漆

【附方】 **肺氣上逆咳嗽，脈沉**《金匱要略》用澤漆湯：澤漆三斤，用東流水五斗，煮取一斗五升，去渣，加入半夏半升，紫參、白前、生薑各五兩，甘草、黃芩、人參、桂心各三兩，煎取五升，每次服五合，每日三次。 **胃脘腫塊，大如杯，不能吃飯**《肘後方》：澤漆四兩，大黃、葶藶各三兩熬，搗爛，篩，以蜜為丸，每次服兩丸，每日三次。

現代醫學研究簡介

【來源】 澤漆為大戟科植物澤漆的全草。

【化學成分】 澤漆含槲皮素-5，3-二-D-半乳糖甙、澤漆皂甙、三萜、丁酸、澤漆醇、β-二氫岩藻甾醇、葡萄糖、果糖、麥芽糖等。乳汁含間-羥苯基甘氨酸、3，5二羥基苯甲酸、乾乳汁含橡膠烴、樹脂、水溶性物。含澤漆新鹼。

【藥理作用】 1.止咳、化痰作用。2.抑菌作用。3.降溫作用。4.血管擴張作用。5.抗腫瘤作用。

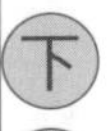
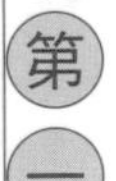
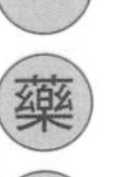
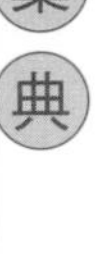

甘遂（《神農本草經》下品）

【釋名】 《名醫別錄》稱：**甘藁、陵澤、重澤**。《吳普本草》稱：**陵藁、甘澤、苦澤、白澤、鬼丑**。《神農本草經》稱：**主田**。

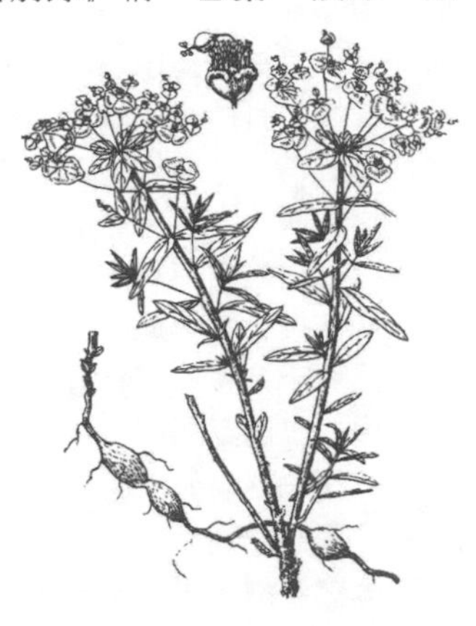
甘遂

【性味】 **苦，寒；有毒**。

徐之才說：瓜蒂為使，惡遠志，反甘草。

【主治】 《神農本草經》記載：**主治大腹疝瘕、腹脹滿、兩目浮腫、飲邪停留、宿食，破腫塊，通利大便**。《名醫別錄》：**消多種水，散膀胱積熱，皮中痞滿、熱氣腫滿**。甄權說：**能瀉多種水病，去痰水**。李時珍說：**瀉腎經及經隧中水濕、腳氣、陰囊腫墜、痰迷癲癇、噎膈、痞塞**。

【發明】 李時珍說：腎主水，凝滯就成痰飲，外溢就腫脹。甘遂能瀉腎經濕氣，治痰的根本。不能過量服，但中病即止是可用的。張仲景治胃脘留飲，與甘草同用，取相反的配伍而達到治療作用。劉河間《保命集》記載，凡水腫服藥未全消的，用甘遂末塗腹，繞臍填滿，內服甘草水，其腫便退。還有王璆（音球）《百一選方》講腳氣上攻，結成腫核，及一切腫毒，用甘遂末，水調敷腫處，濃煎甘草汁服，其腫即散，二物相反，感應竟是這樣。清流人韓詠患腳疾用此法，一服病即去十之七八，再服就痊癒了。

【附方】 **水腫腹滿**《普濟方》：甘遂炒後二錢二分，黑牽牛子一兩半，研末，水煎，時時含呷。 **痞症發熱、盜汗、胸背疼痛**甘遂用麵包，漿水煮開十沸，去麵，用細糠火炒黃為末，成人三錢，小兒一錢，用冷蜜睡時服下，其間忌食油膩魚肉。 **皮下膜外水氣**《聖濟總錄》：甘遂末、大麥麵各半兩，水調和作餅，燒熟吃，取通利。 **水蠱喘脹**：甘遂、大戟各一兩，小火炙研。每次服二分半，水半盞，煎開三五次後服，不過十服即癒。 **身面重度水腫**《肘後方》：甘遂二錢半，生研成末，用公豬腎一個，分成相鄰的七小塊，將甘遂末入內，濕紙包好煨，讓病人熟食，每日一次。服至四五劑後，當覺腹部鳴響，小便通利，即為有效。 **小兒疳水**《衛生總微論》用水寶散：珠子甘遂炒，青皮、橘皮各等份，研末，三歲用一錢，用麥芽湯送下，以通利為度，忌食酸、鹹食物三五日。 **水腫喘急，大小便不通**《三因方》：十棗丸：用甘遂、大戟、芫花等份，研末，用棗肉和丸如梧子大。每次服四十丸清晨熱湯送服，利去黃水為度。否則第二日午間再服。 **胃脘留飲、腹部硬滿、脈伏，病人想排泄反而感覺舒快**《金匱要略》用甘遂半夏湯：甘遂大的三枚，半夏十二個，水一升，去渣。加芍藥五枚，甘草一節，水二升，煮半升，去渣。用蜜半斤，同煎成八合，一次服下，達到利下。 **二便不通**《聖惠方》：甘遂末，用生麵糊調敷臍眼及丹田穴，艾灸三壯，飲甘草水，以通為限度。又可用泰山紅皮甘遂末一兩，煉蜜和勻，分四次，每日一次服，達二便通利。 **婦女血瘀**張仲景方：少腹脹滿如盛食物的器具，小便微難但不渴，這是水與血都瘀結胞宮原因。大黃二兩，甘遂、阿膠各一兩，水一升半，煮半升，一次服下。

現代醫學研究簡介

【來源】 甘遂為大戟科植物甘遂的乾燥塊根。

【化學成分】 甘遂含大戟酮、大戟二烯醇、α-大戟醇。尚含有棕櫚酸、檸檬酸、草酸、鞣質、樹脂、葡萄糖、蔗糖、澱粉、維生素B_1、大戟醇、甘遂醇、大戟甲烯醇。

【藥理作用】 1.引產作用。2.抗炎利水作用。3.瀉下作用。4.強心作用。

【臨床應用】 1.治療腸梗阻。2.治療術後尿瀦留。3.治療小兒睾丸鞘膜積液。4.治療慢性淋巴結炎。5.治療百日咳。6.治療結核性滲出性胸膜炎。7.治療支氣管哮喘。8.治療小兒肺炎。9.治療類風濕性關節炎。10.治療癲症。11.治療肝硬化腹水。12.治療乳腺腫瘤。13.寒冷型多形性紅斑。14.引產。

蓖麻（《新修本草》）

【釋名】 蘇頌說：葉像大麻，子形尤像牛蜱，故名。李時珍說：蓖也作螕。螕，是牛虱。種子有麻點，因此叫蓖麻。

蓖麻蓖麻子

【修治】 李時珍說：取蓖麻油的方法：用蓖麻五升搗爛，用一斗水煮，有沫撈起，待沫盡就停止煮。去水，以沫煎至點燈不炸，滴水不散為限度。

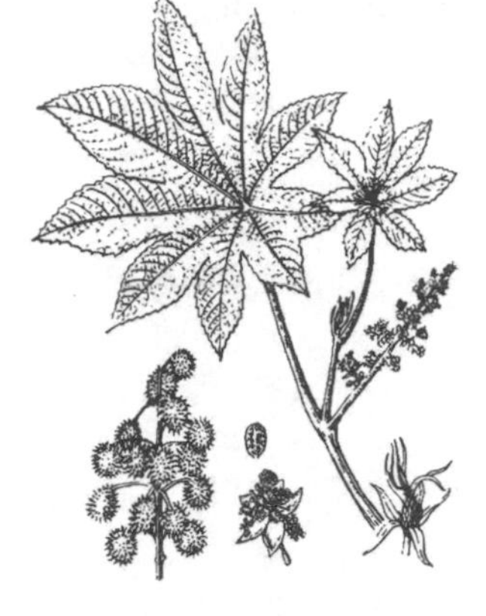

蓖麻

【性味】 **甘、辛，平；有小毒。**

李時珍說：凡服蓖麻，一生不能吃炒豆，違反一定脹死。其油能伏丹砂、粉霜。

【主治】 《新修本草》記載：**主治水積。用水研二十枚服，達到嘔吐惡沫，加到三十枚，三日服一次，病癒則停用。還治虛風寒熱、身體瘡癢浮腫、毒邪惡氣，榨取油塗擦。**

《日華諸家本草》：研敷瘡、疥、癩。塗手足心，催產。寇宗奭說：治療瘰癧，取子炒熱去皮，每次睡時嚼服二三枚，逐漸加到十多枚，有效。李時珍說：主治偏癱半身不遂、口眼喎斜、失音口噤、頭風、耳聾、舌體脹大、咽喉閉塞、痰喘、腳氣、腫毒、丹瘤、水火燙傷、針刺入肉、女子胎衣不下、子宮脫出，開通關竅經絡，能止各種疼痛，消腫排膿拔毒。

【發明】 朱震亨說：蓖麻性善收，能逐膿排毒，是外科要藥。能排出有形的停滯物，因此產後胞衣不下，死胎凝血也用。李時珍說：蓖麻仁甘辛有毒熱，氣味很近似巴豆，亦能通利，因此能下氣，其特性善走，能開通諸竅經絡，所以能治偏風、失音、口噤、口眼喎斜、頭風、七竅的病變，不只是排出有形的東西而已。大概鵜鶘油能引藥入內，蓖麻油能拔病氣出外，所以做膏藥多用本品。

【附方】 **半身不遂，失音不語**《外台秘要》：取蓖麻子油一升，酒一斗，用銅鍋裝油，放酒裏一日，煮油使蓖麻熟，慢慢服。 **口眼喎斜** 蓖麻仁搗成膏狀，左喎貼右邊，右喎貼左邊，即恢復正常。《婦人良方》：用蓖麻仁四十九粒，研成餅，右眼喎斜放左手心，左眼喎斜放右手心，用銅器裝熱水，置藥上，冷就換，五六次即恢復正常。還有一方：用蓖麻仁四十九粒，巴豆十九粒，麝香五分，製成餅按上面的方法用。 **風氣頭痛，不可忍耐**：乳香、蓖麻等份，搗餅貼痛側太陽穴作用很好。《德生堂方》：用蓖麻油紙剪花，貼太陽穴也效。還有用蓖麻仁半兩，棗肉十五枚，搗塗紙上，捲筒插入鼻中，下清涕即止。 **鼻塞不通**《普濟方》：蓖麻子仁去皮二百粒，大棗去皮核十五枚，搗勻，布包塞鼻，一日一換藥，三十餘日後能聞香臭。 **腳氣作痛**《外台秘要》：蓖麻子七粒，去殼研爛，同蘇合香丸貼足心，痛即止。 **子宮脫垂**《摘玄方》：蓖麻子仁、枯礬等份，研末，放紙上托入子宮，仍用蓖麻子仁十四枚，研膏塗頭頂心即入。 **面上雀斑**蓖麻子仁、密陀僧、硫磺各一錢，研末，用羊髓和勻，夜夜外敷。 **頭髮黃、不黑**蓖麻子仁，用香油煎焦，去渣，三日後頻刷頭髮。 **一切腫毒，疼痛不可忍**《肘後方》：蓖麻子仁搗敷，即止痛。 **因肺經風邪致面部起白屑，或微有紅瘡**《扶壽方》：用蓖麻子仁四十九粒，白果、膠棗各三粒，瓦松三錢，皂莢一個，搗成丸洗面效果好。

現代醫學研究簡介

【來源】 蓖麻為大戟科植物蓖麻的全草。子、根、葉、油均可入藥。

【化學成分】 蓖麻子含脂肪油、蓖麻鹼、蓖麻毒蛋白、脂肪酶；蓖麻葉含山柰酚-3-芸香糖甙、異槲皮甙、芸香甙、山柰酚、槲皮素、黃耆甙、瑞諾甙、蓖麻堿、維生素C、亞油酸、β-桐酸、亞麻酸、油酸；蓖麻油含順蓖麻酸、棕櫚酸、硬脂酸、二羥基硬脂酸、三蓖麻酸

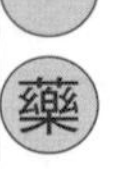

酯、二蓖麻酸酯、一蓖麻酸酯、非蓖麻酸酯；根含反癸烯-2-三炔-4，6，8-酸甲酯、十三烯-1-五炔-3，5，7，9，11、β-穀甾醇、蓖麻油酸。

【藥理作用】 1.瀉下作用。2.強心作用。3.降壓作用。4.興奮作用。5.殺蟲作用。6.酶抑制作用。7.致敏作用。

藜蘆（《神農本草經》下品）

【釋名】 《名醫別錄》稱：**山葱**、**葱菼**（音毯）。《神農本草經》叫：**葱苒**。《吳普本草》稱：**葱葵**、**豐蘆**。《本草綱目》稱：**憨葱**。又名：**鹿葱**。

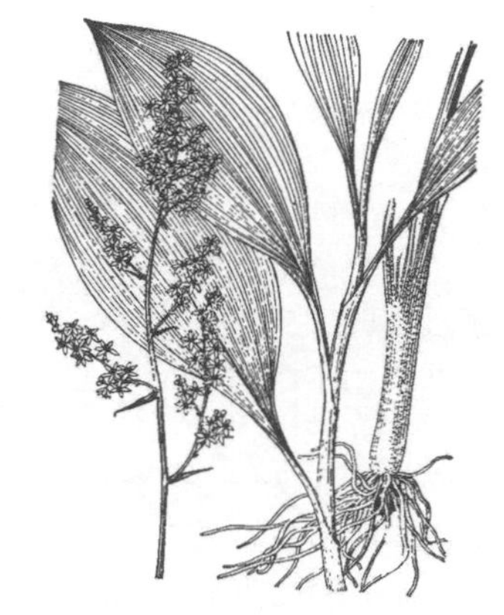

天目藜蘆

李時珍說：黑色稱黎，它的蘆頭有黑皮包裹，故名。根似葱，俗稱葱管藜蘆。北方人叫憨葱，南方人叫鹿葱。

【集解】 《名醫別錄》說：藜蘆生泰山山谷，三月採根，陰乾。韓保昇說：山谷都生長，葉似郁金、秦艽、蘘荷等，根像龍膽，莖下多毛。夏天生長，冬天凋謝，八月採根。

藜蘆根

【性味】 **辛，寒；有毒。**

徐之才說：黃連為使藥，反細辛、芍藥、人參、沙參、紫參、丹參、苦參，惡大黃。李時珍說：畏葱白。服後嘔吐不止，飲葱湯即解。

【主治】 《神農本草經》記載：**主治蠱毒、咳嗽氣上逆、泄瀉、痢疾、頭部疥瘡瘙癢、惡瘡，殺各種蟲毒，去死肌**。《名醫別錄》：**治療嘔吐噦逆、喉部阻塞不通、鼻中息肉、馬刀爛瘡。不入湯劑**。甄權：**主氣上逆，袪除多年膿血、瀉痢**。蘇頌說：**吐胸膈風涎，治療暗風癇病、小兒喘息痰疾**。寇宗奭：**研末，治馬疥癬**。

【發明】 蘇頌說：服藜蘆像古錢幣上一字大小就大吐，又用藜蘆配通頂散用鼻吸即打噴嚏，而其他書說治嘔逆，效果沒有審察。李時珍說：嘔噦用吐藥，也即反胃用吐法袪除痰積的意思。吐藥作用不一樣：常山嘔吐瘧痰，瓜蒂嘔吐熱痰，烏附尖嘔吐濕痰，萊菔子嘔吐氣痰，藜蘆則嘔吐風痰。我朝荊和王妃劉氏，年七十，病中風，不省人事，牙關緊閉，醫生們沒有辦法，我先父太醫吏目月池診治，藥不能進，從中午一時到夜裏十一時，不得已打掉一顆牙齒，濃煎藜蘆湯灌服，一會兒噫氣一聲，就吐痰甦醒，調理而安。不是反應強烈的藥，昏厥的痰病不能痊癒，確實這樣。

【附方】 **諸風痰飲**《經驗方》：藜蘆十分，郁金一分，研末，每次用如錢幣上的字大小的量，溫漿水一盞調服，取吐。 **中風不省人事，牙關緊急**《簡要濟眾》：黎蘆一兩去蘆頭，濃煎防風湯洗後，焙乾切碎，炒微褐色，研末，每次服半錢，小兒減半，溫水調服，以吐風涎為效，未吐再服。 **黃疸腫病**《百一選方》：藜蘆灰中炮，研末，水服半錢匕，稍吐，只服幾劑有效。 **鼻中息肉**《聖濟總錄》：藜蘆三分，雄黃一分，研末，蜜調和點鼻。每日三次，自然消失，不要點息肉兩邊。

現代醫學研究簡介

【來源】 藜蘆為百合科植物黑藜蘆的根及根莖。

【化學成分】 藜蘆含介芬胺、假介芬胺、玉紅芥芬胺、秋水仙鹼、計明胺、黎蘆醯棋盤花鹼、天目藜蘆寧鹼、藜蘆胺、龍葵胺、去氧介芬胺、β-穀甾醇、棋盤花辛鹼、棋盤花酸-δ-內酯-16當歸酸酯、藜蘆嗪、新計巴丁、大理藜蘆鹼、狹葉藜蘆鹼乙、原藜蘆鹼A、原藜蘆鹼B、藜蘆鹼。

【藥理作用】 1.阻滯β-受體作用。2.降壓作用。3.抗病毒作用。

白附子（《名醫別錄》下品）

【集解】 《名醫別錄》說：白附子生蜀都，三月採。陶弘景說：此物早已絕種，沒有真的。蘇敬說：原來產高麗，現產涼州以西，四川不再有。生沙磧下潮濕地，獨莖似鼠尾草，小葉生長在穗旁周圍，根形似天雄。李珣說：徐表《南州異物記》講，生東海，新羅國以及遼東，苗與附子相似。李時珍說：根正如小的草烏頭，一寸左右長，乾後皺紋有節。

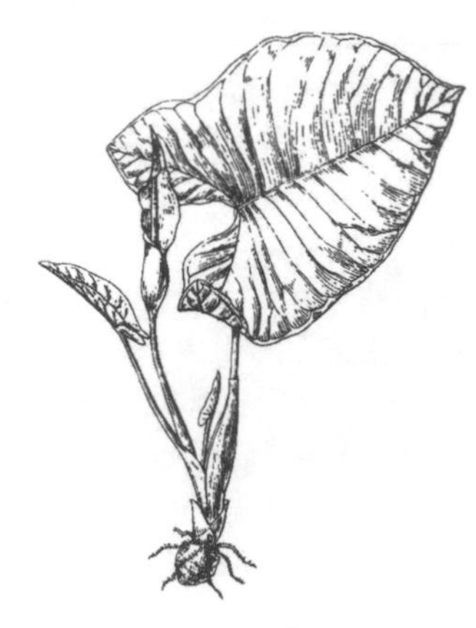

獨角蓮

【性味】 **辛、甘，大溫；有小毒。**

【主治】 《名醫別錄》記載：**主治心痛、血痹、面部多種病，引藥勢**。《日華諸家本草》：**治中風失音、一切寒風冷氣、面皯黑瘢疵**。李珣說：**治各種風冷氣、足弱無力、疥癬風瘡、陰部濕癢、頭面瘢痕，作面脂用**。王好古說：**補肝風虛症**。朱震亨說：**治風痰**。

【附方】 **中風口喎，半身不遂**《楊氏家藏方》用牽正散：白附子、白僵蠶、全蠍等份，生研末，每次服二錢，熱酒調服。 **偏正頭痛**《普濟方》：白附子、白芷，豬牙皂角去皮，等份研末，每次服二錢，食後茶清調下，右痛右側臥，左痛左側臥，兩邊皆痛仰臥片刻。

現代醫學研究簡介

【來源】 白附子為天南星科植物獨角蓮的乾燥塊莖，又名禹白附；及毛茛科植物黃花烏頭，又叫關白附。

【化學成分】 白附子含有2-異丁醯基-14-羥基-赫替新，2-乙醯基-14-羥基-赫替新，異阿替新，關附甲、乙、丙、丁、戊素，次烏頭鹼。

【藥理作用】 1.鎮痛作用。2.抗炎作用。3.中樞抑制作用。4.降溫作用。5.耐缺氧作用。6.抗心律失常作用。7.強心作用。8.細胞保護作用。

虎掌（《神農本草經》下品）
天南星（《開寶本草》）

【釋名】 《本草綱目》稱：**虎膏**。《日華諸家本草》稱：**鬼蒟蒻**。

蘇頌說：天南星即是本草虎掌，小的時候叫由跋，古方多用虎掌，沒有說到天南星的名字。南星的名字最近的出自唐代人治中風痰毒的方中，乃是後人別起一名。李時珍說：虎掌因葉形似老虎掌，不是根。而南星因根圓白，形如壽星的形態，因此叫南星，即虎掌。蘇頌說的很明白。宋《開寶本草》不應當又出南星一條，現併入一條。

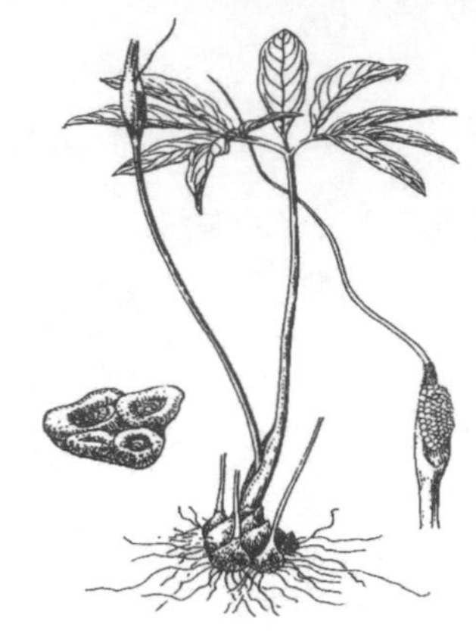

虎掌

【集解】 《名醫別錄》：虎掌生長在漢中山谷及冤句。二月、八月採，陰乾。蘇頌說：虎掌現在河北州郡也有。初生時，根如豆大，漸漸長大似半夏但稍扁，生長年久者根圓大近一寸左右，最大的如雞蛋大小。獨莖上有葉子像爪形，五六出分布，尖而圓。李時珍說：大的是虎掌、南星，小的是由跋，是一種。

【修治】 蘇頌說：九月採虎掌根，去虎臍，入器皿中浸泡五至七日，每日換水三四遍，洗去白沫，曬乾用，或者再用火炮裂開用。李時珍說：凡用天南星須重一兩以上的為好。治風痰，有生用的，須用溫水洗乾淨，仍用白礬水，或加入皂角汁，浸三晝夜，每日換水，曬乾用。若熟用，須在黃土地挖一小坑，深五六寸，以炭火燒紅，用好酒燒，罩南星在內，瓦盆蓋好，灰泥封固一夜取出用。

【性味】 **苦，溫；有大毒。**

李時珍說：配防風就不麻，配牛膽就不燥，用火炮製後就毒小，生用能伏雄黃、朱砂、焰消。

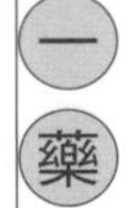

【主治】 《神農本草經》記載：**治療心痛、寒熱結氣、腫塊、損傷筋痿無力，利小便**。《名醫別錄》：**祛除陰部濕，止眩暈**。甄權說：**主治疝氣腫塊、腸痛、傷寒時病，壯陽**。《開寶本草》：**天南星主治中風麻痺，除痰，降逆氣，利胸膈，攻除堅硬積塊，消除癰腫，散血墮胎**。陳藏器說：**治療刀槍傷、跌打損傷瘀血，搗爛外敷**。《日華諸家本草》：**治蛇蟲咬傷、疥癬惡瘡**。張元素說：**祛上焦痰及眩暈**。李杲說：**主治破傷風，口噤不開，身體強直**。王好古說：**補肝虛，治痰的作用同半夏**。李時珍說：**治療驚癇、口眼喎斜、喉痺、口舌瘡爛、痰核、解小兒囟門各症**。

【附方】 **風病口噤不開**《仁齋直指方》：天南星炮銼，大人三錢，小兒錢幣三字大小，生薑五片，蘇葉一錢，水煎減半，加入雄豬膽汁少許，溫服。 **風痛痰迷**《衛生寶鑒》用墜痰丸：天南星九蒸九曬，研末，薑汁麵糊丸如梧桐子大，每服二十丸，人參湯送下。石菖蒲，麥門冬湯也可。 **小兒因癇症不能講話**《全幼心鑒》：天南星用濕紙包裹煨，研末，雄豬膽汁調服錢幣二字大小。 **口眼喎斜**《仁存方》：天南星生研末，自然薑汁調，左痛貼右，右痛貼左。 **風痰頭痛不可忍**《經效濟世方》：天南星一兩，荊芥葉一兩，研末，薑汁糊丸梧子大。每次食後薑湯下二十丸。也可用上清丸，用天南星、茴香等份，生研末，鹽醋煮麵糊丸，如上法服。

現代醫學研究簡介

【來源】 天南星為天南星科植物天南星、異葉天南星或東北天南星的乾燥塊莖。

【化學成分】 天南星莖含三萜皂甙、安息香酸、澱粉、氨基酸，鬼蒟蒻含皂甙。

【藥理作用】 1.強心作用。2.抗癌、抗熱作用。3.酶抑制作用。4.受體抑制作用。5.鎮靜止痛作用。6.祛痰作用。7.抗驚厥作用。8.抗心律失常作用。9.抗腫瘤作用。

【臨床應用】 1.治療子宮頸癌。2.治療腮腺炎。3.治療冠心病。4.治療面神經麻痺。5.治療腎癌。6.治療癲癇。

半夏（《神農本草經》下品）

【釋名】 《名醫別錄》稱：**守田**。《神農本草經》叫：**水玉、地文**。《吳普本草》叫：**和姑**。

李時珍說：《禮記·月令》載，五月半夏生。當夏天過半，故名。守田是會意，水玉因形狀命名。

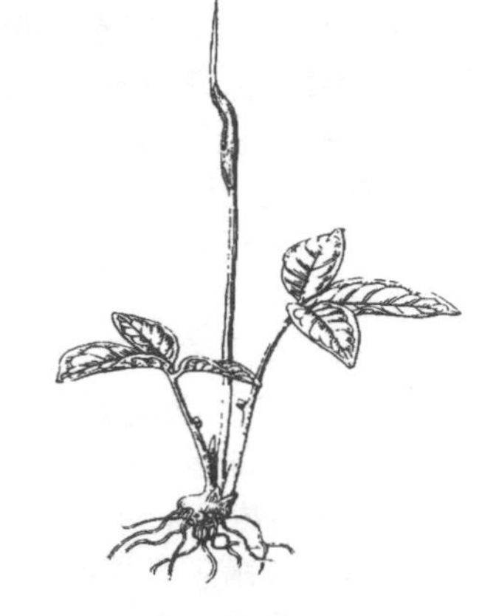

半夏

【集解】 《名醫別錄》：半夏生長於槐里山谷。五、八月採根，曬乾。《吳普本草》：生長在小山丘或原野中，二月開始長葉，葉片三三相對，頂端開圓形白花。陶弘景說：槐里屬扶風。現在最好的出產於青州，吳中也有，以肉白陳久的好。

【修治】 李時珍說：現在炮製半夏，只洗去皮垢，用湯泡浸七日，每天換湯，晾乾切片，用薑汁拌焙入藥。或研成末，用薑汁入水浸澄三日，瀝去涎水，曬乾用，稱半夏粉。或研末用薑汁和作餅子曬乾用，稱半夏餅。或研末用薑汁、白礬湯和作餅，楮葉包置籃中，待長出黃衣，即霉變後曬乾用，稱為半夏麴。

半夏根

【性味】 **辛，平；有毒**。

甄權說：柴胡為使藥，忌羊血、海藻、飴糖。張元素說：熱痰佐以黃芩，風痰佐以南星，寒痰佐以乾薑，痰積佐以陳皮、白朮。多用就瀉脾胃。各種血症及口渴者禁用，因為半夏燥津液。孕婦不能用，配生薑就無害。

【主治】 《神農本草經》記載：**主治傷寒寒熱、心下堅硬、胸脹、咳嗽氣上逆、頭眩暈、咽喉腫痛、腸鳴。下氣，止汗**。《名醫別錄》：**消除心腹胸膈痰熱結滿、咳嗽氣逆、胃脘急痛、堅痞、時氣嘔逆，消癰腫，療痿黃，**

美容，墮胎。甄權：**消痰下肺氣，開胃健脾，止嘔吐，祛胸中痰滿。生用半夏摩癰腫，除瘤癭氣**。《日華諸家本草》：**治吐食反胃、霍亂轉筋、腸腹冷、痰瘧**。張元素說：**治寒痰，以及身體怕冷、飲食冷物、損傷肺致咳，消胸中痞、膈上的痰，除胸部寒；和胃氣燥脾濕，治療痰厥頭痛，消腫散結**。朱震亨：**治眉稜骨痛**。王好古：**補肝風虛症**。李時珍：**除腹脹、失眠、白濁、夢遺、帶下**。

【發明】 李時珍說：脾不留濕不產生痰，因此脾是生痰之源，肺為貯痰之器。半夏能主治痰飲及腹脹，是由於體滑而性味辛溫，涎滑能潤，辛溫能散也能潤，因此行濕而通大便，利竅而泄小便，即是辛走氣分，能化液，也能潤。張潔古認為半夏、南星能治痰，所以咳嗽自癒。朱丹溪講，二陳湯能使大便潤而小便長。成無己講，半夏辛能散，行水氣而潤腎燥。還有《惠民和劑局方》用半硫丸治老人虛秘，皆取其滑潤。一般多認為南星、半夏性燥，是不對的。濕去就土燥，痰涎就不產生，不是二藥性燥。古方治療咽痛喉痹，吐血下血，多用二藥，不是禁劑。二藥也能散血，因此能主治破傷打撲。只是陰虛勞傷，不是濕熱邪氣，而用利竅行濕的藥，是加重耗竭津液，是醫生罪過，怎麼是藥之錯呢？《甲乙經》用治夜不眠，是性燥嗎？

現代醫學研究簡介

【來源】 半夏為天南星科植物半夏的乾燥塊莖。

【化學成分】 半夏含有尿黑酸，掌葉半夏鹼甲、丙，胡蘿蔔甙。塊莖含揮發油、少量脂肪、澱粉、煙鹼、黏液質、天門冬氨酸、谷氨酸、精氨酸、β-氨基丁酸、β-穀甾醇、膽鹼、β-穀甾醇-β-D-葡萄糖甙、3，4二羥基苯甲醛。

【藥理作用】 1.抗生育作用。2.抗心律失常作用。3.鎮咳、祛痰作用。4.防治大鼠實驗性矽沉著病作用。5.止吐作用。6.解毒作用。7.降壓作用。

【臨床應用】 1.治療痔瘡。2.治療美尼爾氏綜合徵。3.治療子宮頸癌。4.治療雞眼。5.治療牙痛。6.治療咽喉腫痛。7.治療妊娠惡阻。8.治療各種原因引起的嘔吐。9.治療矽沉著病。10.治療精神分裂症。11.治療扁平疣。12.治療甲狀腺功能亢進。13.治療慢性喘息性支氣管炎咳喘。14.治療慢性結腸炎。15.治療淺表性胃炎。16.治療脫髮。

射干（《神農本草經》下品）

【釋名】 《神農本草經》稱：**烏扇、烏蒲**。《名醫別錄》稱：**烏翣**（廈）、**烏吹**、**草薑**。《土宿本草》稱：**鬼扇、仙人掌、紫金牛**。《本草拾遺》稱：**鳳翼**。《本草綱目》叫：**扁竹、野萱花**。《吳普本草》稱：**黃遠**。

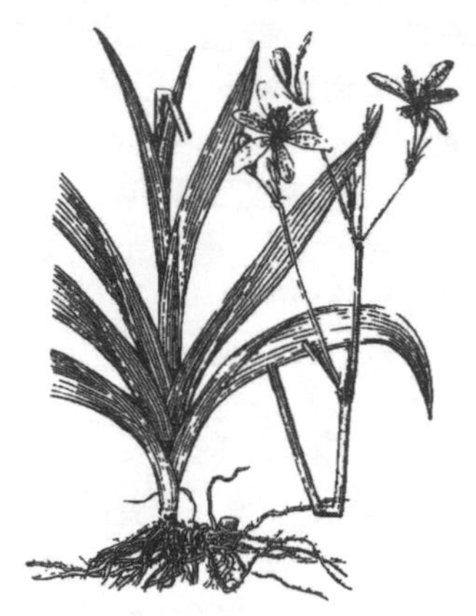

射干

李時珍說：其葉叢生，橫鋪一面，如烏翅及扇的形狀。因此有烏扇、烏翣、鳳翼、鬼扇、仙人掌各種名稱。俗稱扁竹，說其葉扁生而根如竹，根葉又如蠻薑，因此名草薑。

【集解】 李時珍說：射干即今扁竹，現在人們所種，多是紫花者，叫紫蝴蝶。其花三四月開，六瓣，大如萱草花，結房大如拇指，頗似泡桐子。一房四隔，一隔十餘子，子大如胡椒而色紫，極硬，咬之不破，七月才開始枯。鳶尾、射干本是一類，但花色不同，正如牡丹、芍藥、菊花之類，其色各異，都是同屬，大抵作藥用功效相差不遠。

射干根

【性味】 **苦，平；有毒**。

李時珍說：性寒多服使人瀉。

【主治】 《神農本草經》記載：**主治咳嗽氣上逆、喉中閉塞、咽痛、呼吸困難，散結氣、腹中邪逆，食、飲後大熱**。《名醫別錄》：**治療心脾間積血、咳嗽、唾液多、語言氣臭，散胸**

中熱氣。陶弘景說：**醋摩塗消毒腫**。甄權說：**治夏季長期發熱，消瘀血，通利女子經閉**。《日華諸家本草》：**消痰，破腫塊，除胸膈腹脹、氣喘、下腹部腫脹，開胃下食，鎮肝明目**。寇宗奭說：**治肺氣喉痹為好**。張元素說：**去胃中癰瘡**。朱震亨：**祛積痰、疝毒，消結塊**。李時珍：**降實火，利大腸，治肝脾腫大**。

【發明】　李時珍說：射干能降火，因此古方治喉痹咽痛是要藥。孫思邈《千金方》治喉痹有烏翣膏。張仲景《金匱要略》治咳而上氣，喉中作水雞聲，有射干麻黃湯。又治瘧母的鱉甲煎丸，亦用烏扇燒過，都取其降厥陰相火，火降就血散腫消，而痰結自解，腫塊自除。

【附方】　**咽喉腫痛**《袖珍方》：射干、山豆根，陰乾，研末，吹喉效果好。　**傷寒，咽喉有堵塞感、腫痛**《傷寒總病論》：用生射干，豬脂各四兩，合煎使微焦，去渣。每次含紅棗大小取效。　**二便不通，諸藥不效**《普濟方》：紫花扁竹根，長水邊的作用好，研末一盞，服，二便即通。　**乳癰初腫**《永類方》：扁竹根（射干）如僵蠶大小，同萱草根搗末，蜜調敷，作用非常好。

現代醫學研究簡介

【來源】　射干為鳶尾科植物射干的乾燥根莖。

【化學成分】　射幹含射干定、鳶尾甙、鳶尾黃酮甙、鳶尾黃酮、芒果甙、白射干素、次野鳶尾黃素、漢黃芩素、鼠李芩素、野鳶尾甙元、鳶尾甙元。

【藥理作用】　1.抗微生物作用。2.消炎作用。3.促進唾液分泌作用。

【臨床應用】　1.治療乳糜尿。2.治療水田皮炎。3.治療慢性咽喉炎。4.治療慢性鼻竇炎。5.治療慢性支氣管炎。

鳳仙（《本草綱目》）

【釋名】　《救荒本草》稱：**急性子、小桃紅、夾竹桃、海蒳**（音納）、**染指甲草**。《本草綱目》叫：**旱珍珠、金鳳花**。又名：**菊婢**。

李時珍說：鳳仙花頭翅尾足，都翹起如鳳狀，因此命名。女人採其花及葉包染指甲，其果實形狀像小桃，老則迸裂，因此有指甲、急性、小桃各種名稱。

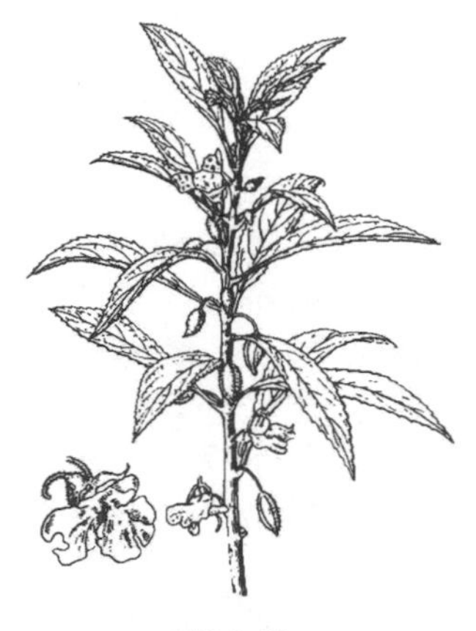

鳳仙花

【集解】　李時珍說：鳳仙，人們多種，易成活，二月下子，五月可再種。人們採集其肥厚的莖，用它代替萵筍，把嫩花用酒浸一夜，也可食。但此草不生蟲，蜜蜂、蝴蝶也不靠近，恐怕不會無毒吧。

鳳仙子

【性味】　**微苦，溫；有小毒**。

【主治】　李時珍說：**治難產、積塊、噎膈，下骨鯁，透骨通竅**。

【附方】　**難產催生**《集簡方》：鳳仙子二錢，研末，水服，不要靠近牙齒。另外用蓖麻子按照年齡搗敷足心。　**噎食不下**《摘玄方》：急性子用酒浸三夜，曬乾研末，酒丸如綠豆大，每次服八粒，溫酒送服，不可多用。　**拔牙**：金鳳花子研末，加入砒霜少許，點痛牙根，取牙。　**咽中骨鯁欲死**《普濟方》：白鳳仙子研水一大口，用竹筒灌入咽喉，其物即軟，不能靠近牙。或者研末吹入。　**小兒痞積**《集效方》：急性子、水葒花子、大黃各一兩，生用研末，各五錢，外用皮消一兩拌勻。將白鵓鴿一個，或白鴨也可，去毛、屎，不要犯水，用布擦淨，將藥末裝入腹內，用綢布紮定，沙鍋內加水三碗，用紙層層封好，用小火煮乾，將鴿或鴨翻調，焙黃色，冷卻。早晨吃，晚上病退，三日大便下血，病癒。忌冷食一百日。

鳳仙花

【性味】　**甘、滑，溫；無毒**。

【主治】　李時珍說：**主治蛇傷，用酒服即解。又治腰脅引痛，不能忍耐，研餅曬乾，為末，空腹每次用酒服三錢，活血消積**。

現代醫學研究簡介

【來源】 鳳仙為鳳仙花科植物鳳仙的全草。本植物的根（鳳仙根）、花（鳳仙花）、種子（急性子）亦供藥用。

【化學成分】 花含各種花色甙、矢車菊素、飛燕草素、蹄紋天竺素、錦葵花素、山柰酚、槲皮素，以及一種蒽醌成分。

【藥理作用】 1.抑菌作用。2.止痛作用。

曼陀羅花（《本草綱目》）

【釋名】 《本草綱目》稱：**風茄兒**。又名：**山茄子**

李時珍說：《法華經》講佛說法的時候，天雨曼陀羅花。還有道家講北斗有陀羅星使者，手執此花，因此後人用此花命名。曼陀羅梵語是雜色。茄是因葉形。姚伯聲《花品》稱為惡客。

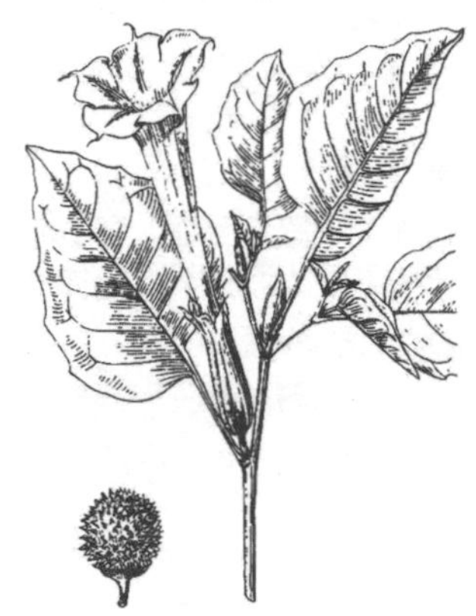
白曼陀羅

【集解】 李時珍說：曼陀羅生長在北方，人們也栽種。春生夏長，獨莖直上，高四五尺，無旁生和側枝，綠莖碧葉，葉如茄子。八月開白花，有六瓣，形狀如牽牛花，而比牽牛花大，花瓣聚生，中間裂開，花萼小葉外托著花瓣。早晨開，夜晚合，結果實圓而有丁拐，裏面有小子。八月採花，九月採果實。

曼陀羅花、子

【性味】 **辛，溫；有毒。**

【主治】 李時珍說：**治各種風及寒濕腳氣，煎湯洗，又治驚癇及脫肛，還可作麻藥。**

【發明】 李時珍說：相傳笑時採集此花釀酒飲，使人笑；舞時採集此花釀酒飲，使人舞。我曾試驗，飲到半醉，再讓人用笑或舞引導，確實如此。八月採此花，七月採火麻子花，陰乾，等份研末，熱酒調服三錢，一會兒昏昏如醉。割除瘡瘍、火炙，宜先服此藥，就不覺痛苦。

【附方】 **面上生瘡**《衛生易簡方》：曼陀羅花，曬乾，研末，貼少許。 **大腸脫肛**《儒門事親》：曼陀羅子連殼一對，橡斗十六個，同銼，水煎沸三五次，加入少許朴消，外洗。

現代醫學研究簡介

【來源】 曼陀羅花為茄科植物白曼陀羅的乾燥花。又名洋金花。

【化學成分】 曼陀羅花中含生物鹼0.43%，主要為天仙子鹼、天仙子胺。

【藥理作用】 1.中樞作用：白曼陀羅花的有效成分東莨菪鹼，有顯著的鎮靜作用。2.對周圍神經作用：東莨菪鹼能阻斷毒蕈鹼型乙醯膽鹼受體，散瞳、麻痹眼調節及抑制腺體分泌的作用較阿托品約強一倍，對心臟迷走神經作用較弱。3.微循環調節作用。

【臨床應用】 1.治療精神病。2.麻醉作用。3.散瞳作用。4.治療銀屑病。5.治療慢性氣管炎。6.治療哮喘。7.治療冠心病頑固性心絞痛。8.治療變應性亞敗血症。9.治療子癇。10.治療強直性脊柱炎。11.治療脈管炎。12.治療扭傷跌傷。13.治療痔瘡。14.治療慢性瘺管。

羊躑躅（《神農本草經》下品）

【釋名】 《名醫別錄》稱：**玉枝**。《本草拾遺》稱：**羊不食草**。《本草蒙筌》稱：**黃杜鵑**。《本草綱目》稱：**黃躑躅、鬧羊花、驚羊花、老虎花**。

陶弘景說：羊吃了它的葉子，躑躅而死。所以這樣命名。鬧應當是惱，惱就是亂。

【集解】 《名醫別錄》說：羊躑躅生長在太行山山谷中及淮南山中。三月採花，陰乾。陶弘景說：附近各山都有羊躑躅。花和苗像鹿蔥，不可靠眼太近。蘇敬說：花也不像鹿蔥，而像旋花中色黃的那種。

韓保昇說，小樹二尺多高，葉似桃葉，花的顏色像黃瓜花那樣。三四月份採花曬乾。蘇頌說：到處都有羊躑躅，春天生苗似鹿蔥苗，葉似紅花葉，莖幹高三四尺，夏天開花似凌霄花、山石榴那一類，正黃色，羊吃了就死。今天的嶺南、蜀道山谷中遍野生長。都是深紅色如錦如繡。但是有的人說這種植物不入藥。李時珍說：韓保昇所說的像桃葉，是最準確的。它的花五瓣，花蕊瓣都是黃色，氣味都難聞。蘇頌所說的深紅色的那種，即是山石溜，又叫紅躑躅，無毒，與此不同，別是一類。張揖《廣雅》說，躑躅另一名叫決光，錯了。決光就是決明，按唐代《李紳文集》所說，駱谷生長很多山枇杷，其毒能夠殺人，其花明豔，與杜鵑花相似，打柴的人能夠辨別。按照這種說法，很像羊躑躅，不知是不是？根據主要特徵大約是那一類。

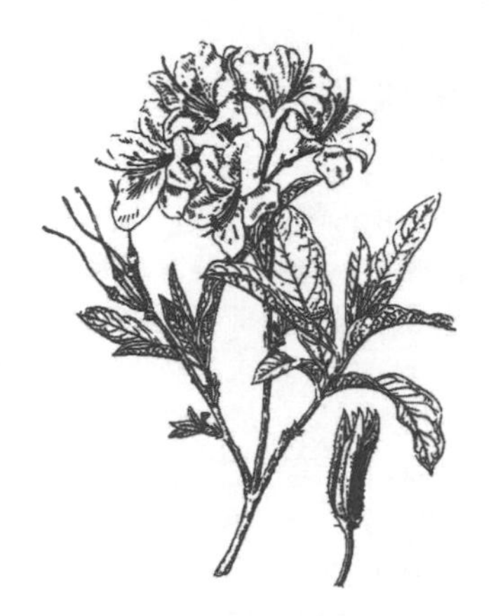

羊躑躅

現代醫學研究簡介

【來源】 羊躑躅為杜鵑科植物羊躑躅的花枝。

【化學成分】 羊躑躅花含毒性成分梫木毒素、石楠素。葉含黃酮類、杜鵑花毒素、煤地衣酸甲酯、鬧羊花毒素。

【藥理作用】 1.鎮痛作用。2.對心血管系統的影響：八厘麻毒素（一說即梫木毒素）有降低血壓、減慢心律的作用，心率減慢較降壓先出現，但持續時間較短，與劑量有密切關係。3.降壓作用。4.殺蟲作用。

醉魚草（《本草綱目》）

【釋名】 《本草綱目》稱：**鬧魚花、魚尾草**。又名：**樚木**。

【集解】 李時珍說：醉魚草南方到處都有。多在溝、河岸邊生長，植株很小，高的有三四尺。根的形狀像枸杞根。莖幹似黃荊，莖上有淺稜，黃色薄皮，枝葉極易繁衍生長。葉片似水楊，對節生長，經冬不凋。七八月開花成穗，紅紫色，就跟芫花一樣，結子細小。漁民採取花、葉用來毒魚，魚中毒後都困頓而死，稱為醉魚兒草。池塘邊不可以載種。這種花的顏色、形狀、氣味都像芫花，毒魚的功能亦相同，只是在花開放的時間上有區別罷了。按《中山經》所說，熊耳山有一種草，其形狀像蘇但開紅花。名叫葶苧，可以毒魚。難道那是醉魚草之類的植物嗎？

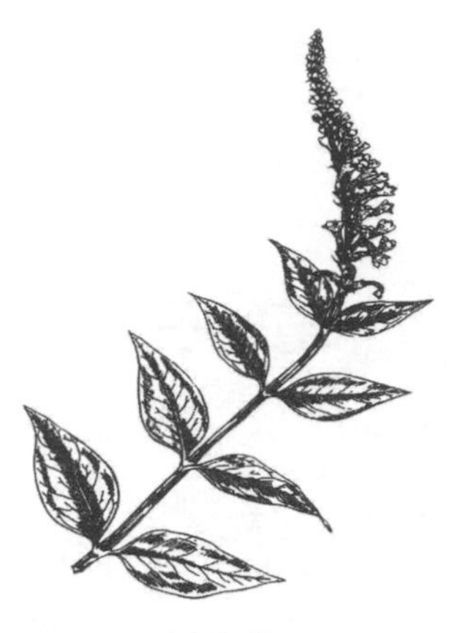

醉魚草

醉魚草花、葉

【性味】 辛、苦，溫；有小毒。

【主治】 李時珍說：**治痰飲成齁，遇寒便發作。取花研成末，和米粉做果子，炙熟而食，即刻有效。又治誤食石斑魚子中毒，嘔吐不止，及各種魚骨鯁咽，搗汁和冷水少許嚥下，吐即止，骨即化。治久瘧成癖者，用醉魚草花填鯽魚腹中，濕紙裹住煨熟，空腹吃下，仍用花和海粉搗碎外貼，可消。**

現代醫學研究簡介

【來源】 醉魚草為馬錢科植物醉魚草的全草。

【化學成分】 醉魚草葉含醉魚草甙等多種黃酮類。

【藥理作用】 1.殺蟲作用。2.祛痰作用。

五、蔓草類

菟絲子（《神農本草經》上品）

【釋名】 《名醫別錄》稱：**菟縷、菟累、赤網**。《神農本草經》叫：**菟蘆**。《廣雅》稱：**菟丘**。《爾雅》叫：**玉女、唐蒙**。《本草綱目》名：**火焰草、野狐絲**。又名：**金錢草**。

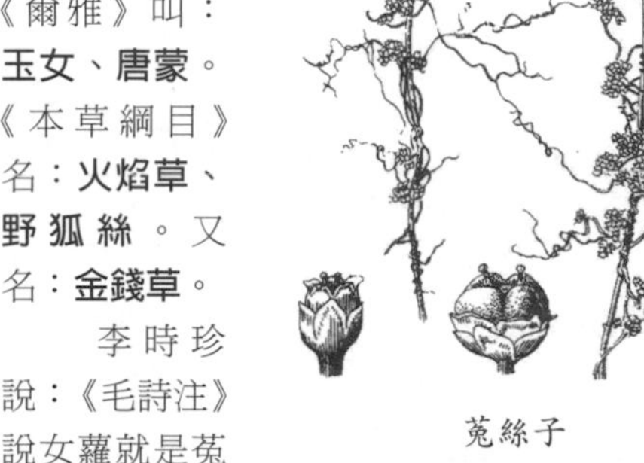
菟絲子

李時珍說：《毛詩注》說女蘿就是菟絲，《吳普本草》說菟絲又叫松蘿，陸佃說木質為女蘿，草質為菟絲，二物不同，都是由於《爾雅》解釋詩句誤以為是一物而導致的。張揖的《廣雅》講：菟丘，即菟絲；女蘿，即松蘿。陸璣《詩義疏》說菟絲蔓生攀援草上，色黃紅如金。松蘿寄生在松樹上，生長的枝為青色。沒有雜蔓寄生的，都是對的。

【集解】 蘇頌說：現靠近道邊的也有菟絲子，以冤句出產的為好。夏天長苗，初生如細絲，遍地生長但不能獨立向上。攀援於其他草梗則纏繞向上生長，它的根漸漸離開地面而寄生在其他植物上，有的說它沒有根，借氣而生長，是這樣的。李時珍說：根據寧獻王《庚辛玉冊》講，火焰草就是菟絲子，屬陽草，大多生長在荒廢田園古道，它的種子入地，開始生長時有根，待攀援上其他植物後，它的根自動離開地下。菟絲無葉但有花，呈白色微紅，香氣襲人，結的果實如秕豆但較小，黃色，生長在田梗上的為好。只有懷孟林中多有生長，入藥也更好。

菟絲子

【修治】 李時珍說：凡使用溫水淘去泥沙，酒浸一夜，曬乾搗粉，沒完全搗成粉的，再泡一夜曬乾，再搗，很快都搗細碎。又一方法是用酒浸四五日，蒸後曬乾，反覆四五次，研成餅，焙乾再研末。有人說，曬乾時，加入紙條幾枚同搗，能即刻成粉，並且省力。

【性味】 **辛、甘，平；無毒**。

【主治】 《神農本草經》記載：**能接筋續傷，補益虛損，增加氣力，使人肥健**。《名醫別錄》：**滋養肌肉，壯陽，強筋健骨，主治陰莖寒冷、滑精、小便後餘瀝不盡、口苦乾燥而渴、血寒瘀積，久服明目，輕身有力，延年益壽**。甄權說：**治療男女虛冷，補益精髓，祛除腰痛膝冷，消渴內熱，久服去面部黑䵟，使皮膚潤澤**。《日華諸家本草》：**補益各種勞傷，治療一種與鬼交合而射精的病症，尿血，能潤養心肺**。王好古說：**補肝臟風虛**。

【附方】 **消渴不止**《事林廣記》：菟絲子煎汁，隨意飲用，以止為度。 **陽氣虛損**《簡便方》：用菟絲子、熟地黃等份，研末，酒糊丸如梧桐子大，每次服五十丸，氣虛者用人參湯送服。氣上逆用沉香湯送服。《經驗後方》：用菟絲子二兩，酒浸十日，水淘洗，杜仲焙研蜜炙一兩，用山藥末酒蒸糊丸如梧桐子大，每次空腹酒送下五十丸。 **白濁、遺精**《惠民和劑局方》：因憂思太過，心腎虛損，真陽不固，逐漸有遺精，小便白濁，漸漸睡夢中頻頻遺精。用茯菟丸：菟絲子五兩，白茯苓三兩，石蓮肉二兩，研末，酒糊丸如梧桐子大。每次服三五十丸，空腹鹽湯送服。 **小便淋瀝**《范汪東陽方》：菟絲子煮汁飲。 **心腎不交、精少血燥小便紅而混濁，口乾煩熱、頭暈、怔忡**。菟絲子、麥門冬等份，研末，蜜丸和梧桐子大，鹽湯送服，每次下七十丸。

現代醫學研究簡介

一、菟絲子

【來源】 菟絲子為旋花科植物菟絲子的乾燥成熟種子。

【化學成分】 菟絲子含樹脂甙、糖類及Ca、

Cr、Mn、Fe、Ni、Zn等微量元素。

【藥理作用】 菟絲子的醬油（用菟絲子及豆餅釀成）、浸劑、酊劑能增強離體蟾蜍心臟的收縮力，對心率的影響是前者增加、後兩者降低，對麻醉犬使血壓下降，脾容積縮小，腸運動抑制，對離體子宮表現興奮作用。

二、菟絲子苗

【來源】 菟絲子苗為旋花科植物菟絲子或大菟絲子的全草。

【化學成分】 菟絲子苗含澱粉酶、維生素。

【臨床應用】 1.治療慢性再障。2.治療不孕症。3.治療尿路感染。4.治療白癜風。

五味子（《神農本草經》上品）

【釋名】 《爾雅》稱：**荎藸**（音知除）。《名醫別錄》叫：**玄及**。又名：**會及**。

蘇敬說：五味子的外皮、肉，味甘、酸，果核味辛、苦，都有鹹味，這味藥五味俱備，《神農本草經》只說味酸，是因為木是五行之首的緣故。

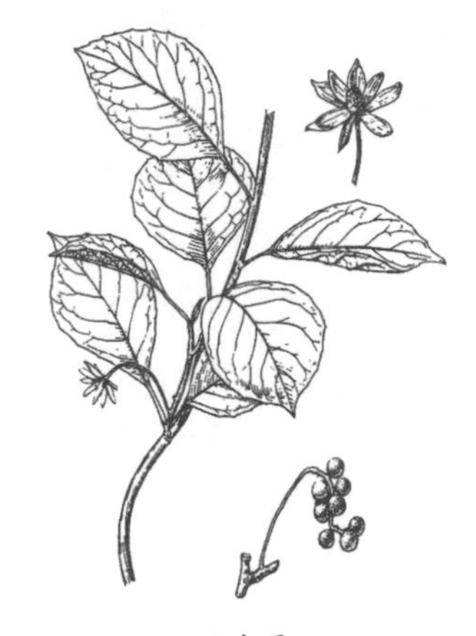
五味子

【集解】 《名醫別錄》：五味子生齊山山谷及代郡，八月採果實，陰乾。陶弘景說：現在最好的五味子產高麗，多肉而且酸甜；其次是生長在青州的，冀州味道過於酸，果核像豬腎。又有產建平的，肉少，核形不相似，味苦，也是較好的一種。此藥多油脂滋潤，烈日下曬乾才可搗篩。蘇敬說：五味子蔓生於樹上，其葉像杏樹葉而大，種子外形像落葵，大如子。產蒲州及藍田山中，現在河中府每年進貢此藥。李時珍說：五味子現在有南北的區別，產於南方的色紅，產於北方的色黑，入滋補藥一定要用北方產的才好。也可取根種植，當年即生長旺盛，若二月種種子，第二年就已生長得旺盛，須要設架引蔓。

【修治】 李時珍說：入補劑熟用，止咳嗽生用。

【性味】 **酸，溫；無毒。**

李時珍說：五味子味酸鹹入肝經而補腎，味辛、苦入心經而補肺，味甘入中焦而補脾胃。

【主治】 《神農本草經》記載：**益氣，治咳嗽氣上逆，勞傷虛羸消瘦，補不足，壯陽，補益男精**。《名醫別錄》：**補養五臟，除邪熱，益陰生肌**。甄權：**治中焦、下焦氣病，止嘔吐氣逆，補益虛勞，使人身體膚色潤澤**。《日華諸家本草》：**明目，溫腎，強壯筋骨，治風，消食，治反胃、霍亂轉筋、痃癖、奔豚、冷氣，消水腫及心腹氣脹，止渴，除煩熱，解酒毒**。李杲：**生津止渴，治療瀉痢，補元氣不足、收斂耗散之氣及瞳孔散大**。王好古：**治肺燥氣喘咳嗽，補腎，納氣**。

【附方】 **久咳肺脹**《衛生家寶方》：五味子二兩，罌粟殼白糖炒過半兩，研末，用白糖做成藥丸如彈子大小，每次服一丸，水煎後服用。**久咳不止**《丹溪心法》：用五味子五錢，甘草一錢半，五倍子、風化消各二錢，研末，取適量將藥粉末含口中。《攝生眾妙方》：用五味子一兩，真茶四錢，曬乾研成末，用甘草五錢煎膏，丸如綠豆大小，每次服三十丸，開水送服，服用幾天後即可痊癒。 **痰多咳嗽並有喘息**《普濟方》：五味子、白礬等份，研末，每次服三錢；用生豬肺炙熟，蘸上末，慢慢嚼，白開水送服。漢陽庫兵叫黃六的患此病，許多藥治療不效，在岳陽遇一道人傳此方，服用兩次，病癒不再復發。 **陽痿**《千金方》：新鮮五味子一斤，研末，酒服方寸匕，每日三次，忌豬、魚、蒜、醋，用完一劑，即勃起有力，連服百日以上，即精力充沛，一年四季不停藥，藥物功效就顯示出來了。 **腎虛遺精**《保壽堂經驗方》：北五味子一斤洗乾淨，用水浸泡，搓去核，再用水洗核，直到將味道洗盡，布濾過後，放置沙鍋內，加入好冬蜜二斤，用炭火慢慢熬成膏狀，瓶裝五日後使火性散出，每次空腹一二茶匙，用開水送服。 **腎虛白濁以及兩脅與背脊竄痛**《經驗良方》：五味子一兩，炒紅研末，用醋製丸如梧桐子大，每次用醋送服三十丸。

現代醫學研究簡介

【來源】 五味子為木蘭科植物五味子或華中五味子的乾燥成熟種子，習稱前者為北五味子，後者為南五味子。

【化學成分】 五味子含五味子素、去氧五味子素、γ-五味子素、偽-γ-五味子素和五味子醇。其醇提物中可分離得七種藥理活性成分，即五味子甲素（相當於去氧五味子素）、乙素、醇甲（五味子素）、丙素、醇乙、酯甲、酯乙，後四種為新化合物。從華中五味子可分離得六種結晶成分，即五味子酯甲、酯乙、酯丙、酯丁、酯戊及去氧五味子素。五味子還含約3%的揮發油，從中可以分離得到α-恰米烯、β-恰米烯和恰米醛。

【藥理作用】 1.抗肝損傷作用。2.抗氧化作用。3.解毒作用。4.對神經系統的作用：適當劑量時，五味子對不同水準的中樞神經系統均有興奮作用。5.對呼吸系統的作用：五味子煎劑靜脈注射，對正常麻醉兔和犬都有明顯的呼吸興奮作用，可使呼吸加深、加快、節律勻齊，優於可拉明，且能對抗嗎啡的呼吸抑制作用。6.對心血管系統的作用：五味子的水、稀醇、醇浸出液靜脈注射，對狗、貓、兔等有降壓作用，中和其酸度後肌注，降壓作用減弱。7.對消化系統的作用：五味子對胃液分泌有調節作用，在帶有膽囊瘺管的犬身上，能促進膽汁分泌。8.對子宮的興奮作用。9.對物質代謝的作用：五味子能促進肝糖原的異生，亦能促進肝糖原分解，並能使腦、肝臟、肌肉中果糖和葡萄糖的磷酸化過程加強，並能改善對糖的利用。10.免疫抑制作用。11.抗菌、抗病毒、殺蟲作用。

【臨床應用】 1.治療肝炎。2.治療神經衰弱。3.治療關節炎。4.催產作用。5.治療菌痢和腸炎。6.外傷止血。

覆盆子（《名醫別錄》上品）

【釋名】 《爾雅》稱：**茥**（音奎）、**蒛葐**。《圖經本草》稱：**西國草**、**畢楞伽**。《本草綱目》稱：**烏藨**（音苞）**子**、**插田藨**。又名：**大麥莓**（音母）。

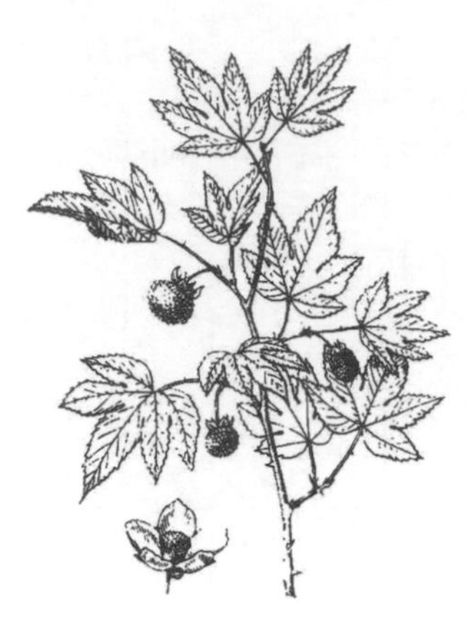

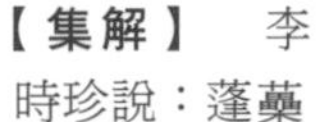

掌葉覆盆子

李時珍說：五月果實熟，其色黑紅。因此叫烏藨、大麥莓、插田藨。甄權《藥性本草》名馬瘍、陸荊，只是無一定含義。

【集解】 李時珍說：蓬蘽（音累）子在八九月熟，因此叫割田藨，覆盆在四五月熟，因此稱插田藨，正與《名醫別錄》五月採相符合。二藨成熟時色都烏紅，所以能補腎。那種四五月熟而色紅的是田藨，不入藥用。陳藏器所說用茅莓當覆盆，大概指的就是這。

【正誤】 孟詵說：江東地區把覆盆稱為懸鉤子，大小、形狀、氣味、功用均相同。北方無懸鉤南方無覆盆是因地區不同，不是兩種藥。李時珍說：南方覆盆極多，懸鉤是樹上長的。覆盆是藤生，子的形狀雖然相同，而覆盆子色烏赤，懸鉤色紅赤，功效也不同，現予以糾正。

【性味】 **甘，平；無毒。**

【主治】 《名醫別錄》記載：**能益氣輕身，使頭髮不白**。馬志說：**補虛弱，接骨，補陰，壯陽，使肌膚潤澤，調和五臟，溫暖脾胃，增加氣力，治療勞損風虛，補肝明目。宜搗碎篩用。每天清晨用水送服二錢**。甄權說：**治男子腎精虛竭、陽痿，可使陰莖堅硬長大，女子服用後能生育**。陳藏器說：**食覆盆子後使人皮膚顏色好，榨取汁塗頭髮不白**。寇宗奭說：**補益腎臟，使小便的量、次數減少。取汁同少許蜂蜜煎成稀膏，按時服治肺氣虛寒**。

【發明】 李時珍說：覆盆、蓬蘽，功用大致相同，雖然是兩種藥物，其果實是同一類。覆盆子早熟，蓬蘽晚熟，通用沒有妨礙，它們的補益作用與桑椹同功，如果是樹莓就不能混淆採摘使用。

【附方】 **陽痿**《集簡方》：覆盆子浸酒焙，研

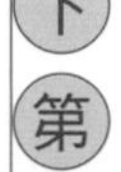
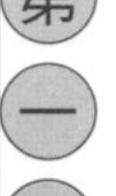
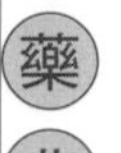

末，每天早晨用酒送服三錢。

現代醫學研究簡介

一、覆盆子

【來源】 覆盆子為薔薇科植物掌葉覆盆子的乾燥果實。

【化學成分】 覆盆子含有機酸、糖類及少量維生素C。

【藥理作用】 通過大鼠、兔的陰道塗片及內膜切片觀察研究，發現覆盆子似有雌激素樣作用。

二、覆盆子根

【來源】 覆盆子根為薔薇科植物掌葉覆盆子、插田藨等的根。

三、覆盆子葉

【來源】 覆盆子葉為薔薇科植物掌葉覆盆子、插田藨等的莖葉。

【臨床應用】 主要用於腎虛之遺尿、尿頻、遺精、陽痿等症，近年也多用於男女不孕不育的治療，以及由於肝腎不足所致之目暗不明等。

蛇莓（《名醫別錄》下品）

【釋名】 《本草會編》稱：**地莓**。又名：**蛇藨、蠶莓**。

汪機說：因其靠近地面生長，所以叫地莓。吳瑞說：蠶老時成熟，果紅遍地，其果實中空的，叫蛇莓，果實中極紅的叫蛇殘莓，人不敢吃，恐怕有蛇的殘毒存在。

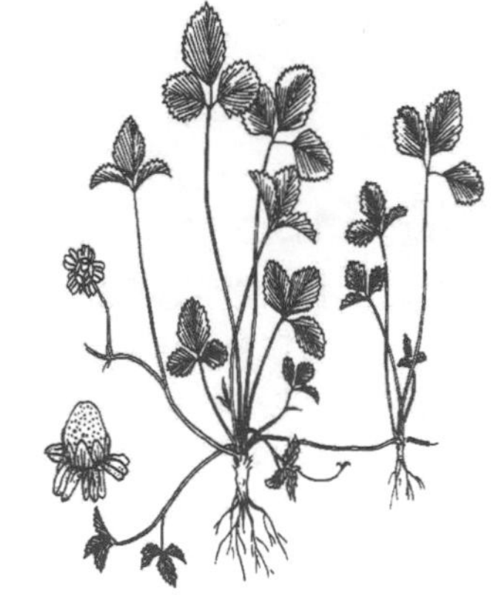
蛇莓

【集解】 陶弘景說：蛇莓在田園、野外有很多。其果實紅色，十分像莓子，而不堪食用，也沒有用它作為藥用的。韓保昇說：蛇莓到處都有，根像敗醬根，四五月份採子，二月、八月採根。寇宗奭說：田野道旁處處都有蛇莓，接近地面長葉，形狀像覆盆子，但葉面光潔而且小，葉面稍微有皺紋。開黃花，與蒺藜花差不多大。春末夏初結紅色果實，如荔枝的顏色一般。汪機說：蛇莓莖長不到一尺，莖頂端結果實一顆，小而光潔，誤食使人發脹；不像覆盆那樣苗高大，結有數顆果實，並且長有短短的黑毛。李時珍說：這種植物從地上長出細蔓，節節生根，每枝長三片葉子，葉邊緣有齒，四五月開小黃花，五瓣。所結果實鮮紅，形狀像覆盆子，但是葉面與蒂不同於覆盆。蛇莓根十分細，本草書中說用汁，應當是取其莖葉及根入藥。仇遠《稗史》誤認為是蛇繆草，說有五葉、七葉的兩種，又說民間傳說吃蛇莓，能被毒死。也不是這樣，只是吃後發冷吐涎水而已。

蛇莓汁

【性味】 **甘、酸，大寒；有毒。**

【主治】 《名醫別錄》載：**治胸腹大熱不止。陶弘景說：治傷寒大熱，及解溪毒、射工毒效果很好。**《日華諸家本草》載：**通月經，治熁熱瘡腫，外敷治蛇咬傷。**孟詵說：**治孩子口噤，用汁灌服。外貼治水火燙傷，痛即止。**

現代醫學研究簡介

【來源】 蛇莓為薔薇科植物蛇莓的全草。

【化學成分】 蛇莓中含亞油酸、β-穀甾醇以及一種具有抑菌作用的三萜皂甙B。

【藥理作用】 從蛇莓中分離到的皂甙β對金黃色葡萄球菌、痢疾桿菌均有抑菌作用，濃度越高，作用越強。

【臨床應用】 1.治療慢性咽炎。2.治療流行性腮腺炎。3.治療口角炎。4.治療白喉。5.治療菌痢。6.治療牙根尖周炎。7.治療急性穿孔性闌尾炎。8.治療高熱驚厥。9.治療細菌性痢疾。

使君子（《開寶本草》）

【釋名】 又稱：**留求子**。

馬志說：傳說潘州郭使君療小兒病多用這味藥，後代醫家因郭使君緣故，稱之為使君子。李時珍說：按嵇含《南方草木狀》稱為留求子，用來治療小孩的病。從魏國、晉朝已開始使用，只是名稱不同。

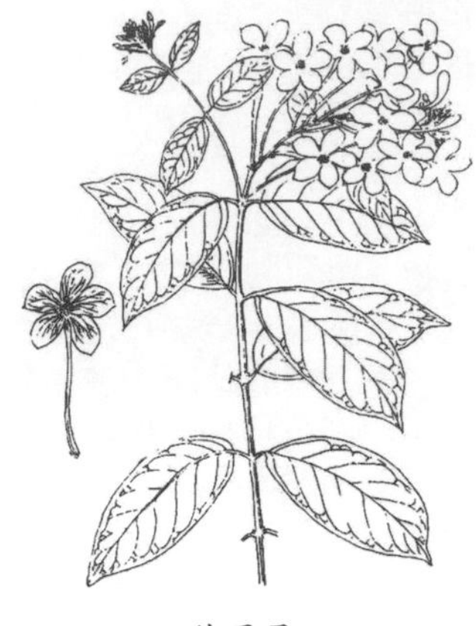

使君子

【集解】　李時珍說：原來產於海南、交趾，現在福建的邵武，四川的眉州都栽種，也很容易生長。其藤如葛，纏繞樹而上長，葉青如五加葉。五月開花，一簇一二十朵，紅色，輕盈如海棠。其果實長一寸左右，五瓣合成，有稜，起先呈半黃，老了就呈紫黑。果實裏面的仁長如榧子，顏色、味道如栗，久則油黑，不能用。

【性味】　**甘，溫；無毒。**

【主治】　《開寶本草》記載：**主治小兒各種疳症，小便白濁，殺蟲，治療瀉痢**。李時珍說：**健脾胃，除虛熱，治小兒百病、瘡癬。**

【發明】　李時珍說：凡是殺蟲藥多是苦辛味，只有使君子、榧子味甘殺蟲，是特殊情況。凡是大人、小兒患寄生蟲病，只每月上旬的一天清晨空腹食使君子仁幾枚。或者用殼煎湯嚥下，第二天蟲都死而排出。

【附方】　**小兒脾疳**《儒門事親》：使君子、蘆薈等份，研末，用米湯送服，每次一錢。　**小兒痞塊，腹大，面黃肌瘦，逐漸發展成疳積**《楊起簡便單方》：使君子仁三錢，木鱉子仁五錢，研末，水丸如龍眼大。每次用一丸，將一枚雞蛋在頂端開一小口，將藥入蛋內，飯上蒸熟，空腹吃。　**小兒蛔蟲腹痛，口流涎沫**《全幼心鑒》：使君子仁研末，用米湯在五更時調服一錢。　**小兒虛腫，頭面部、陰囊浮腫**《簡便方》：用使君子一兩，去殼，蜂蜜五錢炙盡，研末，每次飯後米湯服。

現代醫學研究簡介

【來源】　使君子為使君子科植物使君子的乾燥成熟果實。

【化學成分】　使君子中含使君子酸鉀、大量脂肪油、胡盧巴鹼、脯氨酸、琥珀酸、檸檬酸、蘋果酸以及吡啶等。使君子果殼亦含使君子酸鉀。

【藥理作用】　1.驅蛔作用。2.驅蟯蟲作用。3.抗真菌作用。

【臨床應用】　1.治療腸道滴蟲症。2.治療蛔蟲病。3.治療中耳炎。4.治療脫肛。

木鱉子（《開寶本草》）

【釋名】　又名：**木蟹**。

馬志說：其核像鱉、蟹狀，因此而命名。

【集解】　寇宗奭說：木鱉子藤蔓每年一枯；但根不死，春天很快長苗，葉如葡萄。種子一頭尖的為雄，凡種植時須雌雄相合，用麻纏定。李時珍說：木鱉子大如圍棋子，果仁青綠色。入藥去油。

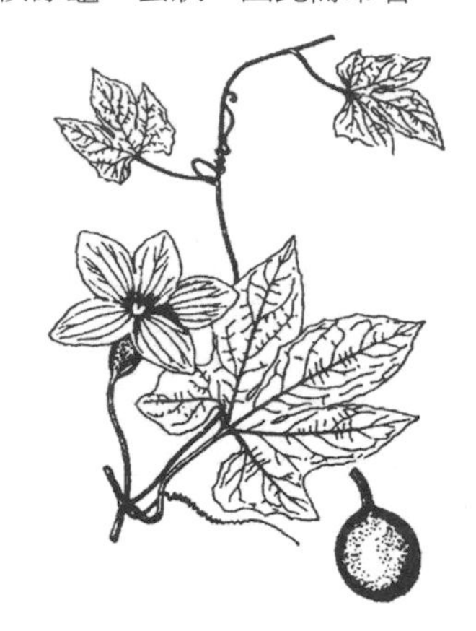

木鱉子

木鱉子仁

【性味】　**甘，溫；有毒。**

【主治】　《開寶本草》記載：**主治折傷，消除結腫惡瘡，生長肌肉，止腰痛，消面部粉刺，面黑，治婦女乳癰、肛門腫痛**。《日華諸家本草》：**用醋摩，消腫毒**。李時珍說：**治療疳積痞塊，利大腸瀉痢、痔瘤、瘰癧。**

【附方】　**酒疸脾黃**《濟急方》：木鱉子磨醋，服一二盞，小便利有效。　**腳氣腫痛**《永類方》：木鱉子仁每個劈開分兩邊，麩炒過，去油盡為度，每一兩加入厚桂半兩，研末，熱酒服二錢，使醉，出汗癒。　**濕瘡腳腫，行走困難**《醫方摘要》：木鱉子四兩去皮，甘遂半兩，研末，以豬腰子一個，去膜切片，將四錢藥放在中間，以濕紙包煨熟，空腹米湯送下，服後就能伸兩腳。如果大便通暢，只吃白粥，二三日就可行走。 **陰疝偏墜，疼痛厲害**《壽域神方》：木鼈子一個用醋磨，調黃柏、芙蓉末外敷，即止。 **久瘧致肝脾腫大**《醫方摘要》：木鼈子、炮穿山甲等份，研末，每次服三錢，空腹溫酒送下。 **腹中痞塊**《醫方集要》：木鼈子仁五兩，用閹割的豬腰子兩副，切開把藥放入，封好，煨熟，一同搗爛，加入黃連末三錢，蒸餅，做丸如綠豆大，每次用白開水送服三十丸。 **肺虛久咳**《聖濟總錄》：木鼈子、款冬花各一兩，研末，每次用三錢，燒燃當煙抽，過一會兒吐涎，用茶潤喉。像這樣五六次後服補肺湯。另一方用木鼈子一個，雄黃一錢。 **水瀉不止**《扶壽精方》：木鼈子仁五個，母丁香五個，麝香一分，研末，米湯調做膏，敷貼肚臍眼，外面再用膏藥固定。

現代醫學研究簡介

【來源】 木鼈子為葫蘆科植物木鼈的乾燥成熟種子。

【化學成分】 木鼈子含甾醇，齊墩果酸，木鼈子酸，由絲石竹皂甙元所組成的木鼈子皂甙Ⅰ、Ⅱ，α-酮酸，栝樓酸，棕櫚酸，硬脂酸，油酸，亞油酸及海藻糖，蛋白質。

【藥理作用】 木鼈子水浸液、乙醇-水浸出液和乙醇浸出液，試驗於狗、貓及兔等麻醉動物有降壓作用。

【臨床應用】 1.治療面神經麻痹。2.治療癃閉。3.治療滴蟲性陰道炎。4.治療小兒泄瀉。5.治療脫肛。6.治療神經性皮炎、乾癬。

番木鼈（《本草綱目》）

【釋名】 《本草綱目》稱：**馬錢子**、**苦實把豆**。又名：**火失刻把都**。

【集解】 李時珍說：番木鼈生長在回回國，現在西部邛州到處都有。蔓生植物，夏天開黃花，七八月結果實如栝樓，果實生青，熟紅，也像木鼈。其核小於木鼈而顏色發白。那裏的人說可治一百二十種病，每種病症都用湯做引子。有的人說用豆腐製過後，效用更好。也有的說能毒死狗。

番木鼈仁

【性味】 **苦，寒；有毒。**

【主治】 李時珍：**主治傷寒熱性病、咽喉閉塞疼痛，消除痞塊，並口含嚥汁，或者磨水噙嚥。**

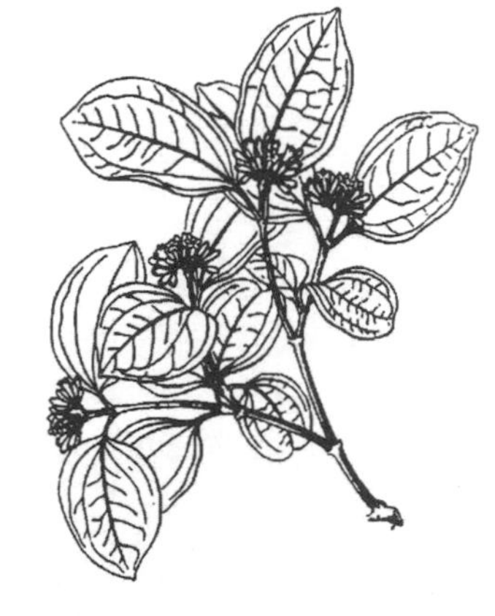

馬錢

【附方】 **喉痹疼痛**《醫方集要》：番木鼈、青木香、山豆根等份，研末吹喉。**咽喉阻塞風腫**《唐瑤經驗方》：番木鼈仁一個，木香二分，同磨水，用熊膽三分，膽礬五分調勻，以雞毛蘸藥汁塗患處取效。

現代醫學研究簡介

【來源】 番木鼈係馬錢子科植物雲南馬錢或馬錢的乾燥成熟種子，即馬錢子。

【化學成分】 番木鼈含多種生物鹼，主要為番木鼈鹼、馬錢子鹼，此外還含番木鼈次鹼、馬錢子新鹼、偽番木鼈鹼、偽馬錢子鹼、α-可魯勃林、β-可魯勃林以及脂肪油、蛋白質、綠原酸、番木鼈甙等。

【藥理作用】 1.對中樞神經系統作用：馬錢子所含的士的寧對整個中樞神經系統都有興奮作用，首先興奮脊髓的反射機能，其次興奮延髓的呼吸中樞及血管運動中樞，並能提高大腦皮質感覺中樞的機能。2.對消化系統作用：士的寧的苦味可刺激味覺感受器反射性增加胃液分泌，促進消化機能和食欲。3.對呼吸系統作用：馬錢子鹼50mg/kg灌胃對二氧化硫及氨水致小鼠咳嗽有明顯的鎮咳作用，其作用強度超過可待因，且較腹腔注射作用強。4.抗菌作用。5.其他作用：馬錢子鹼對感覺神經末梢有麻痹作用，5%～10%馬錢子鹼溶液可使口腔黏膜麻醉。6.體內過程：士的寧不論口服、注射均能迅速吸收，中樞神經系統的藥物濃度並不比其他臟器高，其在體內主要被肝微粒體迅速代謝，約2%經尿排泄。

【臨床應用】 1.治療面神經麻痹。2.治療腰椎病。3.治療坐骨神經痛。4.治療脊柱骨質增生和肥大性腰椎炎。5.治療三叉神經痛。6.治療偏癱。7.治療腰腿痛。8.治療癲癇。9.治療風濕性關節炎。10.治療慢性支氣管炎。11.治療白喉。12.治療手足癬。13.治療帶狀皰疹。14.治療銀屑病。15.治療子宮頸糜爛。16.治療丹毒、癰腫。17.治療外陰潰瘍。18.治療外陰白斑。19.治療皮膚癌。20.治療神經性皮炎。21.治療類風濕性關節炎。22.治療下肢潰瘍。

馬兜鈴（《開寶本草》）

【釋名】《肘後方》稱：**都淋藤**。《新修本草》稱：**獨行根**、**土青木香**。《本草綱目》叫：**雲南根**。又名：**三百兩銀藥**。

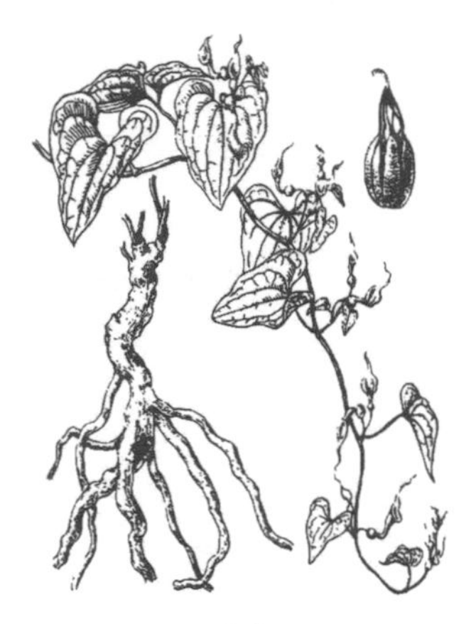
北馬兜鈴

寇宗奭說：蔓生附木而上長，葉脫落時果實垂下，形狀如馬脖子上的鈴鐺，故名馬兜鈴。李時珍說：馬兜鈴的根吃了會嘔吐，下利，微有香氣，因此有獨行、木香的名稱。嶺南人用治毒蟲聚結，隱諱其名稱叫三百兩銀藥。《肘後方》稱都淋，是誤傳錯誤。

馬兜鈴果實

【性味】 **苦，寒；無毒。**

【主治】 《開寶本草》記載：**主治肺熱咳嗽、痰稠氣喘、痔瘺下血**。甄權：**主治肺氣上逆急迫，坐息不能，氣上逆、咳嗽連連不止**。張元素說：**補肺，清肺氣，祛肺中濕熱**。

【發明】 李時珍說：馬兜鈴質輕而虛浮，熟透則懸掛裂開，有肺的特徵，因此能入肺。氣寒，味苦微辛，寒能清肺熱，苦辛能降肺氣。錢乙補肺阿膠湯用馬兜鈴，不是取其補肺，乃是取其清熱降氣，邪去則肺安，其中所用阿膠、糯米，就正是補肺的藥。湯劑中用多了也會產生嘔吐，因此崔氏方中用來吐大毒，其不能補肺，又可以依此類推。

【附方】 **水腫腹大，喘急**《千金方》：馬兜鈴煎湯，每日服。 **肺氣喘急**《簡要濟眾》：馬兜鈴二兩，去殼及膜，酥油半兩，放入碗內拌勻，小火炒乾，炙甘草一兩，共研末，每次一錢，水一盞，煎剩六分，溫含或慢慢嚥下。**各種心痛，不拘年齡大小、男女**《摘玄方》：大馬兜鈴一個，燈上燒存性；研末，溫酒送服，很快見效。

獨行根（青木香）

【性味】 **辛、苦，寒；有毒。**

馬志說：不能多服，多服嘔吐、瀉痢不止。

【主治】 《新修本草》記載：**主治鬼疰積聚、各種毒邪熱腫、毒蛇咬傷，用水磨調成糊狀外敷，每日三四次，很快見效。水煮一二兩，取汁服，吐蠱毒。又搗末用水調，塗疔腫非常有效**。《日華諸家本草》：**治氣血病**。《外科精義》：**治頭風瘙癢、禿瘡**。

【附方】 **治五種蠱毒**《肘後方》：席辨刺史講，嶺南的當地人，多患食物中毒，人逐漸不能飲食，胸背部漸脹，症狀是先惡寒似瘴瘧。用都淋藤（即馬兜鈴）十兩，水一斗，酒二升，煮取三升，分三次服，毒邪隨小便排出，十月內慎食毒物，不癒再服，當地人稱為三百兩銀藥。還有支太醫講，馬兜鈴根一兩研末，水煎一次服，當吐蠱出，沒有吐盡再服，或者研末，水調服也有效。

現代醫學研究簡介

一、馬兜鈴

【來源】 馬兜鈴為馬兜鈴科植物北馬兜鈴或馬兜鈴的乾燥成熟果實。

【化學成分】 馬兜鈴含馬兜鈴酸A、馬兜鈴酸C、馬兜鈴酸D、β-穀甾醇、木蘭鹼、馬兜鈴

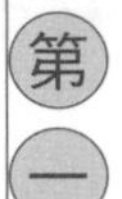
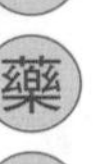
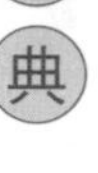

鹼。

【藥理作用】 1.呼吸系統作用：麻醉兔呼吸道黏膜分泌法證明，馬兜鈴煎劑口服1g/kg 有微弱的祛痰作用，效果不及紫菀和天南星。2.抗微生物作用。3.終止妊娠作用。4.其他作用：馬兜鈴酸具有抗癌、增強吞噬細胞活性及增加機體耗氧量的作用。

二、青木香

【來源】 青木香為馬兜鈴科植物馬兜鈴的乾燥根。

【化學成分】 青木香含馬兜鈴酸A、馬兜鈴酸B、馬兜鈴酸C、7-羥基馬兜鈴酸-A、馬兜鈴酸-A-甲酯、馬兜鈴酸-C-6-甲醚、馬兜鈴酸-D-6-甲醚、馬兜鈴酸內醯胺-N-六碳糖甙、木蘭花鹼等。

【藥理作用】 1.降壓作用。2.對平滑肌的作用：青木香提取液對兔離體腸管和子宮的運動無影響。3.抗癌作用。4.消炎鎮痛作用。5.抗菌作用。6.增強機體免疫功能作用。

【臨床應用】 1.治療高血壓。2.治療梅核氣。3.抗感染。

牽牛子（《名醫別錄》下品）

【釋名】 《本草綱目》稱：**黑丑、盆甑草**。《雷公炮炙論》叫：**草金鈴**。《救荒本草》稱：**狗耳草**。

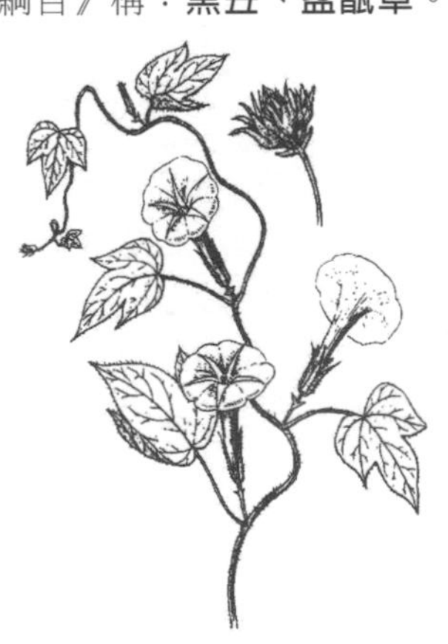
牽牛

陶弘景說：牽牛子這味藥起先是耕作之人牽牛謝藥發現，故名牽牛。李時珍說：近來人們隱蔽其名，稱黑丑，白色者名白丑，是因丑屬牛。金鈴的名稱是子的形狀像此，盆甑、狗耳是葉片的形狀像此。段成式《酉陽雜俎》講，盆甑草蔓如薯蕷，結果實後掉落，形狀如盆甑。

【集解】 李時珍說：牽牛子有黑白二種，黑色的到處有，以野生的多，藤蔓有白毛，掐斷有白汁流出，葉有三尖，如楓葉。花不作瓣，如旋花但較大，其果實有蒂包裹，生長時青色，枯老則白色，其核與棠梂子核一樣，只是色深黑。白丑多為人種植，其藤蔓微紅，無毛有柔刺，掐斷有濃汁。葉圓有斜尖，像山藥莖葉，這種花小於黑牽牛花，色淺碧帶紅色。其果實蒂長一寸左右，生青枯白。果核白色，稍粗，人們也採嫩果實蜜煎為糖果食，稱為天茄，因其蒂像茄。

牽牛子

【性味】 **苦，寒；有毒。**

【主治】 《名醫別錄》記載：**下氣，治療腳足水腫，除風毒，利小便**。甄權說：**治腹部腫塊氣結，利大小便，退虛腫，下胎**。《日華諸家本草》：**治腰痛，祛寒性膿液，是瀉蟲毒的藥，以及一切氣機壅滯的病變**。孟詵說：**配山茱萸服，去水腫病**。李杲說：**除氣分濕熱，三焦壅結**。李時珍說：**驅逐痰涎，消除飲邪，通大腸氣滯及氣虛、風邪犯肺致大便秘結，殺蟲，藥效可達命門**。

現代醫學研究簡介

【來源】 牽牛子為旋花科植物裂葉牽牛或圓葉牽牛的乾燥成熟種子。俗稱黑丑、白丑、二丑。

【化學成分】 牽牛子含牽牛子甙、牽牛子酸甲、牽牛子酸乙、沒食子酸以及生物鹼麥角醇、裸麥角鹼、異噴尼棒麥角鹼、噴尼棒麥角鹼和野麥鹼。

【藥理作用】 1.瀉下作用。2.驅蟲作用。3.其他作用：牽牛子水提物對前列腺素（PG）脫氫酶具有較強的抑制作用（抑制率高達67.7%），從而可延長前列腺素E_2的利尿作用。

【臨床應用】 1.治療癲癇。2.驅蟯蟲。3.治療多發膿腫。4.治療夜啼。5.治療淋巴結核。

紫葳（《神農本草經》中品）

【釋名】 蘇敬稱：**凌霄**。《名醫別錄》稱：**陵苕、茇華**。郭璞稱：**陵時**。甄權叫：**女葳**。

《吳普本草》稱：**武威、瞿陵、鬼目**。

李時珍說：民間通常將紅豔稱為紫葳葳，此花紅豔，故名。攀附樹上，高數丈，因此叫凌霄。

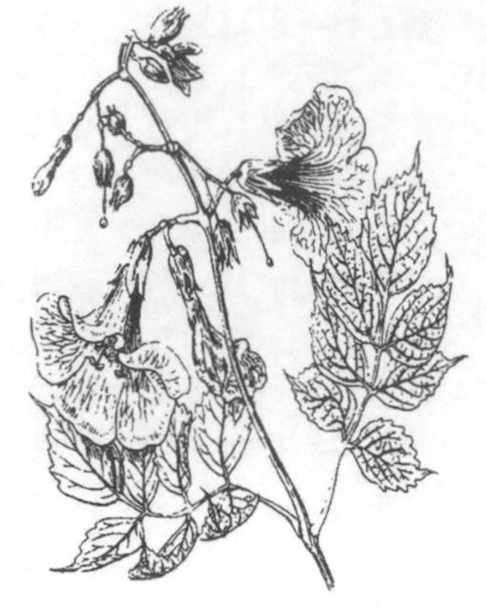

凌霄

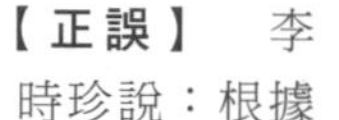

【正誤】 李時珍說：根據《吳普本草》記載：紫葳又名瞿陵，陶弘景誤作瞿麥，鼠尾草只名陵翹，沒有陵時這個名稱，蘇頌也錯了，一起糾正。

【集解】 李時珍說：凌霄野生，蔓只有幾尺，攀樹木上長，即高數丈，多年的藤粗大如杯。春初長枝，一枝數葉，尖長有齒樣狀，深青色。從夏到秋開花，一枝上開花十餘朵，大如牽牛花，而花頭開五瓣，黃褐色，有細點，秋深更赤紅。八月結莢如豆莢，長三寸左右，其種子輕，薄如榆仁、馬兜鈴仁，其根長得也如馬兜鈴根形狀，秋後採，陰乾。

紫葳花（根同）

【性味】 **酸，微寒；無毒。**

李時珍說：花不能靠近鼻子聞，會傷腦，花上露珠入眼睛，使人昏蒙。

【主治】 《神農本草經》記載：**主治婦女產、乳等病及崩中、腹部腫塊、血閉、寒熱消瘦，養胎**。甄權說：**治產後流血不止，淋瀝不盡，主熱風抽搐、大小便不利、腸中便結**。《日華諸家本草》：**治酒渣鼻、熱毒風致痤瘡及婦人血膈遊風，崩中、帶下**。

【附方】 **婦女血崩**《丹溪纂要》：凌霄花研末，每次用酒送服二錢，後服四物湯。 **大便後下血**《普濟方》：凌霄花浸酒頻飲。 **嬰兒不飲乳**嬰兒百日內，無故口青不飲乳。用凌霄花、大青葉、芒消、大黃等份，研末，以羊骨髓和丸如梧桐子大。每次研一丸，用乳汁送下，便可吃乳。熱邪者可服，寒邪者不要服。

過去有人辭官後雲遊湖湘，製作此方，救危難病很多。 **消渴飲水**《聖濟總錄》：凌霄花一兩，搗碎，水一盞半，煎剩一盞，分二次服。

現代醫學研究簡介

【來源】 凌霄花為紫葳科植物紫葳的花。該植物的根、莖、葉均入藥。

【臨床應用】 1.治療嬰幼兒腹瀉。2.治療風濕性和類風濕性關節炎。

月季花（《本草綱目》）

【釋名】 《本草綱目》稱：**月月紅、勝春、瘦客、鬥雪紅**。

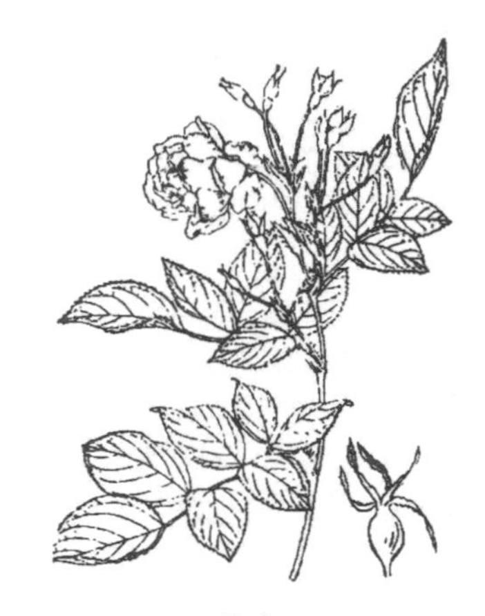

月季

【集解】 李時珍說：這種花到處都有，民家園中多有栽種，也是屬於薔薇類的植物。青莖長蔓硬刺，葉子比薔薇葉小，而花色深紅。千葉厚瓣，逐月開放，不結子。

【性味】 **甘，溫；無毒。**

【主治】 李時珍說：**活血，消腫，敷毒。**

【附方】 **瘰癧未破**《談野翁試驗方》：用月季花頭三錢，沉香五錢；炒芫花三錢，碾碎，加入大鯽魚腹中。再用魚腸封固，加酒、水各一盞，煮熟吃，即癒。魚須放糞水內游死的才有效，此是家傳方，救活人很多。

栝樓（《神農本草經》中品）

【釋名】 《本草綱目》稱：**果贏、瓜蔞**。《名醫別錄》稱：**天瓜、黃瓜、澤姑**。《神農本草經》稱：**地樓**。《圖經本草》稱：**根為白藥、天花粉**。又名：**瑞雪**。

李時珍說：贏與蓏相同。許慎講，樹上結

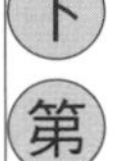
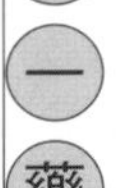
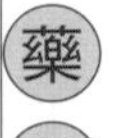

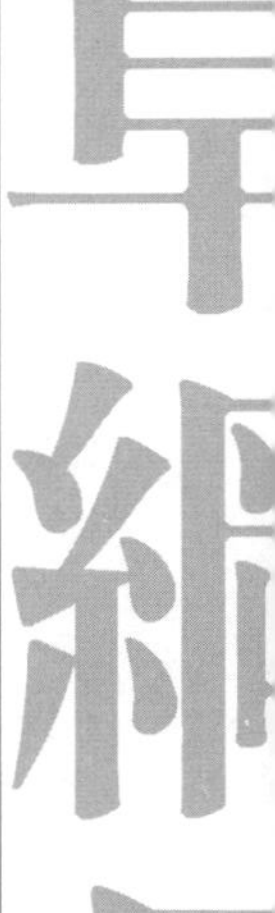

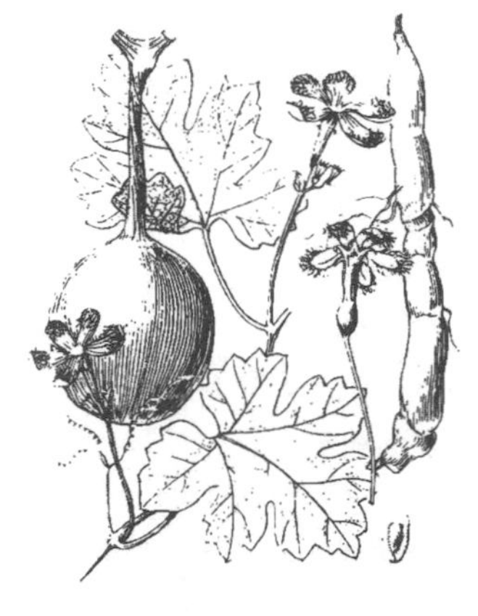
栝樓

的果實稱果，地上長的果實稱蓏，此物蔓生附樹上長，故得這些名稱。《詩經》講，果贏之實，亦施於宇。栝樓即果蓏二字的音轉化來的，也作菰蘸，後人又轉化為栝樓，越轉越失其本來的意義。古代栝、姑同音，因此有澤姑的名稱。齊人稱天瓜，是象形。雷斅《雷公炮炙論》講，把圓的稱為栝，長的稱為樓，也有些牽強附會，只是可以分雌雄。它的根製作粉，潔白如雪，故稱天花粉。蘇頌《圖經本草》又列天花粉，是錯誤的，現在刪掉它。

栝樓實

【修治】 李時珍說：栝樓在古代方中全用，後代分栝樓子、瓤各用。

【性味】 **苦，寒；無毒。**

【主治】 《名醫別錄》記載：**主治胸痹，使人顏面皮膚潤澤**。李時珍：**潤肺燥，降火。治咳嗽，祛除痰結，利咽喉，止消渴，利大腸通便，消癰腫瘡毒**。《日華諸家本草》：**栝樓子炒用，補虛勞治口乾，潤心肺，治吐血，腸風瀉血，赤白痢，手面皮膚皺裂。**

【附方】 **痰咳不止**《摘玄方》：栝樓仁一兩，文蛤七分，研末，用薑汁澄濃，做成如彈子大小的丸，含化。熱咳不止用濃茶湯一盅，蜜一盅，大熟栝樓一個，去皮，將瓤入茶蜜湯洗去子，用碗裝，在飯上蒸，至飯熟取出，時時挑三四匙嚥下。 **小兒脫肛，唇白牙齒黃，久則兩頰光，眉紅唇乾涸，啼哭**取黃栝樓一個，加入白礬五錢在內，封固煅成性，研末，糊丸如梧桐子大小，每次米飲送服二十丸。 **乾咳無痰**《簡便方》：熟栝樓搗爛絞汁，加入蜂蜜等份，與白礬一錢，熬膏，頻含嚥汁。 **咳嗽有痰**《醫方摘要》：熟栝樓十個，明礬二兩，搗，和成餅陰乾，研末，糊丸，如梧桐子大，每次用薑湯送下五十或七十丸。 **肺熱痰咳，胸膈塞滿**《濟生方》：用栝樓仁、半夏湯泡七次，焙研，各取一兩，以薑汁打麵糊丸如梧子大，每次服五十丸，飯後薑湯送下。 **小兒痰喘，咳嗽，胸膈有熱久不癒**《宣明方》：栝樓實一枚，去子研末，用寒性食面和藥做餅子，炙黃再研末，每次服一錢，溫水化開服，每日三次，效果達到就停服。 **婦人夜熱咳嗽，月經不調，形體消瘦**《丹溪心法》：用栝樓仁一兩，青黛、香附用童尿浸曬一兩五錢，研末，蜜調，含化。 **胸痹痰嗽，胸痛徹背，心腹痞滿，氣不通暢**《杜壬方》：大栝樓去瓤，取栝樓子炒熟，和殼研末，麵糊丸如梧桐子大，每次用米飲送下二三十丸，每日兩次。

栝樓根（天花粉）

【修治】 周定王說：秋冬採根，去皮切如寸許，水浸，逐日換水，四五日後取出。搗如泥狀，用絹袋濾汁澄粉，曬乾用。

【性味】 **苦，寒；無毒。**

李時珍說：甘、微苦、酸，微寒。徐之才說：枸杞為使藥，惡乾薑，畏牛膝、乾漆，反烏頭。

【主治】 《神農本草經》記載：**主治消渴身熱、煩悶，補虛安中，續筋骨，治跌打損傷。**《名醫別錄》：**祛腸胃中久熱，各種黃疸身面黃，唇乾、口燥、短氣，止小便過多，通月經**。《日華諸家本草》：**治熱狂，時行疾病，通利小腸，消腫毒。乳癰，發背，痔瘺，瘡癤。排膿生肌，長肉，治跌打損傷瘀血。**

【發明】 李時珍說：栝樓根味甘、微苦酸，莖葉味酸，酸能生津，故能止渴潤燥，微苦降火，甘不傷胃。前人只說其苦寒，似乎沒有仔細審察。

【附方】 **消渴飲水**《千金方》：取大栝樓根去皮切成寸許，水浸五天，逐日換水，取出搗研，濾過濾粉，曬乾。每次服方寸匕，水化下，每日三次，也可以加入粥及乳酪中食。《肘後方》：用栝樓根切薄片，炙取五兩，水五升，煮取四升，隨意飲用。《外台秘要》：用生栝樓根三十斤，以水一石，煮取一斗半，去渣，用牛脂五合，煎至水盡，用溫酒先服食如

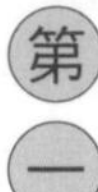

雞蛋大小的藥，每日三次，最妙。《聖惠方》：用栝樓根、黃連三兩，研末，蜜丸如梧桐子大，每次服三十丸，每日二次。還有玉壺丸：用栝樓根、人參等份，研末，蜜丸如梧桐子大，每次服三十丸，用麥門冬湯送下。 **傷寒煩渴思飲**《外台秘要》：栝樓根三兩，水五升，煮取一升，分二次服。先用淡竹瀝一升，水二升，煮好銀二兩，煎至水剩一半去銀，冷後飲汁，然後服此。 **百合病渴**《永類方》：栝樓根、牡蠣等份煎熬，作散劑，飲服方寸匕。 **產後吹乳致腫硬疼痛**輕則不能讓小兒吸乳，重則致乳癰。用栝樓根一兩，乳香一錢，均研末，溫酒送服，每次服二錢。 **小兒熱病，壯熱煩渴**《聖惠方》：用栝樓根末，乳汁調服半錢。 **虛熱咳嗽**《集簡方》：天花粉一兩，人參三錢，研末，每次服一錢，米湯送服。

現代醫學研究簡介

一、天花粉

【來源】 天花粉，即栝樓根，為葫蘆科植物栝樓或日本栝樓的乾燥根。

【化學成分】 天花粉中含有蛋白質、瓜氨酸、精氨酸、栝樓素、三中脈菂醯胺、棕櫚酸、亞油烯酸、Δ'-豆甾醇、α-菠菜甾醇等。

【藥理作用】 1.抗早孕和致流產作用。2.抗癌作用。3.對血糖的影響：動物實驗表明，無降糖和治療作用。4.抗菌作用。5.其他作用：新近美國科學家從天花粉中提取出一種高純度蛋白質，其能殺死愛滋病病毒感染的巨噬細胞，尤其能選擇性地殺死潛藏有愛滋病病毒的細胞，而不影響未被感染的細胞，是治療愛滋病大有前途的新藥。天花粉的水溶性浸膏具有免疫抑制作用。

二、栝樓

【來源】 栝樓為葫蘆種植物栝樓或雙邊栝樓的乾燥成熟果實，亦稱苽蔞。其乾燥成熟種子、果皮均單獨入藥。栝樓仁去油研細後稱栝樓霜，亦供藥用。

【化學成分】 栝樓果實和仁中含有相同的蛋白質，栝樓仁中含有以栝樓酸為主的脂肪酸、1-栝樓酸-2-亞麻油酸-3-棕櫚酸甘油酯等，栝樓皮含精氨酸、賴氨酸、丙氨酸、纈氨酸、異亮氨酸、亮氨酸、甘氨酸及草酸鈣結晶等。

【藥理作用】 1.對心血管系統的作用：栝樓皮（35%）、子（65%）水煎醇沉濃縮劑以及栝樓皮浸膏經陽離子樹脂交換所得部分製成的栝樓注射液，均對豚鼠離體心臟有擴冠作用，且以後者作用最顯著。2.抗菌作用。3.抗癌作用。4.瀉下作用。5.抑制血小板聚集作用。

【臨床應用】 1.治療冠心病。2.治療慢性支氣管炎。3.止抽搐作用。4.治療半身不遂。5.治療乳腺增生。6.治療掌指皸裂。

葛（《神農本草經》中品）

【釋名】 《神農本草經》稱：**雞齊**。《名醫別錄》謂：**鹿藿**。又名：**黃斤**。

李時珍說：葛字從曷，諧聲。鹿食九種草，這是其中一種，因此叫鹿藿。黃斤的名稱不詳。

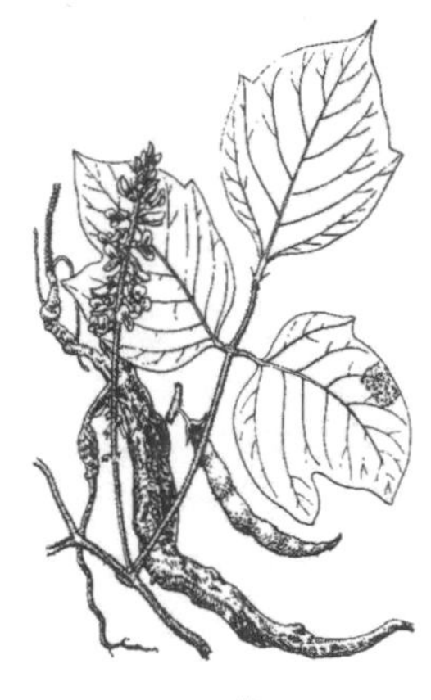
野葛

【集解】 李時珍說：葛有野生、家種兩種。它的蔓藤延長，可作粗細葛布，它的根外紫內白，長者七八尺。葉有三尖，如楓葉而長，向陽的一面青色，背面淡，花成穗，累累連綴，紅紫色。莢如小黃豆莢，也有毛，子綠色，扁扁的，如鹽梅子核，生嚼有腥氣，八九月採，就是《神農本草經》所說的葛穀。唐代蘇敬也說葛穀是果實，而宋代蘇頌說葛花不結果實是錯誤的，花曬乾也可作食。

葛根

【性味】 **甘、辛，平；無毒。**

【主治】 《神農本草經》記載：**主治消渴、身大熱、嘔吐、各種痹，升陽，解各種毒**。《名醫別錄》：**治療傷寒中風頭痛，解肌表邪氣發汗，開發腠理，治療金屬損傷瘡瘍，止脅風痛**。甄權說：**治療氣上逆致嘔吐，開胃進食，**

解酒毒。《日華諸家本草》：**治療胸膈煩熱發狂，止血痢，通小腸，排膿破血，敷蛇蟲咬傷，祛毒箭傷**。徐之才說：**解野葛、巴豆、百藥毒**。陳藏器說：**生品，能墮胎，蒸食消酒毒，可使食量減少不饑餓，作粉尤好**。《開寶本草》：**製作粉，能止渴，利大小便，解酒毒，消除煩熱，祛丹石毒，敷小兒熱瘡**。**搗汁飲，治小兒熱痞**。蘇敬說：**治療狗咬傷，搗汁飲，並用末外敷**。李時珍說：**散鬱火**。

【附方】　**各種傷寒**《傷寒類要》：平庸的人不能區別奧妙。現用一味葛根兼治各種傷寒。時行疾病，初覺頭痛，內熱，脈洪。葛根四兩，水二升，加入豆豉一升，煮取半升服，搗生葛根汁尤好。　**時氣頭痛，大熱**《聖惠方》：生葛根洗淨，搗汁一大盞，豆豉一合，煎剩六分，去渣分次服，汗出即癒，未出汗再服，如果心熱，加梔子仁十枚。　**煩躁熱渴**葛粉四兩，先用水浸粟米半升，一夜後濾出，拌勻，煮粥吃。　**小兒熱渴久不止**葛根半兩，水煎服。　**乾嘔不止**《肘後方》：葛根搗汁服一升，病即癒。　**服藥過量致煩悶**生葛根汁飲，乾品煎汁服。　**諸菜中毒，發狂煩悶，吐下欲死**葛根煮汁服。

現代醫學研究簡介

【來源】　葛根為豆科植物野葛或甘葛藤的乾燥根。其花、葉、穀（種子）、粉（塊根經水磨而澄取的澱粉）、蔓（藤）也入藥用。

【化學成分】　1.葛根中所含化合物以黃酮類為主，包括大豆甙、大豆甙元、葛根素、大豆甙元4',7-二葡萄糖甙、尿囊素、β-穀甾醇、胡蘿蔔甙、6，7-二甲氧基香豆素、5-甲基海因等。2.葛花中含異黃酮類化合物配糖體、三萜類化合物配糖體、色氨酸衍生物、鼠素糖、半乳糖等。3.葛葉含洋槐甙0.17%～0.35%。4.葛穀含油15%及γ-谷氨醯基苯丙氨酸。5.葛粉含澱粉、纖維素、灰分和水分。6.葛蔓含葛根素、大豆甙、大豆甙元、β-穀甾醇。

【藥理作用】　1.對血壓的作用：葛根對正常和高血壓動物均有一定的降壓作用。2.抗心肌缺血作用。3.抗心律失常作用。4.對腦循環的作用：麻醉犬靜脈注射葛根總黃酮後，部分動物的腦血流量增加，但所有動物的血管阻力均降低，頸內動脈注射總黃酮和葛根素後，血流量的增加和阻力降低更明顯。5.對β-受體的拮抗作用。6.抑制血小板聚集作用。7.對平滑肌的作用：葛根酒浸膏和總黃酮可抑制由Ach和$PGF_2\alpha$引起的大鼠離體迴腸收縮，對處於正常狀態的大鼠離體迴腸亦具有明顯的鬆弛作用。

【臨床應用】　1.治療冠心病心絞痛。2.葛根素對急性心肌梗塞患者梗塞範圍的影響：結果表明，治療組用藥後，心肌指數降低，磷酸肌酸激酶及其同功酶值明顯低於對照組。3.抗心律失常。4.治療高血壓病。5.治療偏頭痛。6.治療糖尿病。7.治療細菌性痢疾。8.治療突發性耳聾。9.治療視網膜動脈阻塞。10.治療面部神經性疾患。11.治療跌打損傷。12.治療頸椎肥大性改變。13.治療足癬及其合併症。14.治療腳汗症。15.治療擬菊酯類農藥中毒。16.葛花治酒醉不醒。

天門冬（《神農本草經》上品）

【釋　名】　《神農本草經》稱：**顛勒**。《爾雅》稱：**顛棘**。《本草綱目》謂：**天棘**。又名：**虋（音門）冬**、**萬歲藤**。

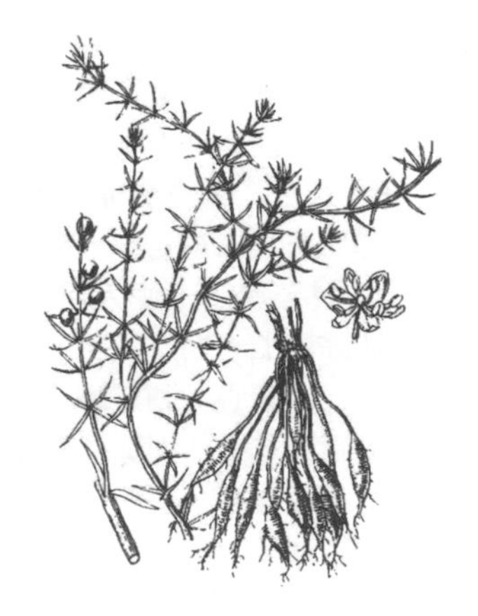

天門冬

李時珍說：草中茂盛者為虋，俗作門。此草蔓生茂盛，而功效同麥門冬，因此叫天門冬。或者叫天棘。《爾雅》講，髦，是顛棘，因其細葉如髦，有細棘。顛、天，音相近。根據《救荒本草》講，俗名萬歲藤，又名婆蘿樹，其形狀和治肺的作用與百部十分相似，所以也有叫百部。

【集解】　《名醫別錄》說：天門冬生奉高山谷，二、三、七、八月採根，曬乾。陶弘景說：奉高，是泰山下縣名。現在到處有，以長於高地、根大、味甘者為好。《桐君采藥錄》講，蔓生，葉有刺，五月花白，十月果實變黑，根連數十枚。張華《博物志》講，天門冬莖間有逆刺，若葉光滑的，名絺體，一名顛棘，揉搓根煎湯，可以洗細練，潔白如絨（紵一類的草），現在越人名為浣草，洗衣強於用灰。這不是門冬，但相似，按此種說法與桐君的說法相混亂，現在人們所採的根均是有刺的，本名顛勒，也大略相似。用此洗衣就乾淨，不再更有門冬。恐怕門冬自身是一種，或者即是浣草。又有百部，根也相類似，但苗不相同。蘇敬說：這有二種，一種苗有刺而澀，一種無刺而光滑，都是門冬，俗云顛棘、浣草，以形貌命名，雖有幾種名稱，終究是一物，二種根洗去垢物俱乾淨。門冬、浣草是互名。

天門冬根

【性味】 **苦，平；無毒。**

【主治】 《神農本草經》記載：**主治因風濕盛致風濕痹，強骨髓，殺寄生蟲，去伏屍。久服能減肥，益氣，延年益壽，不知饑。**《名醫別錄》：**保養肺氣，去寒熱邪氣，潤養肌膚，利小便，性寒而能補虛。**甄權說：**治肺氣不利、咳嗽氣上逆、喘息急促、肺痿肺癰吐膿，除熱，通腎氣，止消渴，去熱中風，治療濕疥，可以久服。煮食，使人肌體滑潤、光澤、白淨，消除身上一切惡氣不潔的疾病。**《日華諸家本草》：**鎮心，潤五臟，補各種勞傷，治吐血、咳嗽，祛痰，消除風熱煩悶。**王好古：**治心病，咽乾心痛，口渴而想飲水，肢體痿廢嗜臥，足下熱痛。**李時珍說：**潤燥滋陰，清肺降火。**孫思邈說：**陽痿可以常服。**

【發明】 甄權說：天門冬性寒能補虛，患者因體虛有熱，可以加用。和地黃配伍，服用能延年，頭髮不白。寇宗奭說：治肺熱的作用多，味苦，主泄而不主收，有寒邪的人禁服。張元素說：苦能泄瘀血，甘能扶助元氣，治血液妄行，這是天門冬的作用。保養肺氣，治療血熱犯肺，上氣喘促，宜加人參、黃芪為主，使用有特效。陳嘉謨說：天、麥門冬都走手太陰肺經，驅煩解渴，止咳消痰，而麥門冬兼走手少陰心經，清心降火，使肺不受邪，故止咳很快見效。天門冬又走足少陰腎經，滋腎助元氣，使全母氣（肺為腎之母），因此消痰功效明顯。腎主津液，燥就凝滯成痰，得潤劑就化，這就是所說的治病的根本。李時珍說：天門冬清金降火，益水之上源，故能下通腎氣，入滋補方，合群藥用有效。若脾胃虛寒之人，單食過久，必定致腸滑，反成頑疾，天門冬性寒而潤，能利大腸的緣故。

現代醫學研究簡介

【來源】 天門冬為百合科植物天門冬的乾燥塊根。

【化學成分】 天門冬含天冬素、β-穀甾醇、5-甲氧基甲基糠醛、約莫皂甙元、薯蕷皂甙元、薩酒皂草皂甙元、菝葜皂甙元及瓜氨酸、絲氨酸、蘇氨酸、脯氨酸、甘氨酸等19種氨基酸，還含有鼠李糖、木糖、葡萄糖以及三聚糖、四聚糖、五聚糖、六聚糖等多種低聚糖。

【藥理作用】 1.抗菌作用。2.抗腫瘤作用。3.抗衰老作用。4.殺滅蚊蠅幼蟲作用。5.抑制人紅血球Na^{+}-K^{+}泵作用。

【臨床應用】 1.治療慢性氣管炎。2.治療宮血。3.治療扁平疣。4.治療腫瘤。5.用於刮宮術及引產。

百部（《名醫別錄》中品）

【釋名】 《日華諸家本草》稱：**婆婦草**。《本草綱目》叫：**野天門冬**。

李時珍說：它的根多的幾十乃至百多連屬，如部隊排列一樣，故名百部。

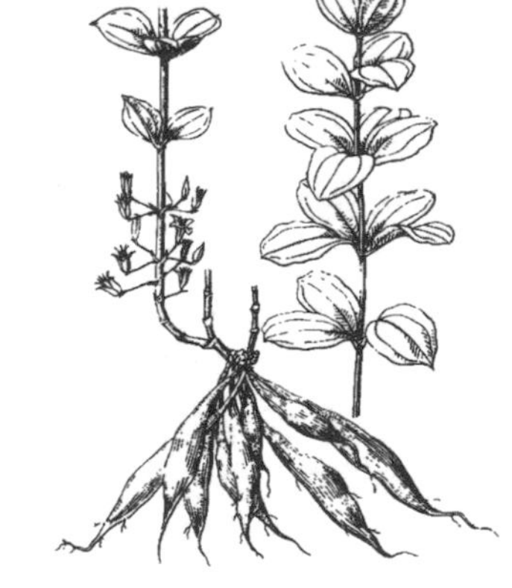
直立百部

【集解】 陶弘景說：山野到處有，它的根數十根相連，像天門冬但比天門冬苦，只是苗不同。李時珍說：百部也有

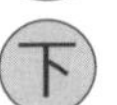
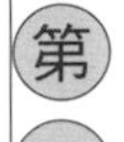
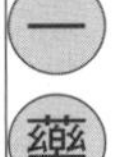
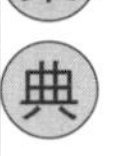
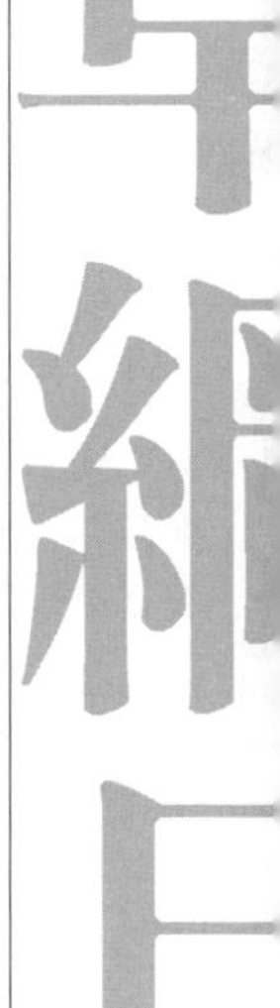

細葉如茴香的，其莖青，肥嫩時也可煮吃，根長的達一尺，新鮮的也肥壯，但曬乾後則虛細無脂潤。生品掰開，去心暴曬。鄭樵《通志》講葉如山藥，是錯誤的。

百部根

【性味】 **甘，微溫；無毒。**

【主治】 《名醫別錄》記載：**主治咳嗽氣上逆，火炙酒漬飲用**。甄權說：**治肺熱，潤肺**。《日華諸家本草》：**治傳屍骨蒸勞熱，治疳，殺蛔蟲、寸白蟲、蟯蟲，及一切樹木蛀蟲。燃燒百部根可將蟲薰死，殺虱、蠅蠓**。陳藏器說：**火炙、酒浸空腹飲，治疥癬，去蟲蠶咬毒。**

【發明】 李時珍說：百部亦天門冬之類，故都治肺病殺蟲。但百部氣溫而不寒，宜於寒性咳嗽，天門冬性寒而不熱，宜於熱性咳嗽，這是區別。

【附方】 **突然劇咳**張文仲方：用百部根漬酒，每次溫服一升，每日三次。葛洪方：用百部、生薑各搗汁等份，煎服二合。《續十全方》：用百部藤根搗取自然汁，和蜜等份，煮沸煎膏含嚥。《普濟方》：用百部根懸火上炙乾，每次含嚥汁，不要讓人知道。 **小兒寒性咳嗽**《小兒藥症直訣》用百部丸：百部（炒）、麻黃（去節）各七錢半，研末，杏仁去皮尖炒，仍用水略煮沸騰三至五次，研成泥狀，加入熟蜜和丸如皂子大小，每次服二三丸，溫水送服。**三十年咳嗽**《千金方》：百部根二十斤，搗取汁，煎成飴糖狀，服方寸匕，每日三次。深師方：加蜜二斤。《外台秘要》：加飴糖一斤。**遍身黃腫**《楊氏經驗方》：挖掘新鮮百部根，洗淨，搗，敷肚臍，用糯米飯半升，拌水酒半合，揉軟蓋在藥上，用帛包住，待一二日後，口內有酒氣，則水從小便中出，腫自消。

現代醫學研究簡介

【來源】 百部為百部科植物直立百部、蔓生百部或對葉百部的乾燥塊根。

【化學成分】 百部含多種生物鹼。

【藥理作用】 1.呼吸、循環系統作用：百部生物鹼能降低動物呼吸中樞的興奮性，並能抑制咳嗽反射而具有鎮咳作用，但對葉百部鹼以1mg/kg靜脈注射，對家兔有呼吸興奮作用。2.殺蟲作用。3.抗菌、抗病毒作用。

【臨床應用】 1.治療慢性氣管炎。2.治療百日咳。3.治療肺結核。4.治療滴蟲病。5.治療蟯蟲病。6.治療疥瘡。7.治療酒渣鼻。8.治療陰囊濕疹。9.治療癬症。10.用於診斷血吸蟲病。

何首烏（《開寶本草》）

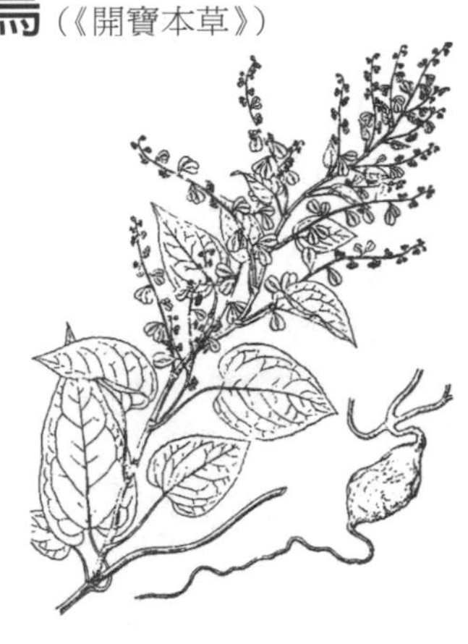
何首烏

【釋名】 《何首烏傳》謂：**交藤、夜合、地精**。《開寶本草》稱：**陳知白**。《日華諸家本草》稱：**桃柳藤**。《斗門方》稱：**赤葛**。《本草綱目》叫：**馬肝石、九真藤、瘡帚**。又名：**紅內消**。

《日華諸家本草》說：這味藥本來沒有名稱。因何首烏看見藤夜間交結在一起，便採食，發現有作用，因此以採取人的名字命名。李時珍說：漢武帝時，有馬肝石能使人頭髮發烏，故後人隱此名，命此藥為馬肝石。赤色能消腫毒。外科醫生稱為瘡帚、紅內消。《斗門方》講，取根如果獲得九個根的，服了可長壽，故名九真藤。凡各種名山、深山產的，既大而且作用好。

【集解】 蘇頌說：何首烏本來產順州南河縣，現在到處有，嶺外江南各州都有，以西洛、嵩山及河南柘城縣的為好。春長苗，蔓生附於竹子、樹木、牆壁間，莖紫色。葉與葉相對如山藥，但不光澤，夏秋開黃白花，如葛勒花，結子有稜，似蕎麥而細小，只如粟米大。秋冬挖根，大的如拳頭，各有五稜瓣，似小甜瓜，有赤白二種。赤色的為雄，白色的為雌。還有的講，春天採根，秋天採花，九蒸九曬，才可服食。此藥本來名交藤，因何首烏服而得名。唐朝元和七年（西元812年），僧人文象遇茅山老人，就傳此事。

何首烏根

【修治】 李時珍說：近來的治法，用何首烏赤、白色各一斤，竹刀刮去粗皮，米泔浸一夜，切片。用黑豆三斗，每次用三升三合三勺，以水泡過，沙鍋內鋪豆一層，首烏一層，重重鋪盡，蒸至豆熟，取出去豆，將何首烏曬乾，再用豆蒸，如此九蒸九曬，就可以使用。

【性味】 **苦、澀，微溫；無毒。**

【主治】 《開寶本草》記載：**主治瘰癧，消癰腫，療頭面風瘡，治五痔，止心痛，補益氣血，使頭髮髭鬚變黑，顏色變光澤，久服長筋骨，益精髓，長壽不衰老，也治婦女產後及帶下等各種病**。《日華諸家本草》：**久服使人有生育，治腑臟各種舊病，冷氣腸風**。王好古說：**瀉肝風**。

【發明】 李時珍說：何首烏是足厥陰肝經、足少陰腎經的藥，白的入氣分，紅的入血分。腎主閉藏，肝主疏泄，此物氣溫，味苦澀，苦補腎，溫補肝，澀能收斂精氣，所以能養血益肝，固精益腎，健筋骨，烏鬚髮，是滋補良藥。此藥不寒不燥，作用比地黃、天門冬等好。氣血調和，則風虛癰腫瘰癧各種疾病可治癒，此藥流傳雖然久，服用的人還少。嘉靖初年，邵應節用七寶美髯丹方進貢皇帝，明世宗肅皇帝服吃有效，連生皇子。於是何首烏的方子，天下流行。

【附方】 **烏鬚髮，壯筋骨，固精氣，強生育，延年**《積善堂方》：七寶美髯丹用紅、白何首烏各一斤，米泔水浸三四日，瓷片刮去皮，用淘淨黑豆二升，以沙鍋木甑，鋪豆及何首烏，重重鋪蓋蒸，至豆熟，取出去豆，暴曬乾，換豆再蒸，如此九次，暴曬乾研末。赤白茯苓各一斤，去皮研末，用水淘去筋膜及上浮者，取沉於水中的捻塊，用人乳十碗浸勻，曬乾研末。牛膝八兩去苗，酒浸一日，同何首烏第七次同蒸，至第九次止，曬乾。當歸八兩，酒浸曬。枸杞子八兩，酒浸曬。菟絲子八兩，酒浸生芽，研爛曬。補骨脂四兩，用黑芝麻炒香。忌鐵器，以石臼研末，煉蜜和丸如彈子大，一百五十丸，每日三丸，清晨溫酒送服，中午薑湯送服，睡前鹽湯送服。其餘做丸如梧桐子大，每日空腹用酒服一百丸，久服極有效驗。**壯筋骨，長精髓，補氣血服食滋補**《惠民和劑局方》：用何首烏丸，久服使鬚髮變黑，壯陽，使人多子，輕身延年。服用數月作用不顯，服用年餘有效。用何首烏三斤，鋼刀切片，乾品用米泔水浸軟切片，牛膝去苗一斤，切，用黑豆一斗，淘淨。以木甑鋪豆一層，鋪藥一層，重重鋪盡，瓦鍋蒸至豆熟，取出去豆，暴曬乾，換豆再蒸，如此三次，研末，蒸棗肉，和丸如梧桐子大。每次服三至五十丸，空腹溫酒送服。鄭岩山《中丞方》：只用赤、白何首烏各半斤，去粗皮陰乾，石臼搗成末，每天早晨用溫酒服二錢。《積善堂方》：用赤白何首烏各一半，品質好的在八月採，以竹刀削去皮，切片，用米泔水浸一夜，曬乾，用身體健壯生男孩的婦女的乳汁拌，曬至三度，待乾，木臼舂成末，以密雲產的棗肉和搗，做丸如梧桐子大小。每次服二十丸，每十日加十丸，至百丸止，空腹用溫酒、鹽湯任選一種送服。還有一方不用人乳。《衛生雜興》：用何首烏雌雄各半斤，分作四分，一分用當歸汁浸，一分用生地黃汁浸，一分用旱蓮汁浸，一分用人乳浸，三日後取出，各暴曬乾，瓦焙，石臼研末，蒸棗肉，和丸如梧桐子大，每次服四十丸。空腹，多次燒開的水送服。 **骨軟風疾，腰膝疼痛，不能行走，周身瘙癢**《經驗方》：用大何首烏有花紋的，同牛膝各一斤，用好酒一斤，浸七晝夜，暴曬乾，木臼搗末，棗肉和丸如梧桐子大，每次服三十至五十丸，空腹用酒送服。 **皮下肌肉疼痛，不管何處痛**：用何首烏末、生薑汁調成膏外塗，以帛包裹住，用火烤鞋底後溫熨。 **舒筋治損傷**《永類方》：何首烏十斤，生黑豆半斤，同煎熟，皂莢一斤燒存性，牽牛子十兩炒取頭末，薄荷十兩，木香、牛膝各五兩，置川烏頭二兩，研末，酒糊丸如梧桐子大，每次服三十丸，用茶湯送服。

何首烏莖、葉

【主治】 李時珍說：**主治風瘡疥癬瘙癢，煎湯洗浴，作用很好。**

現代醫學研究簡介

【來源】 何首烏為蓼科植物何首烏的乾燥塊根。

【化學成分】 何首烏含有卵磷脂以及蒽醌衍生物大黃酚、大黃素、大黃酸、大黃素甲醚、洋地黃蒽醌、食用大黃甙、均二苯烯化合物2，3，5，4'-四羥基乙烯-2-0-3-D-葡萄糖甙。還有鈣、鐵、鋅、錳、銅、鍶、鎳等。

【藥理作用】 1.抗衰老作用：（1）保護過氧化物歧化酶。（2）抑制B型單胺氧化酶活性。（3）保護胸腺作用。（4）促腎上腺皮質功能。（5）影響免疫功能。（6）磷脂和微量元素：可促進紅血球生成，且還有利於脂肪肝和某些老年病的治療。2.降血脂及抗動脈粥樣硬化作用。3.抗心肌缺血作用。4.保肝作用。5.抗菌作用。

【臨床應用】 1.治療高脂血症。2.治療失眠症。3.治療瘧疾。4.治療精神分裂症。5.治療子宮脫垂。6.治療女陰白色病變。7.治療皮膚贅疣。8.治療老年性皮膚搔癢症。9.治療足癬。10.治療小兒禿瘡。11.治療脫髮。12.治療白髮。13.治療百日咳。14.治療腰痛。15.治療便秘。16.治療帶狀皰疹、濕疹、軟組織挫傷、癰癤等。17.治療流腦後遺症。

萆薢（《神農本草經》中品）

【釋名】 《名醫別錄》稱：**赤節**。《吳普本草》謂：**百枝**。《雷公炮炙論》叫：**竹木**。又名：**白菝葜**。

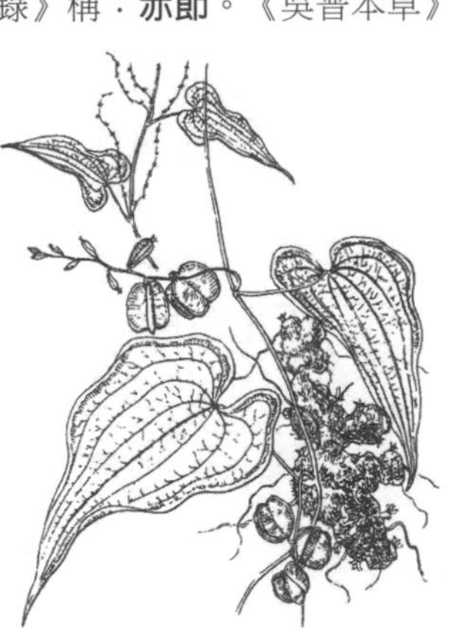

粉背薯蕷

【集解】 《名醫別錄》說：萆薢生長在真定山谷，二、八月採根，暴曬乾。陶弘景說：現在到處有，根似菝葜而稍有區別，根大。沒有很多的稜角及枝、節，顏色淺淡。李時珍說：萆薢蔓生，葉片似菝葜，如碗大，根又長又硬；大的如商陸根堅硬，現在人們多把土茯苓當作萆薢，這是不對的。莖、葉、根苗都不同。《吳普本草》又把萆薢作為狗脊，也是錯誤的。詳見狗脊條下內容。宋代把懷慶萆薢充作貢品。

萆薢根

【性味】 **苦，平；無毒。**

【主治】 《神農本草經》記載：**主治腰背強痛、周身風寒濕致骨節痹痛、惡瘡不癒，治熱氣**。《名醫別錄》：**主治因情志致脾胃損傷、陽痿、尿失禁、老人五緩、關節不利**。甄權說：**風寒濕痹、腰腳癱緩致不遂、手足抽動、男子臂腰痛、久冷、腎間膀胱有積水**。《日華諸家本草》：**主治頭眩暈、癇疾，補腎臟，壯筋骨，益精明目，中風失音**。王好古說：**補肝虛**。李時珍說：**治白濁、陰莖疼痛、痔瘺壞瘡**。

【發明】 李時珍說：萆薢，是足陽明胃經、足厥陰肝經的藥。厥陰肝經主筋屬風，陽明胃經主肌肉屬濕，萆薢的作用，長於祛風濕，所以能治緩弱、痹症、遺濁、惡瘡等各種屬於風濕的病。萆薢、菝葜、土茯苓三藥，形雖然不同，而主治的作用相差不大，難道也是一類數種嗎？《雷公炮炙論·序》講，陰囊皺漩，小便多，夜晚煎萆薢服。漩多，白濁，都是濕氣下流，萆薢能除陽明的濕而固下焦，故能去濁分清。

【附方】 **腰腳痹軟，步履不穩**《廣利方》：萆薢二十四分，杜仲八分，搗篩，每天清晨溫酒服三錢匕，禁牛肉。 **小便頻數**《集玄方》：川萆薢一斤，研末，酒糊丸如梧桐子大，每次鹽湯送服七十丸。 **白濁頻繁，結於上面如油，澄下如膏，是真元不足，下焦虛寒**用萆薢分清飲：萆薢、石菖蒲、益智仁、烏藥等份，每次四錢，水一盞，加入鹽一撚，煎剩七分，食前溫服，每日一次，有效就停服。

現代醫學研究簡介

【來源】 萆薢為薯蕷科植物粉背薯蕷、山萆薢、叉蕊薯蕷、纖細薯蕷、福州薯蕷的乾燥根莖，通稱前二者為粉萆薢，後三者為綿萆薢。

【化學成分】 1.粉背薯蕷根莖含薯蕷皂甙元、雅姆皂甙元。2.山萆薢根莖含薯蕷皂甙、纖細薯蕷甙、薯蕷皂素毒甙、山萆薢皂甙、約諾皂甙、托克皂甙元-1-葡萄糖甙以及薯蕷皂甙元、托克皂甙元、雅姆皂甙元、約諾皂甙元、考蓋皂甙元和衣蓋皂甙元。另還會少量25-異-螺甾-3，5-二烯。

【藥理作用】 山萆薢根莖中所含之薯蕷皂甙和薯蕷皂素毒甙有殺昆蟲作用，薯蕷皂甙還有抗真菌作用。

【臨床應用】 1.治療高脂血症。2.治療濕疹。3.治療慢性鉛中毒。4.預防痲疹。

菝葜（《名醫別錄》中品）

【釋名】 《日華諸家本草》稱：**金剛根、王瓜草**。《本草綱目》叫：**鐵菱角**。又名：**菝葝**（同葜）。

李時珍說：菝葝猶似，即短的意思，此草的莖蔓堅強而短小，故名菝葝。而江浙的人稱菝葜根。也叫金剛根，楚人稱鐵菱角，都因其形狀堅硬而有尖刺。鄭樵《通志》講，其葉頗似王瓜，因此叫王瓜草。

【集解】 李時珍說：菝葜在山野中很多，其莖似蔓而堅硬，植物生長有刺，葉圓大，形狀如馬蹄，光澤如柿葉，不像冬青葉。秋天開黃花，結紅子，根堅硬，有硬須如刺，菝葜葉煎服有酸澀味，鄉里人採集根、葉，作為染色用，名鐵菱角。《吳普本草》把菝葜作為狗脊，不對。詳細區別參看狗脊條下。

菝葜根

【性味】 甘、酸，平、溫；無毒。

【主治】 《名醫別錄》記載：**主治腰背寒痛、風痹，補益氣血，止小便利下**。《日華諸家本草》：**治流行時病、瘟疫瘴毒**。王好古說：**補肝經風虛**。李時珍說：**治消渴、婦女血崩、下痢**。

【附方】 **小便滑數**《儒門事親》：金剛根研末，睡時每次服三錢，溫酒送下。 **沙石淋症**，症狀嚴重的，取去根本《聖濟總錄》：用拔葜二兩，研末，每次米飲服二錢，再用地椒煎湯洗浴腰腹，一下子就通了。

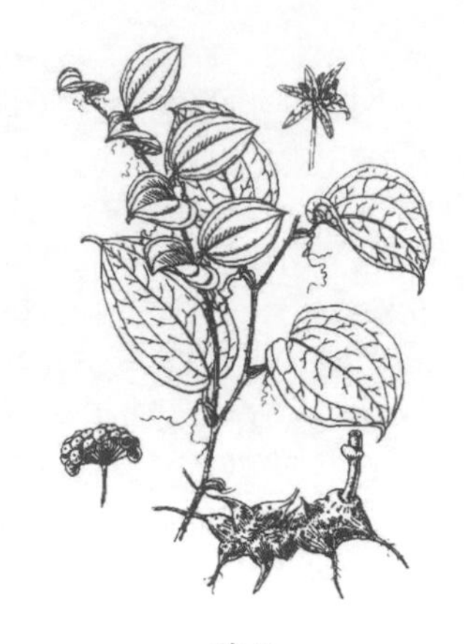
菝葜

消渴不止《普濟方》：菝葜半兩經炮製，水三盞，烏梅一個，煎一盞，溫服。

下痢赤白《衛生易簡方》：金剛銀、蠟茶等份，研末，白梅肉搗丸如芡實大，每次服五至七丸，小兒服三丸。白痢用甘草湯送服，赤痢用烏梅湯送服。 **風毒腳弱、痹症、氣上逆**《肘後方》：經濟困難的家庭用此最好。菝葜洗銼一斛，用水三斛，煮取九斗，漬曲去渣，取一斛漬飯，如平常釀酒，任意飲用。

現代醫學研究簡介

【來源】 菝葜為百合科植物菝葜的乾燥根莖。

【化學成分】 菝葜含薯蕷皂甙元和多種由薯蕷皂甙元構成的皂甙，以及生物鹼、酚類、氨基酸、有機酸、糖類。

【藥理作用】 1.利尿、解毒作用。2.抗錐蟲作用。3.抑菌作用。

【臨床應用】 1.治療附件炎及炎性包塊。2.治療急性腸炎。3.治療直腸脫垂。4.治療瘧疾。5.治療乳糜尿。6.治療絲蟲病。7.治療牛皮癬。8.治療糖尿病。9.治療外科急性感染。10.治療癌腫。11.治療風濕性關節炎。12.治療燙傷。

土茯苓（《本草綱目》）

【釋名】 《本草綱目》稱：**土萆薢、山豬糞、仙遺糧、冷飯團、硬飯、山地栗**。《圖經本草》謂：**刺豬苓**。《本草拾遺》叫：**草禹餘糧**。

李時珍說：根據陶弘景注石部禹餘糧講，南中平澤有一種藤，葉片像菝葜，根呈塊狀有節，像菝葜而顏色赤，味道像山藥，也名禹餘糧。古代大禹行到山中缺糧食，採此充糧而遺棄剩餘的，故有此名。審查陶弘景的這種說法，即現在的土茯苓，因此現在還有仙遺糧、冷飯團的名稱。也含其遺棄的意思。

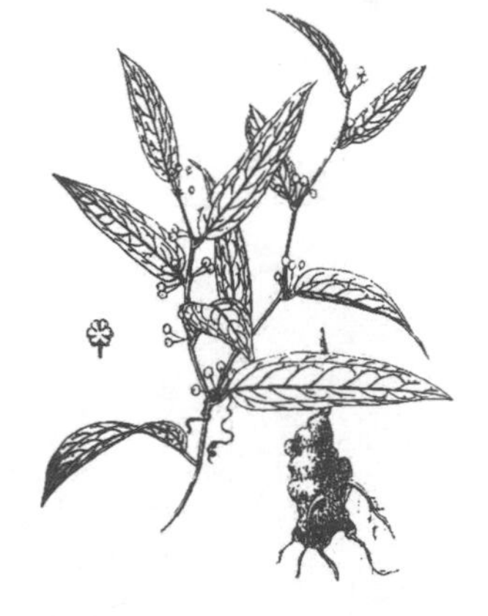
土茯苓

【集解】　李時珍說：土茯苓，楚地、蜀地山溝中很多，蔓生如蓴，莖上有細點，其葉不對生，形狀很像大竹葉而質厚滑，如瑞香葉而長五六寸。其根狀如菝葜而圓，如雞鴨蛋大，連綴生長，遠的相距一尺多，近的有的數寸，塊莖肉軟，可以生吃，有赤白兩種，入藥以白色的好。

土茯苓根

【性味】　**甘、淡，平；無毒。**

李時珍說：忌茶。

【主治】　陳藏器說：**食後不知饑餓，調理脾胃止瀉，使行動輕健，少睡眠**。李時珍說：**健運脾胃，強壯筋骨，袪除風濕。活利關節，止泄瀉。治療拘攣骨痛、惡瘡、癰腫，解除汞粉、銀朱的毒。**

【發明】　李時珍說：古方沒有記載楊梅瘡，也沒有患病的人，近來病起於嶺南，傳到四方，大概嶺南氣候炎熱，山嵐瘴毒薰蒸，飲食吃辛熱之物，男女淫亂，濕熱之邪積蓄過久導致毒瘡，以致於互相傳染，自南而北，遍及各地，然而都是淫亂的人患此病。其病有幾種情況，治療原則是一樣的。只有土茯苓氣味甘而淡，為陽明經本藥，能健運脾胃，袪風濕，脾胃健則營衛和諧，風濕去則筋骨和利，因此各種症狀多癒，這也是掌握了古人沒有說明白的奧妙。現在臨床上有搜風解毒湯治楊梅瘡，不用輕粉，病重的一個多月，病輕的半月就癒。服輕粉藥筋骨攣痛、癱瘓不能行走的，服用此方也有效。方用土茯苓一兩，薏苡仁、金銀花、防風、木瓜、木通、白鮮皮各五分，皂莢子四分，氣虛加人參七分，血虛加當歸七分，水兩大碗煎飲，一日三次，只是需忌飲茶以及牛、羊、雞、鵝、魚肉、燒酒、法麵、房事，這是秘方。

【附方】　**楊梅毒瘡**《衛生雜興》：用冷飯團四兩，皂角子七個，水煎代茶飲，病輕的十四天，病重的二十八天見效。另一方，冷飯團一兩，五加皮、皂角子、苦參各三錢，金銀花一錢，用好酒煎，每日一次。　**小兒楊梅瘡，起於口內，蔓延至全身**《外科發揮》：用土萆薢研末，乳汁調服，月餘自癒。　**治骨攣癰漏服輕粉致傷脾胃氣血**筋骨疼痛，久則潰爛成癰，連年不癒，以致於終身致廢疾。用土萆薢一兩，有熱加黃芩、黃連，氣虛加四君子（人參、茯苓、白朮、甘草），血虛加四物湯（當歸、白芍、熟地、川芎），水煎代茶，一月餘即癒。　**骨攣癰漏**《朱氏集驗方》：用過山龍即硬飯四兩，加四物湯一兩，皂角子七個，川椒四十九粒，燈心草七根，水煎白日飲用。　**瘰癧潰爛**《陸氏積德堂經驗方》：冷飯團切片或研片，水煎服或加入粥內食用，必須多吃才好，以江西所產，白色的品質優，忌鐵器、發物。

現代醫學研究簡介

【來源】　土茯苓為百合科植物土茯苓的根莖。

【化學成分】　根莖含皂甙、鞣質、樹脂等。同屬植物的根含生物鹼、揮發油、己糖、鞣質、植物甾醇及亞油酸、油酸等。

【臨床應用】　1.治療梅毒。2.治療急性菌痢。3.治療鉤端螺旋體病。4.治療牛皮癬。5.治療丹毒。6.治療頑固性頭痛。7.治療膝關節積液。

白斂（《神農本草經》下品）

【釋名】　《神農本草經》稱：**白草、兔核**。《名醫別錄》叫：**白根、崑崙**。《本草綱目》謂：**貓兒卵**。

寇宗奭說：白斂，服食方中少用，只斂瘡方中多用，故名白斂。李時珍說：兔核、貓兒卵，都是象形。崑崙，是說皮黑。

白斂根

【性味】 **苦，平；無毒。**

徐之才說：代赭石為使藥，反烏頭。

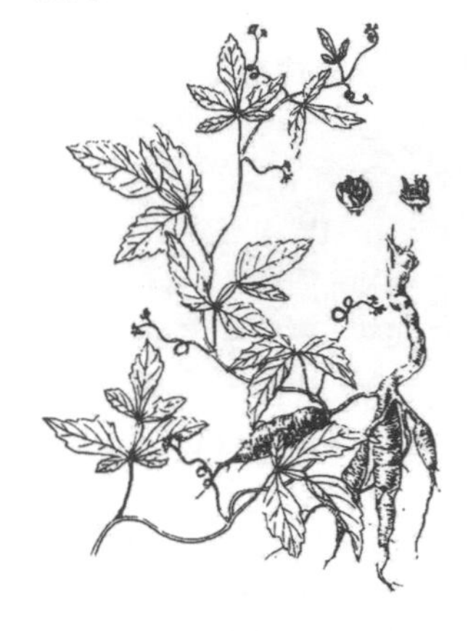

白斂

【主治】 《神農本草經》記載：**主治癰腫疽瘡，散結氣，止痛除熱，治眼睛紅赤；小兒驚癇、先熱後寒的溫瘧、女子陰中腫痛、帶下赤白**。《名醫別錄》：**清除火毒**。《日華諸家本草》：**治發背、瘰癧、顏面上皰瘡、腸風、痔瘺、血痢、刀箭傷、跌打損傷，生肌止痛**。李時珍說：**解狼毒**。

【附方】 **發背初起**《肘後方》：水調白斂末，外塗。 **顏面部長粉刺**：白斂二分，杏仁半分，雞屎白一分，研末，蜜和勻後擦面。 **疔瘡初起**《聖惠方》：水調白斂末，外敷。 **諸物哽塞咽部**：白斂、白芷等份，研末，水服二錢。 **鐵刺以及竹木哽塞咽中**：白斂、半夏泡，等份，研末，酒服半錢，每日二次。也治刺在肉中。 **一切癰腫**甄權說：白斂、赤小豆、萵草研末，用雞蛋清調，外塗。陶弘景方：用白斂二分，藜蘆一分，研末，酒調和外貼。每日三次以上。 **面部酒渣鼻**《御藥院方》：白斂、白石脂、杏仁各半兩，研末，雞蛋清調塗，早上洗去。

現代醫學研究簡介

【來源】 白斂為葡萄科植物白斂的乾燥塊根。

【化學成分】 根塊含黏質和澱粉。福建產同屬植物表面析出的粉，為福建茶素。此物加鹼煮沸，則脫氫而生楊梅樹皮素。

【藥理作用】 水浸劑在試管內對同心性毛癬菌、奧杜盎氏小芽孢癬菌、腹股溝和紅色表皮癬菌等皮膚真菌有不同程度的抑制作用。

【臨床應用】 1.治療細菌性痢疾。2.治療外科炎症。3.治療皮膚皸裂。

山豆根（《開寶本草》）

【釋名】 《本草綱目》稱：**解毒、黃結**。又名：**中藥**。

蘇頌說：其蔓如大豆的蔓，因此用豆作名。

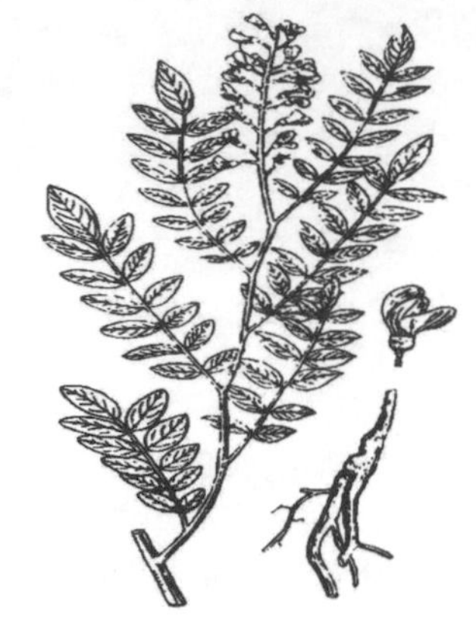

越南槐

【集解】 蘇頌說：山豆根生劍南及宜州、果州山谷。現在廣西也有。以忠州、萬州的品質為好，苗蔓如大豆，葉青，經冬不凋謝，八月採根。產廣南的如小槐，高一尺多，石鼠吃根，因此嶺南人捕鼠，取腸胃曬乾，解毒除熱有效。

【性味】 **甘，寒；無毒。**

【主治】 《開寶本草》記載：**解各種藥物毒，止痛，消瘡腫毒邪，治發熱咳嗽，人與馬的急性黃疸，殺小蟲**。蘇頌：**含山豆根嚥汁，解咽喉腫毒，極好**。李時珍：**研末用五分煎湯服，治腹脹喘滿，酒送服三錢，治女人血氣腹脹，又能驅各種蟲；做丸服，止下痢；磨汁服，止突然患熱厥心腹痛、五種痔痛。研汁塗擦各種熱腫禿瘡、蛇、狗、蜘蛛傷**。

【附方】 **急性黃疸**《備急方》：山豆根研末，水服三錢，若夾蠱氣，用酒送下 **霍亂吐利**：山豆根末，用橘皮湯送服三錢。 **赤白下痢**：山豆根研末，合蜜丸如梧桐子大，每次服二十丸，空腹白開水送服，服三次可止。 **頭上白屑**：山豆根研末，浸油，每日塗。 **牙齦腫痛**：山豆根一片，含在痛牙處。 **喉中長癰**《永類方》：山豆根磨醋噙含，出涎即癒，病重不能講話的頻用雞毛掃入喉中，出涎，就能言語。

現代醫學研究簡介

【來源】 山豆根為豆科植物越南槐的根及根莖。

【化學成分】 含總生物鹼約0.93%，其中苦參鹼0.52%、氧化苦參鹼0.35%及微量臭豆鹼、甲基金雀花鹼及黃酮類化合物、廣豆根素、廣豆根酮、環廣豆根酮、槐樹素、紫檀素、紅車軸草根甙、山槐素等。

【藥理作用】 1.抗腫瘤作用。2.升高白血球作用。

【臨床應用】 1.治療慢性活動性肝炎。2.治療膀胱癌。3.治療鉤端螺旋體病。4.治療宮頸糜爛。5.治療無症狀HBsAg攜帶者。6.治療銀屑病。7.治療扁桃體炎和咽喉炎。8.治療外痔。9.治療心律失常。10.治療慢性氣管炎。11.輔助麻醉。12.治療滋養細胞惡性腫瘤。

威靈仙（《開寶本草》）

【釋名】 李時珍說：威，說它性質猛烈。靈仙，說它的作用好。

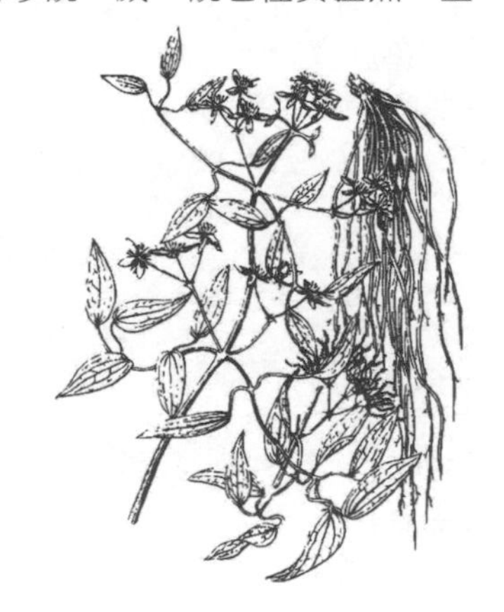
威靈仙

【集解】 李時珍說：其根每年長出新的旁枝，多年的生長茂盛，一根叢鬚有幾百條，長的有二尺多，初時黃黑色，乾則深黑，俗稱鐵腳威靈仙。另外有幾種，根鬚一樣，但顏色有黃有白，都不能用。

威靈仙根

【性味】 **苦，溫；無毒。**

【主治】 《開寶本草》記載：**主治各種風病，宣通五臟，祛腹內冷痛、心膈間痰水、久積腹部腫塊、膀胱陳久的膿液惡水、腰膝冷痛，治療折傷，久服不發生溫疫及發熱怕冷的溫瘧。**李杲：**祛除新老積滯，消除胸中痰唾，散皮膚、大腸風邪。**

【發明】 蘇頌說：唐貞元年間，嵩陽先生周君巢寫《威靈仙傳》講，威靈仙去各種風，通十二經脈，早上服晚上出現效果。能疏通宣暢五臟冷膿、積水所致病變，微利小便，不瀉人，服此藥四肢輕健，手足微暖，並感清涼。從前，商州有人患手足不遂，不能著地幾十年，高明的醫生對此也毫無辦法，就將病人放在路旁，來求能醫治的人。恰遇一新羅僧看見，就告訴病人，這種病一服藥就可治癒，只是不知此地有沒有。因此到山中尋找藥，果然採到，就是威靈仙。讓病人服，幾天後能走路，後來有一個叫鄧思奇的人知道後，就記載了這件事。威靈仙能治療中風不語，手足不遂、口眼喎斜、言語不利及筋骨節風病、繞臍風、胎風、頭風、暗風、心風、風狂、大風、皮膚風癢、白癜風、熱毒風瘡、頭旋目眩、手足頑痹、腰膝酸痛、腎臟風壅、傷寒瘴氣、憎寒壯熱、頭痛流涕、黃疸黑疸、頭面浮腫、腹內宿滯、心頭痰水、膀胱積膿、口中流涎、寒熱氣塞、肚腹脹滿、喜歡吃茶渣，心痛、胸膈氣脹、冷氣攻竄等症。李時珍說：威靈仙氣溫，味微辛鹹。辛泄氣，鹹泄水，因此風濕，痰飲病人，身體壯實服用有很好效果。其特性大抵疏利，久服恐傷真氣，氣弱的人也不能服用。

【附方】 **腳氣入腹，脹悶喘急**《簡便方》：用威靈仙末，每次服二錢，酒送服，疼痛減輕一分，那麼藥也減一分。 **腰腳各種疼痛**《千金方》：用威靈仙研末，空腹溫酒服一錢，逐日以稍微利下為度。《經驗方》：用威靈仙一斤，洗乾，好酒浸七天，研末，麵糊丸如梧桐子大，用浸藥的酒，每次送服二十丸。 **手足麻痹，時發疼痛，或者打撲傷損，痛不可忍，或癱瘓等**《普濟方》：威靈仙五兩，生川烏、五靈脂各四兩，研末，醋糊丸如梧桐子大，每次服七丸，用鹽湯送下，忌茶。腹中痞積威靈仙、楮桃兒各一兩，研末，每次溫酒服三錢，名化鐵丸。 **男女氣痛，不管時間長短**《摘玄方》：威靈仙五兩，生韭菜根二錢半，烏藥五分，好酒一盞，雞蛋一個，在灰火中煨一夜，五更時視雞蛋殼軟為度，去渣溫服，用乾食物

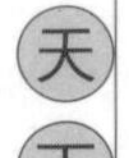
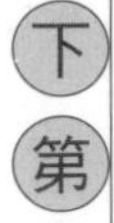
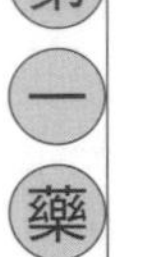
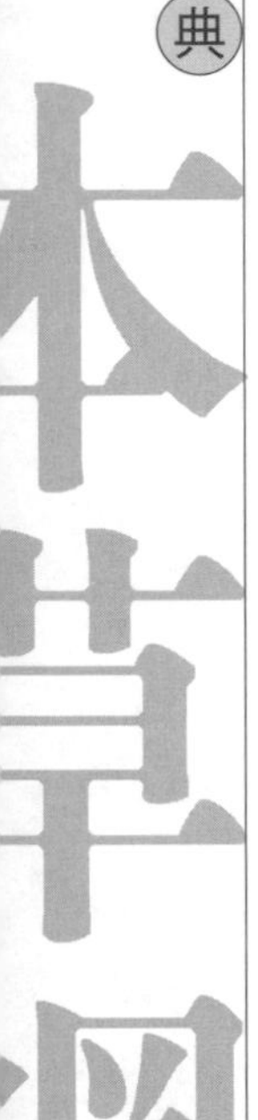

壓藥，向患側側臥。渣再煎，次日服，覺包塊刺痛，是其有驗。 **噎膈氣寒**《唐瑤經驗方》：威靈仙一把，醋、蜜各半碗，煎五分，服，吐出宿痰可癒。**停痰宿飲，喘咳嘔逆，完全不能進食**用威靈仙焙，半夏薑汁浸焙，研末，用皂角水熬膏，做丸如綠豆大，每次服七至十丸，薑湯送下，一日三次，一月有效。忌茶，麵粉。**諸骨鯁咽**威靈仙一兩二錢，砂仁一兩，砂糖一盞，水二盅，煎取一盅，溫服。《乾坤生意》：威靈仙用米醋浸二天，曬研末，醋糊丸如梧桐子大，每次服二三丸，半茶半湯送服，如欲嘔吐，以銅青末半匙，加入油一二點，茶服，探吐。**治雞鵝骨鯁**《聖濟總錄》：赤莖威靈仙五錢，井水煎服，即軟如綿吞下，作用很好。

現代醫學研究簡介

【來源】 威靈仙為毛莨科鐵線蓮屬植物威靈仙的根和根莖。

【化學成分】 威靈仙全株含原白頭翁素、白頭翁內酯、甾醇、糖類、皂甙、內酯、酚類、氨基酸。葉含內酯、酚類、三萜、氨基酸、有機酸。

【藥理作用】 1.對平滑肌的作用：本品根煎劑給麻醉犬灌服，可使食道蠕動節律增強，頻率增加，幅度增大。人骨鯁後，咽部或食道上段局部攣縮，服用本品後即鬆弛，同時增加蠕動，使骨鬆脫。2.引產作用。3.抗菌作用。

【臨床應用】 1.治療諸骨鯁。2.治療慢性氣管炎。3.治療結石。4.治療呃逆。5.治療咽喉炎及急性扁桃體炎。6.治療腮腺炎。7.抗中孕。8.治療牛皮癬。9.治療脊椎炎和腰肌勞損。10.治療關節炎。11.鎮痛。12.治療麥粒腫、結膜炎等。13.治療放、化療噁心嘔吐。14.治療小兒鞘膜積液。15.治療絲蟲病。16.治療食管癌。17.治療肝炎。18.治療淋巴結核。19.治療跟痛症。20.其他：（1）治療感冒。（2）治療乳腺炎。（3）治療牙痛。（4）治療面癱。（5）治療小兒龜頭炎。

茜草（《神農本草經》上品）

【釋名】 《名醫別錄》謂：**地血**。《蜀本草》叫：**染緋草**。《土宿本草》稱：**血見愁**、**風車草**。《本草衍義補遺》稱：**過山龍**。又名：**蒨**（音茜）、**茅蒐**、**茹藘**（音如閭）、**牛蔓**。

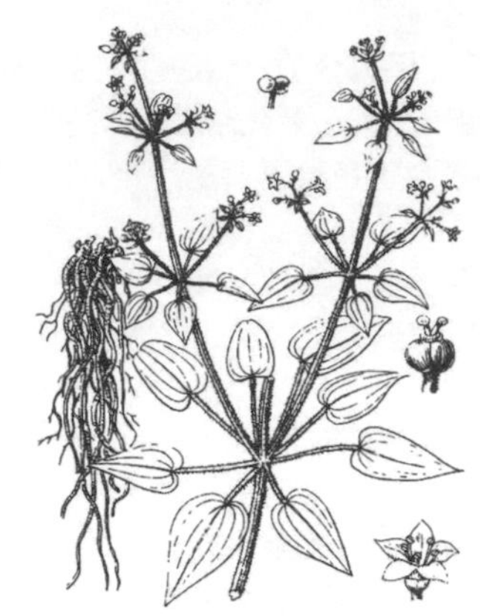
茜草

李時珍說：根據陸佃講，許慎《說文解字》說蒐是人血所化，那麼草鬼合起來就是蒐字。陶弘景本草講東方有但少，不如西方多，那麼西合草就是茜字。陸佃講，齊地人稱之茜，徐地人謂之牛蔓，草茂盛的為蒨，牽引生長為茹，連接覆蓋地面為，那麼，蒨、茹、的名稱，又取此義。

【集解】 李時珍說：茜草十二月長苗，蔓延數尺，方莖中空有筋，外有細刺，數寸一節，每節有五葉，葉如烏蘞葉而糙澀，葉片正面青色、背面綠色，七八月開花，結果實如小椒大，裏面有細子。

茜草根

【性味】 **苦，寒；無毒。**

【主治】 《神農本草經》記載：**主治寒濕痹、黃疸，補中**。《名醫別錄》：**止血，治崩漏下血、膀胱不足、跌仆筋傷、蠱毒，久服益精氣，身輕有力，可以染絳。根苗主治痹以及熱中損傷跌折**。甄權說：**治風寒暑濕燥火過盛傷心肺，吐血瀉血**。《日華諸家本草》：**止鼻出血、產後血暈、月經不止、帶下、撲損瘀血、泄精、痔瘺瘡癤排膿，用酒煎服**。李時珍說：**通經脈，治骨節風痛，活血行血**。

【發明】 陳藏器說：茜草主治蠱毒，煮汁服。李時珍說：茜草赤色而氣溫，味微酸而帶鹹，

白話精譯

色赤入營分，氣溫，行瘀滯，味酸入肝而鹹走血分，是手足厥陰血分的藥，專於行血活血。俗方用治女子經水不通，以一兩茜根煎酒服，一日即通，作用很好。《名醫別錄》說其久服益精氣輕身，《日華諸家本草》說其泄精，很不符，恐怕不可信。

【附方】 **治吐血燥渴，解毒**《聖濟總錄》：用茜根、雄黑豆去皮，炙甘草等份，研末，井水糊丸如彈子大，每次溫水化服一丸。 **黑髭烏髮**：茜草一斤，生地黃三斤取汁，用水五大碗，煎茜草絞汁，將渣再煎三次，用汁同地黃汁微火煎成膏，瓶裝；每日空腹溫酒服半匙，一月髭髮如黑漆，忌蘿蔔、五辛。 **鼻血不止**《本事方》：茜根、艾葉各一兩，烏梅肉二錢半，研末，煉蜜丸如梧桐子大，每次烏梅湯送服五十丸。 **五十歲行經**《唐瑤經驗方》：婦人五十後，經水不止，作敗血論。用茜根，又名過山薑一兩，阿膠、側柏葉、炙黃芩各五錢，生地黃一兩，小兒胎髮一團燒灰，分作六劑，每劑用水一盞半，煎七分，入髮灰服。

現代醫學研究簡介

【來源】 茜草為茜草科植物茜草的乾燥根及根莖。

【化學成分】 含蒽醌類物質，如茜素、茜草素、黑茜素、羥基茜草素、偽羥基茜草素等。

【藥理作用】 1.止血作用。2.鎮咳、祛痰作用。3.對平滑肌的作用：茜草根煎劑能對抗乙醯膽鹼所致的離體兔腸痙攣，有解痙作用。4.抗菌作用。5.對尿路結石的作用：用20%茜草製劑餵飼小鼠，能防止實驗性腎和膀胱結石的形成，尤其對碳酸鈣結石的形成有抑制作用。

【臨床應用】 1.用於出血性疾患。2.治療慢性氣管炎。3.治療慢性腹瀉。4.治療風濕性關節炎。5.治療軟組織損傷。6.治療白血球減少症。

防己（《神農本草經》中品）

【釋名】 《神農本草經》稱：**解離**。又名：**石解**。

李時珍說：據李東垣講，防己如險健之人，幸災樂禍，能為首致亂，如果善用，也可禦亂，其名稱大概是此層意思。解離，因它的紋理的緣故。

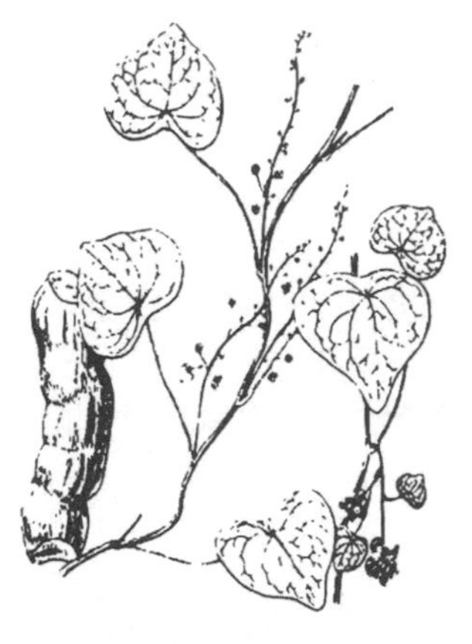

粉防己

【性味】 **辛，平；無毒。**

【主治】 《神農本草經》記載：**主治風寒、溫瘧、熱氣癇症，除邪氣，利大小便。**《名醫別錄》：**治療水腫、風腫，去膀胱熱、傷寒寒熱邪氣，治中風致手腳攣急，通達腠理，利九竅，止瀉，散癰腫，惡結，各種疥癬、蟲瘡。**甄權說：**治療風濕，口面部喎斜，手足拘攣疼痛，祛留痰，肺氣喘嗽。木防己主治男子肢節中風邪，毒風不語，散結氣壅腫，先發熱後惡寒的溫瘧、風水腫，治膀胱病變。**張元素說：**治中下部濕熱腫，泄腳氣，行十二經。**

【發明】 李杲說：《本草十劑》講，通可以祛滯，就是通草、防己之類。防己大苦寒，能瀉血中濕熱，通導滯塞，也能瀉大便，補陰瀉陽，是益秋冬之陰，瀉春夏之陽的藥。就好似人一樣，險而健壯的。幸災樂禍，能首先導致禍亂，然而善用，也可抵禦突然兇險，因此高明的醫生保存而不廢棄，一般人聞此臭味就討厭，飲用後就使人身心煩亂，飲食減少。至於十二經有濕熱壅塞不通，以及下注腳氣，除膀胱積熱而護其本，沒有此藥不可，真是通行經脈的仙藥，沒有其他藥可以替代。

【附方】 **水氣泛溢皮膚引起的水腫**《金匱要略》：按之沒指，不惡風，水氣在皮膚中，四肢輕微抖動。用防己茯苓湯：防己、黃芪、桂枝各三兩，茯苓六兩，甘草二兩，每次服一兩，用水一升，煎取半升服，每日二次。 **膈部支飲**患者氣喘，胸悶，心下痞塞堅硬，面色黧黑，脈沉緊，患病幾十日，醫生用吐下的藥不癒。用大防己湯治療，體虛很快治癒，實證三日再發，再服無效，去石膏，加茯苓、芒消治療。用木防己三兩，人參四兩，桂枝二兩，石膏雞蛋大十二個，水六升，煮取二升，分次溫服。　**小便淋澀**《千金方》：用三物木防己湯：木防己、防風、冬葵子各二兩，切細，水五升，煮剩二升半，分三次服。　**傷寒喘息**：防己、人參等份，研末，桑皮煎湯服二錢，不拘老少。　**肺痿咯血多痰**《古今錄驗》：漢防己、葶藶子等份，研末，糯米飲每次服一錢。**鼻衄不止**《聖惠方》：生防己末，新汲水服二錢，仍以少許藥搐鼻。　**解雄黃毒**《肘後方》：防己煎汁服。

現代醫學研究簡介

一、粉防己

【來源】　粉防己為防己科植物粉防己的乾燥根。

【化學成分】　粉防己根含生物鹼約1.2%，其中有漢防己鹼、防己醇靈鹼、一種酚性生物鹼（$C_{32}H_{42}O_6N_2$）、門尼新鹼、門尼定，以及輪環藤酚鹼等。

【藥理作用】　1.鎮痛作用。2.消炎及抗過敏作用。3.對循環系統的作用：在麻醉貓身上，漢防己甲素有顯著的降壓作用。4.對橫紋肌的作用：漢防己甲素及其若干同類物有鬆弛橫紋肌的作用。5.對平滑肌的影響：漢防己甲素10^{-4}～10^{-3}mol/L濃度能使貓冠狀血管舒張，對離體豚鼠支氣管平滑肌有輕微的舒張作用，高濃度則收縮之。6.抗癌作用。7.抗菌、抗原蟲作用。

二、木防己

【來源】　木防己為防己科植物木防己的乾燥根。

【化學成分】　木防己根含木防己鹼、異木防己鹼、木蘭花鹼、木防己胺、木防己賓鹼、甲門尼薩任鹼、去甲門尼薩任鹼等多種生物鹼。

【藥理作用】　木防己鹼對發熱家兔有降溫作用，能使兔血壓下降，血管收縮；麻痹蛙的心肌及骨胳肌。小量增強小腸、子宮的收縮；大量則麻痹之。

【臨床應用】　1.治療高血壓病。2.治療心絞痛。3.治療陣發性室上性心動過速。4.治療神經性疼痛。5.治療阿米巴痢疾。6.治療矽沉著病。7.治療熱痹。8.治療毒蕈中毒。9.治療肺癌。10.用於麻醉。

通脫木（《用藥法象》）

【釋名】　《本草綱目》稱：**通草**。又名：**活莌**（音奪）、**離南**。

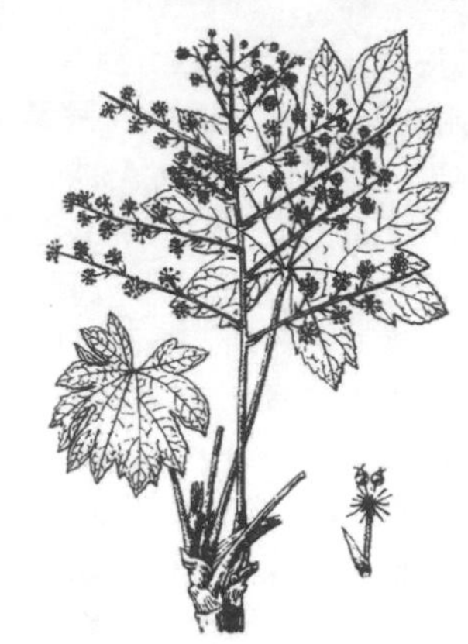
通脫木

【集解】　陳藏器說：通脫木生山旁，葉似蓖麻，其莖空心，中有白瓤，輕白可愛，婦女取用作為裝飾物，俗稱通草。蘇頌說：郭璞講，生江南，高一丈多，大葉似荷葉而肥，莖中瓤色正白，現在園圃中亦有種植，有的作蜜煎充果，食用甘美。李時珍說：蔓生山中，直莖大的有數寸。

【性味】　**甘、淡，寒；無毒。**

【主治】　李杲說：**利前陰，治五淋，除水腫癃閉，瀉肺**。蘇頌說：**解各種毒蟲痛**。汪機說：**明目退熱，下乳催產**。

【發明】　李杲說：通草瀉肺利小便，甘平以緩陰血，與燈草功效相同，宜生用。李時珍說：通草色白而氣寒，味淡而質輕，因此入太陰肺經，引熱下降而利小便，入陽明胃經，通氣上達而下乳汁。其氣寒，主降，其味淡，主升。

【附方】　**治頭風痛**《百一選方》：新鮮通草在瓦上燒存性，研末，每次用二錢，熱酒送服，牙關緊閉者，可將藥灌入。

現代醫學研究簡介

【來源】　通脫木為五加科植物通脫木的莖髓。

【化學成分】　含灰分5.95%、脂肪1.07%、蛋白質1.11%、粗纖維48.73%、戊聚糖5.83%。尚含糖醛酸28.04%，其一部分存在於聚β-D-半乳糖醛酸。另含溶於NaOH溶液的多糖，其水解產物中含牛乳糖醛酸、半乳糖、葡萄糖和木糖。

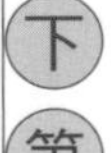
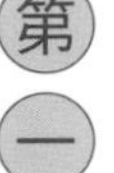
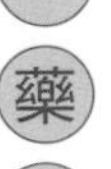
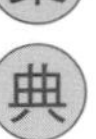

絡石（《神農本草經》上品）

【釋名】　《神農本草經》稱：**石鯪**。《吳普本草》叫：**鯪石、雲花、雲英、雲丹、雲珠**。《名醫別錄》稱：**石龍藤、懸石、略石、領石、明石、石磋**。蘇敬叫：**耐冬、石血**。

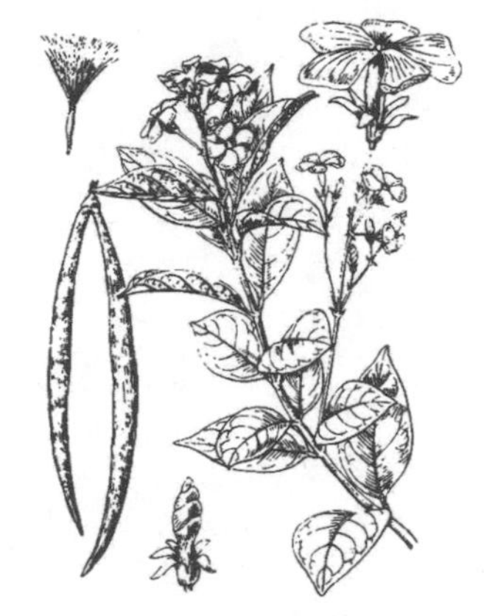
絡石

蘇敬說：俗稱耐冬，因為其包繞石頭、樹木生長，故名絡石。山南人稱它叫石血，治療產後血瘀非常好。

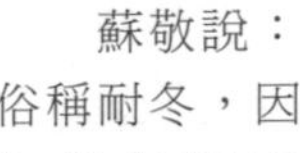

【集解】　《名醫別錄》說：絡石藤生泰山山谷，或者石山不向陽的地方，或者高山岩石上，或者生長在人們居住的地方，五月採。李時珍說：絡石貼緊石頭生長，折斷其藤蔓流白汁，葉片比指頭小，厚實，向陽一面青色，背面淡，粗澀不光滑，有尖葉、圓葉二種，功用相同，是一種植物。蘇敬說的並不錯，只是不詳細罷了。

莖葉

【性味】　**苦，溫；無毒。**

【主治】　《神農本草經》記載：**主治風熱、死肌癰腫傷損、口乾舌燥、癰腫不消散、喉舌腫脹閉塞、食飲難下**。《名醫別錄》：**祛除邪氣，養腎，主治腰髖部痛，使筋骨堅，通利關節，久服輕身、明目，潤澤肌膚，延年益壽，通神明**。陳藏器說：**主治一切風病，使肌膚變白**。蘇敬說：**治療蝮蛇瘡毒、胸悶，服絡石藤汁並外洗，治刀斧傷瘡，外敷馬上見效**。

【發明】　李時珍說：絡石藤氣味平和，作用持久。《神農本草經》列為上品，李當之稱為藥裏面的君藥，其功用是主筋骨關節風熱癰腫，使肌膚變白延年。醫生們很少知道使用的，怎麼可以因為這味藥低賤而忽視使用呢？服用時應當泡酒服。

【附方】　**喉部腫塞不通，喘息，很快氣絕**《外台秘要》：絡石草一兩，水一升，煎一大盞，慢慢吞下，一會兒即通。　**癰疽紅腫疼痛**《外科精要》用靈寶散：在竹籬陰濕石岸間，絡石生存的好，絡木無效，其藤柔細，兩葉相對，形生三角。用絡石莖葉一兩，洗曬，不要見火，皂莢刺一兩，新瓦上炒黃，甘草節半兩，大栝樓一個取仁炒香，乳香、沒藥各三錢。每次服二錢，水一盞，酒半盞，小火煎至一盞，溫服。

現代醫學研究簡介

【來源】　絡石為夾竹桃科植物絡石的莖、葉。

【化學成分】　莖含牛蒡甙、絡石糖甙、羅漢松樹脂酚甙、降絡石糖甙、橡膠肌醇、β-穀甾醇葡萄糖甙、加拿大麻糖等。

【藥理作用】　牛蒡甙可引起血管擴張，血壓下降，使冷血及溫血動物產生驚厥，大劑量引起呼吸衰竭，並使小鼠皮膚發紅，腹瀉，對離體兔腸及子宮則抑制之。

忍冬（《名醫別錄》上品）

【釋名】　《本草綱目》稱：**金銀藤、鴛鴦藤、鷺鷥藤、老翁鬚、左纏藤、金釵股**。《土宿本草》稱：**通靈草、蜜桶藤**。

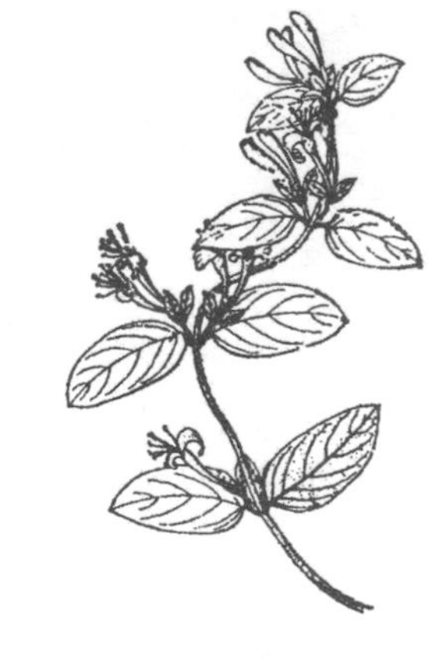
忍冬

陶弘景說：到處有，藤生，凌冬不凋謝，故名忍冬。李時珍說：其花長瓣垂鬚，黃色、白色花交相襯托，而藤向左纏，故有金銀、鴛鴦等各種名稱。金釵股，是說功效好。土宿真君講，蜜桶藤，是陰草。取汁能解硫磺毒，制汞毒，因此有通靈的稱呼。

【集解】 李時珍說：忍冬到處有，附於樹上生長，莖微紫色，對節生葉，葉似薜荔而青，有澀毛，三四月開花，長一寸多，一蒂上有兩花二瓣，一大一小，如半邊狀，長蕊，花初開時，花瓣白色，經過二三日則色變黃，黃、白花雜開，因此叫金銀花，氣味很芬芳。四月採花，陰乾，藤葉不拘時採集，陰乾。

【性味】 **甘，溫；無毒。**

【主治】 《名醫別錄》記載：**主治寒熱身腫，久服身體輕健，延年益壽**。甄權說：**治療腹部脹滿，能止氣消除澼**。陳藏器說：**治療熱毒血痢、水痢，濃煎服**。李時珍說：**治療各種傳染疫病致危重症候，一切風濕氣病。以及各種腫毒、癰疽、疥癬、梅毒等各種惡瘡，散熱解毒。**

【發明】 李時珍說：莖葉及花，功用都相同，過去的人稱金銀花治風除濕，治痢逐屍為要藥，但後來的人不知道使用。後世稱其為消腫散毒治瘡的要藥，但古人並沒有論述，可見古今的事情，萬變不同，不可一概而論。按陳自明《外科精要》講，忍冬酒，治療癰疽發背，初發便當服此，其效果很好，比紅內消（何首烏）作用好。

【附方】 **治療癰疽發背**《外科精要》忍冬酒：不管發生在身體什麼部位，如鬢眉、鬢頤，或頭部，或項部，或背部，或腰部，或脅部，或乳房，或手足，都有奇效。用忍冬藤一把，把葉子在沙盆內研爛，再放入生餅子酒少許，稀稠得當，塗於病灶周圍，中間留一口泄氣。其藤只用五兩，木錘錘爛，不可犯鐵器，大甘草節生用一兩，同入砂盆內，用水兩碗，文武火慢煎至一碗，入無灰好酒一大碗，再煎沸十幾次，去滓分為三次服，一日一夜吃盡。病重的，一日二劑。服至大小腸通利，藥力就達到了。 **一切腫毒**《萬表積善堂方》：不管已潰未潰，或者初起發熱，用金銀花，俗名甜藤，採花連莖葉自然汁半碗，煎取八分服，用渣外敷。具有敗毒托裏，散氣和血，效果好，也治疔瘡便毒、喉痹乳蛾。 **敷腫拔毒**《楊誠經驗方》：金銀藤大的燒存性，葉焙乾研末各三兩，大黃焙，研末四錢，凡是腫毒初發，用水酒調擦四周，留小孔讓其泄氣。 **癰疽發背**《惠民和劑局方》：腸癰、乳癰、無名腫毒、火欣痛寒熱、狀似傷寒，不管年齡老幼，體質虛實都可服，未成膿的內消，已成膿的即潰破。用忍冬葉、黃芪各五兩，當歸一兩，甘草八錢，研細末，每次服二錢，酒一盞半，煎剩一盞，根據病在上在下服，每日兩次，用渣外敷。 **惡瘡不癒**《選奇方》：左纏藤一把搗爛，加入雄黃五分，水二升，瓦罐煎，用紙封七層，穿一小孔，待氣出，以瘡對孔薰三時之久，流出很多黃水後，用生肌藥取效，此方法也治輕粉毒癰。

現代醫學研究簡介

一、忍冬藤

【來源】 忍冬藤為忍冬科植物忍冬的乾燥莖枝。

【化學成分】 葉含忍冬甙即木犀草素-7-鼠李糖葡萄糖甙、木犀草素等黃酮類。莖含鞣質、生物鹼。

【藥理作用】 木犀草素對平滑肌（兔離體小腸）有解痙作用，但不及罌粟鹼；並有輕度利尿（增加氯化鈉的排出）作用。木犀草素在5×10^{-4}mol/L濃度時，能降低離體蛙心的舒張期幅度，對收縮期幅度有輕度降低，心率變慢，輸出量減少。木犀草素在年幼大鼠（出生後25～28天）口服後，可使胸腺萎縮，此作用與垂體——腎上腺系統有關，可用來解釋其抗炎作用。

二、金銀花

【來源】 金銀花為忍冬科植物忍冬、紅腺忍冬、山銀花或毛花柱忍冬的花蕾或初開的花。

【化學成分】 含氯原酸、異氯原酸、新氯原酸、4-0-咖啡醯雞納酸、4，5-二咖啡醯雞納酸、3，5-咖啡醯雞納酸、3，4-二咖啡醯雞納酸等。此外，還含有黃酮類物質、忍冬甙以及肌醇及皂甙等。

【藥理作用】 1.抗病原微生物作用。2.抗炎及解熱作用。3.加強防禦機能作用。4.中樞興奮作用。5.降血脂作用。

【臨床應用】 1.治療肺炎。2.治療咽喉炎性疾疾。3.治療其他呼吸道疾病。4.治療嬰幼兒腹瀉。5.治療細菌性痢疾和腸炎。6.治療傳染性肝炎。7.治療高血壓病。8.防治鉤端螺旋體病。9.治療痔科諸疾。10.治療外科化膿性疾病。11.治

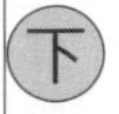
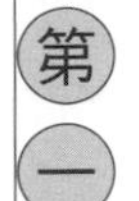
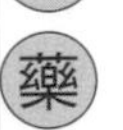
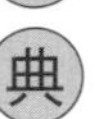
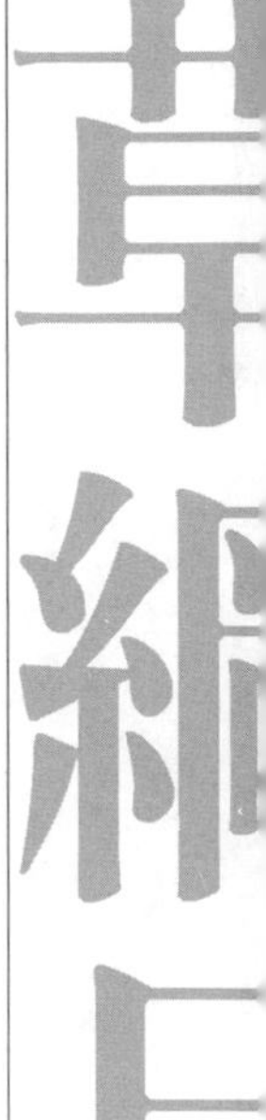

療急性腎炎和骨濕熱痹。12.治療蕁麻疹。13.救治中毒。14.治療眼科急性炎症。15.治療中耳炎。16.治療宮頸糜爛。17.治療高脂血症。

六、水草類

澤瀉（《神農本草經》上品）

【釋名】　《神農本草經》稱：**水瀉、鵠瀉、蕍（音俞）芒芋**。《名醫別錄》記載：**及瀉**。又名：**禹孫**。

李時珍說：除去水患的方法叫瀉，所以叫澤瀉；禹擅長治水，所以稱澤瀉為禹孫。其餘含義不詳。

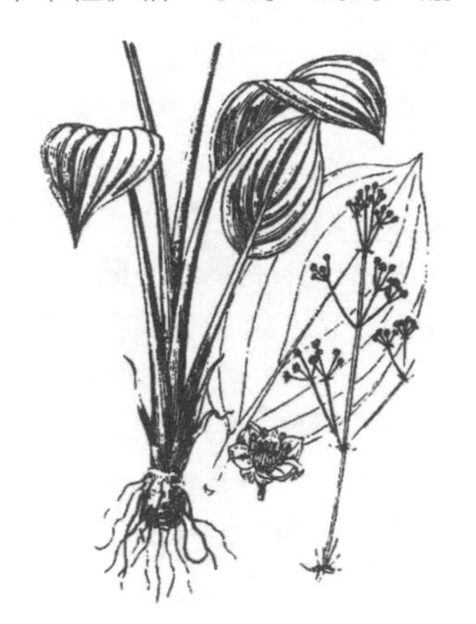
澤瀉

【集解】　《名醫別錄》記載：澤瀉生長在汝南沼澤地。五月採葉，八月採根，九月採果實，陰乾備用。陶弘景說：只有漢中、南鄭、青州和代州產的澤瀉形大而長，尾端有分枝，屬上好藥材。本品叢生在淺水中，葉片狹長，生藥易腐爛、蟲蛀，須密藏保存。蘇敬認為汝南產的不再採用，只有涇州和華州產的為優質品。蘇頌則說產於漢中的為好。春天長苗，葉像牛舌，一根獨莖且長，秋天開白花，秋末採根，曬乾備用。

澤瀉根

【性味】　**甘，寒；無毒。**

【主治】　《神農本草經》載：**治風寒濕痹、乳汁不通，有養五臟、益氣力、減肥消腫的作用。久服聰耳明目，延年益壽，輕身潤膚。**《名醫別錄》認為：**補虛損，除痞滿，逐膀胱三焦水濕，治遺精、消渴、小便淋瀝**。甄權說：**能清膀胱濕熱，宣通水道、治遺精、滑精、五淋**。《日華諸家本草》載：**治頭暈耳鳴、筋骨攣縮、通小腸，止血尿，補沖任血海，治婦女難產**。張元素和李杲均認為：**能消腫利尿，祛水濕痞滿**。李時珍說：**有滲利濕熱，化痰飲，止嘔吐之功，可治瀉痢、疝痛或腳氣。**

【發明】　李時珍說：澤瀉性平味甘而淡，淡能滲利，故用它利水瀉下以除脾胃之濕，濕去熱隨之去，濕熱既除，脾胃健運，精微上布，所以有養五臟、聰耳明目之功，能治頭暈眼花之症。久服則滲泄太過，使清氣不能上升，真陰潛耗，出現視物昏花症狀。張仲景地黃丸中用澤瀉取瀉膀胱濕熱作用，而不是作引經藥用。歷代醫家用補藥必兼用瀉藥，邪去則補藥才充分發揮藥效。一補一瀉是用藥靈活的奧妙，後代醫家不明白，專一用補藥，久服導致偏勝之弊。

【附方】　**治水濕腫脹**《氣宜保命集》：白朮、澤瀉各一兩研末或做丸，茯苓湯送下三錢。**治冒暑霍亂，小便不利，頭暈多飲**《惠民和劑局方》：用三白散：澤瀉、白朮、茯苓各三錢，水一盞，薑五片，十根燈心草，煎至八分，溫服。　**治支飲苦冒**張仲景方用澤瀉湯：澤瀉五兩，白朮二兩，水二升煎至一升，分二次服。

澤瀉葉

【性味】　**鹹，平；無毒。**

【主治】　《名醫別錄》記載：補腎氣，益精血，除濕邪，治風痹消渴。久服使顏面紅潤，使人不育。

【發明】　李時珍說：《名醫別錄》記述澤瀉葉、實久服使人不育。《日華諸家本草》說可催生，補血海。兩種說法相矛盾。這是因為澤瀉逐除濕熱邪濁，陰精益強血海得淨，有利於懷孕生子；久服導致腎氣外泄，血海寒冷，故使人不育，所以不能片面對待。

現代醫學研究簡介

【來源】　澤瀉為澤瀉科植物澤瀉的乾燥塊莖。

【化學成分】　塊莖中分出五種三萜類化合物：澤瀉醇A、澤瀉醇B、乙酸澤瀉醇A酯、乙酸澤瀉醇B酯和表澤瀉醇A；尚含揮發油（內含糖醛)、小量生物鹼、天門冬素、一種植物甾醇、一種植物甾醇甙、脂肪酸(棕櫚酸、硬脂酸、油酸、亞油酸);還含有樹脂、蛋白質和多量澱粉(23%),以及錳、鈣等。

【藥理作用】 1.利尿作用。2.對脂質代謝的影響:澤瀉可以明顯抑制高血脂家兔及大白鼠的血清總膽固醇含量且降脂效果高。此時,還具有抗脂肪肝的作用。3.對心血管的作用:澤瀉能緩慢鬆弛離體家兔的胸主動脈平滑肌,能增強離體兔心冠脈流量,對心率無明顯影響,對心肌收縮力有輕度抑制作用。4.其他作用:實驗表明,有輕度降糖作用,在試管內能抑制結核菌的生長。

【臨床應用】 1.治療高脂血症。2.治療心血管疾病。3.治療遺精。4.治療強中症(陰挺不倒)。

羊蹄(《神農本草經》下品)

【釋名】 《名醫別錄》稱:**蓄**。《神農本草經》又稱:**鬼目**、**東方宿**、**連蟲陸**。陶弘景謂:**禿菜**。《本草綱目》名:**敗毒菜**、**牛舌菜**。《庚辛玉冊》稱:**羊蹄大黃**。民俗稱:**水黃芹**,子名:**金蕎麥**。

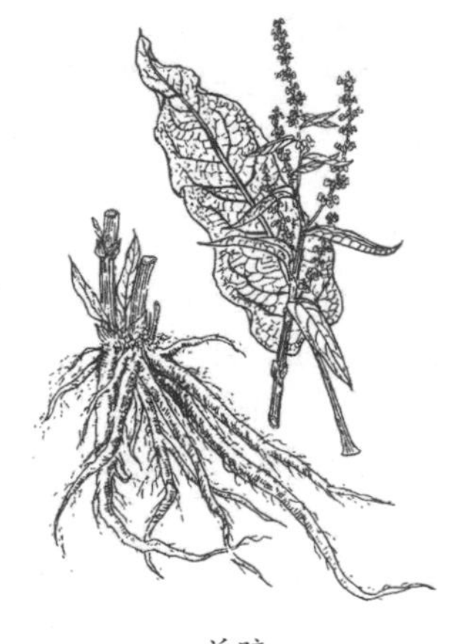

羊蹄

陶弘景說:現在的人叫禿菜,是蓄字的訛音。李時珍認為:羊蹄的命名是根據根的形狀,牛舌菜也是因葉形而稱,叫禿菜是能治禿瘡,金蕎麥也是形狀相似。

【集解】 李時珍謂:多靠水邊或濕地生長,葉長一尺像牛舌狀,不像波稜菜。入夏後抽莖起苔,開花結子,花葉同色,夏至時枯萎,深秋後又長出嫩葉,凌冬不死。根約尺長,赤黃色像大胡蘿蔔。

羊蹄根

【性味】 **苦,寒;無毒。**

蘇敬認為:辛、苦,有小毒。李時珍說:能制三黃、砒石、朱砂及水銀。

【主治】 《神農本草經》記載:**能除熱,治禿頭疥瘡瘙癢、陰道糜爛**。《名醫別錄》謂:**殺蟲,治疽消痔**。蘇敬說:**療蠱毒**。《日華諸家本草》記載:**治癬殺蟲,醋磨敷貼消腫毒**。寇宗奭說:**搗汁二三匙,加水半盞煎煮,空腹溫服治產後便秘**。

【附方】 **治突發便秘**《聖惠方》:羊蹄根一兩加水一大盞煎。 **治瘰癧瘡瘍**:羊蹄根在生鐵上加好醋,邊磨邊刮下,加少許硫磺每天塗擦。 **治頭風白屑**:羊蹄根暴曬研末,同羊膽汁調塗。 **治腸風下血**《永類方》:敗毒菜根洗淨切碎,連皮老薑各半盞同炒成紅色,用酒淬後蓋悶,去渣隨時服。 **治喉痹**《千金方》:獨根羊蹄,用好陳醋研搗如泥狀,用布拭擦喉外部至赤色為止。 **治小塊癬**:羊蹄根五升,桑柴灰將汁煮沸後,取汁洗癬,再用羊蹄汁和礬末塗患處。

羊蹄葉

【性味】 **甘,滑,寒;無毒。**

【主治】 《日華諸家本草》:**治小兒疳積消化不良,解河豚毒。作菜多吃滑腸通便**。孟詵說:**強止癢,多食使氣下陷**。李時珍說:**連根帶葉蒸爛吃可治痔瘡便血**。

【附方】 **治咽生息肉**《聖惠方》:羊蹄草煎汁熱含,冷後即吐。

羊蹄實

【性味】 **苦、澀,平;無毒。**

【主治】 蘇敬說:**治赤白下痢**。李時珍講:**可調理婦女氣血**。

現代醫學研究簡介

【來源】 羊蹄為蓼科植物羊蹄或尼泊爾羊蹄的根。

【化學成分】 羊蹄根含大黃根酸、大黃素、維生素C、櫟素、脂肪酸、β-穀甾醇、酸模素、大黃素甲醚、大黃酚等。

【藥理作用】 1.抗菌作用。2.抗病毒作用。3.對白血病血球的作用：羊蹄根煎劑濃縮後的酒精提取物，對急性淋巴細胞型白血病、急性單核細胞型白血病和急性粒細胞型白血病患者的血細胞脫氫酶都有抑制作用，對前兩者白血球的呼吸有一定的抑制作用。

龍舌草（《本草綱目》）

【集解】 李時珍說：龍舌生長在南方池澤湖泊中。其葉如大葉白菜。其根生長在水中像胡蘿蔔根，有香氣。其莖抽出水面，開白花。其根搗汁可使鵝鴨蛋的皮質變軟，煉丹人用它來煮丹砂，煅白礬，制三黃。

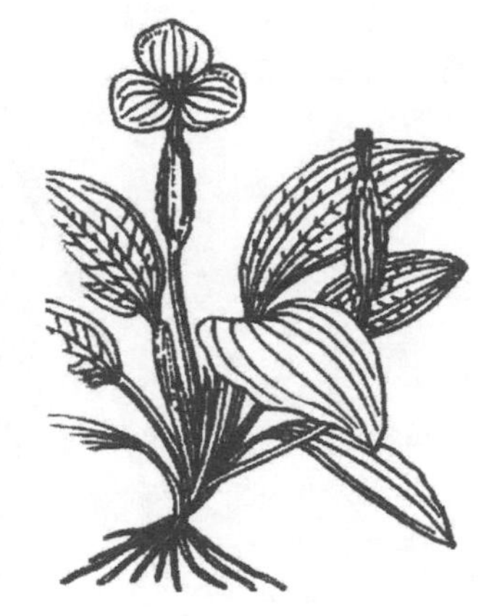

水車前

【性味】 **甘、鹹，寒；無毒。**

【主治】 李時珍說：**搗汁塗可治癰疽，及水、火燙灼傷。**

現代醫學研究簡介

【來源】 水車前龍舌草為水鱉科植物水車前的全草。

【藥理作用】 本品具有止咳，化痰，清熱，利尿等作用。

【臨床應用】 臨床主要用於治療哮喘、肺結核、咳血、水腫、便秘、子宮脫垂、肝炎及乳癰腫毒等。

菖蒲（《神農本草經》上品）

【釋名】 《神農本草經》稱：**昌陽**。《吳普本草》叫：**堯韭**。別名：**水劍草**。

李時珍說：蒲類植物生長昌盛的稱菖蒲。《呂氏春秋》載：菖在冬至後五十七日開始生長，是植物中最先出苗的，標誌耕種的開始，故稱菖蒲為昌陽。《典術》記載：在堯帝時天降精華，在庭院化成韭，感受地氣成為菖，故叫堯韭。稱水劍草是因葉形相似而取名。

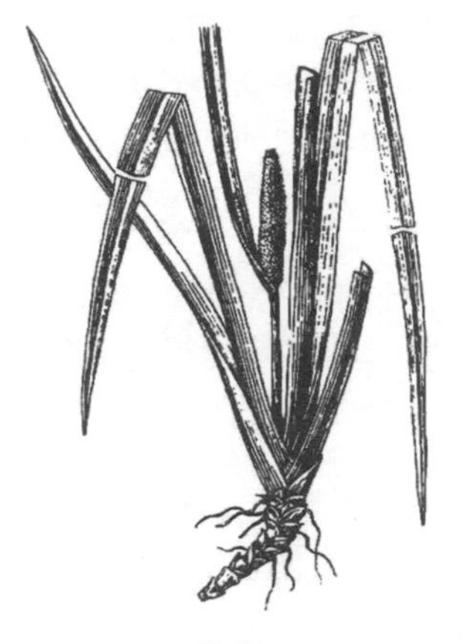

菖蒲

【集解】 李時珍認為：菖蒲有五種，生於池澤，葉肥大的是泥菖蒲，也叫白菖；生於溪澗，葉瘦長的是水菖蒲，也叫溪蓀。兩者根長二至三尺。生在水石之間，葉有劍脊，根瘦節密，高約一尺的是石菖蒲；人工栽培於砂石中一年多的，至春剪洗，越剪越細，高四五寸，葉如韭菜，根如匙柄粗的，也稱石菖蒲；經多次剪洗的石菖蒲，根只有二至三分長，葉長寸許，稱為錢蒲。入藥的只有上述兩種石菖蒲，餘者不用。

菖蒲根

【性味】 **辛，溫；無毒。**

【主治】 《神農本草經》載：**能除風寒濕痹，開心竅，補五臟，明耳目，溫腸胃，益心智，治咳嗽、耳聾、癰瘡和尿頻。**《名醫別錄》說：**煎湯洗浴，能治濕痹不能屈伸，小兒溫瘧身熱不退。**《日華諸家本草》謂：**趁熱裹敷，能除風下氣，治男子腎病和婦女血海冷敗，除煩悶健忘，止心腹痛，治霍亂轉筋及耳痛。**李時珍說：**能治痰蒙清竅所致昏迷、癲癇，並安胎，散癰腫，搗汁服可解巴豆、大戟毒。**

【發明】 李時珍說：開國之初，周顛仙對太祖高皇帝經常嚼食菖蒲飲水，不甚明白，問他原因。太祖說服之無腹疼之疾。這在高皇帝的御制碑中有記載。菖蒲氣味辛入手少陰，足厥陰經，心氣不足用之，是虛則補其母；肝苦急用辛補之也是一樣。菖蒲葉青，花赤，心黃，根黑，節白，正好與五行相配。能治一切風症、手足頑痺、癱瘓不遂、五勞七傷，補氣血，堅骨髓，長精神，養五臟，益六腑，開胃口，明耳目，潤皮膚，祛寒熱殺諸蟲，療時行疾病、瀉痢痔瘺、婦女帶下、產後血暈。河內葉敬的母親中風，服菖蒲一年，百病皆癒；韓眾吃菖蒲十三年，冬天袒胸不畏寒冷，記憶力強。商丘子不結婚，僅只食菖蒲，不知饑餓永保年輕。

【附方】 **久服聰耳明目，記憶力增強**《千金方》：九節菖蒲陰乾研末，每次酒送服方寸匕，一日三次。 **治胎動不安或欲半產**：菖蒲根搗汁一升內服。 **治產後下血不止**：菖蒲一兩半，酒二盞煎至一盞，去渣分三次飯前溫服。 **治風癬有蟲**：菖蒲末五斤，用三升酒漬後蒸至味出，先禁酒一日，每次服一升或半升。 **治痰蒙清竅，昏迷**《肘後方》：鮮菖蒲根搗汁灌下立癒。 **治耳突然聾閉**：用生菖蒲一寸，巴豆去心一粒，同搗做七丸，綿裹一丸，塞耳，一日一換。 **治赤白帶下**《婦人良方》：石菖蒲、破故紙等份，炒後研末，每次服二錢。 **治喉痺**《聖濟總錄》：鮮根嚼汁燒鐵稱砣淬酒一杯內服。 **治肺損吐血**：九節菖蒲末、白麵等份，每次服三錢，一日一次。 **治蚤虱入耳**：菖蒲末炒熱裝袋枕。 **治霍亂脹痛**《聖惠方》：生菖蒲四兩和水同搗汁分四次溫服。 **治病後耳聾**：鮮菖蒲絞汁滴耳。 **治陰部濕癢**《濟急仙方》：與蛇床子等份研末，一日擦三次。

菖蒲葉

【主治】 李時珍說：**煎水外洗治疥瘡、大風瘡**。

現代醫學研究簡介

【來源】 石菖蒲為天南星科植物石菖蒲的乾燥根莖。

【化學成分】 根莖和葉中均含有揮發油，其主要成分是β-細辛醚（63.2%～81.2%）、細辛醚（8.8%～13.7%），其次為石竹烯、α-葎草烯、石菖醚等，還含有氨基酸、有機酸和糖類，以及反式甲基異丁香油酚、順式甲基異丁香酚、甲基丁香油酚、細辛醛、歐細辛醚、菖蒲烯酮、新芳庚酮、菖蒲酮、表菖蒲酮、異菖蒲酮。

【藥理作用】 1.鎮靜作用。2.對消化系統的影響：內服能促進消化液的分泌及制止胃腸異常發酵，並有弛緩腸管平滑肌痙攣的作用。3.其他作用：（1）揮發油對小白鼠有較強的降溫作用，但沒有鎮痛作用。（2）對某些真菌在試管內有抑制作用。

香蒲 蒲黃（《神農本草經》上品）

【釋名】 蘇敬稱：**甘蒲**。《吳普本草》叫：**醮石**。俗稱：**花上黃**。粉名：**蒲黃**。

蘇敬說：香蒲即甘蒲，可編草墊子，春天長苗，取白色鮮嫩的製成醃菜，也可以蒸食。蒲黃就是此草的花粉。

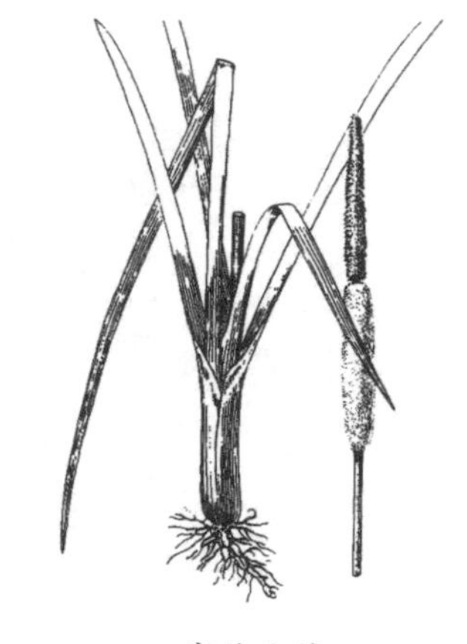

寬葉香蒲

【集解】 《名醫別錄》記載：香蒲生於南海池澤中，蒲黃產於河東地區，四月採收。蘇頌說：香蒲即蒲黃的苗，到處都有，但以產於泰州的為好。初春長出嫩葉，未長出水面時呈紅白色，採泥中白色根莖生吃味甘脆，若用醋浸，像吃筍味美。夏季抽莖梗，花在莖端懷抱，而像棒杵，俗稱蒲槌，也叫蒲厘花。蒲黃就是花中的花粉，細如金粉，欲開未開時採集，商人們用蜜採集製作成果實出賣。李時珍說：蒲叢生在水邊，二三月出苗，嫩根可製作多種食物，八九月採葉編席或作扇子，軟滑而舒適。

蒲蒻

《食物本草》稱：**蒲筍**。《野菜譜》謂：**蒲兒根**。

【性味】 **甘，平；無毒**。

【主治】 《神農本草經》記載：**除五臟邪氣，堅齒明目聰耳，治口中爛臭，久服能延年益**

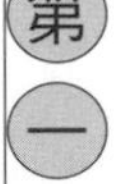
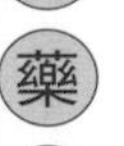

毒。甯原《食鑒本草》謂：**去燥熱，利小便**。汪穎《食物本草》說：**生吃可治消渴**。《飲膳正要》記述：**補中益氣，和血脈**。李時珍說：**搗汁服，治妊婦勞熱煩躁、胎動下血**。

【附方】 **治熱毒下痢**《聖濟總錄》：蒲根二兩，粟米二合，水煎服，一日二次。 **治乳汁不通及乳癰**《昝殷產寶》：蒲草根搗爛外敷，並煎汁服湯吃渣。

蒲黃

【修治】 雷斅認為：有松黃和黃蒿兩種偽品，極似蒲黃，味不正使人嘔吐。真蒲黃須隔三層紙焙乾至黃色，再蒸半日，冷卻後焙乾備用。《日華諸家本草》：生用破血消腫，炒用補血止血。

【性味】 **甘，平；無毒。**

【主治】 《神農本草經》記載：**除心腹、膀胱寒熱錯雜，通利小便，止血消瘀**。甄權說：**治下痢鮮血、鼻衄、吐血、尿血、便血，利水道，通膀胱，止崩漏**。《日華諸家本草》：**蒲黃能治婦女帶下、月經不調、氣血不調所致心腹痛、妊婦陰道下血墜胎，瘰瘡癤腫痛，排膿，通下乳汁，止泄精，治血暈血症、顛撲昏悶**。李時珍認為：**能涼血活血，治心腹各種疼痛**。

【發明】 李時珍說：屬於足厥陰血分藥，故能治血症痛症。生用能行血，熟用止血。與五靈脂同用，能治一切心腹各種疼痛。《本事方》載某人妻忽舌腫不能出聲，用蒲黃頻頻含入，第二天痊癒。《芝隱方》記宋度宗一夜突然舌腫滿口，蔡御醫用蒲黃、乾薑等份研末乾擦舌上而癒。據此二例，證明蒲黃的涼血活血功效。舌是心的外候，手厥陰相火為心的外達，用乾薑使陰陽相濟。

【附方】 **治重舌生瘡**《千金方》：用蒲黃末敷。還可止陰部濕癢。 **治肺熱衄血**《簡便單方》：蒲黃、青黛各一錢內服。治耳中出血：蒲黃炒黑研末摻入耳中。 **治吐血唾血**《簡要濟眾方》：蒲黃末半錢，生地黃汁調服，或加髮灰等份服，根據小兒年齡加減藥量。 **治瘀血內漏、腸痔出血**《肘後方》：蒲黃末二兩，每次服方寸匕。 **治關節疼痛**：蒲黃八兩，熟附子一兩研末，每次服一錢，涼水送下，一日一次。 **治產後出血**《產寶方》：蒲黃二兩，水二升煎至八合，一次服。 **治產後血瘀**《梅師方》：蒲黃三兩，水三升煎至一升，一次服。 **治墜傷撲損，瘀血在內**《寒上方》：蒲黃末空腹溫酒送服三錢。

現代醫學研究簡介

一、香蒲

【來源】 香蒲為香蒲科植物長苞香蒲、狹葉香蒲、寬葉香蒲或其他同屬多種植物的全草。

【化學成分】 寬葉香蒲全草含多量維生素B_1和維生素C，含鈣量極低。

二、蒲黃

【來源】 蒲黃為香蒲科植物水燭香蒲、東方香蒲或同屬植物的乾燥花粉。

【化學成分】 長苞香蒲的花粉含異鼠李素的甙、二十五烷、揮發油及脂肪油。脂肪油含游離的棕櫚酸和硬脂酸、穀甾醇，此外尚含棕櫚酸、硬脂酸及油酸的甘油酯、α-香蒲甾醇、氨基酸和微量元素。

【藥理作用】 1.對子宮的作用：蒲黃（品種未作鑒定）煎劑、酊劑、乙醚浸液對離體及以在位子宮均表現興奮作用，劑量增大可呈痙攣性收縮，對未孕子宮比對已孕者作用明顯，使產後子宮收縮力加強或緊張性增加。2.對腸管的作用：蒲黃提取物可使離體兔腸蠕動增強，但可被阿托品所阻斷。其中所含之異鼠李素對小白鼠離體腸管有解痙作用。3.抗結核作用。4.對循環系統有作用：蒲黃0.5g/kg靜脈注射，使麻醉狗血壓下降，心率減慢，注射阿托品可取消降壓作用。5.對血液系統的影響：蒲黃在自然pH下有顯著抗凝、促纖維蛋白的溶解和溶血作用。6.抗動脈粥樣硬化的作用。

【臨床應用】 1.治療出血性疾病。2.治療高血脂。3.治療心腦血管疾病。4.用於產後增強子宮收縮。5.治療慢性非特異潰瘍性結腸炎。6.治療濕液性濕疹。

水萍（《神農本草經》中品）

【釋名】 《神農本草經》稱：**水花**。《名醫別錄》叫：**水白、水蘇**。《吳普本草》名：**水**

廉。

【集解】 李時珍說：本草所用水萍是小浮萍，不是大蘋。陶弘景等所注為大萍是錯誤的。萍與蘋，音雖相同，字卻不同，形狀也不一樣。浮萍生池澤水中甚多，三月生長，一夜長數葉，葉下有微鬚那是它的根。一種葉背面皆綠，一種面綠背紫，稱紫萍，入藥為好，七月採收。

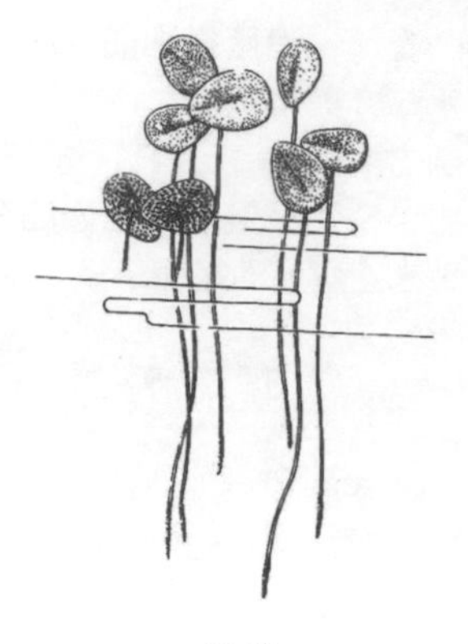
浮萍

【性味】 **辛，寒；無毒。**

【主治】 《神農本草經》記述：**利水，止消渴，治突發高熱伴身癢，令鬚髮生長。**《日華諸家本草》記載：**能散風熱，療風疹，消腫毒，治水火燙傷。**陳藏器說：**搗汁服能消水腫，利小便。研末，酒送服方寸匕治中毒。製膏敷治面上黑斑。**李時珍認為：**水萍能治風濕麻痹，癜風丹毒，口舌生瘡，吐血衄血，還治跌打損傷及腳氣，目赤翳膜。**

【附方】 **治消渴飲水**《千金方》：鮮浮萍搗汁服，或者用乾浮萍、栝樓根等份，研末加入乳汁做丸如梧子大，空腹服二十丸。 **治中水毒病**：浮萍曬乾研末每次服方寸匕。 **除蚊**：五月採浮萍陰乾燒煙。 **治水氣泛腫，小便不利**《聖惠方》：浮萍曬乾研末，每次服方寸匕，一日兩次。 **治少年面部皰疹**：每天用浮萍搓碎敷患部並飲汁。 **治面部粉刺黑斑**：浮萍研末每日敷貼。 **治鼻衄不止**：浮萍末吹入鼻中。 **治夾驚傷寒**《聖濟總錄》：紫背浮萍焙乾一錢，犀角屑半錢，鉤藤鉤二十一個共研末，每次半錢，蜜水調服，連服三次，出汗為止。 **治吐血不止**：紫背浮萍焙乾取半兩，炙黃芪二兩研末，每次薑蜜水調服一錢。

現代醫學研究簡介

【來源】 水萍為浮萍科植物紫背浮萍或青萍的乾燥全草。

【化學成分】 紫背浮萍含醋酸鉀、氯化鉀及碘、溴等物質。青萍含多量維生素B_1、B_2、C等水溶性維生素，木犀草素-7-β-葡萄糖甙，8-羥基木犀草素-8-β-葡萄糖甙等黃酮類及碘、溴等物質。

【藥理作用】 1.對心血管的作用：青萍水浸膏對奎寧引起衰竭的蛙心有強心作用，鈣可增強之，大劑量使心臟停止於舒張期；並能收縮血管使血壓上升。2.解熱作用。3.其他作用：青萍抗菌、抗瘧實驗均為陰性，在實驗室及現場對庫蚊幼蟲及蚊蛹有殺滅作用。

【臨床應用】 1.治療慢性鼻竇炎。2.治療蕁麻疹。3.治療濕疹。4.治療急、慢性腎炎水腫。

海藻（《神農本草經》中品）

【釋名】 《神農本草經》稱：**落首**。《名醫別錄》名：**藫**。《爾雅》名：**蕁**（音單）。《爾雅注疏》謂：**海蘿**。

【集解】 《名醫別錄》說：海藻生東海池澤，七月七日收採，暴乾。蘇頌說：這就是水藻生長在海裏的，現今登、萊諸州生產。李時珍說：海藻近海諸地採收，也叫海菜，往全國各地售賣。

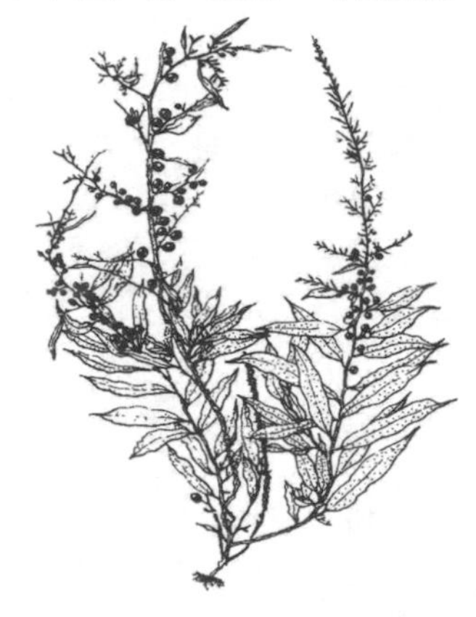
海藻

【性味】 **苦、鹹，寒；無毒。**

甄權認為：鹹而有小毒。徐之才講：反甘草。李時珍說：李東垣治瘰癧在散腫潰堅湯中海藻、甘草同用，是認為須用激勵的方法才能潰散堅積，達到療效。

【主治】 《神農本草經》記述：**可消癭瘤結氣，散頸部硬核，除癥瘕，行水消腫。**《名醫別錄》載：**能利小便，清濕熱，治積聚、睾丸痛。**甄權認為：**能治痞滿疝氣。**李珣說：**消水腫、宿食，治腳氣痰飲。**

【附方】 **治癭氣**《肘後方》：用海藻酒：袋盛海藻一斤浸三升酒中，春夏二天，秋冬三天。

每次服二合，一日三次，酒飲盡後再續泡。渣曬乾研末每服方寸匕，一日三次。還能治項部瘰癧大如梅李。　**治癭氣初起**《丹溪方》：海藻一兩，黃連二兩共研末，經常舐含嚥之。

現代醫學研究簡介

【來源】　海藻為馬尾藻科植物海蒿子或羊棲菜的乾燥藻體。

【化學成分】　羊棲菜含藻膠酸20.8%，粗蛋白7.95%，甘露醇10.25%，灰分37.18%，鉀12.82%，碘0.03%；粗纖維，氨基酸（天冬氨酸、谷氨酸、絲氨酸、丙氨酸、酪氨酸、亮氨酸、異亮氨酸、纈氨酸、甘氨酸、組氨酸、甜菜堿、L-酪氨酸、牛磺酸、琥珀酸等），昆布寧，維生素C，多糖等。海蒿子含藻膠酸19%，粗蛋白9.69%，甘露醇9.07%，灰分30.65%，鉀5.99%，碘0.017%；又含馬尾藻多糖，其組成中含D-半乳糖、D-甘露糖、D-木糖、L-岩藻糖、D-葡萄糖醛酸和多肽、微量元素（銅、鋅、鐵、錳）等。

【藥理作用】　1.對甲狀腺的作用：海藻中所含的碘可用來糾正因缺碘而引起的甲狀腺功能不足，同時也可暫時抑制甲亢的新陳代謝率而減輕症狀。2.對血液的作用：藻膠酸經處理後，其抗凝作用約為肝素的1/2。藻膠酸本身卻可防止血凝障礙。3.擴容作用：藻膠酸鈉可製作血漿代用品。4.對血吸蟲的作用：海藻和昆布的流浸膏進行防治血吸蟲病的實驗治療，對感染血吸蟲尾蚴的家兔有抑制幼蟲生長、殺滅幼蟲或殺滅成蟲的作用。5.抗真菌作用。6.抗肉毒素中毒及抗腫瘤作用。7.降壓作用。8.降血脂作用。9.降糖作用。10.穩定劑的作用。11.其他作用：藻膠酸與等份子的苯丙胺製成的合劑可作為食欲抑制劑，能減肥而不引起失眠。

海帶（《神農本草經》中品）

【集解】　掌禹錫說：海帶產於東海水中石上，似海藻而粗長，柔韌且壯。利水作用比海藻、昆布強。

【性味】　**鹹，寒；無毒。**

【主治】　李時珍說：**能治癭瘤水腫。**《嘉祐補注本草》載：**能催生，治婦人病，療水腫。**

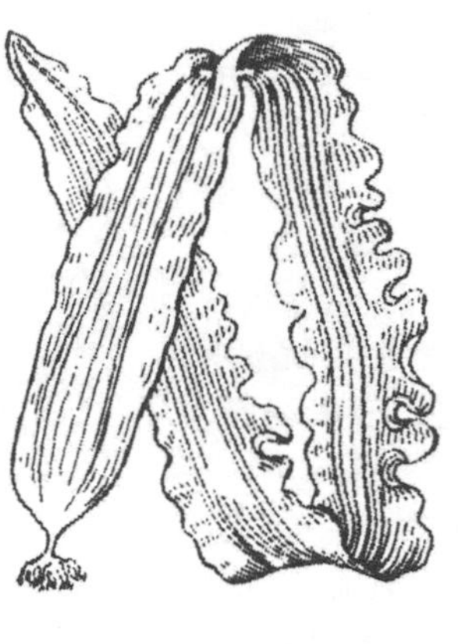

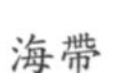
海帶

現代醫學研究簡介

【來源】　海帶為大葉藻科植物大葉藻的全草。

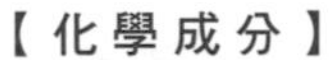
【化學成分】　乾大葉藻含水分 28.5%，灰分 17%，粗纖維 21.2%，氮 0.71%，蛋白質 4.81%，脂肪 1.2%，戊聚糖 8.82%。又含大葉藻素，內有半乳糖醛酸、半乳糖、阿拉伯糖、木糖、O-甲基木糖和洋芫荽糖。

【藥理作用】　1.對結核菌的作用：用乙醚從海帶（大葉藻）中提出的一種成分，對結核菌有抑制作用。2.對心血管系統的作用：海帶根用水提醇沉澱，再經陰陽樹脂處理，製成每毫升相當於海帶根 2g 的注射液，給麻醉狗靜注，發現有降壓及減慢心率的作用。其降壓作用與 α 受體有關，減慢心率與 β 受體有關，另外與迷走神經興奮亦有關。3.抗誘變性。4.增強免疫作用。5.其他作用：海帶中提取的海藻酸作為片劑崩解劑可改善崩解度，其鈉鹽作為黏合劑，能增強片劑的機械強度。

昆布（《名醫別錄》中品）

【釋名】　又名：**綸布**。

　　李時珍說：按《吳普本草》說，綸布又名昆布。陶弘景認為綸布是青苔、紫菜一類，而組是昆布；陳藏器卻說，綸布、組是兩種海藻。他們意見相差如此。

【集解】　《名醫別錄》記載：昆布產於東海。陳藏器說：產於南海，葉如手，大似薄葦，紫赤色，其中葉子細小的，是海藻。李珣說：是順流而生長，黃黑色葉很細，胡人搓成索狀陰乾，運到中國。李時珍認為：昆布產於登、萊兩州的可搓如繩索形狀；產於閩、浙兩地的葉大似菜葉。與海中的其他植物性味相近，療效一致，雖有差別也不大。

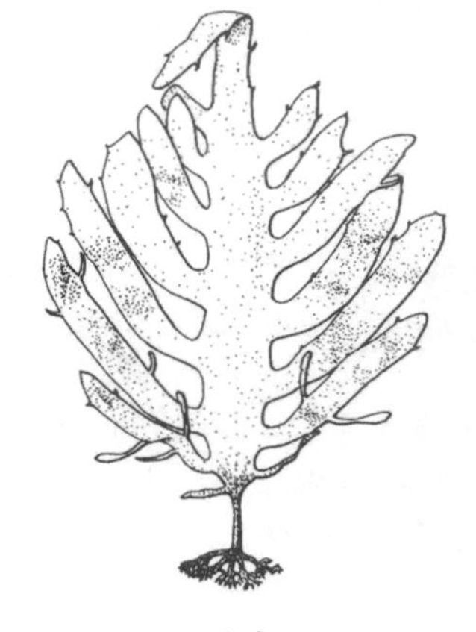
昆布

【性味】 **鹹，寒，滑；無毒。**

【主治】 《名醫別錄》記載：**消癭氣，利水腫，治瘺瘡**。孫思邈說：**能破積聚**。陳藏器謂：**治癭疾陰腫，含嚥吞汁**。甄權認為：**能利水道，消頭面腫，治惡瘡鼠瘺**。

【發明】 李杲說：鹹能軟堅，所以那些癭瘤堅硬的沒有昆布不能消除。其作用與海藻同功。孟詵說：昆布可下氣，長久服用會使人消瘦，沒有這些病，不要吃它。海島上的人平常愛吃它，那是因為沒有好菜，只能吃它。因為久服成為習性，也不生病，遂傳說昆布的功效有利於北方人。然而，北方人吃它卻都生病，那是水土不相宜的原因，凡是海中菜，都有些傷人，所以不可多食。

【附方】 **治膀胱結氣**《廣濟方》：昆布一斤，淘米水浸一夜洗去鹹味，用水一斛煮熟切細加蔥白一握，煮到極爛加鹽、醋、豆豉、薑、椒末等調合吃。 **治癭瘤、結核**《聖惠方》：昆布一兩，洗去鹹味，曬乾研末，每次取一錢用綿包浸於醋中，取出含嚥。含嚥不斷。 **治五癭**《千金方》：方法同上。治項下突腫漸成癭瘤《外台秘要》：昆布、海藻等份研末，煉蜜做丸如杏核大，隨時含嚥。

現代醫學研究簡介

【來源】 昆布為海帶科植物海帶或翅藻科植物昆布，裙帶菜的葉狀體。

【化學成分】 昆布含藻膠酸25.6%，粗蛋白9.97%，甘露醇7.21%，灰分26.03%，鉀4.2%，碘0.28%。裙帶菜含碘、溴、鈣約1.8%，藻膠酸，1，4-噻嗪烷-3-羧酸S-氧化物等。

【藥理作用】 1.對甲狀腺的作用。2.降壓作用。3.降糖作用。4.降脂作用。5.平喘鎮咳作用。6.其他作用：海藻昆布流浸膏對感染血吸蟲尾蚴的家兔有保護作用。

七、石草類

石斛（《神農本草經》上品）

【釋名】 《名醫別錄》稱：**石蓫、禁生、杜蘭**。《神農本草經》名：**林蘭**。《本草綱目》謂：**金釵**。

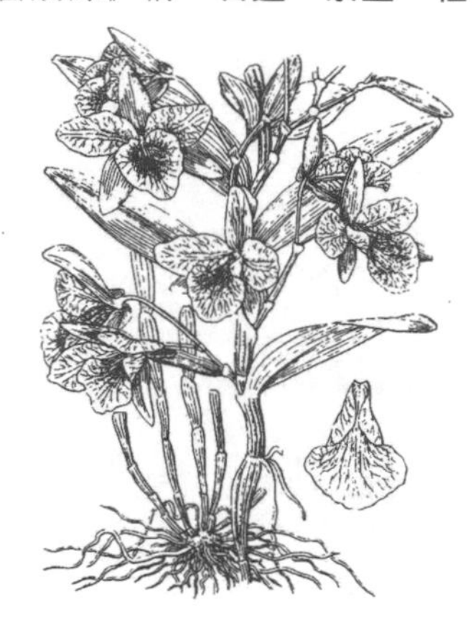
金釵石斛

李時珍說：石斛取名的意義不明。莖尾像金釵故叫金釵石斛。林蘭、杜蘭與木部木蘭同名，恐怕有錯誤。

【集解】 李時珍說：石斛叢生石上，根糾結在一起。乾品呈白色柔軟，葉變黃。開紅花，節上生根鬚將根節插入砂石栽培，或盆裝懸房下燒水，經年不死，故叫千年潤。石斛短而莖中堅實，木斛長而中空虛，根易區別。處處都有，產於四川的為好。

【性味】 **甘，平；無毒。**

【主治】 《神農本草經》記載：**補五臟陰虛勞損，養陰益精，降氣除痹，久服健腸胃**。《名醫別錄》說：**補虛損，平胃氣，退熱消痱，治冷痹，還可定志鎮驚**。甄權講：**能益氣除熱，補腎氣，逐肌膚風寒痹痛，治男子腳膝痿軟，骨中久冷**。《日華諸家本草》記述：**溫腎臟，壯筋骨，益智清氣**。李時珍謂：**治發熱自汗，並能排膿，療癰腫**。

【發明】 李時珍說：石斛味甘、淡、微鹹，是陰中之陽藥，主沉降，入足太陰脾、少陰腎

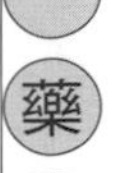

經。深師講：男子睾丸潮濕精少，小便淋瀝不盡，加石斛治療，方用石斛二錢，加生薑一片，煎水茶飲，能清肺補脾。

【附方】 **治療睫毛倒入**《袖珍方》：取石斛、川芎等份研末，口內含水，鼻吸藥末，一日兩次。

現代醫學研究簡介

【來源】 石斛為蘭科植物環草石斛、馬鞭石斛、黃草石斛、鐵皮石斛或金釵石斛的新鮮或乾燥莖。

【化學成分】 金釵石斛含有石斛鹼、石斛胺、石斛次鹼、石斛星鹼、石斛因鹼、6-羥石斛星鹼、次甲基石斛素、石斛醌，另含多糖等。

【藥理作用】 1.消食作用。2.解熱作用。3.抗病毒作用。

骨碎補（《開寶本草》）

【釋名】 《本草拾遺》名：**猴薑**。馬志謂：**胡孫薑**。蘇頌稱：**石毛薑**。又叫：**石庵藺**（音驢）。

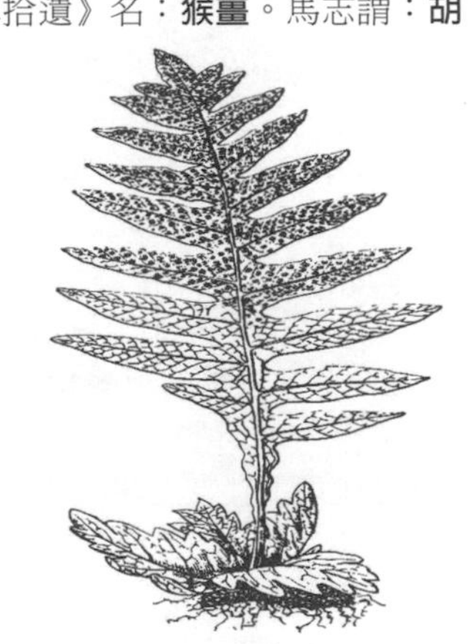

槲蕨

【集解】 寇宗奭說：此苗不像薑，也不似庵藺，每一大葉兩旁有小葉杈，兩兩相對，葉長有尖瓣。李時珍認為：扁長根略似薑，葉有凹缺像貫眾葉，像庵藺葉是錯的，似石韋葉也不對。

【性味】 **苦，溫；無毒。**

【主治】 《開寶本草》說：**有破血止血功效，主治跌打損傷、骨折**。甄權認為：**除骨中毒氣，補五勞六極，治風寒血虛疼痛**。《日華諸家本草》載：**殺蟲，治惡疾腐爛化膿**。李時珍說：**研末夾於豬腎中煨食，治腎陽虛浮所致牙痛、耳鳴及久瀉**。

【發明】 蘇頌說：本品為治婦女氣血藥，四川人治跌打損傷，筋骨閃折，取根搗碎煮黃米粥，調合裹敷患處，甚效。李時珍說：歸足少陰藥，故補骨、治牙痛及久瀉久痢。昔日魏刺史兒子久瀉，醫治無效而病危，我用骨碎補夾豬腎中煨熟而吃即治癒。這是因為腎主二便，久瀉必腎虛，所以不能單從脾胃治療。

【附方】 **治腎虛齒痛出血**《靈苑方》：骨碎補二兩，銅刀切細，瓦鍋慢火炒黑研末，經常擦齒。 **治風蟲牙痛**《聖濟總錄》：骨碎補、乳香等份研末做糊丸，塞入蛀牙孔中，名金針丸。 **治耳鳴耳聾**《圖經本草》：骨碎補切成細條火炮炙，乘熱塞入耳中。

現代醫學研究簡介

【來源】 骨碎補為水龍骨科植物槲蕨或中華槲蕨的乾燥根莖。

【化學成分】 槲蕨根莖含澱粉、葡萄糖、油甙、柚甙元、鼠李糖、四環三萜類成分。

【藥理作用】 1.降血脂。2.治療關節炎。

石韋（《神農本草經》中品）

【釋名】 《名醫別錄》稱：**石皮**。又名：**石韉**（音蔗）、**石蘭**。

陶弘景說：本品蔓生於石上，葉似皮，故稱石韋。李時珍講：柔軟的皮叫韋，韉也是皮。

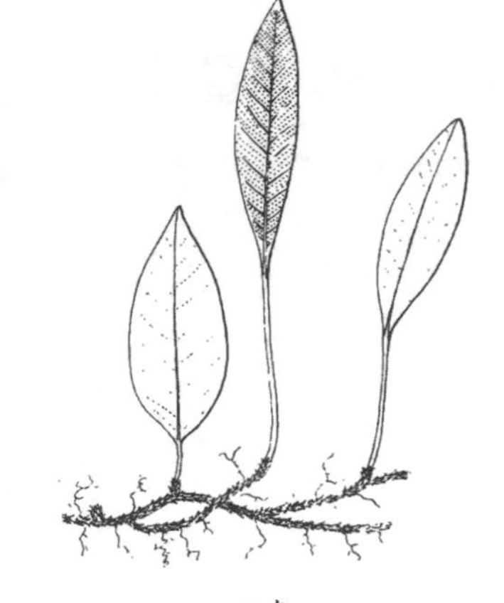

石韋

【集解】 李時珍說：多生於蔽陰險要山崖，葉約一尺長，寬一寸，柔韌如皮，背有黃毛，有的如金星狀故名金星草，凌冬不凋謝。又有一種如杏葉的，也生長在石旁陰處，其性相同。

【性味】 **苦，平；無毒。**

【主治】　《神農本草經》謂：**能治勞傷，祛濕熱，通膀胱，利水道，治五淋，療癃閉**。《名醫別錄》載：**補五臟，益精氣，通膀胱、利水，除煩降氣**。《日華諸家本草》載：**治小便淋瀝不盡、遺尿**。蘇頌講：**炒後研末，冷酒調服治癰疽發背**。李時珍認為：**清肺氣，治崩漏、金瘡**。

【附方】　**治小便淋痛**《聖惠方》：石韋、滑石等份研末，每次服刀圭，見效快。

現代醫學研究簡介

【來源】　石韋為水龍骨科植物廬山石韋、石韋或有柄石韋的乾燥葉。

【化學成分】　均含芒果甙和異芒果甙；廬山石韋並含延胡索、咖啡酸、黑白烯、β-穀甾醇、果糖、葡萄糖、蔗糖、有機酸及酚性化合物；石韋並含皂甙、蒽醌類化合物、鞣質、黑白烯、β-穀甾醇；有炳石韋並含皂甙、黃酮類、酚性物質及樹脂等。

【藥理作用】　1.鎮咳祛痰作用。2.抑菌作用。3.石韋煎劑以對金黃色葡萄菌及變形桿菌有抑制作用。

【臨床應用】　1.治療支氣管哮喘。2.治療慢性支氣管炎。3.治療急、慢性腎炎及腎盂腎炎。

石胡荽（《四聲本草》）

【釋名】　《本草綱目》稱：**天胡荽、野園荽**。《食性本草》叫：**鵝不食草**。又名：**雞腸草**。

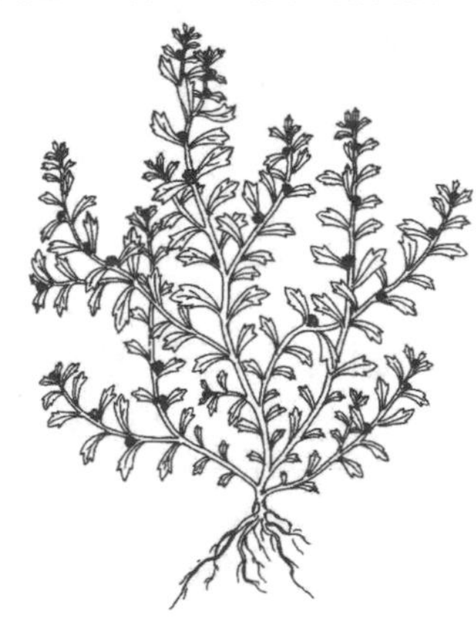
鵝不食草

【集解】　李時珍說：生於石縫及陰濕地方，高二三寸的小草，冬出苗，莖細葉小似嫩胡荽。氣味辛，鵝也不食，夏季開黃色小花結子，易繁殖，遍鋪野地。

【性味】　**辛，寒；無毒**。

【主治】　肖炳認為：**可通九竅吐風痰**。陳藏器說：**揉塞鼻中可使翳膜自落**。孟詵謂：**治痔瘡**。李時珍說：**能解毒明目，退目赤腫痛，散翳膜，治療耳聾頭痛頭暈、鼻塞不通，療瘡腫，塞鼻中可使息肉自行脫落，還能治痰瘧及鼻發鼾聲**。

【附方】　**治寒痰齁喘**《集簡方》：石胡荽研汁和酒同服，即可止齁喘。**治一切腫毒**：石胡荽一把，穿山甲燒存性七分，當歸尾三錢，擂爛加酒一碗絞汁服，用渣外敷。**治脾寒瘧疾**：石胡荽一把杵汁半碗，加酒半碗調服。**治目赤翳膜，羞明澀痛**《倪氏啟微集》碧雲散：鵝不食草曬乾二錢，青黛、川芎各一錢，研細末，含一口水，每次吸入鼻中米粒大小藥粉，淚出為度。**治目翳**《集效方》：鵝不食草搗汁熬膏一兩，爐甘石火煅，童便淬三次取三錢，好瓷器末一錢半，熊膽二錢，硇砂少許共研細末，調和製膏貼在翳上，一夜取下，用黃連、黃蘗煎湯洗淨，如還有翳，再貼治。

現代醫學研究簡介

【來源】　石胡荽為菊科植物鵝不食草的乾燥全草。

【化學成分】　全草含多種三萜成分、蒲公英賽醇、蒲公英甾醇、山金車烯二醇。此外尚含有豆甾醇、穀甾醇、黃酮類、揮發油、有機酸等。

【藥理作用】　1.止咳、祛痰作用。2.抑菌作用。

酢漿草（《新修本草》）

【釋名】　《圖經本草》稱：**酸漿、赤孫施**。《本草綱目》名：**三葉酸、三角酸、酸母、雀兒酸、雀林草**。蘇敬謂：**醋母、鳩酸、小酸茅**。李當之叫：**酸箕**。

李時珍說：此草其味如醋，與燈籠草的別名酸漿是同名異物。唐慎微在本草中將此草歸屬燈籠草條文，是錯誤的。鄭樵《通志》記載福州人稱它為孫施，而蘇頌《圖經本草》的赤孫施產於福州，葉如浮萍葉，即指此草。孫施即酸箕的訛音。現將它們合併一種記載。

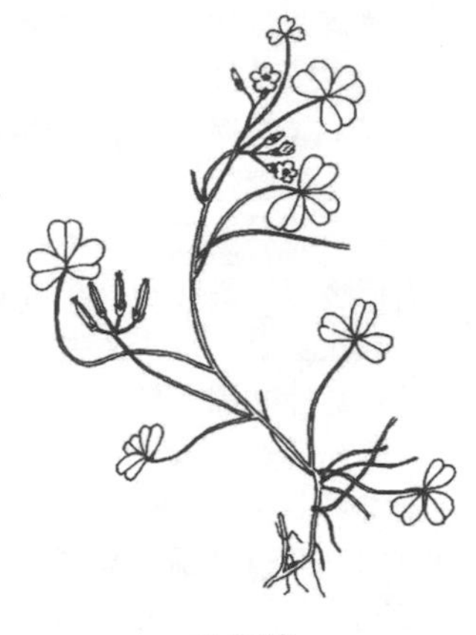
酢漿草

【集解】 李時珍說：藥苗高一二寸，叢生易繁殖。一枝生三葉，一葉長二片，晚上葉片合在一起如一片。四月開小黃花，結角果約二分長，內有小子，冬天不死。

【性味】 **酸，寒；無毒。**

【主治】 《新修本草》記載：**解熱止渴，殺蟲，搗爛外敷治惡瘡瘺管**。李時珍認為：**能治五淋、赤白帶下，煎湯薰洗治痔痛脫肛甚效，搗爛外擦治湯火傷及蛇蠍咬傷**。蘇頌說：**治婦女血結，取一握患處摩洗，再溫酒調服酢漿草粉末。**

【附方】 **治血淋**《百一選方》：搗汁煎五苓散服。 **治五淋疼痛**《靈苑方》：三葉酸研汁一合，加酒一合調勻，空腹溫服。 **治二便不通**《摘玄方》：酸草一把，車前草一握共搗汁加砂糖調服一盞，不通再服。 **治痔瘡出血**《外台秘要》：雀林草一握，水二升煮至一升，一日服三次。 **治癬瘡發癢**《永類鈐方》：雀林草擦患處。

現代醫學研究簡介

【來源】 酢漿草為酢漿草科植物酢漿草的全草。

【化學成分】 莖葉含多量草酸鹽。另據報導：葉含檸檬酸及大量酒石酸，莖含蘋果酸。

【藥理作用】 對金黃色葡萄球菌有抗菌作用，對大腸桿菌則無效。

【臨床應用】 1.治療急性咽喉炎。2.治療各種扭傷、血腫、感染。3.治療急性睾丸炎。

地錦（《嘉祐補注本草》）

【釋名】 《吳普本草》稱：**地朕、夜光、承夜**。《本草拾遺》叫**地噤**。《本草綱目》名：**草血竭、血見愁、血風草、馬蟻草、雀兒臥單**。《庚辛玉冊》名：**醬瓣草**。另名：**猢猻頭草**。

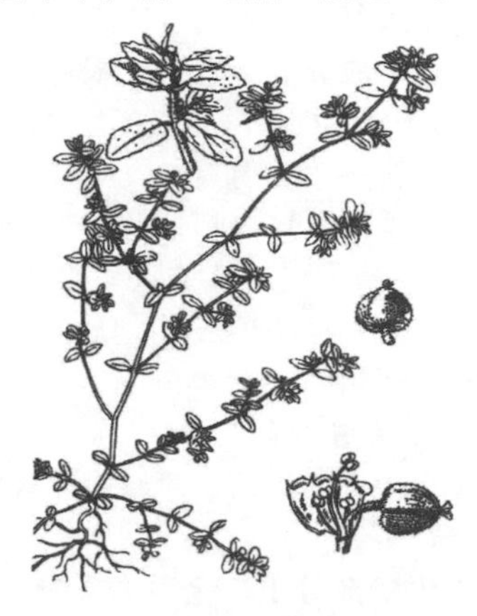
斑葉地錦

李時珍講：因紅赤色莖平鋪於地，故名地錦。主治血病，所以民間稱為血竭、血見愁。馬蟻、雀兒喜聚在草上，因此又叫馬蟻草、雀兒臥單。醬瓣、猢猻頭是根據花葉形狀而命名。

【集解】 掌玉錫說：地錦生於路邊田野，以產於滁州的質優。其蔓生於地，葉莖細弱，赤紅色莖，青紫色葉，夏天生長茂盛，六月開紅花，結小籽。全草入藥。絡石藤別名也叫地錦，它們是同名異物。李時珍說：田野、庭院、臺階間都生長此草，赤莖、黃花、黑籽，形狀如蒺藜花朵，折莖有汁。

【性味】 **辛，平；無毒。**

【主治】 《名醫別錄》載：**主治婦女疝氣血結之症**。《嘉祐補注本草》謂：**通利血脈**。李時珍認為：**能散血止血利小便，治血痢、便血、崩漏、跌打損傷出血以及惡瘡癰腫。**

【附方】 **治療赤白痢疾**《經驗方》：地錦草暴曬研末，米湯送服一錢。**治血淋**：血風草加井水擂汁服三次。 **治婦女血崩**《世醫得效方》：嫩草血竭蒸熟，加油、鹽、薑醃製，酒送服。或陰乾研末，薑酒調服二錢。 **治金瘡出血**：血見愁研爛塗。 **治瘡瘍**《本草權度》：草血竭搗爛敷裹。 **治癰腫背瘡**楊清叟《外科秘傳》：血見愁一兩，酸漿草半兩，當歸二錢半焙乾，乳香、沒藥各一錢二分半，共研末，熱酒送服錢匕。鮮草則擂酒熱服。

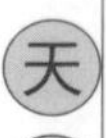
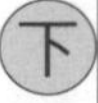
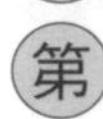
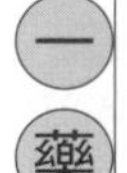
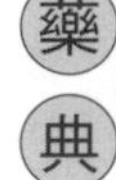

現代醫學研究簡介

一、地錦

【來源】 地錦為大戟科植物地錦草。

【化學成分】 全草含黃酮類（槲皮素等）、沒食子酸、棕櫚酸、東莨菪甙元、傘形酮、內消旋肌醇。葉含鞣質。

【藥理作用】 地錦草鮮汁煎劑及水煎濃縮乙醇提取液，對於多種致病球菌（金黃色葡萄球菌、肺炎鏈球菌、卡他球菌等）及桿菌有明顯抑菌作用。

二、金瘡小草

【來源】 金瘡小草為唇形科植物筋骨草的全株。

【化學成分】 全草含黃酮甙及皂甙、生物鹼、有機酸、鞣質、酚性物質、甾體化合物、還原糖等。

【藥理作用】 1.止咳作用。2.祛痰作用。3.平喘作用。4.抑菌作用。

【臨床應用】 1.治療細菌性痢疾，急性胃腸炎等。2.治療「糞毒」。3.治療出血性疾病。

八、苔類

陟厘（《名醫別錄》中品）

【釋名】 蘇敬稱：**側梨**。《開寶本草》稱：**水苔**、**石髮**。《廣雅》叫：**石衣**。《說文解字》稱：**水衣**。《本草綱目》謂：**水綿**。又稱：**藫**（音覃）。

蘇敬說：《藥對》記載有河中側梨，側梨與陟（音至）厘音相近似。《拾遺記》上說，晉武帝賜張華側理紙，就是水苔製成的。後人訛誤為陟厘是側理。水苔是水中生長的粗苔，作成的紙是青黃色，叫苔紙。范東陽說水中石上生長綠色如毛植物即石髮。李時珍說：郭璞曾注解藫就是水苔，別名石髮。江東地區人作食物吃。石髮有兩種，生在水中名陟厘，長在陸地上的叫烏韭。

【集解】 李時珍說：陟厘有在水中石上生長的，蓬蓬茸茸如髮，或在污水中無石依附而浮生。纏綿拉牽像絲綿一樣，俗稱水綿。它們性味一樣。《述異記》謂苔錢稱澤葵，與凫葵同名異物，蘇頌認為是凫葵，那是錯誤的。《苔賦》所載並不全面，因為苔衣有五種，生長在水中稱陟厘，長在石上叫石濡，生在瓦上稱屋遊，長在牆上叫垣衣，生在地上稱地衣。蓬鬆綠翠長數寸的那一類也有五種，石上生長稱烏韭，屋瓦生長叫瓦松，長在牆上名土馬鬃，生在山崖叫卷柏，生在水中稱為藫。

【性味】 **辛，大溫；無毒。**

【主治】 《名醫別錄》載：**祛心腹寒氣，溫中消穀，增強胃氣，止瀉**。《日華諸家本草》謂：**搗汁服能治流行性傳染病，除心煩**。寇宗奭說：**製成乾脯食用，可止渴療疾，須禁鹽**。李時珍認為：**搗爛塗敷能治丹毒**。

石蕊（《本草拾遺》）

【釋名】 《名醫別錄》稱：**石濡**、**石芥**。《本草綱目》謂：**雲茶**。又稱：**蒙頂茶**。

李時珍說：本品形狀如花蕊，故叫石蕊。石芥乃是茶字的訛誤。

【集解】 李時珍認為：《名醫別錄》記載的石濡，注明了功效用法，卻沒有記載形狀特徵。陳藏器所述的屋遊之類，另外列出石蕊一條，功效用法同石濡，是因為不知道它們就是一種植物。本品只有高山石頭上生長的質優良，現在有人稱為蒙頂茶，生長在兗州蒙山石上，同受煙霧薰染日久蘊結而成屬於苔衣類植物。當地在春天刮取曬乾送人，謂之為雲茶。形狀白色輕薄像花蕊，香氣如蘑菇，味甘澀似茶，但不能煎服，只能咀嚼及浸在開水中飲用，清涼有味。痶瘓入山採集，用此代替茶葉，其長壽的原因不一定是因為單純服食此物。

【性味】 **甘，溫；無毒。**

【主治】 《名醫別錄》載：**能明目，補益精氣，服食能使人輕身長壽，不知饑餓**。陳藏器說：**能長期斷穀不饑**。李時珍認為：**有解熱化痰，生津潤喉的作用**。

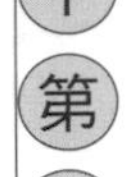
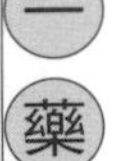
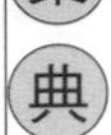

現代醫學研究簡介

【來源】 石蕊為石蕊科植物石蕊的全株。

【化學成分】 石蕊含黑茶漬素、反丁烯二酸（原冰島衣酸酯）。

卷柏（《神農本草經》上品）

【釋名】 《神農本草經》稱：**萬歲**。《本草綱目》叫：**長生不死草**。《吳普本草》謂：**豹足**。《名醫別錄》名：**求股、交時**。

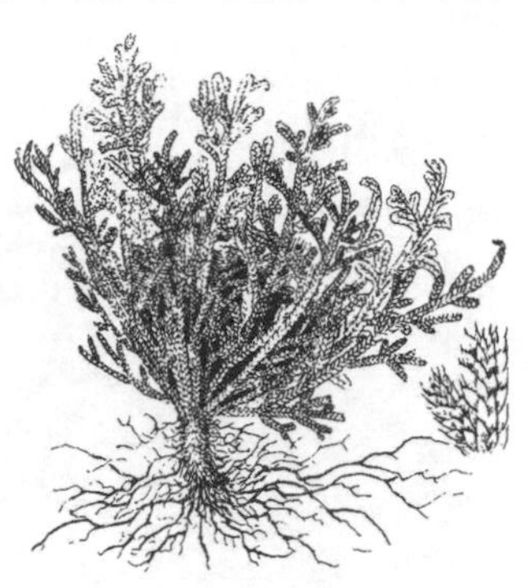

卷柏

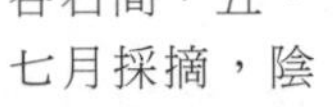

【集解】 《名醫別錄》載：卷柏生常山山谷石間，五、七月採摘，陰乾備用。陶弘景說：現在近處也有，叢生石上，細葉似柏樹葉，彎曲如雞爪，青黃色。蘇頌說，現在關、陝、沂、袞諸州都有。老根紫色多鬚。春生苗，高三五寸，無花、子，大多生長在石上。

【性味】 **辛，溫；無毒。**

【主治】 《神農本草經》記載：**祛五臟邪氣，治婦女腹中寒熱疼痛，癥瘕及血閉不育，久服身輕潤膚**。《名醫別錄》謂；**有補陰虛，益精血功效，能止咳，治脫肛、淋症，瘰瘻症、厥症、眩暈**。《日華諸家本草》認為：**鎮靜心神，溫堅，除面部黝黑，生用可破血，炙用能止血**。甄權說：**能治疑難腹痛，驚恐啼泣**。

【附方】 **治大腸便血**《仁存方》：卷柏、側柏、棕櫚等份，燒灰存性，酒送服三錢，或水泛為丸內服。**治長年便血**《百一選方》：卷柏、地榆焙乾等份，每次一兩加水一碗，煎服。

現代醫學研究簡介

一、卷柏

【來源】 卷柏為卷折科植物卷柏的乾燥全草。

【化學成分】 卷柏含黃酮、酚性成分、氨基酸、海藻糖等多糖類、少量鞣質。黃酮成分有芹菜素、穗花杉雙黃酮、扁柏雙黃酮和異柳杉素。

二、地柏

【來源】 地柏為卷柏科植物江南卷柏的全草。

【化學成分】 地柏全草可能含酚性物質。

【藥理作用】 地柏提取物（可能為醛類成分），在體外及整體動物均有加速血凝及止血作用，可延遲纖維蛋白的溶解，能增加兔末梢血液中血小板總數，白血球數亦有升高。

第八卷 穀部

李時珍說：遠古時代沒有糧食，百姓茹毛飲血。神農氏開始辨別草與穀，用來教百姓耕種，又辨別草與藥，用來解救百姓的病痛。軒轅氏教百姓烹飪食物及製藥的方法，從此以後百姓才逐漸懂得養生的方法。周官有五穀、六穀、九穀之名，詩人有八穀、百穀之詠，可見穀的種類繁多。《素問》中說：麻、麥、稷、黍、豆是為五穀，分別養肝、心、脾、肺、腎五臟，掌管地理的職方氏分辨各地的穀物，掌管土地和人民的地官辨別不同的土質，用來指導百姓的種植和收割，認識穀物的早熟或晚熟，這是重視民情和遵守自然規律的表現。各地的氣候有別，全國的物產各異，不同的穀類其性味也不同，怎麼能天天吃穀而不知其性味對人體的損益呢？於是就將草本類可食用的種子集為穀部，分為麻麥稻、稷粟、菽豆、造釀四類。

一、麻麥稻類

胡麻（《名醫別錄》上品）

【釋名】 《神農本草經》稱：**巨勝**。《吳普本草》謂：**方莖**。《名醫別錄》又名：**狗虱**。《食療本草》名：**油麻**。《本草衍義》叫：**脂麻**（民間俗稱芝麻，不對）。葉名叫：青蘘（音箱）；莖稱：**麻藍**（音皆）或**麻秸**。

李時珍說：按《夢溪筆談》說，胡麻就是油麻。古代中國只有大麻，其實是蕡。漢代張騫出使西域，從大宛國引進種植這種油麻，所以叫胡麻，區別於中國的大麻（是一種赤莧植物）。寇宗奭《本草衍義》也據此來解釋

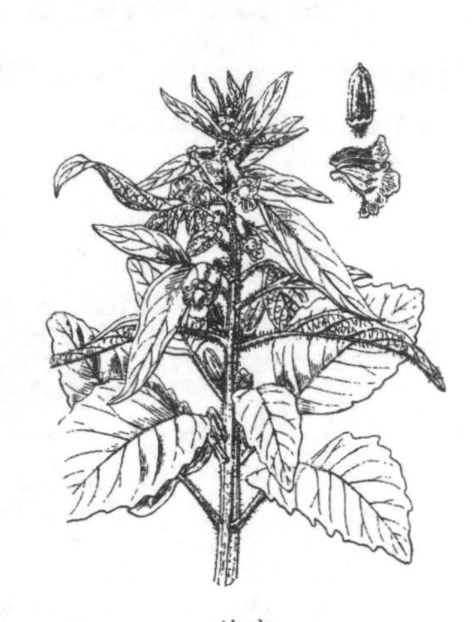

芝麻

胡麻並將胡麻歸入油麻之內。巨勝是因胡麻的角果大得像方勝而起名，並不是兩種植物。方莖是據莖為四方的形狀而來，狗虱是以形態命名。油麻、脂麻是說明種子含有較多的油脂。

【集解】 李時珍認為：胡麻就是脂麻，有遲、早兩種，黑、白、赤三種顏色，莖都是方形。秋天開白花，亦有略帶紫色的。節節結角，有一寸長，角有四稜、六稜的，子房小而子少，亦有七稜、八稜的，子房大結子多，是隨土地的肥瘠不同而產生。蘇敬認為：四稜的叫胡麻，八稜為巨勝，這是說其子房巨大。莖高三四尺，有的一枝獨莖生長，角緊貼莖而子少，有的分枝多而四面散開的，角多子多，這是因為苗的稀疏不同而產生的。葉片有的葉基圓而葉端尖銳，有的葉基圓而葉端成三丫狀如鴨掌，葛洪說一葉兩尖是巨勝，就是指的這種。殊不知烏麻、白麻本身就有兩種葉型。按《神農本草經》說，胡麻一名巨勝，《吳普本草》又名方莖，《抱朴子》與《五符經》都說巨勝又叫胡麻，這些解釋都很清楚。至陶弘景開始按莖的方圓劃分。雷斅認為赤麻是巨勝，烏麻

不是胡麻。《嘉祐補注本草》又用白油麻來區別胡麻，是因為不知道巨勝就是胡麻中丫葉巨勝，角肥子多的那個品種，所以由原來的錯誤而導致新的疑問。只有孟詵說四棱、八棱是因土地肥瘠所致，寇宗奭按沈存中的觀點斷然認為脂麻就是胡麻，就足以證明諸家說法的錯誤。賈思勰《齊民要術》中載收種胡麻的方法，就是現在種收脂麻的方法，就更加證實了是一種植物。然而市場上因莖有方圓之分，就用茺蔚子假冒巨勝，以黃麻子及大藜子假冒胡麻，是錯上加錯了。茺蔚子長一分多，有三稜；黃麻子黑色細如韭子，味苦；大藜子形如壁虱及酸棗核仁，味辛甘且無脂油，不能不分辨清楚。梁簡文帝《勸醫文》中曾說，市上誤用灰滌菜子為胡麻。可見胡麻的訛誤是由來已久的。

胡麻

【修治】 雷斅認為：收取後用水淘去浮粒，曬乾，用酒拌蒸，攤開曬乾，臼中舂去粗皮，留薄皮，用小豆拌炒至豆熟，去豆備用。

【性味】 **甘，平；無毒。**

【主治】 《神農本草經》記載：**補肝益腎，潤滋五臟，填精益髓，補血扶羸，營養肌膚。久服身輕不老。**《名醫別錄》記述：**養筋堅骨，明目聰耳，延年益壽，止金瘡疼痛，治傷寒溫瘧、病後虛熱。**《日華諸家本草》載：**補中益氣，養五臟，補肺氣，止驚利腸，逐風濕，祛遊風、頭風，治勞傷、產後虛羸，還有催生落胞作用。研細塗髮可促生長，白蜜蒸食能治百病。**李廷飛認為：**炒食可預防中風，中風病人久食可步履端正，語言順達。**蘇敬說：**生嚼塗抹小兒頭瘡，煎湯洗浴惡瘡、婦女陰瘡有良好功效。**

白油麻（《嘉祐補注本草》）

【性味】 **辛，大寒；無毒。**

【主治】 孟詵說：**能補虛勞，滑腸胃，通血脈，潤肌膚，祛頭風。飯後生吃一合，一生堅持不斷。哺乳的婦女吃了，孩子永不生病。有熱邪，可作飲汁服用。生嚼敷於小兒頭瘡效果很好。**蘇頌說：**仙方用來蒸食辟穀。**

【發明】 甄權說：巨勝，為道家經書所重點記載。用白蜜等份合服，名靜神丸，能治肺氣，潤五臟，功效很多。也能斷糧充饑，填精補髓，有益於男子身體健康。李時珍認為：胡麻榨油以白色的最好，藥用則以黑色為佳，產於西域的品質更優。根據五行學說，黑色通腎能潤燥。赤色的形狀像老茄子，殼厚油少，可吃但不好吃。只有錢乙治小兒痘疹變黑屬腎，其百祥丸用赤脂麻煎湯送服，是取其解毒的作用。《五符經》載，巨勝丸，就是胡麻。《參同契》也說：巨勝能延年益壽，可作丹丸含於口中。古代將胡麻作為聖藥，近代很少用，或者不一定有這種神奇的效果。

【附方】 **白髮返黑**《千金方》：烏麻九蒸九曬，研末製棗膏丸內服。 **治腰腳疼痛**新胡麻一升熬香搗末，每日服一小升，服一斗後則痊癒。用溫酒或蜜湯、薑汁等送服。 **治下肢水腫作痛**生胡麻搗爛塗抹。 **治癰瘡不癒合**烏麻炒黑，搗敷患處。 **治小便尿血**胡麻三升杵末，用東流水二升浸一夜，晨絞汁一次熱服。 **治手腳微腫酸痛**《外台秘要》：脂麻五升熬研，酒一升浸一夜，隨意喝不拘時量。 **治小兒急疳**油麻嚼敷。 **治湯火灼傷**胡麻生研如泥，外塗。 **治小兒下痢赤白**油麻一合搗爛，和蜜湯內服。 **治中暑毒病危**《經驗後方》用救生散：新胡麻一升，微炒黑，攤冷研末，用井水服三錢，或做丸如彈子大，開水送服。 **治蜘蛛咬傷**研敷。 **治牙齒腫痛**《肘後方》：胡麻五升，水一斗，煮汁五升，含嗽後吐掉，二劑即效。 **治陰癢生瘡**胡麻嚼爛敷貼。

胡麻油（即香油）

李時珍認為：入藥以烏麻油為最好，白麻油差些，自己榨的油為優。市場上出售的不但已經蒸炒了，而且摻了偽品。

【性味】 **甘，微寒；無毒。**

【主治】 《名醫別錄》記載：**利大腸，治產婦胎盤不下。生油搽摩瘡腫，止痛消腫，且生禿髮。**孫思邈認為：**能祛除頭面遊風。**陳藏器說：**主治流行性熱病，腸內熱結，服一合後便通為度。**孟詵認為：**可治喑啞之疾，下三焦熱毒之氣，通利大小腸，治蛔蟲所致心痛，外敷治惡瘡疥癬，殺蟲。取一合和雞蛋兩枚，芒消一兩攪服，少頃泄下熱毒。**《日華諸家本草》

載：**陳油敷膏，能生肌拔毒，祛腐生新，消腫止痛**。蘇頌講：**治癰疽熱病**。李時珍認為：**能解熱毒、蟲毒及殺各種蟲、螻蟻等**。

【發明】 李時珍認為：按張華《博物志》所載，油貯積到百石，則能自己燃火。陳霆墨曾說，衣絹上有油，蒸熱就會出火星。說明油與火同性，用來炒炸食物，很易動火生痰。陳藏器說它大寒，我認為不是這樣，生用有潤燥解毒作用，消腫止痛功效。好像是寒性，而且香油能殺蟲，腹有痞塊的病人特別喜歡吃油。煉油能自我焚燒，氣盡反而寒冷，這是物質深奧的道理，即所謂的物極必反。

【附方】 **治腹有結塊嗜油症**《外台秘要》：用油一升，加入香味有光澤的物質煎熬後，放在病人的頭邊，使香氣進入口鼻，但不要給他喝，疲乏至昏睡時，蟲從口出，急用石灰塗手捉取。 **治傷寒髮黃**：生烏麻油一盞，水半盞，雞蛋白一枚，攪和頓服。**預防痘毒**：用生麻油一小盞，水一盞，快速傾入油內，柳枝攪勻調如蜜，每次服二三蜆（音銜）殼，大人服二合，睡前服，三至五次後大便快利則瘡不發。 **解河豚、砒霜毒**《衛生易簡方》：麻油灌服，嘔吐毒物即愈。 **治小兒發熱**《仁齋直指方》：將蔥汁加入油內，指蘸油摩擦小兒五心、頭面、項背等處。能解毒涼肌，預防痘毒。麻油、童便各半盞，攪勻成蜜狀，每次服二三蜆殼。 **治療癰疽發背初發**：麻油一斤，銀器煎二十沸，和好醋一碗，分五次一日服完，則毒氣不內攻。

胡麻花

孫思邈說：七月採最上面的花陰乾備用。陳藏器說：陰乾漬汁，淘麵食至韌滑。

【主治】 孫思邈認為：**能生禿髮**。李時珍說：**能潤大腸**。**人體生肉丁，擦之即癒**。

【附方】 **治眉毛不生**《外台秘要》：烏麻花陰乾研末，用烏麻油漬之，每日塗擦。

麻秸

【主治】 李時珍說：**燒灰，用於點痣、去腐肉**。

【附方】 **治小兒哮喘**《摘玄方》：脂麻秸瓦內燒存性，去火毒，研末，用淡豆腐蘸吃。**治耳中流膿**《聖濟總錄》：白麻秸刮取一合，花胭脂一枚研末，棉裹塞耳。

現代醫學研究簡介

【來源】 黑芝麻即胡麻，為芝麻科植物芝麻的乾燥成熟種子。

【化學成分】 含芝麻油可達60%，油中含油酸、亞油酸、棕櫚酸、花生酸、廿四酸等，甘油脂、甾醇、芝麻素、芝麻林素、芝麻酚、維生素E等。還含葉酸18.45%、煙酸0.48mg/g、蔗糖0.64%、卵磷脂0.65%、戊聚糖、蛋白質和多量的鈣。

【藥理作用】 1.興奮子宮作用。2.對血糖的影響：種子提取物予大鼠口服，可降低血糖，增加肝臟及肌肉中糖原含量，但大量則降低糖原含量。3.對腎上腺皮質功能的影響：黑芝麻油0.2ml/100g 體重餵飼大鼠10天，可增加腎上腺中抗壞血酸及膽甾醇含量，特別是妊娠後期，抗壞血酸含量的增加更明顯。組織化學的檢查也證明，腎上腺皮質功能受到某種程度的抑制。4.對血球容積的影響：黑芝麻油給正常或去勢大鼠注射，有增加血球容積傾向。5.油中所含芝麻素對除蟲菊酯的滅蠅有協同作用。

【臨床應用】 1.治療蕁麻疹。2.治療凍瘡。3.治療便秘。4.治療小兒面部皰瘡、軟癤。

亞麻（《圖經本草》）

【釋名】 《圖經本草》稱：**鵶麻**。《本草綱目》稱：**壁虱胡麻**。

【集解】 蘇頌說：亞麻子產自山東兗州、陝西乾縣等地。苗和葉均為青色，花白色，八月上旬採摘果實。李時珍說：現陝西人也種植。它的子也可以榨油點燈，氣味難聞，不堪食用。它的

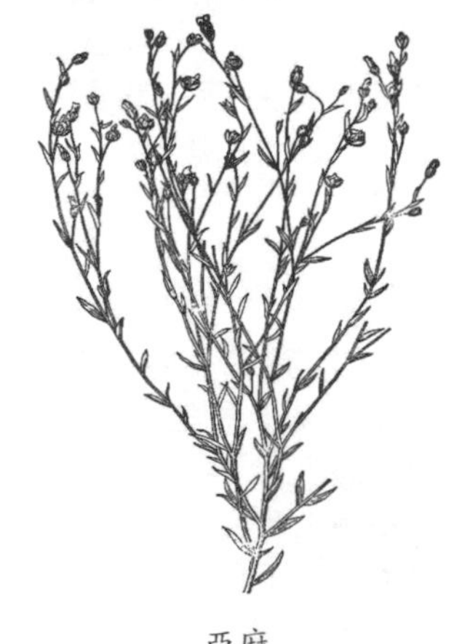

亞麻

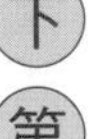
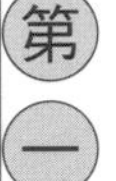

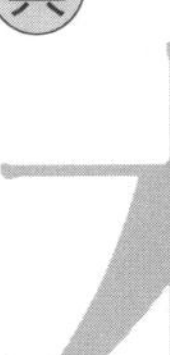
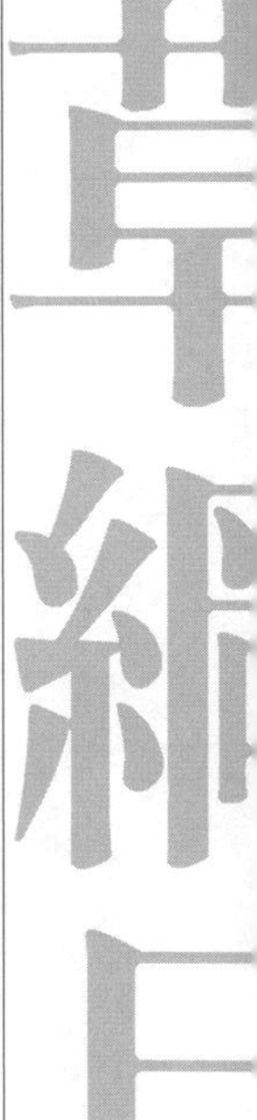

莖、穗與茺蔚十分相似，但是子不相同。

亞麻子

【性味】 **甘，微溫；無毒。**

【主治】 蘇頌：**主治風疾，瘡癬。**

現代醫學研究簡介

【來源】 亞麻為亞麻科植物亞麻的根、莖、葉及種子。

【化學成分】 莖葉含荭草素、異荭草素、牡荊素、異牡荊素等。植物各部分均含亞麻苦甙。亞麻種子含脂肪油30%～48%、蛋白質18%～33%、黏質5%～12%、糖12%～26%、有機酸及維生素 A。

【藥理作用】 1.種子含黏膠及油，故有潤滑、緩和刺激的作用，可用於治療局部炎症。 2.亞麻油有輕瀉作用。 3.亞麻苦甙對小腸的分泌、運動功能有調節作用。 4.亞麻油含多量不飽和脂肪酸。故可用來預防高脂血症或動脈粥樣硬化，但動物試驗無明顯作用。

大麻（《神農本草經》上品）

【釋名】 俗稱：**黃麻**。《日用本草》稱：**火麻**。《爾雅翼》稱：**漢麻**。《詩經注疏》上叫：**雄株名枲麻、牡麻、雌株名苴麻。**《神農本草經》稱：**花為麻蕡**（音墳）。又名：**麻勃、苧麻。**

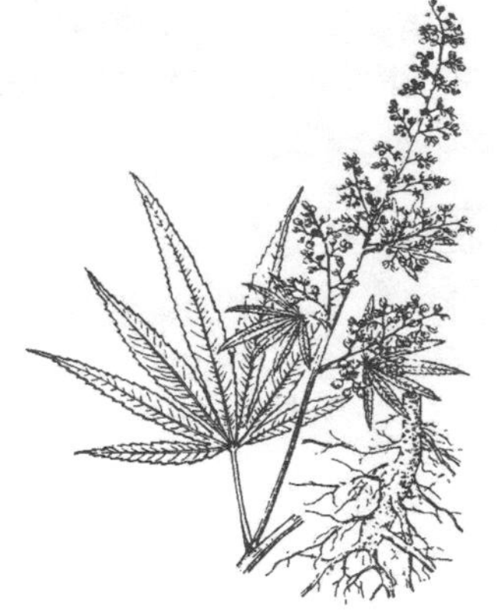

大麻

李時珍說：麻字是雙木在广下，像屋下派麻的形狀。稱漢麻，是為區別於胡麻。

【集解】 李時珍說：大麻就是火麻，也稱黃麻，各地都有，剝麻收子。有雌有雄，雄的叫枲；雌的叫苴。顆大如油麻，葉狹長，形狀如益母草葉，一枝七葉或九葉。

麻勃

《吳普本草》載，一名麻花。李時珍說：觀閱《齊民要術》有放（發）勃時拔去雄株的文字。這說明勃是花是肯定的，並可分出雌雄花。

【性味】 **辛，溫；無毒。**

【主治】 《藥性本草》記載：**能逐瘀祛風，治全身瘙癢，月經不通。**李時珍說：**能治健忘症及金瘡內漏。**

【附方】 **治瘰瘰癧初起**《外台秘要》：取七月七日麻花，五月五日艾葉各等份，作炷香，灸百壯。 **治金瘡內漏**：取麻勃一兩，蒲黃二兩，研末，酒服半錢，白天三次，夜晚一次。**治風病麻木**：麻花四兩，草烏一兩，炒黑存性，煉蜜調成膏，每次服三分，白開水調下。

麻蕡

《吳普本草》載：又名麻藍，亦稱青葛。李時珍說：這是連殼的麻子。周禮朝事時用竹器盛裝以供奉祖先。殼有毒而仁無毒。

【性味】 **辛，平；有毒。**

【主治】 《神農本草經》載：**能治五勞七傷。**《名醫別錄》載：**能利五臟，下血除寒氣，破積散膿，止痹痛。久服輕身通神明。**

【附方】 **治風癲**《千金方》：取麻子四升，水六升，猛火煮破皮至仁出，去渣取二升，空腹服。不管何種症狀，都使人撫摩病人手足，能趨於安定，三劑可癒。

麻仁

【性味】 **甘，平；無毒。**

孟詵說：性微寒。陳士良認為：多食會損血脈，滑精，婦女發生赤白帶。畏牡蠣、白微，惡茯苓。

【主治】 《神農本草經》載：**能補中益氣，久服減肥不老。**《名醫別錄》載：**能治中風，逐水氣，利小便，破積血，復血脈、產後病，還能沐髮潤髮。**陳藏器說：**炒香浸小便，絞汁服，能下氣，祛風痹。婦女懷孕胎位不正，吞二至七枚即正位。**陳士良認為：**能潤五臟，利大腸，治風熱燥結及熱淋。**《日華諸家本草》

記述：**能補虛勞，逐風通乳，止消渴，益毛髮，催生治難產**。孟詵講：**煮粥能祛五臟風，潤肺，治關節疼痛、脫髮**。李時珍認為：**能通婦女經脈，通利大腸，治便秘。塗擦治瘡癩，殺蟲。取汁煮粥吃，止嘔逆**。

【附方】 **服食法**《食療本草》：麻仁一升，白羊脂七兩，蜜蠟五兩，白蜜一合，和杵蒸食。**久服能益氣不饑不老**《藥性論》：麻仁二升，大豆一升，熬香研末作蜜丸，一日二次。**治骨髓風毒疼痛，不能運動**《篋中方》服麻仁酒。製法：麻仁水浸，取沉底的一大升暴曬，在銀器中旋轉慢炒香熟，入木臼中搗爛，至細粉，分成帖。每次一帖取家釀無灰酒一大碗，同麻粉用柳槌蘸入沙盆中擂杵，濾去殼，煎至一升半，空腹溫服一帖，輕症四五帖，重症十帖。**治風水腹大腰臍痛、老人風痹、五淋澀痛、大便不通**《食醫心境》服麻子仁粥：麻仁半斤研碎，水濾取汁入粳米二合煮稀粥，下蔥、椒、鹽、豆豉，空腹吃。**治胎損腹痛**：麻仁研碎，煎服。**治產後便秘、老人虛風便秘**《本事方》：服麻仁蘇子粥：麻仁和蘇子各二合，研細再加水研，濾汁一盞，分二次煮粥吃。**治脾約症，大便秘結，小便頻數**張仲景方：服麻仁丸，麻子仁二升，芍藥半斤，厚樸一斤，大黃、枳實各一斤，杏仁一升，熬研，煉蜜丸如梧子大，每次服十丸，一日三次。

大麻油

【主治】 李時珍說：出自《千金方》、《外台秘要》。**熬油敷頭，治療脫髮不生；煎熟，隨時食用，能治硫磺毒發身熱**。

【附方】 **治咽喉痛癢**《聖濟總錄》：麻子燒取油脂，酒調一錢內服。

大麻葉

【性味】 **辛，有毒**。

【主治】 蘇敬說：**搗汁服五合，可驅下蛔蟲；搗爛外敷治蠍毒**。甄權講：**若浸汁洗髮，使髮潤澤，不生白髮。用葉一握，同麻子五升搗爛調合，浸三天，去渣洗頭**。

【發明】 李時珍說：按郭文《瘡科心要》，用烏金散治癰疽疔腫，時毒惡瘡。用火麻端上嫩葉，同麻黃等藥發汗，說明葉有以毒攻毒的作用。《普濟方》用它治瘧疾，尤其可借鑒推廣。

【附方】 **治瘧不止**《普濟方》：火麻葉（乾鮮都可），鍋內文武火慢炒至香，連鍋端下，用紙蓋上，令其溫度降低研末。臨睡前茶或酒送服，將病人移到原睡處，狀如醉，醒後即癒。另一方：火麻葉如上法研末一兩，加縮砂、丁香、陳皮、木香各半兩，酒糊為丸如梧子大，每次用酒或茶送服五丸。能治各種瘧疾，壯元氣。

黃麻

【主治】 李時珍說：**能破血，利小便**。

【附方】 **治熱淋脹痛**《聖惠方》：麻皮一兩，炙甘草三分，水二盞，煎至一盞溫服，一日二次。**治跌打損傷**王仲勉《經驗方》用接骨方：黃麻燒灰、頭髮灰各一兩，乳香五錢，共研末，溫酒送服三錢，立見效。

麻根

【主治】 陶弘景說：**搗汁或煎汁內服，治石淋，化瘀血**。蘇敬認為：**能破血壅脹，治難產胞衣不下，帶下崩中不止，以水煮服**。《藥性本草》記載：**能治熱淋、便血，取三至九根，洗淨，水五升煮至三升，分次服**。蘇頌說：《韋宙獨行方》載：**用根和葉搗汁服，治擊打瘀血、腹滿氣短、骨折疼痛。沒有根葉則用麻煮汁代替**。

漚麻汁

【主治】 蘇敬說：**能治消渴，化瘀血**。

現代醫學研究簡介

【來源】 大麻為桑科植物大麻的幼嫩果穗。火麻仁為桑科植物大麻的乾燥成熟果實。

【化學成分】 大麻種仁含有脂肪油約30%，蛋白質19%，脂肪油中飽和脂肪酸約佔4.5%～9.5%不飽和脂肪酸中，油酸約為10%，亞油酸約53%，亞麻酸約25%。脂肪油中還含有大量的大麻酚、大麻二酚和鈣、鎂，另含生物鹼、毒蕈鹼、胡盧巴鹼、膽鹼等，並含有葡萄糖醛酸、甾醇、卵磷脂及維生素B_1、B_2等。

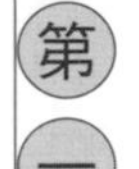
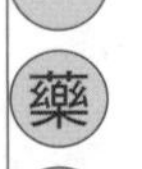

【藥理作用】 1.對消化道的作用：本品含大量脂肪油，可以潤燥滑腸。2.降血壓作用。3.降血脂作用。

小麥（《名醫別錄》中品）

【釋名】 又名：**來**。

李時珍說：來亦為秾（音來）。

【集解】 蘇頌說：大小麥秋種冬長，春天茂盛夏季結實，經歷四季具備四時中和之氣，所以在五穀中營養最高。李時珍講：北方撒播，南方點播，故北麥皮薄麵多，南麥相反。有人說，為了防止蟲蛀可在麥中摻鬣砂，或在立秋前加蒼耳挫碎與麥同曬收。麥性惡濕，多雨則產量低。

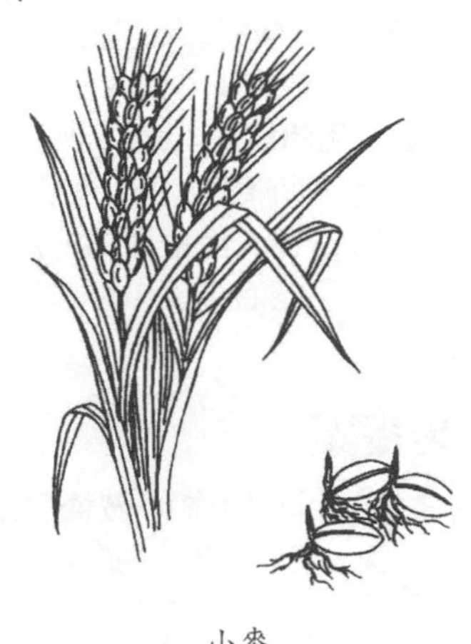
小麥

【性味】 **甘，微寒；無毒。**

入少陰、太陽經。甄權認為：性平，有小毒。蘇敬說：整粒煮湯可消熱止煩，破去皮則性溫，不能消煩止渴。陳藏器講：小麥秋種夏收，受四時之氣，兼有寒熱溫涼，所以有麥涼、曲溫、麩冷、麵熱的說法。李時珍說：新麥性熱，陳麥平和。

【主治】 《名醫別錄》記載：**能解外感發熱，止煩渴咽燥，養肝氣，利小便，治崩漏吐血，還有利婦女受孕**。孫思邈說：**能養心氣，患心臟病的人宜常吃**。寇宗奭講：**煎湯服可治突發淋症**。《藥性本草》記載：熬糊吃能殺腸中蛔蟲。李時珍說：**陳麥煎湯飲服治虛汗**。**燒灰存性，油調塗能治瘡瘍及水火燙傷**。

現代醫學研究簡介

【來源】 小麥為禾本科植物小麥的種子或其麵粉。浮小麥為乾癟輕浮的小麥，水淘浮起者。

【化學成分】 種子含澱粉53%～70%、蛋白質約11%、糖類2%～7%、糊精2%～10%、脂肪約1.6%、粗纖維約2%。脂肪油主要為油酸、亞油酸、棕櫚酸、硬脂酸和甘油酯。尚含少量穀甾醇、卵磷脂、尿囊素、精氨酸、澱粉酶、麥芽糖酶、蛋白酶及微量維生素B族等。麥胚含植物凝集素。

【臨床應用】 1.治療甲狀腺腺瘤。2.防治腫瘤。3.治療失眠。4.治療神經官能症。5.治療糖尿病。6.治療血尿、尿淋。7.用於降血脂及保肝。8.治療嬰幼兒腹瀉。9.治療慢性腹瀉。10.治療小兒口腔炎。11.治療外科感染。12.用於回乳、通乳。13.治療坐骨神經痛。14.治療淺部真菌感染。

大麥（《名醫別錄》中品）

【釋名】 又名：**牟麥**。

李時珍說：大麥的苗粒都比來大，故稱大麥，牟也是大，也寫作麰（音沫）。

【集解】 陶弘景說：稞麥又名牟麥，似穬（音礦）麥，區別在皮薄。蘇敬講：大麥產於關中，即青稞麥，形似小麥而較大，皮厚，故叫大麥，不像穬麥。蘇頌說：大麥南北都能種。穬麥有兩種，一像小麥而大，另一似大麥而大。陳藏器認為：大、穬二麥是同一種，而前後加工不同，穬麥是連皮的，大麥是麥米，區分只在有殼和無殼。蘇敬認為青稞是大麥，其實不對。青稞像大麥，但皮肉相離。陳承說：小麥現多磨麵日常食用，大麥現在人們用整粒似稻穀的作飯或飼馬。穬麥似小麥而粒大，青黃色，作麵脆硬，食後腹脹。汴洛、河北等地稱黃稞。關中地方還有一種青稞，粒較微小，色微青，專用來飼馬，不入藥用。李時珍說：

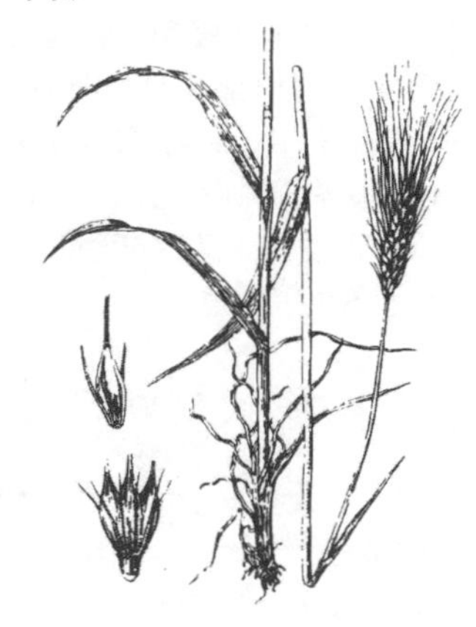
大麥

大、穬二麥，注解各不相同。按《吳普本草》大麥又名穬麥，為五穀之首。王禎《農書》載青稞有大小二種，似大小麥但粒大皮薄，麵多麩少，西北地方多種植，不過是與大小麥名稱不同而已。郭義恭《廣志》述，大麥有黑穬麥；有稊麥產涼州，似大麥；有赤麥，色赤肥大。根據這種說法，穬麥是大麥中一種皮厚而色青的品種，可能是一變種。就像粟、粳的品種有近百，但都歸屬一類，僅僅是由於土質氣候不同所致。所以二麥主治相近。大麥也有黏者，名糯麥可以釀酒。

【性味】 **鹹，溫、微寒；無毒。為五穀之首，使人多熱。**

孟詵說：暴吃大麥可見腳軟之症，是因為降氣的原故。久服則對人有益，熟食能補益，夾生性冷損害人體，石蜜為其佐使。

【主治】 《名醫別錄》載：**能調中益氣，除熱消渴**。陳士良說：**能補虛補血，實五臟，寬腸胃，化穀食，潤膚色，止泄瀉。久服使人長胖變白，潤滑肌膚，磨麵比小麥好，無燥熱之性**。蘇敬認為：**能平胃止渴，消食祛腹脹**。李時珍說：**有寬中下氣涼血的作用，消食積增加食欲**。孟詵講：**久食能使頭髮不白，配針砂、沒石子等染黑頭髮**。

現代醫學研究簡介

【來源】 大麥為禾本科植物大麥的果實。

【化學成分】 大麥含尿囊素。

【藥理作用】 1.抗癌作用。 2.驅蛔作用。 3.抗炎作用。

蕎麥（《嘉祐補注本草》）

【釋名】 吳瑞稱：**烏麥**。又名：**荍**（音翹）**麥**、**花蕎**。

李時珍說：蕎麥的莖細弱像羽毛狀，易長易收，磨麵似小麥，所以叫蕎、叫荍，與麥同名。民間又稱甜蕎，與苦蕎區別。

【集解】 肖炳說：蕎麥做飯，須先蒸二次再暴曬裂口，春取米仁。李時珍認為：蕎麥在立秋前後下種，八九月收割，苗高一二尺，赤莖綠葉，形如烏桕葉，開小白花繁密，結實三稜形，烏黑色。

【性味】 **甘，平；無毒。**

孫思邈認為：味酸，性微寒，食後難消化。久食動風，使人眩暈。做麵和豬、羊肉熱食，不過八九頓後即患熱風，鬚眉脫落，很少能治好。陝西中部、涇、邠等地以北，患此疾的人很多，同時不能與黃魚同吃。

【主治】 孟詵說：**能補益氣力，增強腸胃並能消積**。肖炳認為：**做飯食能壓丹石毒不發**。吳瑞講：**用醋調粉，塗治小兒丹毒紅腫熱瘡**。李時珍說：**有降氣寬腸，消積滯，除熱腫作用，治白濁白帶，脾積泄瀉。用砂糖水調炒麵二錢，內服能治痢疾。炒焦熱水沖服，治絞腸痧**。

蕎麥葉

【主治】 陳士良說：**做菜吃能降氣，利耳目**。

孫思邈說：生吃動風，使身上發癢。

現代醫學研究簡介

【來源】 蕎麥為蓼科植物蕎麥的種子或莖葉。

【化學成分】 瘦果中含水楊酸胺、4-羥基苯甲胺、N-水楊叉替水楊胺。全草含芸香甙、槲皮素、咖啡酸，尚含對光敏感物質。子苗含葒草素、異葒草素、牡荊素、肥皂草素、芸香甙、槲皮素、矢車菊素、花白甙等黃酮類。

【藥理作用】 芸香甙有維生素P樣活性，從植物各部分提取的芸香甙製劑在體外有殺腸道蛔蟲的作用。根中並無蒽醌。

【臨床應用】 1.治療慢性腹瀉、腸胃積滯。2.治療偏頭痛。3.治療癤腫。4.治療高血壓、眼底出血、毛細血管脆弱性出血、紫癜。5.治療肺膿腫。

稻（《名醫別錄》下品）

【釋名】 又名：**稌**（音杜）、**糯**。

李時珍說：稻稌是粳、糯的通稱。植物學上稻是水田種植物的總稱。而本草則專指糯。稻字從舀（音函），像人以臼上治稻之義。稌是方言稻的訛音，性黏軟所以稱糯。

【集解】 李時珍謂：糯稻南方水田種植，性黏

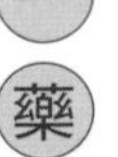

可以釀酒，可做糍粑，可蒸糕，可熬糖，可炒米食，品種很多，穀殼有紅色和白色兩種，有的有毛。米也有赤白兩色，赤色釀酒多而糟少；一種米粒白如霜，長三四分。《齊民要術》說糯有九格、雉木、大黃、馬首、虎皮、火色等名。古代釀酒多用秫，秫即糯粟。

稻米

【性味】　**苦，溫；無毒。**

陳藏器講：久食令人身軟，緩弛筋骨。貓犬吃後腳屈不能走，馬吃後足沉重，妊婦混淆同肉食，對胎兒不利。陳士良認為：久吃易發心悸、癰疽瘡癤等症。合酒同食，醉後難醒。李時珍說：糯性黏滯難消化，小兒病人最好不吃或少吃。

【主治】　孫思邈說：**能益氣止泄**。陳士良講：**疏通營衛化瘀積，解芫青、斑蝥毒**。《名醫別錄》載：**做飯吃能溫脾胃，堅實大便使人多熱**。《日華諸家本草》記：**能補脾胃養氣，治霍亂後吐逆不止，取一合研細，水調服**。肖炳說：**用駱駝脂做煎餅吃治痔瘡**。陳藏器謂：**煮粥一斗吃，治消渴**。李時珍說：**暖脾胃，治虛寒瀉痢，止尿頻，斂汗，並透發痘瘡**。

粳（《名醫別錄》中品）

【釋名】　杭與粳同字異體（音庚）。李時珍說：粳米是穀稻的總稱，有早、中、晚三次收割。各本草只將晚稻稱為粳，其實不對。性黏的為糯，不黏的稱粳，糯即懦也，粳就是硬。入解熱藥則以晚粳為好。

【集解】　陶弘景說：粳米就是人們平常所吃的米，有白、赤、大、小等四五種，但都屬粳米。孟詵講：各地都有粳米但均用作糧食充饑，只有襄、洛地方粳米堅實而香，南方收種火稻，最有補益營養。李時珍認為：粳有水、旱二稻，南方多種水稻，北方地平只有澤土適宜旱稻。西南少數民族地區有燒山開熟地種旱稻，稱之為火稻。稻的種植方法古今各有不同，現多以拔秧栽插方法，穀有光、芒、長、短、大、小不同；米有赤、白、紫、烏、堅、鬆、香、否等區別；性之溫、寒、涼、熱也因土質形色不同而異。

粳米

【性味】　**甘、苦，平；無毒。**

【主治】　《蜀本草》記：**能溫中和胃，長肌肉**。《名醫別錄》載：**有益氣，祛煩止渴，止瀉作用**。《日華諸家本草》記述：**具有補中焦，壯筋骨，益腸胃功效**。孟詵說：**煮汁服能止渴，治心痛及熱毒痢**。王好古講：**合芡實同煮粥吃，能益精強志，聰耳明目**。李時珍認為：**能通血脈，調和五臟，潤膚色**。孫思邈謂：**常吃乾粳飯，使人不噎**。

現代醫學研究簡介

【來源】　粳為禾本科植物稻（粳稻）的種仁。

【化學成分】　約含75%以上的澱粉，8%左右的蛋白質，0.5%～1%的脂肪。尚含有少量B族維生素，維生素的含量因稻子的種類和種植地點而異。脂肪部分含有脂型膽甾醇和自由膽甾醇，菜油甾醇，豆甾醇，甘油一、二、三酯，磷酯，廿四醯基鞘氨醇葡萄糖，自由脂肪酸。尚含有乙酸、延胡索酸、琥珀酸、甘醇酸、檸檬酸和蘋果酸等多種有機酸，葡萄糖、果糖、麥等單糖。

【藥理作用】　研究表明，對腫瘤有一定的抑制作用。

籼（《本草綱目》）

【釋名】　《本草綱目》稱：**占稻**。又名：**早稻**。

李時珍說：籼是粳稻先成熟的品種，故稱籼（音仙）。種來自占城國，所以又稱占。俗稱粘是不對的。

【集解】　李時珍說：籼似粳但粒小，最先從福建取三萬斛，分給各州種，所以現在到處都有，較高地勢亦種，成熟最早，六七月就可收割。品種也很多，有赤、白二色，與粳米大同小異。

籼米

【性味】　**辛，溫；無毒。**

【主治】　李時珍說：**能溫中益氣，養胃和脾，**

除濕止瀉。

二、稷粟類

稷（《名醫別錄》下品）

【釋名】 又名：**穄**（音祭）、**粢**（音咨）。

李時珍說：稷從禾從畟，畟音即，諧聲。南方人稱稷為穄，謂米可供祭祀用。《禮記》：祭宗廟的稷又曰明粢。《爾雅》：粢，就是稷。羅願說：稷、穄、粢是一物，只是讀音的輕重不同，顏色有紅、白、黑之分。

【集解】 陶弘景曰：稷不宜入食，食了會發病。《詩經》記載，稷是五穀之長。李時珍說：稷與黍是一類二種，黏者為黍，不黏者為稷。稷可作飯，黍可釀酒。如稻穀有粳與糯一樣。陳藏器獨指黑黍為稷，這是偏見。稷黍之苗似粟而短小有毛，結子成枝而散狀，粒如粟而光滑。三月下種，五六月可收，也有七八月收的。顏色有紅、白、黃、黑數種，黑者禾稍高，俗呼為黍子，不再稱稷。北方氣候寒冷，種植的帶補性。河西氣候稍暖的地方產的，顆粒尤硬。稷熟最早，做飯疏爽香美，為五穀之長而屬土，故以此祭穀神。上古以厲山氏之子為稷主，至成湯始易以後稷，都為農業發展作過貢獻。

【正誤】 李時珍說：稷黍之苗雖頗似粟而結子不同。粟穗叢聚攢簇，稷黍之粒疏散成枝。孫思邈謂為粟，是錯的。蘆穄即蜀黍，莖苗高大如蘆。今祭祀者，不知道稷就是黍之不黏者，往往以蘆穄為稷，因此吳瑞也沿其錯而錯了，在此說明。

稷米

【性味】 **甘，寒；無毒。**

孟詵曰：多食易引發痰病，不能與瓠子同食，也不能與附子同食。

【主治】 《名醫別錄》記載：**益氣補虛**。《日華諸家本草》記載：**清熱，解丹石熱毒、苦瓠毒**。《食醫心鏡》記載：**做飯食能健脾胃**。《生生編》記載：**能涼血解暑**。

黍（《名醫別錄》中品）

【釋名】 《爾雅》稱：**赤黍曰虋**（音門）、**穈**（音穈）；白黍曰：**芑**（音起）；黑黍曰：**秬**（音距）；一稃二米曰**秠**。

李時珍說：按《說文解字》云，黍可做酒，從禾入水為意。魏子才云，禾下從氽，像細粒散垂之形。氾勝之說，黍者，暑也。待暑天而生，暑後長成。

【集解】 陶弘景曰：黍的苗稈似蘆葦，顆粒比粟大。北方人用黍做飯，釀酒都用的是秫黍。李時珍說：黍即稷之黏者，也有赤、白、黃、黑幾種，苗顏色也一樣。郭義恭《廣志》記有赤黍、白黍、黃黍、大黑黍、牛黍、燕頷、馬革、驢皮、稻尾各種名稱。都以三月種的為上，五月即熟。四月種的為中，七月即熟。五月種者為下，八月熟。

【正誤】 蘇頌曰：黏者為秫，可釀酒，北方人稱為黃米，也稱黃糯；不黏者為黍，可食。如稻米之有粳、糯一樣。李時珍說：這是誤將黍當作稷，以秫當作黍了。大概稷中黏的為黍，粟中黏的為秫，粳中黏的為糯。《名醫別錄》中記載黍、秫、糯、稻的性味功用很明白，而注者不熟悉，往往搞錯。今人一般不懂得分別，通稱秫與黍為黃米。

黍米

【性味】 **甘，溫；無毒。**

《名醫別錄》記載：久食黍米使人多濕熱，心煩。

【主治】 《名醫別錄》載：**益氣補中**。孟詵曰：**燒灰用油調塗傷瘡，能止痛，癒後不留瘢痕**。李時珍說：**黍米嚼濃汁塗小兒鵝口瘡有效**。

丹黍米

【性味】 **甘，微寒；無毒。**

《日華諸家本草》：溫，有小毒。不可合蜂蜜及葵同食。寇宗奭曰：風症屬熱的人，多食難消化。

【主治】 《名醫別錄》：**治咳逆氣喘、霍亂，**

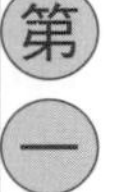
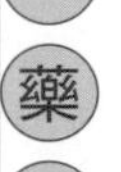

止瀉痢，清熱，解煩渴。

現代醫學研究簡介

【來源】 黍米為禾本科植物黍的種子。

【化學成分】 去殼黍米含灰分2.86%、粗纖維6.25%、粗蛋白15.86%、澱粉59.65%；含油5.07%，其中的脂肪酸主要是棕櫚酸，以及廿四烷酸、十七烷酸、油酸、亞油酸、異亞油酸等。蛋白質有清蛋白、球蛋白、穀蛋白、醇溶蛋白等種類。黍米又含黍素。

蜀黍（《食物本草》）

【釋名】 俗名：**蘆粟、蜀秫**。《食物本草》稱：**蘆穄**。《廣雅》稱：**木稷、荻粱**。又名：**高粱**。

李時珍說：蜀黍種植不多見，而北方種的多。按《廣雅》云，荻粱就是木稷，因此也屬黍稷之類，苗高大如蘆荻的，有各種名稱。這種黍始種於蜀，故稱蜀黍。

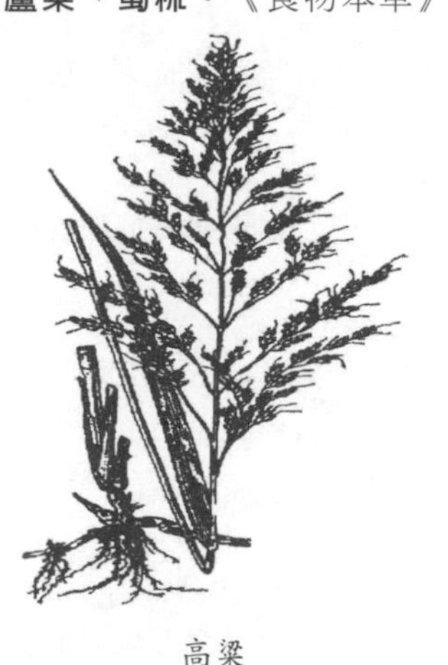

高粱

【集解】 汪穎曰：蜀黍一般用來飼養牛馬。李時珍說：蜀黍生長在濕肥的地裏。春天播種秋天收割。莖高一丈左右，形狀似蘆荻而內實，葉也似蘆，穗大如掃帚。粒大如椒類，紅黑色，米質堅實呈黃紅色，米有二種，黏性的可和糯秫釀酒，不黏的可做糕煮粥充饑，作飼料養畜。梢可做掃帚，莖可編籬巴，織箔席，種植對百姓最有利。穀殼泡水呈紅色。可以用來染酒使紅。《博物志》：長期種蜀黍的地裏多蛇。

蜀黍米

【性味】 **甘、澀，溫；無毒。**

【主治】 李時珍說：**溫中，澀腸胃，止霍亂。黏性的與黍米功用相同。**

現代醫學研究簡介

【來源】 蜀黍為禾本科植物蜀黍的種仁。

【化學成分】 幼芽、果實含ρ-羥基扁桃腈-葡萄糖甙，水解產生ρ-羥基苯甲醛、HCN和葡萄糖。

玉蜀黍（《本草綱目》）

【釋名】 又稱：**玉高粱**。

【集解】 李時珍說：玉蜀黍始種於西部地區，種的人較少。其苗、葉都與蜀黍相似，但較矮，也似薏苡。苗高三四尺，六七月開花長穗，苗心另長出一個苞，如棕魚形，苞上長出下垂的白鬚，成熟後苞裂開，可見顆粒緊挨著，大如棕子，呈黃白色。久炒、油炸裂似白花，食則味香。

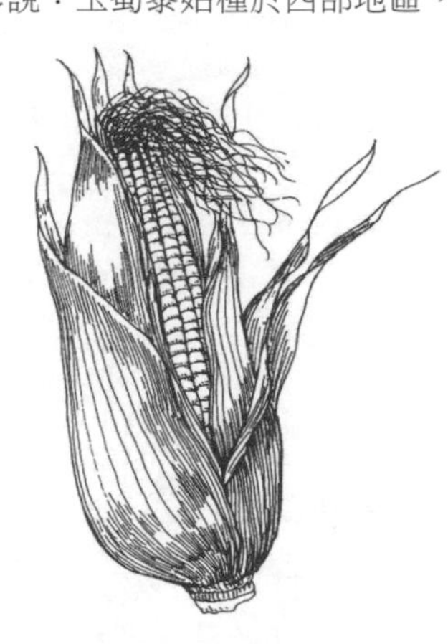

玉米

玉蜀黍米

【性味】 **甘，平；無毒。**

【主治】 李時珍說：**能調中開胃。**

現代醫學研究簡介

【來源】 玉蜀黍為禾本科植物玉蜀黍的種子。

【化學成分】 種子含澱粉達61.2%、脂肪油4.2%～4.75%、生物鹼類約0.21%；尚有維生素B_1、B_2、B_6，煙酸，泛酸，生物素等B族維生素，玉蜀黍黃素等類，胡蘿蔔素，槲皮素，異槲皮甙，果膠（中含半乳糖醛酸）等。玉米油的脂肪酸組成，不同品種的差別較大，其百分

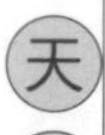
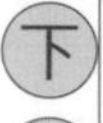
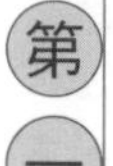
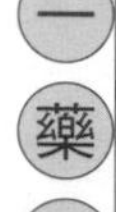

比為棕櫚酸6%～22%、硬脂酸0.6%～15%、油酸14%～64%、亞油酸19%～71%。尚含硫脂，主要為6-硫酸奎諾糖酰甘油二脂，並分得玉蜀黍嘌呤，為一種動力精，有促進植物細胞分裂的作用。

粱（《名醫別錄》中品）

【釋名】 李時珍說：粱者，良也，穀中之良者。有人說，種出自梁州；有人說，粱米性質涼，故得粱的名稱。這都是根據自己理解的意思說的。粱即粟。考查《周禮》中九穀、六穀的名稱，其中有粱無粟便可知了。自漢代以後，開始以粒大而毛長的稱為粱，粒細而毛短的稱為粟。後人統稱為粟，而粱的名稱反而不用了。但一般稱粟中大穗長蕊，粗粒長有紅毛，或白毛，或黃毛的為粱。黃白青赤的粱，也是隨色命名的。郭義恭《廣志》中載有解粱、貝粱、遼東赤粱的名稱，則因地域而命名。

【集解】 陶弘景、蘇敬等認為：凡粱米都屬粟類。

黃粱米

【性味】 **甘，平；無毒。**

【主治】 《名醫別錄》：**能益氣，和中，止瀉**。《日華諸家本草》：**驅邪風頑痹**。李時珍說：**治霍亂下痢，利小便，除煩熱**。

白粱米

【性味】 **甘，微寒；無毒。**

【主治】 《名醫別錄》：**除熱，益氣**。孟詵曰：**驅胸膈鬱熱，除五臟氣，緩筋骨。患胃虛並嘔吐水穀患者，用白粱米汁二合，生薑汁一合調和服**。李時珍說：**白粱米煮飯食，和中，止煩渴**。

青粱米

【性味】 **甘，微寒；無毒。**

【主治】 《名醫別錄》：**治胃痹、胃熱消渴，止瀉痢，利小便，補中益氣，輕身延年。宜煮粥食**。《日華諸家本草》：**健脾，治泄精**。

現代醫學研究簡介

【來源】 粱為禾本科植物粟的一種。黃粱米、白粱米、青粱米分別為該植物黃粱、白粱、青粱的種仁。

粟（《名醫別錄》中品）

【釋名】 又名：**籼粟**。

李時珍說：粟古文作㮚，像穗在禾上的形狀。而《春秋說題辭》載，西及金所立，米為陽之精，故「西」字合「米」字為粟。此說有據也，許慎說，粟之為言，續也，續於穀。古時以粟為黍、稷、粱、秫之總稱，而今稱呼之粟，在古時只稱為粱。後人專以粱的細粒者稱粟。故唐人孟詵說古人不識粟而近世都不識粱。大概是以黏的為秫，不黏的為粟。故呼粟為籼粟，以與秫區別而加籼字。北方人稱粟為小米。

【集解】 陶弘景、蘇敬等認為：粟很容易播種，下種時只要撒點灰，苗也不必鋤整就有收穫。李時珍說：粟，即粱。穗大而毛長粒粗的為粱，穗小而毛短粒細的為粟。苗都像茅。有幾十種，有青赤黃白黑各種色，或因姓氏地名，或用形狀時令呼其名稱。故早熟有趕麥黃、百日糧之類；中熟則有八月黃、老軍頭之類；晚熟則有雁頭青、寒露粟之類。按賈思勰《齊民要術》記載，粟的成熟有早晚，苗稈有高矮，收實有息耗，質性有強弱，米味有美惡，山澤有異宜。順天地，量地利，則用力少而成功多。任性返道，會勞而無獲。一般說早粟皮薄米實，晚粟皮厚米少。

粟米（即小米）

【性味】 **鹹，微寒；無毒。**

【主治】 《名醫別錄》：**養腎氣，去脾胃之熱，益氣**。陳粟米：**苦，寒。治胃熱消渴，利小便**。孟詵曰：**止痢，解丹石熱**。陳藏器曰：**水煮服，除熱、腹痛及鼻衄。研粉末和水攪濾汁服，可解諸毒，治霍亂及轉筋入腹**。陳士良曰：**解小麥毒，清熱**。李時珍引《生生編》言：**治反胃熱痢。煮粥食，益丹田，補虛損，**

開腸胃。

現代醫學研究簡介

【來源】 粟米為禾本科植物粟的種仁，其儲存陳久者名陳粟米。

【化學成分】 脫殼種子和帶殼種子的乾品分別含脂肪1.41%、1.68%，總氮2.48%、2.79%，蛋白氮2.41%、2.72%，灰分3.15%、1.85%，澱粉63.27%、77.58%，還原糖2.03%、1.98%；種子含油3%，油中含未皂化物 2.39%、固體脂肪酸15.05%、液體脂肪酸70.03%，蛋白質有穀蛋白、醇溶蛋白、球蛋白等多類。種子蛋白質含多量谷氨酸、脯氨酸、丙氨酸、蛋氨酸。

【藥理作用】 給家兔口服白瑞香甙30～50mg/kg，可降低血液凝固性，作用最強在第2～3天，並可持續1～3天。其甙元有抗菌作用。白瑞香　還能促進尿酸的排泄。

秫（《名醫別錄》中品）

【釋名】 《爾雅》謂：**衆**（音終）。《新修本草》稱：**糯粟、糯秫**（音術）。又名：**黃糯**。

李時珍說：秫字的篆文，像禾的苗桿柔弱之形狀，俗稱糯粟。北方人叫黃糯，也叫黃米。

【集解】 蘇敬曰：秫是稻秫，今人呼糯粟為秫。北方多用來釀酒，而汁少於黍米。凡黍、稷、粟、秫，粳、糯，三穀都有籼、糯之分。李時珍說：秫即粱米、粟米之黏者，有赤、白、黃三種色，都可釀酒、熬糖、作糕食。蘇頌《圖經本草》謂秫為稻之黏者，都不妥。惟蘇敬以粟、秫分籼、糯，孫炎《爾雅正義》，謂秫為黏粟者，是對的。

秫米（即黃米）

【性味】 **甘，微寒；無毒。**

李時珍說：按《養生集》云，味酸性熱，黏滯，多食易發黃積病，小兒不宜多食。

【主治】 《名醫別錄》載：**治寒熱，利大腸，療漆瘡**。孟詵曰：**治筋骨攣急、瘡疥熱毒。搗碎和雞蛋清調外敷，治毒瘡腫痛**。《日華諸家本草》：**治犬咬傷、凍瘡，嚼碎外敷**。李時珍說：**治肺虛，及陽盛陰虛、夜不能眠，及食鵝鴨成積，妊娠流黃水。**

現代醫學研究簡介

【來源】 秫米為禾本科一年生草本植物的一種黏性品種的種仁。中國北方地區廣為栽培。秋季果實成熟時收割，打果實曬乾，碾去外殼入藥。

薏苡（《神農本草經》上品）

【釋名】 《神農本草經》叫：**解蠡**（音禮）。《名醫別錄》稱：**芑**（音起）**實**、**贛**（音感）**米**。《圖經本草》稱：**薏珠子**。

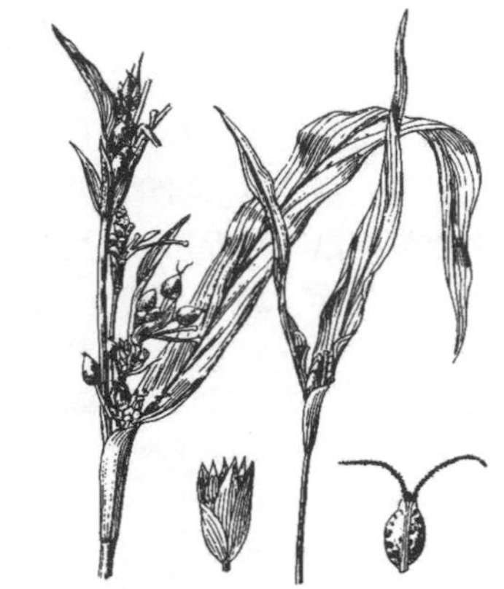
薏苡

李時珍說：薏苡名義未詳。其葉似蠡實葉而解散，又似芑黍之苗，故有解蠡、芑實的名稱。贛米是堅硬的，有贛強之意。苗名屋菼。《救荒本草》云，回回米又呼為西番蜀秫，俗名草珠兒。

【集解】 蘇頌曰：薏苡，春天苗莖高三四尺，葉如黍葉，開紅白花，長穗。五六月結子，青白色，形狀似珠子稍長，故稱薏珠子。小孩用線穿成串珠當玩具，九十月可採子。李時珍說：薏苡農人多種。二三月宿根自生，葉如初生芭茅，五六月抽莖開花結實。實有二種，一種黏牙者，尖而殼薄，即薏苡，其米色白如糯米，可熬粥、煮飯、磨麵食，也可同米一起釀酒；一種圓而殼厚堅硬的，即菩提子，其米少，即粳糤，但可穿作念珠。根色白，大如匙柄，糺結而味甜。

薏苡仁

【修治】 雷斅曰：使用時，每一兩需糯米一兩同炒熟，去糯米用。也有的用鹽湯煮過用。

【性味】 **甘，微寒；無毒。**

【主治】 《神農本草經》：**治筋急拘攣，不可屈伸，風濕久痹，降氣。久服輕身益氣。**《名醫別錄》：**治筋骨麻木，利腸胃，消水腫，健脾消食。**陳藏器曰：**煮飯，做麵食可充饑。煮食治消渴，驅蛔蟲。**甄權曰：**補肺氣治肺痿，消積滯膿血，咳嗽流涕多痰。煎服，消腫毒。**孟詵曰：**治乾濕腳氣。**李時珍說：**健脾益胃，補肺清熱，祛風勝濕。煮飯食，治冷氣。煎飲，利小便，治熱淋。**

【附方】 **治風濕久痹、筋脈拘攣**《食醫心鏡》：補氣，利腸胃，消水腫，用薏苡仁磨成粉與粳米煮粥，每日食。 **治風濕身痛**《金匱要略》：下午三至五時嚴重。用麻黃杏仁薏苡仁湯。方中麻黃三兩，杏仁二十枚，甘草、薏苡仁各一兩，以水四升煮至二升，分多次服。 **治水腫喘急**《獨行方》：用鬱李仁三兩研碎，加水攪濾汁，煮薏苡仁飯，每日服二次。 **治消渴飲水**：張仲景方，用薏苡仁煮粥飲。 **治胸痹緩急**：用薏苡仁十五兩，大附子十枚製研成末，每次服方寸匕，每日服三次。 **治肺痿咳吐膿血**《梅師方》：用薏苡仁十兩搥破，用水三升煎至一升，加酒少許服。 **治肺癰咯血**《濟生方》：用薏苡仁三合搗爛，加水二盞，煎至一盞，對酒少量，分兩次服。

薏苡根

【性味】 **甘，微寒；無毒。**

【主治】 《神農本草經》：**除三蟲。**陶弘景曰：**煮汁糜食甚香，驅蛔蟲。**陳藏器曰：**煮水服，墮胎。**李時珍說：**搗汁和酒服，治黃疸有效。**

【附方】 **治黃疸黃如金**《梅師方》：用薏苡根煎湯頻服。 **治蛔蟲心痛**：用薏苡根一斤切碎，加水七升煮至三升服。**治經水不通**《海上方》：用薏苡根一兩，水煎服，連服幾次有效。 **治牙齒風痛**《延年秘錄》：用薏苡根四兩，水煮含漱，冷即更換。

薏苡葉

【主治】 李時珍說：《瑣碎錄》載，**暑天用葉煎水飲，暖胃益氣血。煮水給初生小兒洗澡，可增強皮膚的抗病能力。**

現代醫學研究簡介

【來源】 薏苡仁為禾本科植物薏苡的乾燥成熟種仁。

【化學成分】 種仁含蛋白質、脂肪、碳水化合物、少量維生素B1及多種氨基酸、豆甾醇、α-β-穀甾醇。脂肪油中含薏苡脂和薏苡素。

【藥理作用】 1.抗癌作用。2.抑制肌肉收縮作用。3.對中樞神經系統的作用：①鎮靜作用。②抑制多突觸反射。③降溫與解熱作用。④鎮痛作用。4.對心血管的作用：薏苡仁油，低濃度時興奮離體蛙與豚鼠心臟，高濃度時則有抑制作用。

【臨床應用】 1.治療扁平疣。2.治療癌症。3.治療坐骨神經痛。4.治療鞘膜積液。5.治療黴菌性腸炎。6.用於高脂血症。

罌子粟（《開寶本草》）

【釋名】 《開寶本草》稱：**米囊子、御米**。又名：**象穀**。

李時珍說：果實的形狀如罌子，米如粟，又像穀，可以供御，故有各種名稱。

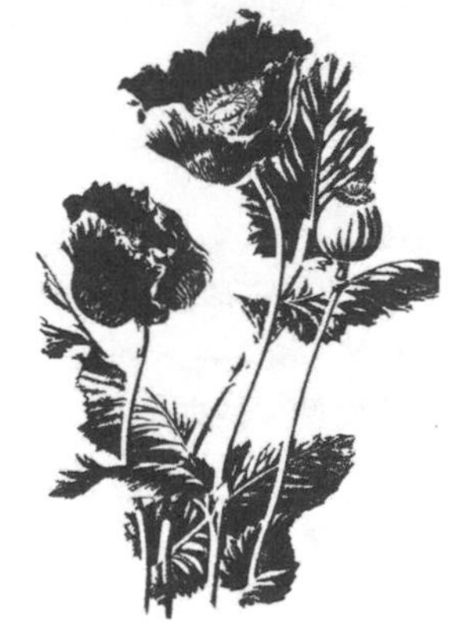

罌粟

【集解】 李時珍說：罌粟秋種冬生，嫩苗可做蔬菜食。葉如白苣，三四月抽苔結青苞，花開則苞脫。花有四瓣，大如仰盞，罌在花中由鬚蕊包裹。花開三日即謝，而罌在莖頭，長一二寸，大如馬兜鈴，上有蓋，下有蒂，狀如酒罌。中間有白米極細，可煮粥和飯食。水研濾漿，同綠豆粉作豆腐食尤佳。也可取油、殼做藥用，但本草沒有記載，可知古人不用。江東人呼千葉者為麗春花，或者是罌粟的另一種。其花不似平常，有白的、紅的、紫的、粉紅的、杏黃的、半紅的、半紫的、半白

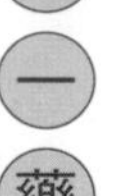
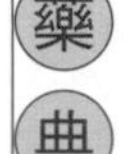
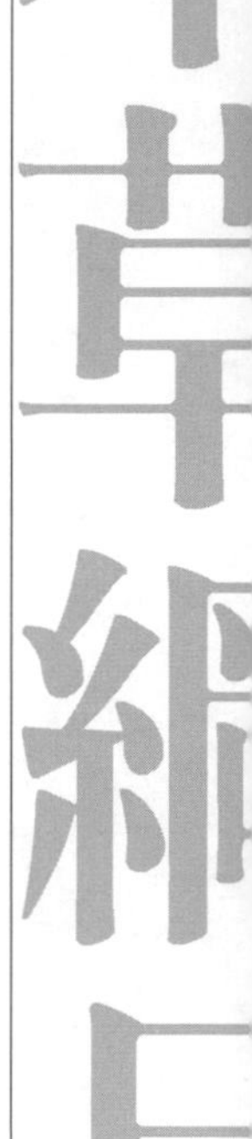

的，豔麗可愛，故曰麗春，又曰賽牡丹、錦被花。詳見游默齋《花譜》。

罌子粟米

【性味】 甘，平；無毒。

蘇頌曰：性寒。多食利二便，動膀胱氣。

【主治】 《開寶本草》：**治服丹石毒發不思飲食，用罌子粟米和竹瀝煮粥食**。寇宗奭說：**服丹石中毒的人，用罌子粟米研碎煮水，加蜂蜜作湯飲**。蘇頌說：**行風氣，逐邪熱，治反胃及胸中痰滯**。李時珍說：**治瀉痢，潤燥**。

【附方】 治反胃吐食《圖經本草》用罌粟粥：白罌米三合，人參末三錢，生山芋五寸研碎，共用水一升二合煮取六合，加生薑汁及細鹽少許和勻，不論早晚都可服，也不防礙服其他藥。 **治瀉痢赤白**《百一選方》：用罌粟子炒，罌粟殼炙，等量共研為末，加煉蜜調做丸梧子大，每次服三十丸，米湯送服。

罌子粟殼

【修治】 李時珍說：先用水潤濕，去蒂及筋膜，取外薄皮，陰乾切細，以米醋拌炒入藥用。也有蜜炒、蜜炙的。

【性味】 酸、澀，微寒；無毒。

李時珍說：得醋、烏梅、橘皮效果好。

【發明】 李杲曰：收斂固氣。能入腎，故治骨病尤宜。李時珍說：酸主收澀，故初病不可用。泄瀉下痢久，則氣散不固，而腸滑肛脫。咳嗽諸痛既久，則氣散不收，而肺脹痛劇。故都宜用此藥澀之固之，收之斂之。按楊氏《直指方》云，粟殼治痢，人都很小心慎重，因它有固澀性。然而下痢已久，腹中無積痛，當止澀者，豈容不澀？沒有這樣的方藥，怎能對症治療呢？但使用時要有輔佐的藥。又王碩《晚簡方》云：粟殼治痢如神，但性緊澀，多令人嘔逆，故有人害怕不敢服。若用醋製加入烏梅，用時得法，或同四君子湯共用，便不會致閉胃妨食，而可獲好的療效。

【主治】 李時珍說：**止瀉痢，固脫肛，治遺精久咳，斂肺澀腸，止心腹筋骨諸痛。**

【附方】 治熱痢便血《普濟方》：粟殼醋炙一兩，陳皮半兩，共研末，每次烏梅湯送服三錢。 **治久痢不止**《全幼心鑒》：用罌粟殼醋炙研為末，蜂蜜調做丸如彈子大，每次用一丸加水一盞，薑三片共煎八分，溫服；罌粟殼十兩去膜，分做三份，一份醋炒，一份蜜炒，一份生用，再合研為末，蜜調做丸如芡實大，每次米湯送服三十丸。 **治小兒赤白痢下，日夜百行不止**：用神仙救苦散，罌粟殼半兩，醋炒研為末，再以銅器炒，檳榔半兩炒至紅色，研末，分開收藏，每次用時等量，赤痢用蜜湯送服，白痢砂糖湯送服，忌口。 **治久咳虛嗽**《宣明方》用賈同知百勞散：治咳嗽多年，自汗。罌粟殼二兩半去蒂膜，取一兩醋炒，烏梅半兩，共焙乾研末。每次用白開水送服二錢，睡時服。

罌子粟嫩苗

【性味】 甘，平；無毒。

【主治】 李時珍說：**作蔬菜食，除熱潤燥，開胃健腸。**

現代醫學研究簡介

一、罌子粟

【來源】 罌子粟為罌粟科植物罌粟的種子。

【化學成分】 種子含少量罌粟鹼、嗎啡及痕量那可汀。芽和子含相當多的那可汀，還含有嗎啡、可待因及蒂巴因。種子尚含11-氧卅酸。

二、罌粟殼

【來源】 罌粟殼為罌粟科植物罌粟的乾燥果殼。

【化學成分】 殼含嗎啡、可待因、蒂巴因、那可汀、罌粟鹼及罌粟殼鹼等生物鹼，另含景天庚糖、D-甘露庚酮糖、內消旋肌醇及赤蘚醇等。由癒合組織中得到：血根鹼、木蘭花鹼、膽鹼、隱品鹼、原阿片鹼。

【藥理作用】 參見阿芙蓉。

三、麗春花

【來源】 麗春花為罌粟科植物麗春花的花或全草。

【化學成分】 全草含麗春花定鹼、麗春花寧鹼、原阿片鹼、異麗春花定鹼以及蒂巴因、黃連鹼、白屈菜紅鹼、四氫表小檗鹼、血根鹼等許多生物鹼。花中含花色素，如矢車菊素的甙和袂康蹄紋天竺甙、袂康酸。麗春花果實種皮

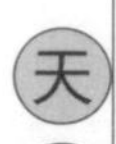
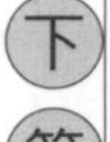
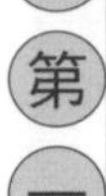
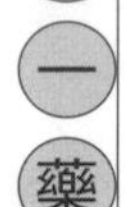
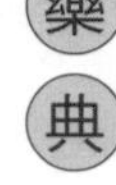
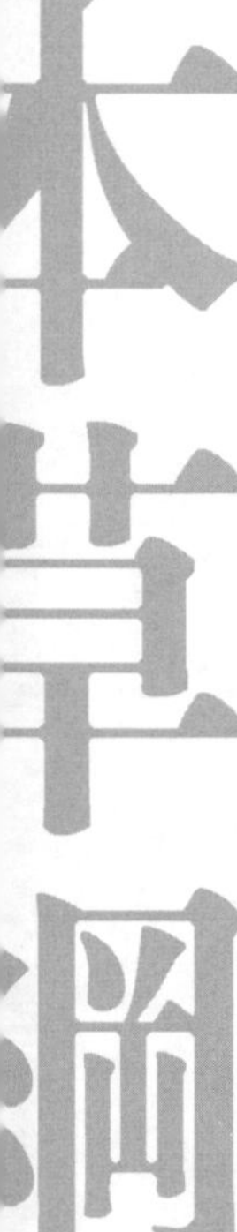

含嗎啡、那可汀、蒂巴因；種子含油47.6%，油中含亞麻酸67%、油酸16%、亞油酸2.5%。

【藥理作用】 麗春花種子的多糖類有抗腫瘤作用。餘參見阿芙蓉。

【臨床應用】 1.治療燙傷。2.治療慢性胃腸炎。3.治療嬰幼兒腹瀉。4.治療細菌性痢疾。

阿芙蓉（《本草綱目》）

【釋名】 又名：**阿片**。

李時珍說：俗稱**鴉片**，名義未詳。或云：阿的方言稱我。以花色似芙蓉而得阿芙蓉之名。

【集解】 李時珍說：阿芙蓉前人中很少記載。近代有用的，說是取自罌粟花津液的。罌粟結青苞時，午後用大針刺外面的青皮，不損及裏面的硬皮，刺破三至五處，次日早以竹刀刮取流出的津液，收入瓷器中陰乾備用。故市場出售的有苞片在內。王氏《醫林集要》說是天方國所種的紅罌粟花，七八月花謝後，刺青皮採取的。但此花五月青苞已枯，怎麼會在七八月後尚有青皮存在呢？也許是氣候土壤不同吧？

【性味】 **酸、澀，溫；無毒。**

【主治】 李時珍說：**治瀉痢、脫肛不收，能澀男子精氣。**

【附方】 **治久痢**《本草集要》：用小豆大小的阿芙蓉，空腹溫水化服，每日服一次。忌食蔥、蒜、漿水。若口渴，飲蜂蜜水解。 **治赤白痢下**《古今醫鑒》：用鴉片、木香、黃連、白朮各一分研末，用飯共搗爛做丸如小豆，年輕的服一分，老幼服半分，空腹米湯送服。忌食酸物、生冷、油膩、茶、酒、麵。口渴時飲少量米湯。

現代醫學研究簡介

【來源】 阿芙蓉即鴉片，為罌粟科植物罌粟果實中的液汁凝固而成。

【化學成分】 鴉片總生物鹼含量10%～25%，主要以邁康酸鹽形式存在。

【藥理作用】 鴉片中含二十多種生物鹼，但臨床常用的只有嗎啡、可待因、罌粟鹼和那可汀四種，其他生物鹼皆含量低微，對鴉片的作用無所影響。1.鎮痛作用。2.催眠作用。3.呼吸抑制與鎮咳作用。4.對心血管系統的作用：（1）嗎啡有舒張外周小血管及釋放組織胺的作用。（2）血容量減少的患者易引發低血壓。（3）罌粟鹼能鬆弛各種平滑肌。（4）大劑量可抑制心肌傳導及延長不應期。（5）那可汀也能抑制平滑肌及心肌。5.對消化道及其他平滑肌器官的作用：（1）嗎啡可致便秘。（2）嗎啡治療量可使膽道壓力顯著增加，甚至發生膽絞痛。（3）嗎啡還有顯著縮瞳作用。

三、菽豆類

大豆（《神農本草經》中品）

【釋名】 **尗**，俗稱：**菽**。

李時珍說：豆、尗都是莢穀的總稱。篆文「尗」，像莢生長附莖下垂的形狀。豆子像子在莢中的形狀。《廣雅》云，大豆，菽也。小豆，荅也。**角曰莢，葉曰藿，莖曰萁。**

【集解】 蘇頌說：大豆處處種之。有黑白二種，入藥用黑的。粒緊而小者為雄，用之尤佳。李時珍說：大豆有黑、白、黃、褐、青、斑數種色。黑的名烏豆，可入藥，當食物，做豆豉；黃的做豆腐及炒食。都於夏至前後下種，苗高三四尺，葉圓帶尖，秋天開小白花呈叢，結莢長寸餘，經霜則枯。又氾勝之《種植書》云，夏至種豆，不用深耕。豆花怕見太陽光，見則黃爛而根焦。大豆保存一年易得，可備荒年充饑。小豆保存不到一年。

黑大豆

【性味】 **甘，平；無毒。久服，令人身重。**

陳藏器：大豆生食性平，炒食性熱，煮食性寒，做豆豉性涼，做醬及生黃卷（豆芽）性平。徐之才曰：豆惡五參、龍膽，得前胡、烏喙、杏仁、牡蠣、諸膽汁使用效果好。李時珍說：服蓖麻子、厚朴者忌食炒豆，否則動氣脹滿。

【主治】 《神農本草經》：**生豆研碎，外敷治瘡癰腫痛，煮汁飲解毒止痛。**《名醫別錄》：

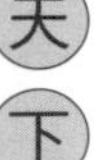
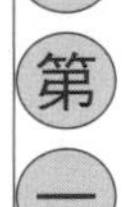
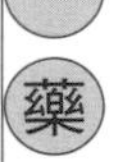
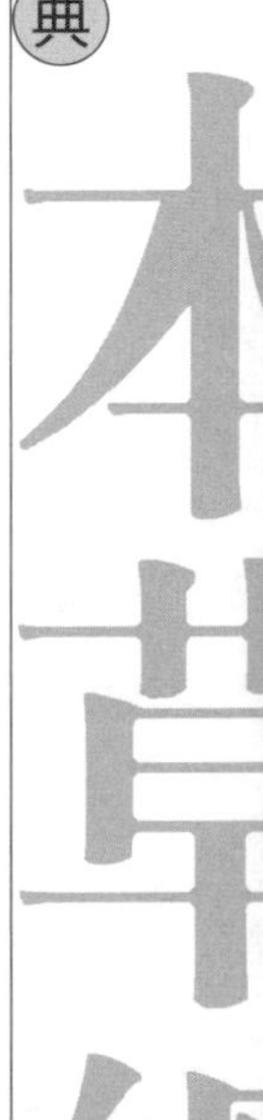

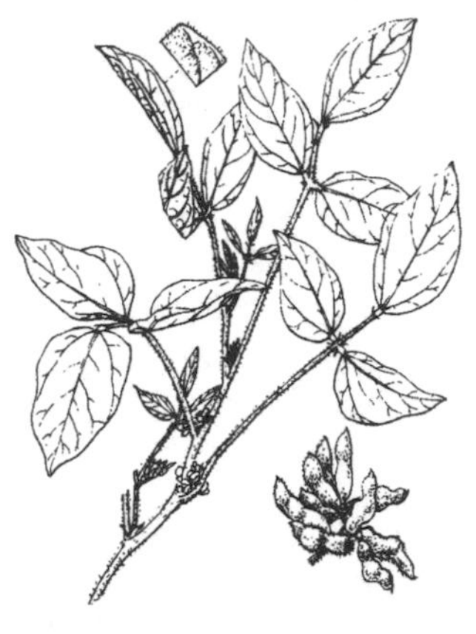
大豆

消水腫，除胃熱，治淋症惡露，破瘀血，散五臟寒積，解烏頭毒。《蜀本草》：**煮食治濕毒水腫**。《日華諸家本草》：**通關利脈，解金石藥毒。驅牛馬瘟疫**。李時珍說：**煮汁解礬石、砒霜、甘遂、天雄、附子、射罔、巴豆、芫青、斑蝥等藥毒及蠱毒。入藥治下痢臍痛，沖酒服治風痙及陰毒腹痛。用膽汁浸泡後服可治消渴**。陳藏器說：**炒熟乘熱投酒中飲，可治風熱痹癱，產後頭痛。食後每次吃半兩生豆，可明目鎮心，除煩熱、腳氣。煮食治心痛脹滿，消水腫。與飯搗爛外塗治一切腫毒**。

【發明】 李時珍說：按《養老書》云，李守愚每日晨吞服黑豆二至七枚，名五臟穀，年老不衰。豆有五色，分治五臟。唯黑豆屬水性寒，為腎之穀。故能治水消脹下氣，制風熱而活血解毒，所謂同氣相求。又按古方稱大豆解百藥毒，我每次試之不一定，若加入甘草，其效果很好。這樣的用法，不能不知道。

【附方】 **潤肌膚，和顏色，填骨髓，增氣力**《延年秘錄》：用大豆五升如做醬法，取黃搗為末，用豬油煉膏調和，做丸如梧子大，每次用溫酒送服約五十丸。胖人不可食。 **治新久水腫**《范汪東陽方》：用大豆一斗，清水一斗煮取八升，去豆，入薄酒八升，再煎取八升，分次服，不癒再服，水當從小便中排出。 **治肝虛目暗，迎風下淚**《龍木論》：用臘月牯牛膽，盛黑豆懸掛通風處。取出，每天吞服三至七粒，久服目明。

大豆皮

【主治】 李時珍說：**生用，治痘瘡目翳。嚼爛，外敷治小兒尿灰瘡**。

大豆葉

【主治】 李時珍說：按《廣利方》載：**搗爛外敷治蛇咬傷，頻換即癒**。

【發明】 李時珍說：按《抱朴子》內篇云，相國張文蔚的莊內有鼠狼穴，養四子被蛇吞食，小鼠狼父母報仇心切，用土隱穴候蛇無防備時咬斷蛇腰，咬破蛇腹含出四子，尚有氣，放穴外含豆葉，嚼碎敷，救活了四子。後人以豆葉治蛇傷，大概從這時開始。

【附方】 **止渴急方**《聖濟總錄》：用大豆嫩苗三十至五十莖，塗酥油炙黃，研為末，每次用人參湯送服二錢。 **治小便血淋**《千金方》：用大豆葉一把，水四升，煮至二升，頓服。

大豆花

【主治】 李時珍說：**治目盲、目翳**。

現代醫學研究簡介

一、黑大豆

【來源】 黑大豆為豆科植物大豆的黑色種子。

【化學成分】 含較豐富的蛋白質、脂肪和碳水化合物，以及胡蘿蔔素，維生素B1、B2，煙酸等；並含下列成分：（1）異黃酮類。（2）皂甙。

【藥理作用】 1.雌激素樣作用。 2.解痙作用。 3.降血脂作用。

二、黑大豆葉、花、皮

【來源】 為豆科植物大豆的葉、花及黑色種皮。

【化學成分】 大豆葉含葉酸 0.24*ug/g*，亞葉酸 0.24*ug/g*，核黃素2.4mg%，維生素A 142.2IU/g，類胡蘿蔔素 0.8～1.1mg/100cm^2（葉面積），尚含順-烏頭酸、景天庚糖等。黑大豆皮含矢車菊甙和飛燕草素-3-葡萄糖甙，又含果膠18%。又含乙醯丙酸和多種糖類。

大豆黃卷（《神農本草經》中品）

【釋名】 又叫：**豆蘗**。

陶弘景說：黑大豆浸水使出芽，生五寸長，曬乾，名為黃卷。用的時候，用水熬後服用。李時珍說，還有一種方法：壬癸日用井華水浸大豆，待豆芽生出，去皮陰乾備用。

【性味】 **甘，平；無毒。**

【主治】 《神農本草經》：**治濕痹、筋骨拘攣，膝痛**。《名醫別錄》說：**可補五臟之不足，治胃氣滯積，益氣止痛，去除腸色黑肝**（音敢），**滋潤肌膚皮毛**。孟詵說：**破婦人惡血**。蘇頌說：**古代產婦的藥方中多用此藥**。孫思邈說：**養腎**。李時珍說：**除胃中積熱，消水病脹滿**。

黃大豆（《食鑒本草》）

【集解】 李時珍說：大豆有黑、青、黃、白、斑數色，唯黑者入藥，而黃豆、白豆炒食，或做豆腐食，或造醬榨油。廣為應用，不可不知區別其性味。周定王曰：黃豆苗高一二尺，葉似黑大豆葉而大，結角比黑大豆角稍肥大。莢、葉嫩時可食。

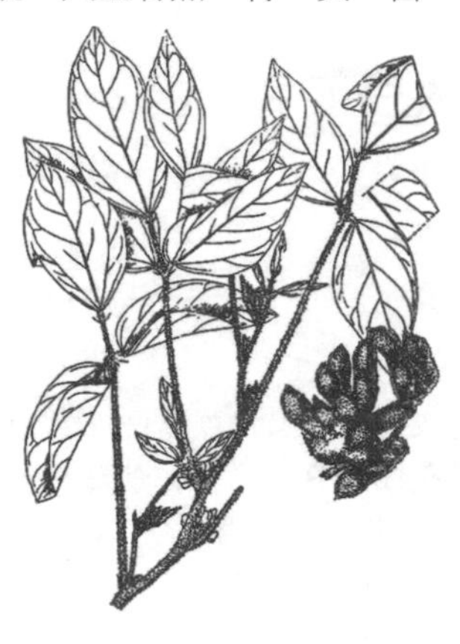

大豆

【性味】 **甘，溫；無毒。**

李時珍說：生食溫，炒熱微毒。多食壅氣生痰嗽，使人身重面黃長疥瘡。

【主治】 甯原曰：**寬中下氣，利大腸，消水脹腫毒**。李時珍說：**研末開水和調外塗，治患痘瘡後生癰**。

現代醫學研究簡介

【來源】 黃大豆為豆科植物大豆的種皮為黃色的種子。

【臨床應用】 1.治療肝炎。2.治療氣管炎。3.治療多發性神經炎。4.治療下肢潰瘍。5.治療尋常疣。6.治療急性妊娠中毒症。

赤小豆（《神農本草經》中品）

【釋名】 蘇敬稱：**赤豆**。《廣雅》：**荅**。俗稱：**紅豆**。葉名：**藿**。

李時珍說：根據《詩經》云，黍稷稻粱，禾麻菽麥，這是八穀。董仲舒注云：菽是大豆，有兩種。小豆名荅，也有三四種。王禎說：今之赤豆、白豆、綠豆、䝁豆，都是小豆。這裏指入藥用的是赤小豆。

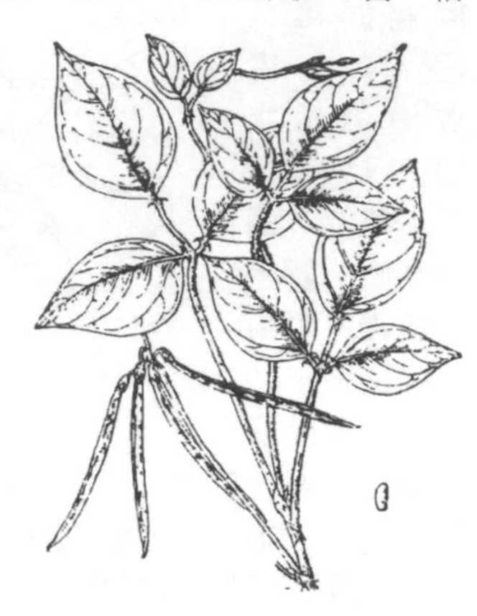

赤小豆

【集解】 李時珍說：此豆用緊小而赤黯色的入藥，稍大鮮紅、淡紅色的並不治病。於夏至後下種，苗高約一尺，枝葉似豇豆，葉微圓峭而小。秋季開化，似豇豆花而小淡，銀褐色，有腐氣。結莢長約二三寸，比綠豆莢稍大，皮色微白帶紅。豆可煮可炒，做飯煮粥食均可。

【性味】 **甘、酸，平；無毒。**

【主治】 《神農本草經》：**消水腫，排癰腫膿血**。《名醫別錄》：**治消渴，止瀉痢，利小便，除腹脹吐逆**。甄權曰：**解熱毒散惡血，通氣除煩滿，健脾助消化**。陳士良曰：**瘦肌肉、堅筋骨**。《日華諸家本草》：**解小麥熱毒，煮汁服解酒解油**。李時珍說：**能避瘟疫，治難產，下胞衣，通乳汁，和鯉魚、鯽魚、黃母雞煮食，都可利水消腫**。

現代醫學研究簡介

【來源】 赤小豆為豆科植物赤小豆或赤豆的乾燥成熟種子。

【化學成分】 每100g赤小豆含蛋白質20.7g，脂肪0.5g，碳水化合物58g，粗纖維4.9g，灰分3.3g，鈣67mg，磷305mg，鐵5.2mg，硫胺素0.31mg，核黃素0.11mg，尼克酸2.7mg。

【臨床應用】 1.治療水腫。2.治療產後缺乳。3.治療流行性腮腺炎。4.治療高血壓病。5.治療血腫及扭傷。6.治療肛裂及痔瘡便血。7.治療癰腫、丹毒。8.治療嬰兒濕疹。9.治療頑固性呃逆。10.治療慢性膽囊炎。11.治療糖尿病。12.用於防暑降溫。

腐婢（《神農本草經》下品）

【集解】 《名醫別錄》說：腐婢生長在陝西漢中，是小豆的花。七月採摘，陰乾四十日。陶弘景說：花與實的功用不同，醫家不用。不知為什麼有腐婢的名字。《神農本草經》沒說是小豆花，《名醫別錄》上才這樣解釋。不知是不是？現在海邊有一種小樹，形狀像梔子，枝莖彎曲，氣味有些腐臭。當地土著叫它腐婢，治療瘧疾有效。用酒浸皮，內服，可治心腹疾患，飲酒不醉。如果這是真的腐婢，此條應當收入木部。蘇敬說：腐婢應當是葛花，葛花消酒的功效靈驗，而小豆無此功用，應當以葛花為真腐婢。掌禹錫說：按《名醫別錄》上說，小豆花也有腐氣。與葛花同服，飲酒不醉。與《神農本草經》治酒病說的一致。陶弘景、蘇敬所說的都是錯誤的。甄權說：腐婢即赤小豆花。蘇頌說：海邊小樹、葛花、赤小豆花三物皆有腐婢的名字，是名同物不同。寇宗奭說：腐婢既在穀部，應該是豆花，不必多辨。李時珍說：葛花的內容可見本條。小豆能利小便，治熱中，下氣止渴，與腐婢主治相同，小豆花即是腐婢是沒有錯的。但小豆有數種，甄權《藥性論》只認為是赤小豆，現在只能依從他的看法。

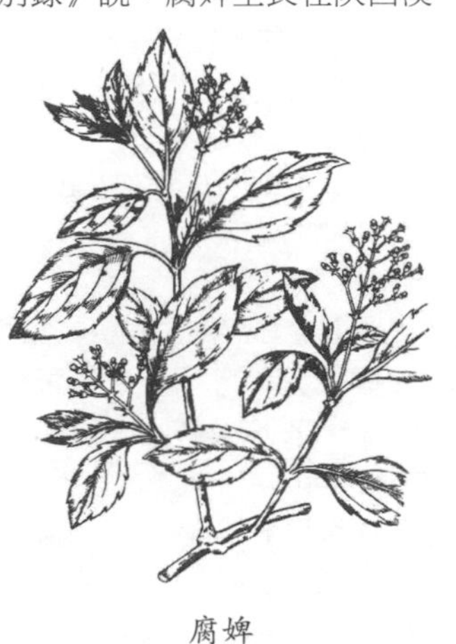
腐婢

【性味】 **辛，平；無毒。**

【主治】 《神農本草經》說：**治痎瘧，寒熱邪氣，瀉痢，陰萎。可止消渴。療酒醉頭痛。**《心鏡》說：**以上症狀，用赤小豆與豉汁五味煮羹服食可治。**《藥性本草》說：**可消酒毒，明目，下水氣，治小兒丹毒熱腫，散氣滿不能食，煮一頓食之。**李時珍說：**治熱中積熱，痔瘻下血。**

現代醫學研究簡介

【來源】 腐婢為馬鞭科植物豆腐木的莖葉。

綠豆（《開寶本草》）

【釋名】 李時珍說：綠豆以色綠得名。

【集解】 李時珍說：綠豆處處可種。三四月下種，苗高尺許，葉小而有毛，至秋天開小花，莢如赤豆莢。粒粗而色鮮者為官綠；皮薄而粉多、綠豆粒小而色深的為油綠；皮厚而粉少早種者稱摘綠，可頻摘；遲種的為拔綠。北方人食用甚廣，以水浸濕生白芽，又為菜中佳品。

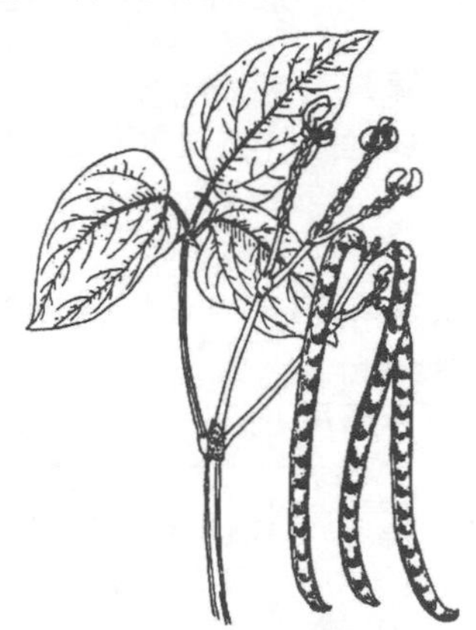
綠豆

【性味】 **甘，寒；無毒。**

陳藏器曰：用時宜連皮，去皮則令人壅氣，大概是皮寒肉平之故。反榧子殼。合鯉魚鮓食，久則令人發肝黃或成渴病。

【主治】 《開寶本草》：**煮食消腫下氣解熱毒，生綠豆搗爛絞汁服，治丹毒、風疹煩熱，熱氣奔豚，解藥毒。**孫思邈曰：**止瀉痢，利小便，除脹滿。**《日華諸家本草》：**健腸胃，降嘔逆。做枕能明目，治頭痛。**孟詵曰：**和五臟安神，常食潤皮膚，行經脈。煮汁治消渴。**李時珍說：**解痘瘡毒，消腫脹。**

【發明】 李時珍說：綠豆，肉性平，皮性寒，解金石、砒霜、草木諸毒，宜皮肉生研水服。

按《夷堅志》云，有人服附子酒多，則頭腫如斗，唇裂流血。急取綠豆、黑豆各數合嚼食，並煎湯飲而解。

【附方】 **治天行痘瘡**《醫學正傳》：扁鵲三豆飲，用綠豆、赤小豆、黑大豆各一升，甘草節二兩，用水八升煮極熟，任意食豆飲汁。由於能疏解熱毒，故服之可防痘瘡。 **治痘後癰毒初起**：用三豆膏有效，用綠豆、赤小豆、黑大豆等份，共研為末，醋調外塗即消。 **治小兒丹腫**《全幼心鑒》：用綠豆五錢，大黃二錢，研為末，用生薄荷汁，並煮粥食。 **治多食易饑**《集驗方》：用綠豆、黃麥、糯米各一升，炒熟磨粉。每次白開水送服一杯。

現代醫學研究簡介

【來源】 綠豆葉、皮、芽、花、粉為豆科植物綠豆的莖葉。其種皮、種子經浸罨後發出的嫩芽、花及種子經水磨加工而得的澱粉也入藥用。

【化學成分】 含有大量的氨基酸及多種無機元素。

【臨床應用】 1.治療復發性口瘡。2.用於防暑。3.治療漆過敏。4.治療酒渣鼻。5.治療背癰。6.用於防治農藥中毒。7.治療多種中毒。8.治療砷中毒。9.治療高血壓病。10.治療黃水瘡。11.治療頑固性癖瘡。12.治療燒傷。13.治療腮腺炎。

蠶豆（《食物本草》）

【釋名】 又名：**胡豆**。

李時珍說：豆莢狀如老蠶，故得名。王禎《農書》云，養蠶時成熟，故得名。吳瑞稱此為豌豆，不對。此豆種自西邊少數民族地域傳入，雖與豌豆同名、同時種，而形狀、性味有區別。《太平御覽》云，張騫使西域，得胡豆種回，即指蠶豆。蜀人稱為胡豆，而豌豆不再稱胡豆。

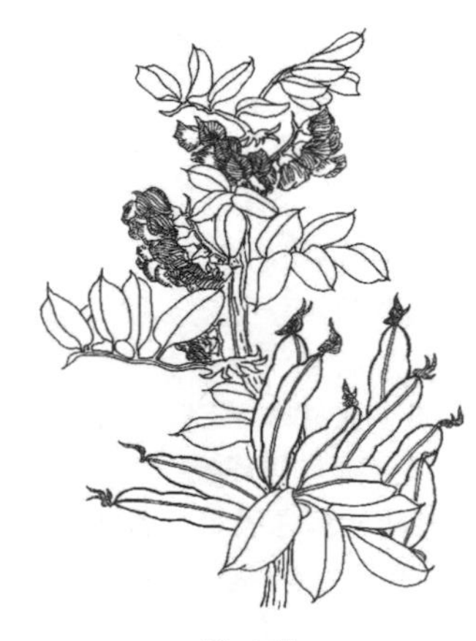

蠶豆花

【集解】 李時珍說：蠶豆南方種之，蜀尤多。八月下種，冬生嫩苗可吃，方莖中空。葉的形狀如匙頭，本圓苗尖，面綠背白，柔厚，一枝三葉。二月開花如蛾狀，紫白色，又如豇豆花。結角連綴如大豆，似蠶形。子可食，備饑荒。

【性味】 **甘、微辛，平；無毒。**

【主治】 汪穎曰：**利胃，和臟腑。**

現代醫學研究簡介

一、蠶豆

【來源】 蠶豆為豆科植物蠶豆的種子。

【化學成分】 種子含巢菜鹼甙0.5%、蛋白質28.1%～28.9%及磷脂、膽鹼、呱啶酸-2，尚含植物凝集素。

【藥理作用】 極少數（男孩較多）在食入蠶豆或服入其花粉後，可發生急性溶血性貧血（名蠶豆症），症狀有血色素尿、休克、乏力、眩暈、胃腸紊亂及尿膽素的排泄增加；更重者有蒼白、黃疸、嘔吐、腰痛、衰弱。一般吃生蠶豆後5～24小時後即發生，但有時食炒熟的也可發生。

二、蠶豆葉、殼、花、莖、莢殼

【來源】 為豆科植物蠶豆的葉、殼、花、莖、莢殼。

【化學成分】 1.蠶豆葉含山柰酚-3-葡萄糖甙-7-鼠李糖甙、D-甘油酸、5-甲酰四氫葉酸、葉綠醌、游離氨基酸，其中以天門冬氨酸較多，並含豐富的多巴。2.蠶豆殼含β-〔3β-D-吡喃葡萄糖氧基-4-羥苯基〕-L-丙氨酸、L-酪氨酸、多巴等。3.蠶豆莖含山柰酚、對羥基苯甲酸、延胡索酸、白樺脂醇等。4.蠶豆的葉、莖、花、豆莢都含D-甘油酸。

【藥理作用】 對兔皮下注射甘油酸，有利尿作用。

【臨床應用】 1.治療水腫。2.治療慢性胃炎。3.治療痢疾。

豇豆（《本草綱目》）

【釋名】 **降䨼**（音：絳雙）。

李時珍說：此豆紅色居多，莢必雙生，故有豇（音江）、降䨼之名。《廣雅》指為胡豆，不對。

【集解】 李時珍說：豇豆三四月下種。一種蔓長丈餘，一種蔓短。葉子本大末尖，嫩時可吃。其花有紅、白二色。莢有白、紅、紫、赤、斑駁數色，長的達二尺，嫩時當菜，老則收子。此豆可當菜、當果、當糧食吃，用途多，豆中之上品。本草未載，不知什麼原因。

【性味】 **甘、鹹，平；無毒。**

【主治】 李時珍說：**理中益氣，補腎健胃，和五臟，調營衛，生精髓，止消渴，治吐逆瀉痢、小便頻數。解鼠、蜂蛇毒。**

現代醫學研究簡介

【來源】 豇豆為豆科植物豇豆的種子。

【化學成分】 種子含大量澱粉，脂肪油，蛋白質，煙酸，維生素B_1、B_2。鮮嫩豇豆含維生素C。

藊豆（《名醫別錄》中品）

【釋名】 俗稱：**沿籬豆**。又名：**蛾眉豆**。

李時珍說：藊本作扁，莢形扁。沿籬，是指蔓延伸展之意。蛾眉，像豆莢脊有白路之形。

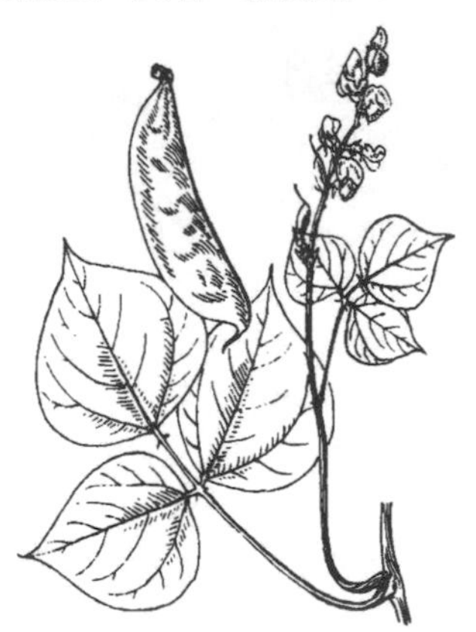
扁豆

【集解】 李時珍說：扁豆二月下種，蔓生延纏。葉大如杯，團而有尖。花狀如小蛾，形有翅尾。莢有十餘種形狀，或長或團，或如龍爪、虎爪，或如豬耳、刀鐮，各種各樣，都累累成枝。白露後結實更繁茂，嫩時可充蔬菜食，老則收子煮食。唯其豆子粗圓色白的可入藥。

現代醫學研究簡介

【來源】 白扁豆為豆科植物扁豆的乾燥成熟種子。

【化學成分】 每100g白扁豆含蛋白質22.7g、脂肪1.8g、碳水化合物57g、鈣46mg、鐵1mg、植酸鈣鎂247mg、泛酸1232μg、鋅2.44mg。還含有胰蛋白酶抑制物、澱粉酶抑制物、血球凝集素A和B等。

【藥理作用】 扁豆中含有對人的紅血球非特異性凝集素，它具有某些球蛋白的特性，對牛、羊紅血球無凝集作用。

【臨床應用】 1.治療急性胃腸炎。2.治療婦女白帶過多。3.治療嬰幼兒腹瀉。4.治療小兒消化不良。5.治療中暑。6.治療陰道滴蟲病。7.治療癌性水腫及惡性腫瘤。8.治療小兒百日咳。9.治療砒霜中毒。

刀豆（《本草綱目》）

【釋名】 又名：**挾劍豆**。

李時珍說：刀豆以莢形似刀命名。據段成式《酉陽雜俎》云，樂浪有挾劍豆，莢生橫斜，如人挾劍，就是此豆。

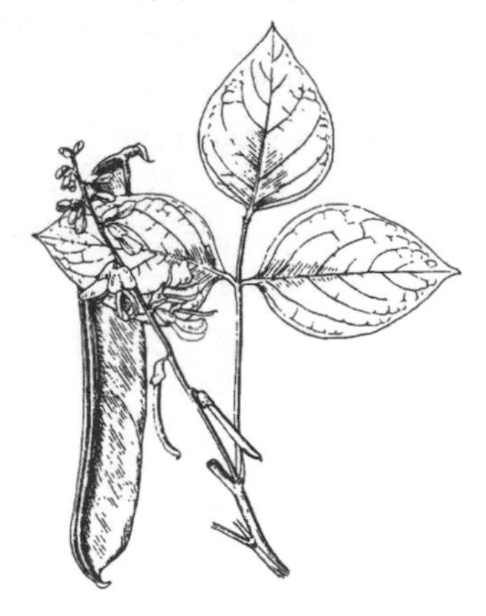
刀豆

【集解】 李時珍說：刀豆，人們多種。三月下種，蔓生引伸一二丈，葉如豇豆葉而稍長大，五六七月開紫花如蛾形。結莢長的近尺，微似皂莢，扁呈劍脊，有三稜，嫩時煮食、做醬食、蜜煎食都好吃。老則收子，子大如拇指頭，淡紅色。同豬肉、雞肉煮食味美。

【性味】 **甘，平；無毒。**

【主治】 李時珍說：**溫中下氣，利腸胃，止呃逆，益腎補元氣。**

現代醫學研究簡介

【來源】 刀豆為豆科植物刀豆的種子。刀豆殼及刀豆根也入藥。

【化學成分】 刀豆內含尿素酶、血球凝集素、刀豆氨酸。嫩豆中尚可分離出刀豆赤黴素Ⅰ和Ⅱ。刀豆中其他成分為澱粉、蛋白質、酯肪等。葉中也含刀豆氨酸。

四、造釀類

大豆豉（《名醫別錄》中品）

【釋名】 李時珍說：按劉熙《釋名》說，豉，嗜也。可調和五味。許慎在《說文解字》中說，豉為配鹽幽菽者，為鹹豉。

【集解】 李時珍說：豆豉，各種大豆都可以製。以黑豆製者入藥。有淡豉、鹹豉，治病多用淡豉汁，或鹹的，應隨方與治法而定。造淡豆豉法：用黑大豆二三斗洗乾淨，水浸一晚濾乾，蒸熟倒出攤席上，待微溫時用蒿覆蓋。經常觀察，待遍長短黃毛，取出曬乾，去除雜物，用水拌使乾濕適度，以黏手為宜。入置甕中，築實，做厚約三寸的桑葉蓋蓋緊，用泥密封甕口，於太陽下曬七日。取出，暴曬一時，又以水拌，入甕中，如此七次。再蒸，取出推開晾散火氣，置甕中收藏待用。造鹹豉法：用大豆一斗，水浸三日，淘洗淨，蒸熟，攤席上，待長黃毛，去除雜物，水洗曬乾。每四斤加鹽一斤，薑絲半斤、辣椒、橘皮絲、蘇葉、茴香、杏仁拌勻，放入甕中，上面見水一寸。用桑葉或桐葉做蓋封口，曬一月即成。造豉汁法：十月至正月用好豉三斗，用清麻油熬，待無煙時，以一升拌豉汁蒸，攤開晾乾拌和再蒸，如此三遍。以鹽一斗拌勻，以涼開水三四斗，放入乾淨的大鍋中，放入辣椒、薑、蔥、橘皮絲同煎，減去三分之一，貯入無水的乾淨容器中待用，氣味香美。另有麩豉、瓜豉、醬豉等都可做食品，不入藥用。

現代醫學研究簡介

【來源】 淡豆豉為豆科植物大豆的成熟種子的發酵加工品。

【化學成分】 含蛋白質19.5%，脂肪6.9%，碳水化合物25%，維生素B1 0.07mg/100g，維生素B2 0.34mg/100g，菸酸2.4mg/100g；另含鈣、鐵、磷、鹽。尚含有酶。

【藥理作用】 發汗力很弱，有健胃助消化作用。

【臨床應用】 主要用於感冒發熱、頭痛、無汗以及心胸煩悶、虛寒不眠等症。

豆腐（《日用本草》）

【集解】 李時珍說：製豆腐法，始於漢代淮南王劉安。凡黑豆、黃豆及白豆、泥豆、豌豆、綠豆之類，都可以製豆腐。製造法：水浸研（或磨碎），濾去渣，入大鍋中燒開，有以鹽鹵汁或山礬葉或酸漿或醋澱入鍋中收之。又有人以石膏磨水入缸內收之，大概是豆漿得鹹、苦、酸、辛之物都可收斂成豆腐。其面上一層凝結物，用揭杆挑出晾乾，名曰豆腐皮，做菜食甚佳。

【性味】 **甘、鹹，寒；有小毒。**

麴（《嘉祐補注本草》）

【釋名】 又名：**酒母**。

李時珍說：麴以米、麥包罨製成，故字從麥、從米、從包之會意。造酒沒有麴不成酒，故曰酒母。

【集解】 陳藏器曰：麴，六月製的好。入藥須用陳久的炒香用。李時珍說：麴有麥、麵、米造的，造法不一樣，都是做酒醋所需，都具消導，功效相近。造大小麥麴法：用大麥或小麥連皮，用井水淘洗乾淨，曬乾，磨碎，以淘麥水和作塊，用楮葉包紮，懸掛通風處，七十日可用。造麵麴法：熱天，用白麵五斤，綠豆五升，以辣蓼煮爛。用辣蓼末五兩，杏仁泥十兩，和踏成餅，楮葉包裹懸通風處，待生黃收之。造白麴法：用麵五斤，糯米粉一斗，水拌微濕，篩過踏餅，楮葉包掛通風處，五十日成。造米麴法：用糯米粉一斗，自然辣蓼汁和做丸，楮葉包掛通風處，四十九日成，曬乾收。這幾種麴都可入藥。各地又有加各種藥草及毒藥的，都帶毒，只可造酒用，不可入藥。

現代醫學研究簡介

【來源】 麴為含大量發酵活性菌或酶類的發酵劑或酶製劑。多由糧食或糧食副產品培製而成。

【臨床應用】 1.治療血吸蟲病。 2.治療嬰幼兒腹瀉。

飴糖（《名醫別錄》中品）

【釋名】 又名：**餳**。

李時珍說：按劉熙《釋名》云，糖之清者曰飴，形怡怡然也；黏稠者曰餳，強硬如錫也。如餳而濁者曰餔。

【集解】 陶弘景曰：方家用飴，名膠飴，糖稀名厚蜜。凝固性強，牽連白絲的名餳糖，不入藥用。韓保昇曰：飴即軟糖。北方謂餳。糯米、粳米、秫粟米、蜀秫米、大麻子、枳椇子、黃精、白朮都可熬製。唯糯米作的入藥，粟米作的次之，其餘可食。李時珍說：飴餳用麥芽或穀芽同各種米熬煎而成，古人寒食節時多食餳，故醫方中收載。

現代醫學研究簡介

【來源】 飴糖為米、大麥、小麥、粟或玉蜀黍等糧食經發酵糖化製成的糖類製品。

【化學成分】 含麥芽糖及少量蛋白質。

【臨床應用】 1.治胃及十二指腸潰瘍、虛寒胃痛。2.治膿性指頭炎、瘭疽疼痛。3.治咳嗽、咽喉痛。

醋（《名醫別錄》下品）

【釋名】 又名：**酢**（音醋）、**醯**（音兮）。俗稱：**苦酒**。

陶弘景曰：醋酒為用，無所不入，愈久愈好。也名醯。因有苦味，俗稱苦酒。丹家又加入其他東西，謂華池左味。李時珍說：劉熙《釋名》云，醋，措也。能措置食毒。古方中多用酢字。

【集解】 蘇敬曰：醋有數種：有米醋、麥醋、麴醋、糠醋、糟醋、餳醋、桃醋等，葡萄、大棗、蘡薁（野葡萄）等各種雜果醋，味也極酸烈。唯米醋存二三年入藥。其餘只吃，不可入藥。李時珍說：米醋製法：三伏天用米一斗，淘洗淨蒸飯，攤開待冷，罨黃，曬乾，簸淨雜物，以水淋淨。另外用倉米二斗蒸飯，和勻入甕中以水淹過表面，密封置溫暖處，約二十日釀成。糯米醋製法：秋社日，用糯米一斗淘洗蒸飯，用六月六日造的小麥大麴和勻，用水二斗，入甕中密封，約二十日可釀成。粟米醋製法：用粟米一斗，淘洗淨，浸七日，蒸熟，入甕中密封，每日攪動。七日釀成。小麥醋製法：用小麥水浸三日，蒸熟罨黃，入甕中水淹，約五十日釀成。大麥醋製法：用大麥一斗，水浸後蒸飯，罨黃曬乾，用水淋過，再用麥飯二斗和勻，加水密封，約二十日釀成。餳醋製法：用餳一斤，水三升煎化，入白麴末二兩，裝瓶中，密封，曬釀而成。其餘糟、糠等醋都不入藥用，不必盡載。

酒（《名醫別錄》中品）

【釋名】 李時珍說：按《說文解字》云，酒，就也，就人之善惡也。又有人說，酒字篆文，像酒在卣中之狀。《飲膳正要》云，酒之清者曰釀，濁者曰盎；厚者曰醇，薄者曰醨；重釀曰酎，一宿曰醴；美曰醑，未榨曰醅；紅曰醍，綠曰醽，白曰醝。

【集解】 蘇敬曰：酒有秫、黍、粳、糯、粟、麴、蜜、葡萄等不同原料製成，色澤有別。凡做酒醴須用麴，而造葡萄、蜜等酒則不用麴。諸酒醇醨不同，唯米酒入藥用。孟詵曰：酒有紫酒、薑酒、桑椹酒、蔥豉酒、葡萄酒、蜜酒，及地黃、牛膝、虎骨、牛蒡、大豆、枸杞、通草、仙靈脾、狗肉汁等，都可和釀作酒，各有其方。寇宗奭曰：《戰國策》云，帝女儀狄造酒，進之於禹。《說文解字》云，少康造酒（少康即杜康）。本草書中已記酒名，《素問》也有酒漿，則酒自黃帝開始製作，不始於儀狄。李時珍說：東陽酒就是金華酒，古時蘭陵產，李太白詩云「蘭陵美酒鬱金香」，指的就是這酒，平時飲用、入藥都好。山西襄陵酒、薊州薏苡酒皆清烈，麴中也有藥物，黃酒也是含灰的麴釀造的。秦、蜀二地有咂嘛酒，用稻、麥、黍、秫、藥麴釀造，密封於小罌中釀成，以筒吸飲。這些酒穀氣雜，酒不清美，都不可入藥用。

現代醫學研究簡介

【來源】 酒為米、麥、高粱等和麴釀成的一種飲料。

【化學成分】 主要成分為乙醇。藥酒是指加入各種不同藥物成分經加工釀製而成。

【臨床應用】 1.止痛。 2.治療腸梗阻。 3.治療產後病。 4.治療痛症。 5.治療扁平疣。 6.治療蕁麻疹。 7.治療痱瘡。 8.治療手足皸裂。 9.治療腳氣病。 10.治療牙周炎。

第九卷 菜 部

李時珍說：草木中可吃的稱為菜。韭、薤、葵、蔥、藿為五菜。《素問》中說：「五穀為養，五菜為充。」所以五菜能輔佐穀氣，疏通壅滯。古時有三農生九穀，場圃育草木，以備饑荒之年，因此菜不止五種。明朝初期，周定王收集能救濟荒年災民的草木四百餘種，編《救荒本草》，就含有救濟蒼生的旨義在其中。生命所育化，本在五味；五臟之虧損，傷在五味。調和五味，使臟腑通，氣血流，骨正筋柔，腠理密，便可以長壽。所以《黃帝內經》中就教導：「食醫有方。」菜對於人，補益不小。但菜之五氣也有良毒之不同，五味入臟腑有偏勝，人們日常食用時卻不知道。現搜集可食用的草，集為菜部。分為五類：葷辛類、柔滑類、蓏類、水菜類、芝栭類。

一、葷辛類

韭（《名醫別錄》中品）

【釋名】 《本草拾遺》稱：**草鐘乳**。《侯氏藥譜》曰：**起陽草**。

蘇頌曰：據《說文解字》云，韭字像葉長出地上的形狀，是一種久生的植物。故謂韭。一年可割取三四次，根不傷，冬天培土至春夏又生發。李時珍說：韭的莖名韭白，根名韭黃，花名韭菁。《禮記》謂韭為豐本，言其美在根。薤之美在白，韭之美在黃，韭黃是未出土的部分。

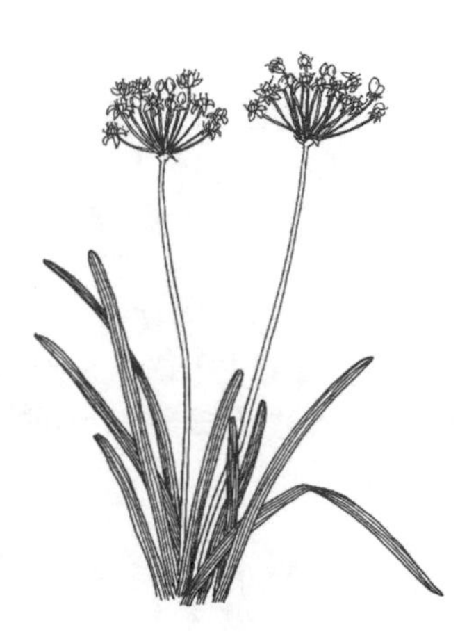
韭菜

【集解】 李時珍說：韭叢生，豐本，長葉，葉青翠。可以分韭菜根栽種，可以子種。葉高三寸便剪，但不宜於中午剪，一年不能超過五次，留種的只能剪一次。八月開花成叢，收取醃藏供食用，謂長生韭，剪而復生，久而不會乏。九月收子，子黑色而扁，放通風處陰乾，勿受濕。北方人至冬移根於土窖中，培上馬糞保暖，葉則生長，至尺高不見風日，葉色黃嫩，謂韭黃。韭為菜用，可生食，可熟食，可做醃菜，是菜中對人最有益的。

【性味】 **辛、微酸，溫澀；無毒。**

李時珍說：生食則辛、澀。熟食則甘、酸。寇宗奭曰：多食使人昏神暗目，酒後不可食韭菜。孟詵曰：不可與蜂蜜及牛肉同食。

【主治】 《名醫別錄》：**歸心經，安五臟，除胃中熱，利病人，可久食**。李時珍說：據《千金方》載：**可久食，不利病人**。陶弘景曰：**葉煮鯽魚鮓食，止下痢。根可入生髮膏用**。陳藏器曰：**根、葉煮食，溫中下氣，補虛益陽，調和臟腑，令人能食，止瀉膿血，治腹中冷痛。生搗汁服，主治胸痹骨痛，又解藥毒、狂犬毒，外塗治諸蛇、蟲毒**。《日華諸家本草》：**煮食，補肺氣，除心腹久冷、腹內腫塊。搗汁服治胖人中風失音**。甯原曰：**煮食歸腎壯陽，**

止泄精，暖腰膝。孟詵曰：炸熟，以鹽、醋空腹食十頓，治胸膈噎氣。搗汁服，治胸痹刺痛如錐，服後吐出胸中惡血可癒。朱震亨曰：治吐血唾血，衄血尿血，婦人經脈逆行，打撲傷損及膈噎病。搗汁澄清和童尿飲，能消散胃脘瘀血。李時珍說：飲生汁治上氣喘息，解腐肉毒。煮汁飲，止消渴盜汗。氣薰治婦人產後血暈。煎水洗治腸痔脫肛。

韭子

【修治】　《日華諸家本草》曰：揀淨雜物，蒸熟、暴曬乾，簸去黑皮，炒黃入藥用。

【性味】　辛、甘，溫；無毒。

李時珍說：韭子屬陽，伏石鐘乳、乳香。

【主治】　《名醫別錄》：治夢中泄精、小便白濁。《日華諸家本草》：暖腰膝，治夢交。李時珍說：補肝及命門，治小便頻數、遺尿及女人白淫、白帶。

現代醫學研究簡介

【來源】　韭菜和韭子分別為百合科植物韭的葉和種子。

【化學成分】　韭菜葉中含有硫化物、甙類和苦味質。韭菜的種子含生物鹼和皂甙。

【藥理作用】　對兔靜脈注射韭菜莖壓榨過濾之原液後有輕度降壓作用；對離體蛙心，先抑制後興奮，大量可使心跳停於擴張期；對蛙下肢及兔耳血管有輕度擴張作用。1%稀釋液對離體子宮有興奮作用；將此原液經100℃六十分鐘加熱，仍有作用，但效力減半。

【臨床應用】　1.治療誤服硬質異物。2.治療帶狀皰疹。3.治療軟組織扭傷。4.治療急、慢性腎炎。5. 治療腫瘤。6. 治療頑固性呃逆。7. 治療陽痿及遺精。

葱（《名醫別錄》中品）

【釋名】　《本草綱目》稱：芤、菜伯、和事草。又名：鹿胎。

李時珍說：蔥從囪，外直中空，有囪通之象。芤者，草中有孔也。故字從孔，芤脈像之。葱初生曰葱針，葉曰葱青，衣曰葱袍，莖曰葱白，葉中黏液曰葱苒。諸物皆宜和葱，故云菜伯、和事。

【集解】　蘇敬曰：葱有數種，其中山葱曰茖葱，療病以胡葱。能食用的葱有兩種，一種名凍葱，經冬不死，分莖栽培而不結子；一種名漢葱，冬天葉枯萎。食用與入藥用，凍葱最好，氣味也香。李時珍說：冬葱即慈葱，或名太官葱。莖柔細而香，經冬不枯，酒席間用之。漢葱又名木葱，莖粗硬，故有木名。冬葱無子，漢葱春末開花成叢，青白色，子味辛、色黑，有皺紋，作三瓣狀，收取陰乾，勿受潮濕。漢葱可種可分栽。

葱莖白

【性味】　辛，平；無毒。

葱葉

【性味】　溫。

葱根

【性味】　平，並無毒。

孫思邈曰：正月食生葱，令人面上生遊風。生葱同蜜食，使泄瀉。燒葱同蜜食，壅氣殺人。張仲景曰：生葱合棗食，令人病；合犬、雉肉食，多食令人傷血。李時珍說：服地黃、常山的人忌食葱。

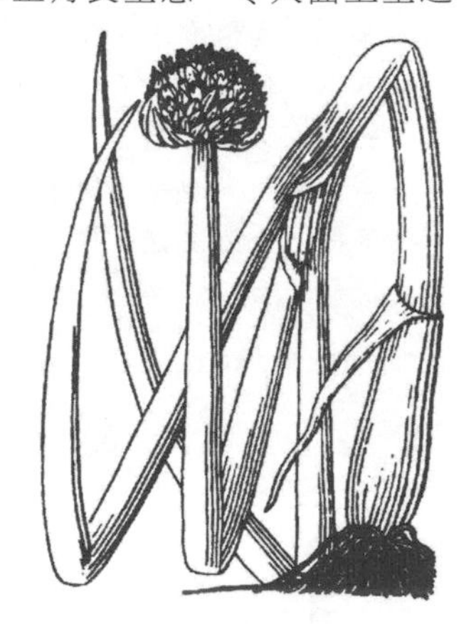

葱

【主治】　《神農本草經》：響作湯服，治傷寒寒熱往來，中風面目浮腫，能發汗。《名醫別錄》：治傷寒骨肉碎痛，喉痹不通，安胎，益目睛，除肝中邪氣，安中利五臟，解百藥毒。葱根：治傷寒頭痛。《日華諸家本草》：治流行性傳染病出現頭痛高熱、霍亂轉筋、奔豚氣、腳氣、心腹痛、目眩、心煩悶。孟詵曰：通關節，止衄血，利大小便。李杲曰：治陽明下痢、下血。

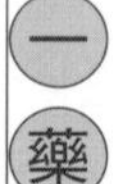
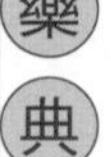

甯原曰：**達表和裏，止血**。李時珍說：**祛風濕痹痛、蟲積心痛、陽脫、陰毒腹痛、小兒盤腸內釣、婦人妊娠尿血，通乳汁，散乳癰，治耳鳴。塗治狂犬傷，制蚯蚓毒**。陳士良曰：**解一切魚、肉毒**。

現代醫學研究簡介

一、蔥白

【來源】 蔥白為百合科植物蔥的鱗莖。

【化學成分】 鱗莖含揮發油，油中主要成分為蒜素；又含二烯丙基硫醚。葉鞘和鱗片細胞中有草酸鈣結晶體。又含維生素C、B_1，B_2，煙酸，痕量的維生素A，脂肪油和黏液質。

【藥理作用】 1. 抑菌作用。2. 抗真菌作用。

二、蔥葉

【來源】 蔥葉為百合科植物蔥的葉。

【化學成分】 葉含葡萄糖、果糖、蔗糖、麥芽糖及多種低果聚糖，又含少量澱粉、半纖維素、α-纖維素和木質素。

【藥理作用】 1.抑菌作用。2. 殺滅滴蟲。

【臨床應用】 1.治療小兒鼻炎。2. 治療蕁麻疹。3. 治療乳腺炎。4. 治療遺尿。5. 治療皮膚化膿性炎症。6.治療皮膚濕疹、神經性皮炎及皮膚瘙癢症。7.治療面神經麻痹。8. 治療蟯蟲。9. 治療蛔蟲性腹痛及蛔蟲性腸梗阻。

薤（《名醫別錄》中品）

【釋名】 俗稱：**藠**（音叫）**子**、**蓧**（音釣）**子**。《本草綱目》稱：**火蔥**。《名醫別錄》稱：**菜芝**。又名：**鴻薈**。

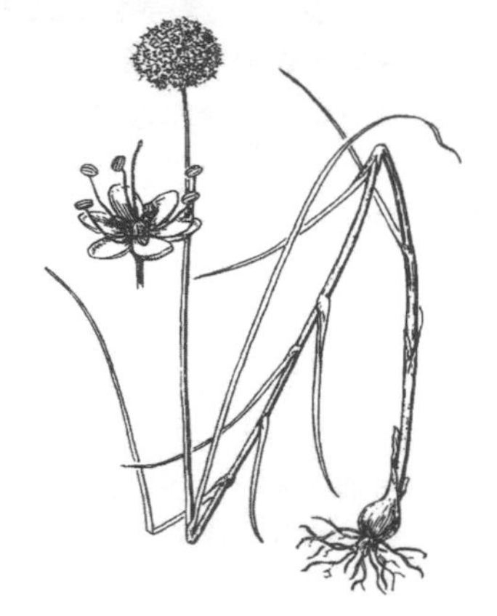
小根蒜

李時珍說：薤（音謝）本文作䪥，韭類。故字從韭，從㲋（音概）。今人因根白，呼為藠子，江南人稱為蓧子。其葉類蔥而根如蒜，收種宜火薰，故又稱火蔥。羅願云，物莫美於芝，故薤為菜芝。蘇頌將蓧子附於蒜條，不妥。

【集解】 李時珍說：薤八月栽根，正月分蒔，宜種肥土。數枝一本，繁茂根大。葉狀似韭，韭葉中實而扁，有劍脊。薤葉中空，似細蔥葉而有稜，氣味也如蔥。二月開細花，紫白色。根如小蒜，一本數顆，相依而生，五月葉青時則可挖根，過早則肉不滿。根用於煮食、芼（音毛）酒、糟藏、醋浸都可。故《黃帝內經》說，切蔥、薤實諸醯以柔之。白樂天詩云「酥暖薤白酒」，說用酥炒薤白投酒中。還有一種水晶蔥，蔥葉蒜根，與薤相似，不臭，也是這類。按王禎《農書》云，野薤俗名天薤。生麥地中，葉似薤而小，味也辛，亦可供食用，但很少見。《爾雅》稱山薤。

薤白

【性味】 **辛、苦，溫，滑；無毒。**

蘇頌曰：薤宜去青留白，白冷而青熱。

【主治】 《神農本草經》：**治金瘡，防胖，不饑，防老**。《名醫別錄》：**歸骨，除寒熱，去水氣，溫中散結氣**。《日華諸家本草》：**煮食耐寒，止久痢冷瀉，健身**。李杲曰：**治瀉痢後重，能瀉下焦氣滯**。王好古曰：**下重者，氣滯也。四逆散加薤白以瀉氣滯**。李時珍說：**治少陰病厥逆泄瀉，胸痹刺痛，下氣散血，安胎**。孟詵曰：**治婦人帶下赤白，做羹食。骨鯁在嗌不去，食之則下**。蘇頌曰：**補虛解毒**。蘇敬曰：**白者補益，赤者療金瘡及風病，生肌肉**。寇宗奭曰：**與蜜同搗，塗湯火傷效速**。李時珍說：**溫補，助陽道**。

現代醫學研究簡介

【來源】 薤白為百合科植物小根蒜或薤的鱗莖。

【化學成分】 含N-對-香豆醯酪胺、N-反-阿魏醯酪胺。

【藥理作用】 從乙酸乙酯可溶部分得到顯著抑制血小板聚集成分。

蒜（《名醫別錄》下品）

【釋名】 《名醫別錄》稱：**小蒜**。又名：**茆**（音卯）**蒜、葷菜**。

李時珍說：蒜字從祘，像蒜根的形狀，中國首先只有這種蒜。後來漢人從西域引進胡蒜，就稱這種蒜為小蒜以作區別。故崔豹《古今注》云，蒜，即茆蒜，蒜是五葷之一，故許氏《說文解字》謂之葷菜。五葷就是五辛，說它辛臭昏神伐性。練形家以小蒜、大蒜、韭、蕓薹、胡荽為五葷，佛家以大蒜、小蒜、興渠、慈葱、茖葱為五葷。興渠即阿魏。雖各有不同，但都為辛薰之物，生食增恚，熟食發淫，有損性靈，故應儘量少吃或不吃。

【集解】 李時珍說：家蒜有二種，根莖俱小而瓣少，辣甚者，小蒜也；根莖俱大而瓣多，辛而帶甘者，曰胡，大蒜也。按孫炎《爾雅正義》云，帝登蒿山，中蕕芋毒，將死，得蒜嚼食而解，就收集種植。此蒜能去腥膻蟲魚之毒。又孫愐《唐韻》云，張騫出使西域，始得大蒜種回。據此小蒜之種自蒿山之蒜為山蒜，以區別家蒜。大蒜之種，自胡地取來，至漢代始有，故《名醫別錄》中以胡蒜為大蒜。

蒜（小蒜根）

【性味】 **辛，溫；有小毒。**

【主治】 《名醫別錄》：**歸脾腎，主霍亂，治腹中不安，消穀，理胃溫中，除邪痹毒氣。**陶弘景曰：**解溪毒。**《日華諸家本草》：**降氣，治蠱毒，外敷治蛇、蟲、沙虱毒瘡。**蘇敬曰：**此蒜與胡蒜相得，治惡蟚解毒，山溪中沙虱、水毒，很有效。**孟詵曰：**外塗治瘰疔腫有良效。**

現代醫學研究簡介

【來源】 蒜為百合科植物小蒜的鱗莖。

【化學成分】 鱗莖中含有大蒜糖，主要由果糖組成；另含烯丙基硫化合物。

葫（《名醫別錄》下品）

【釋名】 陶弘景稱：**大蒜**。又名：**葷菜**。

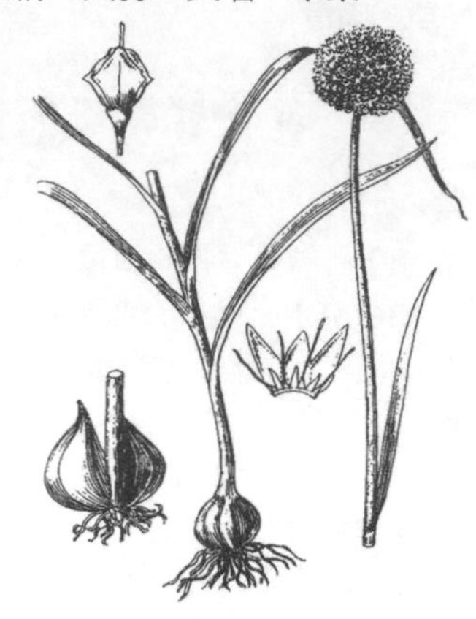

大蒜

陶弘景曰：今人謂葫為大蒜，蒜為小蒜，以其氣類似。李時珍說：按孫愐《唐韻》云，張騫使西域，始得大蒜、胡荽。小蒜中國原有，而大蒜出胡地，故稱葫。

【集解】 李時珍說：大、小二蒜都是八月種。春食苗，夏初食薹，五月食根，秋月收種。北方人不可一日無蒜。

【性味】 **辛，溫；有毒。**

李時珍說：久食傷肝損眼。故嵇康《養生論》云，葷辛害目，此為甚耳。今北方人嗜蒜宿炕，故盲眼最多。

【主治】 《名醫別錄》：**歸五臟，散癰腫毒瘡，除風邪，殺毒氣。**蘇敬曰：**下氣，消穀，化肉。**陳藏器曰：**去水惡瘴氣，除風濕，破冷氣，宣通溫補，療瘡癬，去痛。**《日華諸家本草》：**健脾胃，治腎氣，止霍亂轉筋腹痛，解瘟疫，去蠱毒，療勞瘧冷氣，外敷治風傷寒痛、惡瘡、蛇蟲、溪毒、沙虱。熟醋浸時久者良。**寇宗奭曰：**溫水搗爛服，治中暑不醒。搗貼足心，止鼻衄不止。和豆豉做丸服，治大下血，利小便。**李時珍說：**搗汁飲，治吐血心痛。煮汁飲，治角弓反張。同鯽魚做丸，治膈氣。同蛤粉做丸，治水腫。同黃丹為丸，治痢瘧、孕痢。同乳香為丸，治腹痛。搗膏敷臍，能達下焦消水，利大小便。貼足心，能引熱下行，治泄瀉暴痢及乾濕霍亂，止衄血。納肛中，能通幽門，治關格不通。**

現代醫學研究簡介

【來源】 為百合科植物大蒜的鱗莖。

【化學成分】 主要含有大蒜辣素、大蒜新素、甲基烯丙基化三硫、阿霍烯、蒜氨酸、環蒜氨酸、蒜氨酸裂解酶、檸檬醛、牻牛兒醇、芳樟醇、α-水芹烯、β-水芹烯、丙醛、戊醛、蒜氨酸S-甲基-L-半胱氨酸亞碸、大蒜硫胺素、多種γ-穀氨酰肽、胡蘿蔔素。

【藥理作用】 1. 抑制病菌、病毒的作用。2. 抗癌作用。3. 改善機體免疫功能、抗衰老作用。4. 抗肝毒性作用。5. 降血糖作用。6. 降血壓作用。7. 抗血小板聚集作用。8. 降血脂、抗動脈粥樣硬化作用。9. 阻斷亞硝胺的合成。10. 大蒜的新加侖製劑 Alifid 毒性很小，能減慢心率，增加心肌收縮力，利尿。從大蒜中提出一種抗凝血成分，在試管及整體試驗中均有降低血鈣作用。

【臨床應用】 1. 治療細菌性痢疾。2. 治療嬰兒腹瀉。3. 治療百日咳。4. 治療肺結核。5. 治療腸結核。6. 治療皮膚結核。7. 治療淋巴結核、瘰癧。8. 治療大葉性肺炎。9. 用於止血。10. 治療支氣管哮喘。11. 治療高脂血症及動脈粥樣硬化。12. 治療冠心病。13. 治療高血壓。14. 治療多發性大動脈炎。15. 治療黃疸型傳染性肝炎。16. 治療血吸蟲病。17. 治療急性腎炎。18. 治療尿瀦留。19. 治療前列腺炎。20. 治療滴蟲性陰道炎。21. 治療急性闌尾炎。22. 治療化膿性外科疾患。23. 治療頑癬。24. 治療「雞眼病」。25. 治療尋常疣。26. 治療凍瘡。27. 治療耳部疾病。28. 治療痧眼。29. 治療牙周病。30. 治療蟯蟲病。31. 治療阿米巴原蟲疾病。32. 治療晚期癌腫。33. 治療布魯氏菌病後遺症。34. 預防和治療鉛中毒。35. 預防治療流行性感冒。36. 治療深部黴菌病。37. 治療萎縮性胃炎。38. 治療萎縮性鼻炎。39. 治療急性乳腺炎。40. 治療關節炎。41. 治療肩周炎。42. 治療傷寒、副傷寒及副傷寒甲帶菌者。43. 防治流行性腦脊髓膜炎。44. 治療流行性乙型腦炎。45. 治療病毒性腦炎。46. 治療白喉。

蕓薹（《新修本草》）

【釋名】 《胡居士方》稱：**寒菜**、**胡菜**。陸佃《埤雅》叫：**薹菜**。《沛志》稱：**薹芥**。《本草綱目》稱：**油菜**。

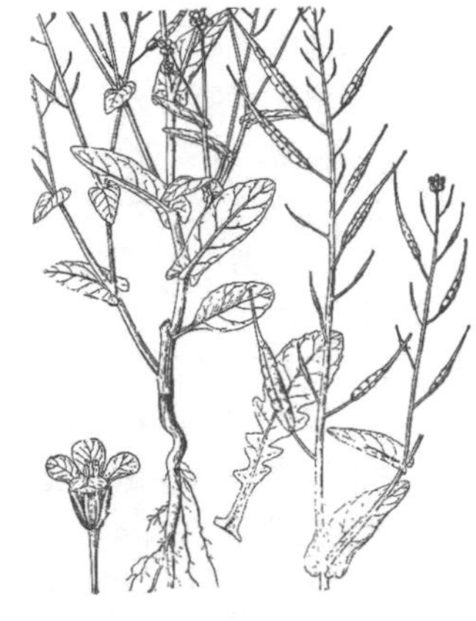

油菜

李時珍說：此菜易長薹，大多採薹食。因分枝多，故稱蕓薹。淮人稱薹芥，即今稱呼的油菜，子可榨油。羌隴氐胡地域土地苦寒，冬天多種此菜，能經霜雪。種來自胡地，因此服虔《通俗文》又名胡菜。而胡洽居士《百病方》中謂寒菜，均取地寒之義。

【集解】 李時珍說：蕓薹方藥中多用，各家注說不明，今人不識為何菜？經我查訪，為今之油菜。九十月下種，葉的形色微似白菜。冬、春採薹心食，至三月已老不可食。開小黃花，四瓣如芥花，結的莢，收的子也似芥子，呈灰赤色。子炒後榨油，油為黃色，點燈很明亮，但作食用不如麻油，人們種蕓薹主要是取油。

油菜莖、葉

【性味】 **辛，溫；無毒。**

【主治】 《新修木草》：**治風遊丹腫、乳癰**。《開寶本草》：**破癥瘕血結**。《日華諸家本草》：**治產後血風及瘀血**。陳藏器曰：**煮食，治腰腳痹。搗葉敷，治女人吹奶**。李時珍說：**治瘭疽、豌豆瘡，散血消腫。降低蓬砂毒副作用**。

【發明】 孫思邈曰：貞觀七年三月，我在內江縣，由於多飲，到夜覺四肢骨肉疼痛，天明覺頭痛，額角出丹如彈丸，腫痛。到中午，遍身腫，目不能開，幾天中痛苦欲死。我見本草云，蕓薹治風遊丹腫，就取汁搗外塗與敷，即見效。也可搗汁內服。

蕓薹子

【性味】　**辛，溫；無毒。**

【主治】　孫思邈曰：**治夢中泄精、夢交**。陳藏器曰：**取油擦頭髮，令髮黑**。李時珍說：**行滯血，破寒氣，消腫散結，治難產、產後心腹諸疾、赤丹熱腫、金瘡血痔**。

【發明】　李時珍說：蕓薹菜子、葉同功。味辛氣溫，能溫能散。子長於行血滯，破結氣。故古方中消腫散結、治產後一切心腹氣血痛、各種遊風、丹毒、熱腫、瘡痔的各藥中都用。婦人月經過後，加入四物湯中服，能斷產。又治小兒驚風，用子搗爛貼頭頂囟門，引氣上出。《婦人方》治難產歌云，「黃金花結粟花實，細研酒下十五粒。靈丹功效妙如神，難產之時能救急」。

現代醫學研究簡介

一、蕓薹

【來源】　蕓薹為十字花科植物油菜的嫩莖葉。

【化學成分】　含少量槲皮甙、維生素K、澱粉樣蛋白、多糖、12S 球蛋白。

二、蕓薹子

【來源】　蕓薹子為十字花科植物油菜的種子。

【化學成分】　含脂肪、蛋白質、異硫代氰酸巴豆醇脂、芸香甙、芥酸、油酸、亞油酸、亞麻酸、廿碳烯-11-酸，甾醇主要為β-穀甾醇、菜油甾醇、菜子甾醇、膽甾醇，生育酚、芥子油甙、異硫代氰酸鹽、和硫代唑烷酮。

菘（《名醫別錄》上品）

【釋名】　俗稱：**白菜**。

李時珍說：按陸佃《埤雅》云，菘凌冬晚凋，四時常見，有松樹之特性，故曰菘。今俗稱白菜，其色青白。

【集解】　李時珍說：菘有兩種，一種莖圓厚微青，一種莖扁薄而白。葉都為淡青白，最肥大者，一顆重十餘斤。南方種菘在地裏過冬，北方多移入窖內。有的用馬糞於窖壅培，不見風日，長出苗葉嫩黃，食時脆美無渣，謂黃芽菜，席上佳品，大概是仿韭黃栽培法。菘子如蕓薹子而色灰黑，八月以後種，二月開黃花如芥子，四瓣，三月結莢角也如芥。作酸菜食為好，不宜蒸曬備用。

【正誤】　李時珍說：白菘即白菜。牛肚菘即最肥大者。紫菘即蘆菔，開紫花，故曰紫菘。蘇敬云：白菘似蔓菁，不妥，根葉都不同。白菘根堅小，不可食。又說南北變種，大概是指蔓菁、紫菘。紫菘根似蔓菁而葉不同，種類也有區別。又言北方無菘，這是指唐代以前，近則白菘、紫菘南北通有。只是南方不種蔓菁，種也易生長。蘇頌漫談兩可之言，汪機妄用臆斷之辨，都屬不妥。今都予以更正。

現代醫學研究簡介

【來源】　菘菜為十字花科植物青菜的幼株及十字花科植物白菜的葉球。

【化學成分】　青菜中含蛋白質、脂肪、碳水化合物、粗纖維、鈣、磷、鐵、胡蘿蔔素、硫胺素、核黃素、尼克酸、抗壞血酸。白菜中含蛋白質、脂肪、糖、粗纖維、鈣、磷、鐵、胡蘿蔔素、硫胺素、核黃素、尼克酸、維生素C。二者均含灰分。

【臨床應用】　治療口糜。

芥（《名醫別錄》上品）

【釋名】　李時珍說：按王安石《字說》云，芥者，界也。發汗散氣，界我者也。王禎《農書》云，氣味辛烈，菜中之介然者，食用有剛介之象，故字從介。

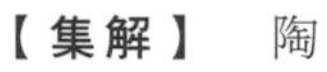

芥菜

【集解】　陶弘景曰：芥似菘而有毛，味辣，可生食，作醃菜。李時珍說：芥有數種，青芥，又名刺芥，似白菘，有柔毛。有大芥，又名皺葉芥，葉大有皺紋，色深綠，味更辛辣。二芥均宜入藥用。有馬芥，葉如青芥。有花芥，葉多缺裂，如蘿蔔菜。有紫芥，莖葉都色紫似蘇葉。有石芥，矮小。都是八九月下種。冬月食的，俗稱臘菜；春月食的俗稱春菜；四月食的，謂夏芥。芥心嫩薹謂芥蘭，涼拌食，味脆美。花三月開，黃色四瓣，結莢一二寸長，子大如蘇子，色紫味辛，研末泡製為芥醬，用侑肉食，辛香可口。

芥莖、葉

【性味】 **辛，溫；無毒。**

【主治】 《名醫別錄》：**歸鼻，除腎經邪氣，利九竅，明耳目，安中。久食溫中。**《日華諸家本草》：**止咳嗽氣喘，除寒氣。**孟詵曰：**治咳逆降氣，祛頭面風。**李時珍說：**通肺豁痰，利膈開胃。**

芥子

【性味】 **辛，熱；無毒。**

李時珍說：多食昏目動火，洩氣傷精。

【主治】 蘇敬曰：**治中毒與射工毒發瘡疹。用子研末服，或用醋調塗。**《日華諸家本草》：**治癰毒腫痛與麻痹，用子研末醋調外敷。治撲損瘀血、腰痛，用芥子和生薑研碎外貼。芥子末酒服可治胸心痛。**孟詵曰：**研末做醬食，味香美，通利五臟。**吳瑞曰：**研末水調塗囟門，止衄血。**李時珍說：**溫中散寒，豁痰利竅，治胃寒吐食、肺寒咳嗽、風寒氣痛、口噤唇緊，消散癰腫瘀血。**

現代醫學研究簡介

【來源】 芥菜為十字花科植物芥菜的嫩莖葉，其種子為芥菜子。

【化學成分】 種子含黑芥子甙、芥子酶、芥子酸、芥子鹼、脂肪油、蛋白質、黏液質、芥子油、甲酯、異丙酯、烯丙酯、丁酯、仲丁酯、丁烯-3-酯、戊烯-4-酯-苯酯、苄酯、苯乙酯和3-甲硫基丙酯、芥酸、廿碳烯-11-酸、油酸、亞油酸、亞麻酸、棕櫚酸、花生酸、硬脂酸、山萮酸。

萊菔（《新修本草》）

【釋名】 亦名：**蘆葩**。郭璞說：蘆音羅，葩音北，與菔同。蘿蔔音羅北。《爾雅注疏》稱：**雹突、紫花菘、溫菘**。又名：**土酥**。

韓保昇曰：萊菔（音來北）俗名蘿蔔。李時珍說：按孫愐《廣韻》言，魯人名菈蘧（音拉答），秦人名羅蔔。王禎《農書》言，北方人謂之蘿蔔，一種四名，春曰破地錐，夏曰夏生，秋曰蘿蔔，冬曰土酥，謂其潔白如酥。李時珍說：菘乃菜名，因耐冬如松、柏，故名。萊菔乃根名，上古時謂蘆葩，中古時轉稱萊菔，後世訛稱蘿蔔。南方稱為蘿瓟瓟。王氏《博濟方》稱乾蘿蔔為仙人骨，也為地方土名。

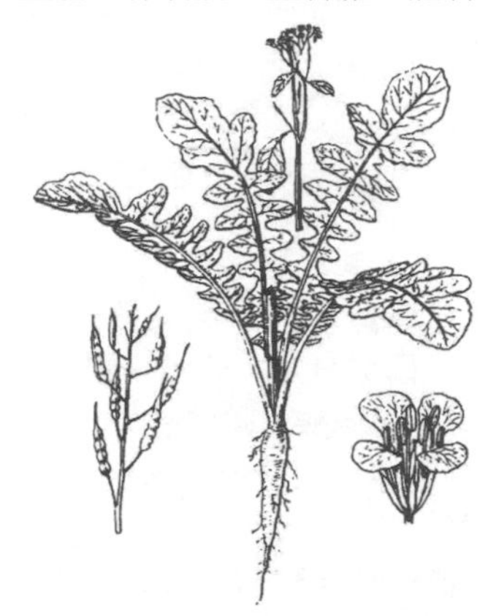

萊菔

【集解】 蘇頌曰：萊菔南北都有，北方尤多。有大小二種：大的肉堅，宜蒸食；小的白而脆，宜生吃。大的可達五六斤或更大。吳瑞曰：夏月種者，名夏蘿蔔；形小而長者，名蔓菁蘿蔔。李時珍說：萊菔各地都有。昔人以蕪菁、萊菔二物混注。圃人種萊菔，六月下種，秋採苗，冬挖根，春末抽高薹，開紫花，夏初結角長子，子圓長不等，黃紅色，五月又可再種，葉大者如蕪菁，小如花芥，葉上有細毛。根有紅、白二色，形狀有長、圓二類。生沙質土壤的脆而甜，生貧地的硬而辣。根與葉都可生吃或熟食，可做成各種鹹菜或醬菜。萊菔是蔬菜中對人類最有益的，也可當飯吃。

萊菔子

【性味】 **辛、甘，平；無毒。**

【主治】 《日華諸家本草》：**研汁服，可吐風痰。用醋研碎外敷消腫毒。**李時珍說：**下氣定喘除痰，消食除脹，利大便，止氣痛，治痢，**

發瘡疹。

【發明】　朱震亨曰：萊菔子治痰，有推牆倒壁之功。李時珍說：萊菔子之功，長於利氣。生能升，熟能降。升則吐風痰，散風寒，發瘡疹；降則定痰喘咳嗽，調下痢之裏急後重，止痛。都是萊菔子利氣之功。

現代醫學研究簡介

一、萊菔

【來源】　萊菔為十字花科植物萊菔的新鮮根。

【化學成分】　含葡萄糖、蔗糖、果糖、香豆酸、咖啡酸、阿魏酸、苯丙酮酸、龍膽酸、羥基苯甲酸、能種氨基酸、甲硫醇、維生素C、錳、萊菔甙。

【藥理作用】　醇提取物有抗菌作用，特別是對革蘭氏陽性細菌較敏感，亦能抗真菌。根搗碎後，榨取汁液，可防止膽石形成而應用於膽石症。

【臨床應用】　1. 治療糖尿病。2. 治療滴蟲性陰道炎。3. 治療百日咳。4. 治療血崩症。5. 治療創口感染。6. 治療矽沉著病。

二、萊菔子

【來源】　萊菔子為十字科植物萊菔的成熟種子。

【化學成分】　含有四硫醇、芥酸、亞油酸、亞麻酸、芥子酸甘油酯、萊菔素、α-穀甾醇3、β-穀甾醇、硬脂酸、芥子鹼硫酸氫鹽。

【藥理作用】　1. 抗菌作用。2. 抗真菌作用。

【臨床應用】　1. 治療高血壓。2. 治療崩漏症。3. 治療便秘。4. 治療腸梗阻。5. 治療小兒中毒性麻痹。6. 治療癲狂症。7. 治療小兒口瘡。

生薑（《名醫別錄》中品）

【釋名】　李時珍說：按許慎《說文解字》講，薑作，稱為禦濕之菜。王安石《字說》云，薑能禦百邪，故謂之薑。初生嫩者尖微紫，名紫薑，或作子薑。宿根謂之母薑。

【集解】　李時珍說：薑宜生於微濕沙地。四月取母薑種之，五月生苗如初生嫩蘆，葉梢闊似竹葉，對生，葉也辛香。秋社前後新芽速長如列指狀，採食無筋，謂子薑。秋分後次之，霜後則老。性惡濕畏日，故秋天熱無薑。

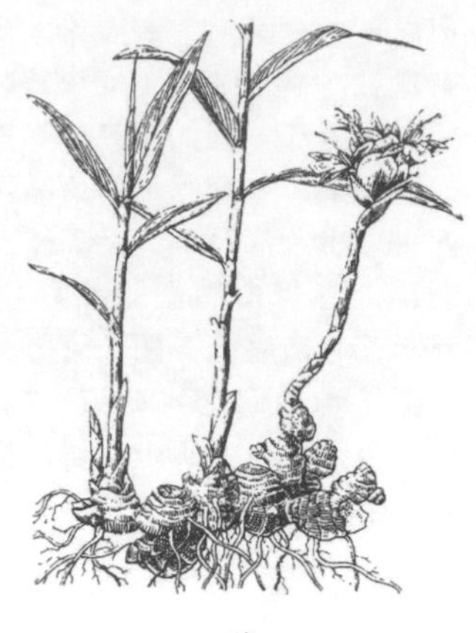

薑

【性味】　**辛，微溫；無毒。**

　　李時珍說：食薑久，積熱傷目，凡患痔瘡的人多食薑兼酒，即發。癰瘡人多食，則生惡肉。《物類相感志》云，糟薑瓶內入蟬蛻，雖老薑無筋，也是物性有所伏吧。

【主治】　《神農本草經》：**薑久服除臭氣，通神明。**《名醫別錄》：**治傷寒頭痛鼻塞，咳嗽氣逆，止嘔吐，祛痰降氣。**甄權曰：**去水氣喘滿咳嗽。和半夏治心下急痛。又搗汁和杏仁煎服下，治一切結氣實滯，心胸冷熱擁隔。搗汁和蜜服，治中熱嘔逆不能下食。**孟詵曰：**散煩悶，開胃氣。**陳藏器說：**破血調中，驅寒氣，薑汁可解藥毒。**張鼎曰：**治痰喘脹滿、寒痢腹痛，去胸中臭氣、狐臭，殺腹中蛔蟲等。**吳瑞曰：**解菌蕈諸毒。**李時珍說：**生用發散，熟用和中。解食野禽中毒喉痹。浸汁點滴治紅眼病。搗汁和黃明膠熬，外貼治風濕痛甚。**

乾生薑

【主治】　甄權曰：**治嗽溫中，除脹滿、霍亂不止、腹痛、冷痢、血閉，病虛寒宜加用。**孟詵曰：**薑屑和酒服治偏風。**王好古曰：**乾生薑為肺氣分藥，能益肺。**

【附方】　**治胃虛風熱不能食。**《食療本草》：**用薑汁半杯，生地黃汁少量，蜂蜜一匙，水二合，調和服。**

薑皮

【性味】　**辛，涼；無毒。**

【主治】　李時珍說：**消浮腫腹脹痞滿，和脾胃，去目翳。**

薑葉

【性味】 **辛，溫；無毒。**

【主治】 張機曰：**食鱠成癥，搗汁飲，即消。**

【附方】 **治打傷瘀血**《范汪東陽方》：用薑葉一升，當歸三兩，研末，每次溫酒服方寸匕，日服三次。

現代醫學研究簡介

【來源】 為薑科植物薑的鮮根莖。

【化學成分】 生薑含揮發油，主要為薑醇、薑烯、水芹烯、莰烯、檸檬醛、芳樟醇、甲基庚烯酮、壬醛、d-龍腦等。尚含薑辣素、薑烯酮、薑酮、薑萜酮、天門冬素、呱啶酸-2、穀氨酸、天門冬氨酸、絲氨酸、甘氨酸等。尚含樹脂狀物質及澱粉。

【藥理作用】 1. 刺激胃酸分泌。2. 止嘔作用。3. 對循環系統的作用：正常人口嚼生薑1g（不嚥下），可使收縮壓平均升高1.49kPa，舒張壓上升1.86kPa。對脈率則無顯著影響。4. 呼吸的影響：實驗表明對麻醉貓血管運動及呼吸中樞有興奮作用。5.抗菌及抗原蟲。

【臨床應用】 1. 治療蛔蟲性腸梗阻。2.療膽道蛔蟲症。3. 以生薑為主治遺尿。4. 治療急性細菌性痢疾。5. 治療燙傷。6. 治療風濕痛及慢性腰腿痛。7. 治療急性炎症。8. 治療尿瀦留。9. 治療妊娠惡阻。10. 治療虛寒症。11. 治療急性腰扭傷。12. 治療嬰兒賁門鬆弛症。13. 防治急性腰扭傷。14. 預防暈車。15. 治療萎縮性胃炎及十二脂腸潰瘍。16. 治療男子不育。17. 治療凍瘡。18. 治療斑禿。

胡荽（《嘉祐補注本草》）

【釋名】 《本草拾遺》稱：**香荽**。《外台秘要》：**胡菜**。又名：**蒝荽**。

李時珍說：荽，許氏《說文解字》作葰，說是薑類，可以香口。莖柔葉細而根多鬚。張騫使西域始得種歸，故名胡荽。今俗稱為蒝荽，蒝乃莖葉布散之貌。俗作芫花之芫，不妥。

【集解】 李時珍說：胡荽處處種之。八月下種，陰天尤良。初生柔莖圓葉，葉有花歧，根軟而白。冬春採之，香美可食。也可作醃菜。道家五葷之一，立夏後開細花成簇，如芹菜花，淡紫色。五月收子，子如大麻子，亦辛香。

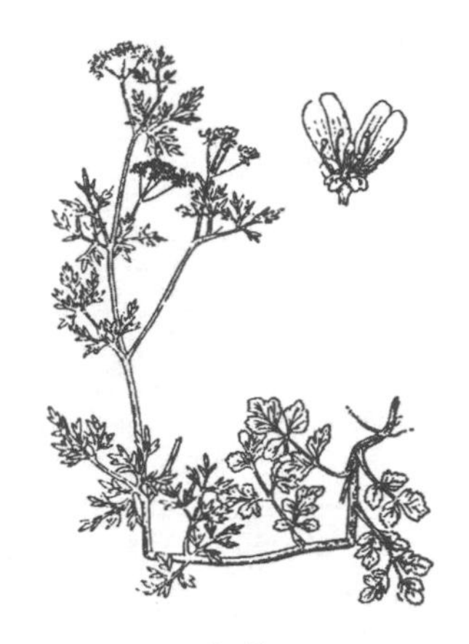

胡荽

胡荽根、葉

【性味】 **辛，溫；微毒。**

李時珍說：凡服一切補藥及藥中有白朮、牡丹者，不可食此。減低石鐘乳毒副作用。

【主治】 《嘉祐補注本草》：**消穀，治五臟，補虛，利大小腸，通小腹氣，散肢熱，止頭痛，療沙疹、豌豆瘡不出，泡酒噴之即出。通心竅**。孟詵曰：**補筋脈，助食欲。治腸風，用熱餅裹食，甚良**。吳瑞曰：**拌諸菜食，氣香，令人口爽，防毒蟲**。甯原曰：**解蟲、肉毒**。

胡荽子

【性味】 **辛、酸，平；無毒。**

【主治】 孫思邈曰：**消穀能食**。陳藏器曰：**治蟲毒五痔，及食肉中毒，吐下血，用子煮汁冷服。又以油煎塗，治小兒禿瘡**。李時珍說：**發痘疹，去魚腥**。

現代醫學研究簡介

一、胡荽

【來源】 胡荽為傘形科植物芫荽的帶根全草。

【化學成分】 含維生素C、正癸醛、壬醛、芳樟醇。

二、胡荽子

【來源】 胡荽子為傘形科植物芫荽的果實。

【化學成分】 果實含揮發油、脂肪；揮發油含多種萜類、醇類化合物及樟腦、牻牛兒醇。尚含葡萄糖、果糖、蔗糖。種子中主要含d-基樟醇、α-蒎烯、β-蒎烯、二戊烯即檸檬烯、α-松油烯、β-松油烯、γ-松油烯、對聚伞花素、油酸、黃酮甙、β-穀甾醇、D-甘露醇。

【藥理作用】 能增進胃腸腺體分泌，亦能促進膽汁分泌。所含揮發油具有抗真菌作用。

【藥理應用】 1.治療麻疹透發不暢。2.治療膽道蛔蟲。

蘹香（《新修本草》）

【釋名】 又名：**茴香、八角珠**。

孫思邈曰：煮臭肉，下少許，即無臭氣，臭醬加末也香，故名回香。李時珍說：有的婦女俗喜懷帶、咀嚼，可能這也是蘹香名的來由。

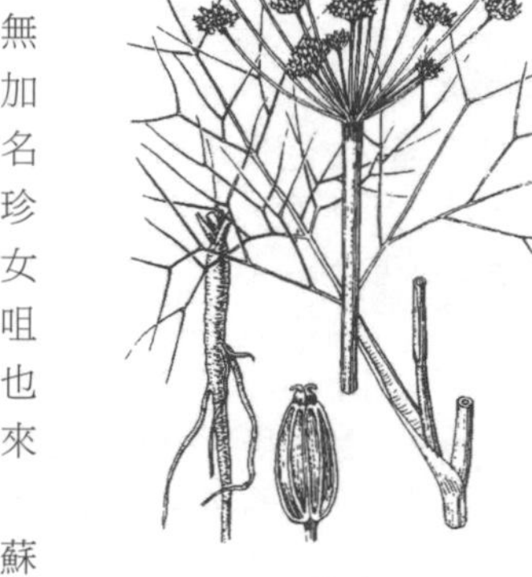
茴香

【集解】 蘇頌曰：三月生葉似老胡荽，極疏細作叢。子如麥，八九月採，以往道家園圃多種。李時珍說：茴香宿根，多生苗作叢，肥莖絲葉，六月開花，結子大如麥，有細稜，俗稱大茴香，寧夏產者良。別地產小者謂小茴香。自番舶來者，子如柏子，開裂成八角瓣者，色褐有仁，味甜，俗稱舶茴香，又稱八角茴香。形色與中國茴香有區別，但氣味同。

蘹香子

【性味】 **辛，平；無毒**。

【主治】 《新修本草》：**治諸瘻、霍亂及蛇傷**。馬志曰：**治膀胱、胃間寒氣及育腸氣，調中，止痛、嘔吐**。《日華諸家本草》：**治乾濕腳氣，腎勞㿉疝，開胃下食**。李杲曰：**補命門不足**。吳綬曰：**暖丹田**。

現代醫學研究簡介

【來源】 茴香為伞形科植物茴香的果實。

【化學成分】 主要含茴香醚、小茴香酮、α-蒎烯、α-水芹烯、莰烯、二戊烯、茴香醛、茴香酸、愛草腦、順式茴香醚、對聚伞花素、洋芫荽子酸、油酸、亞油酸、棕櫚酸、豆甾醇、7-羥基香豆精。

【藥理作用】 能降低胃的張力，對腸則增進張力及蠕動，因而促進氣體的排出。它還有抗菌作用，茴香醚可能是抗菌的有效成分。

【臨床應用】 1. 治療嵌閉性小腸疝。2. 治療睾丸鞘膜積液和陰囊象皮腫。3. 治療胃脘痛及痛經。

白花菜（《食物本草》）

【釋名】 又名：**羊角菜**。

【集解】 李時珍說：白花菜三月栽種，莖柔軟，延莖爬蔓，一枝五葉，葉大如拇指。秋天開小白花，花中長蕊。結小角，長二三寸，角中結子黑色、細小，形狀像初眠的小蠶，沒有光澤。白花菜的氣味羶臭，只適宜用鹽菹（醃製）食用。汪穎說：還有一種開黃花的，叫黃花菜；形狀相同，但是開黃花。

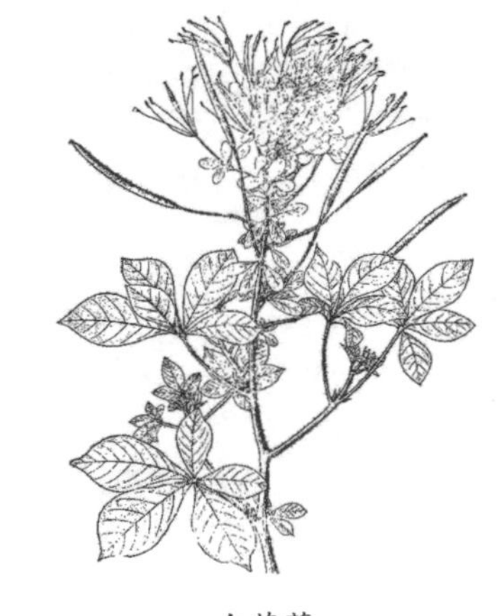
白花菜

【性味】 **苦、辛；微毒**。

汪穎說：多吃，易動風氣，滯臟腑，令人胃中悶滿，傷脾。

【主治】 汪穎說：**下氣**。李時珍說：**煎水洗痔，搗爛敷可治風濕痹痛，研碎用酒送服，可治瘧疾**。

現代醫學研究簡介

【來源】 為白花菜科植物白花菜的全草。

【化學成分】 含辛味揮發油，與大蒜油、芥子油相似。

【藥理作用】 葉有抗刺激作用。

【臨床應用】 治療各種非器質性病變的腰腿痛、關節炎、急慢性腰部軟組織損傷。

蔊菜（《本草綱目》）

【釋名】 又名：**䓬（音罩）菜、辣米菜**。

李時珍說：蔊味辛辣，如火焊人，故名蔊（音罕）菜，也叫䓬。陳藏器本草有䓬菜，說是辛辣菜。南方人食用，未寫明形狀。今考《唐韻》、《玉篇》，都無䓬字，只有蔊字，也是辛辣菜。則䓬乃蔊之訛字。

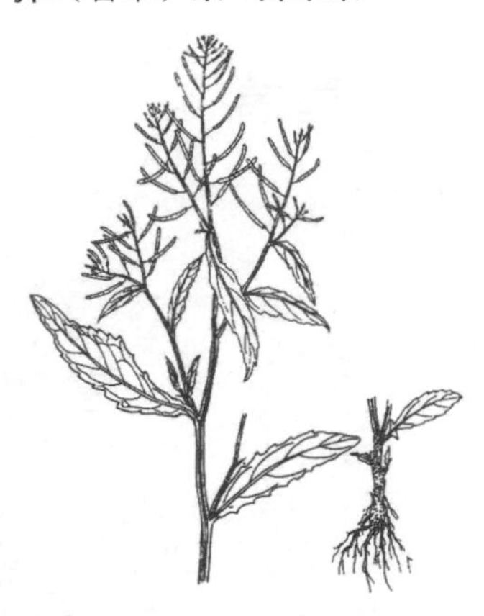
蔊菜

【集解】 李時珍說：蔊菜生長於南方，是田園間小草，冬月遍地叢生，長二三寸，柔梗細葉。三月開細花，色黃。結一二分長的細角，角內有細子。山區人連根、葉食，味極辛辣，故稱辣米菜。

【性味】 **辛，溫；無毒。**

李鵬飛曰：蔊菜細切，以生蜜洗拌或略淘食之，爽口消食，多食引發痼疾，生熱。

【主治】 陳藏器曰：**除寒冷氣，腹內久寒，飲食不消，令人能食**。李時珍說：**利胸膈，豁冷痰，治心腹痛**。

現代醫學研究簡介

【來源】 蔊菜為十字花科植物蔊菜的全草或花。

【化學成分】 全草均含蔊菜素。

【藥理作用】 1. 止咳、祛痰作用。2. 抗菌作用。

【臨床應用】 治療慢性氣管炎。

二、柔滑類

菠薐（《嘉祐補注本草》）

【釋名】 《本草綱目》稱：**菠菜、波斯草**。又名：**赤根菜**。

唐慎微曰：按劉禹錫《嘉話錄》云，菠薐出自西國，有僧將種帶來，本是頗陵國之種，訛為「波稜」。李時珍說：按《唐會要》云，唐太宗時期，尼波羅國獻菠薐菜，類似紅藍，實如蒺藜，火煮能食。指的就是菠薐。方士隱名為波斯草。

【集解】 李時珍說：菠薐八九月種者，可備冬天食；正月、二月種者，可做春蔬菜。莖柔脆中空。葉綠膩柔厚，葉直出一尖，側邊出二尖，像鼓子花的葉。根長數寸，大如橘梗而色赤，味美，四月長出一尺長薹。有雌雄，雌者結實，有刺，狀如蒺藜子。種時將子壓開，容易浸脹。一定要過初一才生，這也是一種奇異的現象。

菠菜根

【釋名】 **甘，寒，滑；無毒。**

【主治】 孟詵說：**利五臟，通腸胃熱，解酒毒與丹石毒**。李時珍說：**通血脈，開胸膈，降氣調中，止渴潤燥，用根更好**。

現代醫學研究簡介

【來源】 菠薐為藜科植物菠菜的帶根全草。

【化學成分】 含蛋白質、脂肪、碳水化合物、粗纖維、灰分、鈣、磷、鐵、胡蘿蔔素、硫胺素、核黃素、尼克酸、抗壞血酸、草酸、芸香甙、氟、α-生育酚、6-羥甲基喋啶二酮、鋅、葉酸、氨基酸、葉黃素、β-胡蘿蔔素、新-

β-胡蘿蔔素B、新-β-胡蘿蔔素U、α-菠菜甾醇、甾醇酯、甾醇甙、豆甾烯-7-醇、膽甾醇、萬壽菊素、菠葉素、2-乙醯基-3-對羥基苯丙烯醯基內消旋酒石酸。根含菠菜皂甙A和B。

薺（《名醫別錄》上品）

【釋名】　又名：**護生草**。

李時珍說：薺生濟濟，故名薺。釋家取其莖作桃燈杖，可以避蚊、蛾的危害，護民眾之生存，故叫護生草。

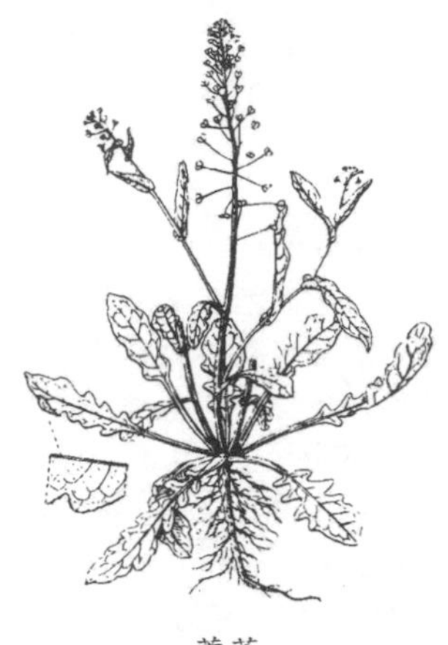
薺菜

【集解】　李時珍說：薺有大、小數種。小薺葉、花、莖扁，味美。最細小的又叫沙薺。大薺棵葉大，味不及小薺。薺中莖硬有毛的，叫菥蓂，味不好。都在冬至後長苗，二三月長莖至五六寸，開細白花，結莢呈三角，莢內有細子，如葶藶子，子名蒫（音嵯），四月採收。

【性味】　**甘，溫；無毒。**

【主治】　《名醫別錄》：**利肝和中**。《日華諸家本草》：**利五臟。根可治目痛**。李時珍說：**能明目益胃**。甄權曰：**根、葉燒灰治赤白痢疾有很好的效果。**

現代醫學研究簡介

【來源】　薺為十字花科植物薺菜的帶根全草。

【化學成分】　薺菜含草酸、酒石酸、蘋果酸、內酮酸、對氨基苯磺酸、延胡索酸；精氨酸、天冬氨酸、脯氨酸、氮胺酸、亮氨酸、穀氨酸、甘氨酸、丙氨酸、胱氨酸、半胱氨酸；蔗糖、山梨糖、乳糖、氨基葡萄糖、山梨糖醇、甘露糖醇、側金盞花醇、鉀、鈣、鈉、鐵、氯、磷、錳、膽鹼、乙醯膽鹼、酪胺、馬錢子鹹、皂甙、芸香甙、橙皮甙、木犀草-7-芸香糖甙、二氫非瑟素、槲皮素-3-甲醚、棉花皮素六甲醚、香葉木甙、刺槐乙素、黑芥子甙、n-廿九烷和穀甾醇。還含蛋白質、脂肪、糖、粗纖維、胡蘿蔔素、硫胺素、核黃素、尼克酸、維生素C。

【藥理作用】　1. 對子宮的作用：其浸膏試用於動物離體子宮或腸管，均呈顯著收縮。2.止血作用。3. 對心、血管的作用：薺菜的醇提取物給犬、貓、兔、大鼠靜脈注射，可產生一過性血壓下降，此作用不被80μg/kg阿托品所拮抗。

【臨床應用】　1. 治療乳糜尿 2. 治療腎結核。3. 預防麻疹。4. 治療小兒腹瀉。5. 治療產後出血。6. 治療流腦後遺尿瀦留。

苜蓿（《名醫別錄》下品）

【釋名】　《本草綱目》：**木粟**，又名：**光風草**。

李時珍說：苜蓿，郭璞作牧宿，認為它宿根自生，可做牛馬的飼料。羅願的《爾雅翼》稱為木粟，說它的米可蒸飯。葛洪的《西京雜記》說：樂遊苑多苜蓿，風在其間，常蕭蕭然。日照其花有光彩，所以稱之為懷風，又名光風，茂陵人叫它連枝草，金《光明經》稱它為塞鼻力迦。

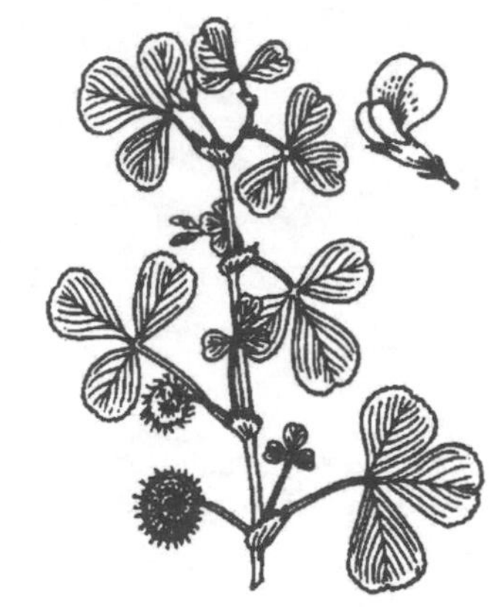
南苜蓿

【集解】　李時珍說：《西京雜記》說苜蓿原來生長在大宛國，漢使張騫帶回中國，現在田野之中處處皆有（陝、隴農民也有種植的），自生自長，摘苗做蔬菜食用，一年可採三次。二月長苗，一顆長數十莖，莖十分像灰藋。一枝三葉，葉似決明葉，但小如指尖，綠色碧豔。入夏以後一直到秋天，開細黃花。結小莢呈圓扁狀，莢身長刺，果實飽滿，老了以後呈黑色，內有種子，如穈粒，可以做飯食，也可以釀酒。羅願認為是鶴頂草，錯了。鶴頂草，是紅心灰藋。

【性味】 **苦、澀，平；無毒。**

【主治】 《名醫別錄》：**安中利人，可長久食用。**孟詵說：**利五臟，輕身健人，可洗去脾胃間邪熱氣，通小腸諸種惡熱毒，煮和醬食，也可作羹。**寇宗奭說：**通利大小腸。**蘇頌：**乾食有益於人。**

苜蓿根

【性味】 **寒；無毒。**

【主治】 蘇敬：**治熱病煩滿，目黃赤，小便黃，並治酒疸，搗碎取汁，服一升令人吐利即癒。**李時珍：**搗汁煎飲，治沙石淋痛。**

現代醫學研究簡介

【來源】 苜蓿為豆科植物紫苜蓿或南苜蓿的全草。

【化學成分】 紫苜蓿含皂甙、廬瑟醇、苜蓿酚、考邁斯托醇、刺芒柄花素、大豆黃酮、苜蓿素、瓜氨酸、刀豆酸、蛋白質、糖、紫苜蓿酚等，南苜蓿中含胡蘿蔔素。

【藥理作用】 紫苜蓿中提取的苜蓿素對離體豚鼠腸管有鬆弛作用，但並不使其引起膨脹，苜蓿素尚有輕度的抗氧化作用，可防止腎上腺素的氧化，並有輕度雌激素樣作用。全草提取物能抑制結核桿菌的生長，並對小鼠脊髓灰白質類有效。

【臨床應用】 1.治療夜盲症。2. 治療先兆流產。

馬齒莧（《蜀本草》）

【釋名】 《名醫別錄》稱：**馬莧**。《圖經本草》稱：**五行草**。《本草綱目》稱：**五方草、長命菜**。又名：**九頭獅子草**。

李時珍說：葉狀如馬齒，而性滑利似莧，故名馬齒莧。俗呼大葉者為豘（音屯）耳草，小葉者為鼠齒莧，又名九頭獅子草。其性耐久難乾燥，故曰長命。蘇頌曰：馬齒莧雖名莧菜類，而苗、葉都不相似。又名五行草，因其葉青、梗赤、花黃、根白、子黑。

【集解】 李時珍說：馬齒莧處處園野有，柔莖布地，細葉對生。六七月開細花，結小尖實，實中細子如葶藶子狀硬。採苗煮曬為蔬菜。方士採取，用於伏砒結汞，煮丹砂，伏硫磺，死雄制雌，各有方法。

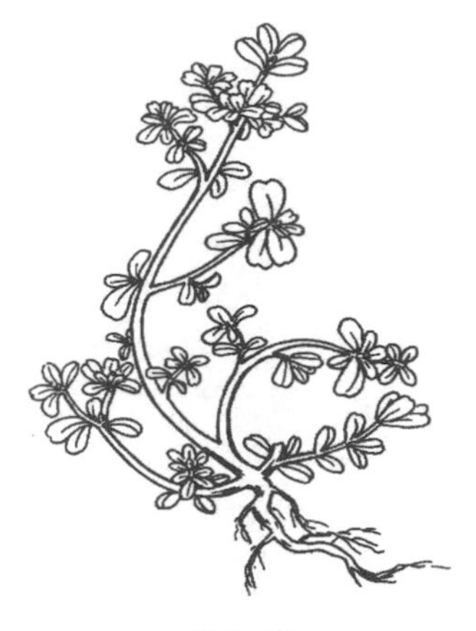

馬齒莧

馬齒莧菜

【性味】 **酸，寒；無毒。**

【主治】 陳藏器曰：**消腫，搗爛擦。煮汁飲療腫塊，止消渴。**蘇頌曰：**治婦人赤白帶下。**蘇敬曰：**飲汁治反胃諸淋，金瘡流血，破血除腫物，治小兒病效果更好。**孟詵曰：**做膏塗治濕癬、白禿、外瘡。煮粥食能止痢及疳痢，治腹痛。**《開寶本草》：**服之長年不白髮。消癧瘡，殺諸蟲。生搗汁服，利下惡物，去白蟲。與梳垢同用治疔瘡。又燒灰與陳醋渣調和，先灸後敷，可除疔根。**李時珍說：**散血消腫，利腸滑胎，解毒通淋，治產後虛汗。**

馬齒莧子

【主治】 《食醫心鏡》：**治青盲白翳，除邪氣，利大小腸，祛寒熱。以一升搗末，每次用一匙同响、豉煮粥食。或加米糝、五味作羹食。**

現代醫學研究簡介

【來源】 馬齒莧為馬齒莧科植物馬齒莧的全草。

【化學成分】 全草含大量去甲基腎上腺素，多量鉀鹽（硝酸鉀、氯化鉀、硫酸鉀等）。此外，尚含二羥基苯乙胺、二羥基苯丙氨酸、蘋果酸、檸檬酸、穀氨酸、天冬氨酸、丙氨酸及蔗糖、葡萄糖、果糖。還含有蛋白質、脂肪、鈣、磷、鐵、胡蘿蔔、硫胺素、核黃素、尼克酸、維生素C。

【藥理作用】 1. 抗菌作用。2. 抗真菌作用。3. 興奮子宮。

【臨床應用】 1. 治療細菌性痢疾及急性胃腸炎。2. 治療百日咳。3. 治療肺結核。4. 治療急性尿道炎、膀胱尿道炎及腎盂腎炎。5. 治療慢性結腸炎。6. 治療泌尿系統感染。7. 治療化膿性疾病。8. 治療小腿慢性潰瘍。9. 治療黃水瘡。10. 治療帶狀皰疹。11. 治療癜風。12. 以馬齒莧為主治療扁平疣。13. 治療鉤蟲病。14. 以馬齒莧為主治療滴蟲性腸炎。15. 治療急性闌尾炎。16. 用於收縮子宮。

苦菜（《神農本草經》上品）

【釋名】 《神農本草經》稱：**荼**。《嘉祐補注本草》稱：**苦苣**。《本草綱目》稱：**苦蕒**。《名醫別錄》稱：**遊冬**。《日用本草》稱：**褊苣**。《救荒本草》稱：**老鸛菜**。又名：**天香菜**。

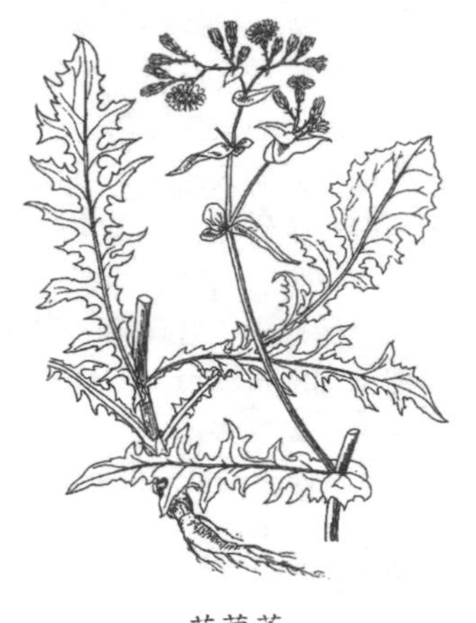
苦蕒菜

李時珍說：苦荼以味苦得名。生長期經歷冬春，故曰：遊冬。吳人稱為苦蕒，名義不明。

【集解】 李時珍說：苦菜即苦蕒。家園中栽種的稱為苦苣，其實是一種。初春生苗，有赤莖、白莖二種，莖中空而脆，折有白汁。葉並列，似花蘿蔔菜葉，色碧綠，上葉抱莖，梢葉似鸛嘴，每葉分叉。開黃花，如初開的野菊花。一花結子一叢，如茼蒿及鶴虱子，子上有白色毛茸。隨風飄揚，落處即生長。

苦菜

【性味】 **苦，寒；無毒。**

李時珍說：脾胃虛寒的人不可食苦蕒。

【主治】 《神農本草經》：**治五臟邪氣，胃痹不思飲食。久服安心益氣，明目提神，健身延年。**《名醫別錄》：**治下痢熱渴、惡瘡。**《嘉祐補注本草》：**調十二經脈，久服強力益人。**陳藏器曰：**搗汁飲，除面目及舌下黃。用白汁塗，療腫，拔毒根。白汁滴癰上，使癰即潰。**《本草衍義》：**白汁點瘊子，自脫。**《日華諸家本草》：**外敷治蛇咬傷。**汪機曰：**明目，治各種痢疾。**李時珍說：**治血淋痔瘺。**

現代醫學研究簡介

【來源】 苦菜為菊科植物苦苣菜的全草。

【化學成分】 含抗腫瘤成分。

【藥理作用】 在小鼠大腿肌肉接種肉瘤-37後第6天，皮下注射苦菜的酸性提取物，6～48小時後殺死小鼠，肉眼及顯微鏡觀察，均可見到肉瘤受到明顯的傷害（出血、壞死等）。

白苣（《嘉祐補注本草》）

【釋名】 《本草綱目》稱：**石苣**。又名：**生菜**。

李時珍說：白苣、苦苣、萵苣都不可煮烹，宜生揉去汁，加鹽、醋拌食，通稱生菜，而白苣稍美，獨得白苣之稱。

【集解】 陳藏器曰：白苣似萵苣，葉有白毛。李時珍說：白苣似萵苣而葉色白，折之有白汁。正、二月下種，四月開黃花如苦蕒，結子也同。八月、十月可再種。故諺語云，生菜不離園。按《事類合璧》云：苣有數種，色白者為白苣，色紫者為紫苣，味苦者為苦苣。

【性味】 **苦，寒；無毒。**

【主治】 孟詵說：**補筋骨，利五臟，開胸膈壅塞之氣，通經脈，止脾氣，令人齒白，聰明少睡，可煮食之。**寧原說：**解熱毒、酒毒，止消渴，利大小腸。**

現代醫學研究簡介

【來源】 白苣為菊科植物萵苣的栽培種——白苣的莖、葉。

【化學成分】 本植物的種子「白苣子」含揮發油，具有顯著的利尿作用。

【臨床應用】 1.用於降壓。2. 治療頭疼、心悸、失眠、耳鳴、四肢麻木、心前區疼痛等

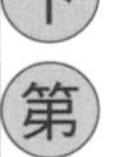
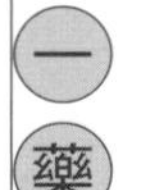
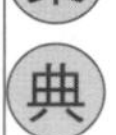

症。3. 生菜製劑對降低血清膽固醇有顯著療效，而生菜子製劑對降低血清甘油三脂具有顯著作用。

翻白草（《救荒本草》）

【釋名】 《救荒本草》稱：**雞腿根**。《野菜譜》稱：**天藕**。

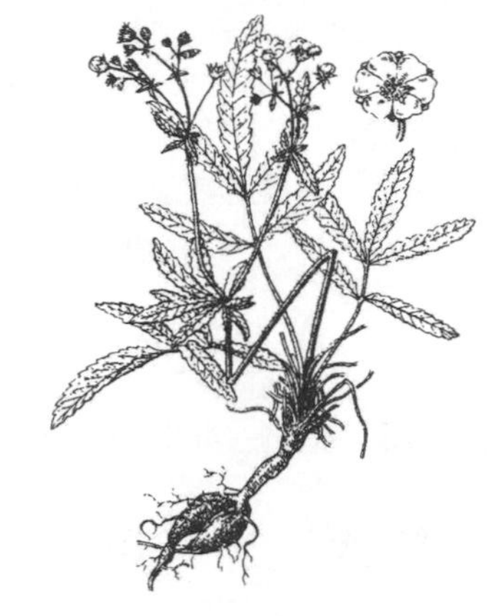
翻白草

李時珍說：翻白以葉之形色得名。雞腿、天藕以根的味得名。楚人謂湖雞腿，淮人謂天藕。

【集解】 周定王曰：翻白草高七八寸，葉硬而厚，有鋸齒，葉背白色，似地榆葉而細長，開黃花。根如指大，長三寸左右，皮紅肉白，兩頭尖峭。生、熟都可食用。李時珍說：雞腿兒生沼澤、水田邊，高近一尺。春天生弱莖，一莖三葉，葉尖長而厚，有皺紋鋸齒，面青背白。四月開小黃花，結子如胡荽子，中有細子。根的形狀如小白朮頭，剝去紅皮，內是白色如雞肉，食時有粉。小兒採生食，饑荒之年可採挖和飯吃。

翻白草根

【性味】 **甘、微苦，平；無毒。**

【主治】 李時珍說：**治吐血、下血崩中、瘧疾和癰瘡。**

【附方】 **治崩中下血**《瀕湖集簡方》：用湖雞腿根一兩搗碎，加酒二盞煎至一盞，待溫服。**治吐血不止**：用翻白草，每次用五至七根打爛，加水二盅煎至一盅，待溫，空腹服。 **治全身疥癩**：在端午日午時採翻白草，每次採一握，煎水洗身。 **治臁瘡潰爛**《保壽堂方》：在端午日午時採翻白草，洗淨曬乾備用。用時每次取一握，煮水倒入盆中，圍住薰洗有效。

現代醫學研究簡介

【來源】 翻白草為薔薇科植物翻白草的帶根全草。

【化學成分】 根含鞣質及黃酮類。

【藥理作用】 1.抗菌。2. 抗阿米巴和滴蟲。3. 對平滑肌作用：對兔離體腸平滑肌和犬在位腸蠕動有明顯抑制作用，對支氣管平滑肌有鬆弛作用，對子宮無論未孕、懷孕或產後均顯興奮作用，大劑量可引起子宮痙攣性收縮。

【臨床應用】 1.治療急性細菌性痢疾及腸炎。2. 治療頸淋巴結核。

蒲公英（《新修本草》）

【釋名】 俗稱：**耩耨**（音構糯）**草**。《本草綱目》稱：**金簪草**。又名：**黃花地丁**。

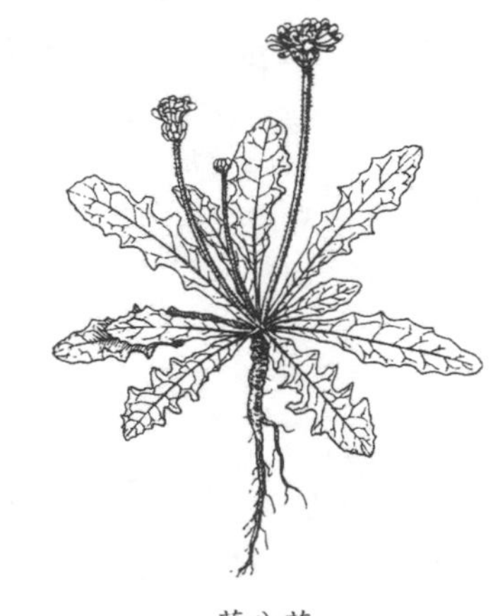
蒲公英

李時珍說：名義未詳。孫思邈《千金方》中作鳧公英。蘇頌《圖經本草》中作僕公罌。《庚辛玉冊》作鵓鴣英。俗呼蒲公丁，又稱黃花地丁。

【集解】 寇宗奭曰：蒲公英，即地丁。四時常有花，花罷飛絮，絮中有子，落處即生。庭院間皆有，隨風而來。李時珍說：嫩苗可食。《庚辛玉冊》云，地丁葉似小萵苣，花似大旋葍，一莖聳上三四寸，斷之有白汁。二月採花，三月採根。可製汞，伏三黃。有紫花者，名大丁草，出太行、王屋諸山。陳州也有，名燒金草，能煅朱砂。一種類似地丁而無花者，名地膽草，也可伏三黃、砒霜。

蒲公英苗

【性味】 **甘，平；無毒。**

【主治】 蘇敬曰：**治婦人乳癰腫，水煮汁飲及外敷即消**。朱震亨曰：**解食毒，散滯氣，化熱毒，消惡腫、結核、疔腫**。李時珍說：**摻牙，烏鬚髮，壯筋骨**。蘇頌曰：**白汁塗，治惡刺、狐尿刺瘡**。

現代醫學研究簡介

【來源】 蒲公英為菊科蒲公英屬植物蒲公英的全草。

【化學成分】 含蒲公英甾醇、蒲公英素、蒲公英苦素及樹脂等。乳汁含蒲公英素、蒲公英苦素、肌醇和萵苣醇。根含蒲公英固醇、蒲公英賽醇、蒲公英苦素及咖啡酸。花含毛茛黃素等。

【藥理作用】 1. 抗病原微生物作用。2. 提高免疫功能。3. 利膽及保肝作用。

【臨床應用】 1. 治療急性黃疸性肝炎。2. 治療胃脘痛。3. 治療「甲亢」術後突眼加重症。4. 治療急性感染性疾病。5. 治療尿毒症。6. 治療濕熱型陰癢。7. 治療小兒熱性便秘。8. 治療小兒肺炎。9. 治療小兒膿皮病。10. 治療腮腺炎。11. 治療癤、癰、瘡、瘍等。12. 治療小面積灼傷合併感染。13. 治療牙周炎、牙齦炎、冠周炎。14. 治療眼疾。

蕺（《名醫別錄》下品）

【釋名】 蘇敬稱：**葅菜**。又名：**魚腥草**。

李時珍說：蕺字，段公路《北戶錄》作蕊，音戢。秦人謂之葅子。葅、蕺，音相近。葉有腥氣，俗呼為魚腥草。

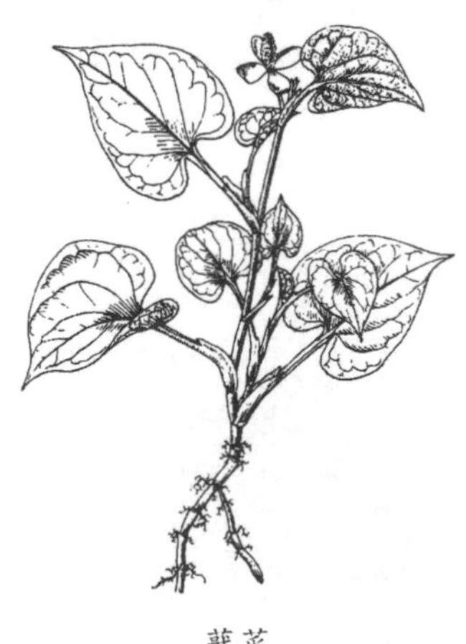

蕺菜

【集解】 蘇敬曰：蕺菜生濕地山谷陰處，也能蔓生。葉似蕎麥而肥，莖紫赤色。李時珍說：據趙叔文《醫方》云，魚腥草即紫蕺。葉似荇，狀為三角，一邊紅，一邊青。可以養豬。又有五蕺（即五毒草），花、葉相似，但根似狗脊。

魚腥草葉

【性味】 **辛，微溫；有小毒**。

【主治】 《名醫別錄》：**治蠼螋尿瘡**。《日華諸家本草》：**放淡竹筒內煨熟，搗爛外敷治惡瘡、白禿**。李時珍說：**散熱毒癰腫，治痔瘡脫肛，解硇砂毒**。

【附方】 **治背瘡熱腫**《經驗方》：用蕺菜搗汁塗，留孔以洩熱毒，冷則更換。

現代醫學研究簡介

【來源】 蕺為三白草科植物蕺菜的帶根全草，又名魚腥草。

【化學成分】 全草含揮發油0.0049%，油中含抗菌成分魚腥草素、甲基正壬基酮、月桂烯、月桂醛、癸醛、癸酸。尚含氯化鉀、硫酸鉀、蕺菜鹼。花穗、果穗含異槲皮甙，葉含槲皮甙。

【藥理作用】 1. 抗菌作用。2.抗病毒作用。3. 增強機體免疫功能。4. 利尿。

【臨床應用】 1. 治療慢性支氣管炎。2. 治療上呼道感染。3. 治療肺炎。4.治療百日咳。5. 治療肺心病及重度哮喘。6.治療咯血。7. 治療耳鼻喉科炎症。8. 治療婦科疾病。9. 防治外科術後感染。10. 預防鉤端螺旋體病。11. 治療直腸和肛管炎。12. 治療膿皮病。

芋（《名醫別錄》中品）

【釋名】 《名醫別錄》稱：**土芝**。又名：**蹲鴟**。

李時珍說：按徐鉉注《說文》云，芋就是吁。大葉實根，駭吁人也。吁音芋，穎怪貌。

【集解】 陶弘景曰：芋，錢塘最多。生則有毒，味辛毒不可食。種芋三年不採，則成梠（音呂）芋。又有野芋，名老芋，形葉相似，根都有毒。蘇敬曰：芋有六種：青芋、紫芋、真芋、白芋、連禪芋、野芋。種類雖多，但苗相似，莖高尺餘，葉大如扇，似荷葉而長，根類

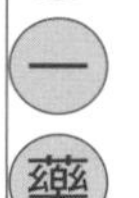

薯蕷而圓。青芋多子，細長而毒多，初煮須加入灰汁，換水後再煮，才能食用。白芋、真芋、連禪芋、紫芋都毒少，可煮吃。野芋有大毒，不可吃。李時珍說：芋的種類雖多，有水、旱二種。旱芋山地可種；水芋水田栽種，葉皆相似。但小芋味勝，莖亦可食。

芋子

【性味】 **辛，平，滑；有小毒。**

陶弘景曰：生有毒，味辛毒不可食。性滑下石，服丹石的人應忌。寇宗奭曰：多食難消化，滯氣困脾。

【主治】 《名醫別錄》：**行腸胃氣，充澤肌膚，滑腸胃**。陳藏器曰：**令人肥白，開胃通腸閉。產婦食之破血，飲汁治消渴**。蘇敬說：**冷食，療煩熱，止渴**。《日華諸家本草》：**破宿血，去死肌，和魚煮食下氣，調中補虛**。

【附方】 **治身上腫風**《食療本草》：用芋煮汁洗浴，避風半日。 **治頭上軟癤**《簡便方》：用大芋頭搗爛外敷，使乾便癒。

芋葉、莖

【性味】 **辛，涼，滑；無毒。**

【主治】 《日華諸家本草》：**除煩止瀉，療妊娠心煩迷悶，胎動不安。用鹽與葉莖共研爛外敷，治蛇蟲咬傷，消癰腫毒痛，除箭毒**。寇宗奭曰：**梗，擦蜂螫毒**。李時珍說：**搗汁塗，治蜘蛛傷**。

【發明】唐慎微曰：沈括《夢溪筆談》云，處士劉易隱居王屋山，見一蜘蛛被蜂螫傷落在地上，腹部鼓大，慢慢爬進草中，咬破芋梗，用傷處在咬破處磨擦後，腹鼓消失。從此用芋治蜂毒，是從這時開始的。

附錄：野芋

陶弘景曰：野芋形、葉與芋相似，芋種三年不採成梠（音呂）芋，能使人中毒。誤食煩悶垂死，唯以土漿水及糞汁、大豆汁飲，可解毒。李時珍說：小者為野芋，大者為天荷，俗名海芋。野芋根辛涼，有大毒，醋磨外敷治蟲瘡惡癬。葉搗爛塗無名腫毒有效，也治蜂、蠆螫毒。

現代醫學研究簡介

一、芋頭

【來源】 芋頭為天南星科植物芋的塊莖，芋葉為其葉，芋梗為其葉柄。

【化學成分】 塊莖含蛋白質1.75%～2.30%、澱粉69.6%～73.7%、灰分1.17%～1.68%、脂類0.47%～0.68%、鈣0.059%～0.169%、磷0.113%～0.274%、鐵0.0042%～0.0050%，維生素C和A的含量甚少，維生素B1、維生素B2含量較多。

二、野芋

【來源】 野芋為天南星科植物野芋的根莖。

【化學成分】 塊根含草酸鈣；某些亞種的野芋含皂素毒甙。

【藥理作用】 塊根可食；但因含草鈣酸，故刺激性強，煮熟即無。據云以此作食品者，腎炎發病率高；莖能使甲狀腺腫大。某些亞種的野芋含皂素毒甙，有人報告從其中提出的酸性皂素毒甙0.1mg注射於大鼠，可立即致死。死後解剖除有溶血現象外，腎上腺有明顯的瘀血。各人對此毒甙的敏感性有所不同，一般人如食入量不大，不致中毒。

【臨床應用】 1.治療頭癬。2. 治療瘰癧。3. 治療類風濕性及風濕性關節炎。

薯蕷（《神農本草經》上品）

【釋名】 也稱：**藷薁**（音諸預）、**土藷**（音除）。《圖經本草》謂：**山薯**。《吳普本草》稱：**山芋**。《本草衍義》稱：**山藥**。又名：**玉延**。

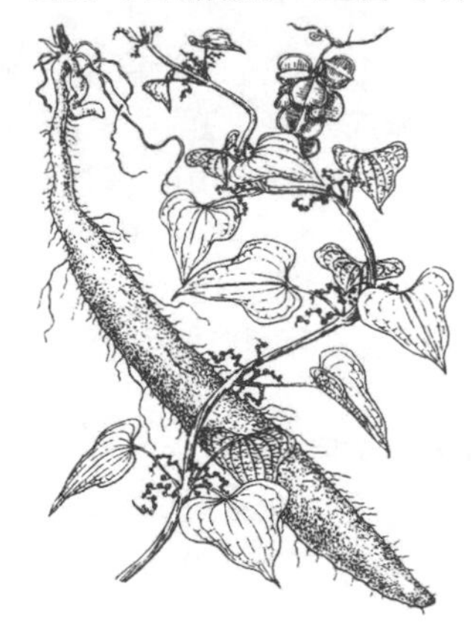

山藥

《吳普本草》：薯蕷又名藷薯，又名兒草、修脆。寇宗奭曰：薯蕷因唐代宗名預，避諱改為薯蘌。又因宋英宗諱署，改名為山藥，已失去當時的本名。

【集解】 《吳普本草》：薯蕷剛生時，生出赤莖細蔓，五月開白花，七月結實青黃，八月熟，可食。根內白外黃，與芋相似。蘇敬說：薯蕷有兩種，一種白色的最好，曬乾研粉做食味美，可治病補身體；另一種青黑色的，味不那麼好。李時珍說：薯蕷入藥，野生者為勝。若供食用，家種者為良。四月生苗蔓延，紫莖綠葉。葉有三尖，似白牽牛葉而光潤，五六月開花成穗，淡紅色。結莢成簇，莢凡三稜合成，堅而無仁。其子另結於一旁，狀似雷丸，大小不一，皮色土黃而肉白，煮食甘滑。王旻《山居錄》云，曾得山芋子如芋棘子者，食更勝於根。霜後收子留種，或春月採根截種，都可生長。

薯蕷根

【性味】 **甘，溫、平；無毒。**

【主治】 《神農本草經》：**補虛，除寒熱邪氣，補脾胃，益氣力，長肌肉，強陽，久服耳目聰明，輕身不饑，延年益壽。**《名醫別錄》：**治頭面遊風、頭風眼眩，降氣，止腰痛，補五臟，除煩熱。**甄權曰：**開達心竅，強記憶。**《日華諸家本草》：**強筋骨，治洩精健忘。**李時珍說：**益腎氣，健脾胃，止瀉痢，化痰涎，潤皮毛。**朱震亨曰：**用生的搗爛貼能消散腫毒。**

現代醫學研究簡介

【來源】 薯蕷為薯蕷科植物薯蕷的塊莖。

【化學成分】 塊莖含皂甙、黏液質、膽鹼、澱粉、糖蛋白和自由氨基酸，還含止杈素、多酚氧化酶、維生素C、3，4-二羥基苯乙胺；黏液中含甘露聚糖與植酸。日本薯蕷含薯蕷皂甙，其甙元為薯蕷皂甙元，也是薯蕷屬植物塊莖常含有的成分。

【臨床應用】 1. 治療濕疹皮炎。2. 治療小兒遺尿症。3. 治療小兒秋季腹瀉。4.治療消化不良。5.山扁術金湯治療小兒脾胃虛弱症。6.治療泄瀉。7.治療小兒遷延性肺炎。8. 治療流行性出血熱多尿期。9. 治療帶下。10. 治療重症妊娠惡阻。11. 治療遺精。12. 治療小兒泄瀉。13. 治療小兒脾虛久瀉。

百合（《神農本草經》中品）

【釋名】 俗稱：**𧅼**（音藩）。《名醫別錄》稱：**強瞿**。又名：**蒜腦薯**。

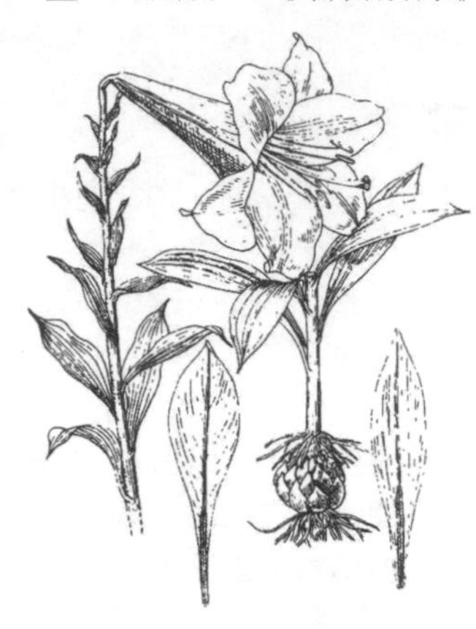
百合

陶弘景曰：百合，俗人呼為強仇，仇即瞿聲之訛。李時珍說：百合之根，是多瓣合成，或者說，百合之治百合病而得名。根如大蒜，味如山薯，故稱為蒜腦薯。顧野王《玉篇》也說，乃百合蒜也。百合花、葉、根皆向四方，故曰強瞿，凡物旁生謂之瞿，義出《韓詩外傳》。

百合根

【性味】 **甘，平；無毒**

【主治】 《神農本草經》：**治腹脹心痛，利大小便，補中益氣。**《名醫別錄》：**除浮腫腹脹、痞滿寒熱、身痛，及治難產、喉痺，止涕淚。**甄權曰：**治毒邪刺激涕泣不止，除心下急滿痛，治腳氣熱咳。**《日華諸家本草》：**安心定膽益志，養五臟，治癲邪狂叫驚悸，產後血暈，殺蠱毒氣，治脅癰、乳癰、發背及各瘡腫。**寇宗奭曰：**治百合病。**張元素曰：**溫肺止咳。**

百合花

【主治】 李時珍說：**治小兒天皰濕瘡，用百合花曬乾研末，菜子油調外塗。**

百合子

【主治】 孫思邈曰：**用百合子酒炒微黃研末煮湯服，治腸風下血。**

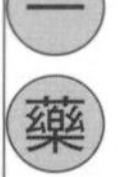
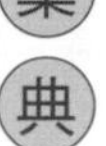

現代醫學研究簡介

【來源】 百合為百合科植物百合、細葉百合、麝香百合及其同屬多種植物鱗莖的鱗葉。

【化學成分】 百合鱗莖含秋水仙鹼等多種生物鹼及澱粉、蛋白質、脂肪等。麝香百合的花藥含有多種類胡蘿蔔素，其中大部分是順花藥黃質酯，佔91.7%～94%。卷丹的花藥含水分2.68%，灰分4.17%，蛋白質21.29%，脂肪12.43%，澱粉3.61%，還原糖11.47%，維生素B1443μg%、B21829μg%，泛酸 306μg%，維生素C21.2μg%，並含β-胡蘿蔔素等。

【藥理作用】 1.鎮咳祛痰。2. 鎮靜安神。3. 滋陰潤肺。4. 其他作用：卷丹百合能明顯地延長小鼠的游泳時間，具有抗疲勞作用，也可延長小白鼠常壓耐缺氧時間。川百合對異丙腎上腺素所致的小鼠心肌耗氧增加有對抗作用，能延長缺氧時間。

【臨床應用】 1. 治療失眠。2. 治療癰腫瘡癤。3. 治療胃脘痛。4. 治療神經衰弱。

竹筍（《蜀本草》）

【釋名】 《爾雅》稱：**竹萌**。《筍譜》稱：**竹芽**。《說文解字》稱：**竹胎**。東方朔《神異經》稱：**竹子**。

李時珍說：筍（笋的異體字）字從竹，旬，諧聲。陸佃云，旬內為筍，旬外為竹，故字從旬。今謂竹為妒母草，謂筍生出十餘日可與母竹齊高，故為妒母。

【集解】 陶弘景曰：竹類甚多，筍是中間實滿的竹，篁竹筍為佳，不能藥用。蘇頌曰：竹筍，唯以苦竹筍為最貴。然苦竹有兩種，一種產於江西及閩中，桿極粗大，筍味特別苦，不可食；一種出浙江及近道，肉厚而葉長闊，筍味微苦，俗稱甜苦筍，可食，但沒聽說作藥用。李時珍說：晉代武昌人戴凱之、宋代人僧贊寧都著有《竹譜》，記載竹有六十餘種，所產之地，發筍之時各有不同。筍也有可食的，不可食的。北方竹少，南方竹多。竹有雌雄，看根上第一枝雙生的，必是雌竹，可生筍。山區人於竹根下未出土的筍稱冬筍，《東觀漢記》謂之苞筍。可鮮食為珍品。其他製成淡乾筍者，為玉版筍、明筍、火筍，鹽曬者為鹽筍，都可做蔬菜食。按贊寧云，食筍如服藥，得法對人有益，食之不得法，對人有害。採筍宜避風日，見風則質堅，入水則肉硬，脫殼則失味，生時遇刃則失柔。筍宜久煮，未熟食之損人。苦筍宜久煮，乾筍宜取汁為羹吃。又可蒸食，煨食。味辛者如刺難嚥，先加入灰煮，再換水煮方好，或以薄荷葉數片同煮也可去辛味。《詩經》說：「其蔌伊何，惟筍及蒲。」《禮記》說：「加豆之實，筍菹魚醢」。照此看來，筍作為蔬菜，是古已有之的。

諸竹筍

【性味】 **甘，微寒；無毒。**

【主治】 《名醫別錄》：**治消渴，利水道，益氣，可久食。**甯原曰：**利膈下氣，散熱消痰和胃。**

苦竹筍

【性味】 **苦、甘，寒。**

【主治】 陳藏器曰：**治夜睡不寧，去面目及舌上熱黃，止消渴，明目，解酒毒，除熱，健身。**《食醫心鏡》：**理心胸煩悶，益氣力，利水道，降氣化痰，理風熱腳氣，都可用蒸、煮食法。**汪穎曰：**治出汗中風失音。**李時珍說：**乾筍燒炭研末，加適量鹽拌勻，可擦牙疳。**

冬筍、筆筍

【性味】 **甘，寒。**

【主治】 汪穎曰：**可透發小兒痘疹，煮粥食可解毒。**

現代醫學研究簡介

【來源】 竹筍為竹類的嫩莖、芽。竹鞭節上生的芽、冬季在土中已肥大而可採掘者稱「冬筍」；春季芽向上生長，突出地面者稱「春筍」；夏秋間芽橫向生長成為新鞭，其先端的幼嫩部分稱「鞭筍」。中國有竹二百五十餘種，常見的有毛竹、剛竹、慈竹、箬竹、淡竹、紫竹等。主要分布在長江流域及華南、西南等地。淡竹筍為禾本科植物淡竹的苗。苦竹筍為禾本科植物苦竹的苗。

三、蓏菜

茄（《開寶本草》）

【釋名】 《本草拾遺》稱：**落蘇**。《太平御覽》稱：**崑崙瓜**。又名：**草鱉甲**。

李時珍說：陳藏器《本草拾遺》云，茄又名落蘇，名義未詳。按《五代貽子錄》作酪酥，大概以味如酥酪。杜寶《拾遺錄》云，隋煬帝改茄曰崑崙紫瓜。又王隱君《養生主論》治瘧方用乾茄，諱名草鱉甲。大概因為鱉甲能治寒熱往來之瘧疾，茄也能治寒熱，故用之。

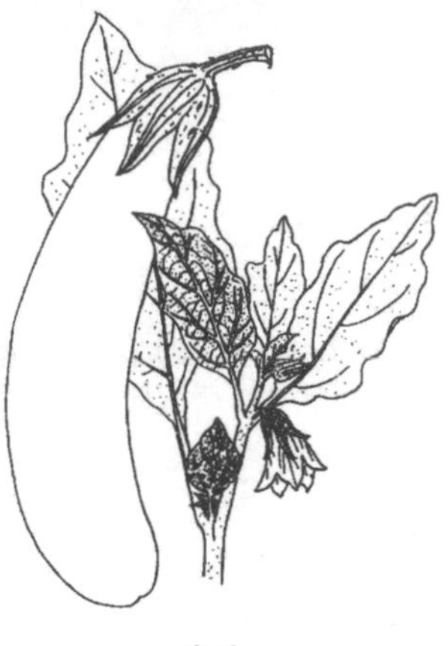

茄子

【集解】 蘇頌曰：茄有數種，紫茄、黃茄南北都有；白茄、青水茄唯北方有。入藥多用黃茄，其餘是作菜用。江南有一種藤茄，蔓生，皮薄似葫蘆，沒聽說可以作藥用。寇宗奭曰：新羅國出一種茄，形如雞蛋，淡光微紫色，蒂長味甘，中國已到處有。李時珍說：茄種宜九月黃熟時收，洗淨曬乾，至來年二月下種，發苗再移栽。株高二三尺，葉大如掌。自夏至秋開紫花，五瓣相連，五稜如束，黃蕊綠蒂，蒂包其茄，茄中有瓤，瓤中有子，子如芝麻。

茄子

【性味】 **甘，寒；無毒。**

馬志曰：體寒人不可多食茄，食之易損人耗氣、生瘡，引發痼疾。李鵬飛曰：秋食茄，多損目。李時珍說：按《生生編》云，茄性寒滑利，多食必腹痛下瀉，女人能傷子宮。

【主治】 孟詵曰：**治寒熱往來、五臟勞熱**。《日華諸家本草》：**醋磨外塗消腫毒**。朱震亨曰：**用老的破裂的茄燒灰治乳裂**。李時珍說：**散血止痛，消腫寬腸**。

現代醫學研究簡介

【來源】 茄子為茄科植物茄的果實；茄葉為茄科植物茄之葉，茄花為其花，茄根為其根和莖，茄蒂為其宿萼。

【化學成分】 實含胡盧巴鹼、水蘇鹼、膽鹼、龍葵鹼等多種生物鹼。種子中龍葵鹼的含量最高，為1.2%～1.5%。果皮含色素茄色甙、紫蘇甙，以及飛燕草素-3-葡萄糖甙、飛燕草素-3，5-二葡萄糖甙等。茄葉含龍葵鹼0.002%～0.03%。全植物含糊盧巴鹼、膽鹼、腺嘌呤、咪唑乙胺、澳洲茄胺、龍葵鹼、精氨酸葡萄糖甙、咖啡酸等。

【藥理作用】 果、葉（新鮮或乾燥後之粉末）口服或注射其提取物，能降低兔與人的血膽甾醇水準，並有利尿作用；但有人給健康男人每日口服此植物乾粉12～24g/d，未能證實此結果。另外，茄根的提取物有一定的抗菌作用。

壺盧（《日華諸家本草》）

【釋名】 《說文解字》稱：**瓠瓜**。《論語》稱：**匏瓜**。

李時珍說：壺，是酒器；盧，是飯器。此瓜像裝酒飯器具的形狀，又可製作為裝酒飯的器具，故得名。圓者稱匏，也稱瓢，因它能浮在水面如泡、如漂。凡蓏類都得稱瓜，故稱瓠瓜、匏瓜。古人對壺、瓠、匏三名都可通稱。莊子云有五石之瓠。諸書所言，字都與壺同音。後世以長如越瓜首尾如一者為瓠

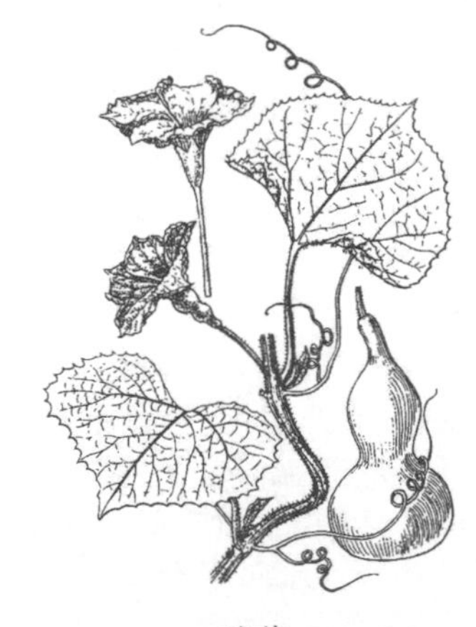

葫蘆

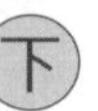
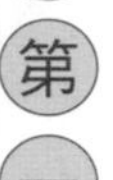
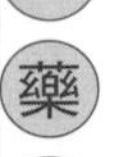
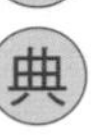

（音護）。瓠一頭有腹長柄者為懸瓠，無柄而圓大形扁者為匏，匏之有短柄、大腹者為壺，壺之細腰者為蒲蘆。懸瓠，是今人稱的茶酒瓢。蒲蘆，是藥壺盧。

【集解】 李時珍說：長瓠、懸瓠、壺盧、匏瓜、蒲蘆，名稱、形狀不一樣，其實是一類。到處有栽種，只有遲早之別。都以正二月下種苗長蔓，葉似冬瓜葉而稍圓，有柔毛，嫩時可食。

壺瓠

【性味】 **甘，平，滑；無毒。**

【主治】 孫思邈曰：**治消渴惡瘡、鼻口中肉爛痛**。陶弘景曰：**利小便**。孟詵曰：**清熱，服丹石的人宜食**。《日華諸家本草》：**除煩治心熱，利小腸，潤心肺，治石淋。**

現代醫學研究簡介

【來源】 壺盧為葫蘆科植物瓢瓜的果實，其種子名「壺盧子」。

【化學成分】 原種葫蘆乾瓢中含葡萄糖20%，戊聚糖等。果實成熟時木質素的含量增多，而莽草酸等的含量減少。另有謂葫蘆有毒，含葫蘆素B。

【藥理作用】 麻醉犬靜脈注射葫蘆煎劑0.4k/kg有顯著的利尿作用，其作用較蟲筍略強而持久，如與蟲筍合用，利尿效果比單用者顯著。

冬瓜（《神農本草經》上品）

【釋名】 《神農本草經》稱：**白瓜、水芝**。《廣雅》稱：**地芝**。

馬志曰：冬瓜經霜後，皮上白如粉塗，子也白，冬瓜故稱白冬瓜，而子稱白瓜子。李時珍說：冬瓜，冬天成熟。

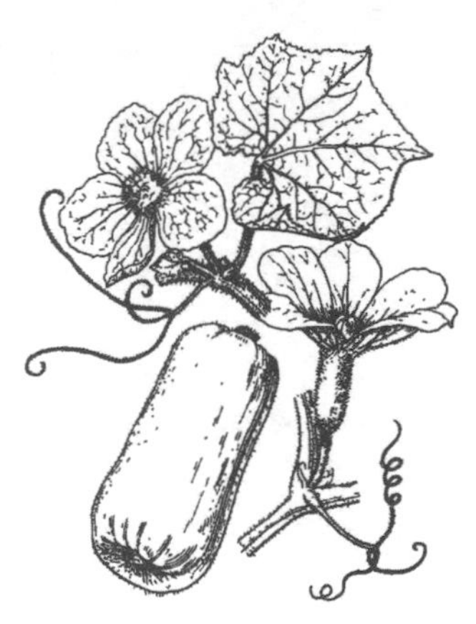
冬瓜

【集解】 蘇頌曰：冬瓜處處有。冬瓜生長在苗蔓下，大者如斗或更長，皮厚而有毛，嫩冬瓜青綠色，經霜則表皮上有白粉。李時珍說：冬瓜三月生苗長蔓，大葉圓有尖，莖、葉都有刺毛。六七月開黃花，結實大的直徑有尺餘，長達三四尺，嫩時綠色有毛，老則蒼白有粉，皮堅厚，肉肥白，冬瓜瓤白虛如絮，可用來洗衣。子謂瓜犀，在瓤中排列成行，霜後採收，肉可煮食，也可蜜為果糖，子可食。採收冬瓜時，傳說忌酒、漆、麝香及糯米，觸之則爛。

白冬瓜

【性味】 **甘，微寒；無毒。**

【主治】 《名醫別錄》：**治小腹水脹，利小便，止渴**。陶弘景曰：**搗汁服，止消渴煩悶，解毒**。孟詵曰：**益氣延年，除心胸滿悶，清熱**。《日華諸家本草》：**消熱毒癰腫。切片摩擦治痱子有效**。蘇頌曰：**利大小便，解丹石毒。**

現代醫學研究簡介

【來源】 冬瓜為葫蘆科植物冬瓜的果實。冬瓜子為冬瓜的種子，冬瓜葉為其葉，冬瓜皮為其外層果皮，冬瓜藤為其莖，冬瓜瓤為其果瓤。

【化學成分】 冬瓜每500g 含蛋白 1.5g，糖 8g，粗纖維15g，灰分 1.1g，鈣72mg，磷 45mg，鐵 1.1mg，胡蘿蔔素0.04mg，硫胺素 0.04mg，核黃素 0.08mg，尼克酸 1.1mg，維生素 C61mg。冬瓜子含皂甙0.68%、脂肪、尿素、瓜氨酸等。

【藥理作用】 冬瓜子有祛痰作用。非腎炎水腫恢復期患者內服冬瓜皮煎劑2兩，並飲水1000ml，在服藥後2小時內排出尿量較對照組顯著增加，2～4小時之間，則較對照組減少。

【臨床應用】 1. 治療肺膿瘍。2. 治療暑濕高熱昏迷。3. 治療氣管炎。

南瓜（《本草綱目》）

【集解】 李時珍說：南瓜種出自南番，後傳入閩、浙等地。三月可以下種，宜種在沙質沃地。四月苗引蔓，易繁茂，一蔓可延十餘丈，

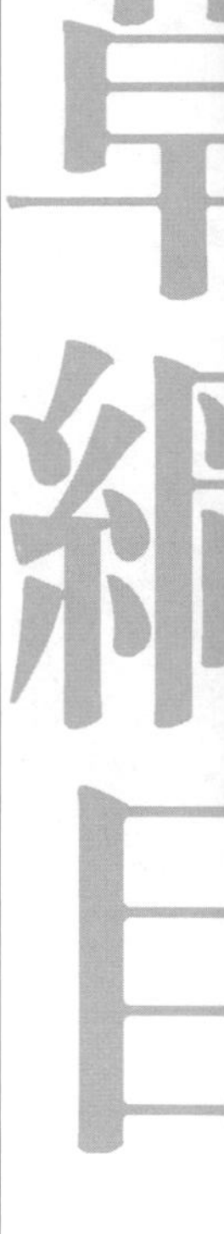

節節有根，著地即紮根，莖中空，葉的形狀如葵葉，大如荷葉。八九月開黃花，一棵南瓜蔓可結數十個瓜，色綠，或黃，或紅，經霜的老瓜可留至來年春天食用。子如冬瓜子，肉厚色黃，不可生食。

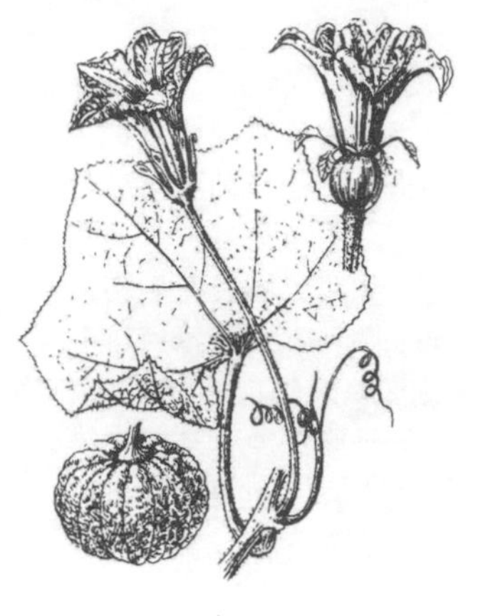
南瓜

【性味】 **甘，溫；無毒。**

李時珍說：多食發腳氣、黃疸。不可同羊肉食，使人氣壅。

【主治】 李時珍說：**補中益氣。**

現代醫學研究簡介

【來源】 南瓜為葫蘆科植物南瓜的果實，本植物的葉、花、鬚、根、莖、蒂，以及果實的種子和果瓤均可入藥。

【化學成分】 果肉含瓜氨酸 20.9%、精氨酸、天門冬素、胡盧巴鹼、腺嘌呤、胡蘿蔔素、維生素B、抗壞血酸、脂肪2%、葡萄糖、蔗糖戊聚糖及甘露醇等。亦含南瓜子氨酸、脂肪油、蛋白質及維生素A、B_1、B_2、C，又含胡蘿蔔素。脂肪油中的主要成分為亞麻仁油酸、油酸、硬脂酸等。

【藥理作用】 1. 驅蟲作用。2. 抗血吸蟲作用。

【臨床應用】 **南瓜子**1. 治療血吸蟲病。2. 治療蛔蟲病。3. 治療牛肉條蟲病。4.治療豬肉條蟲病。5.治療縮小膜殼條蟲病。6.治療產後缺乳。**南瓜蒂**1.治療晚期血吸蟲病腹水。2.治療慢性骨髓炎。**南瓜藤**急救鮮河豚中毒。

胡瓜（嘉祐補注本草）

【釋名】 俗稱：**黃瓜。**

陳藏器曰：北方人為避石勒諱，改稱黃瓜，沿用至今。李時珍說：張騫使西域得種歸，故名胡瓜。按杜寶《拾遺錄》云，隋大業四年避諱，改胡瓜為黃瓜。與陳藏器所說有差異。

【集解】 李時珍說：胡瓜處處有，正二月下種，三月生苗引蔓，葉如冬瓜葉，也有毛，四五月開黃花，結瓜圍二三寸，長者達一尺，青色，皮上有疙瘩，至老呈黃紅色。子與菜瓜子相同。另一種五月下種，下霜時結瓜，白色而短，生、熟可食。

【性味】 **甘，寒；有小毒。**

【主治】 甯原曰：**清熱解渴，利小便。**

現代醫學研究簡介

【來源】 黃瓜為葫蘆科植物黃瓜的果實，本植物的葉、根、莖及果實的種子亦可入藥。

【化學成分】 黃瓜含葡萄糖、鼠李糖、半乳糖、甘露糖、木糖、果糖以及芸香甙、異槲皮甙、精氨酸的葡萄甙等甙類。尚含咖啡酸、綠原酸、多種游離氨基酸、核黃素和維生素C 10.3%。又含揮發油 1%，其中60%為2，6-壬二烯醇，10%為2，6-壬二烯醛。黃瓜頭部多苦味，苦味成分為葫蘆素A、B、C、D。種子含脂肪油，其中油酸58.49%、亞油酸22.29%、棕櫚酸6.79%、硬脂酸 3.72%。

【藥理作用】 葫蘆素C在動物實驗中有抗腫瘤作用，毒性較低。黃瓜藤有降血壓作用。

絲瓜（《本草綱目》）

【釋名】 《本事方》稱：**天絲瓜、蠻瓜。**《事類合璧》稱：**天羅、布瓜。**亦名：**魚鰦。**

李時珍說：絲瓜老時筋絲羅織，故有絲羅之名。昔人謂魚鰦，或稱虞刺。絲

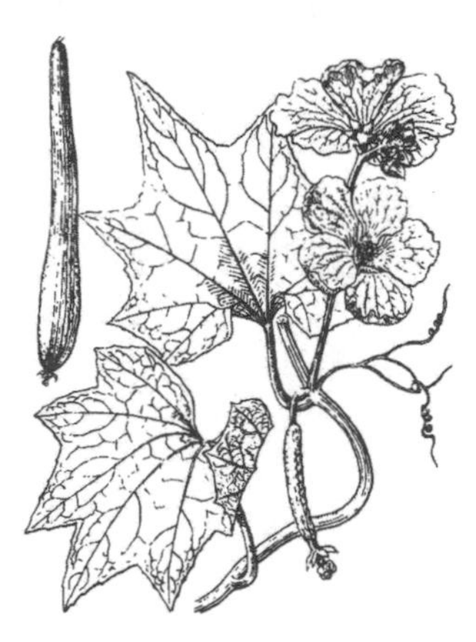
絲瓜

瓜始從南方來，故曰蠻瓜。

【集解】 李時珍說：絲瓜在唐宋以前沒有聽說過，現在南北都有，為常用蔬菜。二月下種，生苗引蔓，蔓沿樹、竹伸延，或成叢為棚架，葉大於蜀葵葉而多丫尖，有細毛刺，取汁可染綠色。莖有稜。六七月開黃花。瓜圍在寸餘，長可達一二尺，或三四尺，深綠色，有皺點，瓜頭如鱉頭。嫩時刮皮做蔬菜食，又可蒸、可曬食。老則瓜大，筋絡纏扭如織，名絲瓜絡。經霜則枯，可做靴底，洗碗、鍋，故村民稱為洗鍋羅瓜。子生筋絡格中，色黑而扁。花苞及嫩葉、捲鬚都可為食用。

絲瓜

【性味】 **甘，平；無毒。**

【主治】 朱震亨曰：**治痘瘡出不快，用枯絲瓜燒存性，入朱砂研末，蜂蜜水調服。**李時珍說：**煮食，除熱利腸。老瓜燒存性服，祛風化痰，涼血解毒，殺蟲，通經絡行血，下乳汁，治大小便下血、痔瘡、月經過多、黃積、疝痛卵腫、血氣作痛、癰疽瘡腫、齒、痘疹胎毒。**《生生編》：**暖胃補陽，固氣和胎。**

現代醫學研究簡介

【來源】 絲瓜為葫蘆科植物絲瓜或奧絲瓜的鮮嫩果實；或霜後乾枯的老熟果實（天骷髏）。

【化學成分】 嫩絲瓜於夏、秋間採摘。老絲瓜（天骷髏）須於秋後採收。絲瓜的果實含皂甙，絲瓜苦，含多量黏液與瓜氨酸。子苗含葫蘆素。絲瓜的汁液含皂甙、黏液質、木聚糖、脂肪、蛋白質、維生素類。

【藥理作用】 1. 止咳化痰平喘。2.驅蟲作用。3. 抑菌作用。4.抗早孕。

【臨床應用】 1.治療腰痛。2. 治療細菌性痢疾。3. 治療萎縮性鼻炎及慢性副鼻竇炎。4. 治療慢性支氣管炎。

苦瓜（《救荒本草》）

【釋名】 《救荒本草》稱：**錦荔枝**。俗稱：**癩葡萄**。

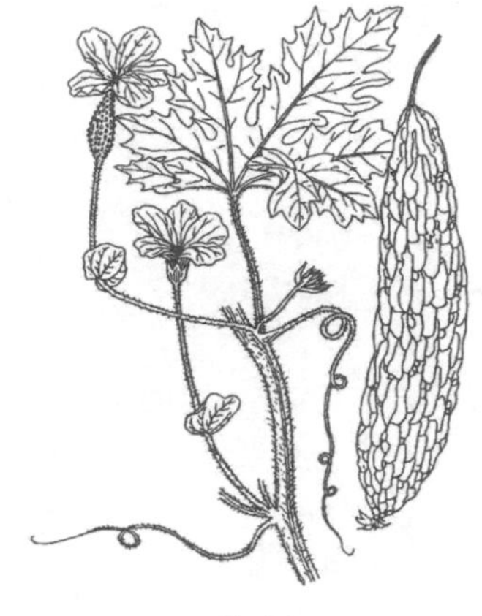
苦瓜

李時珍說：苦瓜，以味苦得名。苦瓜及荔枝、葡萄皆以實及莖、葉相似而得名。

【集解】 周定王曰：錦荔枝，即癩葡萄，為蔓延草木，莖長七八尺，莖有毛澀，葉似野葡萄，開黃花，瓜大如雞蛋，有皺紋，似荔枝。李時珍說：苦瓜原出南番，今閩、廣都有。

苦瓜

【性味】 **苦，寒；無毒。**

【主治】 《生生編》：**除邪熱，解勞損，清心明目。**

苦瓜子

【性味】 **苦，甘；無毒。**

【主治】 李時珍：**益氣壯陽。**

現代醫學研究簡介

【來源】 苦瓜為葫蘆科植物苦瓜的果實，本植物的葉、花、莖、根及果實的種子均可入藥。

【化學成分】 果實含苦瓜甙，是β-穀甾醇-β-D-葡萄糖甙和5，25-豆甾二烯醇-3-葡萄糖甙的等份子混合物。尚含5-羥基色胺和多種氨基酸和穀氨酸、丙氨酸、β-丙氨酸、苯丙氨酸、脯氨酸、γ-氨基丁酸、瓜氨酸、半乳糖醛酸、果膠。

【藥理作用】 1. 降低血糖的作用。2. 同屬植物山苦瓜對動物腫瘤S180和H22有顯著抑制作用。3. 水性致瀉作用。

四、水菜類

紫菜（《食療本草》）

【釋名】 又名：**紫荬**（音軟）。

【集解】 孟詵曰：紫菜生南海中，附生於石上。生時是青色，採回晾乾為紫色。李時珍說：閩、越海邊都有，葉大而薄，採收疊成餅狀，曬乾運往內地出售，其色正紫色，故名紫菜。

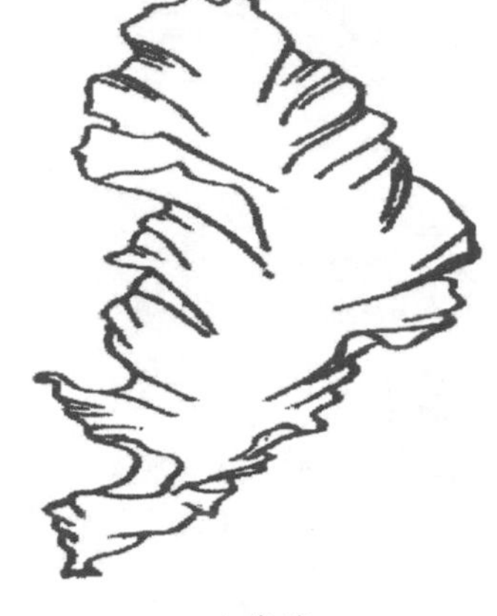

甘紫菜

【性味】 **苦，寒；無毒。**

陳藏器曰：多食令人腹痛脹氣，吐白沫。飲熱醋少量，即可消解。

【主治】 孟詵曰：**煮汁飲，治熱氣煩塞咽喉。**李時珍說：**患癭瘤腳氣的人，宜食。**

【發明】 朱震亨曰：凡患癭瘤積塊的疾病，宜常食紫菜，因鹹能軟堅。

現代醫學研究簡介

【來源】 紫菜主要為紅毛菜科植物甘紫菜的葉狀體。

【化學成分】 甘紫菜含水分10%，蛋白質24.5%，脂肪0.9%，碳水化合物31%，粗纖維3.4%，灰分30.3%，鈣3.3%，鐵32%，胡蘿蔔素1.23%，硫胺素0.44%，核黃素2.07%，尼克酸5.1%，抗壞血酸1%。每千克甘紫菜含碘18克。甘紫菜中含核黃素、尼克酸、生物素、硫辛酸、維生素B_{12}、膽鹼比較豐富；多量自由氨基酸如丙氨酸、谷氨酸、天門冬氨酸；β-胡蘿蔔素及少量α-胡蘿蔔素、葉黃素、玉蜀黍黃素；藻紅蛋白、藻青蛋白、葉綠素。甘紫菜中含脂約1.7%，其中磷脂佔35%，甘油三酯佔25%，廿碳四稀酸佔40.8%。尚含α-蒎烯、d-檸檬烯、異松油烯、牻牛兒醇、葛縷酮、糖醛、纈草酸、甲酸、乙酸、丙酸等。

【藥理作用】 1. 抗衰老作用。2. 提高免疫功能。3. 抗突變、抗放射。4. 抗凝血、降血脂。

石花菜（《食鑒本草》）

【釋名】 又名：**瓊枝**。

李時珍說：這是以它的形狀來命名。

【集解】 李時珍說：石花菜生長在南海的沙石之間，高二三寸，形狀如同珊瑚，有紅色、白色兩種。枝上長有細小的齒。用煮沸的開水泡洗去沙屑，用薑汁、醋來煨拌，吃起來十分脆嫩。石花菜的根埋在沙中，採摘以後還可再生出枝杈。有一種稍粗些像雞爪形狀的，名叫雞腳菜，味道更好。石花菜和雞腳菜長久的浸泡，會化成膠腴。郭璞《江賦》中所說的「水物則玉珧海月，土肉石華」指的就是此物。

【性味】 **甘、鹹，大寒，滑；無毒。**

【主治】 甯原說：**可以去上焦的浮熱，可以發下部的虛寒。**

現代醫學研究簡介

【來源】 石花菜為紅翎菜科植物瓊枝的藻體。

【藥理作用】 對患高脂血症的大鼠有降低血清膽甾醇的作用。

龍鬚菜（《本草綱目》）

【釋名】 李時珍說：龍鬚菜生東南海邊石上。叢生無枝，葉的形狀如柳樹葉，根鬚長的達尺餘，白色。以醋泡食用、和肉蒸食都可以。《博物志》中載的石髮似龍鬚菜，與石衣之石髮同名。

【性味】 **甘，寒；無毒。**

【主治】 李時珍說：**治癭結熱氣，利小便。**

現代醫學研究簡介

【來源】 本品為江蘺科植物江蘺的藻體。

【化學成分】 含藻紅朊，並含膽甾醇0.0315%。

睡菜（《本草綱目》）

【釋名】 《記事珠》稱：**瞑**（音眠）**菜**、**綽菜**、**醉草**、**懶婦箴**。

【集解】 李時珍說：按嵇含《南方草木狀》云，綽菜夏天生於池塘、沼澤間。葉類似慈姑之葉，根如藕的形狀。南海邊人食之，使人思睡，故稱瞑菜。段公路《北戶錄》云，睡菜五六月生田間、池塘中。鄉村人採根用鹽醃，食後好睡。郭憲《洞冥記》有卻睡草，食後使人不睡，與此相反。李時珍按：苦菜、龍葵皆能使人不睡。卻睡之草，屬這一類。

【性味】 **甘、微苦，寒；無毒。**

【主治】 李時珍說：治心膈邪熱不得眠。

現代醫學研究簡介

【來源】 睡菜為龍膽科植物睡菜的葉或全草。本植物的根莖為「睡菜根」，亦供藥用。

【化學成分】 葉含睡菜苦甙約1%，尚含鞣質、脂肪油等。又含生物鹼0.035%，從中分出龍膽寧鹼、龍膽次鹼、歐龍膽鹼、西藏龍膽鹼。

【藥理作用】 葉、根煎劑可作苦味健胃劑，並有瀉下作用，大量可致吐；苦味與其中所含之睡菜苦甙有關。

五、芝栭類

芝（《神農本草經》上品）

【釋名】 又名：**茵**（音囚）。

李時珍說：芝本作之，篆文像草生地上的形狀。後人借之字為語辭，加草頭以與之分別。《爾雅》說：茵，芝也。注云，一歲三華瑞草。有人說生於堅硬地方的曰菌，生於柔軟地方的曰芝。上古四皓採芝，群仙服食，則芝也為菌屬可食，故移入菜部。

【集解】 陶弘景曰：南嶽本是衡山，漢武帝開始改名小霍山，赤芝生霍山。俗稱的紫芝，是朽木上生的，可療痔瘡，不宜入補藥丸。李時珍說：芝類甚多，也有開花結實的。本草唯以六芝標名，然而對其種屬不可不知道。《瑞應圖》云，芝草常在六月生長，春青、夏紫、秋白、冬黑。葛洪《抱朴子》說，芝有石芝、木芝、草芝、肉芝、菌芝等，有數百種。石芝像石，生於海域石山島嶼上。肉芝狀如肉，附於大石，有頭、尾，為活物。赤的如珊瑚、白的如截肪、黑的如澤漆、青的如翠羽、黃的如紫金，均光亮明徹如堅冰。大的十餘斤，小的三四斤。菌芝，生深山之中大木之下，泉水之側。形狀有如宮室，如龍虎、如車馬、如飛鳥，五色無常，有一百二十餘種，各自有其圖形。此外草芝也有一百二十餘種。李時珍常懷疑，認為芝是腐朽餘氣所生，正如人體肌膚生瘤贅。而古今都以芝為瑞草，又云服食可成仙，實在是迂腐荒謬的說法。但是方士們為得賞賜，以木堆積濕處，用藥敷之，即生五色芝。嘉靖年間王金曾以此獻世宗皇帝。這是前人未曾聽說過的，不可不知。

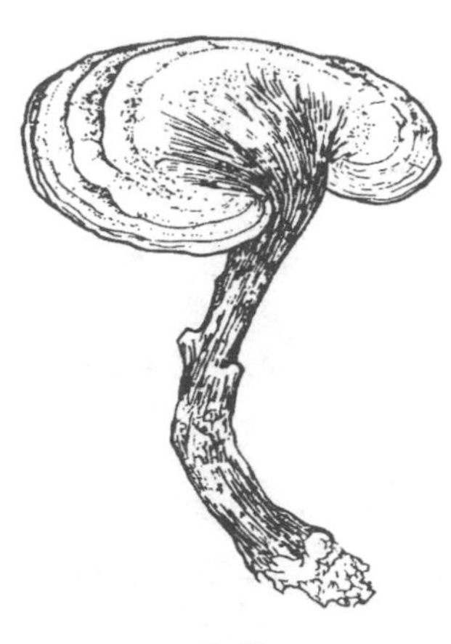

靈芝

青芝（又名龍芝）

【性味】 **酸，平；無毒。**

【主治】 《神農本草經》：**明目，補肝，養精安神。久食輕身延年。**《新修本草》：**強記憶。**

赤芝（又名丹芝）

【性味】 **苦，平；無毒。**

【主治】 《神農本草經》：**治胸中鬱結，益心氣，補中，增智慧，強記憶。久食輕身延年。**

黃芝（又名金芝）

【性味】 **甘，平；無毒。**

【主治】　《神農本草經》：**益氣，安神，除煩。久食輕身延年。**

白芝（又名玉芝、素芝）

【性味】　**辛，平；無毒。**

【主治】　《神農本草經》：**咳逆上氣，益肺氣，通利口鼻，強意志，長勇氣，安神。久食輕身延年。**

黑芝（又名玄芝）

【性味】　**鹹，平；無毒。**

【主治】　《神農本草經》：**治癃閉，利水道，益腎氣，通九竅，聰耳目。久食輕身延年。**

紫芝（又名木芝）

【性味】　**甘，溫；無毒。**

【主治】　《神農本草經》：**治耳聾，利關節，安神，益精氣，堅筋骨，悅顏色。久食輕身延年。**李時珍說：**療虛勞，治痔瘡。**

現代醫學研究簡介

【來源】　芝為多孔菌科植物紫芝或赤芝的全株。

【化學成分】　紫芝含麥角甾醇、有機酸、氨基葡萄糖、多糖類、樹脂、甘露醇等。赤芝含麥角甾醇、樹脂、脂肪酸、甘露醇和多糖類；又含生物鹼、內酯、香豆精、水溶性蛋白質和多種酶類。

【藥理作用】　1. 對中樞神經系統的作用：動物實驗表明，對中樞神經系統有抑制作用，表現為活動減少、肌肉鬆弛、睡眠時間延長。2. 對自主神經系統的影響：赤芝孢子粉與薄樹芝的粗提取物或靈芝發酵總鹼均能顯著減少因皮下注射毛果芸香鹼所致小鼠流涎現象。表明它們具有拮抗膽鹼樣作用。3. 對呼吸系統的作用：小鼠濃氨氣霧引咳法及酚紅排泌法證明靈芝具有顯著的鎮咳及祛痰作用。4. 對心血管系統的作用：（1）強心作用。（2）使冠脈流量迅速增加。（3）提高耐受低壓及常壓缺氧能力。（4）對早期動脈粥樣硬化斑塊的形成有延緩作用。（5）降壓作用。5. 保肝與解毒作用。6. 對腸管、子宮、平滑肌的作用：赤芝酊及其水溶液或靈芝發酵濃縮液對離體兔小腸及豚鼠迴腸均呈抑制作用。7.對內分泌和代謝的影響：靈芝對腎上腺皮質功能無影響；赤芝水提液無性激素樣作用；靈芝多糖D6能明顯影響核酸蛋白質代謝過程，促進蛋白質合成。8. 調整免疫功能。9. 保護燙傷皮膚的作用。10. 抗放射作用。

木耳（《神農本草經》中品）

【釋名】　又名：**木檽**（音而、軟）、**木菌**（音窘）、**木樅**（音縱）、**樹雞**、**木蛾**。

李時珍說：木耳生於朽木上，無枝葉，是濕熱餘氣所生。稱耳、稱蛾，是依其形狀而得名。稱檽，因味相似而得名。或曰：地生為菌，木生為蛾。北方人叫蛾，南方人叫蕈，也是象形。

【集解】　李時珍說：木耳各種木都可生，其是否有毒也隨木之性質有區別。今市售木耳多產於雜木。唯桑木、柳木、楮木、榆木之耳為多。

【性味】　**甘，平；有小毒。**

【主治】　《神農本草經》：**益氣不饑，輕身強志。**李時珍說：**斷穀治痔。**

現代醫學研究簡介

【來源】　木耳為木耳科植物木耳的子實體。

【化學成分】　木耳每500g含蛋白質53g、脂肪1g、糖325g、粗纖維35g、灰分29g、鈣1785mg、磷1005mg、鐵925mg、胡蘿蔔素0.15mg、硫胺素0.75mg、核黃素2.75mg、尼克酸13.5mg。糖中有甘露聚糖、甘露糖、葡萄糖、木糖、葡萄醛酸及少量戊糖和甲基戊糖。乾木耳所含磷脂為卵磷脂、腦磷脂及鞘磷脂。甾醇主要是麥角甾醇和22，2-二氫麥角甾醇。

【藥理作用】　1.降血糖。2.降血脂。3.抗血栓形成。4.提高機體免疫功能。5.抗衰老作用。6.抗潰瘍作用。

【臨床應用】　治療慢性潰瘍。

香蕈（《日用本草》）

【釋名】　李時珍說：**蕈從覃。覃，延也。蕈味**

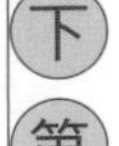
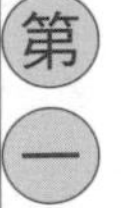
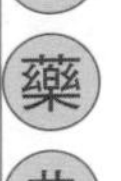
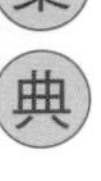

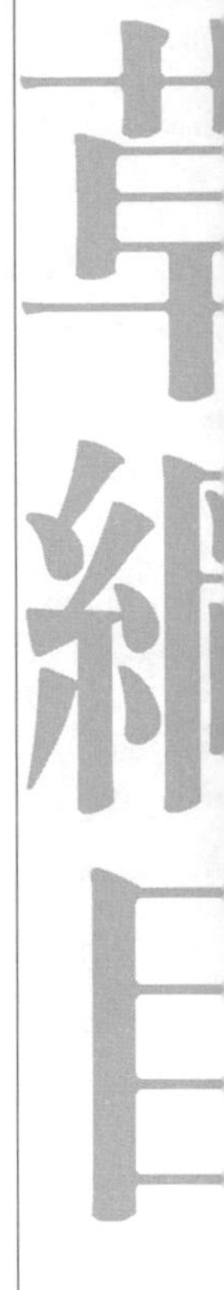

雋永，有覃延之意。

【集解】　吳瑞曰：蕈生桐、柳、枳椇木上。紫色的名香蕈，白色的名肉蕈，都因濕氣薰蒸而成。生山野偏僻處的有毒。汪穎曰：香蕈生深山爛楓樹上，小於菌而薄，黃黑色的，味香美，為佳品。李時珍說：蕈品種不一。宋人陳仁玉著《菌譜》很詳細。芝、菌都因氣而成長。一種叫合蕈，又名台蕈，生長在韋羌山，表面褐色，肌理潔白，芳香無比，百步之內可以聞到。一種叫稠膏蕈，生長在孟溪諸山中，淺黃白色，味更甜美。一種叫松蕈，生長在松樹陰濕處，採摘無時。一種叫麥蕈，生長在溪邊沙土中，味美，像蘑菇。一種叫玉蕈，入冬時生長，潔白柔韌，俗名寒蒲蕈。一種叫黃蕈，叢生山中，黃色，俗名黃纘蕈。一種叫紫蕈，赭紫色，產山中，為下品。再有四季蕈，味甘而肌理粗；鵝膏蕈，外形像鵝蛋，久而傘開，味甘滑，與杜蕈極相似。杜蕈，是土菌。

【性味】　**甘，平；無毒。**

【主治】　吳瑞曰：**益氣不饑，治風破血**。《菌譜》：**松蕈，治溲濁不禁，食之有效。**

現代醫學研究簡介

【來源】　香蕈為側耳科植物香蕈的子實體。

【化學成分】　乾香蕈可食部佔72%，可食部每100g中含水分13g、脂肪 1.8g、碳水化合物54g、粗纖維 7.8g、灰分4.9g、鈣124mg、磷41.5mg、鐵25.3mg、維生素B_1 0.07mg、維生素B_2 1.13mg、尼克酸18.9mg。新鮮香蕈除含水分85%～90%外，固形物中含粗蛋白19%、粗脂肪4%、可溶性無氮物質67%、粗纖維7%、灰分3%。乾香蕈的水浸物中含組氨酸、谷氨酸、丙氨酸、亮氨酸、苯丙氨酸、纈氨酸、天門冬氨酸、天門冬素、乙醯胺、膽鹼、腺嘌呤及痕跡量的三甲胺。

【藥理作用】　1. 降血脂作用。2. 提高機體免疫功能。3.抗血小板凝集作用。4. 抗腫瘤。

蘑菰蕈（《本草綱目》）

【釋名】　又名：**肉蕈。**

【集解】　李時珍說：蘑菰出山東、淮北各處。培植法：埋桑、楮等木頭於土中，澆上米泔汁，待菰長成後採取。長二三寸，本小末大，白色柔軟，中間空，形狀如未開的玉簪花。俗名雞腿蘑菰，味如雞肉。有一種形狀如羊肚，有蜂窠眼的，名羊肚菜。

【性味】　**甘，寒；無毒。**

《飲膳正要》曰：有毒。易動氣發病，不可多食。

【主治】　李時珍說：《生生編》載，**益腸胃，化痰理氣。**

現代醫學研究簡介

【來源】　蘑菰蕈為黑傘科植物蘑茹的子實體。

【化學成分】　新鮮蘑菇和乾的口蘑的一般組成，順次是：可食部97%，91%；每100g 可食部含水分93g，17g；蛋白質 2.9%，35.6g；脂肪0.2g，1.4g；碳水化合3g，14g；粗纖維0.6g；6.9g；灰分0.6g，16.2g；鈣8mg，100mg；磷6.6mg，162mg；鐵1.3mg，32mg；維生素B_1 0.11mg，0.02mg；維生素B_2 0.16mg，2.53mg；尼克酸3.3mg，55.1mg；維生素B 4mg，1mg。脂肪中的脂肪酸、亞油酸較多，油酸則很少。又含有多種游離的氨基酸。蛋白質中含有各種氨基酸，還含與氨基酸有關的含氮物質。蘑菇又含5-磷酸腺甙、5-磷酸尿核甙。又含己糖醇、戊糖醇，戊糖醇中的木糖醇每1000g乾品含量100g。

【藥理作用】　1.抗菌作用。2. 降血糖。

雞㙡（《本草綱目》）

【釋名】　又名：**雞菌。**

李時珍說：南方人稱為雞㙡，都以味似雞肉而得名。

【集解】　李時珍說：雞㙡出產於雲南，是生沙地間的丁蕈。高腳傘頭。當地人採收後烘乾寄遠處，以此為當地特產。泡茶點、烹肉都可以。氣味都似香蕈，但不及香蕈鮮美。又廣西橫州出產雷菌，雷雨過後即生，宜抓緊時機採收，稍遲則腐爛或老化，故名。做羹食味美，這種也屬雞㙡之類。這幾種價值都很珍貴。

【性味】　**甘，平；無毒。**

【主治】　李時珍說：**益胃清神，治痔瘡。**

現代醫學研究簡介

【來源】 雞㙡為白蘑科植物雞㙡的子實體。
【化學成分】 本品含麥角甾醇。

土菌（《本草拾遺》）

【釋名】 《菌譜》稱：**杜蕈**。《本草拾遺》稱：**地蕈**。《食物本草》稱：**菰子**。《爾雅》稱：**地雞**。又名：**獐頭**。

陳藏器曰：地生者為菌，木生者為栭。江東人稱為蕈。《爾雅》說，中馗，菌也。孫炎注曰：這是地蕈，也叫地雞，也叫獐頭。郭璞注云：地蕈似釘蓋，江東名為土菌，可吃。凡菌從地中出的，都可主治瘡疥，牛糞上生長的黑菌更好。如果燒過灰的地上經秋雨後，生出重台狀的菌，名仙人帽，是治血病的好藥。李時珍說：中馗，神的名，又是槌名，這種菌頂上如傘，形狀如槌及中馗之帽，故以之名。

【性味】 **甘，寒；有毒。**
【主治】 陳藏器曰：**燒灰，可治瘡疥。**

竹蓐（《食療本草》）

【釋名】 《本草拾遺》稱：竹肉。《本草綱目》稱：**竹菰**。又名：**竹蕈**。

李時珍說：草更生曰蓐，得溽濕之氣而成。陳藏器《本草拾遺》中稱竹肉，因味似肉而得名。

【集解】 孟詵曰：慈竹林夏月逢雨，滴汁著地生蓐，似鹿角，白色，可食。陳藏器曰：竹肉生於苦竹枝上，如雞蛋，似肉塊，有大毒。以灰汁煮三次，可當菜吃。煮不熟者，戟人喉出血，手爪脫落。應該另有別的功效，人們尚未識別它。李時珍說：竹蓐即竹菰，生朽竹根節上，形狀如木耳，紅色。段成式《酉陽雜俎》云：江淮有竹肉，大如彈丸，味如白樹雞，即是竹蓐。只有苦竹生長的有毒。

【性味】 **甘、鹹，寒；無毒。**

陳藏器曰：苦竹肉，有大毒。

【主治】 孟詵曰：**治一切赤白痢，和薑、醬食。**陳藏器曰：**苦竹肉用灰汁煉煮過食，殺三蟲毒氣，破瘀血。**

地耳（《名醫別錄》）

【釋名】 《本草綱目》稱：**地踏菰**。
【集解】 《名醫別錄》：地耳生於丘陵，如碧石青。李時珍說：地耳也是石耳之屬，生於地，形狀如木耳。春夏日，久雨則生，雨後宜早採。見日即枯萎。俗名地踏菰。
【性味】 **甘，寒；無毒。**
【主治】 《名醫別錄》：**明目補氣，益腎培精。**

石耳（《日用本草》）

【釋名】 《靈苑方》稱：**靈芝**。
【集解】 吳瑞曰：石耳生天臺山、黃山等各山石崖上，遠望如煙。李時珍說：廬山生石耳也多，形狀似地耳。山中僧人採收曬乾，贈人。食時洗去沙土者，味勝於木耳，為佳品。
【性味】 **甘，平；無毒。**
【主治】 吳瑞曰：**久食益膚色，延年，健脾，益腎縮小便。**李時珍說：**明目益精。**

現代醫學研究簡介

【來源】 石耳為臍衣科植物石耳的子實體。
【藥理作用】 臨床觀察有止咳、平喘、祛痰作用，並有降壓作用。

第十卷　果　部

李時珍說：木本植物結的實稱果，草本植物結的實稱蓏（音裸）。成熟即可食用，晾乾可做果脯。豐收或歉收之年，均可用以補充糧食，疾病纏身時可用來充當藥物。作為糧食的補充物，用來養育人民的生命。所以《素問》說，五果為助。五果，以五味、五色對應五臟。李、杏、桃、栗、棗就是。古時占卜欲知五穀的豐歉，就看五果的盛衰（李主小豆，杏主大麥，桃主小麥，栗主稻，棗主禾）。《禮記》內還列有果品，即菱、椇、榛、瓜之類。周朝官職方氏辨各地的物產，如山林適宜栽種的果樹（柞、栗之類），江河澤畔適宜生長的肥美水果（菱、芡之類），丘陵山地適宜種植的山果（梅、李之類）。掌管種植的甸師、場人把各種珍異果品按季節進行貯藏。由此看來，果蓏也因土壤的品質不同而有差異。那麼果品的性質、味道、有益或無益，怎麼能僅為口腹之欲而不明事物的道理呢？於是收集草本、木本植物以果實的名稱集為果部，分為六類，為五果類、山果類、夷果類、味類、蓏類、水果類。

一、五果類

李（《名醫別錄》下品）

【釋名】　俗稱：**嘉慶子**。

李時珍說：據羅願《爾雅翼》說，李是樹木中能結很多果實的一種，所以李字從木、從子。按說能結很多果實的樹木很多，為什麼只有李稱木子呢？按《素問》說，李味酸屬肝，是東方之果。李在五果中屬木，所以得此專稱。現在人們把乾李叫嘉慶子。按韋述《兩京記》說，東都嘉慶坊有棵很美的李樹，人們稱它嘉慶子，日久都不叫它原來的名字了。古印度的經書中稱李為居陵迦。

【集解】　陶弘景說：李的種類很多。京口有麥李，在麥子吐穗開花時成熟，果實小但果肉多，味甜，果核不入藥。姑熟有南居李，果核像杏子，入藥較好。馬志說：李有綠李、黃李、紫李、牛李、水李，均味道甜美好吃。果核卻沒有作用。有一種野李，味苦，但核仁可入藥。

李實

【性味】　**苦、酸，微溫；無毒。**

李時珍說：李，味甘酸，那些味苦澀的不能吃。放在水裏不下沉的有毒，不能吃。《日華諸家本草》說：過食使人腹脹，發虛熱。孟詵說：和水一起吃，使人發瘧疾。不能與雀肉同吃。與蜜合吃，易損五臟。寇宗奭說：不能與漿水合吃，易發霍亂，是氣機澀滯所致。服朮的人不宜食用。

【主治】　《名醫別錄》記載：**曬乾後食用，能去積熱，調理中焦**。孟詵說：**可去骨節間勞熱**。孫思邈認為：**肝病患者宜食用**。

李核仁

【性味】　**苦，平；無毒。**

【主治】　《名醫別錄》記載：**主治僵仆瘻症、瘀血骨痛**。吳普說：**使人面色潤澤**。甄權認為：**可治女子少腹腫滿，有利小腸，下水氣，除浮腫之功**。蘇頌說：**能祛面部斑點黑痣**。

現代醫學研究簡介

【來源】 李子為薔薇科植物李的果實。該植物的根（李根）、根皮（李根皮）、樹脂（李樹脂）、葉（李樹葉）、種子（李核仁）均作藥用。

【化學成分】 果肉含天門冬素、穀醯胺、絲氨酸、甘氨酸、脯氨酸、蘇氨酸、丙氨酸、γ-氨基丁酸等多種氨基酸。核仁含苦杏仁甙。

杏（《名醫別錄》下品）

【釋名】 俗稱：**甜梅**。

李時珍說；杏字篆文的形像如果子掛在樹枝上。有人說杏字從口從可，其實並非如此。《江南錄》中說，楊行密把杏改名叫甜梅。

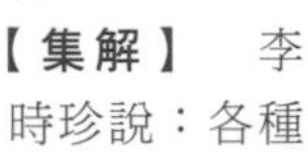

杏

【集解】 李時珍說：各種杏樹的葉子都圓而帶尖，二月份開紅花。也有樹葉繁密的，但不結果。味甜而沙的是沙杏，色黃有酸味的是梅杏，青黃色的為柰杏，其中金杏像梨樣大，色黃如橘。《西京雜記》記載，蓬萊有種杏樹，開花為五種顏色，大概是奇特的品種。王禎《農書》說，北方有種肉杏很好，色紅個大而扁，叫做金剛拳。一般杏成熟後，榨出濃汁，置盤中曬乾後貯存，可以和水拌炒麵食用，也是五果為助的意思。

杏實

【性味】 **酸，熱；有小毒。生食過多，傷筋骨。**

蘇頌說：有的杏味酸像梅，有的味甜像桃。寇宗奭認為：杏均為熱性，小孩過食能致瘡癰膈熱。扁鵲說：過食生痰飲，使人目盲、鬚鬢眉毛脫落。甯原說：過食生痰熱，使人精神昏憒。產婦尤忌多食。

【主治】 孫思邈說：**曬乾做果脯食用，能止渴；祛冷熱毒邪。杏屬心之果，心病宜食用它。**

杏核仁

【性味】 **甘（苦），溫（冷利）；有小毒。一個核中有兩仁的能毒死人，可用來毒狗。**

朱震亨說：杏仁性熱，可用於寒症。孫思邈說：杏仁煎湯後若有白沫不消者，服後能致氣壅身熱。湯液放一晚上後服用則動冷氣。李時珍說：凡是杏花、桃花都是五瓣。若是六瓣必定是雙仁，這是反常現象，所以有毒。徐之才說：杏仁火炒後應用較好。惡黃芩、黃芪、葛根，畏蘘草。

【主治】 《神農本草經》記載：**治咳逆上氣痰鳴、喉痹、下氣、產乳金瘡、寒氣上逆之奔豚**。《名醫別錄》記載：**治驚癇、心下煩熱、風氣往來、時行頭痛，並能解肌，消心下急滿痛，殺狗毒**。徐之才說：**可解錫毒**。甄權認為：**可治腹痹不通，發汗水，治溫病腳氣、咳嗽上氣喘促。與天門冬同煎，可潤心肺。與酪作湯，能潤聲氣**。張元素說：**除肺熱，治上焦風燥，利胸膈氣逆，潤大腸氣秘**。李時珍說：**能殺蟲，治各種瘡癰疥癬，消腫，去頭面諸風氣皰**。

【發明】 張元素說：杏仁氣薄味厚，重濁沉墜而性降，屬陰，入手太陰經。它的作用有三：潤肺，消食積，散滯氣。李杲說：杏仁散結潤燥，除肺中風熱咳嗽。杏仁平喘，治氣分病；桃仁療狂症，治血分病。都可治大便秘結，當分清氣、血而施治。白天便秘，應行陽氣；夜晚便秘，應行陰血。所以，體虛的人便秘，不能過度通瀉。脈浮者當治氣，用杏仁、陳皮；脈沉者當治血，用桃仁、陳皮。手陽明與手太陰為表裏，賁門主往來，魄門主收閉，是氣的通道，所以，都用陳皮來佐使。王好古說：張仲景的麻黃湯及王朝奉治療傷寒肺氣上逆之喘，都選用杏仁，是取它利氣、瀉肺、解肌的功用。李時珍認為：杏仁既能散，又能降，因

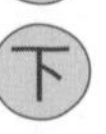
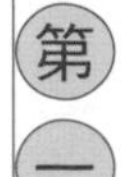
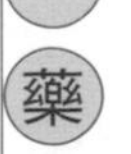
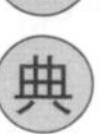

此能解肌散風、降氣潤燥、消積治傷損，以上方中多用之。因為杏仁有小毒，所以還能治瘡殺蟲。

【附方】 **治上喘氣急**《聖濟總錄》：用杏仁、桃仁各半兩，去皮尖，炒後研末，用水調麵和勻，做成如梧桐子大的藥丸。每次十丸，薑湯或蜜湯送服，微利為度。 **治喘促浮腫，伴小便淋瀝者**《食醫心鏡》：用杏仁一兩，去皮尖研碎，和米同煮成粥，每次空腹服食二合。**治五痔下血**：可用杏仁去皮尖及雙仁者，加水三升，研磨濾取汁，煎至水減一半，和米煮粥服食。 **治偏風不遂，失音不語**《外台秘要》：可吃生杏仁七枚，不去皮尖，逐日增加，直到四十九枚，然後再從頭開始，周而復始。服完杏仁再喝竹瀝水，至病癒為度。 **療突發耳聾**：取杏仁七枚，去皮拍碎，分成三份，用布裹好，加鹽少許，用碗裝好，放飯上蒸熟。讓病人側臥，拿其中一個捻出杏仁油滴於耳中。過一會兒，再拿另一個滴耳，可有療效。 **治金瘡中風，角弓反張**《孟詵必效方》：將杏仁搗碎，水蒸使氣散，然後絞取液汁，每次服一升，同時塗瘡上，效果良好。**治狐尿瘡痛**：將杏仁研爛，煎煮一二沸，趁熱浸洗，冷後即換。 **溫病食勞**《類要》：用杏仁五兩、醋二升，煎服一升，服後汗出則癒。**治心腹結氣**《食療本草》：用杏仁、桂枝、橘皮、訶黎勒皮各等份，做成丸劑，每次三十丸，白開水送服。 **治產門蟲疽，痛癢難忍**：可將杏仁去皮，煅燒存性，搗爛，用布包藥，塞入陰道中，能取效。 **治面上皯皰**：將杏仁去皮，搗碎和雞蛋清調勻，晚上塗於面部，晨起用暖酒洗淨。 **療喉痺痰嗽**《本草拾遺》：用杏仁三分去皮熬黃，桂枝末一分，同研為泥狀，含服，並隨津嚥下。此方也可治喉熱生瘡。 **治蟲牙齲齒**：將杏仁煅燒存性，研如膏狀，塞入蟲洞中。能殺蟲祛風，疼痛可止。嚴重者不超過二次即可癒。

杏花

【性味】 **苦，溫；無毒。**

【主治】 《名醫別錄》記載：**補不足。治婦女傷中、寒熱痹症、厥逆。**

現代醫學研究簡介

【來源】 杏為薔薇科植物杏或山杏的果實。該植物的花、葉、枝及果仁亦入藥用。

【化學成分】 杏仁含苦杏仁甙及水解產物野櫻皮甙和扁桃腈，還含杏仁油。杏葉含芸香甙、硝酸鹽還原酶等。果實含檸檬酸、蘋果酸、β-胡蘿蔔素及檸檬烯、檸檬醛、對-聚傘花素、異松油烯、牻牛兒醛、牻牛兒醇等揮發油。

【藥理作用】 1.止咳、平喘作用。2. 驅蟲與殺菌作用。

【臨床應用】 1. 治療老年慢性支氣管炎。2.治療苦杏仁中毒。3. 治療蟯蟲。

梅（《神農本草經》中品）

【釋名】 李時珍說：梅，古文寫作呆，像子在木上的形狀。梅和杏是一類，所以杏反過來就是呆。有人書寫時誤寫成甘木。後來寫作梅，從每，是取每的聲。有人說：梅，就是媒，媒能調合眾味的意思。所以書中說，若調和湯羹，只有用鹽、梅作調料最好。梅字也從某字。陸佃《埤雅》說，梅到北方就變成杏；郭璞注《爾雅》說，柟是梅，這些都是錯誤的。柟就是柟木，荊人把它叫做梅，見陸璣《毛詩·草木鳥獸蟲魚疏》。

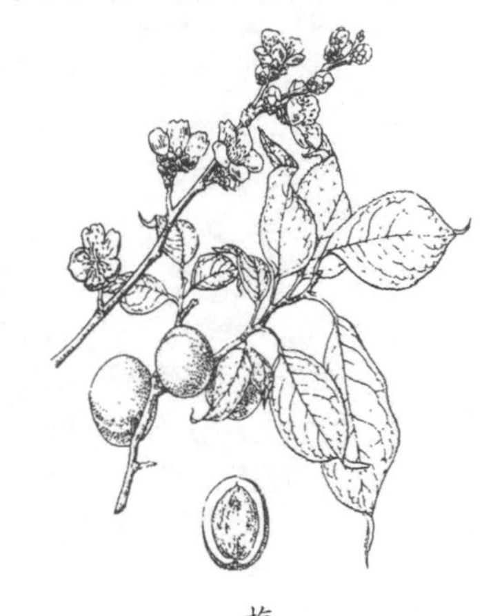
梅

【集解】 《名醫別錄》記載：梅生長於漢中山谷地帶。五月份採收，用火烤乾後貯存。蘇頌說：今襄漢、川蜀、江湖、淮嶺地區均有種植。李時珍說：按陸璣《詩義疏》記載，梅屬杏類。樹、葉都略像杏，葉有長尖，比其他樹開花都早。果實味酸，曬乾製成果脯，可用來作湯羹、肉羹的調料，也可含在嘴裏吃，並能香口。若子是紅的，則木材堅硬；子是白的，則木材鬆脆。范成大《梅譜》說：江梅，是野生的，沒有經過嫁接，花小味香，果實小且硬。消梅，果實圓形，質鬆脆，水分多，沒有渣，只能生吃，不入煎劑。綠萼梅，枝莖都是綠色。重葉梅，花葉重疊，結果多成雙。紅梅，花色像杏花。杏梅，色淡紅，果實形扁而有斑，味似杏。鴛鴦梅，就是多葉紅梅，一蒂結雙果。有人認為苦楝嫁接梅，則花帶黑色。譚子化說：李樹嫁接在桃樹上，結的果實多毛。梅嫁接在杏樹上，結的果實味甜。採摘半黃的梅，用煙薰後就成為烏梅，青色的用鹽醃後曬乾就為白梅。也可用蜜漬，或用糖醃製成果脯。將熟透的梅榨汁曬後，就成為梅醬。只有烏梅、白梅可以入藥。梅醬在夏天可用於沖水飲用。

梅實

【性味】 **酸，平；無毒。**

【發明】 寇宗奭認為：吃梅子能產生津液，這是水生木。津液分泌過多就會傷腎，腎屬水，在外為齒。李時珍說：梅，冬天開花，夏天果熟，獲得木的全氣，所以它的味最酸，這就是所說的曲直作酸。肝為乙木，膽為甲木。人的舌下有四竅，兩竅通膽液，所以說食梅容易生津液，這是同類相感應的原因。所以《素問》說，味過於酸，則肝氣可以生津。又說酸走筋，筋病不能多食酸。不然，酸味的東西很多，為什麼只有梅能生津呢？

烏梅

【修治】 陶弘景說：烏梅用時先去掉核，稍微炒製。李時珍說：製法是將青梅裝在籃子裏，用煙熏黑，若用稻灰汁淋濕蒸製，就肥厚潤澤且不生蛀蟲。

【性味】 **酸、澀，溫、平；無毒。**

【主治】 《神農本草經》記載：**能下氣，除熱煩滿，安定心志，治肢體痛、偏枯不仁、死肌，去青黑痣、腐蝕惡肉**。《名醫別錄》記載：**能去痹，利筋脈，止下痢、口乾多唾**。陶弘景說：**水浸取汁飲，可治療傷寒煩熱**。陳藏器說：**有止渴調中，祛痰治瘧，止吐逆霍亂，除冷熱痢之功**。《日華諸家本草》記載：**治虛勞骨蒸，消酒毒，使人能睡。和建茶、乾薑同做成藥丸服用，可止休息痢，效果很好**。李時珍說：**可斂肺澀腸，止久嗽瀉痢、反胃噎膈、蛔厥吐利，消腫涌痰，殺蟲，解魚毒、馬汗毒、硫磺毒**。

白梅

【釋名】 又名：**鹽梅、霜梅**。

【修治】 取大青梅用鹽醃漬，放屋外日曬夜露，十天後即成白梅，日久就像上了一層白霜。

【性味】 **酸、鹹，平；無毒。**

【主治】 陶弘景說：**調和成藥膏，能點除黑痣、腐蝕惡肉**。孟詵說：**刺進入肉中，將白梅嚼爛外敷就能取出**。《日華諸家本草》記載：**治療刀箭傷，能止血，可研爛外敷**。汪穎說：**治乳癰腫毒，搗爛外貼，效果很好**。蘇頌認為：**有祛痰之功**。李時珍說：**治療中風驚癇、喉痹痰厥僵仆、牙關緊閉者，取白梅肉揩擦牙齦，至唾液流出則嘴即張開。又能治療瀉痢煩渴、霍亂吐下、下血血崩，功用同烏梅**。

【附方】 **治癰疽瘡腫**《王氏易簡方》：已潰未潰均可用鹽白梅燒炭存性，研為細末，加少量輕粉，用香油調勻，塗在瘡癰周圍。 **治喉痹乳蛾**：①用冰梅丸：青梅二十枚、鹽十二兩，醃漬五天，取梅汁，加入明礬三兩，橘梗、白芷、防風各二兩，豬牙皂角三十條，同研成細末拌勻，和梅同用瓶貯存裝好。每次用一枚放於口中連同津液慢慢含嚥。②《聖濟總錄》：用白梅包生礬末做藥丸，含嚥或吞服都可以。**治中風痰厥**：牙關不開，用烏梅擦牙，效果更佳。 **治消渴煩悶**《簡要濟眾方》：用烏梅肉二兩，微炒研末。每次二錢，水二碗，煎到一碗，去渣，加入豆豉二百粒，再煎到半碗，溫服。 **治瀉痢口渴**《扶壽精方》：將烏梅煎湯，每日代茶飲用。 **治產後痢渴**《孟詵必效方》：用烏梅肉二十個、麥門冬十二個，加水一升，煮七合，慢慢飲服。 **治赤痢腹痛**《仁齋直指方》：取陳白梅、真茶、蜜水各等份，煎湯飲服。

梅核仁

【性味】 **酸，平；無毒。**

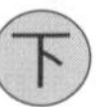
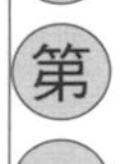
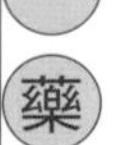
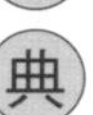

【主治】 吳普說：**能明目，益氣，使人不饑。**甄權說：**可消除煩熱。**李時珍引自《肘後方》記載：**手指突然腫痛，可將梅核仁搗爛，加醋調勻，外洗。**

梅根

【主治】 《名醫別錄》：**療風痹。露出地面的梅根，食後能毒死人。**《崔氏纂要》中說：**初生的小兒，取梅根與桃根、李根同煎湯洗浴，就不會患熱瘡。**《日華諸家本草》記載：**煎湯飲服，可治療霍亂，止休息痢。**

現代醫學研究簡介

【來源】 梅為薔薇科植物梅的乾燥近成熟果實。該植物的核仁、花、葉及根亦作藥用。

【化學成分】 果實含檸檬酸、蘋果酸、琥珀酸、枸櫞酸等多種有機酸類。成熟時含氫氰酸。種子含苦杏仁甙。

【藥理作用】 1. 抗菌作用。2. 驅蟲作用。3. 抗真菌作用。4. 對平滑肌作用：100%烏梅劑或烏梅合劑（烏梅、防風、炙甘草、銀柴胡、北五味子）對離體免腸有明顯抑制作用，對奧氏括約肌表現弛緩作用。

桃（《神農本草經》下品）

【釋名】 李時珍說：桃樹開花早，容易種植，而且結實較多，所以，桃字從木、從兆。十億叫兆，為多的意思。也有人認為從兆是取其兆音。

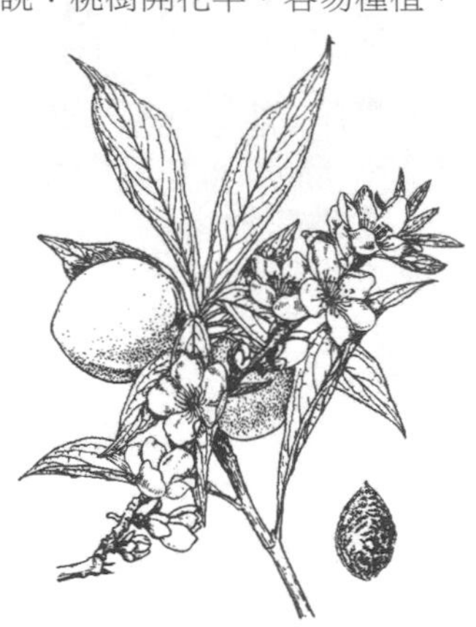
桃

【集解】 《名醫別錄》記載：桃出產於泰山川谷中。陶弘景說：今各地都有。核仁入藥，取自然裂開的種核最好。山桃仁不能用。李時珍說：桃樹品種很多，容易栽種，而且結果也早，長子五年的桃樹，應用刀割破樹皮，流出脂液，那麼樹能多活幾年。桃花有紅、紫、白、千葉、二色等不同。果實因顏色有別而有紅桃、緋桃、碧桃、緗桃、白桃、烏桃、金桃、銀桃、胭脂桃之名。因形狀有異而有綿桃、油桃、御桃、方桃、匾桃、偏核桃之稱。因季節之殊又有五月早桃、十月冬桃、秋桃、霜桃之說。這些只能食用，只有山中毛桃，就是《爾雅》中說的榹桃，小而多毛，核黏味差，它的果仁油脂多，可入藥用，大概是外不足而內有餘吧。冬桃又叫西王母桃，還叫仙人桃，也就是崑崙桃，形狀像栝樓，裏外都有紅色，經霜後才成熟。方桃形狀微方。匾桃出產於南番，形狀扁，果肉澀，果核像盒子的形狀，果仁味道甜美。番人把它當成珍貴的物品，稱為波淡樹，樹很高大。偏桃出產於波斯，外形薄而尖，頭偏，形狀像半月，果仁像新羅松子。可食用，性熱。又《楊維禎集》、《宋濂集》都記載了元朝御庫中的蟠桃，核有碗大，認為很神奇。

桃實

【性味】 **辛、酸、甘，熱；微毒。多食令人有熱。**

【主治】 《日華諸家本草》：**做成果脯食，可養顏色。**孫思邈說：**桃為肺之果，肺病患者應食桃。**

桃核仁

【修治】 《名醫別錄》記載：七月採集，取出種仁陰乾。雷斅說：凡用桃仁，先去皮，加白朮、烏豆二味，同放鍋中煮數小時，撈出桃核，劈開取仁，此時核仁如金黃色者才可使用。李時珍說：桃仁能行血，應該連皮、尖一起生用。若取它潤燥活血，宜熱水浸泡去皮、尖後炒黃用。也可與麥麩同炒，或燒炭存性，各隨方中所起作用而選擇炮製方法。雙仁的有毒，不能食用，原因見杏仁條。

【性味】 **苦、甘，平；無毒。**

【主治】 《神農本草經》記載：**治瘀血血閉、癥瘕邪氣，殺小蟲。**《名醫別錄》記載：**能止咳逆上氣，消心下堅硬，療突然出血，通月經，止心腹痛。**張元素說：**治血結、血秘、血**

燥，能潤腸通便，破蓄血。孟詵說：**可殺三蟲。又每晚嚼碎一枚桃仁，與蜜調和，塗手和面部，效果良好**。李時珍說：**主治血滯、風痹、骨蒸、肝瘧寒熱、癆瘵疼痛、產後血病**。

【附方】　可延年祛風，使人臉色潤澤《千金方》：用桃仁五合去皮，和粳米飯漿同研，絞出液汁，用其洗臉，效果極好。　**治偏風不遂及痞塊**《外台秘要》：用桃仁二千七百枚，去皮、尖、雙仁，用一斗三升好酒浸泡二十一天，取出曬乾搗細，做成藥丸如梧桐子大。每次二十丸，用原泡藥的酒送服。　**治骨蒸潮熱**：用桃仁一百二十枚，留尖，去皮、雙仁，搗爛做成藥丸，早上用井華水調服。讓病人盡量喝酒至醉，同時讓他隨便喝水。隔日一劑，百日內不能食肉。　**治男子陰腫作癢及小兒卵癩**：均可取桃仁炒香研末，用酒調服方寸匕，每日二次。同時也可將桃搗爛外敷。　**治風勞毒腫攣痛，時而牽引小腹及腰痛**《食醫心鏡》：用桃仁一升去皮、尖，熬至出現黑煙，趁熱研成膏狀，用三升酒調勻服用。服後蓋被睡臥發汗。不過三次即愈。　**治上氣咳嗽，胸滿氣喘**：取桃仁三兩去皮、尖，用一大升水研出汁，加粳米二合煮粥服食。**治瘵癆瘵咳嗽，癖塊積聚，血氣不通，日漸消瘦**：可用桃仁一兩去皮、尖，搗爛，加水一升半煎煮取汁，再加米於湯中煮成粥，空腹服食。　**瘵瘧疾寒熱**《證類本草》：取桃仁一百枚去皮、尖，在乳缽內研成膏狀，不能沾生水，加黃丹三錢，做成藥丸如梧桐子大。每次三丸，發作之日面朝北方，用溫酒吞服。

現代醫學研究簡介

【來源】　桃為薔薇科植物桃或山桃成熟果實。該植物的根、莖、花、葉、毛、樹膠及果仁均做藥用。

【化學成分】　果實含蛋白質、脂肪、粗纖維、糖類及有機酸類，如蘋果酸、檸檬酸等。桃仁含較多量苦杏仁甙。脂肪油中主要含油酸甘油酯和亞油酸甘油酯及苦杏仁酶、尿囊素酶、乳糖酶等。未成熟種子尚含赤黴素A_5及A_{32}，桃葉含柚皮素、奎寧酸、番茄烴、鞣質和少量腈甙、糖甙，桃花含山柰酚、香豆精等。

【藥理作用】　1.對心血管系統的作用：桃仁對離體蛙心呈抑制作用，降低麻醉犬血壓，降低總外周阻力及冠脈阻力，增加股動脈流量，減少心肌耗氧量及氧利用率。2. 抗炎作用。3. 抗過敏作用。4. 對子宮和腸道平滑肌的作用：桃仁醇提取物對豚鼠的子宮和腸管有收縮作用。5. 抗癌作用。6. 抗肝纖維化及利膽作用。7. 其他作用：桃仁有鈣通道拮抗作用。

栗（《名醫別錄》上品）

【釋名】　李時珍說：栗，《說文解字》寫作㮚，從鹵（音條），像花果下垂的樣子。古印度經書中稱篤迦。

【集解】　《名醫別錄》記載：栗樹生長在山中不向陽的陰面。九月份採收。陶弘景說：今會稽諸暨所產的栗，個大但皮厚，品種不好。剡、始豐的栗，皮薄味甜，是較好的品種。蘇頌說：栗樹各地都有，以兗州、宣州的最好。樹高二三丈，葉很像櫟樹葉。四月開花，色青黃，長條狀，類似胡桃花。果實的外殼有刺，大的如拳頭大，裏面有三五個子；小的如桃李大，裏面只有一二個子。成熟後外殼裂開，子就掉出來。栗子栗樹的種類很多。

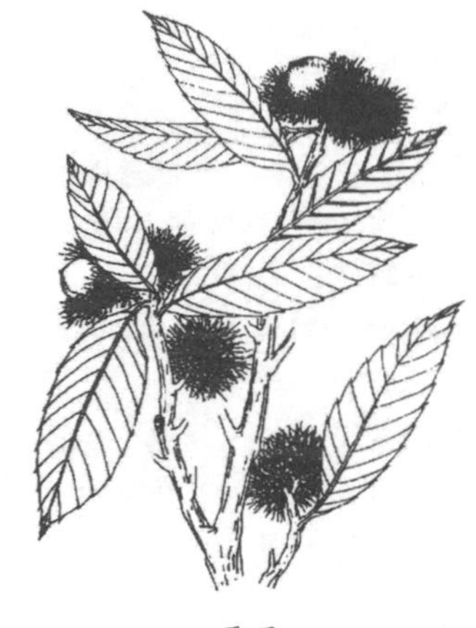

栗子

栗實

【性味】　鹹，溫；無毒。

孟詵說：吳栗雖個大但味差，不如北栗。一般栗子曬乾食用，有下氣補益之功，若不曬乾就有木氣，沒有補益作用。火煨後去掉了水分，也除掉了木氣。生吃有調氣的作用，蒸炒後食用則易壅滯氣機。凡患有風水的人不能食，因為它味鹹能生水。蘇敬認為栗子做成粉食用，比菱、芡都好，但用它餵小孩，則使牙

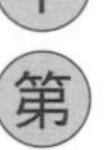
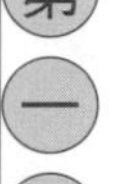
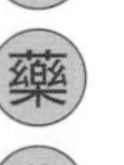
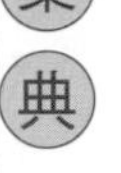

齒不能長出。寇宗奭也說過：小孩不能多食。生食難以消化，熟食又容易滯氣，往往因食積生蟲而致病。

【主治】 《名醫別錄》記載：**能益氣，厚腸胃，補腎氣，使人耐受饑餓**。孫思邈說：**生食，可治腰腿不遂**。蘇敬說：**治筋骨斷碎，瘀血腫痛，將生栗嚼碎後塗敷，可有療效**。

現代醫學研究簡介

【來源】 栗為殼斗科植物栗的果實。《本草綱目》記載其花、樹皮和根亦入藥用。

【化學成分】 樹皮含槲皮素、尿素、色素及鞣質等。花含精氨酸。果實含蛋白質、脂肪、碳水化合物、澱粉、維生素B、脂肪酶等。

棗（《神農本草經》上品）

【釋名】 李時珍說：按陸佃《埤雅》說，大的叫棗，小的叫棘。棘，就是酸棗。因棗性高，所以棗字為二朿相重，棘性低，所以二朿並列。朿，音次。因棗、棘均有刺，取其會意。

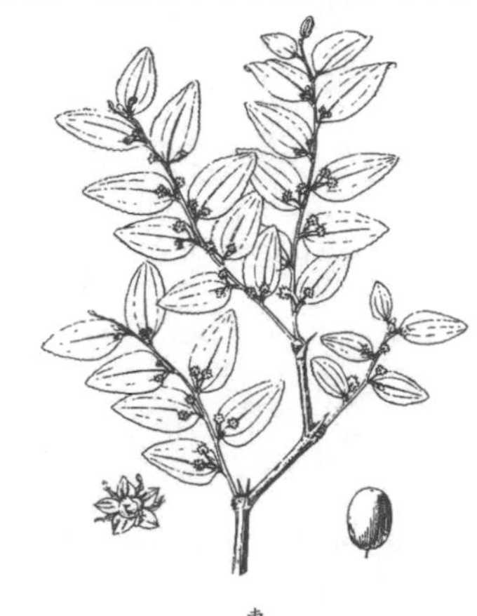
棗

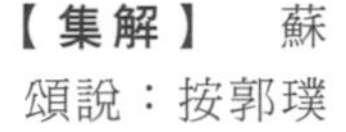
【集解】 蘇頌說：按郭璞注《爾雅》說，壺棗大而尖，如瓠一樣。邊，即腰棗，細腰，今稱轆轤棗。擠，就是白棗，果實變白時才算成熟。洗，即大棗，出產河東猗氏縣，大如雞蛋。遵，即羊棗，棗小色紫黑，俗稱羊矢棗。樲，即酸棗，樹小而果味酸。還味，即棯棗，味道不好。蹶泄，即苦棗，味苦。晰，即無核棗。李時珍說：棗木心是紅色的，枝上有刺。四月生小葉，尖亮光澤。五月開小花，色白而微青。南、北方都有，唯青晉出產的肥大甘美，入藥最好。

生棗

【性味】 **甘、辛，熱；無毒。多食使人生寒熱。凡體虛羸瘦的人不能多食。**

孫思邈說：多食使人熱渴膨脹，亂臟腑，損傷脾氣，助濕生熱。

大棗

【釋名】 《名醫別錄》稱：**乾棗**、**美棗**。又名：**良棗**。

《名醫別錄》說：八月採收，曝乾。吳瑞說：此就是曬乾的大棗。味最美好，所以宜入藥用。現在人們也有用膠棗中肥大的入藥。

【性味】 **甘，平；無毒。**

《日華諸家本草》記載：有齒病、疳病的人不宜食棗，小兒更不宜食。另外棗忌與蔥同食，否則使人五臟不和；和魚同食，使人腰痛、腹痛。李時珍說：現在人們蒸棗多用糖、蜜拌過，久食最易損傷脾胃，助濕生熱。食棗過多，使人齒黃生䘌。所以嵇康《養生論》說，「齒處晉而黃，虱處頭而黑。」

【主治】 《神農本草經》記載：**可治心腹邪氣，安中，養脾氣，平胃氣，通九竅，助十二經，補少氣、少津液、身中不足，並治因大驚而四肢沉重，調和諸藥。久服可輕身延年**。寇宗奭說：**煮棗取肉，作調和脾胃的藥最佳**。《名醫別錄》記載：**能補中益氣，堅志強力，祛除煩悶，治療心慌、心悸、腸澼。久服耐饑餓**。《日華諸家本草》記載：**能潤心肺，止咳嗽，補五臟，治虛損，除腸胃癖氣。和光粉燒，治疳痢**。孟詵說：**小兒秋季腹瀉，可給小兒服食蛀棗，效果良好**。徐之才認為：**可殺烏頭、附子、天雄之毒**。李杲說：**能和陰陽，調榮衛，生津液**。

【附方】 **調和胃氣**《本草衍義》：用乾棗去核，小火焙乾，研為細末，根據大棗的量，再加少量生薑末，白開水送服。 **治反胃吐食**：用大棗一枚去核，斑蝥一枚去頭翅，放入棗內，煨熟；再去斑蝥，空腹食棗。白開水送下，效果良好。 **治小腸氣痛**《仁齋直指方》：取大棗一枚去核，用斑蝥一個去頭、足、翅，放入棗中，紙包煨熟，去斑蝥，食棗，用桂心、畢澄茄煎湯送服。 **治大便燥**

塞：取大棗一枚去核，加輕粉半錢入棗中繫定，煨熟，再用棗湯送服。　**治傷寒熱病後，口乾咽痛、喜唾**《千金方》：用大棗二十枚、烏梅十枚，搗爛後煉蜜為丸如杏核大小，每次口含一丸，嚥汁極效。　**治煩悶不眠**：可用大棗十四枚、蔥白七莖，加水三升，煮成一升，一次服下。**各種瘡瘍久潰不癒**：取棗膏三升煎水頻洗，取效為止。

現代醫學研究簡介

【來源】　棗為鼠李科植物棗的成熟果實。本植物的葉、果核、樹皮、樹根等均入藥用。

【化學成分】　果實含蛋白質、糖類、有機酸、黏液質、維生素A、B_2、C，微量鈣、磷、鐵。葉含蠟醇、原阿片鹼和小檗鹼，總量0.2%。同屬植物葉中含有能使味蕾在短暫時間內完全麻醉的成分。乾葉存放二年後這種成分的效力不減，對畜類無毒。

【藥理作用】　動物實驗表明，大棗具有保護肝臟、增強肌力和增加體重的作用。

二、山果類

梨（《名醫別錄》下品）

【釋名】　又名：**快果、果宗、玉乳、蜜父**。

朱震亨說：梨，就是利，是取其下行流利之性。陶弘景指出：梨的種類很多，並且都為寒涼下行之品，過食則傷害身體，因此，一般人稱它為「快果」，不作藥用。

梨實

【性味】　**甘、微酸，寒；無毒。多吃令人寒中萎困。患金瘡、乳婦、血虛者，尤其不可食。**

【主治】　蘇敬謂：**能治熱嗽，有止渴之功。將梨切處用來敷貼燙火傷，可收止痛之效，並可防止傷口潰爛**。《開寶本草》記載：**可治熱邪內停，中風不語，傷寒發熱，還可解丹石熱氣、驚邪，有通利小便之功**。《日華諸家本草》認為：**梨能除賊風，止心煩，平氣喘，療熱狂。將梨搗碎，取汁飲用，可湧吐風痰**。孟詵說：**突然中風不能言語的人，可將生梨搗爛，取汁頻飲服。對胸中熱結、痞塞不通者，尤宜多多食用**。李時珍認為：**梨可潤肺清心，消痰降火，解除瘡毒、酒毒**。

梨葉

【主治】　蘇敬說：**可治霍亂吐痢不止，用梨葉煮汁飲服。煎梨葉服用，可治風疕**。蘇頌說：**可治小兒寒疝**。吳瑞說：**將梨葉搗汁飲服，可解除食菌而致的中毒**。

【附方】　**治小兒寒疝，腹痛，大汗淋漓**《圖經本草》：用梨葉濃煎約七合，分數次飲用，效果很好。這是徐之才的經驗方。　**治中水毒病所表現的初起頭痛惡寒，拘急心煩**《篋中方》：取梨葉一把，搗爛，加酒一小杯，攪勻飲用。　**治蠼螋尿瘡，出黃水**：取梨葉汁塗敷，藥乾即換。　**治食梨過傷**《黃記》：用梨葉煎汁飲用，即可解除。

梨木皮

【主治】　李時珍說：**可解傷寒時氣**。

現代醫學研究簡介

【來源】　梨為薔薇科植物白梨、秋子梨、沙梨等栽培種的果實。以上三種植物的根（梨樹根）、樹皮（梨木皮）、枝（梨枝）、葉（梨葉）、果皮（梨皮）亦供藥用。

【化學成分】　沙梨果實含蘋果酸、檸檬酸、果糖、葡萄糖、蔗糖等。白梨果實含蔗糖、果糖等。沙梨葉含熊果酚甙和鞣質。葉在成葉期含氮、磷、鉀最高，以後則逐漸減少，鈣、鎂含量則與此情況相似。

棠梨（《本草綱目》）

【釋名】　又名：**甘棠**。

李時珍說：《爾雅》中講，杜，就是甘棠。紅的為杜，白的為棠。也有說，雌性為杜，雄性為棠。還有說，味澀的為杜，味甜的為棠。杜是澀味，棠就是糖。三種說法都講得通。最後一種更接近。

【集解】 李時珍說：棠梨，是一種野梨，山林都有，樹像梨樹但較小。葉子像蒼朮葉，也有圓的、三叉的，葉邊都有鋸齒，顏色黯白。二月開白花，結的果實如小楝子樣大，經霜後可以食用。用這種樹嫁接梨樹，結出的梨很好。棠梨有甘味、酸味，紅色、白色二種。按陸璣《詩義疏》所說，白棠，就是甘棠，果實多酸甜爽口。赤棠味道酸澀，樹木的紋理也是紅色，可作製造弓的材料。《救荒本草》說棠梨葉，味微苦。嫩葉炸熟，水洗淘淨，用油、鹽調拌可以曬乾磨成細粉，做燒餅吃，用來充饑。又根據楊慎《丹鉛錄》說，尹伯奇採收楟花用來充饑。注解說，楟就是山梨，即現今所說的棠梨。不知是不是？

棠梨實

【性味】 **酸、甘、澀，寒；無毒。**

【主治】 李時珍說：**燒熟食用，可止泄瀉痢疾。**

棠梨枝葉

【性味】 **酸、甘、澀，寒；無毒。**

【主治】 李時珍說，《聖惠方》記載：**治霍亂吐瀉不止，腹痛轉筋，取棠枝葉一把、木瓜二兩，加水同煎取汁，慢慢小口地飲用。**

現代醫學研究簡介

【來源】 棠梨為薔薇科植物棠梨的果實。本植物的枝葉亦供藥用。

【化學成分】 果實含糖19.62%，水分50.93%。葉含綠原酸、異綠原酸、新綠原酸和槲皮素衍生物。又含多量蛋白質。

木瓜（《名醫別錄》中品）

【釋名】 又名：**楙**（音茂）。

李時珍說：根據《爾雅》所言，楙，就是木瓜。郭璞注解說木瓜果實像小瓜，酸而能食。所以木瓜之名稱，就是取這個意義。有人說木瓜味酸，得了樹木本身的正氣，所以叫木瓜。此理也通。楙從林，從矛，是諧聲字。

【集解】 李時珍說：木瓜可以種植，可以嫁接，也可以壓枝。它的葉子光而厚，果實像小瓜而有鼻。水分多而不木的是木瓜，比木瓜圓而小，味木而且酸澀的是木桃。像木瓜但沒有鼻，比木桃大，味澀的是木李，也叫木梨，即榠楂及和圓子瓜。鼻實際是花脫落的地方，不是臍蒂。木瓜性脆，可用蜜和生薑，製成乾果。也可將木瓜去子蒸爛，搗泥加入蜂蜜和生薑，製成煎液，冬天飲用尤為適宜。木桃、木李質堅，可與蜜同煎或製作成糕點食用。木瓜燒灰後撒在魚池中，可以毒魚，此說出自《淮南萬畢術》。《廣志》又說，木瓜枝，一尺有一百二十節，可作拐杖。

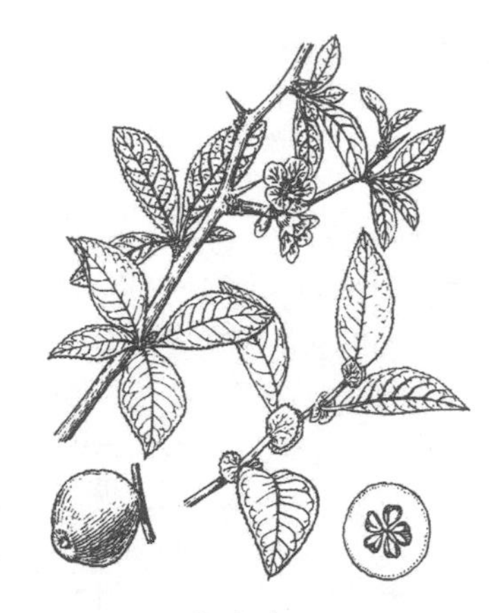

皺皮木瓜

木瓜實

【性味】 **酸，溫；無毒。**

孫思邈認為：酸、鹹、澀，溫。孟詵說：不能多食，否則損壞牙齒及骨頭。

【主治】 《名醫別錄》記載：**治濕痺邪氣及霍亂大吐大瀉，轉筋不止。**陳藏器曰：**治腳氣沖心，可取嫩木瓜一枚，去子後煎服，效果極佳。並能強筋骨，下冷氣，止嘔逆，去胸中痰濁，消食積，止利水後口渴不止，用木瓜煎湯，取汁飲用。**《日華諸家本草》記載：**治吐瀉奔豚，退水腫，止寒熱瀉痢，療心腹痛。**雷斅說：**能調營衛，助穀氣。**王好古說：**有祛濕和胃，補脾益肺，可治腹脹、噫氣、心下煩悶痞滿。**

【發明】 李時珍說：木瓜所主治的霍亂嘔吐、瀉痢、轉筋、腳氣等症，都是脾胃病，不是肝病。肝雖主筋，但此轉筋是由溫熱、寒濕之邪因擾脾胃所致，因此，轉筋必起於足腓部，足腓部及宗筋都屬陽明經。木瓜治轉筋，並非補益筋脈，而是調理脾胃伐肝。

【附方】 **項強筋急，不可轉側**《本事方》：是因為肝、腎兩臟受風所致，可用宣州木瓜二個，取蓋去瓤，將沒藥二兩、乳香二錢半納入木瓜內，蓋嚴，捆好，放飯上蒸三四次，熟後搗成膏。每次用三錢，放入生地黃汁半小杯，加熱溶化後溫服。 **治腳筋攣痛**《食療本草》：用木瓜數枚，加酒、水各半煮爛，搗成膏狀，趁熱貼於痛處，外用棉花包好，冷後即換，每天換藥三五次。 **治臍下絞痛**：用木瓜三片、桑葉七片、大棗三枚，加水三升，煮至半升，取汁頓服，立刻痊癒。 **治小兒瀉痢**《千金方》：可將木瓜搗爛取汁飲用。 **治霍亂吐瀉轉筋**《聖惠方》：用木瓜一兩、酒一升，煮汁飲服。不喝酒的，可用水煎煮，取汁飲用。還可用木瓜煎湯浸布，再用布裹其足。**治霍亂腹痛**：用木瓜五錢、桑葉一片、棗肉一枚，水煎飲服。 **治頭髮枯槁不澤**：可取木瓜浸油梳頭。

現代醫學研究簡介

【來源】 木瓜為薔薇科植物貼梗海棠的果實。其果核、樹枝、葉、皮、根及花也入藥。

【化學成分】 果實含皂甙、蘋果酸、酒石酸、檸檬酸、維生素C、黃酮類、鞣質等。種子含氫氰酸。

【臨床應用】 1.治療急性細菌性痢疾。2. 治療急性肝炎。3. 治療急性病毒性黃疸型肝炎。4. 預防瘧疾。5. 治療術後腸黏連。6. 治療腳癬（濕腳氣）。7. 治療兒童尿頻尿急。8. 治療破傷風。

山楂（《新修本草》）

【釋名】 《新修本草》稱：**赤爪子、羊梂、鼠楂**。危亦林謂：**猴楂**。《日用本草》名：**茅楂**。《爾雅》中稱：**朹**（音求）**子**。另名：**檕**（音計）**梅**。《圖經本草》謂：**棠梂子**。《食鑒本草》叫：**山裏果**。

李時珍說：山楂果實的味像楂子，所以稱楂。范成大《桂海虞衡志》就有赤棗子的名稱。王璆《百一選方》說：山裏紅果實，俗名酸棗，又叫鼻涕團，正好符合這個意思。

【集解】 李時珍說：赤爪、棠梂、山楂，是一種植物。古代藥方中很少用，所以《新修本草》雖然載有赤爪，後人也不知就是山楂。從朱丹溪開始著山楂的功效後，才作為重要的藥物。山楂的品種有兩種，都生長在山中。一種小的，山裏人叫它棠朹、茅楂、猴楂，可作藥用。

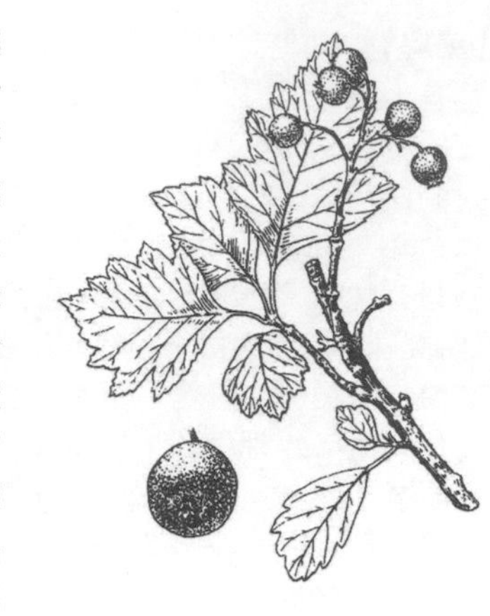

山里紅

山楂實

【性味】 **酸，冷；無毒。**

李時珍說：酸、甘，微溫。生食過多使人嘈雜煩躁，容易饑餓，損害牙齒，尤其是有齲齒的人，不宜食用。

【主治】 《新修本草》記載：**煮汁服，治療瀉痢；煎汁洗頭洗澡，治瘡疹瘙癢**。陶弘景說：**山楂煎汁洗漆瘡，多能痊癒**。蘇頌謂：**其治腰痛有效**。吳瑞：**能消食積，補脾，治小腸疝氣，透發小兒瘡疹**。朱震亨說：**山楂健胃行氣。治婦女產後兒枕痛、惡露不盡。將其煎汁後加砂糖飲用，馬上見效**。李時珍說：**可消化飲食，消肉積癥瘕及痰飲痞滿吞酸、血瘀脹痛**。寧原說：**其可化血塊氣塊，有活血之功**。

【發明】 朱震亨說：山楂能消化飲食。若胃中沒有食積，而是因脾虛不能運化，出現不思飲食者，過多食用山楂，則反而損傷脾胃功能。李時珍說：凡是脾虛而致飲食不能消化，胸腹酸刺脹悶的人，每次飯後嚼服二三枚，效果絕佳。但不能多食，恐食用過多反傷害脾胃。依據《物類相感志》所言，煮老雞、硬肉時，加幾顆山楂就容易熟爛。那麼山楂消肉積的功效更可以此類推。

【附方】 **治偏墜疝氣**《衛生易簡方》：用山楂肉、茴香（炒）各一兩，共研成末，做成像梧子大的糊丸。每次一百丸，空腹白開水送服。

山楂核

【主治】 李時珍說：山楂內服，可化食磨積，治療癲疝。

現代醫學研究簡介

【來源】 山楂為薔薇科植物山楂和野山楂的乾燥成熟果實。該植物的果核、根、莖和葉亦入藥用。

【化學成分】 山楂的主要有效成分為有機酸及黃酮類化合物，前者主要有山楂酸、綠原酸、咖啡酸、檸檬酸、琥珀酸、蘋果酸、齊墩果酸和熊果酸等，後者主要有槲皮素、牡荊素、槲皮甙、金絲桃甙、矢車菊素、兒茶精類等。

【藥理作用】 1.對心血管系統的作用：（1）對心臟的作用，山楂有增強心肌收縮力、增加心輸出量、減慢心率的作用。（2）改善冠脈循環。（3）抗心律失常作用。（4）降血壓作用。2. 降血脂作用。3. 抗菌作用。

【臨床應用】 1. 治療冠心病。2. 治療高血壓。3. 治療高脂血症。4. 治療肝炎。5. 治療細菌性痢疾。6. 治療呃逆症。7. 治療腎盂腎炎。8. 治療克山病。9. 治療閉經。10. 治療痛經。11. 治療聲帶息肉。12. 治療食道異物、骨鯁。

柹（《名醫別錄》中品）

【釋名】 李時珍說：柹（音士）從秭（音滓），諧聲。習慣寫作柿是錯誤的。柿，是削的木片。胡人稱鎮頭迦。

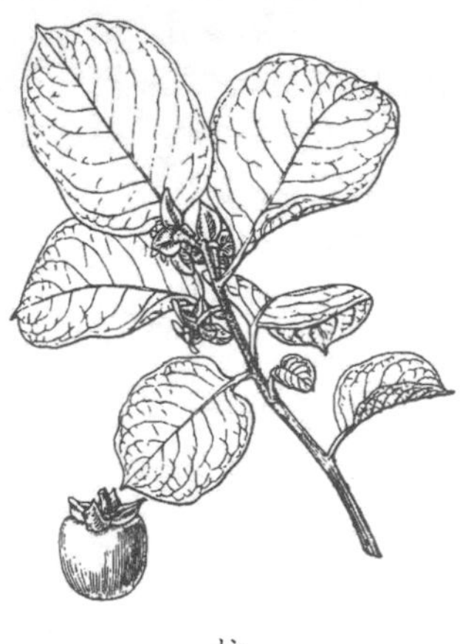
柹

【集解】 蘇頌說：柹南北均有，種類也多。紅柹到處均有。黃柹出產於汴梁、洛陽等州。朱柹生長於華山，像紅柹但圓而小，皮薄可愛，味更甜美。椑柹色青，可生吃。各種柹食後都味美，而且對人體有益。還有一種小柹，叫軟棗，俗稱牛奶柹。民間流傳柹有七絕：一多壽，二多陰，三無鳥巢，四無蟲蛀，五霜葉可供欣賞，六可招待客人，七落葉肥滑，可臨書寫字。寇宗奭說：柹有多種，有種蓋柹，在蒂下另有一層。牛心柹，形狀像牛心。蒸餅柹，形狀像蒸餅。華州朱柹，個小色深紅。塔柹，比其他柹都大。將柹去皮掛在木上，風吹日曬而乾者，味道很美。用火烤乾的，味不太好。生柹可用溫水養去澀味。李時珍說：柹樹高、葉大，圓而有光澤。四月開小花，色黃白。結的果實為綠色，八九月才成熟。生柹置器皿中自然變紅的為烘柹，曬乾的為白柹，烤乾的為烏柹，水浸貯藏的為醂柹。它的核為扁形，狀如木鱉子仁而堅硬。它的根很堅固，稱之為柹盤。按《事類合璧》所說，柹就是朱果，大的如碟，八稜而稍扁；小的似拳頭，再小的像雞蛋、鴨蛋、牛心、鹿心的形狀；還有一種小的像拆二錢樣，叫猴棗。各種柹均以核少的為好。

現代醫學研究簡介

【來源】 柹為柹科植物柹的果實，其宿存花萼（柹蒂）亦為藥用。

【化學成分】 柹蒂含羥基三萜酸0.37%，其中有齊墩果酸、白樺脂酸、熊果酸和19a-羥基熊果酸。其他有機酸有硬脂酸、棕櫚酸、琥珀酸、丁香酸、香草酸、沒食子酸。尚含無羈萜、β-穀甾醇葡萄糖甙、三葉豆甙、金絲桃甙、山柰酚、槲皮素。又含葡萄糖、果糖、脂肪油等，還含白樺脂酸和鞣質。

【臨床應用】 1.抗心律失常。2.鎮靜作用。3.抗生育作用。

安石榴（《名醫別錄》下品）

【釋名】 《廣雅》叫：**若榴**。《古今注》名：**丹若**。又名：**金罌**。

李時珍說：榴，即瘤，果實累累如贅瘤樣。《博物志》說漢代張騫出使西域，得到塗林安石國榴種，回歸後便種植了它，所以名安

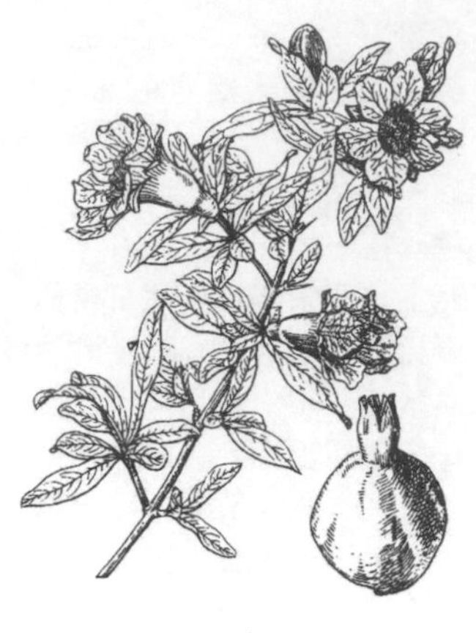
石榴

石榴。《齊民要求》說凡種榴時，須在樹根下安放僵石枯骨，才能花實繁茂，所以安石之名或取此義。若木是扶桑樹的名字，榴花與丹頳相似，所以也有丹若之稱。五代吳越王錢鏐改榴為金罌。《酉陽雜俎》稱：榴中甜的叫天漿。道家書中稱榴為三屍酒，說三屍蟲吃了此果便醉。

【集解】 陶弘景說：石榴花紅得可愛，所以人們多種植它，尤其被外國人所看重。它有甜、酸二種，醫生入藥只用酸石榴的根、殼。石榴子不宜食。蘇頌說：安石榴本來生長在西域，現在到處都有栽種。樹不很高，樹枝附於主幹上，一出地面就枝叉分離成叢。種植很容易，只需折其枝條盤在土中就可生長。花有黃、紅二色。果有甜、酸二種，甜的可食，酸的入藥。還有一種山石榴，外形很相似但極小，不作房生，青齊間很多，不入藥，但經蜜漬後當果品很好吃。寇宗奭謂：石榴有酸、淡二種，都開單葉花，都結果實，果實中子為紅色，分枝很多，秋天經霜後則自裂開。

酸石榴

【性味】 **酸、澀，溫；無毒。**

【主治】 孟詵說：**主治赤白痢下，腹痛，可取酸石榴一枚，連子搗爛取汁，一次服完**。李時珍說：**可止瀉痢、崩漏、帶下**。

【發明】 李時珍說：石榴受少陽之氣，所以在四月開始生長，五月茂盛，盛夏結果，深秋成熟。紅花紅果，味道酸甜，其氣溫澀，有木火的特點，所以多食損肺、齒生痰涎。酸石榴則兼收斂之功，所以入下焦，為治崩漏之藥。有人說白榴皮治白痢，紅榴皮治紅痢，也有道理。

【附方】 **治腸滑久痢**《普濟方》：用黑神散。酸石榴一個煅燒至煙盡，排出火毒一夜後，研末，用酸石榴一塊煎湯送服，神效無比。用此方也可以治療久瀉不止。　**治痢血五色**《聖濟總錄》：或膿或水，冷熱不調。用酸石榴五枚，連子搗汁二升。每次服五合，療效神妙。　**治小便不禁**《聖惠方》：將酸石榴煅燒存性（沒有可用酸石榴枝燒灰代替），每次服二錢，取柏白皮切細焙乾四錢，煎湯一小杯，加入石榴灰再煎至八分，空腹溫服，晚上再服一次。

酸榴皮

【修治】 雷斅說：凡炮製榴皮、葉、根都不要使用鐵器。並且不論乾濕，均用漿水浸一夜，再取出備用，浸泡過榴皮的水如墨汁樣。

【性味】 **酸、澀，溫；無毒。**

【主治】 《名醫別錄》：**可止下痢漏精**。甄權說：**治筋骨風，腰腳不遂，行走時拘攣疼痛。有澀腸之功。取汁點眼，可止目自流淚**。陳藏器謂：**煎湯飲服，有下蛔之功**。李時珍說：**可止瀉痢、下血脫肛、崩漏帶下**。

【附方】 **治赤白痢下，腹痛，食不消化**《食療本草》：將酸榴皮炙黃，研為細末，用棗肉或粟米飯調和拌勻，做丸如梧子大，每次空腹用米湯送服三十丸，每日三次。若屬寒性滑瀉，再加附子、赤石脂各一倍。　**治赤白痢下**《肘後方》：用酸榴皮燒存性，研為細末。每次用米湯送服方寸匕，每日三次，有效則止。　**治大便前有血，使人面色發黃**《孫真人方》：將酸石榴皮炙後研末。每次服二錢，用茄子枝煎湯送服。　**治腸滑久痢**《經驗方》：有一神妙無比的方法是，取石榴一個劈破，炭火簇燒存性，取出排去火毒，研為細末。每次服一錢，另用酸石榴一瓣，水一小杯，煎湯調服。　**治久痢久瀉**《普濟方》：用陳久的酸石榴皮，焙乾研為末。每次服二錢，米湯送下。患病二三年或二三月，用百方不效者，服此方便痊癒，其療效不可輕視。若食榴損齒，可用石榴黑皮炙黃研末，棗肉拌和，做丸如梧子大。空腹服三丸，白開水送下，每日二次。　**治小兒風癇**《聖濟總錄》：用大生石榴一枚，割去頂剜空，放入全蠍五枚，用黃泥封固，煅燒存性，研為細末。每次服半錢，乳汁調下。也可用防風湯送下。

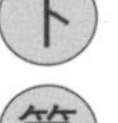
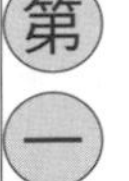
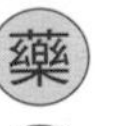

現代醫學研究簡介

【來源】 安石榴為石榴科植物石榴的果實，該植物的果皮、根皮及花均作藥用。

【化學成分】 根皮和莖皮含石榴皮鹼、異石榴皮鹼、甲基石榴皮鹼、甲基異石榴皮鹼、偽石榴皮鹼等生物鹼類。果皮含石榴皮素及鞣質、有機酸類和黏液質等。

【藥理作用】 1.驅蟲作用。2.抗菌作用。3.抗真菌作用。4.抗病毒作用。5.其他作用：雌性大鼠或豚鼠服果皮粉後可減少受孕率。家兔灌胃石榴根皮浸液可促進血液凝固。

橘（《神農本草經》上品）

【釋名】 李時珍說：橘從矞（音鷸），是諧聲。又說，五色為慶，二色為矞，矞是指外紅內黃，非煙非霧，鬱鬱紛紛之象。橘實外紅內黃，剖開香霧紛鬱，似乎有點矞的意思。橘字從矞，正是取此意。

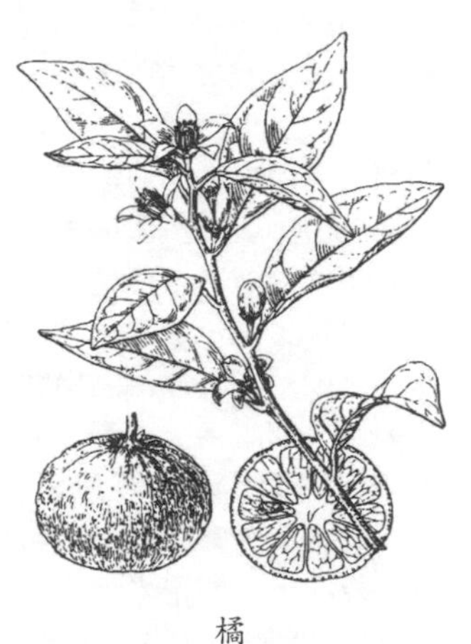

橘

【集解】 《名醫別錄》記載：橘柚生江南及山南山谷，十月採收。蘇敬說：柚的皮厚味甜，不像橘皮味辛苦。柚的果肉也像橘，有甜有酸，酸的叫胡柑。現在習慣認為橙是柚，這不對。郭璞說：柚像橙但果實味酸，比橘大。孔安國說：小的叫橘，大的叫柚，都是柑。李時珍說：關於橘、柚，蘇敬所說很有道理。蘇頌不知青橘即橘未黃的，卻認為是柚；是錯誤的。橘、柚、柑相似而不同。橘的果實小，瓣味微酸，皮薄而紅，味辛而苦。柑比橘大，瓣味甘，皮稍厚而黃，味辛而甘。柚大小都像橙，瓣味酸，皮最厚而黃，味甘而不太辛。如此區分，就不會錯。按《事類合璧》說，橘樹高一丈多，枝多生刺，葉子兩頭尖，綠色光面，寬一寸多，長二寸多。四月開小白花，很香。結的果實到冬天才黃熟，大的如杯，包中有瓣，瓣中有核。

橘實

【性味】 **甘、酸，溫；無毒。**

陶弘景說：食後多痰，恐怕不是益處。甯原告誡說：多食留戀胸膈而生痰，痰滯肺氣。吳瑞說：與螃蟹同食，使人患軟癰。

【主治】 陳藏器認為：**甘者潤肺，酸者聚痰。**《日華諸家本草》記載：**止消渴，開胃，除胸膈中氣。**

【發明】 李時珍說：橘皮下氣消痰，其肉則生痰聚飲，這是表裏不同的地方，大凡事物都是這樣。現在人們用蜜煎橘當果品吃，味很好，也可醬醃食用。

黃橘皮

【釋名】 《湯液本草》稱：紅皮。《食療本草》名：陳皮。

陶弘景說：橘皮治療氣滯，作用很強。以東橘為好，西江產的較差。存放陳久的為好。王好古說：橘皮以色紅日久的為佳，所以稱紅皮、陳皮。去白後的叫橘紅。

【修治】 雷斅說：凡入藥時不要用柚皮、皺子皮，這兩種皮用不得。凡炮製，須去白膜一層，銼細，用鯉魚皮裹一宿，到天明取出備用。皮紋細，色紅而薄，內多筋脈，味苦辛。柑皮紋粗色黃而厚，內多白膜，味辛甘。柚皮最厚而虛，紋更粗，色黃，內多膜無筋，味甘多辛少。僅以此鑒別，就不會出錯。橘皮性溫，柑、柚皮性冷，不可不知。現在社會上多以廣中產的橘皮為最好，江西的次之。然而也多夾雜柑皮。柑皮還可代用，而柚皮則懸殊很大，絕不能用。凡橘皮入藥，用於和中理胃時則留白，用於下氣消痰應去白，這種說法出自《聖濟總錄》。去白的，用白開水加鹽溶化後洗悶潤，刮去筋膜，曬乾備用；也有煮後焙乾的，隨方而用。

【性味】 **苦、辛，溫；無毒。**

【主治】 《神農本草經》記載：**可治胸中積熱逆氣，利水穀。久服去臭氣，下氣通神。**《名醫別錄》記載：**能下氣，止嘔咳，治氣沖胸**

中、吐逆霍亂，不能消化水穀，止瀉，除膀胱留熱停水、五淋，利小便，去條蟲。甄權說：**可清痰涎，治上氣咳嗽，開胃，主治氣痢，破癥瘕痃癖**。李時珍說：**治療嘔噦反胃嘈雜、時吐清水、痰痞痃瘧、大腸秘塞、婦人乳癰。當食料用，可解魚腥毒**。

【發明】 李時珍說：橘皮，苦能泄能燥，辛能散，溫能和。它治療各種疾病總是取其理氣燥濕的功效。同補藥則補，同瀉藥則瀉，同升藥則升，同降藥則降。脾是元氣之本，肺為攝氣之臟，所以橘皮是二經氣分藥，只是隨配伍不同而顯補瀉升降。張潔古說：陳皮、枳殼利氣而痰自消，大概正是此意。同杏仁治大腸氣秘，同桃仁治大腸血秘，均取其通滯之功。詳見杏仁條下。按方勺《泊宅編》說：橘皮寬膈降氣，消痰飲，有特殊的療效。別的藥以新鮮為貴，只有橘皮以陳久者為良，外舅莫強中做豐城縣令時患病，凡食後就胸滿不下，百方不效。偶然家中做橘紅湯，就喝了一點兒，覺得很相合，便連飲幾日。有一天忽覺胸中有物墜下，大驚目呆，自汗如雨。一會便覺腹痛，解下幾塊如鐵彈子的大便，臭不可聞。從此胸膈寬闊，疾病痊癒。大概是脾之冷積所致疾病。配方：用橘皮去瓤一斤，甘草、鹽花各四兩，水五碗，慢火煮乾，焙乾研末，白開水沖服。這叫二賢散，治一切痰積氣滯有特效。李時珍指出：二賢散，朱丹溪加減變為潤下丸，用治痰氣有效。只適合氣實的人服用，氣虛的不宜服用。

【附方】 **治濕痰，因火泛上而停滯胸膈，咳唾稠黏**朱丹溪方用潤下丸：陳橘皮半斤，入沙鍋內，加鹽五錢，化水淹沒陳皮，煮乾研末；另用粉甘草二兩，去皮蜜炙研末，取淨末蒸餅或做成藥丸，如梧桐子大。每次服一百丸，白開水送下。 **治脾氣不和，冷氣客於中焦，壅遏不通，而為脹滿**《是齋指迷》方用寬中丸：橘皮四兩、白朮二兩，共研為末，加酒，做成藥丸如梧子大。每次飯前用木香湯送服三十丸。一日三次。 **治男女傷寒及一切雜病嘔噦，手足逆冷**張仲景方：用橘皮湯，橘皮四兩，生薑一兩，加水二升，煎取一升，徐徐飲服。 **治嘈雜吐水**《怪證奇方》：用真橘皮去白，研為細末，五更時取五分藥末放於手心中舐服，即睡，三天必效。橘皮不真則不驗。 **治霍亂吐瀉**《百一選方》：不論男女，只要有一點胃氣存在，服後可使胃氣再生。方用廣陳皮（去白）五錢，真藿香五錢，加水二盞，煎成一盞，時時溫服。 **治諸氣呃噫**《孫尚藥方》：用橘皮二兩去瓤，加水一升，煎至五合，一次服完。或加枳殼，效果更佳。 **治痰膈氣脹**《楊氏簡便方》：取陳皮三錢，水煎熱服。 **治突然失聲**《肘後方》：取橘皮半兩，水煎，徐徐小口飲服。 **食魚蟹而致中毒**：也可用橘皮去白，煎湯飲服。 **治經年氣嗽**寇宗奭《本草衍義》：用橘皮、神麴、生薑各等份，焙乾研末，混合蒸餅或做成藥丸如梧子大。每次服三五十丸，飯後、臨睡時各服一次。有人久嗽，服用此方後，不但咳嗽痊癒，連原先的膀胱氣化不利也治好了。 **治風痰麻木**《摘玄方》：凡手及十指麻木、癧風麻木，均是濕痰死血所致。用橘紅一斤，逆流水五碗，煮爛去渣，再煮至一碗，一次頓服，取吐，這是吐痰聖藥。若不吐，加瓜蒂末。 **治脾寒諸瘧，不論老少孕婦**《適用方》：只需服用二劑便可止。用真橘皮去白，切細，取生薑自然汁浸泡一夜，取出放銀器中煎煮，焙乾研末。每次三錢，用隔年青州棗十個，加水一盞，煎至半盞，發病前服用，同時吃棗。 **治小兒疳瘦**《小兒藥證直訣》：長期服用，可消食和氣，助長肌肉。用陳橘皮一兩，黃連（以米泔水浸一日）一兩半，研末，加麝香三分，用豬膽盛藥，以漿水煮熟後取出，與粟米飯混和，做成藥丸如綠豆大。每次服一二十丸，用米湯送下。

現代醫學研究簡介

【來源】 橘為芸香科植物福橘和朱橘等多種橘類的成熟果實。該類植物的成熟果皮及未成熟果皮（青皮）、筋膜、果核及葉均入藥用。

【化學成分】 果皮主要含橙皮甙、川皮酮、揮發油等。揮發油主要成分為右旋檸檬烯，另外尚含異丙烯基甲苯、δ-欖香烯、α-咕 玗 烯、α-及β-葎草烯、β-倍半水芹烯等。果核含脂肪油、蛋白質及黃柏內酯和閘米林。

【藥理作用】 1.對心血管系統的作用：鮮橘皮煎劑有調節心臟功能的作用。2.平喘作用。3.對

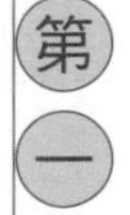

平滑肌作用：橘皮煎劑對家兔及小白鼠離體腸管有抑制作用，對麻醉兔、犬在位胃、腸及離體子宮運動也有抑制作用，對麻醉兔在位子宮則呈現強直性收縮，其作用與腎上腺素相似。4.抗炎作用。

【臨床應用】 1.抗休克作用。2.治療室上性心動過速。3.治療凍瘡。4.治療急性乳腺炎。

柑（《開寶本草》）

【釋名】 又名：**木奴**。

馬志說：柑未經霜時，猶酸，霜後十分甜，所以叫柑子。李時珍說：漢代李衡種柑子於武陵洲上，稱它為木奴。

【集解】 李時珍說：柑是生長在南方的水果，閩、廣、溫、台、蘇、撫、荊州最多。四川雖有，但不多。柑樹與橘樹差不多，只是樹上刺很少。柑皮比橘皮顏色黃，而且稍厚些，肌理稍粗但味不苦。橘可長久貯藏而柑易腐爛。柑樹比橘樹更怕冰雪寒冷，這是柑與橘不相同的地方。柑、橘皮現在的人多混用。不能不詳細辨認，韓彥直《橘譜》說：乳柑出產於溫州等地，因它的味似乳酪，所以這樣稱呼它。當地人認為是真柑，好像其他種柑都是假的一樣。這種柑樹枝葉紛張，葉纖長，花芳香，果實圓，顏色如潤蠟，最大的有六七寸，皮薄而味美，筋脈不黏瓣，入口無渣，一顆只有二三粒子，也有無核的，是柑中之佳品。海紅柑，樹短而粗，直徑有一尺多，果實皮厚，色紅，可以貯藏。現在的獅頭柑是這一類。洞庭柑，產於洞庭山，皮細味美，成熟得最早。甜柑，比洞庭柑略大，每顆必是八瓣，不到霜降就成熟了。木柑與洞庭柑相似，皮粗瓣大而汁少，這是稱之為木柑的原因。朱柑，比洞庭柑大，色澤嫣紅，味酸，人們不看重它。饅頭柑，靠近蒂的地方長出來一塊，像饅頭尖樣，味道甜美。

【性味】 **甘，大寒；無毒。**

【主治】 《開寶本草》：**利腸胃中熱毒，解丹石毒，止暴渴，利小便。**

柑皮

【性味】 **辛、甘，寒；無毒。**

【主治】 陳藏器說：**下氣調中。治產後浮腫，研末酒服。**《日華諸家本草》說：**解酒毒及酒渴，去白，焙研末，點湯入鹽飲能治。**《開寶本草》說：**山柑皮治咽喉痛有效。**李時珍說：**傷寒飲食勞復者，濃煎服汁可治。**

現代醫學研究簡介

【來源】 柑為芸香科植物茶枝柑、甌柑等多種柑類的成熟果實。

【化學成分】 柑樹果實含橙皮甙、川陳皮素和揮發油。根中含豆甾醇、β-穀甾醇和花椒樹皮素甲。柑葉中含維生素C 187%。

【臨床應用】 治療肝腫大。

橙（《開寶本草》）

【釋名】 又名：**金球，鵠殼。**

李時珍說：按陸佃《埤雅》所說，橙屬柚一類，可登而成立，故從登，是諧聲字。

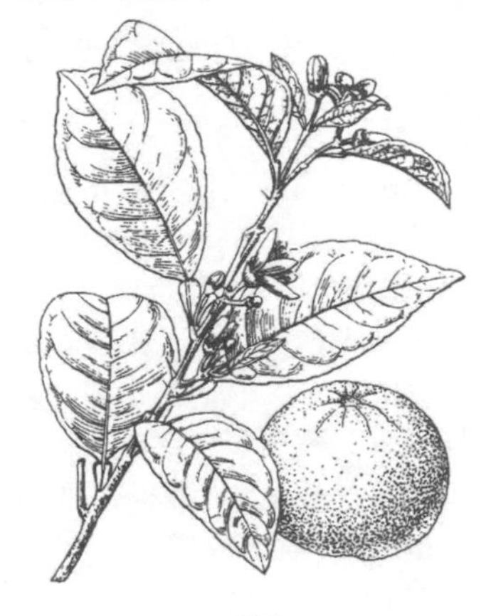

甜橙

【集解】 馬志說：橙樹似橘樹而葉大，其果實圓形大於橘子而更香，皮稍厚，有皺褶，八月果實成熟。李時珍說：橙子產於南方，其果實像柚子而更香美，葉子有兩道刻痕，斷裂如似兩段。也有一種橙葉氣味較臭。柚子是柑類中比較大的那一種，如果較早成熟發黃，則很難貯存。橙子是橘類中比較大的那一種，成熟得較晚可以保存很長時間。橙、柚都有大小兩種。根據《事類合璧》所說，橙樹枝幹高大，葉子不太像橘葉，也有刺。其果實大的有碗那麼大，很像朱欒，經霜早熟，色黃皮厚、香氣濃郁。果實的皮可以用來薰衣，可以榨取其香鮮氣味，可作為肉醬的作料，也可以做成醬汁，用蜜煎漬或用糖製做成橙丁果脯，還可以用蜜製做成橙膏，聞著香，吃著甜美，實在是果中之佳品。寇宗奭說：橙皮現在僅用來做果脯之類用，或調製羹湯待客，未見入藥用。酒醉未解的人，吃了以後可以醒酒。

【性味】 **酸、寒；無毒。**

【主治】 《開寶本草》載：**洗去酸汁，切碎與鹽、蜜，煎製醃貯食用。可止噁心，去胃中浮風惡氣。**陳士良說：**可行風氣，治癭氣，發瘰癧，解魚、蟹毒。**

橙皮

【性味】 苦、辛，溫；無毒。

【主治】 《開寶本草》載：**做醬、醋香美，可散腸胃惡氣，消食下氣，去胃中浮風氣。**孟詵說：**用鹽醃貯食用。可止噁心，解醉酒。**李時珍說：**用糖漬醃做橙丁，味甘美，可消痰下氣，利膈寬中，解酒。**

現代醫學研究簡介

【來源】 橙子為芸香科植物香橙的果實。我國蘇、浙、皖以及贛、兩湖、川、貴、黔等地均有栽培，本植物的果皮、果核，亦可供藥用。

【化學成分】 橙實含橙皮甙、檸檬酸、蘋果酸、琥珀酸、糖類、果膠和維生素等。尚含揮發油0.1%～0.3%，其主要成分為牻牛兒醛、檸檬烯等。橙皮含橙皮甙、揮發油、果膠、胡蘿蔔素等。種子含脂肪油、蛋白質以及苦味成分黃柏內酯和鬧米林等。

枸櫞（《圖經本草》）

【釋名】 又名：**香櫞、佛手柑。**

李時珍說：名義不詳。佛手因外形相似。

【集解】 陳藏器說：枸櫞（音矩員）生長在嶺南，屬於柑、橘那一類。其葉大，果實也大，味辛酸。蘇頌說：今閩廣、江南都有。當地人稱為香櫞子，形狀長如小瓜，皮像橙而光澤可愛，肉很厚，白如蘿蔔而鬆軟。芳香無比，放在衣櫃中，數日香味不去。寄贈到北方是很珍貴的東西。李時珍說：枸櫞產於閩廣一帶，樹似朱欒而葉尖長。枝間有刺，靠近水邊種植。其果實形狀像人手，有指，俗稱佛手柑，有長至一尺四五寸的。皮像橙柚一樣厚，有皺褶但很光澤。顏色像瓜，生時綠，熟後黃，其核小，味道不佳但清香襲人。南方人或做果脯，或在瓜上鏤刻花鳥，放在几案上供玩賞。《異物志》說：浸汁浣洗粗布衣，比酸漿還好用。

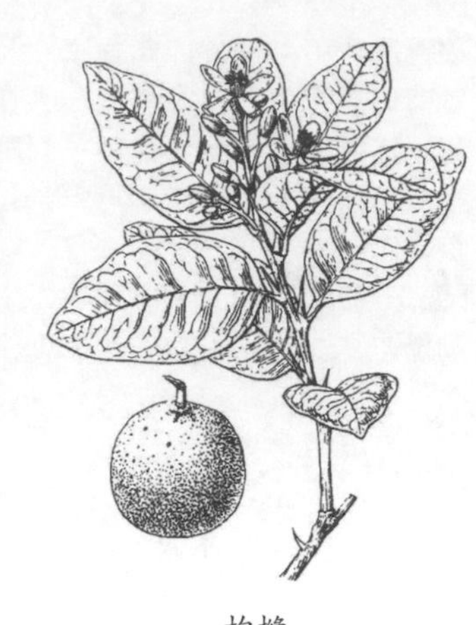

枸櫞

皮瓤

【性味】 **辛，酸；無毒。**

【主治】 陳藏器說：**下氣、除心頭痰水。**李時珍說：**煮酒飲，治痰氣咳嗽；煎湯，治心下氣痛。**

現代醫學研究簡介

【來源】 枸櫞為芸香科植物枸櫞或香圓的成熟果實。另外，枸櫞的根、葉及香圓的種子（香圓子）等均可入藥。

【化學成分】 枸櫞成熟果實含橙皮甙、檸檬酸、蘋果酸、果膠、鞣質、維生素C等。果皮含油較高，主要成分為d-檸檬酸、檸檬醛、水芹烯和檸檬素油。葉子含琥珀酸和延胡素酸、異虎耳苗素、佛手柑內酯等。

枇杷（《名醫別錄》中品）

【釋名】 寇宗奭說：它的葉子外形像琵琶，所以名枇杷。

【集解】 蘇頌說：枇杷以前不著產地，現在襄、漢、吳、蜀、閩、嶺、江西南、湖南北均有種植。樹高一丈多，肥枝，長葉，大如驢耳，葉背有黃色，陰密婆娑可愛，葉片四季不凋落。盛冬時開白花，到三四月間結果，生時大小如彈丸，熟時顏色如黃杏，枇杷皮上有小

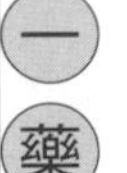

絨毛，皮、肉都很薄，核大如茅栗，黃褐色，四月採葉、曬乾用。李時珍說，按郭義恭《廣志》記載，枇杷容易種植，葉子像栗，冬天開花，春天結實。它的果實簇結成串，有毛，四月成熟，大的如雞子，小的如龍眼，白色的為上品，黃色的稍次。無核的叫焦子，產於廣州。

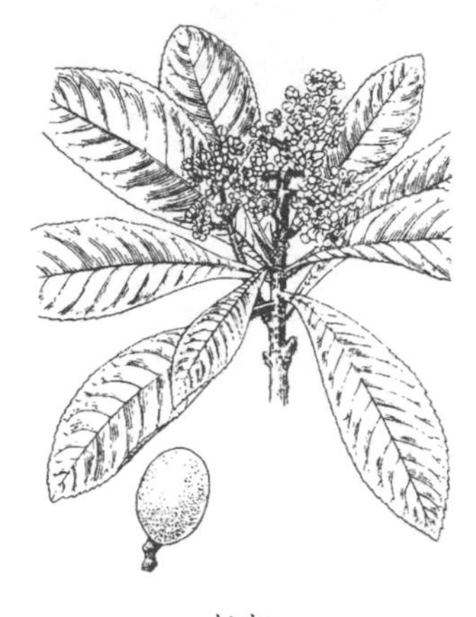

枇杷

枇杷實

【性味】 **甘、酸，平；無毒。**

馬志認為：性寒。孟詵說：性溫。多食誘發痰熱，傷脾。與炙肉及熱麵同食，令人患熱毒黃病。

【主治】 《日華諸家本草》記載：**功能止渴下氣，利肺氣，止吐逆，主清上焦熱，潤五臟。**

枇杷葉

【性味】 **苦，平；無毒。**

甄權認為：甘、微辛。陶弘景說：煮汁飲服，則性稍冷。

【主治】 《名醫別錄》記載：**治突然呃逆或乾嘔不止，下氣，煮汁飲服**。陶弘景說：**若無時間煎煮，僅嚼汁嚥下，也可治癒**。《日華諸家本草》記載：**治嘔噦不止，婦人產後口乾**。孟詵說：煮汁飲用，**可治渴疾、肺氣熱嗽，及肺風瘡、胸面上瘡**。李時珍認為：**可和胃降氣，清熱解暑毒，療腳氣。**

現代醫學研究簡介

【來源】 枇杷為薔薇科植物枇杷的果實。其葉、花、根、皮均可入藥。

【化學成分】 果實含多種糖類，果肉含脂肪、糖、蛋白質、纖維素、果膠、鞣質和多種維生素等。另外尚含隱黃素、β-胡蘿蔔素等。葉含揮發油，主要成分為橙花叔醇、金合歡醇、山梨糖醇、牻牛兒醇等。

【臨床應用】 1.治療慢性氣管炎。2.治療感冒咳嗽。3.治療急性支氣管炎。4.治療百日咳。5.治療痤瘡。6.治療子宮出血。

銀杏（《日用本草》）

【釋名】 《日用本草》稱：**白果**。也叫：**鴨腳子**。

李時珍說：白果原生長在江南，葉子像鴨掌，所以又叫鴨腳。宋朝初年開始作為貢品進送，改名叫銀杏，因它外形像小杏而核是白色的。現在稱白果。梅堯臣詩「鴨腳類綠李，其名因葉高」。歐陽修詩「絳囊初入貢，銀杏貴中州」都是寫的銀杏。

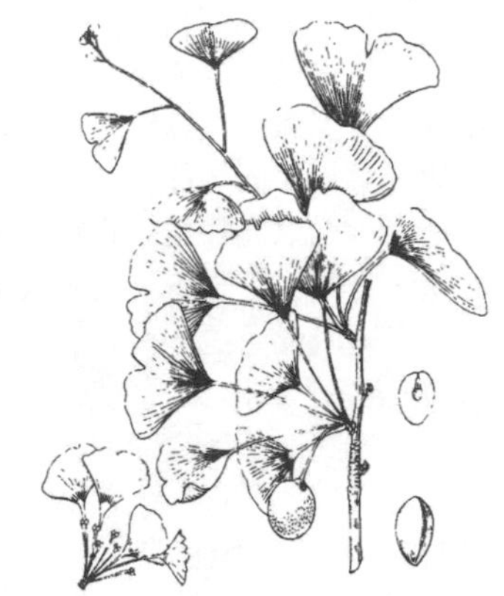

銀杏

【集解】 李時珍說：銀杏生長在江南，宣城的為最好。樹高二三丈，葉薄有縱行紋理，很像鴨掌形，有裂缺，葉面綠色，背面色淡。二月份開花成簇，青白色，夜晚二更時開花，隨即凋落，少有人看見。一個樹枝能結果數百顆，形狀像楝子，經霜後才熟爛，去掉外面的皮肉，取裏面的果核。它的核兩頭尖，三稜的是雄性，二稜的是雌性。它的果仁嫩時為綠色，日久變黃。須雌雄樹一起種下，兩樹相望，才能結果，或者雌樹臨水種下也可；或者在雌樹上挖一洞，放進一塊雄木，用泥封固，也能結果。陰陽互相感應，非常奇妙。此樹壽命很長，木紋白而細膩。術家用它刻符印，說能用來召引鬼神。文選《吳都賦》注解說：平仲果，其實如銀。不知是不是指銀杏。

銀杏核仁

【性味】 **甘、苦、澀，平；無毒。**

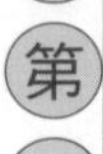

李時珍說：熟食，味微苦、微甘，性溫有小毒。多食使人腹脹。吳瑞說：多食阻滯氣機、動風。小兒多食易致昏睡、驚厥，引發疳疾。同鰻鱺魚食，患軟風。

【主治】 李鵬飛說：**生食引疳解酒，熟食對人有益**。李時珍說：**熟食溫肺益氣，定喘嗽，縮小便，止白濁。生食降痰濁，消毒殺蟲。咬碎取漿塗鼻面手足，能祛酒渣鼻赤、面部鼾黑、手足皴裂及疥癬、陰虱**。

【發明】 李時珍說：銀杏在宋朝初年開始出名，但修訂本草書籍的人沒有收錄。近代方藥中時有用它的。它氣薄味重，性澀能收斂，色白屬金。因此能入肺經，益肺氣，定喘嗽，縮小便。生品搗碎後能洗滌油膩，那麼它祛痰濁的功用，可以此類推。它晚上開花，人們少有看見，因為它是陰毒之物，故又能殺蟲消毒。但食多則收澀太過，使人氣壅腹脹昏沉。所以《物類相感志》說銀杏能醉人。《三元延壽書》說白果吃到一千個者能死人。又說過去有一些饑餓的人，拿白果當飯吃飽，第二天都死了。

【附方】 **治寒嗽痰喘**《秘韞方》：取白果七個，煨熟，用熟艾做七個藥丸，每丸放一個白果，紙包後再煨熟，然後去艾食白果。 **治哮喘痰嗽**《攝生方》用鴨掌散：銀杏五個，麻黃二錢半，甘草炙二錢，水一盅半，煎取八分，睡時飲服。又金陵一藥鋪治哮喘，用白果定喘湯，服後沒有不見效的，該鋪以此方起家。方藥組成：用白果二十一個炒黃，麻黃三錢，蘇子二錢，款冬花、法製半夏、桑白皮蜜炙各二錢，杏仁去皮尖、黃芩微炒各一錢半，甘草一錢，水三盅，煎取二盅，分二次服，不用薑。 **治咳嗽失聲**《余居士方》：用白果仁四兩，白茯苓、桑白皮二兩，烏豆半升炒，蜜半斤，煮熟曬乾研為末，用半碗乳汁拌濕，蒸九次，曬九次，做成藥丸如綠豆大，每次三五十丸，白開水送服，神效。 **治小便頻數**：用白果十四枚，七個生品，七個煨熟，同食，取效為止。 **治小便白濁**：生白果仁十枚，搗汁飲服，每日服一次，取效為止。 **治赤白帶下，下元虛損者**《集簡方》：用白果、蓮肉、江米各五錢，胡椒一錢半，研成細末。用烏骨雞一隻，去掉內臟，裝入藥，將雞放瓦罐內煮爛，空腹服食。 **治腸風下血**：將銀杏煨熟，出火氣後用米湯送服。

現代醫學研究簡介

【來源】 銀杏為銀杏科植物銀杏的種子（白果）。本植物的根或根皮、樹皮及葉亦均入藥。

【化學成分】 種子含少量氰甙、赤黴素，外種皮含有毒成分白果酸、氫化白果酸、氫化亞白果酸、白果酚和白果醇。銀杏葉有效成分為黃酮類化合物，主要有銀杏黃素、異銀杏黃素、白果黃素、異鼠李黃素、山柰黃素、槲皮黃素等。

【藥理作用】 1.擴張血管作用。2.降血脂作用。3.解痙作用。4.抗菌作用。

【臨床應用】 1.治療高膽固醇血症。2.治療冠心病。3.治療慢性支氣管炎。4.治療肺結核。5.治療神經性頭痛。6.治療美尼爾綜合癥。7.治療崩漏。8.治療帶下。9.治療癲癇。10.治療尿道結石。11.治療酒刺。

胡桃（《開寶本草》）

【釋名】 《名物志》稱：**羌桃**。又名：**核桃**。

蘇頌說：此果原本出產於羌胡。漢代張騫出使西域時才獲得此樹種，返回後種在中原，後漸漸傳到東面，所以叫羌桃。李時珍說：此果外有青皮肉包裹，它外形像桃，胡桃是指其果核。羌音呼核如胡，其名或許是由此而來。有人叫核桃。古印度經書中叫播羅師。

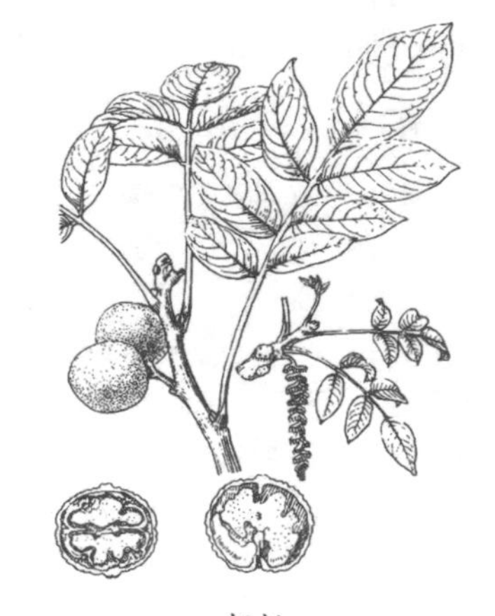
胡桃

【集解】 蘇頌說：胡桃出產於北方。現在陝西、洛陽一帶很多。樹大枝葉繁密能遮陰。果實內有房，秋冬季成熟後採收。出產於陳倉的皮薄多肉。出產於陰平的核大皮脆，用力一捏就碎。汴州雖有但果實不好。長江一帶某些地

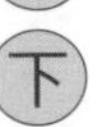
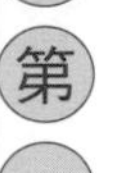
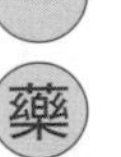
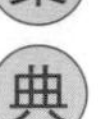

方也有，南方不產。李時珍說：胡桃樹高一丈多。初春出葉，長四五寸，略像大青葉，兩兩相對，氣味難聞。三月份開花，像栗花，花穗蒼黃色。果實到秋天像青桃，成熟後漚爛皮肉，取出裏面的果核。人們多用櫸柳盛裝。按劉恂《嶺表錄異》說，南方有山胡桃，底平像檳榔，皮厚而堅硬，外面的肉多而裏面的核小。它的殼很厚，用錘擊才能破。可見南方也有，但品種不好。

油胡桃

【性味】 **辛，熱；有毒。**

【主治】 李時珍說：**能殺蟲攻毒，治癰腫、麻風滅病、疥癬、楊梅瘡、白禿等多種瘡瘍，並可潤鬚養髮。**

【附方】 **消腎溢精**《普濟方》用胡桃丸：腎病，因房事不節，及服食丹藥，或失志傷腎，導致水弱火強、口舌乾、精自溢出，或小便赤黃、大便燥結，或小便多而不渴。用胡桃肉、白茯苓各四兩，附子一枚去皮切片，薑汁、蛤粉同焙乾研為末，製成蜜丸如梧子大。每次服三十丸，米湯送服。 **治老人喘嗽，氣促，不能平臥**：用胡桃肉去皮、杏仁去皮尖、生薑各一兩，研成膏狀，加入煉蜜少許和勻，製成藥丸如彈子大，每次睡前嚼服一丸，薑湯送服。對老人喘嗽者，服此方立刻平定。 **治療疔瘡惡腫**：可取胡桃一個，平行捶破，取仁嚼爛，再放入殼內，蓋在瘡上，頻頻更換，很有療效。 **治聤耳出水**：可將胡桃仁煅燒研末，用狗膽汁調和，做成挺子，用棉包裹塞入耳中。若傷耳成瘡，則將胡桃搗爛，取油滴入耳中。 **治小便頻數**：取胡桃煨熱，睡前嚼碎，溫酒送服。 **治石淋疼痛，小便中有石子**《海上方》：用胡桃肉一升、細米煮粥一升，混和頓服，即可痊癒。 **治風寒無汗，發熱頭痛**《談野翁方》：用核桃肉、葱白、細茶、生薑各等份，搗爛，加水一盅，煎取七分，趁熱飲服，蓋被取汗。 **治產後氣喘**：用胡桃肉、人參各二錢，水一盞，煎取七分，頓服。 **治久嗽不止**蕭大尹方：用核桃仁五十個煮熟去皮，人參五兩，杏仁三百五十個麩炒，熱水浸去皮，研勻，加入煉蜜，做成藥丸如梧子大。每次空腹細細嚼碎一丸，人參湯送下。睡前再服一丸。

現代醫學研究簡介

【來源】 胡桃為胡桃科植物胡桃的果實。該植物的嫩枝、根、葉、樹皮及果實的核仁、內果皮和殼均入藥用。

【化學成分】 果仁主要含脂肪油，其成分為亞油酸甘油酯。混有少量亞麻酸及油酸甘油酯。又含蛋白質15.4%，碳水化物10%，鈣0.119%，磷0.362%，鐵0.035%，胡蘿蔔素0.17%，核黃素0.11%。成熟果實含纖維素。未成熟果實含瓜氨酸、胡桃葉醌及維生素C。

【藥理作用】 給犬餵食含胡桃油的混合脂肪飲食，可使其體重增長很快，並能使血清白蛋白增加，而血膽甾醇水準之升高則較慢，它可能影響膽甾醇的體內合成及其氧化、排泄。葉的水提物對炭疽桿菌、白喉桿菌有強大的殺滅作用，對霍亂弧菌、枯草桿菌、肺炎球菌、鏈球菌、金黃色葡萄球菌以及大腸桿菌、傷寒桿菌、痢疾桿菌有微弱的殺菌作用。

【臨床應用】 1.治療白血球減少症。2.治療皮炎、濕疹。3.治療黃水瘡。4.治療尿路結石。5.治療象皮腫。6.治療痔瘡。7.治療牛皮癬、魚鱗癬。

三、夷果類

荔枝（《開寶本草》）

【釋名】 《本草綱目》稱：**離枝**。又名：**丹荔**。

蘇頌說：按朱應《扶南記》言，此樹結果時，枝衰弱，但枝蒂牢實，荔枝不能隨意摘取，必須用刀斧割取其枝，所以名離枝。李時珍說：司馬相如的《上林賦》稱離支，按白居易所言，若割下樹的枝條，一天色變，三天味變。那麼離支一名，也可能取此含義。

【集解】 蘇頌說：荔枝生長在嶺南和巴中。現在福建的泉州、福州、漳州、興化，四川的嘉州、蜀州、渝州、涪州，及廣東、廣西各地均有。其品種以福建所產為第一，四川的次之，嶺南的最差，其樹高二三丈，樹圍從一尺到兩手合抱，類似桂樹、冬青樹之類。綠葉繁茂，四季榮盛不凋謝，此樹木質十分堅韌，當地人用其根作阮咸（形似月琴的一種樂器）的架弦格子和彈棋的棋盤。其花色青白，形狀好像帽子上下垂的裝飾帶。其種子大多成雙連結成果實，狀如初生的松子，外殼有皺紋像綾羅，開始色青，漸漸變紅。果肉色白如脂如玉。味甜而多汁。夏天快到農曆五月之時，其果實統統變成紅色，即可食用。大樹可摘果實百斛。五六月完全成熟時，那些地方的人都聚會在荔枝樹下，觀賞它，隨意品嘗，即使吃得多也不會有損身體，稍微過量，喝蜂蜜水即可緩解。荔枝從漢代開始記載，最初只在嶺南生長，後來四川也出產。

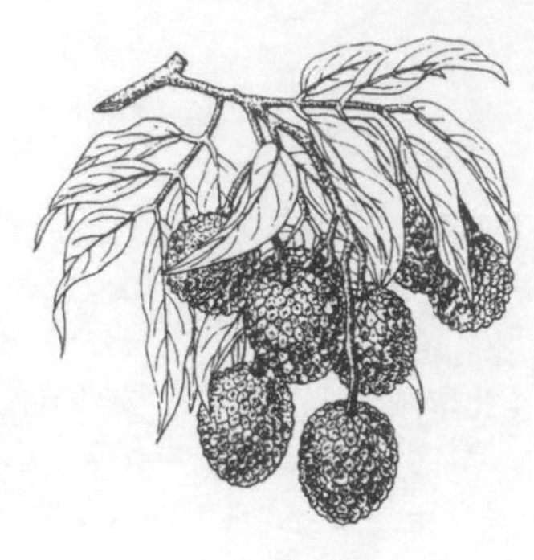
荔枝

現代醫學研究簡介

一、荔枝

【來源】 荔枝為無患子科植物荔枝的果實。

【化學成分】 果肉含葡萄糖66%、蔗糖5%、蛋白質1.5%、脂肪1.4%、維生素C、維生素A、維生素B、葉酸、檸檬酸、蘋果酸及多量游離的精氨酸和色氨酸，還有粗纖維、灰分、磷、鐵等。荔枝殼含多酚氧化酶。

【藥理作用】 因含豐富的維生素、蛋白質等，故可作保健藥物和食品。

二、荔枝核

【來源】 荔枝核為無患子科植物荔枝的乾燥成熟種子。

【化學成分】 含皂甙1.12%、鞣質3.43%。又含α-（亞甲環丙基）甘氨酸。荔枝核揮發油的成分為：萑草烯、α-薑黃烯、別香橙烯、3-羥基丁酮、丁二醇、玷玘烯、順式丁香烯、δ-畢澄茄烯、二氫白曹考烯、喇叭茶醇、愈創木薁、棕櫚酸。

龍眼（《神農本草經》中品）

【釋名】 《吳普本草》謂：**龍目**。《神農本草經》稱：**益智**。《天寶本草》叫：**亞荔枝**。《南方草木狀》稱：**荔枝奴**、**驪珠**、**燕卵**、**蜜脾**、**鮫淚**、**川彈子**。俗名：**賀眼**。

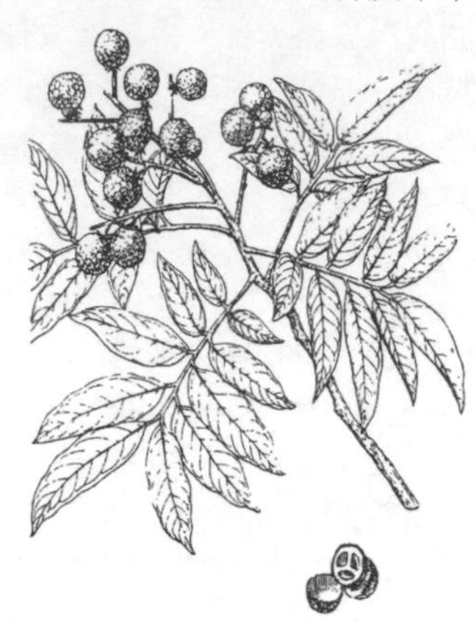
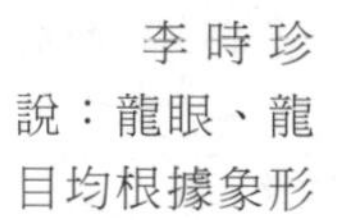
龍眼

李時珍說：龍眼、龍目均根據象形而命名。《吳普本草》稱之為龍目，又叫比目。曹憲《博雅》稱益智。陶弘景說：廣州有龍眼，不是益智，恐為當地人所稱的龍眼之別名。馬志解釋說：甘味歸脾，能益人心智，故名益智，不是現今所說的益智仁。蘇頌說：荔枝才過，龍眼就熟，所以南方人視其為荔枝奴。又名木彈。曬乾後可寄往遠方，北方人把它作為珍貴的果品，稱之為亞荔枝。

【集解】 《名醫別錄》說：龍眼出產於南海山谷。一名益智，大的龍眼類似檳榔。蘇敬說：龍眼樹像荔枝樹，葉子像林檎，花為白花，結子如檳榔，有鱗甲，大的似雀蛋。蘇頌說：現在福建、廣州、四川所出荔枝之地處處均有。嵇含《南方草木狀》言：龍眼樹高一二丈，似荔枝但枝葉微小，寒冬而不凋零。春末夏初開小白花。七月果實成熟，外殼青黃色，紋理似鱗甲。圓形，如彈子大，核像木梡子，但不堅硬，肉比荔枝薄，色白而有漿，甘甜如蜜。果實極多，每個枝頭結二三十顆，作穗像葡萄。漢代南海人常以此作進貢之品，使百姓深受其害，臨武長唐羌為此上書反映當時景況。和帝被他的話語所感動，下詔停止這種進貢。李時珍說：龍眼很圓，《名醫別錄》、蘇敬把它比作檳榔，極不符合。此木性畏寒，白露後才可採摘，日曬火焙令其乾燥，成朵乾燥的稱龍眼

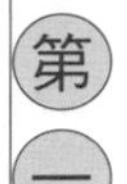
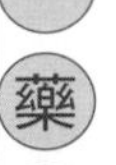

錦。按范成大《桂海志》所說，有種山龍眼，出產於廣東，色青，肉質像龍眼，夏天果實成熟後可以吃，這是否是龍眼的野生品種呢？

龍眼實

【性味】 **甘，平；無毒。**

蘇敬認為：甘、酸，溫。李鵬飛說：生龍眼實用開水浸後食用，不動脾氣。

【主治】 《神農本草經》記載：**治五臟邪氣，安心志，療厭食，除蟲毒，驅除多種寄生蟲，久服強魂聰明，輕身不老，通神明**。李時珍說：**可開胃益脾，補虛損，增智力**。

【發明】 李時珍說：食品以荔枝為珍貴，而補益則以龍眼為佳品。大概是荔枝性熱而龍眼性平和的緣故。嚴用和《濟生方》中治思慮勞傷心脾有歸脾湯，就是取甘味歸脾、補益增智之意。

現代醫學研究簡介

一、龍眼肉

【來源】 龍眼肉為無患子科植物龍眼的假種皮。

【化學成分】 果肉（乾）含水分0.85%、可溶性部分79.77%、不溶性物質19.39、灰分3.36%。可溶性物質中有葡萄糖24.91%、蔗糖0.22%、酸類（以酒石酸計）1.26%、含氮物（其中腺嘌呤和膽鹼）6.309%、蛋白質5.6%、脂肪0.5%等。還含鉀、鈉、鎂、鈣、磷、鐵等微量元素及核黃素、尼克酸、抗壞血酸。

【藥理作用】 1.抗癌作用。2.降脂護心作用。3.抗衰老作用。4.促生長發育作用。5.非特異性免疫增強作用。6.抑菌作用。7.補血及鎮靜作用。

二、龍眼葉

【來源】 本品為無患子科植物龍眼的葉或嫩芽。

【化學成分】 含穀甾醇、豆甾醇、豆甾醇葡萄糖甙、表無羈萜醇、16-卅-烷醇、槲皮素、槲皮甙。

三、龍眼核

【來源】 本品為無患子科植物龍眼的種子。

【化學成分】 龍眼核含肥皂草素和脂肪。

【臨床應用】 1.治療腹瀉。2.治療帶下。

橄欖（《開寶本草》）

【釋名】 《梅聖俞集》稱：**青果**。《記事珠》謂：**忠果**。《農書》叫：**諫果**。

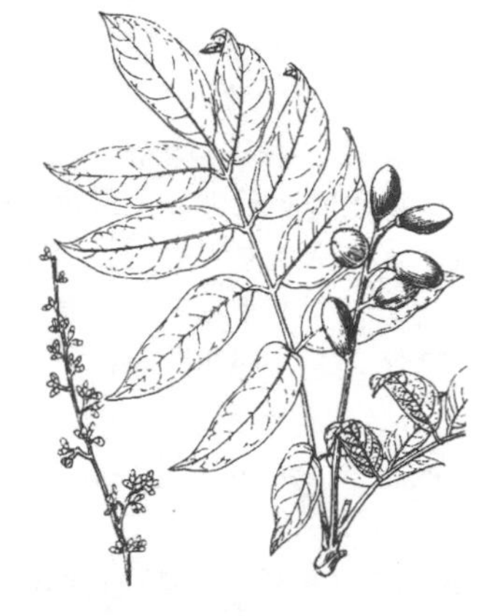
橄欖

李時珍說：橄欖名義尚不清楚。此果雖然成熟，但仍為青色，故俗稱青果。其中也有色黃的，但不能食用，為病態之物。王禎《農書》言：其味苦澀，久之才能品味出甜味。王元之詩中將其比喻為忠言逆耳，世上動亂時才想到它，故有人稱之為諫果。

【集解】 馬志說：橄欖果出產於嶺南。樹木似木槵子高，樹枝端直可愛，結子形如生訶子，無稜瓣，八九月採收。又有一種波斯橄欖，出產於邕州。顏色類似於橄欖，但核為兩瓣，蜜漬後食用。孟詵說：此樹高大數圍。果實長一寸左右，先向下生長，後漸漸向上面高層生長。熟時生食味酸，蜜漬後極甜。李時珍說：橄欖樹高，將熟時用木釘釘之，或納鹽少許於樹皮內，其果實一夜之間自落，此也是事物的微妙之處。橄欖果生食最好。蜜漬、鹽藏可將其運往遠方。其木脂狀如黑膠，當地人取此脂，加工成欖香，氣味清烈。加牛皮膠後，則品質不好。又有綠欖、色綠。烏欖，色青黑，肉爛而甜。取橄欖肉捶碎後乾放，其中自然生霜，狀如白鹽，謂之欖醬。青欖核內仁較乾小，只有烏欖仁最肥大，有紋理層層疊疊如海螵蛸狀，味甜美，謂之欖仁。又有一種方形欖，出產於廣西兩江少數民族地區，形似橄欖而有三角或四角，是波斯橄欖之類。

橄欖實

【性味】 **酸、甘，溫；無毒。**

寇宗奭說：味澀，許久才覺有甜味。朱震亨言：其味澀而甘，醉飽後宜食用。但其性熱，多食能導致上部氣壅。李時珍說：橄欖鹽過則不苦澀，與栗子同食更香。《延壽書》記載：凡食橄欖必去兩頭，因其性熱。過白露節後摘食，或許不患熱症。

【主治】　《開寶本草》記載：**生食、煮飲均可消除酒毒，解除河豚毒**。寇宗奭說：**嚼汁嚥下，治魚鯁**。蘇頌謂：**生食，煮汁可解除各種毒**。《日華諸家本草》言：**開胃下氣，止瀉**。李時珍說：**生津液，止煩渴，治咽喉疼痛。咀嚼嚥汁，能解一切魚、鱉之毒**。

現代醫學研究簡介

【來源】　橄欖為橄欖科植物橄欖的果實，本植物的果核、種仁均入藥。

【化學成分】　果實含蛋白質1.2%，脂肪1.09%，碳水化合物12%，鈣0.204%，磷0.046%，鐵0.0014%，抗壞血酸0.02%。種子含揮發油7%～8%、香樹脂醇。橄欖葉含裂環烯醚萜。

【藥理作用】　對單核吞噬細胞系統的影響：從橄欖的成熟果實中提取的橄欖油對小鼠單核吞噬細胞的游離、活化以及吞噬功能都具有抑制作用，對單核巨噬細胞的微絨毛有明顯的抑制作用，對線粒體、溶酶體等細胞器也有一定抑制作用，故可用於燒傷、燙傷及植皮過程中，可減少以單核細胞浸潤為主的移植排斥反應，有促進肉芽組織生長、加速創面癒合的功能。

【臨床應用】　1.治療癲癇。2.治療細菌性痢疾。

榧實（《名醫別錄》下品）

【釋名】　《神農本草經》稱：**柀**（音彼）**子**。《日用本草》謂：**赤果、玉榧**。又名：**玉山果**。

李時珍說：榧亦作棑，其木名文木，因其斐然章采，故稱為榧。以信州玉山縣所產為最佳，所以蘇東坡詩中說：彼美玉山果，粲為金盤實。吳瑞說：當地人稱赤果，又叫玉榧。

【集解】　《名醫別錄》記載：榧實出產於永昌。柀子出產於永昌山谷。陶弘景說：柀子也稱羆子，從來沒有人用過它，古今醫生也不認識此藥。榧實出於東陽各郡。李時珍說：榧子出產於深山中，人稱野杉。按羅願的《爾雅翼》記載：柀似杉而不同於杉。柀有美好的果實且木有紋采，其木似桐樹而葉似杉葉，很難生長。木有牝牡之分，牡者開花而牝結果，冬天開黃色圓花，所結果實大小如棗。其核長似橄欖核，有的尖，有的不尖，無稜而殼薄，色黃白。其果仁可生吃，也可焙乾收存。以個小而心實為佳，一樹收果不下數十斛。陶弘景不認識柀子，只有蘇敬能分辨出是一種植物。

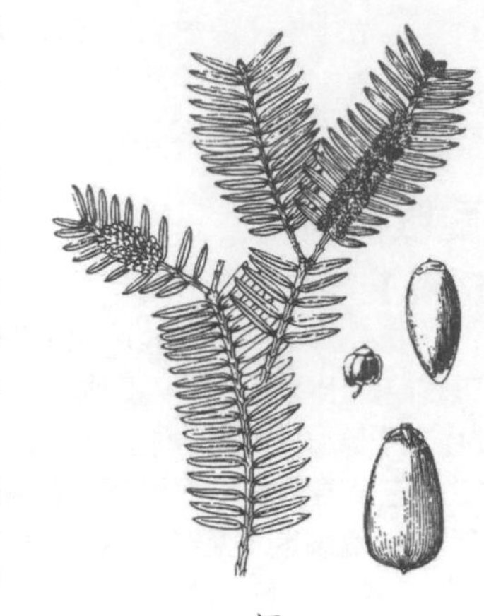
榧

【性味】　**甘、澀，平；無毒**。

吳瑞說：性熱，同鵝肉食用，患斷節風症，又能使人上部壅塞不通，忌火氣。李時珍說：按《物類相感志》言，榧子煮成素羹，味更甜美。用豬脂炒榧子，則其黑皮可自行脫落。榧子同甘蔗同食，其渣自然變軟。又說：榧子皮反綠豆，同用能使人中毒。

【主治】　《名醫別錄》記載：**常食榧子，能治五痔，去三蟲蠱毒，治癆瘵等傳染病**。陶弘景說：**服食可治絛蟲病**。孟詵說：**能消穀化積，助長筋骨，通行營衛，明目輕身，令人能食。多食一二升，也不會致病**。寇宗奭說：**多食滑腸，患各種痔瘡的人宜食用**。《生生編》言：**可治咳嗽白濁，助陽道興起**。

柀子（舊作彼子）

【性味】　**甘，溫；無毒**。

【主治】　《神農本草經》記載：**治腹中邪氣，驅各種寄生蟲，解蛇螫蠱毒，療癆瘵等傳染病**。

【發明】　朱震亨說：榧子為肺之果。火炒後食用，香酥甜美，但多食則易引火入肺，使大腸受傷。寧原說：榧子能殺腹中大小寄生蟲，小兒黃瘦而有蟲積者宜食用。蘇東坡詩中說「驅除三彭蟲，已我心腹疾」，就是此意。李時珍說：榧實、柀子功效相同，當為一種植物無疑。但《神農本草經》說柀子有毒，似又有不同，大概也因為能殺蟲之緣故。汪穎認為：粗榧即柀子，終因是同一類植物，相差不很遠。

【附方】　治絛蟲病孟詵說：每日食榧子七顆，滿七日後則寄生蟲均化為水。　**治絛蟲病**《外台秘要》：用榧子一百枚，去皮火燃烤後服食，經過一夜，寄生蟲即能被殺死排出。胃氣虛者可吃五十枚。

現代醫學研究簡介

【來源】　榧子為紅豆杉科植物榧的種子，又名榧實。

【化學成分】　種子含脂肪油，其中有棕櫚酸、硬脂酸、油酸、亞油酸的甘油酯、甾醇。又含草酸、葡萄糖、多糖、揮發油、鞣質等。

【藥理作用】　榧子浸膏在試管內對豬蛔、蚯蚓無作用，有謂能驅除貓絛蟲。日本產榧子含生物鹼，對子宮有收縮作用，民間用以墮胎。

【臨床應用】　1.治療鉤蟲病。2.治療絲蟲病。

檳榔（《名醫別錄》中品）

【釋名】　《李當之藥對》稱：**賓門**。又名：**仁頻**（音賓）、**洗瘴丹**。

李時珍說：賓與郎均是對貴客的稱謂。嵇含的《南方草木狀》言交廣人凡有貴客來臨，必先呈獻此果品嘗。若邂逅而未設此果，定會引起相互嫌恨。那麼檳榔之意大概取於此。雷斅《雷公炮炙論》說：尖者為檳，圓者為榔，此是牽強附會之說。又顏師古在《上林賦》中注解說：仁頻即檳榔。孟詵說：福建稱此物為橄欖子。

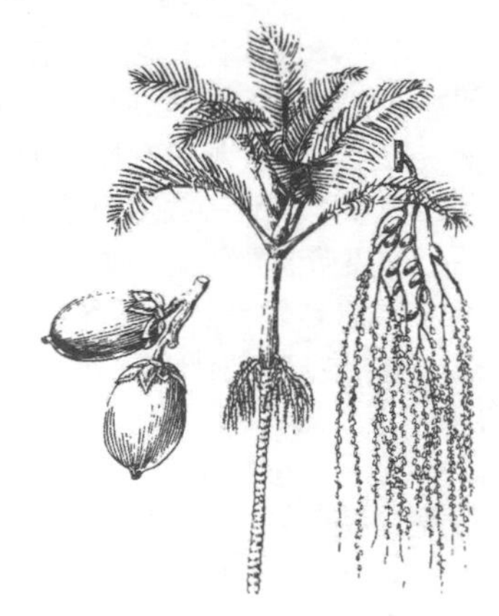
檳榔

【集解】　《名醫別錄》記載：檳榔出產於南海。陶弘景說：此物有三四種。出自交州者形體小而味甜。廣州以南出產的形體大而味澀。大的又名豬檳榔。均可作藥。小的名蒳子，俗稱檳榔孫，也可食用。蘇敬說：出產於交州、愛州及崑崙一帶。李時珍說：檳榔樹初生時像筍竿樣逐漸堅結，引莖直上。莖幹頗似桄榔、椰子而中有節，旁無橫枝，苗從中心長出。頂端有葉像甘蕉，葉脈成條狀參差開裂，風吹之如羽扇掃天之狀。三月葉中腫起一子房，於是自己開裂，出穗共數百顆，大如桃李，在下面又生刺累累，以護衛其果實。五月成熟後，剝去外皮，煮其果肉，然後乾燥。其皮都是筋絲，與大腹皮相同。按照漢代喻益期和韓康伯等人注解所言：檳榔，其子不同一般，其樹亦特別奇異。大的三人合圍，高者九丈。葉聚在樹頂，房構在葉下，花開在房中，子結在房外。其拔出的穗似禾，其綴實似穀，其皮似梧桐而厚，其節似竹而更粗，其中空而外剛勁，其彎曲時如伏臥的彩虹，其伸直時如縋繩端直。根部不大，頂葉不小，上部不傾倒，下部不歪斜，正直而亭亭玉立，千百棵樹均統統如一。步入檳榔林寥朗空闊，庇陰於樹下冷寂蕭條，使人隨意長吟遠想。但檳榔性不耐霜，不能在北方栽種。只能在海南一帶生長。又《竺法真羅山疏》言：山檳榔一名蒳子，生在日南，樹似栟櫚而小，與檳榔形狀相同。一叢中有樹十餘幹，一枝幹中有十餘個子房，每一房中有數百個果子。其子長一寸多。五月採集，味近苦甘。由此可知山檳榔即蒳子，豬檳榔即大腹子。蘇頌以味甘的為山檳榔，以味澀的為豬檳榔，似乎不能分辨明瞭。

檳榔子

【性味】　苦、辛、澀，溫；無毒。

甄權認為：味甘，大寒。《日華諸家本草》言：味澀。陶弘景說：交州產的味甘，廣州產的味澀。李珣說：白色的味甜，紅色的味苦。張元素說：味辛而苦。純陽之品，無毒。孟詵告誡：多食也發熱。

【主治】　《名醫別錄》記載：**可消穀逐水，除**

痰飲，驅殺各種寄生蟲，治傳染病，療絛蟲病。蘇敬說：**治腹脹，生品搗末服，利水通便。敷瘡，生肌止痛。燒灰，敷口唇治白瘡**。甄權說：**宣通五臟六腑壅滯，破胸中氣，下水腫，治療心痛積聚**。《日華諸家本草》言：**除一切風邪，下一切氣病，通利關節，滑利九竅，補五勞七傷，健脾調中，除煩，破症結**。李珣說：**主治奔豚氣、各種膈氣、風冷氣、腳氣、宿食不消**。王好古說：**療沖脈為病，氣逆裏急**。李時珍謂：**治瀉痢後重、心腹各種疼痛、大小便氣秘、痰氣喘急，療各種瘧疾，抵禦瘴癘**。

【發明】 張元素說：檳榔味厚氣輕，性沉而降，屬陰中之陽。苦味破滯，辛味散邪，瀉胸中至高之氣，使氣下行，性如鐵石之沉重，能墜諸藥到下極，故治各種氣病、後重之病，其效如神。李時珍說：按羅大經《鶴林玉露》言，嶺南人用檳榔代茶飲以抵禦瘴癘，其功效有四：一能使人興奮如醉，大概食檳榔後，機體被熱性所薰而出現兩頰發紅，似飲酒樣，即蘇東坡所說「紅潮登頰醉檳榔」；二能使醉酒的人清醒，大概是酒後嚼食檳榔，能寬氣下痰，使酒醉馬上可消除，朱晦庵所言「檳榔收得為祛痰」，就是此意；三能使饑餓之人馬上食飽；四能使飽食之人變得饑餓。因為空腹食檳榔，則腹中充滿氣體，好像吃飽了樣。飽食後嚼檳榔，則又能使飲食得以消化，而且檳榔疏通而不泄氣，稟味嚴正而更有餘甘，有這種性味，故有其功效。

【附方】 **痰涎為害**《御藥院方》：可將檳榔研末，每次服一錢，白開水送下。 **治嘔吐痰水**《千金方》：取白檳榔一顆煨熱，橘皮二錢半炙，研末，水一盞，煎至半盞，溫服。 **治絛蟲病**：取檳榔十四枚，研末，先用水二升半，煮檳榔皮，取一升，空腹調服藥末方寸匕，經過一日蟲全部排出。若未出完，可再服，至蟲排盡為度。 **治醋心吐水**《梅師方》：檳榔四兩，橘皮一兩，研末。每次服方寸匕，空腹生蜜水調下。 **治傷寒痞滿**《宣明方》：陰病下早成痞，按之虛軟而不痛。取檳榔、枳實各等份，研末。每次服二錢，黃連煎湯送下。

現代醫學研究簡介

【來源】 檳榔為棕櫚科植物檳榔的乾燥成熟種子。

【化學成分】 檳榔含生物鹼0.3%～0.6%、縮合鞣質15%、脂肪14%、檳榔紅色素。生物鹼主要含檳榔鹼0.1%～0.5%，其餘為去甲基檳榔鹼、檳榔次鹼、去甲基檳榔次鹼、檳榔副鹼、高檳榔鹼、異去甲基檳榔次鹼。生檳榔含生物鹼量比製檳榔高，相差可達到50%。檳榔還含有脂肪及樹脂等。

【藥理作用】 1.驅蟲作用。2.抗病原微生物。3.對膽鹼受體的作用：檳榔鹼對膽鹼受體的作用與毛果芸香鹼相似，可興奮M-膽鹼受體，使腺體分泌增加，特別是唾液分泌增加，可增加腸蠕動、收縮支氣管、減慢心率，並可引起血管擴張、血壓下降。4. 抗乙醯膽鹼作用。5. 抗癌作用。6.瀉下作用。7. 利膽排結石作用。8.中樞作用：給貓靜脈注射小量檳榔鹼可出現皮層驚醒反應（阿托品可降低或阻斷這一作用）。9.對子宮的作用：檳榔乙酸乙酯提取液對大鼠妊娠子宮有引起痙攣的作用。

椰子（《開寶本草》）

【釋名】 《本草綱目》稱：**越王頭**。又名：**胥餘**。

李時珍說：按嵇含《南方草木狀》言，相傳林邑王與越王有怨仇，令刺客趁越王醉酒後，取下首級，懸掛在樹上，於是化為椰子，其核猶如兩隻眼，故俗稱越王頭，而椰漿猶如酒。此事傳說雖不對，越王頭卻因此而得名。南方人稱其君長為爺，那麼椰音大概取自爺意。司馬相如《上林賦》稱胥餘，又叫胥耶。

【集解】 馬志說：椰子出產於安南一帶，其樹似棕櫚，果實中有漿汁，飲用後能使人醉。蘇頌說：椰子嶺南州郡都有生長。

李時珍說：椰子是果中個大的。其樹初種時，將鹽埋於根下則容易生長，樹長到如斗時才結果，大的需三四個人圍抱，高五六丈，樹木似桄榔、檳榔之類，通身沒有樹枝。葉子長在樹頂，長四五尺，直聳入天，形狀如棕櫚，氣勢像鳳尾。二月開花成穗，出於葉子中間，長二三尺，大如五斗容器。上連果實，一穗上有數枚，小的像栝樓，大的如寒瓜，長七八寸，直徑四五寸，懸掛在樹端。六七月成熟，有粗皮包裹。皮內有核，形圓而黑潤，很堅硬，厚二三分。殼內有白色肉瓤如凝雪樣，味甘美如牛奶。瓤肉空處，有漿汁數合，鑽蒂倒出，清美如酒。時間長久則變得混濁不清。將殼磨光，有斑狀點紋，橫著破開可作壺用，縱著破開可作瓢用。又《唐史》記載番人用椰花造酒，飲後也醉人。類書有青田核、樹頭酒、嚴樹酒，都是椰酒、椰花之類。

椰子瓤

【性味】 **甘，平；無毒。**

【主治】 《開寶本草》：**益氣**。汪穎說：**治風**。李時珍引《異物志》載：**食之不饑，令人面澤**。

椰子漿

【性味】 **甘，溫；無毒。**

【主治】 《開寶本草》：**止消渴。塗頭，益髮令黑**。李珣說：**治吐血水腫，去風熱**。

【發明】 朱震亨說：椰子生長在海南極熱之地，當地土人賴此以解夏月毒渴，天之生物，各因其材。

現代醫學研究簡介

【來源】 椰子皮為棕櫚科植物椰子的根皮；椰子殼則是其內果皮；椰子油是椰子的胚乳，經碾碎烘蒸後所榨取的油；椰漿是椰子胚乳中的漿液；椰子瓤是椰子的胚乳（椰肉）。

【化學成分】 椰子葉含青蟹肌醇。椰子殼含灰分0.61%、木質素36.51%、纖維素53.06%、戊聚糖29.27%、纖維素戊聚糖20.54%。灰分中主要成分為氫氧化鉀。果肉含油量為60%～65%，油中含游離脂肪酸20%、羊油酸2%、棕櫚酸7%、羊脂酸9%、脂蠟酸5%、羊蠟酸10%、油酸2%、月桂酸45%。椰子油的甾醇中含豆甾三烯醇4.5%，豆甾醇及岩藻甾醇31.5%，α-菠菜甾醇及甾醇6%，β-穀甾醇58%。椰子漿含葡萄糖、蔗糖、果糖等。椰子瓤含油35%～45%，碳水化合物15%，蛋白質不到5%，其中有清蛋白、球蛋白、醇溶蛋白。可食部含維生素B_1 173 μg/g、B_2 103 μg/g、α-生育酚 700 μg/g、γ-生育酚250 μg/g，維生素C的含量以未成熟果中較高。椰子中含有水蘇糖、蔗糖、葡萄糖；果核含甘露聚糖。

【藥理作用】 1.興奮迴腸作用。2.降血壓作用。3.殺蟲作用。

無花果（《食物本草》）

【釋名】 《便民圖纂》稱：**映日果**。《廣州志》謂：**優曇鉢**。又名：**阿馹**（音楚）。

李時珍說：無花果共有數種，此處是指映日果，即廣中一帶所稱的優曇鉢及波斯所稱的阿馹。

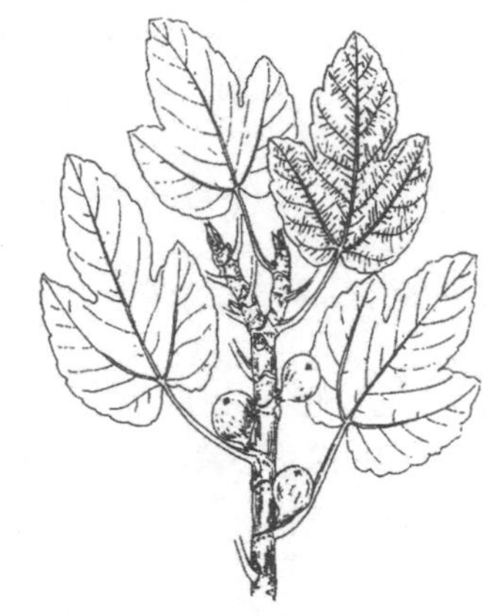
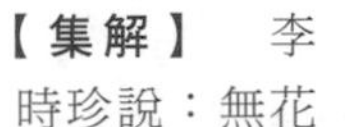
無花果

【集解】 李時珍說：無花果出產於揚州及雲南，現在吳、楚、閩、越的人家也有折樹枝插種的。枝柯如枇杷樹，三月長葉、花如構葉。五月裏不開花而結果，果實出於樹枝間，形狀像木饅頭，裏面虛軟。採摘後用鹽浸漬，壓實讓它變扁，曬乾充當果品食用。成熟後變成紫色，軟爛味甜如柿子，但沒有核。按《方輿志》言：廣西優曇鉢不開花而結果，狀如枇杷。又段成式《酉陽雜俎》言：阿馹出於波斯，拂林人稱它底珍樹，長一丈多，枝葉繁茂，葉子有五丫像蓖麻，不開花而結果，色紅如椑柿，一月就熟，味也像柿。兩本書所言均是這種果。還有文光果、天仙果、古度子，均為不開花而結果者。

無花果實

【性味】 **甘，平；無毒。**

【主治】 汪穎說：**開胃，止瀉痢**。李時珍說：**治五痔、咽喉痛**。

無花果葉

【性味】 **甘、微辛，平；有小毒。**

【主治】 朱震亨說：**治五痔腫痛，煎湯頻頻薰洗，有效。**

【附錄】 **文光果**出產於景州。形狀如無花果，肉味如栗，五月成熟。 **天仙果**出產於四川。樹高八九尺，葉似荔枝而小，無花而結實，如櫻桃，累累綴枝間，六七月成熟，其味至甘。宋祁《方物贊》云：有子孫枝，不花而實。薄言採之，味埒蜂蜜。 **古度子**出產於交廣諸州。樹葉如栗樹葉，不開花而結實，枝柯間生子，大如石榴及楂子而色赤，味酸，煮以為粽食之。若數日不煮，則化作飛蟻，穿皮飛去。

現代醫學研究簡介

【來源】 無花果為桑科植物無花果的乾燥花托。

【化學成分】 果實含葡萄糖、果糖、蔗糖、檸檬酸和少量延胡索酸、琥珀酸、丙二酸、吡咯烷羧酸、草酸、蘋果酸、奎寧酸、莽草酸以及植物生長激素。乾果、未成熟果實和植物的乳汁都含抗瘤成分，即補骨脂素和佛手柑內酯。乳汁還含澱粉糖化酶、酯酶、脂肪酶、蛋白酶等。無花果還含維生素C、維生素B_1、維生素B_2和微量元素及17種人體必需氨基酸、苯甲醛。

【藥理作用】 1.可食用：因其含有豐富的維生素及人體必需氨基酸。2.助消化作用：無花果的酵素有助消化作用，但須生食本品方有此作用。3.抗癌作用。4.增強細胞免疫的作用。5.降壓作用。6.瀉下作用。

【臨床應用】 1.治療痔瘡。2.治療小兒吐瀉。3.治療帶狀皰疹。4.治療白癜風。5.治療腫瘤。

枳椇（《唐本草》）

【釋名】 《本草拾遺》：**木餳、木蜜**。《廣記》：**蜜屈律**。《廣志》：**木珊瑚**。《唐注》木名：**白石木**。《地志》：**金鉤木**。《蘇文》：**雞距子**。又名：**楮㰰**（音止矩）、**交加枝**。俗名：**雞爪子**。

李時珍說：枳椇，徐鍇注《說文》作楮㰰，又作枳枸，是取其屈曲不伸之意。此樹多枝而彎曲，其果實也捲曲，故有這些名字。蜜、餳，是因味得名。珊瑚、雞距、雞爪，是因其形狀而命名，交加、枅拱，是根據其果實扭屈之狀而命名，巴蜀之地稱為金鉤，崔豹《古今注》中叫樹蜜，又叫木石，都是一種植物。

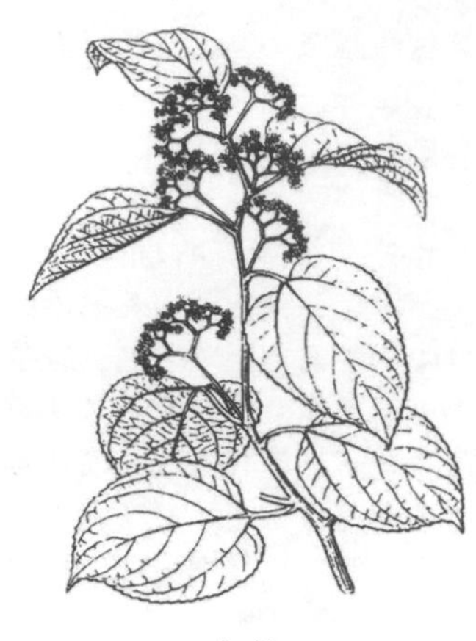
枳椇

【集解】 蘇敬說：枳椇樹的直徑有一尺多，樹幹作為木材叫白石木。樹葉的形狀像桑樹柘樹，其果實呈珊瑚狀，果核在頂端，可以食用。蘇頌說：這就是《詩・小雅》中所說「南山有枸」的枸樹。按陸璣《詩疏義》所說：枸樹高大如白楊，很多地方都有。枝幹不直，果實在樹端，味道甘美如飴，枳椇八九月熟，是江南貴重的特產，俗叫木蜜。能去酒毒不醒。如果用白石木蓋房做柱子，那麼屋中的酒都會顯得味道淡薄。孟詵說：過去南方人有用這種樹木蓋房子的，一片木屑誤落酒中，酒便化為水了。陳藏器說：木蜜樹生長在南方，人們叫它白石木，枝、葉都是甜的，嫩葉可生吃，味道如蜜。加倍的甜，正可以止渴解煩。李時珍說：枳椇木高三四丈，葉圓大於桑葉、柘葉。夏天開花，枝頭結實如雞爪形，長一寸多，扭曲。裂開有兩三條裂痕，好像雞爪的形狀。嫩時青色，經霜變黃色，嚼食味甘如蜜。每條裂縫的頂端，結一二個小子，形狀像蔓荊子，內有紅色扁核如酸棗仁的形狀，用鹽醃漬貯藏或用荷葉嚴裹，可以貯存到冬天。

【性味】 **甘，平；無毒。**

【主治】 《唐本草》：**治頭風，小腹拘急**。陳藏器說：**止渴除煩，去膈上熱，潤五臟，利大小便，功效同蜂蜜一樣。枝葉煎膏也同上**。李時珍說：**止嘔逆，解酒毒，避蟲毒。**

【說明】 李時珍說：枳椇，本草只說它能敗酒毒，朱丹溪治酒病往往用它的果實，其功效相同。據《蘇東坡集》載，眉山揭穎臣，患消渴病，每天喝水數斗，飯也比平常多吃一倍，小便頻數。服消渴藥近一年，病越來越重，自己估計必死無疑。蘇東坡介紹他請四川醫生張肱診查。張肱笑著說，「你是誤服消渴藥，耽擱至今病重將死。」於是取麝香、當門子用酒浸濕，做了十幾個藥丸，用棘枸子煎湯吞下，病就好了。蘇東坡問其原因。張肱說，「消渴症、消中症，都是因其脾弱腎敗，土不制水而成為疾患。現在穎臣脈極熱，而腎氣不衰，應當是由於果實、飲酒過度，積熱在脾所引起的，所以吃得多，喝得也多。水喝得多，小便不可能不多，這不是消渴病。」麝香制酒果花木，棘枸子也能解酒毒，所以用這二味藥，以去其酒果之毒。棘枸的果實如雞距，所以也叫雞距，本草書上叫枳椇，小孩愛吃它。唉，古人強調格物，像張肱就深明此理啊！醫術深奧啊！

現代醫學研究簡介

【來源】 枳椇為鼠李科植物枳椇的果實或種子。本植物的葉、根、樹皮及樹幹中流出的液體均可入藥。

【化學成分】 果實含多量葡萄糖酸鈣、蘋果酸鈣，木質部分含拐棗酸。

【藥理作用】 果實對家兔有顯著的利尿作用，而無任何副作用。

四、味類

秦椒（《神農本草經》中品）

【釋名】 《爾雅》名：**大椒**。又名：**樧**（音毀）**花椒**。

【集解】 《名醫別錄》記載：秦椒出產於泰山山谷及秦嶺上，琅琊山脈也有生長。每年八九月採集果實。陶弘景說：現在的秦椒是從西部傳入，形狀像蜀椒但略大，顏色黃黑，味道很像蜀椒，有人說就是現在的樛樹子。樛樹為豬椒，恐怕是錯訛之說。李時珍說：秦椒就是花椒，原產於秦國，今處處可以種植，最易繁衍。它的葉片對生。葉尖而有刺。四月開小花，五月結果。果實未成熟時色青，熟後色紅，個比蜀椒大。它的種子也不如蜀椒黑而光亮。范子計說：蜀椒出產於武都，紅色的好；秦椒出產於隴西天水，顆粒細小的好。蘇頌說：它秋初開花。其實不是這樣。

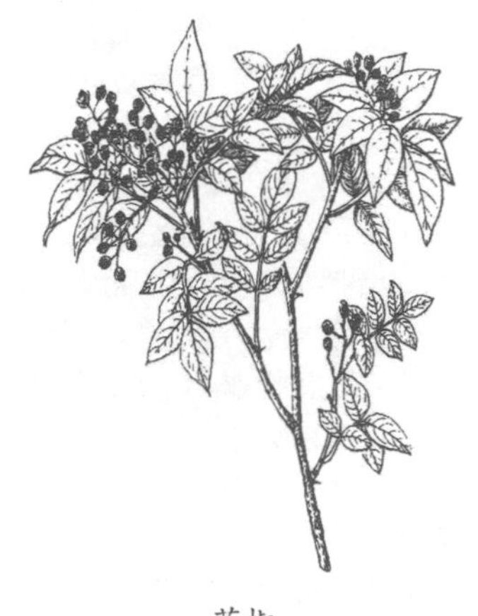

花椒

椒紅

【性味】 辛，溫；有毒。

【主治】 《神農本草經》記載：**除風邪氣，溫中，去寒痹，堅齒髮，明目。久服，輕身健體，使人好顏色，耐老延年通神**。《名醫別錄》記述：**可療喉痹、吐逆、疝瘕，去老血，產後餘疾腹痛，發汗，利五臟**。孟詵說：**可治上氣咳嗽，久患風濕痹症**。甄權說：**治遍身惡風、四肢攣痹、口齒浮腫搖動、婦女經閉、產後惡血痢、多年久痢，療腹中冷痛，生毛髮，滅瘢**。朱震亨：**能療水腫濕氣**。

現代醫學研究簡介

【來源】 秦椒為芸香科植物花椒的果皮。本植物的根（花椒根）、葉（花椒葉）、種子（椒目）亦供藥用。

【化學成分】 貴州、甘肅、廣東三地所產花椒果實所含揮發油分別為：0.7%，2%～4%，4%～6%；揮發油中含牻牛兒醇、檸檬烯、枯醇。果實內還含甾醇、不飽和有機酸，東北產的香椒子的果實含愛草腦、佛手柑內酯。果實揮發油中主要成分是愛草腦，約佔90%，果皮含佛手柑內酯及苯甲酸。

【藥理作用】 1.麻醉作用。2.鎮痛作用。3.殺蟲

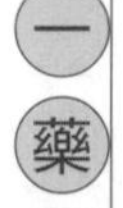

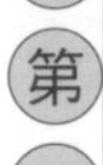

作用。4.抑菌作用。5.促內分泌腺作用。6.對神經的作用：一定濃度的花椒浸液對蟾蜍離體坐骨神經衝動的傳導和興奮性有以下影響：（1）可逆地阻斷神經幹的衝動傳導。（2）降低神經幹的興奮性。7.降壓作用。8.預防血栓形成作用。9.對胃腸道作用：對離體兔小腸低濃度時作用不恆定，有時有輕度但較久的運動亢進，大劑量則抑制腸運動。10.對排尿的影響：小量口服，對大鼠有輕度利尿作用，但大量口服則抑制尿排泄。11.防霉作用。

【臨床應用】 1.治療蛔蟲病。2.治療蟯蟲病。3.治療血吸蟲病。4.治療絛蟲病。5.治療慢性支氣管炎及支氣管哮喘。6.治療踝關節扭傷。7.治療燒傷。8.治療雞眼。9.治療陰癢。10.治療齲齒痛。

胡椒（《新修本草》）

【釋名】 又名：**昧履支**。

李時珍說：胡椒因它味辛辣像椒，故得椒名，其實並非是椒。

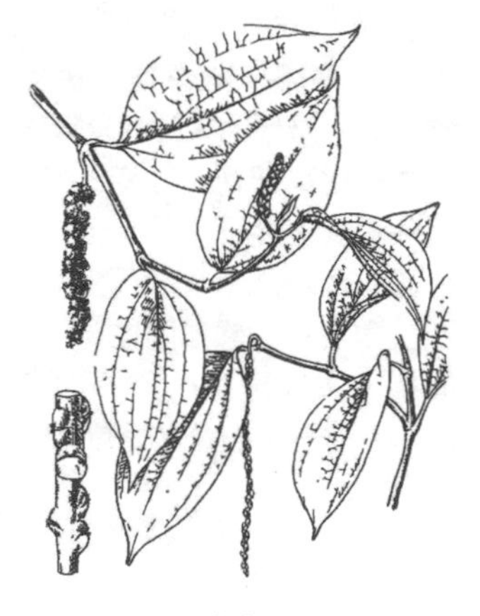

胡椒

【集解】 蘇敬說：胡椒出產於西北一帶。它形狀像鼠李子，烹調食物時應用，味很辛辣。李時珍說：胡椒，現在南番各國及交趾、滇南、海南等地都有生長。它附於樹幹而蔓生，也有搭棚使其延生者。其葉形與扁豆、山藥之葉相似。正月開黃白花，所結椒實累累，纏繞藤莖而生長，外形像梧桐子。它也沒有核，未成熟時呈青色，熟後為紅色，青的味更辣。四月成熟，五月採收，曬乾後才起皺。

胡椒實

【性味】 **辛，大溫；無毒。**

李時珍認為：辛熱純陽之品，有走氣助火，昏目發瘡之弊。李珣告誡：多食損傷肺臟，令人吐血。

【主治】 《新修本草》記載：**功能下氣溫中去痰，除臟腑中風冷**。李珣說：**去胃口虛冷氣，宿食不消，霍亂氣逆，心腹卒痛，冷氣上沖**。《日華諸家本草》記述：**可調五臟，壯腎氣，治冷痢，殺一切魚、肉、鱉、蕈之毒**。寇宗奭說：**去胃寒吐水，大腸寒滑**。李時珍說：**暖腸胃，除寒濕，治反胃虛脹，冷積陰毒，牙齒浮熱作痛**。

【發明】 寇宗奭說：胡椒可祛胃中寒痰，食後便會吐水，很靈驗。治大腸寒滑也可用胡椒，但須用其他藥輔佐治療，用量過大則會耗氣。朱震亨認為：胡椒屬火而性燥，食之可利膈。喜食胡椒的人很多，但食用過久、過量，則會使脾胃、肺氣損傷。用胡椒治病，利大於害。牙齒痛必用胡椒、蓽茇，以散其浮熱。李時珍說：胡椒大辛而熱，屬純陽之藥，適用於腸胃寒濕者。患熱病者食用，則會動火傷氣，耗傷陰血。我從小嗜食胡椒，年年患眼疾，但從未懷疑是食胡椒所致。後逐漸知道胡椒的弊端，於是不再食用，眼疾也自癒。有人才吃一二粒胡椒，就覺眼目昏澀，這是以前沒有發現過的。大概是辛走氣、熱助火，而胡椒氣味都很濃厚之緣故吧。

【附方】 **治心腹冷痛**《食療本草》：取胡椒三十七粒，用清酒吞服。也有人說一歲一粒。**治心下大痛**《壽域方》：取胡椒四十九粒、乳香一錢，研勻。男性用生薑湯送服，女性用當歸酒送服。另有一方：胡椒五分，沒藥三錢，研細。分二次服用，溫酒送下。還有一方：胡椒、綠豆各四十九粒，研爛，用酒送服，神效。 **治霍亂吐瀉**孫真人方：用胡椒三十粒，清水吞服；《直指方》：用胡椒四十九粒、綠豆一百四十九粒，研勻。每次一錢，木瓜湯送服。 **治反胃吐食**戴元禮方：將胡椒用醋浸泡，曬乾，如此反覆七次，研末，再加酒和勻，做成藥丸如梧子大。每次服三四十丸，用醋湯送服。

現代醫學研究簡介

【來源】 胡椒為胡椒科植物胡椒的果實。黑胡

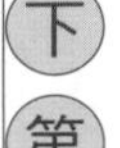
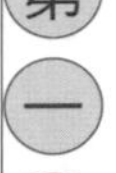
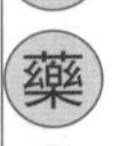
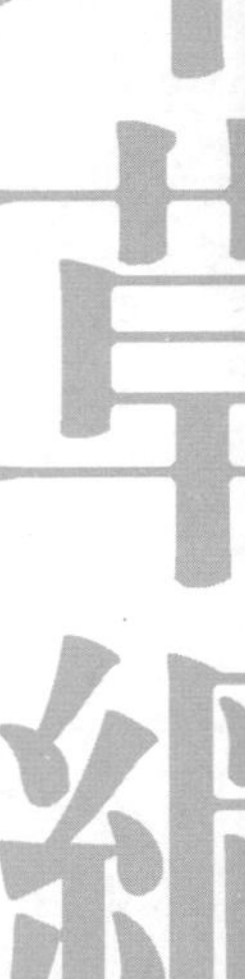

椒為胡椒的乾燥近成熟果實。白胡椒是全部果實均變紅時採收，水浸漬數天，擦去外果皮，曬乾，則表面呈灰白色。

【化學成分】 胡椒含胡椒鹼、胡椒脂鹼、胡椒新鹼，揮發油含向日葵素、二氫葛縷醇、氧化石竹烯、隱品酮、一種分子式為$C_{10}H_{18}O$的醇類化合物……胡椒中含有六種新型酰胺化合物，分離出14種胡椒酰胺。粗梗胡椒中含粗梗胡椒酰胺甲、胡椒鹼、胡椒次鹼、蘿蔔甙和β-穀甾醇。

【藥理作用】 1.升壓作用。2.殺蟲作用。3.鎮痛作用。4.解熱與驅風作用。5.抗瘧作用。6.鎮靜及抗驚厥作用。7.M-膽鹼能樣作用。8.健胃作用。

【臨床應用】 1.治療消化不良。2.治療腎炎。3.治療胃痛。4.治療瘧疾。5.治療皮膚病。6.治療凍瘡。7.治療癲癇。8.治療毒蛇咬傷。9.治療牙痛。

吳茱萸（《神農本草經》中品）

【釋名】 陳藏器說：吳茱萸南北方都生長，入藥以吳地的為好，因此藥名前冠以吳字。李時珍說：茱萸二字的含義不詳，萸有俞、由兩種發音。

【集解】 據《名醫別錄》記載：吳茱萸生長於上谷川谷及冤句。每年九月九日採收，陰乾。以存放陳久的為好。蘇頌說：現處處都有吳茱萸，江浙和蜀漢一帶尤多。其樹高一丈多，樹皮青綠色，葉片似椿葉而寬厚、色紫。三月開紫色小花。七八月結出像椒子的果實，嫩時色微黃，成熟後則為深紫色。有人說顆粒緊而小，日久顏色呈青綠色的，是吳茱萸；顆粒大，日久而為黃黑色的，是食茱萸。這種說法恐怕也不對。按《周處風土記》載民俗稱：九月九為上九，茱萸到此季節成熟，色紅，可摘取放於屋中，插在頭上，人們說可以驅散邪氣、抵禦冬寒。又《續齊諧記》載：汝南桓景隨費長房學習道教。費長房對他說：九月九日你家將有災禍，應趕快回去，做些絳色布袋，裝上茱萸，繫在家人的臂膀上，再登上高處，飲用菊花酒，這樣此禍可以消除。桓景照費長房所說，全家登上高山，晚上回家，看見家中所養雞、犬、牛、羊全部暴死。費長房聽後說，這些禽畜是替你們受災的。所以，每年九月九日登高飲酒，戴茱萸囊，都是由此而來。李時珍說：茱萸的枝條柔而粗，葉片長而皺，其果結在梢頭，累累成簇，但沒有核，這與椒樹不同。其中有一種粒大，有一種粒小，顆粒小的入藥為好。《淮南子萬畢術》說在井邊宜種茱萸，其葉落於井中，人飲井中水，不會染瘟疫。將茱萸的子掛在房中，可以避邪氣。《五行志》記述：在房屋的東邊種白楊、茱萸，可增年除害。

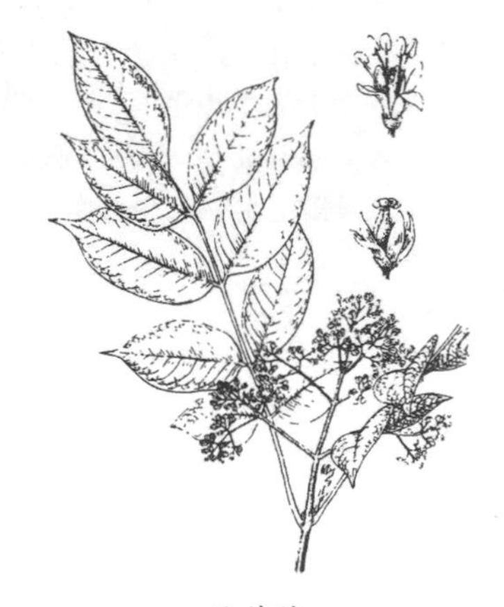
吳茱萸

【性味】 **辛，溫；有小毒。**

甄權說：辛、苦，大熱；有毒。王好古說：辛、苦，熱。氣味俱厚，為陽中之陰藥。半浮半沉，入足太陰經血分，少陰、厥陰經氣分。孫思邈說：存放日久的藥效較好，閉口的有毒。過食則傷神，令人起伏氣、咽喉不通。李時珍認為：性味辛熱，易走氣動火，使目昏發瘡。徐之才說：蓼實為使藥。惡丹參、消石、白堊，畏紫石英。

【主治】 《神農本草經》記載：**能溫中下氣，止痛，除濕血痹，逐風邪，開腠理，治咳逆寒熱。**《名醫別錄》記載：**可利五臟，去痰冷逆氣，治飲食不消、心腹諸冷絞痛、中噁心腹痛。**甄權說：治**霍亂轉筋、胃冷吐瀉腹痛、產後心痛、遍身𤸷痹刺痛、腰腳軟弱，利大腸壅氣，療腸風痔疾，殺三蟲。**陳藏器說：**殺惡蟲毒，牙齒蟲毒，鬼魅疰氣。**《日華諸家本草》記載：**下產後餘血，治腎氣、腳氣水腫，通關節，起陽健脾。**孟詵說：**有止瀉，厚腸胃，健體之功，主治瀉痢。**王好古說：**可治胸部痞塞。咽膈不通，能潤肝燥脾。**李時珍說：**功能開鬱化滯，治吞酸、厥陰痰涎頭痛、陰毒腹痛、疝氣血痢、喉舌口瘡。**

天下第一藥典 本草綱目 白話精譯

【發明】 蘇頌說：段成式認為椒氣下走，茱萸氣上行。說茱萸之氣沖膈，不能作服食之藥，因多食易沖眼脫髮。寇宗奭說：此藥下氣最快，腸虛患者服後很快痊癒。李時珍說：茱萸辛熱，能散能溫；苦熱，能燥能堅。因此所治之症，均取其散寒溫中，燥濕解鬱之功。按朱氏《集驗方》記載中丞常子正患痰飲，每當進食過飽或陰晴氣候變化即發作，十日一發，頭痛背寒，嘔吐酸汁，隨即數日臥床不食，服藥無效。宣和年初被封為順昌司祿，在太守蔡達道的宴席上，得到吳仙丹方，服後就不再發作。後每遇飲食過多腹滿，服用五七十丸便癒。過一會兒小便中就有茱萸氣味，酒飲均隨小便而排泄。常子正前後用過許多祛痰藥，都無此方靈驗。方中用吳茱萸（熱水泡七次）、茯苓各等份，研末，煉蜜製成藥丸梧子大。每次五十丸，開水送服。又梅楊卿方：用酒浸泡吳茱萸三天，加茯苓末拌勻，曬乾。每次吞服一百粒，溫酒送下。又咽喉口舌生瘡者，用醋調茱萸末，貼於兩足心，一夜即癒。吳茱萸性雖熱，但能引熱下行，大概也是取其從治之意。說茱萸性上行而不下，似乎不對。有人治小兒痘瘡口噤，將一二粒茱萸嚼爛後外抹，口噤即開，此療法也是取其辛散之性。

【附方】 **治風頑瘰痹**《食療本草》：用茱萸一升，酒五升，煮取一升半，待溫洗患部，立刻可止。 **治賊風口偏不能說話**：取茱萸一升，薑豉三升，清酒五升，同煎沸五次，待冷，服用半升，每日服三次微微汗出即癒。 **治腳氣沖心**：將吳茱萸、生薑搗爛取汁飲服，效果很好。 **治牙齒疼痛**：可將吳茱萸煎酒，含於口中漱洗。 **治骨在肉中不出者**：將吳茱萸嚼爛後敷於患部，骨自當腐軟而出。 **治魚骨入腹，刺痛不能出者**：將吳茱萸煎煮，取汁一盞，溫服，魚骨必然酥軟排出。未出可再服。 **治冬天感受寒邪**：用吳茱萸五錢，煎湯飲服，取汗。 **治頭風作痛**《千金方》：用吳茱萸煎成濃湯，再用棉蘸湯藥，頻繁擦拭髮根，效果良好。 **治產後盜汗，嗇嗇惡寒**：取茱萸一雞蛋大，酒三升，浸漬半日，煎煮取汁飲服。 **治嘔吐涎沫、頭痛及嘔而胸滿**張仲景方：均可用吳茱萸湯：吳茱萸一升，棗二十枚，生薑一大兩，人參一兩，加水五升，煎取三升。每次服七合，每日三次。

吳茱萸葉

【性味】 辛、苦，熱；無毒。

【主治】 《日華諸家本草》記述：**治霍亂下氣、心腹痛冷氣、少腹及睾丸抽搐疼痛，取鹽醃吳茱萸葉外敷，神效，藥乾即換。轉筋者將茱萸葉與艾葉同搗，同醋調和，外敷**。李時珍說：**治大寒犯腦，頭痛，用酒拌茱萸葉，裝袋中蒸熟，更換枕熨於頭下，痛止為度**。

現代醫學研究簡介

【來源】 吳茱萸為芸香科植物吳茱萸或石虎、疏毛吳茱萸等的乾燥將近成熟果實。本植物的根、葉亦入藥用。

【化學成分】 吳茱萸含檸檬苦素、吳茱萸苦素、吳茱萸內脂醇、吳茱萸鹼、吳茱萸次鹼、二羥基吳茱萸次鹼、14-甲醯二羥基吳茱萸次鹼、羥基吳茱萸鹼、吳茱萸卡品鹼、N-甲基醯胺、dl-去氧腎上腺素、戊烯黃酮、脂肪酸、12-羥基吳茱萸醇。

【藥理作用】 1.鎮痛作用。2.對循環系統的作用：給家兔靜脈注射經10%乙醇提取的吳茱萸0.5ml/kg～1.0ml/kg，可出現一過性血壓上升和呼吸運動增加，靜注0.5mg/kg則頸動脈血流增加。3.上升體溫作用。4.子宮收縮作用。5.視力障礙、幻覺作用。6.殺蟲作用。7.抗菌作用。8.利尿作用。9.降血壓作用。10.對消化系統的作用：其揮發油的主要成分吳茱萸烯有芳香健胃、抑制腸道內異常發酵作用。11.子宮肌鬆弛作用。

【臨床應用】 1.治療口腔炎。2.治療消化不良。3.治療小兒哮喘。4.治療小兒流涎症。5.治療嬰兒肺炎嗆奶。6.治療腮腺炎。7.治療高血壓病。8.治療眩暈。9.治療蟯蟲病。10.治療濕疹。11.治療黃水瘡。12.治療疥瘡。

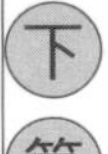
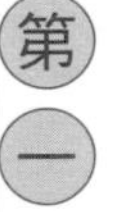
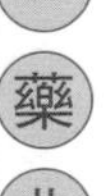

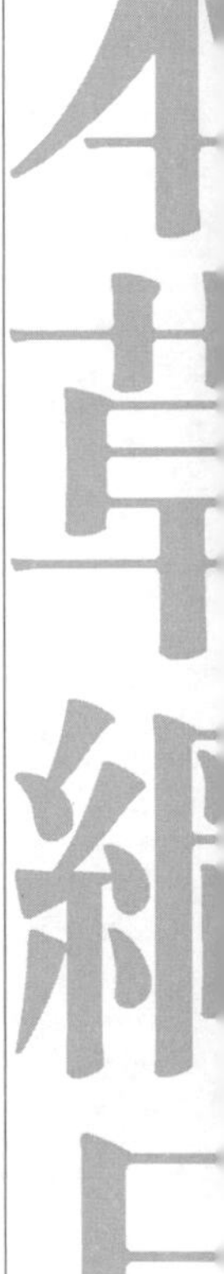

五、蓏類

甜瓜（《嘉祐補注本草》）

【釋名】 《新修本草》叫：**甘瓜**。又名：**果瓜**。

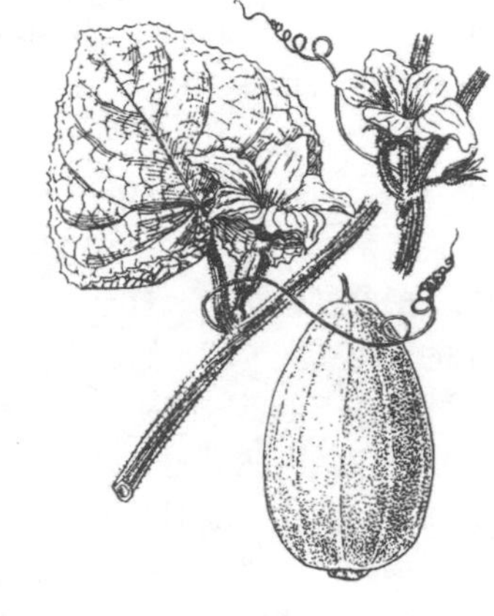
甜瓜

李時珍說：瓜字屬篆文，好像瓜長在鬚蔓之間。甜瓜比各種瓜類的味甜，所以獨獲甘、甜之稱。過去列在菜部，這是錯誤的。按王禎《農書》說：瓜的種類不同，它的作用不外乎二個方面。作為水果的是果瓜，如甜瓜、西瓜；作為蔬菜的為菜瓜，如胡瓜、越瓜。長在樹上的叫果，長在地上的叫蓏（音裸）。個大的叫瓜，個小的叫瓞（音迭）。它的子叫㼑（音廉），它的肉叫瓤。它的跗叫環，是脫花的地方。它的蒂叫疐（音帝），是連接蔓的地方。《禮記》記述天子吃的瓜和用於祭祠的瓜，都是指的果瓜。本草上的瓜蒂，就是此瓜的蒂。

【集解】 蘇頌說：瓜蒂就是甜瓜的蒂，到處都有。園圃移栽，有青、白兩種，它們的子均為黃色。入藥當用早青的瓜蒂為好。李時珍說：甜瓜，北土、中州移栽的很多。二三月下種，延蔓而生，葉大數寸，五六月開黃花，六七月瓜熟。它的種類很多，有圓有長、有尖有扁。大的如徑尺，小的如一捻。有稜或無稜，其顏色或青或綠，有的是黃斑、糝斑；有的是白路、黃路。其瓤有白、有紅，子有黃、紅、白、黑不同。王禎《農書》說：瓜的品種很多，不勝枚舉。根據形狀命名的有龍肝、虎掌、兔頭、狸首、羊髓、蜜筒；根據顏色而命名的有烏瓜、白團、黃㼉（音邊）、白㼉、小青、大斑。但它們的味道均不外乎甘、香。《廣志》記載只有遼東、敦煌、廬江的瓜最好。而瓜州的大瓜、陽城的御瓜、西蜀的溫瓜、永嘉的寒瓜，不能用優劣來評價。甘肅的甜瓜，皮和瓤均甜得勝於糖蜜。它的皮曬乾後味道很好。浙中有一種陰瓜，種植於陰處。陰瓜熟後色黃如金，皮稍厚，儲存至春天，食之如鮮瓜一樣。這都是種植技術的功勞，而不在於土質。甜瓜子曬乾取仁，能充果食。所有的瓜都怕麝香味，若接觸到則一果不收。

甜瓜蒂

【釋名】 《千金方》名：**瓜丁**。《象形》中稱：**苦丁香**。

【集解】 雷斅說：凡用瓜蒂不要取白瓜蒂，要取青綠色的瓜，正是氣足時，其蒂自然落在蔓上。採收後，繫在屋東的通風處，吹乾備用。寇宗奭說：甜瓜蒂，去瓜皮用蒂，約半寸大小。曬至極乾貯存，用時研末。李時珍說：按唐瑤說法，甜瓜蒂以圓而小的圓瓜之蒂為良。如果是香甜的瓜及如瓠的瓜，都作菜瓜，它們的蒂不能食。

【性味】 **苦，寒；有毒。**

【主治】 《神農本草經》記載：**主治大水，身面四肢浮腫，下水，殺蠱毒。治咳逆上氣，及食諸果而病在胸腹中，均可用此湧吐**。《名醫別錄》記載：**治鼻中息肉，療黃疸**。《日華諸家本草》記述：**治腦塞和鼻塞不通，療眼花吐痰**。李時珍說：**吐風熱痰涎，治風眩頭痛、癲癇喉痹及濕邪上犯頭目之症**。王好古說：**配麝香、細辛，治鼻不聞香臭**。

【附方】 **治太陽中暍**《金匱要略》：身熱頭痛而脈微弱，此為夏季外傷水濕，水行皮中所致。取瓜蒂二七個，水一升，煮至五合，一次服下，取吐。 **治風涎暴作，阻塞清竅，突然暈倒**《寇氏衍義》：取瓜蒂研末，每次一二錢，膩粉一錢匕，以水半合調灌，一會兒痰涎自出，若不出，可含砂糖一塊，嚥下就能使痰出病癒。 **治諸風諸癇**《活法機要》：胸膈痰阻，痰隨氣逆，突然昏倒，口吐涎沫。用瓜蒂炒黃為末，根據病情用酸齏水一盞，調服催吐；若屬風癇，手足顫抖、身熱瘛瘲、口噤、吐涎沫、不省人事者，加蠍梢半錢。 **治濕邪**

腫滿：加赤小豆末一錢；若有蟲，加狗油五七滴，雄黃一錢，嚴重者加芫花半錢，服後立刻湧吐，蟲自能出。　**治風癇喉風**《經驗後方》：咳嗽、遍身風疹、突然痰涎壅盛等症，不論大人、小兒，服後不會大吐，只吐出痰涎。單味瓜蒂為末，壯年服銅錢一字大小，老人、小兒服半字，早晨用井華水送下。約一頓飯時間後，含砂糖一塊，一會兒痰涎就像水樣被吐出，病程較長者，則吐出黑色痰涎。痰涎吐盡後，食粥一兩日，如吐出痰涎較多，困乏無力，可用麝香泡水一盞飲服，則困乏可消。**治遍身如金**《經驗方》：用瓜蒂四十九枚，吹鼻使之流出黃水，亦可用藥末揩牙使之流涎。**治熱病發黃**《千金方》：可將瓜蒂研末，取大豆粒大小的藥末吹入鼻中，輕者半日，重者一日，鼻流黃水則癒。

現代醫學研究簡介

一、甜瓜

【來源】　甜瓜為葫蘆科植物甜瓜的果實。本植物的根、莖、葉、花、果蒂、種子均可入藥。

【化學成分】　甜瓜含球蛋白2.68%、檸檬酸等有機酸、β-胡蘿蔔素、維生素B、維生素C。

【藥理作用】　1.抑真菌作用：甜瓜雖無抑菌作用，但對某些真菌有效。2.可食用：因含豐富維生素等。

二、甜瓜蒂

【來源】　為葫蘆植物甜瓜的果蒂。

【化學成分】　本品含葫蘆素B、葫蘆素E、葫蘆素D、葫蘆素異B及葫蘆素B甙；葫蘆素的含量為1.4%，為最多，其次為葫蘆素B甙、甜瓜素、α-菠菜甾醇。

【藥理作用】　1.對肝臟的保護作用。2.增強細胞免疫功能的作用。3.催吐作用。4.抗腫瘤作用。5.降壓作用。6.瀉下作用。

西瓜（《日用本草》）

【釋名】　又名：**寒瓜**。

【集解】　吳瑞說：契丹打敗了西北的民族，才得到西瓜種子。用牛糞覆蓋在種子上種植，結的瓜大如斗，圓如匏（音跑）瓜，顏色如青玉，子如金色或呈黑麻色。北方多有種植。李時珍說：按《胡嶠陷虜記》說胡嶠征伐西北民族，得到此種子，故取名西瓜。西瓜從五代時始入中國，現南、北均有。七八月瓜熟，有的瓜圍約一尺，有的約二尺；有的有稜，有的無稜；顏色有青、有綠；瓤的顏色有紅、有白。紅瓤的西瓜最甜。子的顏色有黃、紅、黑、白四種。白色瓜子的瓜味最差。西瓜味有甜、淡、酸之別，酸味的西瓜最差。陶弘景注解瓜蒂時說：永嘉有種寒瓜很大，能存放至第二年春天，即西瓜。大概在五代之前，西瓜種已進入浙東，但沒有西瓜之名，中國其他地方都沒有。西瓜子暴曬裂開取仁，生食、熟食均很香。瓜皮不能食，但可蜜煎、醬藏。蘇頌說：有種楊溪瓜，秋天播種，冬天瓜熟，形略扁長而大，瓜瓤顏色如胭脂，味佳，可儲存至第二年。傳說為外地人留下的種子。

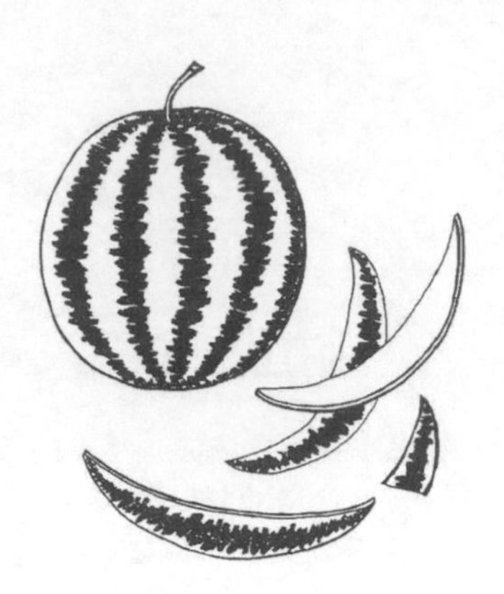

西瓜翠衣

現代醫學研究簡介

【來源】　西瓜為葫蘆科植物西瓜。可食部分為其果瓤。

【化學成分】　西瓜含氨基酸、微量元素、總糖、可滴定酸、蛋白質等。

【藥理作用】　1.利尿作用。2.對高血壓、膀胱炎、肝膽炎、糖尿病有效，對腎炎療效更明顯。3.補鋅作用。4.補鉀作用。

【臨床應用】　1.治療腹水。2.治療水腫。3.治療鼻竇炎。4.治療急、慢性口腔炎症。5.治療乳蛾。6.治療沙眼。7.治療小兒腎炎。

葡萄（《神農本草經》）

【釋名】　《古字》中稱：**蒲桃**。又名：**草龍**

珠。

李時珍說：葡萄《漢書》中稱蒲桃，可釀酒。人們聚會飲此酒，都會像喝醉一樣，故得此名。圓形者叫草龍珠，長形者稱馬乳葡萄，白色者叫水晶葡萄，黑色者叫紫葡萄。《漢書》記載張騫從西域歸返，才帶回此種子。但《神農本草經》已有葡萄的記載，說明漢以前隴西就有葡萄，只是沒有進入關內。

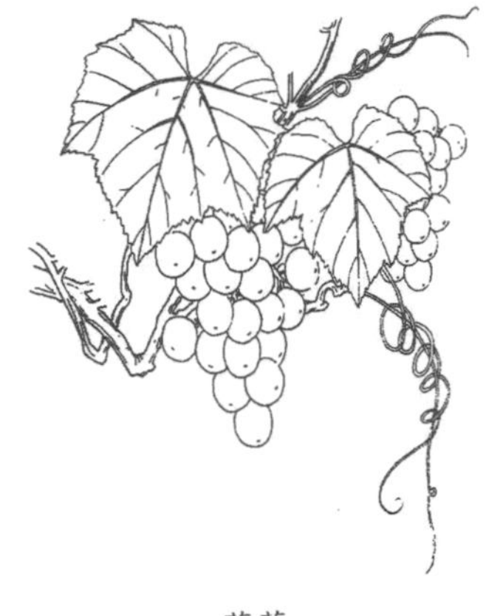

葡萄

【集解】 《名醫別錄》記載：葡萄生長在隴西、五原、敦煌山谷。陶弘景說：魏國使臣多次送葡萄到南方。葡萄狀如五味子而甜美，可釀酒。一說葡萄藤汁更甜美。北方人大多體健耐寒，大概就是吃了葡萄的緣故吧？葡萄淮南不種葡萄，就像河北不種橘子。有人說這就是蘡薁，恐怕類似於枳與橘的關係。蘇敬說：蘡薁即山葡萄，苗、葉相似，亦能釀酒。葡萄取子汁釀酒，陶弘景說用藤汁是錯誤的。蘇頌說：今河東及臨近汴的州郡都有葡萄。苗及藤蔓極長，茂盛時其根如綿網覆蓋於山谷。花極小而色黃白，果實有紫、白兩種。圓的似珠，長的似馬乳，有的無核，均在七八月成熟，取汁可釀酒。《史記》記載大宛用葡萄釀酒。富人藏酒萬餘石。長達十幾年都不壞。張騫從西域帶回葡萄種，中國才開始有葡萄。大概葡萄是北方最珍貴的水果，今太原人還用葡萄釀酒寄給遠方的親朋好友。葡萄根、莖中空相通，晚上澆水，次日早晨水就浸入果實中，故俗稱其苗為木通，能利小便。江東有一種葡萄，果實小而酸，名叫蘡薁子。寇宗奭：段成式言葡萄有黃、白、黑三種。《唐書》記載：波斯所產葡萄，大如雞蛋，最難乾燥，不乾透就不易收存。不論出產於何地的葡萄，只要熟透均能釀酒。李時珍說：葡萄折藤、壓枝最易成活。春天出芽長葉，頗似栝樓葉而有五尖。生鬚蔓延，長達數十丈。三月開小花成穗，色黃白。果實如星編珠聚，七八月成熟，有紫色、白色二種。西人及太原、平陽均做葡萄乾，運到各地。蜀中有綠葡萄，成熟後是綠色。雲南所產葡萄大如棗，味道極佳，兩邊有小葡萄大如五味子而無核。按《物類相感志》記載：用甘草釘穿葡萄，葡萄立死。把麝香放入葡萄內，味更香。葡萄性質的畏憎，是這樣的區別於其他花草。又言：葡萄藤穿過棗樹，則葡萄味更美。《三元延壽書》中告誡：葡萄架下不可飲酒，恐蟲屎傷人。

現代醫學研究簡介

【來源】 葡萄為葡萄科植物葡萄的果實。本植物的根、藤葉亦入藥用。

【化學成分】 含葡萄糖、果糖、蔗糖、木糖，酒石酸、草酸、檸檬酸、蘋果酸、各種花色素的單葡萄糖甙和雙葡萄糖甙，每100g含蛋白質0.2mg、鈣4mg、磷15mg、鐵0.6mg、胡蘿蔔素0.04mg、硫胺素0.04mg、核黃素0.01mg、尼克酸0.01mg、維生素C 4mg。

【藥理作用】 1.對胃的作用：可降低胃酸度。2.利膽作用。3. 瀉下作用，收斂作用。

獼猴桃（《開寶本草》）

【釋名】 《開寶本草》叫：**獼猴梨**、**藤梨**。《日用本草》稱：**陽桃**。又名：**桃木子**。

李時珍說：其形如梨，其色如桃，獼猴喜歡吃，故有上述各名稱，福建人稱陽桃。

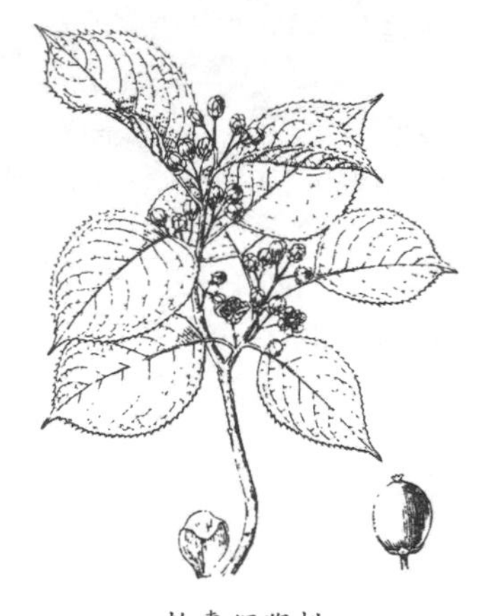

軟棗獼猴桃

【集解】 馬志說：獼猴桃樹生長在山谷中，藤附著大樹而攀延，葉圓有毛，果實如雞蛋大，皮為褐色，經霜後才甜美能食。皮可做紙用。寇宗奭說：今陝西永興軍南山很多，枝條柔弱，高二三丈，多附著樹木生長。果實十月成熟，色淡綠，未成熟時極酸。其子多而細小，色如芥子。小山道傍有存留的果實，深山裏則多被猴吃掉。

獼猴桃實

【性味】 **酸、甘，寒；無毒。**

陳藏器認為：鹹、酸，無毒。多食則寒冷傷脾胃，使人泄瀉。寇宗奭說：有實熱者宜食用，過食則寒邪直入臟腑而泄瀉。

【主治】 《開寶本草》記載：**能止暴渴，解煩熱，壓丹石，下石淋**。孟詵說：**宜取獼猴桃瓤同蜜調和，煎煮服食**。陳藏器說：**能調中下氣，主治骨節風、癱瘓不遂、長年白髮、痔瘡**。

現代醫學研究簡介

【來源】 本品為獼猴桃科植物獼猴桃的果實。根、枝葉、莖中液汁亦入藥用。

【化學成分】 含獼猴桃鹼、類胡蘿蔔素。每100g含糖11g，蛋白質1.6g，類脂0.3g，維生素一般為50～400mg、最高達2000mg，維生素B_1、維生素E及大量不飽和脂肪酸，抗壞血酸300mg，硫胺酸0.007mg，硫25.5mg，磷42.2mg，氯26.1mg，鈉3.3mg，鉀320mg，鎂 19.7mg，鈣56.1mg，鐵1.6mg。

【藥理作用】 1.抗衰老作用。2.抗炎作用。3.免疫調節作用。4增強缺氧耐力。5.對淋巴細胞及其亞群的作用：中華獼猴桃對T淋巴細胞系統有較明確的調節作用，是一種生物反應調節劑。6.對肝臟組織的保護作用。7.抗癌作用。8.獼猴桃子油有降血脂作用。

【臨床應用】 1.治療胃癌。2.治療乳腺癌。

六、水果類

蓮藕（《神農本草經》上品）

【釋名】 《爾雅》：其根**藕**，其實**蓮**，其莖葉**荷**。

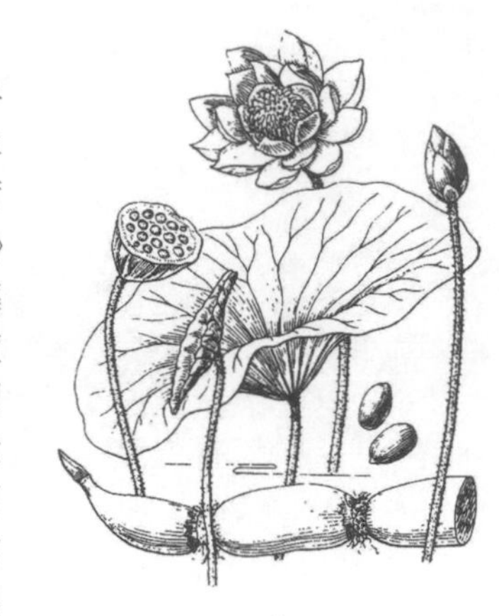

蓮

韓保昇說：藕生於水中，其葉叫荷葉。按《爾雅》說：荷即芙蕖（音渠），其莖叫茄，葉叫蕸，希疏的意思，其根叫蔤，花叫菡萏（音漢旦），果實叫蓮蓬，其根叫藕，其實叫蓮子，蓮子的中心叫薏。邢昺注解說：芙蕖是總名稱，別名叫芙蓉。江東人稱為荷。菡萏是蓮花，菂為蓮的果實，蓮子中間的青心是薏。郭璞注解說：蔤乃莖下白蒻在泥中的部分。蓮就是房，即蓮蓬。菂是子，薏乃子中心的米，即苦薏。江東人稱荷花為芙蓉，北方人認為藕是荷，也把蓮稱為荷，四川人認為藕就是荷莖，這些都是民間錯誤的傳說。陸璣《詩義疏》說：其莖為荷，其花在未開時叫菡萏，已開則叫芙蕖，果實為蓮蓬。蓮蓬皮青裏白。其子叫菂，即蓮子，蓮子殼青肉白。蓮子內的青心因味苦叫苦薏，二三分長。李時珍說：《爾雅》把荷作為莖名。按莖是負於葉下者，當遵從陸璣所說。蔤是嫩蒻，如竹子的行鞭。節生二莖，一為葉，一為花，根部生藕，是花、葉、根、實的根本。顯仁藏用，功成不居，可謂退藏於密處，故稱為蔤。荷花和荷葉常成對生長，故根稱為藕。有人說藕善耕泥，故字從耦。茄音為加，加於蔤上。蕸音遐，比密遠。菡萏，函有未發之意。芙蓉，為敷布容豔之意。蓮者連也，花與果實相連故稱蓮。菂音的，蓮子在蓮蓬中一顆顆如靶子一樣。「的」就是各種事物點注的意思。薏似意，含苦在內，如古詩所說：食子心無棄，苦心生意存。

【集解】 李時珍說：蓮藕，荊、揚、豫、益各處湖澤、池塘均有。用蓮子做種則生長遲緩，用藕芽種植最易生長，其芽出泥而稱白蒻，就是蔤。長的有一丈多，五六月嫩時，在水下採摘，能作菜食。俗稱藕絲菜。節生二莖，一為

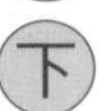
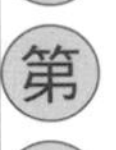
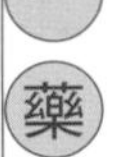
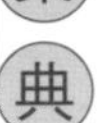
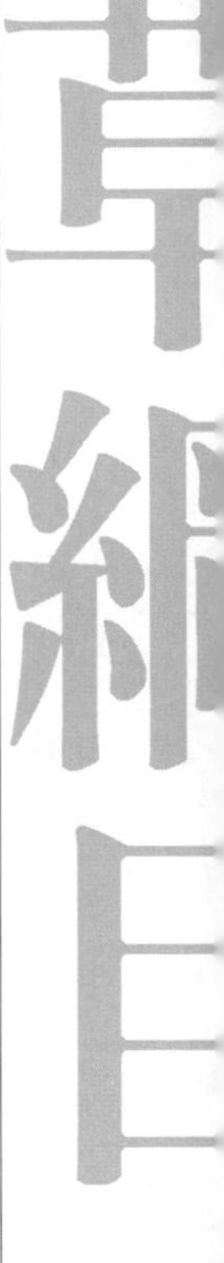

藕荷，其葉貼在水面，其下旁生藕，一為芰荷，其葉出水面，其旁莖長荷花。花心有黃鬚，花蕊長一寸多，花鬚內是蓮蓬，花落則蓮蓬生長成蓮子，蓮子在蓮蓬中似蜂在窠中樣，六七月採嫩蓮蓬，生食脆美。秋天則蓮蓬乾枯，蓮子變黑，堅硬如石者，稱石蓮子。八九月採收的蓮子，去掉黑殼，稱蓮肉，可賣到各地。冬季至春季可採摘藕食用，藕色白，有孔，斷後有絲，大的如肱臂長六七尺，一般有五六節。野生及開紅花的，蓮子多而藕不好；種植的及開白花的，蓮子少而藕好；花色白的味香，色紅的豔麗，荷葉密而多的不結果實。

蓮實

【釋名】　《神農本草經》稱：**藕實**、**水芝**。《爾雅》謂：**菂**、**薂**（音吸）。《名醫別錄》叫：**石蓮子**。《古今注》稱：**澤芝**。

【修治】　陶弘景說：藕實就是蓮子，八九月採收，色黑堅硬如石，搗破用。蘇頌說：蓮子到秋天變黑而沉入水，稱石蓮子，可磨碎做飯食。李時珍說：石蓮去黑殼稱蓮肉。用水浸泡去紅皮及青心，生食很好，入藥須去心蒸熟，或曬乾、焙乾用。也可將一斤蓮子放入豬肚中，煮熟搗爛焙乾應用。現在有種石蓮子，狀如土石而味苦，不知是何物。

【性味】　**甘、澀，平；無毒。**

《名醫別錄》言：性寒。《日華諸家本草》記載：蓮子、石蓮子均性溫。李時珍認為：嫩蓮子性平，石蓮子性溫。配茯苓、山藥、白朮、枸杞子效果良好。孟詵說：生食過多，微致脾胃受涼而腹脹，蒸熟食很好。大便乾燥艱澀者，不能食。

【主治】　《神農本草經》記載：**能補中養神，益氣力，除百疾。久服輕身耐老，不覺饑餓，延年益壽**。孟詵說：**主治五臟不足，傷中氣絕，補益十二經脈血氣**。《日華諸家本草》記述：**止渴去熱，安心止痢，治腰痛及泄精，多食令人歡喜**。李時珍說：**可交通心腎，健運腸胃，固澀精氣，強壯筋骨，補益虛損，利耳目，除寒濕，止脾瀉久痢、赤白濁，治婦女帶下崩漏諸血病**。蘇頌引《詩經注疏》中說：**搗碎與米煮粥飯食，可輕身益氣，令人強健**。陳嘉謨說：**能清上，下心腎火邪**。

【附方】　**服食耐饑餓**孟詵說：石蓮肉蒸熟去心，研末。煉蜜做丸如梧子大，每日服三十丸。此為益壽不老方。　**清心寧神**寇宗奭說：用乾石蓮子肉，在砂盆中擦去紅皮，留心，同為末，加龍腦，沖湯飲服。　**補中強志，聰耳明目**《聖惠方》：蓮肉半兩去皮心，研末，水煮熟，用粳米三合煮粥，加入蓮肉末，攪勻服食。　**補益虛損**《醫學發明》用水芝丹：取蓮實半升，酒浸兩夜，放入洗淨的豬肚中，縫好煮熟。取出蓮子曬乾為末，酒煮米糊做丸如梧子大，每次五十丸，飯前溫酒送服。　**治白濁遺精**：取石蓮肉、龍骨、益智仁各等份，共研末，每次二錢。空腹米湯送下。

蓮藕

【性味】　**甘，平；無毒。**

【主治】　《名醫別錄》：**治熱渴，散淤血，生肌。久服令人心歡**。陳藏器說：**止怒，止瀉，消食，解酒毒，治病後乾渴**。《日華諸家本草》記述：**搗汁服，解悶、除煩、開胃，治霍亂，破產後血悶。搗如膏狀，罯金創和傷折，止暴痛。蒸煮食用，開胃力佳**。孟詵說：**生食治霍亂後虛渴。蒸食最補五臟，實下焦。同蜜食，令人腹臟肥，不生各種蟲，亦可暫停飲食**。徐之才說：**藕汁，解射罔毒、蟹毒**。臞仙說：**搗末浸，澄粉服食，輕身延年**。

蓮薏（蓮子心）

【釋名】　又名：**苦薏**。

【性味】　**苦，寒；無毒。**

陳藏器說：食蓮子不去心，令人嘔吐。

【主治】　陳士良說：**可治失血後口渴、產後口渴。將生蓮子研末，每次二錢，米湯送服，立癒**。《日華諸家本草》謂：**能止霍亂**。李時珍說：**《統旨》記載有清心去熱之功**。

【附方】　**治勞心吐血**《是齋百一方》：用蓮子心七個，糯米二十一粒，共研為末，酒送服。此方原出於臨安張上舍方。　**治小便遺精**《醫林集要》：蓮子心一撮，為末，加辰砂一分，每次一錢，白開水送服，日二次。

蓮房

【釋名】 又名：**蓮蓬殼**。以陳久者為良。

【性味】 **苦、澀，溫；無毒**。

【主治】 孟詵說：有破血之功。陳藏器言：**能治血脹腹痛及產後胎衣不下，用酒煎煮飲服。水煎飲服，解野菌毒**。李時珍說：**可止血崩、便血、尿血**。

荷葉

【釋名】 嫩荷葉叫：**荷錢，因形如錢幣**。貼水生長的叫：**藕荷**，因根下長藕。長出水面的叫：**芰荷**，因上面開荷花。荷葉蒂名：**荷鼻**。

【修治】 《日華諸家本草》記載：**止渴，下胞衣，破血，治產後口乾，心肺躁煩**。陳藏器說：**治血脹腹痛、產後胞衣不下，酒煮飲服**。荷鼻：**安胎，去惡血，留好血，止血痢，解菌、蕈毒，水煮飲服**。李時珍說：**生發元氣，補助脾胃，澀精，散瘀血，消水腫，發痘瘡，治吐血、咯血、衄血、便血、尿血、血淋、崩漏，產後惡血，損傷敗血**。

現代醫學研究簡介

【來源】 藕為睡蓮科植物蓮的肥大根莖。蓮子為其的乾燥成熟種子。蓮子心是其成熟種子中的乾燥幼葉及胚根。蓮房是其乾燥花托。蓮鬚是其乾燥雄蕊。荷葉則是其乾燥葉。藕節為其乾燥根莖節部。

【化學成分】 1.藕含澱粉、蛋白質、天門冬素、維生素C、焦性兒茶酚、d-沒食子兒茶精、新綠原酸、無色矢車菊素、無色飛燕草素等多酚化合物以及過氧化物酶。2.蓮子含大量的澱粉和棉子糖、蛋白質16.5%、脂肪2.0%、碳水化合物62%、鈣0.089%、磷0.285%、鐵0.0064%，蓮子莢含荷葉鹼、N - 去甲基荷葉鹼、N-去甲亞美罌粟鹼、β-穀甾醇。3.蓮子心含蓮心鹼、異蓮心鹼、前荷葉鹼、牛角花素、甲基紫堇杷靈、去甲基烏藥鹼、木犀草甙、金絲桃甙、芸香甙等黃酮類。

【藥理作用】 1.藕能縮短出血時間。2.蓮子有：（1）抗癌作用。（2）降血壓作用。3.蓮子心有：（1）降血壓作用。（2）對心臟的作用：蓮子心所含生物鹼有顯著強心作用，蓮心鹼有較強抗鈣及抗心律不齊作用。4.蓮房對葡萄球菌有抑制作用。5.蓮鬚對流感病毒有抑制作用。6.荷葉有：（1）收斂作用。（2）解毒作用。（3）降血脂作用。7.藕節能縮短出血時間，治療血小板減少性紫癜。

【臨床應用】 1.治睪丸鞘膜積液。2.以藕節為主治療鼻息肉。3.以蓮子為主治小兒久瀉。

芰實（《名醫別錄》上品）

【釋名】 《名醫別錄》叫：**菱**。《風俗通》叫：**水栗**。又名：**沙角**。

李時珍說：其葉支散，所以字從支。其稜角突峭，故謂之菱，而俗名叫菱角。過去的人不能詳細區別，只有伍安貧《武陵記》認為有三角、四角的叫芰（音妓），兩角的叫菱。《左傳》「屈到嗜芰」就指的是此物。《爾雅》稱之為厥攈（音眉）。許慎《說文解字》說：菱，楚地叫芰，秦地叫薢茩（音謝後）。楊氏《丹鉛錄》以芰為雞頭，並引《離騷》「緝芰荷以為衣」解釋說菱葉不可縫衣。這兩種說法都錯了。《爾雅》薢茩（音謝後）是決明的名字，並不是厥攈。又《埤雅》所載芰是指藕上長出水面的花莖，並不是雞頭。它與菱是同名異物。許、楊二人失於詳細考察，所以糾正這個錯誤。

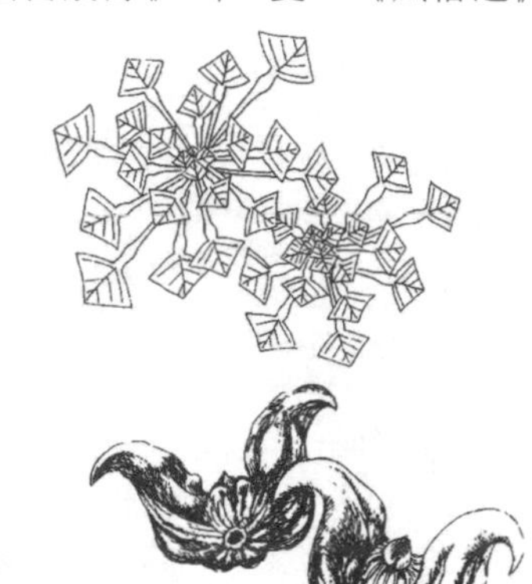

菱

【集解】 李時珍說：芰菱這種植物凡是有湖泊的地方都有生長。菱落在泥中，最易生發。它有野菱、家菱的區別，都是三月生蔓延引。菱葉浮在水上，扁而有尖，光面像鏡子一樣。一莖一葉，兩兩相差開，好像蝴蝶的翅一樣。五六月開小白花，背對著太陽生長，白天合起，晚上展開，隨著月亮的方位轉移花的方向。芰的實有數種：有的三個角，有的四個角，有的

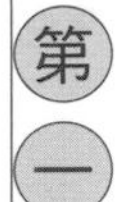

兩個角，還有的無角。野菱在湖中自生自滅，葉子和果實都小，它的角又硬又直，可刺人。其顏色嫩時青，老時變黑，嫩時剝皮生食很甜美，老時需蒸煮後吃。當地人曬乾果實，剁成碎米粒般大小，做飯熬粥，蒸糕製果，可以代替糧食。它的莖也可以曬乾後收藏，與米混合在一起做飯食，以度過荒歉之年，實在是對農民大有益的植物。家菱種在房屋後的水塘中，葉子果實都比較大，角軟而脆，也有兩角前捲好似弓形的。家菱的顏色有青色、紅色、紫色，鮮嫩時剝食，皮脆肉美，是很好的水果。老了以後殼色黑而且堅硬，沉在江水中保存，謂之烏菱。冬天取出來，風乾作為水果，生、熟都很好吃。夏天用糞水施肥，果實更肥美。段成式《酉陽雜俎》說：蘇州的折腰菱，比平常的多兩個角；荊州城的郢菱，有三個角，無刺。漢武帝昆明池中有一種浮根菱，也叫青水菱，葉子沉沒在水下，根長在水上。也有的人說玄都有一種雞翔菱，碧色，形狀像雞振翅欲飛的樣子。仙人鳧伯子經常服食它。

【性味】 **甘，平；無毒。**

孟詵說：生食，性冷利，多吃會傷人臟腑，損陽氣以致陽痿，生蟯蟲。水族中此物最不治病。如果吃多了腹脹的人，可暖薑酒服即解。也可含吳茱萸嚥津液。李時珍說：《仇池筆記》中說，菱花開時，背對著太陽，而芡花開時向著太陽，所以菱寒而芡暖。《名醫別錄》說：芰實性平，是不是生果性冷，而乾果則性平呢？

【主治】 《名醫別錄》：**可安中補五臟，不饑餓、輕身**。陶弘景說：**蒸熟，曬乾和蜜服食，可避五穀長生**。蘇頌說：**可解丹石毒**。李時珍說：**鮮果可解傷寒積熱，止消渴，解酒毒，射罔毒**。《仙外傳》：**搗爛成粉狀食用，可補中延年。**

烏菱殼

【主治】 李時珍說：**可染黑頭髮，也可止瀉痢。**

現代醫學研究簡介

【來源】 芰實為菱科植物菱的果肉。本植物生長在池塘河沼中，各地多有種植。尚有一種烏菱，果實具兩角，平展，尖端向下彎曲，兩角間距4～6cm。長江以南各地均有栽培。以上植物的莖、葉、果柄、果實以及果肉製成的澱粉也供藥用。

【化學成分】 果肉略有抗腹水肝癌AH-13的作用。從中分離出麥角甾四烯-4，6，8（14），22-二氫豆甾烯-4-二酮-3，6、β-穀甾醇，另含豐富的澱粉、葡萄糖、蛋白質。菱粉含直鏈澱粉15%。

【藥理作用】 在以艾氏腹水癌作體內抗癌的篩選試驗中，發現種子的醉浸水液有抗癌作用，菱葉可增強視力。菱莖和菱蒂對胃潰瘍及皮膚疣（贅）有治療作用。

芡實（《神農本草經》上品）

【釋名】 《神農本草經》稱：**雞頭、雁喙**。《古今注》叫：**雁頭**。韓退之稱其：**鴻頭**。《莊子》謂：**雞雍**。《管子》稱：**卯菱**。又名：（音唯）**子蔿、水流黃**。

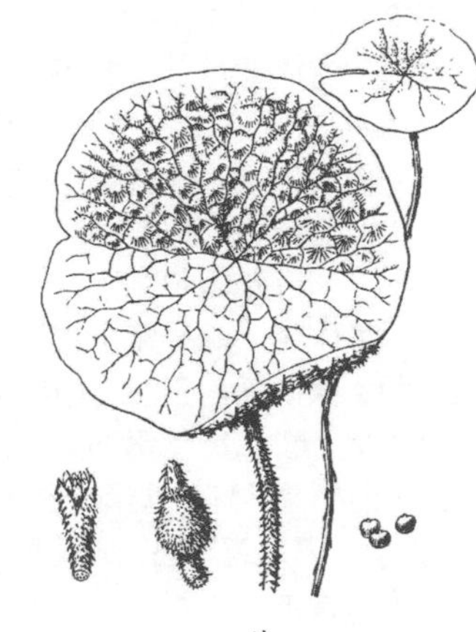

芡

陶弘景說：芡實即現在的芡子，莖上開花似雞冠，故名雞頭。蘇頌說：花苞像雞、雁頭，故又有諸名。李時珍說：芡實，可在欠收饑荒之年充糧食，故謂之芡。雞雍見《莊子·徐無鬼篇》，卯菱見《管子·五竹篇》。楊雄《方言》說：南楚一帶的人稱其雞頭，幽燕之人謂其雁頭，徐、青、淮、泗叫它為芡子。其莖稱蔿，又叫茷。《鄭樵通志》把鉤芙稱為芡是錯誤的。鉤芙，是陸地上生長的一種草，其莖可食。

【集解】 《名醫別錄》記載：雞頭實生長在雷澤池澤，八月採收。韓保升說：苗生長水中，葉大像荷葉，皺而有刺。花子如拳大，形似雞頭，實像石榴，其皮青黑，肉白如菱米。蘇頌說：芡實到處都有，生在水澤中。其葉俗稱雞頭盤，花下結果。其莖嫩的叫蔿菽，又叫蔆菜，可做菜吃。寇宗奭說：芡實各處都有。靠水澤居住的人，採芡實去皮，將仁搗為粉，蒸、炸做餅，可充當糧食。李時珍說：芡莖三月長葉而貼近水面，比荷葉大，皺紋如縠，蹙衄如沸，面青背紫，莖，葉均有刺。其莖長至一丈多，中間有孔有絲，嫩者剝皮可食。五六月開紫花，花開後向著太陽結苞，外有青刺，如刺蝟及栗球，花在苞頂，亦像雞喙及蝟喙。剝開內有斑駁軟肉裹子，累累如珠璣。殼內白米，狀如魚目。深秋成熟後，澤農收取貯藏，以備歉收。其根狀如三稜，煮食如芋。

【修治】 孟詵說：凡用芡實須蒸熟，曬至裂開取仁，也可搗碎取粉用。李時珍說：新鮮芡實煮食較好。入澀精藥，亦可連殼用。《劉跂暇日記》記述：芡實一斗，用防風四兩，煎湯浸過再用，則經久不壞。

【性味】 **甘、澀，平；無毒。**

陶弘景說：小兒多食則不長個兒。孟詵說：生食過多，動風冷氣。寇宗奭說：食多則不補脾胃，而且難以消化。

【主治】 《神農本草經》記載：**治濕痹，腰脊膝痛；補中焦，除暴疾，益精氣，強志，令耳聰目明。久服輕身不饑，耐老似神仙**。《日華諸家本草》言：**能開胃助氣**。李時珍說：**止渴益腎，治小便不禁、遺精、白濁帶下**。

【附方】 **雞頭粥有益精氣，強志意，利耳目之功**《經驗後方》：雞頭實三合，煮熟去殼，粳米一合，同煮粥，每天空腹服食。 **治思慮、色欲過度，治損傷心氣、小便頻數、遺精**《永類方》用四精丸：秋石、白茯苓、芡實、蓮肉各二兩，共為末，與蒸棗調和做丸如梧子大。每次服三十丸，空腹鹽湯送下。 **治濁病**《摘玄方》用分清丸：芡實粉、白茯苓粉，黃蠟化蜜和勻，做丸如梧子大。每次服一百丸，鹽湯送服。

雞頭菜（即芡莖）

【性味】 **鹹、甘，平；無毒。**

【主治】 李時珍說：**止煩渴，除虛熱，生熟皆宜**。

芡實根

【性味】 同芡莖。

【主治】 陳士良說：**煮食，治小腹結氣痛**。

現代醫學研究簡介

【來源】 芡實為睡蓮科植物芡實的成熟種仁。

【化學成分】 含多量澱粉，每100g中含蛋白質4.4g，脂肪 0.2g，碳水化合物 32g，粗纖維 0.4g，灰分 0.5g，鈣 9mg，磷 110mg，鐵 0.4mg，硫胺素 0.4mg，核黃素 0.08mg，尼克酸 2.5mg，抗壞血酸 6mg和微量胡蘿蔔素。

【藥理作用】 1.有延長壽命作用。2.加強小腸吸收功能，提高尿木糖排泄率，增加血清胡蘿蔔素濃度。

【臨床應用】 1.治療嬰幼兒喘息性支氣管炎。2.治療帶下病。3治療慢性前列腺炎。

烏芋（《名醫別錄》中品）

【釋名】 《本草衍義》：**荸薺**。《博濟方》：**黑三稜**。《鄭樵通志》：**地栗**。又名：**鳧茈**（音疵）、**鳧茨**（音瓷）、**芍**（音曉）。

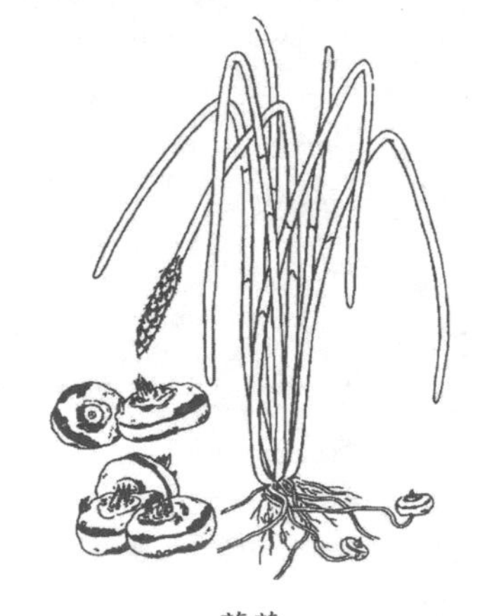

荸薺

李時珍說：烏芋，其根葉如芋而色烏。野鴨子喜愛吃它。所以它的雅名叫鳧茈，以後又訛傳為鳧茨，又訛傳為荸薺。大概是音相近的原因。三稜、地栗，都是因為形狀相似而得名。吳瑞說：小的名叫鳧茈，大的名叫地栗。

【集解】 李時珍說：鳧茈生長在淺水田中。其苗三四月出土，一莖直上，無枝葉，形狀像龍鬚。栽種在肥田裏的鳧茈，其莖粗的如蔥莖，高二三尺。其根白嫩，秋後結果，大如山楂、栗子，其臍聚集有毛，一串串地生長在泥底下。野生的黑而且小，食之多渣；栽種的，紫色而大，食之多毛。吳越的農民用肥沃的地種植，三月下種，霜後苗枯，冬春掘收為果。生食，熟食都很好吃。

【正誤】 李時珍說：烏芋、慈姑原是兩種植物。慈姑有葉，其根散生；烏芋有莖無葉，其根埋在土裏，氣味不同，主治也不同。《名醫別錄》誤以為慈姑（借姑）就是烏芋，謂其葉如烏芋葉。陶弘景、蘇敬二人因凫茈、慈姑的字音相近，以致混淆，今糾正其錯誤。

烏芋根（荸薺）

【性味】 **甘、微寒，滑；無毒。**

【主治】 《名醫別錄》說：**治消渴痹熱，溫中益氣**。孟詵說：**可排下丹石，消風毒，除胸中實熱氣。可做粉食，明耳目，消黃疸**。《日華諸家本草》說：**開胃下食**。蘇頌說：**作粉食，養腸胃，不饑餓，能解毒，服金石的人應常食**。汪機說：**治五種膈氣，消宿食，飯後宜食之。治誤吞銅物**。李時珍說：**治血痢、下血血崩，避蠱毒**。

現代醫學研究簡介

【來源】 烏芋為莎草科植物荸薺的球莖。

【化學成分】 含水分68.52%、澱粉18.75%、蛋白質2.25%、脂肪0.19%、灰分1.58%、荸薺英等。

【藥理作用】 本品有抑菌作用。荸薺英對金黃色葡萄球菌、大腸桿菌及產氣桿菌均有抑制作用，用瓦伯氏儀測得，可抑制大腸桿菌的呼吸達80%（10小時後）。但荸薺英不耐熱，不溶於有機溶媒，不被動物炭吸附。

第十一卷 木 部

李時珍講：樹木屬植物，是五行中所指的五種物質之一。樹木需要土的滋養，多生長在山谷平原及低濕之處。其由氣化而始生，於是才能長成形。樹有細長挺拔的喬木和低矮茂密的灌木，其根莖壯實，枝葉繁茂，花果碩碩。質地有堅硬的、脆弱的，形態有華美的、怪異的。各種植物都有自己的特質，可根據其色澤和香味分辨其品類。枝葉可充當藥材治病，花果可作食物充饑。有關木性的寒熱、作用的優劣，歷代不斷有人推究彙集，然而僅像讀詩書一樣，只停留在識別其品名的水準上。為了從本草學角度來充實有關木的知識，開擴人們的視野，補充木類植物的內容，於是就四處搜集獵取與木有關的資料，將其彙集並分類，成為木部，分為六類：香木類、喬木類、灌木類、寓木類、苞木類、雜木類。

一、香木類

柏（《神農本草經》上品）

【釋名】 又名：**椈**（音菊）、**側柏**。

李時珍說：魏子才《六書精蘊》記載，樹木一般都朝向太陽生長，而柏樹則朝向西方，所以它的名字從白字，白即指西方。陸佃《埤雅》說：柏朝西方生長，就像指南針指向南方一樣。柏有幾種，入藥只用扁形葉的，其葉側向地面而生，所以又稱側柏。寇宗奭說：我在陝西做官時，曾登高眺望柏樹林，只見千千萬萬株柏樹都一一朝向西方。這種樹木十分堅韌，不怕寒霜冰雪，汲取的是樹木的正氣，這是其他樹木所不如的。其受到了「金」行正氣的制約，所以一一朝向西方。

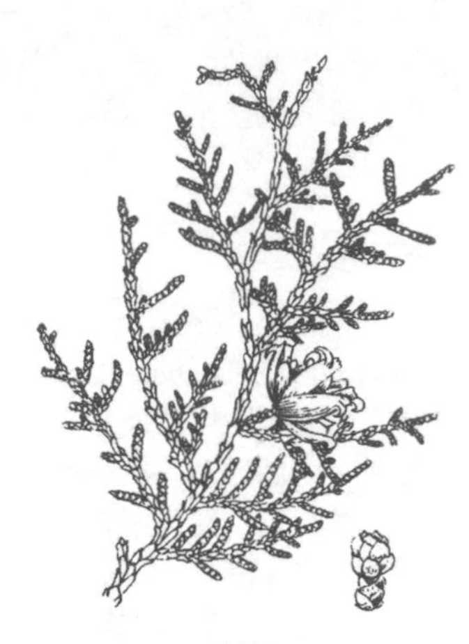

側柏

【集解】 李時珍說：《史記》記載，松柏居樹木中的首位。它的樹幹高聳挺直，樹皮薄，木質細膩，花很小，果實呈球狀，像小鈴鐺一樣，霜降後裂開，其中有幾個種子，大小像麥粒一樣，氣味芳香可愛。一種柏樹葉、松樹幹的被稱為檜樹，其葉子尖硬亦稱為栝，現在的人稱其為圓柏，以便與側柏區別；一種松樹葉、柏樹幹的稱為樅樹；若見松檜各佔一半的稱為檜柏樹；峨眉山中有一種竹葉、柏樹身的樹，被稱為竹柏。

柏實

【修治】 李時珍說：一般使用的只要蒸熟，曬至開裂，再杵去殼取仁，炒製，研碎後即可入藥用。

【性味】 **甘，平；無毒。**

【主治】 《神農本草經》記載：**治驚悸，能益氣，除風濕，安五臟。持久服食，能使人的膚色美好潤澤，耳聰目明，不知饑餓，抗衰老，強身健體，延年益壽**。《名醫別錄》記載：**能**

治療精神恍惚，虛損所致的氣息斷續，關節腰部重痛，能補血止汗。甄權認為：**能治頭風，腰部腎中陰冷，膀胱虛冷蓄水不出，並有壯陽、延壽、去除病邪、治療小兒驚癇等功效**。王好古認為：**能滋潤肝臟**。李時珍說：**能補養心氣，滋腎潤燥，安寧神志，增益智力。經燒製得到的油，能潤澤頭髮，治療疥癬**。

【附方】 **治百病，延年壯神**《奇效方》：取柏子仁二斤，研為末，加酒浸成膏，加棗肉三斤，白蜜、白朮末、地黃末各一斤，搗勻，製成彈子大小的丸劑。每次嚼服一九，每日三次。 **治老年人體虛便秘**寇宗奭方：柏子仁、松子仁、大麻仁各等份，共研碎末，加蜜蠟製成梧子大小的丸劑。用少黃丹湯，飯前調服二三十丸，每日二次。 **治療腸風下血**《普濟方》：柏子十四個捶碎，加好酒三杯浸泡，然後煎煮，取汁八分內服，可迅速止血。 **治療小兒夜啼，驚癇腹滿，大便青白**《聖惠方》：取柏子仁末一錢，用溫水調服。 **治黃水濕瘡**陸氏《積德堂方》：取真柏油二兩，香油二兩，熬稠搽患處，效果甚好。

柏葉

【性味】 **苦，微溫；無毒。**

【主治】 《名醫別錄》說：**治療吐血、衄血、痢血、崩漏、赤白帶下，能強身健體，補益正氣，使人耐受寒冷和暑熱，消除濕痹，制止饑餓**。甄權說：**能治冷風所致的關節疼痛，止尿血**。《日華諸家本草》說：**炮炙後，可治凍瘡。加熱後獲得的汁液塗搽頭部，能使頭髮變得黑亮潤澤**。蘇頌謂：**外用治水火燒燙傷，能止痛，消除斑痕。內服能治痢疾。煎湯常服，能殺滅人體內的寄生蟲，對人體有益處**。

【發明】 李時珍認為：柏的特性為凋謝遲而且耐久，稟賦堅毅而凝重，所以是長壽的樹木，因此可以作為食物吃。道家常用它做湯服，在每年初一時用它泡酒可以避邪，都是取它的這種性質。麝鹿吃了它身體散發出香氣，毛女（原秦王宮內的宮女）吃了身體變得強健，也可為佐證。曾有強盜闖入宮中，一位宮女受驚嚇逃入山中，饑餓則沒有食物吃。有一位老翁告訴其可以吃松柏葉，開始吃時覺得味苦澀，吃久了就適應了，再不感到饑餓。冬天不怕冷，夏天不怕熱。到了漢成帝時期，有一位獵人在終南山見到一個人，沒穿衣服，身上長滿了黑色的毛，跳過土坑、跨越山澗像飛一樣，就悄悄地包圍上去將她捕獲，這時秦亡已二百多年了。這個故事出自葛洪的《抱朴子》一書中。

【附方】 **治吐血不止**《聖惠方》載張仲景柏葉湯：取青柏葉一把，乾薑二片，阿膠（炙）一塊，加水二升，煮取一升，去渣，加馬通汁一升，合煎取一升，過濾，頓服。 **治不生頭髮**孫真人方：將側柏葉陰乾，研成細末，加麻油調和塗敷於脫髮處。 **治鼻衄不止**《普濟方》：將柏葉、榴花研成細末，吹入鼻中。 **治小便尿血**《濟急方》：將柏葉、黃連焙乾研成末，用酒送服三錢。

現代醫學研究簡介

【來源】 柏為柏科植物側柏，本植物的嫩枝與葉（側柏葉）、根皮（柏根白皮）、樹枝（柏枝節）、種仁（柏子仁）、樹脂（柏脂）均供藥用。

【化學成分】 揮發油中含側柏烯、側柏酮、小茴香酮、蒎烯、石竹烯、香橙素、槲皮素、楊梅樹皮素、扁柏雙黃酮、穗花杉雙黃酮、P-香豆酸、阿魏酸、草木犀黃素、楊屬苷。

【藥理作用】 1.止血作用。2.鎮咳祛痰作用。3.抗菌及抗病毒作用。4.其他作用：可協同戊巴比妥鈉之麻醉作用，明顯減少動物之自主活動，故有中樞鎮靜作用。

【臨床應用】 1.治療百日咳。2.治療潰瘍併發出血。3.治療幼女陰道水蛭咬傷出血。4.治療禿髮。5.治療慢性氣管炎。6.治療腮腺炎。7.以側柏葉為主治療脂溢性脫髮。

松（《名醫別錄》上品）

【釋名】 李時珍說，按王安石《字說》中講：「松柏為百木之長。松猶公也，柏猶伯也。」故松字從公，柏從白。

【集解】 李時珍說：松樹高聳而多節，它的樹皮粗厚，像魚鱗形狀，其葉後凋。二三月抽蕤開花，長四五寸，採摘它的花蕊就是松黃。結出的果實形如豬心，好像鱗瓣堆疊而成。秋天後松子成熟，鱗瓣裂開。松葉有二針、三針、五針的區別。栝子松是三針松葉，松子松是五針松葉。松子、柏子一般大，只有東北、雲南地區的松子如巴豆般大小，可以吃，謂之海松子。孫思邈說：松脂是衡山出產的最好。衡山東五百里方圓的山谷中所出產的松脂，與其他地方的不同。蘇軾曾說：鎮定松脂也很好。《抱朴子》中記載：老松樹皮內自然聚積的松脂是最好的，勝過人工鑿取或煮成的。松樹根下有傷殘處積聚的松脂，因其不見日光叫陰脂，尤其好。古老的松樹其餘氣結為茯苓。千年的松脂埋在地下變化為琥珀。《玉策記》中說：千年松樹的樹梢不往高處長，而它四周的枝葉繁茂下垂猶如偃蓋。其精氣化為青牛、青羊、青犬、青人、伏龜，它們的壽命都在千年以上。

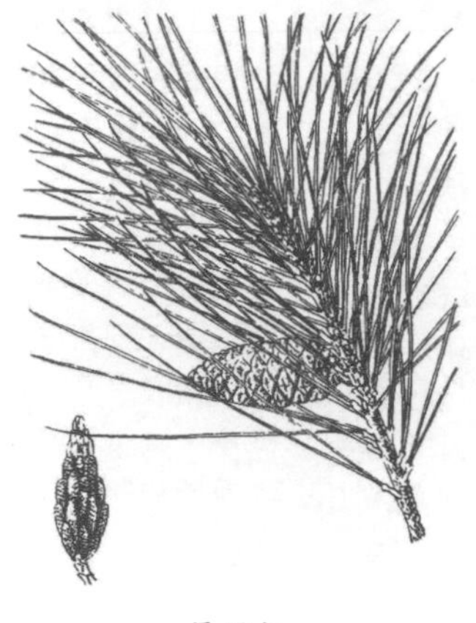

馬尾松

松脂

【別名】 《神農本草經》：**松膏**、**松肪**。《本草綱目》：**松膠**、**松香**。又名：**瀝青**。

【性味】 **苦、甘，溫；無毒。**

【主治】 《神農本草經》：**治癰疽惡瘡、頭瘍白禿，疥瘙風氣。安五臟，除熱。久服可輕身、延年。**《名醫別錄》載：**除胃中伏熱，能治咽乾消渴，風痹死肌；煉之令白，其中紅色的，主治惡痹。**甄權說：**煎膏，生肌止痛，排膿抽風。外貼治各種瘡腫膿血瘺爛。塞牙孔可殺蟲。**《日華諸家本草》載：**除邪下氣，潤心肺，治耳聾。古方多用於避穀。**李時珍說：**強筋骨，利耳目，治血崩帶下。**

【發明】 李時珍說：松葉、松果，服食應根據自己的需要。松節、松木心都是經久不朽之物，而松脂又是松樹的津液，是精華所在。葛洪《抱朴子》中曾記載：上黨人趙瞿患癩病多年，不癒病危，其家人厭惡，把他送到山中遺棄。趙瞿怨恨家人遺棄而悲泣了一個月。有仙人看到了，憐憫他的處境，送給他一包藥。趙瞿服藥近百餘日，身上的瘡癩都治好了。臉色豐滿紅潤，肌膚光澤。仙人再來時，趙瞿便感謝他救命之恩，乞求再賜神藥。仙人說，這是松脂，山中很多。你煉服此物，可以長生不老。趙瞿便回家長服，身體變得輕捷，力量倍增，登危涉險不感覺困累。活到一百多歲，牙不掉，髮不白。後入抱犢山成為地仙。

松節

【性味】 **苦，溫；無毒。**

【主治】 《名醫別錄》載：**治百節久風、風虛腳痹疼痛。**陶弘景說：**用來釀酒治腳軟、骨節風。**朱震亨說：**炒焦後治筋骨間病，能燥血中之濕。**李時珍說：**治風蛀牙痛，煎水含漱，或燒成灰，每日揉揩牙齒，有效。**

松花（又名松黃）

【性味】 **苦，溫；無毒。**

【主治】 李時珍：**可潤心肺，益氣，除風止血，亦可釀酒。**

【發明】 李頌說：松花即是松黃，拂取像蒲黃，水服下可以輕身，治病勝過松皮、松葉及松脂。蘇頌說：松花上的黃粉，應及時拂取，做湯羹點心十分好，但不能放置過久，所以，此物不能寄到遠方贈人。李時珍說：現在的人收取松黃，與白砂糖合製成餅膏作為果餅吃，但因難以長久貯存，恐怕它輕身療病的功效未必趕得上松脂、松葉吧！

現代醫學研究簡介

【來源】 松為松科植物油松、馬尾松或雲南松。以上三種植物的枝幹結節（松節）、幼根或根白皮（松根）、幼枝或幼枝尖端（松筆頭）、葉（松葉）、花粉（松花粉）、毬果（松球）、樹皮（松木皮）、樹脂的加工品（松香）、木材中的松脂（松油）均供藥用。

【化學成分】 松葉含α-蒎烯、β-蒎烯、莰烯、槲皮素、山柰酚，松香含松香酸酐、松香

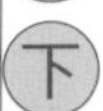
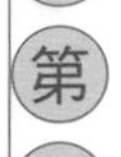
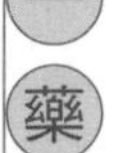
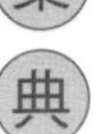

酸。

【臨床應用】 松（根皮、枝節、果實）：1.治療骨折。2.治療燒傷及燙傷。3.治療糖尿病。4.治療潛在型克山病。5.治療夜盲症。6.治療水田皮炎。7.以松節為主治療頑癬。8 治療大骨節病。9 治療支氣管哮喘及喘息性支氣管炎。10 降血脂作用。11.治療風濕性關節炎及腰腿痛。松香：1.治療血栓閉塞性脈管炎。2.治療皮膚濕疹、黃水皰及浸淫皰。3.治療凍瘡。4.治療肩關節周圍炎。6.治療外傷出血。

桂（《名醫別錄》上品）
牡桂（《神農本草經》上品）

【釋名】 又名：**梫**（音寢）。

李時珍說：按范成大《桂海志》記載，一般樹葉的中心只有一條縱行紋理，而桂有兩條紋理，並像「圭」形排列，故其名字從「圭」。陸佃《埤雅》說：桂像圭，能引導其他藥物到達病變部位，可作為藥方中的引經藥，就像手持圭板的使者。《爾雅》稱為梫，因為其能侵害別的樹木。所以《呂氏春秋》說桂枝周圍不能生長其他的樹。《雷公炮炙論》說將桂釘入別的樹根，那樹就會死。這是正確的。桂是牡桂中氣味辛香濃烈者，牡桂則是桂中氣味淡薄者，《名醫別錄》不應當重複記載，現在合併於一個條目中介紹。

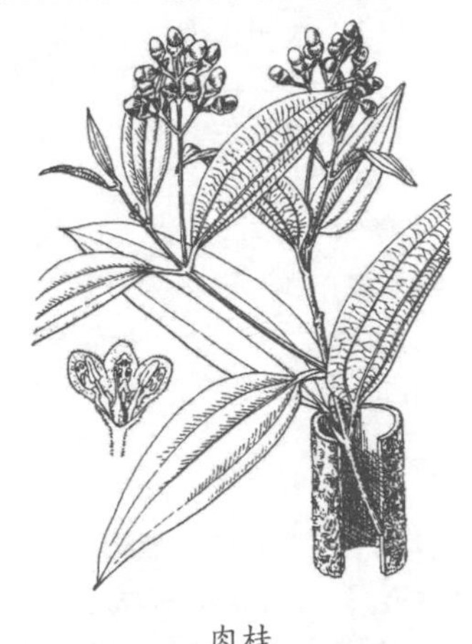
肉桂

【集解】 《名醫別錄》記載：桂生長於桂陽，牡桂生長於南海各地的山川河谷中。二月、八月、十月份採集其樹皮，放在背陽處乾燥後備用。李時珍指出：桂有幾種，現在考證記錄如下：牡桂，葉片長如枇杷葉，質地堅硬有毛，邊有鋸齒，它的花呈白色，皮中的油脂較多；菌桂，葉片像柿葉，尖狹光淨，葉上有三條縱行紋理，但沒有鋸齒，它的花有黃色的和白色的，皮薄但能捲曲。現在商人出售的都是這二種桂皮。只是呈捲曲狀為菌桂，呈半卷狀及板狀的為牡桂。蘇敬所講的，正好符合醫生見到且現在使用的。陳藏器、陳承斷言菌桂、牡桂是一種植物，是錯誤的。陶弘景又認為單名桂的就是葉片與柏葉相似的那種，也是錯誤的。長著類似柏葉的那種桂樹，是研究養生的專家提到的，不是這種治病的桂樹。蘇頌所說的稍微清楚一些，也不應當將欽州出產的當作單名桂的那種。按《屍子》的說法：春花秋英可為桂。嵇含的《南方草木狀》中說：桂樹生長在合浦、交趾等地，生長的地方一定是高山的頂部，冬夏常青。它的同類樹木自成樹林，沒有其他的雜樹。其中有三個品種：樹皮紅色的是丹桂，葉片與柿葉相似的是菌桂，葉片與枇杷相似的是牡桂。還有一種岩桂，屬於菌桂一類，詳述於菌桂的條目下。韓眾的《採藥詩》中說：暗河之桂，實大如棗；得而食之，後天而老。這又是一個品種。暗河不知道在什麼地方？

【正誤】 王好古說：寇宗奭的《本草衍義》中記載官桂不知是根據什麼命名？我參考了《圖經本草》的記載，現在觀州、賓州等地出產的品質好。社會上的人因為「觀」字的筆劃多，所以寫作「官」字。李時珍說：這是錯誤的。《圖經本草》記載的「今觀」，是現在看的意思。嶺南沒有觀州這個地名。稱為官桂的，指的是供給達官貴人使用的上等桂皮。

桂

李時珍說：就是肉桂。皮厚而且味道辛辣濃烈，去掉表面的粗皮後入藥。其中，除去裏層和表層的皮後剩下的部分，就是桂心。

【性味】 **甘、辛，大熱；有小毒。**

【主治】 《名醫別錄》記載：**能通利肝、肺之氣，治療心腹因寒熱錯雜所致的冷疾、劇烈吐瀉所致的腓腸肌痙攣、頭痛、腰痛、汗出等症；能止煩躁，攝唾沫；治療咳嗽、鼻塞；有墮胎，溫暖中焦，強健筋骨，疏通血脈，宣通導引百藥等作用。沒有什麼與之相畏。持久服用，能延年益壽**。張元素認為：**能補下焦的虛損，治療頑固的寒病症**。王好古說：**其能補益**

命門虛損，溫助腎陽消除陰寒。李時珍則指出：**能治療寒邪所致的關節腫痛，風邪引起的聲音嘶啞，陰寒內盛所致的出血，還能治腹瀉和驚癇等病症**。

現代醫學研究簡介

【來源】 肉桂為樟科植物肉桂的幹皮及枝皮。主產於廣東、廣西等地。本植物的嫩枝、幼嫩果實亦供藥用。

【化學成分】 皮含揮發油（稱桂皮油）1%～2%，主要成分為桂皮醛75%～90%，並含少量乙酸桂皮脂、乙酸苯內酯等。本品不含丁香油酚。尚含黏液質、鞣質等。桂丁含生物鹼0.07%、皂甙2.06%、鞣質2.51%及揮發油。

【藥理作用】 1.肉桂：（1）對中樞神經系統的作用：肉桂含有桂皮醛，對小鼠有明顯的鎮靜作用。（2）降壓作用。（3）預防血吸蟲病的作用。（4）其他作用：桂皮油有強大殺菌作用，對革蘭氏染色陽性菌的效果比陰性者好，因有刺激性，很少用作抗菌藥物，但外敷可治療胃痛、胃腸脹氣痛等。2.桂枝：（1）抗菌作用。（2）抗病毒作用。（3）利尿作用。

【臨床應用】 肉桂：1.治療支氣管哮喘。2.治療腰痛。3.治療綠膿桿菌感染。4.治療小兒流涎。5.治療經行吐衄。6.治療小兒泄瀉。7.治療腱鞘炎。8 治療凍瘡。桂枝：1.治療低血壓。2.治療病竇綜合征。3.治療瘧疾。4.治療面神經麻痹。5.治療凍瘡。

辛夷（《神農本草經》上品）

【釋名】 《神農本草經》稱：**辛雉、侯桃、房木**。《本草拾遺》名：**木筆**。又名：**迎春**。

李時珍說：夷就是荑。它的花苞剛萌生出時像荑一樣，氣味辛香。楊雄的《甘泉賦》中說，列辛雉於林薄。《服虔注》中指出，這就是辛夷。因為雉與夷的發音相近似。現在的本草書中寫作「辛矧」，是傳抄過程中出現的錯誤。陳藏器指出：辛夷花沒開的時候，花苞像小桃子一樣，有毛，所以叫侯桃。花剛綻開時像木筆頭，故北方人稱之為木筆。它的花開得最早，所以南方人稱之為迎春。

【集解】 《名醫別錄》記載：辛夷生長在漢中、魏興、梁州的山谷中。辛夷樹與杜仲樹相似，樹高一丈多。果實似冬桃但小。每年九月（農曆）採集果實，曬乾，除去心和外面的毛。若吸入它的毛，可使人咳嗽。陶弘景則認為：現在產於丹陽。外形像桃子，小時氣味辛香。寇宗奭說：辛夷到處都有，庭院也常種植，先開花後長葉的就是木筆花。花沒有開時，花苞上長有毛，苞尖長得像筆尖一樣。花有桃紅和紫色二種，入藥以紫色為好，應當在花未開時採收，已經綻開的品質不好。李時珍認為：辛夷花的花苞開始長出時長半寸，尖尖的像筆頭，有青黃茸毛，約長半分。花開時像蓮花，大小如盞，呈紫苞紅焰，散發出蓮及蘭花的香味。也有白色的，稱為玉蘭。

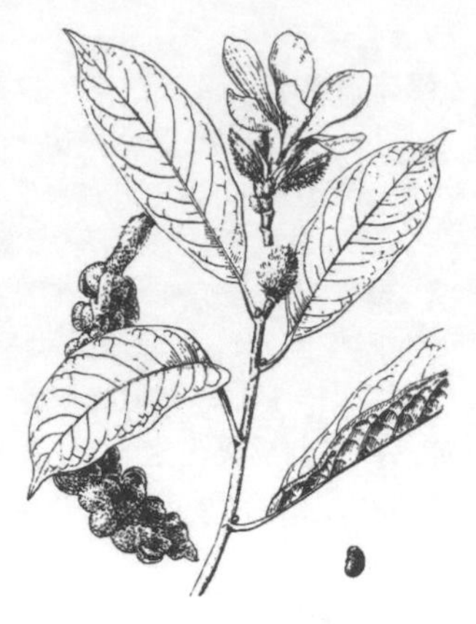
望春玉蘭

辛夷苞

【性味】 **辛，溫；無毒。**

【主治】 《神農本草經》記載：**辛夷可治五臟、身體寒熱、風頭腦痛、面䵟。久服下氣。輕身明目，增年延壽**。《名醫別錄》稱：**其能溫中解肌，利九竅，通鼻塞涕出，治面腫引發齒痛、眩暈，生鬚髮，驅蟲**。《日華諸家本草》謂：**其能通關脈，治頭痛憎寒、體噤瘙癢。加入面脂中，可潤膚澤面**。李時珍指出：**主治鼻淵鼻鼽、鼻窒鼻瘡，及痘後鼻瘡。用時研末，加麝香少許，用葱白蘸藥末點入鼻腔幾次，效果很好**。

現代醫學研究簡介

【來源】 辛夷為木蘭科植物望春花、玉蘭或武當玉蘭的乾燥花蕾。

【化學成分】 辛夷含揮發油，主要成分為α-

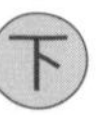
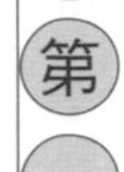
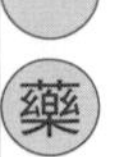
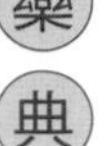

松油二環烯、桉油精、胡椒酚甲醚、柑醛、丁香油酚、黃樟油腦、茴香腦、桂皮醛、葑酮、β-蒎烯、O-甲基丁香酚。日本產辛夷含d-烏藥鹼、1-N - 甲基烏藥鹼、d- 網硬蛋白、真細辛酮、反-細辛酮、細辛醛、3，4-甲二氧肉桂醇、芝麻脂素、d-松酯醇。望春花花蕾中尚有松脂素二甲醚、里立脂素、木蘭脂素、辛夷脂素等。

【藥理作用】 1.抗變態反應作用。2.中樞鎮靜作用。3.鎮痛作用。4.擴張血管作用。5.降壓作用。6.麻醉作用。7.子宮興奮作用。8 抗微生物作用。9 抗癌作用。

【臨床應用】 1.治療鼻炎。2.治療過敏性鼻炎。3.治療急、慢性鼻竇炎。4.治療肥大性鼻炎。

沉香（《名醫別錄》上品）

【釋名】 《本草綱目》稱：**沉水香**。又名：**蜜香**。

李時珍謂：沉香樹的心節入水就下沉，故稱沉水，或水沉。懸浮在水中的稱棧香，浮在水面的稱黃熟香。《南越志》記載：交州人稱蜜香。

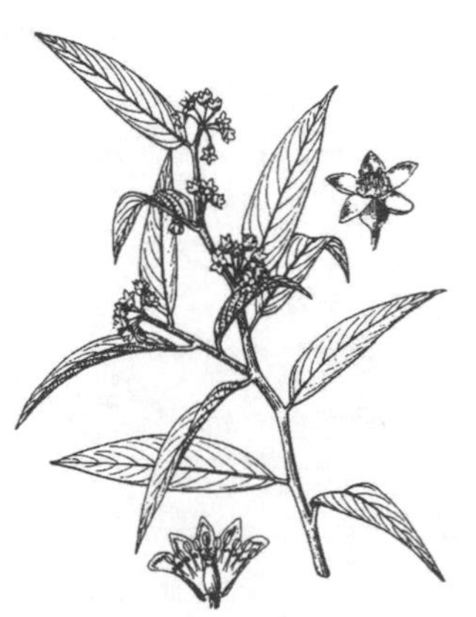
沉香

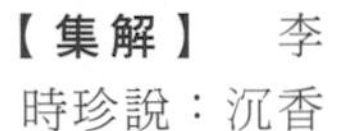

【集解】 李時珍說：沉香的種類，各家說得很詳細。現在考證楊億的《談苑》、蔡絛的《叢談》、范成大的《桂海志》、張師正的《倦遊錄》、洪駒父的《香譜》、葉廷珪的《香錄》等書，摘各家未述盡的補充之。沉香分為三等：沉香、棧香、黃熟香。沉香能沉入水中，有四個品種：熟結是朽木滲出的液汁凝結而成；生結是刀斧砍伐處滲出的液汁結聚而成；脫落是因水漬朽木結聚而成；蟲漏是結聚在蟲蝕孔隙中的。生結為上品，熟結、脫落次之。質堅色黑者為上品，黃色者次之。角沉香色黑潤澤，黃沉香色黃潤澤，蠟沉香柔韌，革沉香有橫行紋理，都是上品。海島產出的有的像石杵，有的像拳頭，有的像鳳、雀、龜、蛇、雲氣、人物等狀。海南產的馬蹄、牛頭、燕口、繭栗、竹葉、芝菌、梭子、附子等品種，都是依其形態而命名的。棧香在水中半沉半浮，即半結連木的沉香。有的稱作煎香，番名婆木香，又叫弄水香。根據其形態可分為刺蝟香、雞骨香、葉子香。有白大如斗笠，稱蓬萊香。有的像山石枯樁，稱光香。葉廷珪說：產於渤泥、占城、真臘的，稱為番沉，也稱舶沉、藥沉，醫生多使用，其中以真臘產的為上品。蔡絛說：占城產的不如真臘的，真臘的不如海南黎峒的。產於黎峒的又以萬安黎母山東峒的最好，稱為海南沉，一片價值一萬錢。海北高、化各州產的，都是棧香。范成大說黎峒產的叫土沉香，或叫崖香。藥片雖薄如紙，但入水就沉。萬安在海島的東面，陽光充裕，所以香氣濃郁，當地人也難採得。舶沉香味腥烈，尾煙焦糊。交趾海北產的，集中於欽州，稱為欽香，氣味十分酷烈。南方人不太重視它，只入藥用。

【正誤】 李時珍說：按李珣《海藥本草》的說法，沉入水中的為沉香，浮在水面的為檀香。梁元帝金樓子稱一樹五香，即根為檀香，節為沉香，花為雞舌香，膠為薰陸香，葉為藿香。這些都是錯誤的。上述五種香各是一種植物。所謂五香一樹，就是蘇敬說的沉香、棧香、青桂、馬蹄、雞骨香。

【修治】 雷斅指出：凡使用沉香，應選不枯、質硬能沉入水底的為上品，懸浮在水中的品質次之。不能用火製。李時珍認為：若入丸、散劑，應將其乾燥研細末，或放入乳鉢中加水研磨成粉，曬乾。若入煎劑，只需臨時磨汁加入藥液中即可。

【性味】 **辛，微溫；無毒。**

【主治】 《名醫別錄》記載：**能治風水腫、毒腫，去惡氣**。李珣認為：**能主心腹痛，霍亂中惡，清寧心神，適宜用酒煮後服。治療各種瘡腫，適宜加入藥膏中**。《日華諸家本草》記載：**能調中焦，補五臟，益精壯陽，溫暖腰膝，制止轉筋、吐瀉，破除皰塊。治療冷風麻痹、骨節麻木、風濕所致之皮膚瘙癢及瀉痢**。張元素指出：**能補腎**。李杲說：**能補脾胃**。劉完素謂：**能益氣和神**。李時珍則認為：**能治上熱下寒之氣逆喘急、體虛便秘、小便淋澀、男性冷精**。

【附方】　**治虛寒、虛熱症**《醫壘元戎》用冷香湯：用沉香、炮附子各等份，加水一盞，煎取七分，放置一夜，空心溫服。　**治療強忍房事，或過忍小便所致的小便不通**：用沉香、木香各二錢，共研細末。白開水送服，以通為度。　**治療胃寒久呃**《活人心統》：用沉香、紫蘇、白豆蔻各一錢，共研細末，每次用柿蒂湯送服五至七分。　**治療心腎不交，健忘驚悸**《百一選方》用朱雀丸：沉香五錢，茯神二兩，共研細末，煉蜜為丸，如小豆子大。每餐飯後用人參湯送服三十粒，每日二次。　**治療腎虛目黑**《普濟方》：用沉香一兩，蜀椒（炒出油）四兩，共研細末，用酒調糊製成梧子大小丸劑。每次於空腹時用鹽水送服三十粒。　**治療大腸虛閉**《濟生方》：用沉香一兩，肉蓯蓉（酒浸焙）二兩，分開研細末，用麻仁汁調糊製成梧子大小丸劑。每次用蜂蜜水送服一百粒。

現代醫學研究簡介

【來源】　沉香為瑞香科植物沉香或白木香的含有樹脂的木材。生於平原、丘陵的疏林或荒山中，有少量栽培。分布廣東、廣西、臺灣等地。國外主產印度、馬來西亞等地。

【化學成分】　沉香的丙酮提取物經皂化後蒸餾，得揮發油13%，其中含苄基丙酮、對甲氧基苄基丙酮等，殘渣中有氫化桂皮酸、對甲氧基氫化桂皮酸等。黴菌感染的沉香含沉香螺醇、沉香醇、沉香呋喃、二氫沉香呋喃、4-羥基二氫沉香呋喃、3，4-二羥基二氫沉香呋喃、去甲沉香呋喃酮；未感染的含硫、芹子烷、沉香醇等。沉香中油性足、體質重而性糯者，經精選加工後即為伽楠香。

【臨床應用】　1.治療新生兒便秘。2.治療股骨頭無菌性壞死。3.治療老年性腸梗阻。4.治療胃痛。5.治療癇症。

丁香（《開寶本草》）

【釋名】　《嘉祐補注本草》稱：**丁子香**。《名醫別錄》：**雞舌香**。

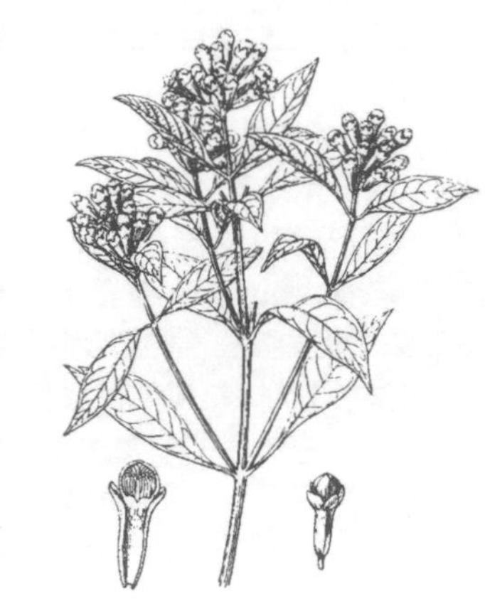

丁香

陳藏器說：雞舌香與丁香為同一種，花實叢生，其中心最大的是雞舌，就是母丁香。掌禹錫認為：按《齊民要術》的說法，百姓認為雞舌香類似丁子，故稱為丁子香。李時珍說：《嘉祐補注本草》重複記載了雞舌香，現在合併在一起。

【集解】　蘇敬說：雞舌香的樹葉和皮均與栗樹相似，花像梅花，子似棗核，這是雌樹，不能作為丁香用。雄樹開花不結子，採其花釀製後即為丁香。產於崑崙及交州、愛州以南地區。李珣說：丁香生長在東海及崑崙國。二三月開紫白色花。七月才開始結子，小的為丁香，大的（如巴豆大）為母丁香。李時珍說：雄的是丁香，雌的是雞舌香。各種說法很明確，只有陳承的提法是十分錯誤的。其不知從乳香中揀出的番棗核，即是無漏子的核。前人不知丁香就是雞舌香，誤將這種核作丁香用。乾薑、焰消的製劑尚可點眼，草果、阿魏可作為食品，那麼用丁香製劑點眼、漱口，又有什麼害處呢？

雞舌香

【性味】　**辛，微溫；無毒**。

【主治】　《名醫別錄》記載：**能治風水毒腫、霍亂，心痛，並能去惡氣**。甄權說：**用其吹鼻，能去腦疳。加入到諸香中，能使人的身體發香味**。陳藏器說：**與薑汁同用，塗在拔去白髮的毛囊中，就能生出黑髮**。

丁香

【性味】　**辛，溫；無毒**。

【主治】　《開寶本草》記載：**能溫脾胃，止霍亂腹脹、風毒癰腫、牙齒朽爛，能發諸香**。李

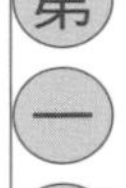
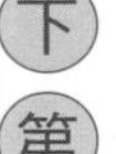
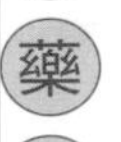

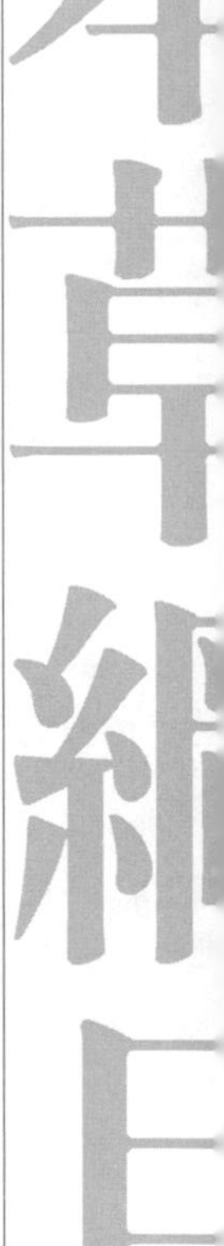

珣：**其能治風疳、蛀蝕引起的骨槽瘺臭，能殺蟲，除惡邪，治乳頭花，止熱毒痢，消痔瘡**。《日華諸家本草》記載：**能治口出冷氣、受寒或勞累所致的反胃、結核等傳染病，解酒毒，消除痁塊，治奔豚氣及陰部、腹部疼痛，能補腎壯陽，溫暖腰膝**。韓保昇說：**能治嘔逆，效果很好**。張元素說：**能去胃寒，理氣。但氣血壅盛者不宜服**。李時珍則認為：**能治胃虛嘔吐、小兒吐瀉、痘瘡胃虛、灰白不髮**。

丁香皮

李時珍說：就是丁香的樹皮。類似桂皮的厚度。

【主治】 李珣說：**能治牙痛**。李時珍認為：**能治多種心腹冷氣病症，醫生常用它代替丁香**。

丁香枝

【主治】 **治一切冷氣，心腹脹滿、噁心、泄瀉不止、飲食積滯**。

丁香根

【性味】 **辛，熱；有毒**。

【主治】 《開寶本草》記載：**能治風熱毒腫，但不入心腹**。

現代醫學研究簡介

【來源】 丁香為桃金娘科植物丁香的乾燥花蕾。

【化學成分】 花蕾含揮發油即丁香油。油中主要含有丁香油酚、乙醯丁香油酚、β-石竹烯、葎草烯、丁香烯、齊墩果酸、丁香鞣質、丁香甙 I、丁香甙 II、丁香寧、胡椒酚、α-衣蘭烯、β-穀甾醇、鼠李素、山柰酚、番櫻桃素寧、異番櫻桃素寧、異番櫻桃酚。

【藥理作用】 1.抗菌作用。2.驅蟲作用。3.鎮痛作用。4.麻醉作用。5.鎮咳、平喘、祛痰作用。6.健胃作用。7.抗缺O_2作用。8.抗癌作用。

【臨床應用】 1.治療嬰幼兒腹瀉。2.治療口腔潰瘍。3.治療小兒消化不良。4.治療青光眼。5.治療皮膚劃痕症。6.預防丘疹性蕁麻疹。7.治療偏頭痛。8 治療帶狀皰疹後遺神經痛。9 治療鼻息肉。10 治療惡阻。11.治療消化不良。12.治療泄瀉。13.治療黃疸。14.治療肝炎、肝癌。15.治療痹症。16.治療瘡瘍。

檀香（《名醫別錄》下品）

【釋名】 《本草綱目》稱：**旃**（音沾）**檀**。又名：**真檀**。

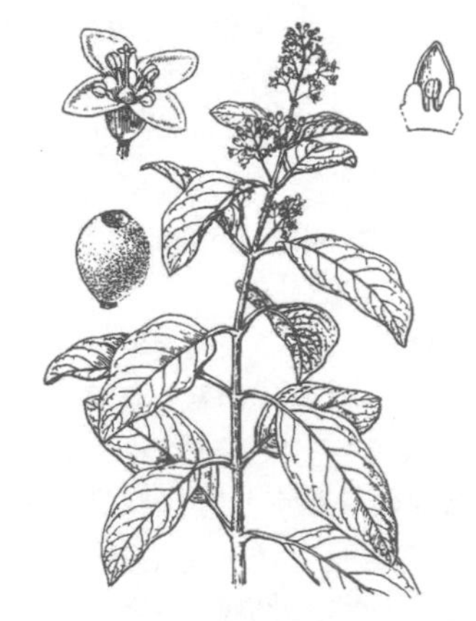
檀香

李時珍說：檀是善木，所以字從亶。亶有善的意思。釋氏稱為旃檀，是因用其煮水可洗去身上的污垢。外族人誤作真檀。雲南人將紫檀稱為勝沉香，即赤檀。

【集解】 陳藏器說：白檀生長於南海，樹像檀。蘇敬說：紫真檀產於崑崙盤盤國，雖然中國不產，但世界各地都有。蘇頌說：檀香有黃、白、紫等幾種，現在的人多使用它。江淮、河朔生長的檀樹，與其同類，但不香。李時珍指出：按《大明一統志》的說法，檀香產於廣東、雲南及占城、真臘、爪哇、渤泥、暹羅、三佛齊、回回等國，現在嶺南各地均有。其樹幹、葉片均與荔枝樹相似，樹皮呈青色而潤澤。葉廷珪的《香譜》中記載樹皮堅實呈黃色的稱黃檀；樹皮光滑呈白色的稱白檀；樹皮腐朽呈紫色的稱紫檀。其中以木質堅實沉重、散發清香氣味的白檀最好。若用紙包裝，可防止香氣散失。王佐的《格古論》說紫檀產於諸溪峒。新鮮的呈紅色，陳舊的呈紫色，上面有蟹爪樣紋理。新鮮的用水浸泡後，可用來染東西。真檀香塗在牆上呈紫色，所以稱紫檀。黃檀最香。都能製作馬鞍、扇骨等物品。

白旃檀

【性味】 **辛，溫；無毒**。

【主治】 陶弘景說：**能消風熱腫毒**。陳藏器說：**能治感染污穢邪氣，殺蟲**。《日華諸家本草》記載：**用水煎煮內服，能止心腹痛、霍亂、腎氣痛。加水磨汁，塗於腰部能治腰腎痛**。張元素說：**能驅散冷氣，引胃氣上升，增進食欲**。李時珍指出：**能治噎膈吐食。若磨汁塗面**（每夜先用漿水洗面，並擦拭至紅赤）**治療面部黑斑，效果很好**。

【發明】 李杲說：白檀有調氣之功，能引導芳香之物到達最高的部位。尤其適合同橙、橘之類配伍應用，佐以生薑、大棗，輔以葛根、砂仁、益智仁、豆蔻等藥物，能通行陽明經，使之達到胸膈之上，咽喉之間，是理氣要藥。

紫檀

【性味】 **鹹，微寒；無毒。**

【主治】 《名醫別錄》記載：**磨汁外塗能除惡毒風毒**。陶弘景說：**將其刮末外敷金瘡處，有止血止痛之功。能治療淋症**。《千金方》記載：**加醋磨汁外敷，能治一切腫毒。**

【發明】 李時珍說：白檀性味辛溫，是走氣分的藥物，所以能調理脾肺之氣，疏利胸膈；紫檀性味鹹寒，是走血分的藥物，所以能調和營氣，消除腫毒，治療金瘡。

現代醫學研究簡介

一、檀香

【來源】 檀香為檀科植物檀香的心材。野生或栽培。分布印度、馬來西亞、澳大利亞及印尼等地。臺灣亦有栽培。

【化學成分】 心材含揮發油（白檀油）3%～5%。油含α-檀香萜醇和β-檀香萜醇90%以上，檀香萜烯、α-檀香萜烯和β-檀香萜烯、檀香烯酮、檀萜烯酮醇及少量的檀香萜酸、檀油酸、紫檀萜醛。

【藥理作用】 檀香油之抗菌作用不強，對傷寒桿菌之酚係數在0.1以下。能減輕無效的咳嗽；過量可引起胃、腎、皮膚刺激。用於小便困難，可改善症狀。對大鼠飼餵0.5kg～2g/kg數日後，可使尿路中金黃色葡萄球菌的生長減少60%。

二、紫檀

【來源】 紫檀為豆科植物紫檀的心材。又名櫚木、花櫚木、薔薇木、羽葉檀、青龍木、黃柏木。

【化學成分】 紫檀含紫檀素、高紫檀素、安哥拉紫檀素。同屬植物心材含紫檀紅、去氧紫檀紅、山托耳、紫檀芪、紫檀醇。

【藥理作用】 同屬植物的水提取液對小鼠艾氏腹水癌有抑制作用，可使腹水生成減少，生存時間延長，死亡率有所降低。

【臨床應用】 1.治療慢性萎縮性胃炎。2.治療冠心病。

樟（《本草拾遺》）

【釋名】 李時珍說：樟樹木理多花紋，所以叫樟。

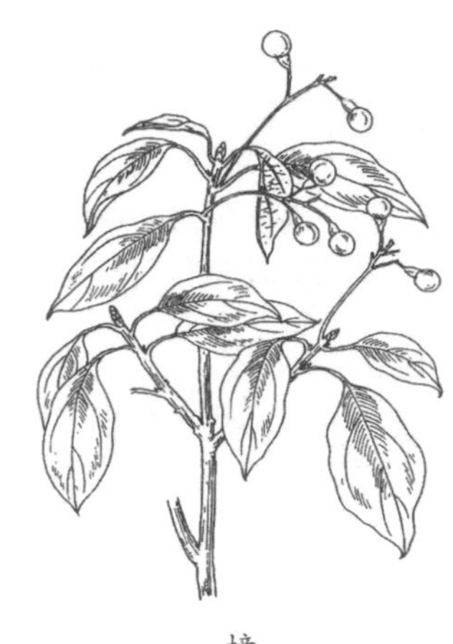
樟

【集解】 陳藏器說：江東的船多用樟木製造，縣名叫豫章，是因木得其名。李時珍說：西南處處山谷皆有樟樹。樹高一丈多，葉子，像楠樹葉又尖又長，葉背面有黃赤色的茸毛，四時不凋謝。夏季開小花，結子也小。樹大的要幾個人才能合抱過來。肌理細而錯綜有花紋。適宜於雕刻。氣味芬芳辛烈。豫、章乃二種樹的名稱，它們是一類的兩個品種。豫即是釣樟。

樟材

【性味】 **辛，溫，無毒。**

【主治】 陳藏器說：**治惡氣中惡，心腹痛鬼疰，霍亂腹脹，宿食不消化，常吐酸臭水，用酒煮服，無藥處用之。煎湯，浴腳氣疥癬，風癢。做鞋，除腳氣。**

癭節（樹癭）

【主治】 李時珍：**治風疰鬼邪。**

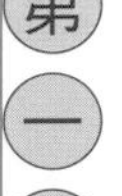

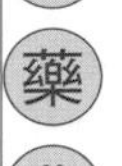

現代醫學研究簡介

【來源】 樟為樟科植物樟樹的木材。又名香樟、樟腦樹等，分布於兩廣、雲、桂、川、蘇、浙、皖、閩、臺灣、江西及兩湖地區。本植物的根、皮、葉、實以及材、枝、葉中提取的結晶（樟腦）亦供藥用。

【化學成分】 樟木含樟腦及芳香性揮發油（即樟油）。樟油減壓分餾可得到的白油、赤油、藍油等含多種化學成分。

【藥理作用】 1.局部作用：樟腦塗於皮膚有溫和的刺激及防腐作用等。2.對中樞神經系統作用：樟腦的全身作用主要是興奮中樞神經系統，對於高級神經尤為顯著。3.對循環系統的作用：樟腦製劑曾一度廣泛應用為強心劑。4.體內過程：樟腦經黏膜、皮下、肌肉皆易吸收。口服吸收也快，在肝中解毒頗迅速。

烏藥（《開寶本草》）

【釋名】 《本草拾遺》稱：**旁其**。《本草綱目》稱：**鰟魮**、**矮樟**。

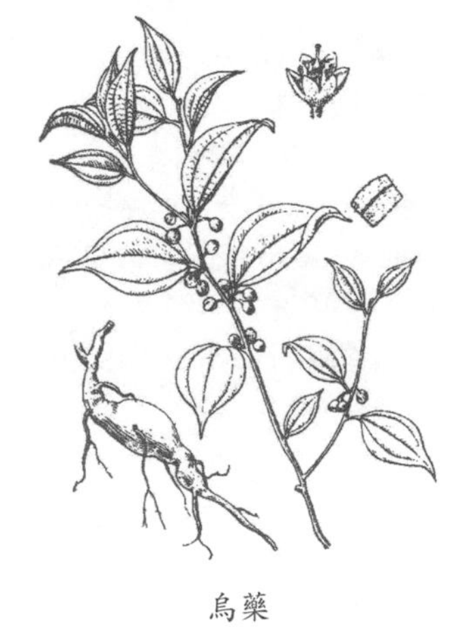
烏藥

李時珍說：烏是因色而得名。它的葉片類似於鰟魮鯽魚，所以民間稱它為：鰟魮樹。《本草拾遺》稱之為旁其，是因為方言訛傳所致。南方人稱為矮樟，是因為它的氣味類似樟樹。

【集解】 陳藏器：烏藥生長於嶺南邕州、容州及江南等地。樹與茶樹類似，高一丈多。葉面呈青色，背面呈白色，分三個杈。根與山芍藥及烏樟類似，呈黑褐色，有車軸盤樣紋理。八月採根入藥，但直根不能入藥。蘇頌說：現在台州、雷州、衡州等地都有，其中產於天臺的較好。樹幹類似於茶檟，高五至七尺。葉形微圓而尖，葉面是青色，背面是白色，上有紋理。四至五月開黃白色小花。六月結果實。根有極大的，並與鈞樟根相似。根有兩種：產於嶺南的呈黑褐色質地堅硬，產於天臺的呈白色質地虛軟，均在八月採收。根像車軸盤錯，並呈串珠樣的品質較好。有人說產於天臺的氣香色白很可愛，但不如產於海南的功力大。李時珍說：吳、楚的山中極多，人們用它來做柴燒。根、葉都有香氣，但根不很大，約有芍藥根大小。鮮嫩的木質白，老的木質呈褐色。其子如冬青子，生青熟紫，核殼極薄，核仁又香又苦。

烏藥根

【性味】 **辛，溫；無毒。**

王好古說：烏藥的氣比味厚重，屬於陽藥。歸足陽明、少陰經。

【主治】 陳藏器說：**能治中噁心腹痛，驅邪毒，消食積，治傳染病，溫腎散寒，治婦人氣血不調，驅蟲**。《日華諸家本草》記載：**能散寒氣，治霍亂、反胃吐食、瀉痢、癰癤、疥癘，能解冷熱，其功用不能全部收載**。**還能治貓、狗的各種疾病**。**都可以磨汁服**。李時珍說：**能治腳氣、疝氣、氣厥頭痛、腫脹喘氣、小便頻數及白濁**。

【附方】 **治一切氣滯疼痛症**《衛生家寶方》：取天臺烏藥、炒茴香、炒青皮、炒良薑各等份，共研細末，用溫酒、童便送服。 **治小腸疝氣**《孫天仁集效方》：取烏藥一兩，升麻八錢，加水二碗，煎取一碗，置放一夜，空腹時溫服。 **治瘀血痢瀉血**《普濟方》：將烏藥燒炭存性研細末，用陳米飯調，研製成梧子大的丸劑，每次用米湯送服三十丸。

現代醫學研究簡介

【來源】 烏藥為樟科植物烏藥的乾燥塊根。

【化學成分】 烏藥含烏烯醇、烏藥烯、烏藥根烯、烏藥內酯、異烏藥內酯、烏藥醚內酯、氧化烏藥烯、異氧化烏藥烯、異呋喃烏藥烯、烏藥根內酯、新烏藥內酯、月桂木薑鹼、烏藥醇、烏藥酸。

【藥理作用】 1.促進腸肌蠕動。2.止血作用。3.抗菌作用。

【臨床應用】 1.治療黏連性腸梗阻。2.治療麻疹後氣逼攻心疼痛。3.治療外傷。4.治療前列腺增生。5.治療經期綜合症。

沒藥（《開寶本草》）

【釋名】 又名：**末藥**。

李時珍指出：沒和末都是梵語發音。

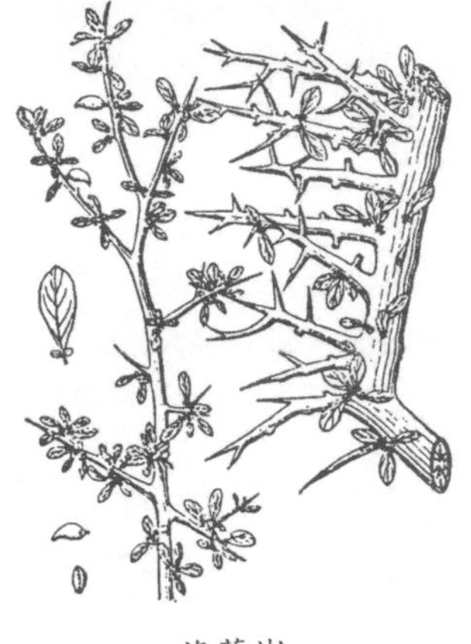

沒藥樹

【集解】 馬志說：沒藥產於波斯國。藥材呈黑色，且大小不等，類似於安息香。蘇頌說：現在海南及廣州也有。樹根、樹幹都像橄欖樹，葉青而密，年頭長的老樹有脂液流滴地上，凝結成塊，有大有小，也類似於安息香，隨時採收。李珣說：徐表的《南州記》說是波斯松脂，狀如神香，紅黑色。李時珍指出：按《一統志》的記載，沒藥樹像松樹一樣高大，樹皮有一至二寸厚。採收時先在樹根部挖掘一道土坎，再用刀斧將樹皮砍破，樹脂即會流入坎溝內，十天後就能收取。李珣說乳香是波斯松的樹脂，這裏又說沒藥也是松脂，大概是聽信了錯誤的傳言。所謂神香，不知是什麼東西。

【性味】 **苦，平；無毒。**

【主治】 《開寶本草》記載：**能破血止痛，治金瘡棍傷、瘡瘍痔瘺、突然下血、目赤疼痛、翳膜遮睛**。《日華諸家本草》記載：**能破癥瘕瘀血，消腫止痛**。王好古說：**能治心膽俱虛、肝血不足諸症**。李珣說：**能墮胎，治產後心腹血氣不調之疼痛，可製成丸、散劑內服**。李時珍認為：**有散血消腫、定痛生肌之功**。

【發明】 甄權說：凡金瘡跌打所致的筋骨疼痛、心腹血瘀者，宜用熱酒調服沒藥末。因其能祛瘀血而生新血。寇宗奭說：沒藥能化瘀通滯。血瘀則氣滯，氣滯則經絡壅阻。經絡壅阻不通，局部就疼痛腫脹。凡跌打損傷均會傷及經絡，導致氣血不行，瘀滯而形成腫痛。李時珍說：乳香有活血之功，沒藥有散血之功，都能止痛消腫生肌。所以這二種藥常配伍應用。

【附方】 **治歷節風之骨疼痛、晝夜不止**《圖經本草》：取沒藥末半兩、虎脛骨（炙酥）末三兩，每次用溫酒送服二錢。 **治筋骨損傷**《御藥院方》：取沒藥末、乳香末各半兩，炒黃米粉四兩，用酒調成膏狀，外敷患處。 **治金瘡未透膜者**《奇效良方》：取乳香、沒藥各一錢，用童便、酒各半盞溫化服下。 **治小兒胃腸氣滯疼痛**《湯氏嬰孩寶書》：取乳香末、沒藥末各等份，用木香磨汁將汁煎沸，每次用木香汁送服一錢。 **治血氣不調之心痛**《醫林集要》：取沒藥末二錢，加水一盞，酒一盞，煎服。 **治產後惡血不盡**《婦人良方》：取沒藥末、血竭末各一錢，加童便、溫酒各半盞，煎沸後服一次，隔一段時間再服一次。惡血自然會被排除，再不會引起腹痛。

現代醫學研究簡介

【來源】 沒藥為橄欖科植物沒藥樹或愛倫堡沒藥樹的膠樹脂。

【化學成分】 沒藥含罕沒藥酸、沒藥酸、沒藥尼酸、罕沒藥酚、罕沒藥樹脂、沒藥萜醇、丁香油酚、間苯甲酚、枯醛、蒎烯、二戊烯、檸檬烯、桂皮醛、罕沒藥烯。

【藥理作用】 1.抗菌作用。2.降血脂作用。3.抗血小板聚集作用。4.其他作用：尚有消毒、防腐、收斂和止血作用；又有抑制支氣管、膀胱、子宮分泌物過多的作用。胃腸無力時有興奮腸蠕動作用。

【臨床應用】 1.治療男性乳房發育症。2.治療高脂血症。3.其他：沒藥與不同藥物配伍還可用於治療淋巴結核、外症久不收口、骨與關節結核、慢性氣管炎、濕毒流注、肛裂、男性絕育術後病、放置節育環後引起的小腹脹痛、骨髓炎、耳前瘺管繼發感染、潰瘍病、乳核、嚴重褥瘡等。

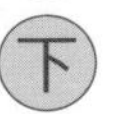
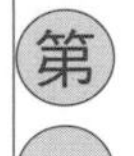
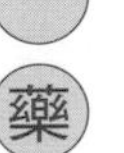
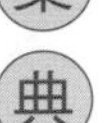
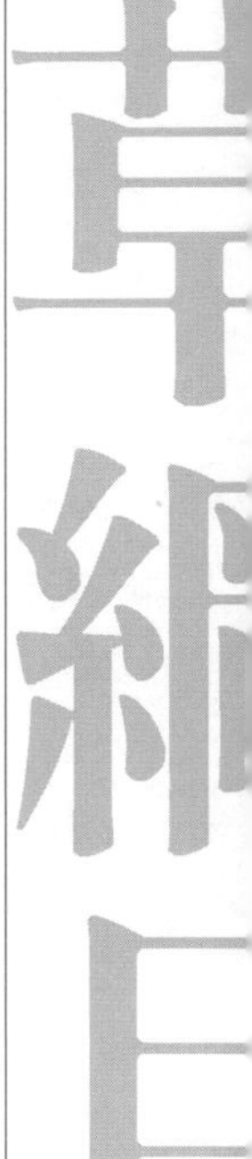

麒麟竭（《新修本草》）

【釋名】 又名：**血竭**。

李時珍說：麒麟也是一種馬的名字。這種藥物像乾血塊一樣，所以稱為血竭。稱之為麒麟，是一種隱譬的命名方法。過去的本草書將其與紫鉚同條論述，但紫鉚是血竭樹上的蟲造成的，現在將它列入蟲部。

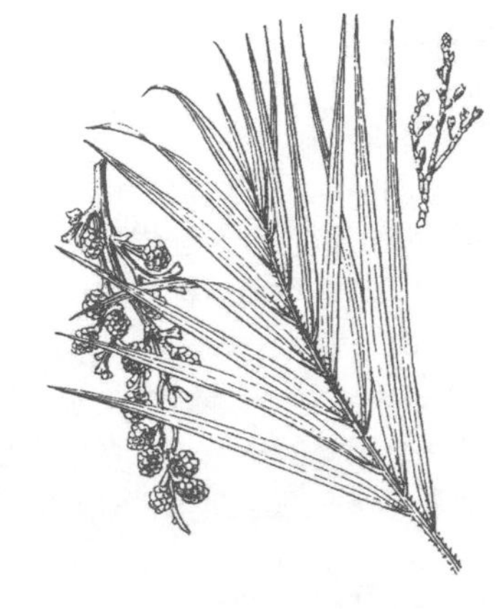
麒麟竭

【集解】 蘇敬說：麒麟竭樹名為渴留，紫鉚樹名為渴廪，這二種樹大同小異。馬志說：這二種藥物在同一條目中論述，但功效完全不同。紫鉚是暗紅色，葉片像盤子一樣大，鉚就長在葉子上。麒麟竭是黃紅色，生長在樹幹上，像松脂一樣。李珣說：按《南越志》記載，麒麟竭是紫鉚樹的樹脂。若要檢驗其真偽，只需咀嚼，嚼不爛而像蠟樣的是上品。蘇頌說：現在南番各國及廣州均產血竭。其樹幹高幾丈，婆娑可愛。葉片像櫻桃而有三角。樹幹中流出的樹脂，滴在地上像膠飴狀，一段時間後即堅凝成血竭。四季均可採收。過去的本草記載，其與紫鉚大致類同，但卻是另外一種藥物，功效也不同。

【性味】 **甘、鹹，平；無毒。**

《日華諸家本草》記載：與密陀僧同用較好。

【主治】 《新修本草》記載：**能治心腹突然疼痛、金瘡出血，破瘀血，止痛生肌，驅除五臟的病邪**。李珣說：**能治跌打損傷、一切疼痛、血氣攪刺、內傷血瘀，能補虛，適宜用酒送服**。王好古說：**能補心包絡及肝血不足**。《太清修煉法》記載：**能補益陽精，消除陰寒滯氣**。《日華諸家本草》記載：**外敷能治一切惡瘡疥癬久不癒合。藥性急烈，不能多用，但能引膿外出**。李時珍說：**能消散瘀血而止痛，治療婦人血氣不調、小兒瘈瘲**。

【發明】 李時珍說：麒麟竭是樹脂，像人的血液，味甘鹹而走血分，歸手、足厥陰經。因肝與心包均是主血的臟腑。劉河間說：血竭能化瘀止痛，是和血的聖藥。乳香、沒藥雖能主治血分病，也還兼走氣分，血竭則專入血分。

【附方】 **治白虎風痛，兩膝熱腫**《聖惠方》：取麒麟竭、硫磺末各一兩，每次用溫酒送服一錢。 **治產後血暈、不知人及狂語**：取麒麟竭末一兩，每次用溫酒送服二錢。 **治慢驚瘈瘲**《御藥院方》：取血竭末半兩，乳香末二錢半，用火炙溶化製成梧子大丸劑，每次用薄荷湯送服一丸。夏季可用人參湯。 **治鼻衄血**《醫林集要》：取血竭末、蒲黃末各等份，吹入鼻中。 **治產後血沖心胸，喘滿**：取血竭末、沒藥末各一錢，用童便和酒送服。

現代醫學研究簡介

【來源】 血竭為棕櫚科植物麒麟竭的果實及樹幹中的樹脂。

【化學成分】 血竭中含有大量暗紅色樹脂，其成分為：血竭素、血竭紅素、去甲血竭素、去甲血竭紅素。此外，血竭尚含血竭白素、血竭樹脂烴等。

【藥理作用】 1.抗血栓形成作用：（1）改善血液流變性。（2）抑制血小板聚集。（3）提高纖維蛋白溶解活性。（4）增加血漿水中cAMP的含量，降低cGMP的水準。2.增加冠脈流量。3.其他：血竭尚有抗減壓缺氧作用、鎮痛作用、收斂止血作用，以及抗真菌作用（水浸劑能不同程度的抑制堇色毛癬菌、石膏樣毛癬菌、許蘭氏黃癬菌等致病真菌）。

【臨床應用】 1.治療嬰幼兒斜頸。2.治療外陰白斑。3.治療頸淋巴結核。4.治療內痔混合痔。5.治療腋臭。6.治療瘰癧。7.治療上消化道出血。8 治療傷後隆閉。9 治療金傷腫毒。10 治療吐血。11.治療吊線風。12.治療瘩背。13.治療放置節育環後引起的小腹憋痛。

安息香（《新修本草》）

【釋名】 李時珍說：這種香能避除穢濁之氣、安息病邪，所以稱此名。有人說：安息是一個國家名稱。《梵書》稱為拙貝羅香。

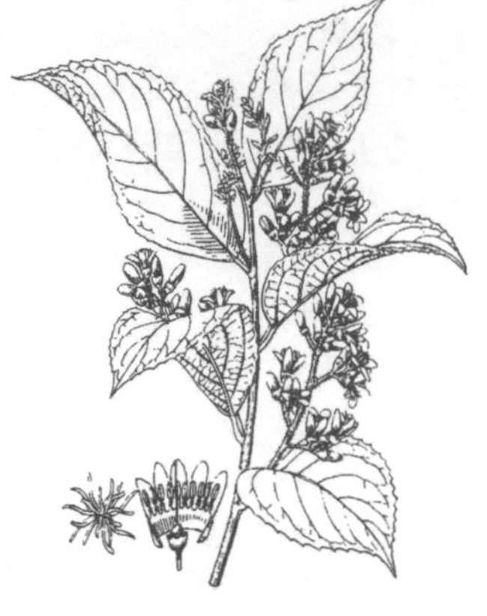
白花樹

【集解】 蘇敬說：安息香產於西戎。形狀像松脂，呈黃褐色凝塊。新鮮的質地柔韌。李時珍說：現在安南、三佛齊等地均有安息香樹。《一統志》記載：其樹幹像苦楝樹，高大挺直。葉片像羊桃葉但長一些。木質心部有散發香氣的樹脂。葉廷珪的《香錄》記載：安息香是樹脂，形狀和顏色均類似於胡桃瓤。不適宜用火燒，但能引發其他的香氣，所以人們用其調和諸香。現在的人用糖稀狀的安息香來調和諸香，並稱之為安香油。汪機指出：有人說燒安息香能召集老鼠的是真品。

【性味】 **辛、苦，平；無毒。**

【主治】 《新修本草》記載：**能除心腹的病邪。**《日華諸家本草》記載：**能除各種病邪，治霍亂風痛、男子遺精。能溫暖腎氣，治婦人血噤、產後血暈。**李珣說：**能治婦人夢交，配臭黃製成丸劑，燒薰丹田穴，可徹底治癒。**蕭炳說：**燒安息香，能消災引福。**李時珍認為：**能治夜多惡夢、結核病。**

【附方】 **治突然心痛，反覆發作**《危氏得效方》：取安息香末，每次用開水送服半錢。 **治小兒腹痛**《全幼心鑒》用安息香丸：取安息香用酒蒸成膏。配沉香、木香、丁香、藿香、八角茴香各三錢，香附子、縮砂仁、炙甘草各五錢，共研為末。用安息香膏調和藥末，煉蜜製成芡實大丸劑，每次用紫蘇湯送服一丸。 **治小兒驚邪**《奇效良方》：取安息香一豆大，用火燒可除。 **治歷節風痛**《聖惠方》：用精豬肉四兩切片，包裹安息香二兩，用瓶盛火灰，灰上放一銅片，將安息香入於銅片上，再將瓶口對準痛處薰治。

現代醫學研究簡介

【來原】 安息香為安息香科植物白花樹的乾燥樹脂。

【化學成分】 越南安息香含泰國樹脂酸、苯甲酸松柏醇酯、苯甲酸桂皮醇酯。蘇門答臘安息香含蘇門樹脂酸、桂皮酸松柏醇酯、桂皮酸苯丙酯、香莢蘭醛、桂皮酸桂皮醇酯，即蘇合香素、蘇合香烯、苯甲醚、苯甲酸、桂皮酸等。

【藥理作用】 安息香酊為刺激性祛痰藥，置於熱水中吸入其蒸氣，能直接刺激呼吸及黏膜而增加其分泌並促進痰液排出；處用有防腐作用。

【臨床應用】 治療黃疸。

樟腦（《本草綱目》）

【釋名】 又名：**韶腦**。

【集解】 李時珍說：樟腦產於韶州、漳州。形狀類似龍腦，呈白色，是樟樹的樹脂。

【性味】 **辛，熱；無毒。**

【主治】 李時珍說：**其能開通關竅，行散滯氣，驅除穢濁邪氣。治療霍亂心腹疼痛、寒濕腳氣、疥癬瘙癢、齲齒，能殺蟲。放置於鞋中，能除腳的臭氣。**

【發明】 李時珍認為：樟腦是純陽之品，與焰消有同樣的性質。其味辛性烈，氣香，功善走竄，能除濕殺蟲，所以將其燒煙薰衣箱櫃櫥，能驅逐蟲虱，防止蟲蛀。李石續的《博物志》記載：患腳弱病的人，用杉木桶洗腳，用絲帶將樟腦固定在會陰部，治療一個多月效果很好。王璽的《醫林集要》記載：治腳氣腫痛，取樟腦二兩，烏頭三兩，共研細末，加醋製成彈子大的丸劑。每次用腳心踏住一丸，下用微火烘烤，患者加衣被保暖，若汗出如涎為有效。

【附方】 **治小兒禿瘡**《簡便方》：取韶腦一錢，花椒二錢，芝麻二兩，共研細末，先將患處洗淨，再用藥末塗搽。 **治齲齒疼痛**《普濟

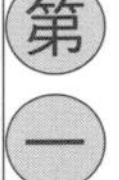

方》：取韶腦、朱砂各等份，研細末，塗搽患牙。

現代醫學研究簡介

【來源】 樟腦為樟科植物樟的幹枝、葉及根部經加工提取製得的結晶。

【化學成分】 樟腦。

【藥理作用】 1.興奮中樞神經系統作用。2.強心升壓作用。3.其他作用：有輕度的局部麻醉作用；有刺激皮膚冷覺感受器作用，對胃黏膜有溫暖刺激作用，此外，尚有鎮痛、止痛、祛痰作用。

【臨床應用】 1.治療狐臭。2.治療腳氣。3.治療慢性宮頸炎和陰道炎。4.治療臁瘡。5.治療偏頭痛。6.治療癬疥。7.治療嬰兒濕疹。8.治療褥瘡。9.治療肛門濕疹。10.治療足癬感染。11.治療痹症。12.治療蟯蟲病。13.治療凍結肩。14.治療中風半身不遂。15.治療軟組織損傷。16.治療牙痛。

阿魏（《新修本草》）

【釋名】 《本草綱目》稱：**阿虞**。《新修本草》稱：**熏渠**。又名：**哈昔泥**。

李時珍說：外國人自稱為「阿」，這種藥物極為臭穢，「阿」畏懼它。波斯國稱為阿虞，天竺國稱為形虞，《涅槃經》稱為央匱，蒙古族人稱為哈昔泥。元朝時當食物作料用。其根名為穩展，據說用來醃羊肉，其味道十分香美，它的功能與阿魏相同。這段論述出自《飲膳正要》。

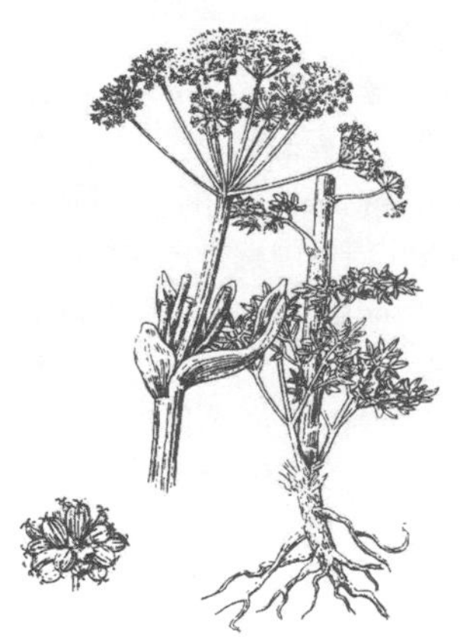
阿魏

【集解】 蘇敬說：阿魏產於西番及崑崙等地。苗葉根莖與白芷十分相似。將搗出的根汁曬、煎成餅狀為好。將根截斷曬乾品質為次。其氣味極臭但能除臭，是一種奇異的藥物。李時珍說：阿魏分為草本、木本二種。草本產於西域，可以曬製也可以煎製，蘇敬說的就是這一種。木本產於南番地區，取其樹脂，李珣、蘇頌、陳承等說的就是這種。按《一統志》記載也有這二種。說產於火州及沙鹿、海牙等國，草莖高一尺多，根株直立，枝葉像華蓋，臭氣逼人，從生藥中取出汁液熬成膏狀，稱阿魏。產於三佛齊及暹邏國的，樹不很高，當地人將竹筒置於樹內，樹脂即溢流入筒中，冬季將竹筒砍破取出它。有人說它的樹脂毒性劇烈，人不敢接觸它。每到採收時節，就將羊繫在樹下，從遠處射破樹幹，樹脂毒汁附著在羊身上，能致羊死亡的就是阿魏。由此觀之，阿魏有二種是肯定的。其樹幹低矮像枸杞、牡荊等，因西南地區的風土不同，所以有的像草，有的像樹。

【性味】 **辛，平；無毒。**

【主治】 《新修本草》記載：**能殺蟲，除臭，破症積，除惡氣，祛邪毒**。李珣說：**祛風散邪，治心腹冷痛**。《日華諸家本草》記載：**被動邪氣，治瘧疾、霍亂心腹痛、腎氣瘟疫，預防一切蕈菜中毒**。汪機說：**能解死牛、羊、馬肉諸毒**。朱震亨說：**能消肉食積滯**。

【附方】 **治惡疰腹痛難忍**《永類鈐方》：用熱酒送服阿魏末一二錢，立刻止痛。 **治癩疝疼痛**《危氏得效方》：取阿魏二兩，用醋調和蕎麥麵做餅包裹後，於火上煨熟，再加硇砂末一錢、赤芍藥末一兩，製成梧子大糊丸。每次於飯前，用酒送服三十丸。**治小兒腹痛不止**《衛生總微論》：取阿魏末、大蒜瓣炮熟研爛，調和製成麻子大丸劑。每次用艾葉湯送服五丸。**治痞塊有積、五噎膈氣**《扶壽精方》：取阿魏五錢，五靈脂（炒煙盡）五錢，共研細末，用黃雄狗的膽汁調和，製成黍米大丸劑。空腹時用唾液送服三十丸。服藥期忌食羊肉、醋、麵。 **治痃瘧寒熱**《聖濟總錄》：取阿魏、胭脂各一豆大，研細混勻，用大蒜膏調和，敷在手的虎口處，男敷左手，女敷右手。 **治齲齒疼痛**《聖惠方》：取阿魏、臭黃各等份，共研為末，製成綠豆大糊丸。每次用絲綿包裹一丸，按男左女右插入耳中，很快即見效。

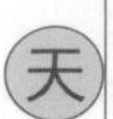
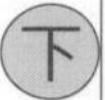
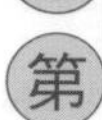
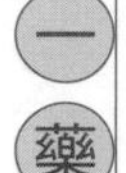
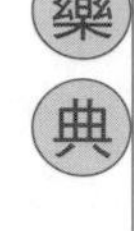
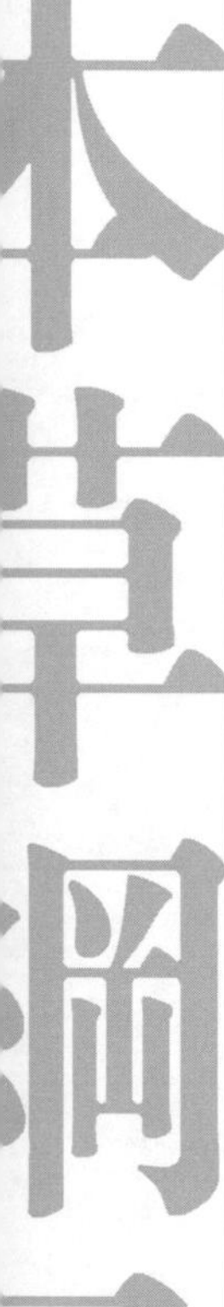

現代醫學研究簡介

【來源】 阿魏為傘科植物新疆阿魏或阜康阿魏的樹脂。

【化學成分】 阿魏揮發油含α-蒎烯、莰烯、β-蒎烯、香葉烯、苧烯、γ-萜品烯、P-對傘花烴，樹脂中含阿魏酸、法呢斯淝醇A、法呢斯淝醇B、法呢斯淝醇C等。

【藥理作用】 1.抗血小板聚集作用。2.抗溶血作用。3.免疫抑制作用。4.降血脂作用。5.抗心肌缺血作用。6.抗動脈粥樣硬化作用。7.對子宮的雙向調節作用。8.抗菌作用。

【臨床應用】 1.治療瘧疾。2.治療血管瘤。

盧會（《開寶本草》）

【釋名】 《開寶本草》稱：**奴會**。《本草拾遺稱》：**訥會**。俗稱：**象膽**。

李時珍說：藥名的含意不清楚。陳藏器說：民間稱為象膽，是因其有膽汁一樣的苦味。

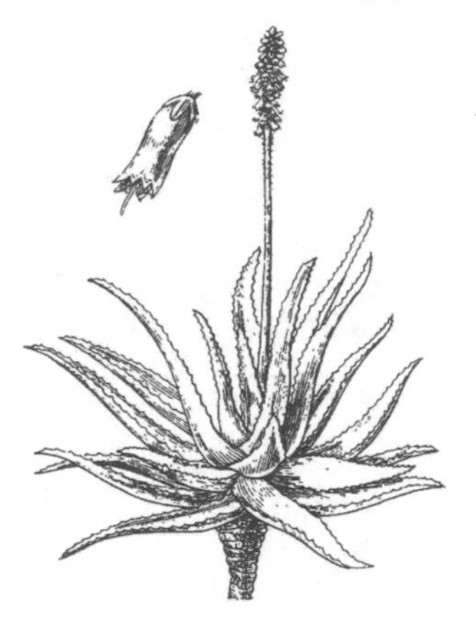

庫拉索蘆薈

【集解】 李時珍說：盧會原來是列在草部論述。《藥譜》和《圖經本草》中所收載的圖形，都說是樹脂。而《一統志》記載爪哇、三佛齊等國產的，屬草本植物，形狀像鱟尾，採集後用玉器搗爛製成藥膏。這種說法不同於前面所說的，是什麼原因呢？難道因為它是木本植物卻長得像草嗎？

【性味】 **苦，寒；無毒。**

【主治】 《開寶本草》記載：**能治熱風煩悶，消胸膈間熱氣，能明目鎮心，治小兒癲癇、驚風、疳積，能殺蟲，治痔瘺，解巴豆毒**。李珣說：**能治小兒疳積發熱**。甄權說：**單獨使用，能驅蛔蟲。吹入鼻中能治腦疳，止鼻癢**。蘇頌說：**將其研成細末，治齲齒作用很好，並能治濕癬**。

【發明】 李時珍說：盧會歸厥陰經。其有殺蟲清熱的功能，所治療的疾病，都是由熱邪和蟲所導致的。蘇頌說：唐朝劉禹錫的《傳信方》記載，劉小時候曾患癬病，由頸項間逐漸擴展至左耳，最終形成濕瘡流水。曾用斑蝥、狗膽、桃根等藥治療，但徒勞無益，病情日趨嚴重。在楚州偶然遇見一位賣藥的人，教劉用盧會一兩，炙甘草半兩，共研細末，備用。用時先洗淨患處，擦乾後將藥末敷上，很快就治癒了。

【附方】 **治小兒疳積**《衛生易簡方》：取盧會、使君子各等份，共研細末，每次用米湯送服一二錢。

現代醫學研究簡介

【來源】 盧會為百合科植物庫拉索蘆薈、好望角蘆薈或斑紋蘆薈葉中的液汁濃縮的乾燥品。

【化學成分】 蘆薈含有蘆薈大黃素、蘆薈大黃素甙、異蘆薈大黃素甙、高塔爾蘆薈素、大黃酚、大黃酚葡萄糖甙、蒽醌、異艾榴腦葡萄糖甙、蘆薈皂草甙、三羥基甲基蒽醌、蘆薈苦素等。

【藥理作用】 1.瀉下作用。2.抗癌作用。3.促進再生過程的作用。4.對機體免疫的增強作用。5.抗藥物毒性作用。6.對肝損傷的保護作用。7.對老化機體中樞神經的鎮靜作用。8.抗菌作用。

【臨床應用】 1.治療小兒疳積。2.治療青年痤瘡。3.治療青光眼。4.治療出血。5.治療萎縮性鼻炎。6.治療小兒百日咳。7.治療白癬。8.其他作用：治療習慣性便秘、熱積便秘、膽道結石合併感染。

二、喬木類

檗木（《神農本草經》上品）

【釋名】 《名醫別錄》稱：**黃檗**。根稱：**檀桓**。

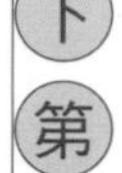
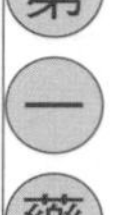
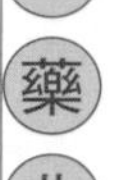
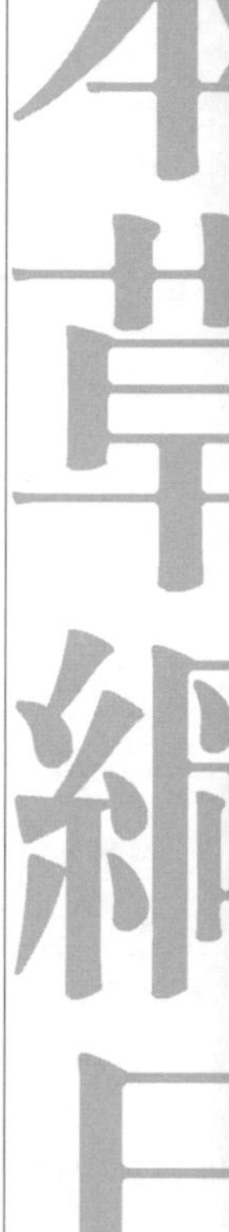

李時珍指出：檗木的名稱含義不清楚。《神農本草經》中只提到了檗木和根，沒有論及檗木樹皮，難道古時候檗木和檗樹皮是通用的嗎？民間稱為黃柏，是簡寫的錯誤造成的。

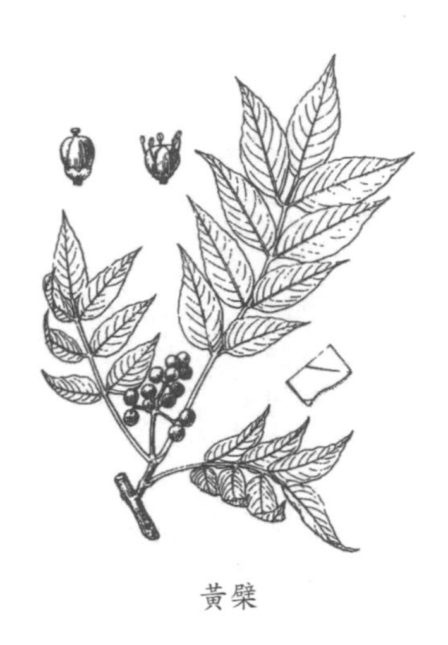
黃檗

【集解】 《名醫別錄》記載：檗木生長於漢中、永昌等地。陶弘景說：現在產於邵陵的質地輕薄、顏色較深的品質較好。產於東山的，皮厚顏色較淺。它的根被道家作為木芝，現在的人不知道它能服食。另外有種小樹，形狀像石榴樹，皮呈黃色，味苦，民間稱為子檗，也能用來治口瘡。還有一種小樹，多刺，皮亦黃色，也能療口瘡。蘇敬說：子檗也叫山石榴，種子像女貞子，皮呈白色，也稱為小檗。到處都生長。現在說它皮是黃色的，是錯誤的。現在民間使用的子檗都是長有很多刺的那種小樹，稱為刺檗，不是小檗。掌禹錫說：按《蜀本圖經》記載，黃檗樹有幾丈高。葉片類似於吳茱萸、紫椿的葉子，冬季不凋謝。樹皮的外層是白色，裏層是深黃色，根像結於松根的茯苓，產於房、商、合等州的山中。其皮質緊密，有二至三分厚，其中呈鮮黃色的品質好。二月、五月時採收樹皮，曬乾備用。汪機說：產於房、商等地的，常用於治療在裏、在下的疾病；產於邵陵的，常用於治療在表、在上的疾病。蘇頌說：各地都產，但以產於蜀中的皮厚、顏色較深為最好。

【性味】 **苦，寒；無毒。**

【主治】 《神農本草經》記載：**能瀉五臟腸胃中的熱邪，治黃疸、痔瘡、痢疾、婦女崩漏、陰部瘡瘍。**《名醫別錄》記載：**治肌膚紅腫、目赤腫痛、口瘡。**陳藏器說：**治熱毒瘡瘍、疥瘡、血痢、消渴，能殺蟲。**甄權說：**能治陽痿及陰莖瘡，止血。**《日華諸家本草》記載：**能安心神，除勞疾，治骨蒸，清肝明目，治多淚、口乾燥、心煩熱、蛔心痛、鼻衄、腸風下血、肛門急熱腫痛，殺蟲。**張元素說：**能瀉膀胱火，補腎，壯骨髓，治下焦虛症、各種痿軟癱瘓，能通利下竅，瀉除熱邪。**李杲說：**能瀉腎火，補腎水，治氣逆不渴而小便不通、瘡瘍腫痛。**朱震亨說：**與知母配伍能滋陰降火，與蒼朮配伍能燥濕清熱，是治痿症的要藥。與細辛配伍，能瀉膀胱火，治口舌生瘡。**李時珍說：**可外敷治療小兒頭瘡。**

【發明】 張元素說：黃檗有六個方面的作用：一能瀉膀胱火，二能利小便，三能除下焦濕熱，四能治血痢，五能止臍中痛，六能補腎壯骨髓。若治腎水膀胱不足、各種痿症腳膝無力，在黃芪湯中加用黃檗，能促使足膝的氣力恢復、痿軟消失，是治癱瘓的必用藥物。用蜜炒後研細末，治療口瘡效果很好。李時珍說：古書中記載知母配黃檗能滋陰降火。黃檗若不與知母相配，就像水母沒有蝦相伴一樣。黃檗能瀉膀胱、命門的陰火，知母能清肺熱，滋腎陰。所以張潔古、李東垣、朱丹溪等醫家均認為其是滋陰降火的要藥。氣屬陽，血屬陰。火邪能損耗陰血，故陰虛火旺的病人可以用。但是必須年輕、身體壯實而食欲不減的病人，才能使用。若脾氣胃氣虛又兼熱邪熾盛的患者，久服這些藥會產生副作用。體質虛弱及希望盡快生育的患者，用補陰藥治療常以這二味藥為主藥，每天都服用。但降瀉太過可損傷脾胃陽氣，而變生其他的疾病。這種藥物苦寒，苦味藥久服能化火、損傷正氣。所以《葉氏醫學統旨》中有「四物加知母、黃檗，久服傷胃，不能生陰」的告誡。

【附方】 **治陰火症**朱丹溪方用大補丸：取黃檗去粗皮，用鹽、酒作為輔料炒成褐色，研為細末。加水製成梧子大丸劑。若因血虛所致者，可用四物湯送服；若因氣虛所致者，可用四君子湯送服。 **治小兒下血或血痢**《閻孝忠集效方》：取黃檗半兩，赤芍藥四錢，共研細末。加米飯製成麻子大丸劑，每次於飯前用米湯送服十至二十丸。 **治妊娠下痢白濁**《婦人良方》：每日下痢三十至五十次。取黃檗根黃較厚的用蜜炒焦，研為細末，將大蒜煨熟，搗爛與藥末調和製成梧子大丸劑。每次於空腹時用米湯送服三十至五十丸，每天服三次。療效很好。 **治小兒熱瀉**《十全博救方》：取黃檗削去粗皮，焙乾，研為細末。加米湯調和製成粟米大丸劑，每次用米湯送服十至二十丸。 **治積熱遺精**《許學士本事方》：取黃檗末一兩，片腦一錢，加煉蜜製成梧子大丸劑，每次用麥門冬湯送服十五丸。 **治消渴尿多，能食**《韋宙獨行方》：取黃檗一斤，加水一升，煮三五沸，頻頻飲用。 **治嘔血熱極**《經驗方》：取蜜炙黃檗末，每次用麥門冬湯送服二錢。

現代醫學研究簡介

【來源】 檗木為芸香科植物黃皮樹或黃檗的乾燥樹皮。

【化學成分】 黃皮樹樹皮含小檗鹼、藥根鹼、木蘭花鹼、黃柏鹼、N-甲基大麥芽鹼、掌葉防己鹼、蝙蝠葛鹼、黃柏酮、黃柏內酯、白鮮交酯、黃柏酮酸、青螢光酸、7-脫氫豆甾醇、β-穀甾醇、菜油甾醇。根皮含小檗鹼、藥根鹼、黃柏鹼、N-甲基大麥芽鹼。木材含小檗鹼。新鮮葉含黃柏甙、脫氫黃柏甙。乾燥葉含金絲桃甙，不含黃柏甙。

【藥理作用】 黃柏含較多小檗鹼，故其藥理作用與小檗亦大體相似：參見「小檗」項。其不同藥理作用如下：1.抗潰瘍作用。2.抗菌及抗病毒作用。3.對免疫的影響。4.對血糖的影響。

【臨床應用】 1.治療細菌性痢疾。2.防治流行性腦脊髓膜炎。3.治療結核病。4.治療流行性腮腺炎。5.治療慢性肝炎、肝硬化。6.治療肛腸疾病。7.治療肺炎。8. 治療慢性骨髓炎。9.治療燒傷。10.治療扭挫折傷。11.治療脫髮。12.治療婦科疾病。13.治療皮膚科疾病：（1）治療凍瘡。（2）治療濕疹。（3）治療黃水瘡。（4）治療皮炎。（5）治癬。（6）治療皮膚過敏性疾病。（7）治療陰部瘙癢。14.治療體表局部炎症。15.治療五官科疾病：（1）治療慢性化膿性中耳炎。（2）治療外耳道炎。（3）治療口腔炎。（4）治療慢性上頜竇炎。（5）治療慢性咽炎。（6）治療結膜炎。

小檗（《新修本草》）

【釋名】 陶弘景稱：**子檗**。又名：**山石榴**。李時珍說：小檗與金櫻子、杜鵑花都叫山石榴，然而它們並非一種植物。

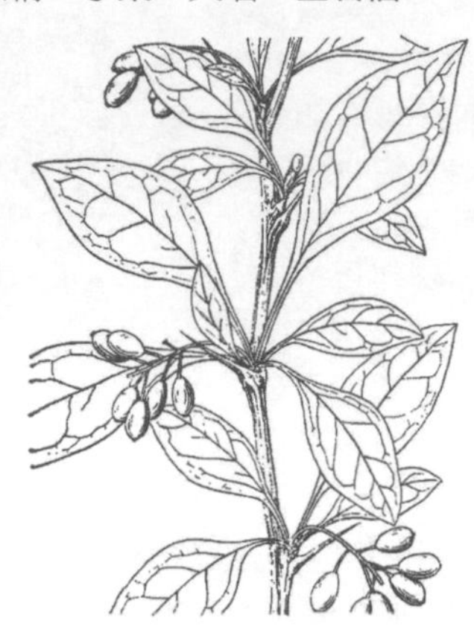
盧山小檗

【集解】 陶弘景說：子檗樹小，形狀像石榴，其樹皮黃色味道苦。尚有一種多刺樹，皮也是黃色，兩種樹皮均主治口瘡。蘇敬說：小檗生長在山石之間，很多地方都有。襄陽峴山東部出產的最好。小檗還有一個名子叫山石榴，其樹枝、葉子與石榴沒有明顯的區別，但是花的形狀不一樣。結子細小黑色、圓形，像牛李子與女貞子一般，其樹皮白色。陶弘景說皮黃，恐怕是錯的。現在太常所貯存的，是那種樹小而刺多，葉細小的，名叫刺檗，不是小檗。陳藏器說：凡是檗木，樹皮都是黃色的。蘇敬說的那種樹皮不黃的就不是檗木。小檗如石榴，皮黃，結的子如枸杞子，兩頭尖，人們銼枝用來染黃。如果說子圓而黑，恐怕是另一種植物，並不是小檗。李時珍說：在山間經常可以看到小檗，是一種小樹。其皮外白裏黃，形狀像大檗樹皮，但是既薄且小。

【性味】 **苦，大寒；無毒。**

【主治】 《新修本草》說：**治療口瘡疳，殺諸蟲，去心腹中熱氣**。李時珍引自《婦人良方》說：**治血崩**。

現代醫學研究簡介

【來源】 小檗為小檗科植物大葉小檗、細葉小檗或日本小檗的根及枝莖。

【化學成分】 日本小檗根莖的木質部分含小檗鹼、氧化爵床鹼、藥根鹼、木蘭花鹼、小檗胺鹼、氧化小檗鹼、掌葉防己鹼、非州防己鹼。根皮和枝莖也含小檗鹼。

【藥理作用】　1.抗微生物及抗原蟲作用。2.降壓作用。3.抗心律失常作用。4.抗腹瀉和抗炎作用。5.利膽和促進膽紅素排泄作用。6.升白血球作用。7.抗癌作用。8.免疫調節作用。9.抗矽沉著病及結核作用。

【臨床應用】　1.治療慢性支氣管炎。2.治療小兒肺炎。3.治療痢疾、腸炎。4.消除流行性腦脊髓膜炎的帶菌狀態。5.治療心臟早搏。

厚朴（《神農本草經》中品）

【釋名】　《日華諸家本草》稱：**烈朴**。《名醫別錄》稱：**赤朴、厚皮**，樹稱：**榛**，子稱：**逐折**。厚朴《廣雅》稱：**重皮**。

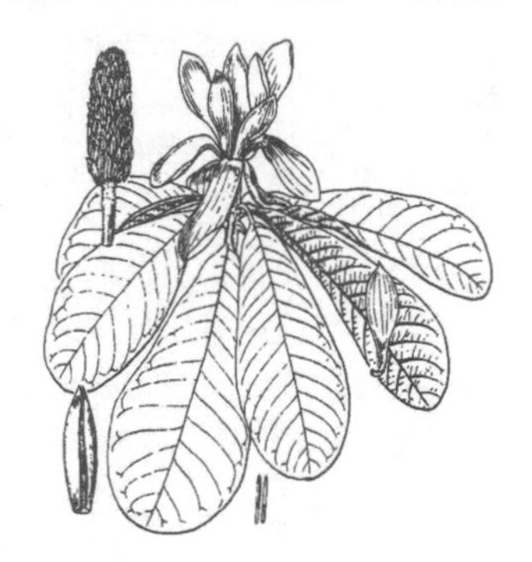
厚朴

李時珍指出：因其木質樸實，皮厚，藥味辛香濃烈，藥材呈紫紅色，所以有朴、烈、赤等名。蘇頌說：《廣雅》稱為重皮，方書中有時稱厚皮。

【集解】　《名醫別錄》記載：厚朴生長於交趾、冤句等地。三月、九月、十月採收其樹皮，陰乾備用。陶弘景說：現在產於建平、宜都等地。以皮厚、肉質部分呈紫色的品質為好；皮薄、肉質呈白色的品質較差。李時珍說：厚朴樹的樹皮最外層是白色，裏層肉質部呈紫色，五六月份開小花。果實像冬青子，未成熟時是綠色，成熟後呈紅色，有核仁。七八月份採收，味道甘甜。

厚朴皮

【性味】　**苦，溫；無毒。**

徐之才指出：可以與乾薑配伍使用。不宜與澤瀉、消石、寒水石等同用。服用時忌食豆類食品。

【主治】　《神農本草經》記載：**能治中風傷寒、頭痛寒熱、驚悸、氣滯血瘀、肌膚壞死，驅蟲**。《名醫別錄》記載：**能溫中益氣，消痰下氣，治霍亂、腹部脹痛、嘔逆、痢疾、淋症，消除驚悸，除熱解煩，調理腸胃**。《日華諸家本草》記載：**能健脾，治嘔逆、霍亂轉筋，行臟腑之氣，治婦人分娩前後之腹部不適，殺蟲，聰耳明目，調和關節**。甄權說：**能治素體虛寒，腹內水氣遊走激盪有聲，消化不良，能行水，破血，消食，制酸止吐，溫胃氣止冷痛，治體虛尿白濁**。王好古說：**治肺氣壅滯所致的喘咳症**。

【發明】　寇宗奭說：平胃散中用厚朴，因其能調理中焦。目前厚朴用得很多，是因其既能溫暖脾胃，又能散寒氣。張元素說：厚朴能調理脾胃、消除腹脹，但是孕婦忌用。雖然說其能消除腹脹，但對體質虛弱的患者，仍應斟酌後再用，若使用不當能損傷人體正氣。只有在治療寒性腹脹的溫熱藥配用厚朴，才能產生消除脹滿的作用。

【附方】　**治痰濕壅滯所致的嘔逆**《聖惠方》：心胸滿悶，不思飲食。取厚朴一兩，用薑汁炮炙至黃色，研為細末，每次用米湯送服二錢匕。　**治腹脹脈數**《金匱要略》用厚朴三物湯：取厚朴半斤，枳實五枚，加水一斗二升，煎取五升，再加入大黃四兩，煎至三升。一次服一升，若腹內感覺水氣轉動可再服，若無轉動感即停服。治腹部脹滿疼痛：用厚朴七物湯：取厚朴半斤，甘草、大黃各三兩，大棗十枚，枳實五枚，桂枝二兩，生薑五兩，加水一斗，煎至四升。每次服八合，每日服三次。若伴見嘔逆者，可加半夏五合。**治脘腹脹滿泄瀉**《鮑氏方》：取厚朴、乾薑各等份，研為細末，加煉蜜製成梧子大丸劑，每次用米湯送服五十丸。**治小兒吐瀉**《小兒藥證直訣》用梓朴散：取梓州厚朴一兩，半夏（湯泡七次，薑汁浸半日，曬乾）一錢，加三升米泔水浸泡至水盡，若水未盡，可用小火熬乾。去掉厚朴，將半夏研成細末，每次用薄荷湯送服半錢或一字的量。

現代醫學研究簡介

【來源】　厚朴為木蘭科植物厚朴或凹葉厚朴的

乾燥乾皮、根皮及枝皮。

【化學成分】 厚朴含厚朴酚、異厚朴酚、朴酚、桉葉醇、木蘭箭毒鹼、厚朴苷、3，5-二烯丙基-2-羥基-4-甲氧二苯等。

【藥理作用】 1.中樞神經抑制及肌肉鬆弛作用。2.抗潰瘍作用。3.抗痙攣作用。4.抗菌作用。5.抗過敏作用。6.調節平滑肌作用。7.降壓作用。

【臨床應用】 1.治療細菌性痢疾、阿米巴痢疾、急性腸炎。2.用於制止針麻下全子宮切除術的鼓脹現象。3.用於X線快速腸道造影、診斷右側結腸癌。4.治療大便秘結、腹滿痛。5.治癖腫。6.治療震顫麻痹及腦炎後遺症。7.治療急性黃疸型肝炎。

杜仲（《神農本草經》上品）

【釋名】 《名醫別錄》稱：**思仲**。《神農本草經》稱：**思仙**。《吳普本草》稱：**木綿**。俗稱：**櫋**。

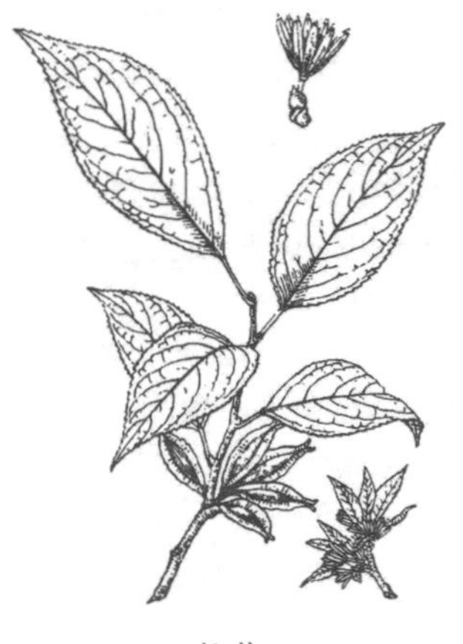
杜仲

李時珍說：傳說中有一位名叫杜仲的人服食這種植物後獲得了很高的道行，因此就以他的名字來命名。思仲、思仙等名稱均取這個意思。杜仲的皮中有像綿樣的銀絲，所以稱為木綿。其子與厚朴子同名，稱為逐折。

【集解】 《名醫別錄》記載：杜仲生長於虞山中及上黨、漢中等地。二月、五月、六月、九月採收樹皮。陶弘景說：上虞位於豫州，虞、虢的虞，不是會稽的上虞縣。現在用的產於建平、宜都等地。形狀類似於厚朴，折斷後有較多白絲的品質為好。韓保昇說：杜仲生長在深山中，樹幹高幾丈，葉片類似於辛夷。蘇頌說：現在產於商州、成州、峽州等處的大山中。葉片類似於柘樹，樹皮折斷後有白絲相連。江南人稱其為櫋。初生的嫩葉可以食用，稱為櫋芽。其花和果實味道苦澀，也能入藥。其樹木可以製成拖鞋，對腳有益處。

杜仲皮

【性味】 **辛，平；無毒。**

【主治】 《神農本草經》記載：**能治腰膝痛，補中益氣，強健筋骨，消除陰部濕癢，止小便淋瀝。長期服用，能健身抗衰老**。《名醫別錄》記載：**能治腰腳酸痛，不能落地**。《日華諸家本草》記載：**治腎勞所致的身體強直，腰部不利，可加用杜仲**。李杲說：**能使筋骨相著**。王好古說：**能補肝潤燥**。

【發明】 李時珍說：古方書中只說杜仲能滋腎，只有王好古提出其歸肝經氣分，能補肝潤燥，這是古人所沒有認識到的。肝主筋，腎主骨。腎精充盛則骨骼強健，肝血充盛則筋脈強健。筋的功能是主屈伸。杜仲呈紫色而潤澤，有甘微辛味，性溫平。甘溫能補益，微辛能潤燥，所以既能歸肝經，又能補腎，即所謂補子而實母。按龐元英的《談藪》記載，有一新婚青年患了腳軟病，疼痛劇烈。醫生診斷為腳氣，治療效果不好。醫生孫琳看了後，只用杜仲一味，每次一兩，加水、酒各半盞煎服。三天後就能行走，再過三天就痊癒了。孫琳說這個病是由腎虛所致，不是腳氣。杜仲能治腰膝痛，用酒來導引它，就更容易奏效。

【附方】 **治腎虛腰痛**《海上集驗方》：取杜仲（去皮炙黃）一斤，分為十份，每天晚上用水一升，浸泡一份到第二天凌晨，煎煮取汁再加羊腎（切片）三至四個，煮三至五沸，加入佐料，空腹時一次服完。《聖惠方》：上方中加薤白七莖。《篋中方》：上方加五味子半斤。**治腰背虛痛**陶隱居《得效方》：取杜仲（切炒）一斤，酒二升，浸泡十天，每天服三合。《三因方》：將上方中杜仲研成細末，每天凌晨用溫酒送服二錢。 **治病後虛汗及目中流淚**《肘後方》：以杜仲、牡蠣各等份，共研細末，臨睡前用溫水送服五匕藥末，汗不止可再服。**治習慣性墮胎**楊起《簡便方》：用杜仲（糯米湯浸透，炒去絲）八兩，續斷（酒浸焙乾）二兩，共研細末，再用山藥五至六兩，研末打糊，加入藥末製梧子大丸劑，每次空腹時用米

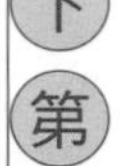
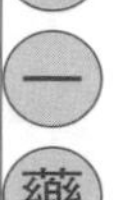
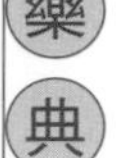
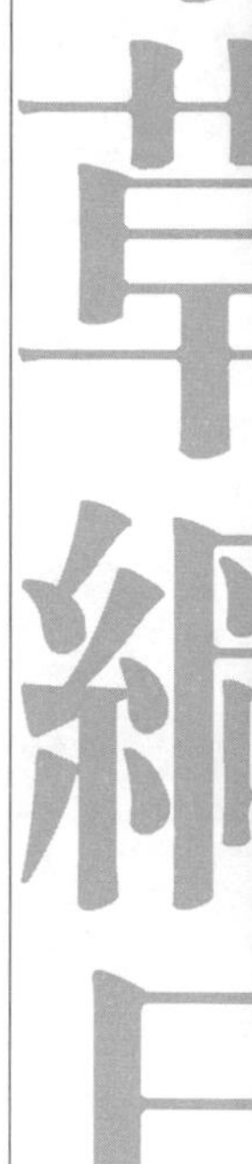

湯送服五十丸。　**治產後病及胎動不安**《勝金方》：取杜仲（去粗皮，置瓦上焙乾）搗成細末，將棗煮熟，取肉與藥末調和，製成彈子大丸劑。每次用糯米湯送服一丸，每天服二次。

現代醫學研究簡介

【來源】　杜仲為杜仲科植物杜仲的乾燥樹皮。

【化學成分】　杜仲含有松脂醇雙糖甙、桃葉珊瑚甙、京尼平甙、綠原酸、杜仲膠、筋骨草甙、哈帕甙乙酸脂、杜仲甙、山柰酚、雷樸妥甙、咖啡酸、半乳糖醇、杜仲丙烯醇、二十九烷、二十八醇、β-穀甾醇、白樺脂醇、熊果酸、香草酸、胡蘿蔔甙、三十烷醇、紫丁香甙、松甙等。

【藥理作用】　1.對非特異性免疫的促進作用和細胞免疫的雙向調節。2.促性腺發育作用。3.增強垂體-腎上腺皮質功能。4.對環核苷酸代謝的調節作用。5.利尿作用。6. 降壓作用。7. 降血清膽固醇作用。8.鎮靜及鎮痛作用。9 .安胎作用。10.抗菌作用。

【臨床應用】　1.治療高血壓病。2.治療小兒麻痹後遺症。3.治療慢性腰痛。4.治療先兆流產。

漆（《神農本草經》上品）

【釋名】　桼。

李時珍說：許慎《說文解字》指出，漆本作桼，漆樹汁可以給木製品刷漆。其字像水滴下的形狀。

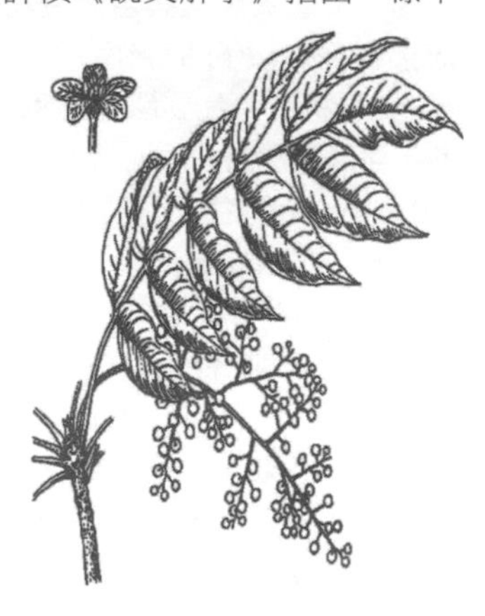
漆樹

【集解】　《名醫別錄》說：乾漆生長在漢中山谷，夏至後採收，乾後備用。陶弘景說：現梁州漆最好，益州也有。廣州漆性急易乾燥。那些漆桶中自然乾燥的，形狀好像蜂房那樣孔孔相隔的品質最好。韓保昇說：漆樹高二三丈，樹皮白色，葉子像椿葉，花像槐花，子像牛李的子，樹心黃色。六七月刻木皮取汁。寇宗奭說：液狀的漆在藥品中未見使用。凡使用的都是乾漆。李時珍說：漆樹人們經常種植，春分前移栽易成活。樹身像柿樹，葉像椿葉，以金州出產的最好，所以世稱金漆。現在廣、浙出產一種漆樹，似小櫃樹但更高大。六月份取汁漆物，漆色金黃，即《唐書》中所說的黃漆。入藥仍當用黑漆。廣南漆像飴糖一樣稀軟，黏附無力。

乾漆

【性味】　**辛，溫；無毒。**

陶弘景說：生漆毒最大，有人用雞子合生漆，服下以驅蟲，自蝕腸胃。對漆樹敏感的人靠近漆樹能夠致死。漆樹的氣味也能使人過敏，導致瘡腫。《日華諸家本草》記載：中漆樹毒，可飲鐵漿、黃櫨汁、甘豆湯、吃蟹，以解毒。李時珍說：現在的商人們賣的漆中多摻雜著桐油，故經常中毒。凡是對漆敏感而生瘡腫的人，用杉木、紫蘇、漆姑草、螃蟹各煎湯洗浴都能取效。

【主治】　《神農本草經》：**絕傷，補中，續筋骨，補益腦髓，安五臟，治五緩六急，風寒濕痹等症。生漆去長蟲。久服可輕身延年。**《名醫別錄》：**乾漆可治咳嗽，消除瘀血、痞結、腰痛，女子疝瘕，通利小腸，去蛔蟲。**甄權說：**殺三蟲，治經脈不通。**《日華諸家本草》：**治傳屍勞，除風。**張元素說：**消除年深堅結積滯，破除日久凝結之瘀血。**

現代醫學研究簡介

【來源】　本品為漆樹科植物漆樹。本植物的樹脂經加工後的乾燥品（乾漆）、根（漆樹根）、根皮及幹皮（漆樹皮）、心材（漆樹木心）、樹脂（生漆）、葉（漆葉）、種子（漆樹子）等均供藥用。

【化學成分】　其含漆酚、氫化漆酚、蟲漆酶及樹膠等，漆葉含槲毒素。

【藥理作用】　漆樹酸鈉對蛙、兔的藥理作用與所用劑量有關。小劑量時，使蛙、兔心臟收縮增強、搏動增快、舒張充分，因而搏出量增加；此外亦有使動物血管收縮、血壓升高、瞳孔散大之作用。大劑量時有麻醉中樞神經系統作用。

【臨床應用】 1.治療腦囊蟲病。2.治療絲蟲病。

楝（《神農本草經》下品）

【釋名】 《圖經本草》稱：**苦楝**。果實稱：**金鈴子**。

李時珍說：按羅願的《爾雅翼》記載，楝樹葉可用來練物，所以稱楝。其果實像小鈴鐺，成熟時呈黃色，所以得名金鈴。

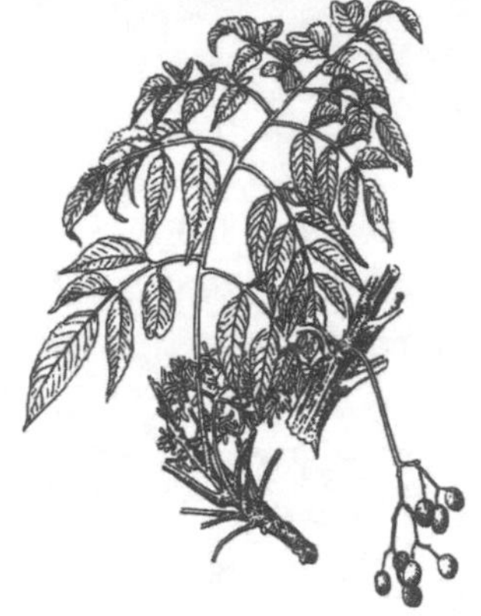

楝

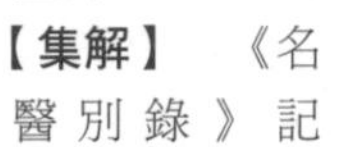

【集解】 《名醫別錄》記載：楝實生長在荊山的山中。蘇頌說：楝樹果實以產於蜀川的為最好。樹幹高一丈多，葉子茂密。三四月開紫紅色花，氣味芬芳。果實像彈丸，未成熟時呈綠色，成熟時呈黃色，十二月份採收。根四季均可採收。李時珍說：楝樹的生長速度快，三至五年就能作為建房的材料。果實長的像圓棗，以產於四川的品質為好。

楝實

【性味】 **苦，寒；有小毒。**

【主治】 《神農本草經》記載：**能治溫疾傷寒、高熱狂躁殺蟲，消瘡，利小便**。甄權說：**能治高熱狂躁、心煩胸悶，可煎湯洗浴，不入湯劑內服**。李杲說：**歸心及小腸經，能止腹痛**。王好古說：**能瀉膀胱熱邪**。李時珍說：**能治疝氣、蟲症、痔瘡**。

【發明】 張元素認為：治療熱厥暴痛的病症，不用金鈴子就治不好。李時珍說：楝實能清除小腸和膀胱的熱邪，是因為其能將心包中的火邪引導下來，所以是治療心腹痛及疝氣的要藥，甄權曾說不入湯劑使用，《神農本草經》為什麼有治高熱狂躁，利小便的記載呢？近來的一些治療疝氣的處方，有的採用四治法、五治法或七治法，大概也是配合得比較巧妙。

【附方】 **治熱厥心痛，時發時止，久而不癒**《活法機要》用金鈴子散：取金鈴子、玄胡索各一兩，研為細末。治療時，先灸太溪、崑崙等穴位，再用溫酒送服金鈴子散，每次三錢。**治小兒疝氣疼痛**《全幼心鑒》：取金鈴子（去核）五錢，吳茱萸二錢半，研為細末，用酒調糊製成黍米大丸劑，每次用鹽水送服二十至三十丸。 **治丈夫疝氣**《經驗方》：取金鈴子一百個，用溫熱水浸泡後，去掉外皮，巴豆二百個打破，加麵粉二升，同置於銅鍋內炒至金鈴子變紅。置冷後取出，去掉巴豆和麵粉，將金鈴子去核，研末，每次用熱酒或醋湯送服三錢。另有一方是在上方的基礎上加入鹽炒茴香半兩。

楝根及木皮

【性味】 **苦，微寒；微毒。**

《日華諸家本草》記載：雄樹根呈紅色，有毒，可致人吐瀉，甚至死亡，不能誤服；雌樹根可以內服，每一兩可與五十粒糯米同煎，能減弱其毒性。如果見腹瀉者，要用冷粥緩解；若無腹瀉者，可食熱葱粥以助藥力。

【主治】 《名醫別錄》記載：**能驅蛔蟲，通利大腸**。陶弘景說：**與苦酒調和，外塗治療疥癬效果很好**。《日華諸家本草》記載：**能祛游風，解熱毒，治風疹、惡瘡、疥癬、小兒高熱，可煎湯洗浴**。

【附方】 **治蟲症**洪邁《夷堅志》：取苦楝根白皮一把，切細焙乾，加少許麝香，水二碗，煎至一碗，空腹時一次飲下。 **治小兒蛔蟲症**《集簡方》：取楝樹根皮與雞蛋同煮至熟，空腹時食蛋。第二天可將蟲驅出。 **治小兒的各種瘡瘍**《千金方》：將楝樹皮或樹枝燒成灰外敷患處。若瘡面乾燥，可加豬油調和後外敷。**治疥瘡**《奇效方》：取楝根皮、皂角（去皮、子）各等份，研為細末，用豬油調和後外塗患處。

現代醫學研究簡介

一、苦楝皮

【來源】 苦楝皮為楝科植物苦楝或川楝的根皮或乾皮。

【化學成分】 苦楝含有多種苦味的三萜類成分。在根皮、乾皮中的主要苦味成分為苦楝素，即川楝素及水溶性成分$C_{31}H_{40}O_{12}$。還含有其他苦味成分：印楝波靈A、印楝波靈B、梣皮酮、葛杜寧、苦里酮、苦內酯、苦洛內酯以及苦楝子三醇等。在乾皮中還有正卅烷、β-穀甾醇、葡萄糖和其他微量成分。

【藥理作用】 1.驅蟲作用。2.抗真菌作用。3.興奮腸平滑肌。

二、川楝子

【來源】 川楝子為楝科植物川楝的乾燥成熟果實。

【化學成分】 含川楝素生物鹼、山柰醇、樹脂、鞣質、脂肪油。

【藥理作用】 1.驅蟲作用。2.興奮腸平滑肌。3.對胃的刺激作用。

【臨床應用】 1.治療腸道寄生蟲。2.治療白痢。3.治療禿瘡。

秦皮（《神農本草經》中品）

【釋名】 《名醫別錄》稱：**石檀**。陶弘景稱：**樊槻**。《日華諸家本草》稱：**盆桂**。蘇敬稱：**苦樹**。俗稱：**苦櫪**、**梣**（音岑）**皮**、**梣**（音尋）**木**。

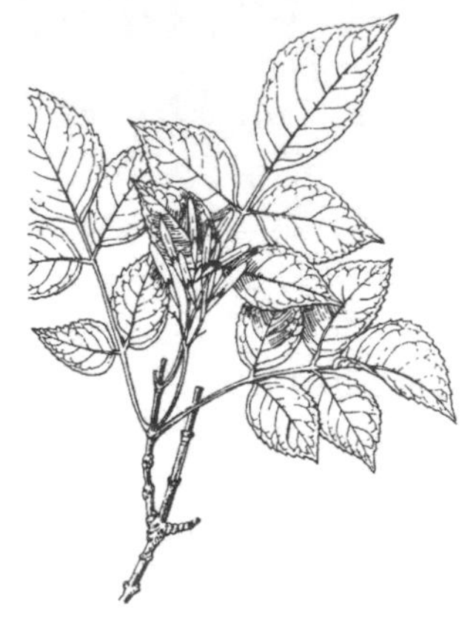

大葉梣

李時珍說：秦皮本來稱為梣皮，有人將其錯寫為梣木，再錯傳為秦皮。有人說其原本生長在秦地，所以命名為秦皮。高誘的《注淮南子》中說梣是苦櫪木。蘇敬說：其樹葉類似檀樹，所以稱為石檀。民間因為其味道苦，所以稱苦樹。

秦皮

【性味】 **苦，微寒；無毒。**

【主治】 《神農本草經》記載：**能治風寒濕痹，除熱，祛眼睛翳膜。長期服用能烏髮，強身健體。**《名醫別錄》記載：**能治男子少精、婦女帶下、小兒驚癇、發熱。可煎湯洗眼，長期服用能使皮膚光澤，強壯身體，治療不育。**甄權說：**能清熱明目，治目赤腫痛、迎風流淚。煎湯洗浴可治小兒發熱。煎煮取澄清液洗眼，治療紅眼病效果很好。**王好古說：**能治痢疾。**陳藏器說：**皮和葉一起煎湯外洗能治蛇咬傷，同時將兩者研細末外敷。**

【發明】 李時珍說：梣皮呈綠色，性寒涼，味苦澀，歸厥陰肝經和少陽膽經。故治療眼病、驚癇，是因其有平肝的作用。治痢疾、崩漏、帶下，是因其有收澀的作用。治男子少精，能補精促生育，都是因其有收澀和補益兩種功效，所以老子說，天道貴澀。此藥對患驚癇、崩漏、痢疾等病的人及服食養生的人適宜，但人們只知道治療眼病一種作用，幾乎很少使用它，十分可惜。《淮南子》記載：梣皮呈綠色，是治療眼病的要藥。《淮南萬畢術》說「梣皮止水」，說的是其能止淚。

【附方】 **治眼紅赤長有翳膜**《外台秘要》：取秦皮一兩，加水一升半，煎至七合澄清後洗眼。另有一方可加滑石、黃連各等份。 **治眼下腫痛**：取秦皮一兩，黃連一兩，苦竹葉半斤，加水二升半，煎至八合，飯後服。 **治眼睛長瘡**：取秦皮一兩，加清水一升，浸泡一頓飯時間，待綠色出現，用棉籤點眼，若感輕微疼痛不必停藥。每日點十次以上。 **治麥粒腫**《仁齋直指方》：取秦皮末、鼠尾草、薔薇根各等份，加水煎煮取汁，再用銅鍋熬膏，製成梧子大丸劑，每次服五至六丸，每天服二次。也可煎湯內服。 **治黃花蜘蛛螫傷**沈存中方：取秦皮加水煎煮，取汁內服，效果良好。

現代醫學研究簡介

【來源】 秦皮為木樨科植物苦櫪白蠟樹、尖葉白蠟樹或宿柱白蠟樹的乾燥枝皮或乾皮。

【化學成分】 秦皮含秦皮素、秦皮甙、七葉樹甙及其甙元、七葉樹內酯（即秦皮乙素）、馬栗樹皮素、七葉素、秦皮素葡萄糖甙、丁香甙、梣皮甙和宿柱白蠟甙，此外尚有甘露醇、鞣質和皂甙等，苦櫪白蠟樹皮尚含生物鹼。

【藥理作用】 1.抑菌作用。2.抗炎作用。3.對心血管系統作用：秦皮乙素（1：2000）可使離體蟾蜍心臟抑制，而七葉樹甙（1：1000）使離體蟾蜍略顯興奮，對在位蟾蜍心臟，卻無明顯作用。4.鎮咳、祛痰及平喘作用。5.鎮靜、抗驚及鎮痛作用。6.對平滑肌作用：秦皮乙素在1：2500濃度時，對家兔離體腸肌和大鼠的離體子宮均有抑制作用。7.對尿量及尿酸排泄影響：秦皮甙有利尿作用，能促進兔及風濕病患者尿酸的排泄。

【臨床應用】 1.治療細菌性痢疾。2.治療慢性支氣管炎。3.治療百日咳。4.治療天行目赤。5.用於肺癌患者的痰液檢查。6.治療風濕。

合歡（《神農本草經》中品）

【釋名】 《新修本草》稱：**合昏**。《日華諸家本草》稱：**夜合**。《圖經本草》稱：**青裳**。《本草綱目》稱：**萌葛**。亦稱：**烏賴樹**。

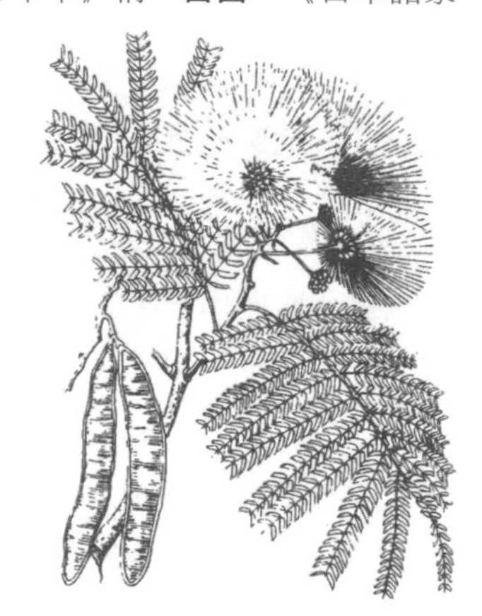
合歡

【集解】 《神農本草經》說：合歡生長於豫州河內的山中，樹像狗骨樹。《名醫別錄》記載：其生長於益州的山中。陶弘景說：民間很少有人認識合歡，且多不用來治病。蘇敬說：合歡的葉片類似於皂莢樹及槐樹，非常細。五月份開紅白色花，花上長有細茸毛。秋季結果實，外形像豆莢狀，種子非常薄細，現各處均有栽種。蘇頌說：樹似梧桐，枝甚柔弱，葉似皂角，極細而繁密，互相交結，風一來就各自解開互不牽綴，採皮及葉用，四季可採。

合歡木皮

【性味】 **甘，平；無毒。**

【主治】 《神農本草經》記載：**能調和五臟，舒暢情志。長期服用能強健身體，增強視力。**《日華諸家本草》記載：**製成藥膏能治癰腫、跌打損傷。**陳藏器說：**搗成細末，加墨汁、生油調和，外敷能治蜘蛛咬傷。葉片可以用來清洗衣物。並有殺蟲的作用。**寇宗奭說：**將花研細末，用溫酒送服二錢匕，可以治跌打所致的腫痛。**李時珍說：**有活血消腫止痛等功能。**

【附方】 **治跌損骨折**《百一選方》：取合歡皮四兩，芥菜子（炒）一兩，共研細末，每天睡前用溫酒送服二錢，並將藥末敷於患處。治療骨折效果很好。**治脫髮**《普濟方》：取合歡木灰二合，牆衣五合，鐵精一合，水萍末二合，研成細末，加生油調勻，塗敷於脫髮處，一夜換一次藥。**治中風攣縮**《奇效方》：用夜合枝酒：取夜合枝、柏枝、槐枝、桑枝、石榴枝各五兩，銼末。加糯米五升，黑豆五升，羌活二兩，防風五錢，小曲七斤半。先用水五斗煎以上五枝至二斗五升，再將糯米、黑豆浸泡後蒸熟，加入小曲和防風、羌活，封存三至七天，取汁備用，每次服五合。

現代醫學研究簡介

【來源】 合歡為豆科植物合歡。本植物的樹皮、花和花蕾均供藥用。

【化學成分】 樹皮含皂甙、鞣質等。種子含合歡氨酸和S-（2-羧基）-L-半胱氨酸等氨基酸。5月中採集的新鮮葉含維生素C 189mg/g。

【臨床應用】 1.治療肝膿腫。2.治療失眠。3.治療心煩胸悶、失眠健忘、咽痛癰腫、跌打損傷疼痛。

皂莢（《神農本草經》下品）

【釋名】 《本草綱目》稱：**皂角、雞棲子、烏犀**。又名：**懸刀**。

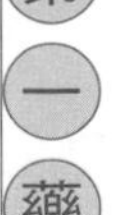

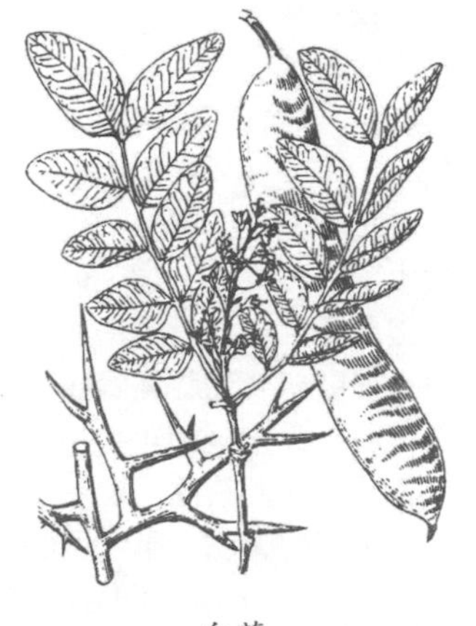
皂莢

李時珍說：皂樹上長的莢，所以稱皂莢。《廣志》中稱雞棲子。《曾氏方》中稱烏犀。《外丹本草》中稱懸刀。

【集解】 李時珍說：皂莢樹很高大，葉片像槐樹葉，狹長而尖。樹枝上長有刺，夏天開黃色小花。結的果實有三種：一種小的像豬牙；一種體長肥厚，莢外有油脂黏手；一種體長瘦薄，皂莢乾燥而不黏。其中有油脂的最好。因皂樹有刺，採摘時很難爬上去，但可以在採摘前用竹篾箍住樹幹，過一夜樹上的刺會自然脫落，這也是一種奇異的現象。若有的樹不結果實，可以在樹幹上鑿一個大孔，放入生鐵三至五斤，用泥封孔，此樹就會結莢。人們若用鐵砧捶皂莢，鐵砧就會受到損傷。若用鐵碾來碾皂莢，時間久了可使鐵碾上出現蝕孔。若用鐵鍋來加工皂莢，鐵鍋會爆裂成碎片。難道皂莢與鐵有什麼關係嗎？

皂莢

【性味】 **辛、鹼，溫；有小毒。**

王好古指出：歸厥陰經氣分。李時珍認為：歸手太陰、陽明經氣分。徐之才說：與柏實配伍使用提高自己的功效。與麥門冬同用降低皂莢功效，不宜同空青、人參、苦參等藥同用。

【主治】 《神農本草經》記載：**能治風痺肌肉僵硬、眼見風流淚，通利九竅**。《名醫別錄》記載：**能治腹部脹滿，消食積，治咳嗽、婦人胞衣不下，能明目益精。可用於沐浴，但不入湯劑**。《日華諸家本草》記載：**能通利關節，消除頭風，消痰殺蟲，治療骨蒸潮熱，能增進食欲，治療中風牙關緊閉**。甄權說：**能破症塊，止腹痛，墜胎。若將其用酒浸泡，取浸液煎成膏狀，塗於布塊上，外敷可治療一切腫痛**。寇宗奭說：**在夏季久雨之時，與蒼朮一起薰烤，能驅除暑濕疫邪**。汪機說：**若將其燒煙薰烤患處，能治久痢脫肛**。王好古說：**能祛肝風，瀉肝氣**。李時珍認為：**能通利肺及大腸之氣，治療咽喉痹塞、喘咳、癧瘡疥癬**。

皂莢子

【性味】 **辛，溫；無毒。**

【主治】 寇宗奭說：**炒後，除去外層紅色的皮，用水浸泡至軟，再煮熟，加糖醃漬後服食，能祛除五臟中的風熱病邪**。蘇頌說：**皂核中白色的肉質部分是治療肺部疾病的藥物；黃色部分經咀嚼內服，能治痰積胸膈、吞酸等症**。李杲說：**其仁能和血潤腸**。李時珍說：**能治大便秘結、瘰癧、腫毒、瘡癬**。

【發明】 汪機說：將皂角核燒黑存性，能治大便秘結。因其有遇到水濕就產生滑利大腸的作用，所以能通利大便。李時珍說：皂莢有辛味，能通利大腸，因辛味藥有潤澤的作用特點，不是與水濕相遇的結果。

【附方】 **治腰腳疼痛，不能下地**《千金方》：取皂角子一千二百個洗淨，用小量酥油炙香，研成細末，加蜜製成梧子大丸劑，每次於空腹時用蒺藜子、酸棗仁湯送服三十丸。 **治大便秘結**：每次可服一百丸。 **治疔瘡腫癤**：將皂角子仁研細末，外敷瘡面，五天即可痊癒。**治下痢不止**《醫方摘要》：取皂角子焙乾，研細末，用米糊調製成梧子大丸劑，每次用陳茶水送服四十至五十丸。

現代醫學研究簡介

【來源】 皂莢為豆科植物皂莢樹。本植物的乾燥果實、根皮、葉（皂莢葉）、棘刺（皂角刺）、種子（皂莢子）以及由植株衰老或受傷害後所結的小型果實（豬牙皂）等均供藥用。

【化學成分】 莢果含三萜皂甙、鞣質。此外，還含蠟醇、廿九烷、豆甾醇、穀甾醇等。

【藥理作用】 1.皂甙的一般特性是：（1）能降低表面張力。（2）改變細胞表面的通透性。（3）對膽甾醇有特別強的親合力，有很強的溶血作用。2.祛痰作用。3.抗菌作用。

【臨床應用】 **皂角**：1.治療腸梗阻。2.治療呼吸系統疾病。3.治療耵聹栓塞。4.治療產後急性乳腺炎。5.治療小兒厭食症。6.治療面神經炎。7.治療鼻腔異物。8.滅蛆滅蠅。**皂角刺**：1.治療手術後腸粘連。2.治療麻痹。性腸梗阻3.治療亞急性盆腔炎4.治療風濕性關節痛

蘇方木（《新修本草》）

【釋名】 又名：**蘇木**。

李時珍說：蘇方國產這種樹木，所以稱蘇方木。現在的人簡稱蘇木。蘇木

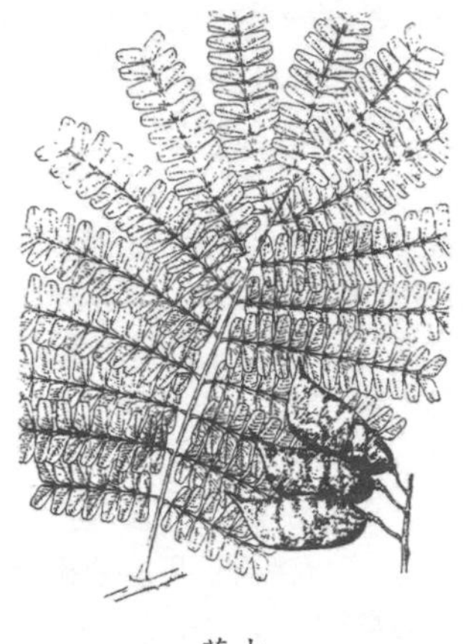
蘇木

【集解】 蘇頌說：蘇方木從南海、崑崙等地運來，而交州、愛州等地也產。樹類似於庵羅，葉片像榆樹葉，但沒有澀味，樹枝長一丈多，開黃花，果實未成熟時呈青綠色，成熟了呈黑色。蘇木能用來染色。

【性味】 **甘、鹼，平；無毒。**

李杲說：甘、鹹，涼。能升能降，屬陽藥中的陰藥。王好古說：味甘而微酸、辛，屬平性藥。

【主治】 《新修本草》記載：**能破血。治產後瘀血內阻，患者痛苦欲死，可用蘇木五兩，濃煎取汁內服**。《日華諸家本草》記載：**治婦人血氣阻滯所致心腹痛、月經不調，能排膿止痛，消癰腫，療損傷瘀腫，治婦人音啞口噤、痢疾**。《海藥本草》記載：**治虛勞血氣阻滯、產後惡露不盡、心腹攪痛、經絡不通、中風口噤，用酒煎蘇方木取汁調服乳香末方寸匕。立刻吐出病邪，即痊癒**。陳藏器說：**能治霍亂嘔吐，用水煎服**。李杲說：**治瘡瘍，產後敗血留滯**。

【發明】 張元素說：蘇木屬涼性，味微辛。能發散表裏風邪，適宜與防風同用。又能破瘀血，產後血腫脹滿欲死者適宜用。李時珍說：蘇方木是三陰經血分藥，少量使用能和血，大量使用能破血。

【附方】 **治產後血暈**《肘後方》：取蘇方木三兩，加水五升，煎取二升，分二次服。 **治產後氣喘，面色黑暗**《胡氏方》：取蘇木二兩，加水兩碗，煮取一碗，加入人參末一兩內服。**治破傷風**《普濟方》：取蘇方木三錢，研末，用酒送服。 **治腳氣腫痛**：取蘇方木、鷺鷥藤各等份，銼末，加澱粉少許和二斗水，煎取一斗五升，先薰後洗。 **治睾丸偏墜腫痛**《集簡方》：取蘇方木二兩，用好酒一壺煮熟，頻頻飲用。 **治刀斧傷和斷指**《攝生方》：用真蘇木末外敷，再用蠶繭包裹，幾天後即痊癒。

現代醫學研究簡介

【來源】 蘇木為豆科植物蘇木的乾燥心材。產於廣西、雲南、臺灣、廣東、四川等地。

【化學成分】 木部含無色的原色素-巴西蘇木素約2%。巴西蘇木素遇空氣即氧化為巴西蘇木紅素。另含蘇木酚，可做有機試劑，檢查鋁離子。又含揮發油，油的主要成分為水芹烯及羅勒烯，還含鞣質。

【藥理作用】 1.對心血管的作用：在蟾蜍下肢灌流時，蘇木水能使血管輕度收縮，以後用亞硝酸鈉也不能使血管擴張。2.中樞抑制作用。3.抗菌作用。

巴豆（《神農本草經》下品）

【釋名】 《神農本草經》稱：**巴菽**。《雷公炮炙論》稱：**剛子**。又名：**老陽子**。

李時珍說：這種藥物產於巴蜀，形狀像菽豆，所以命名為巴菽。宋代的本草書中記錄著一個別名巴椒，其中的椒

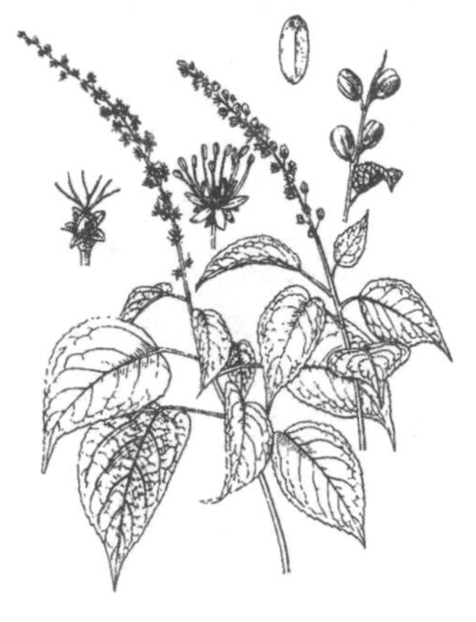
巴豆

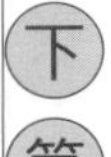
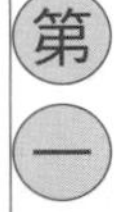
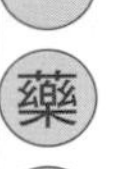
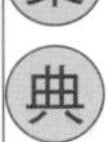

字是將菽字寫錯了。雷斅的《雷公炮炙論》將粒小呈黃色的稱為巴，有三條稜呈黑色的稱為豆，粒小但兩頭尖的稱為剛子。並說巴和豆可以入藥用，剛子不能入藥（能致人死亡）。這種說法不準確。一般粒小緊密的是雌性，有稜條及兩頭尖的是雄性。雄性的作用強，雌性的作用緩。使用得當，都能發揮作用；使用不當，就是人參、白朮等補益藥也能產生損害，何況是巴豆！

【集解】 巴豆生長在巴郡的山谷中。八月份採收，陰乾，除去心和皮後入藥。現在嘉州、眉州、戎州等地都產。樹高一至二丈。葉片像櫻桃葉，但厚大一些，剛萌生時為綠色，而後逐漸變為黃紅色，到十二月份即開始凋謝，第二年的二月份又開始長出新葉，至四月老葉才落盡，新葉長齊。花為穗狀呈微黃色，五六月間結果，到八月果實成熟即變成黃色，類似於白豆蔻，自行脫落後收集。果實有三瓣，每瓣有一個子。子的外面還有殼，使用前應除去殼。戎州產的，殼上有縱行紋理，像絲線一樣，一條或兩三條。當地人稱為金線巴豆，品質最好。李時珍說：巴豆的莢類似大風子殼很薄，子和果仁均似海松子。

【性味】 **辛，溫；有毒。**

【主治】 《神農本草經》記載：**治傷寒溫瘧，破癥瘕積聚，消痰飲內停、大腹水脹，能蕩滌五臟六腑，開通閉塞，通利大腸，腐蝕死肉，消除病邪，殺蟲。**《名醫別錄》記載：**治婦女月經閉止、金瘡流膿血，解斑蝥、蛇毒。經煉製後服用能補益血脈，使人的顏色變好。**《藥性論》記載：**能治十種水腫、痿症、痹症，能墮胎。**《日華諸家本草》記載：**能泄壅滯，健脾開胃，消痰破血，排膿消腫毒，殺蟲，治惡瘡息肉、疥瘡、癩瘡、疔腫。**張元素說：**能導氣消積，驅臟腑中寒邪，治因生冷硬物所致的損傷。**李時珍說：**能治痢疾、驚癇、心腹疼痛、疝氣、口眼喎耳聾、喉痹、牙痛，能利關竅。**

【發明】 張元素說：巴豆為斬關奪門的藥物，不能輕易使用。朱震亨說：巴豆能祛除胃中的寒性積滯。若沒有寒性積滯的患者不能用。李時珍說：巴豆大劑量應用能祛邪除病，小量應用能調理中焦。王海藏說：其既能通腸，又能止瀉。這是對千古之秘的一種闡發。如有一六十餘歲的老婦人，患溏瀉病已有五年，凡是進食肉食、油膩、生冷等食品即胃腸疼痛。服用調理脾胃、升提中氣、澀腸止瀉的藥物溏瀉反而加重。請我診病時，脈沉而滑，認為由脾胃久傷、寒邪凝滯所致。王太僕曾指出寒邪凝滯於體內，出現溏瀉不止，反覆發作，經年不癒，應當用熱下的方法，寒邪排除，瀉自然停止。於是就用蠟裹巴豆丸五十粒給病人服，二天患者大便不通也不瀉，溏瀉病就痊癒了。從此常用這種方法治療各種瀉痢積滯病，治癒了近百人。訣竅在於藥物配伍得當，藥與病症相對準確。如果使用不當，仍然會產生損傷真陰的後果。

【附方】 **治一切積滯症**《醫學切問》：取巴豆一兩，蛤粉二兩，黃檗三兩，共研為細末，製綠豆大水泛丸，每次用開水送服五丸。**治寒飲宿食，大便閉塞**《千金方》：取巴豆仁一升，清酒五升，煮三天三夜，研爛，再加酒用小火煎煮後，製成豌豆大丸劑，每次用開水送服一丸。若患者欲嘔吐，可服二丸。**治咽喉閉塞欲死**：將巴豆去皮，用線穿墜，放入喉中，再向外牽出。**治腹水**《備急方》：取巴豆九十枚（去心、皮，熬黃），杏仁六十枚（去皮、尖，熬黃），共搗成泥，製成小豆大丸劑。每次用開水送服一丸，服至大便稀溏為止。服藥時不宜飲酒。**治瘧疾**《肘後方》：取巴豆（去皮、心）二錢，皂莢（去皮、子）六錢，搗爛製成綠豆大丸劑，每次用冷開水送服一丸。

巴豆油

【主治】 李時珍說：**治中風痰厥氣厥、中惡喉痹、一切急病，咽喉不通及牙關緊閉。將巴豆用綿紙包裹，壓取其油做成油捻，點燃將煙薰入鼻中，或將熱煙薰入喉內，馬上流出痰涎或瘀血，患者就會甦醒。若舌頭上無故出血，用其薰舌，可以止血。**

巴豆殼

【主治】 李時珍說：**能消散積滯，治瀉痢。**

【附方】 **治一切瀉痢**《宣明論方》：取巴豆皮、楮葉同燒存性，研成細末，將蠟溶化後調和藥末，製成綠豆大丸劑，每次用甘草湯送服

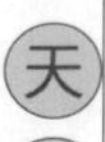
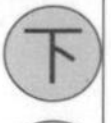
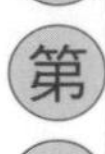
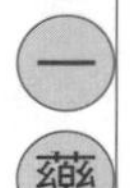
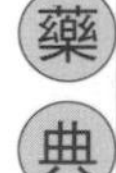

五粒。**治頻頻瀉痢以致脫肛**《危氏得效方》：取巴豆殼燒灰，用芭蕉汁煮，加樸消少許，薰洗脫出肛門。接著將麻油用火燒滴於肛門上，再用枯礬、龍骨末少許，撒在肛門上，用芭蕉葉將肛門托入。

巴豆樹根

【主治】 李時珍說：**治癰疽發背、頭部疽瘡。將樹根挖出洗淨搗爛，敷於瘡上，將癰疽的頭部留出，效果很好。將根採集後陰乾，臨時加水搗爛敷瘡也行。**

現代醫學研究簡介

【來源】 巴豆為大戟科植物巴豆的乾燥成熟果實。本植物的根（巴豆樹根）葉（巴豆葉）、種皮（巴豆殼）及種仁之脂肪油（巴豆油）均供藥用。

【化學成分】 巴豆種仁含巴豆油34%～57%，其中巴豆酸的甘油酯為其特異性成分。油中尚含巴豆樹脂，係巴豆醇與甲酸、丁酸及巴豆油酸結合而成的酯。還含巴豆醇-12，13-二酯（其量約佔巴豆油的4%）、巴豆醇三酯。從巴豆醇二酯化合物中已分離得11種輔致癌物質，稱為巴豆輔致癌物A_1～A_4和B_1～B_7。種仁尚含一種毒性球蛋白稱巴豆毒素，以及巴豆甙1%～3.8%，及一種類似蓖麻鹼的生物鹼、β-穀甾醇等。巴豆樹根皮含生物鹼、酚類、糖類及鞣質。

【藥理作用】 1.對皮膚黏膜及消化道的作用：口服巴豆油半滴至1滴，即能產生口腔、咽及胃黏膜的燒灼感，並有催吐作用。2.抗病原微生物作用。3.抗腫瘤作用。4.促腫瘤發生作用。5.對蛋白質合成的影響：巴豆毒素能影響延長因數1和2與核蛋白體的相互作用，抑制氨酰基位上新肽的形成，阻礙移位反應，從而抑制蛋白質的合成。6.鎮痛作用。7.對循環和呼吸系統的作用：動物實驗證明，巴豆油能通過對化學感受器的作用，反射性地升高血壓。8. 對血液的作用：巴豆毒素對紅血球的作用，種屬差異較大。

【臨床應用】 1.治療腸梗阻。2.治療支氣管哮喘及哮喘性支氣管炎。3.治療膽道疾病。4.治療結核病。5.治療瘧疾。6.治療急性闌尾炎。7.治療乳腺增生。8.治療急性乳腺炎。9.治療蜂窩組織炎。10.防治白喉、喉梗阻。11.治療慢性鼻竇炎。12.促進術後早期腸蠕動。13.治療寒痹。14.治療疥瘡。15.治療齲齒。16.治療實熱型急腹症。17.治療癬。18.治療小兒鵝口瘡。19.治療小兒驚風。20.治療胃腸疾病。21.治療面神經麻痹。22.治療神經性皮炎。23.治療骨髓炎。24.治療腫瘤。25.治療葡萄胎。

相思子（《本草綱目》）

【釋名】 又名：紅豆。

李時珍說，按《古今詩話》所載，相思子圓而且紅。過去的老人們常說，相思子古時有人戍邊，死在邊疆。其妻想念他，在樹下悲哭而死。所以用相思來命名這棵樹。此樹與韓憑故墓上相思樹不一樣，韓憑墓上的相思樹是連理的梓木。也有的人說，是海紅豆之類，不知究竟是否？

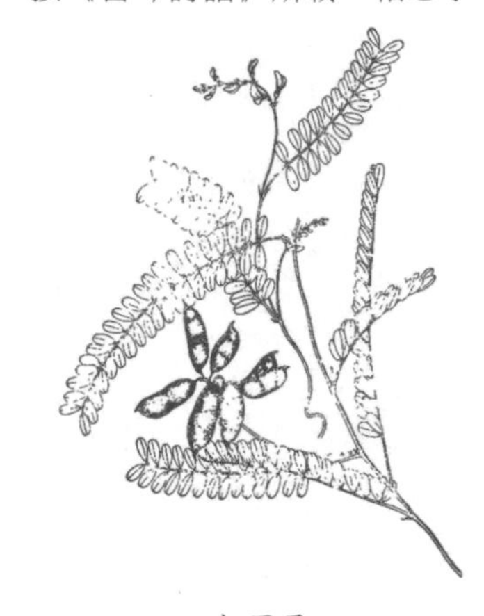
相思子

【集解】 李時珍說：相思子生長在嶺南。其樹有一丈多高，樹皮呈白色，樹葉像槐葉，其花像皂莢花，所結的莢像扁豆，莢中子如小豆，半截黑色。當地的人用來鑲嵌在手飾上。段公路《北戶錄》說有一種蔓生的，它的種子與龍腦香相宜，放在一起，可以讓龍腦香的香氣不損耗。

【性味】 **苦，平；有小毒。使人吐。**

【主治】 李時珍說：**可通九竅，去心腹邪氣，止熱悶頭痛，治風痰瘴瘧，殺滅腹髒及皮膚內一切蟲。並除蠱毒。取二至七枚，研末服，即可吐出。**

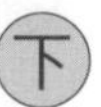
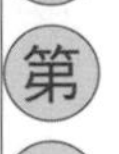
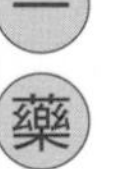
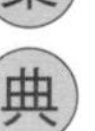
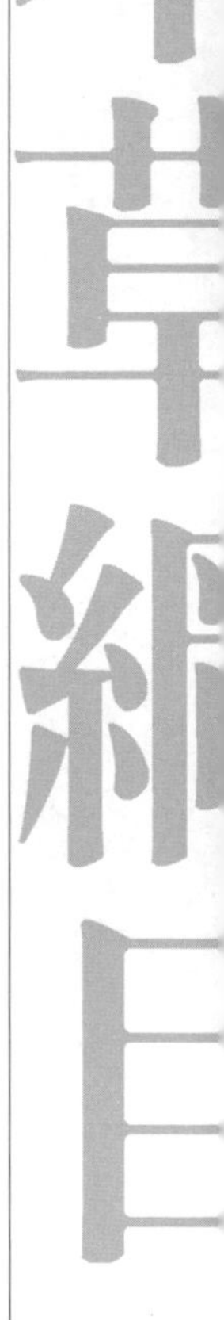

現代醫學研究簡介

【來源】 相思子為豆科植物相思子的種子。本植物的根、莖、葉亦供藥用。

【化學成分】 種子含相思子鹼、相思子靈、下箴刺桐鹼、N，N-二甲基色氨酸甲酯的甲陽離子，相思豆扔、膽鹼、胡盧巴鹼，尚含相思子毒蛋白、角鯊烯、β-香樹脂醇、環木菠蘿烯醇、豆甾醇、β-穀甾醇、菜油甾醇、β-膽烷酸、相思子酸以及黃酮化合物。種子灰分中含鐵、鉛、鈣、矽、鎂、硫酸鹽及磷酸鹽。種子皮含沒食子酸及相思子甙。從廣東相思子中還分離出一種新的三萜皂甙元，命名為廣東相思子三肩醇，還得到三種已知成分：槐二醇、大豆皂甙元A和大豆皂甙元B。葉含皂甙（為甘草酸等）。根含相思豆考耳、相思子繞耳及二種生物鹼，即相思子新鹼和相思豆鹼。

【藥理作用】 1.避孕作用。2.抑菌作用。3.抗腫瘤作用。4.抗雌性激素作用。

三、灌木類

桑（《神農本草經》中品）

【釋名】 子名：**椹**。

李時珍說：徐鍇在《說文解字》中謂：叒（音若），是東方自然神木的名字，其字象形，桑葉是蠶的食物。為與東方自然神木相區別，故在叒下加木字。《典術》認為：桑是箕星的精微化生。

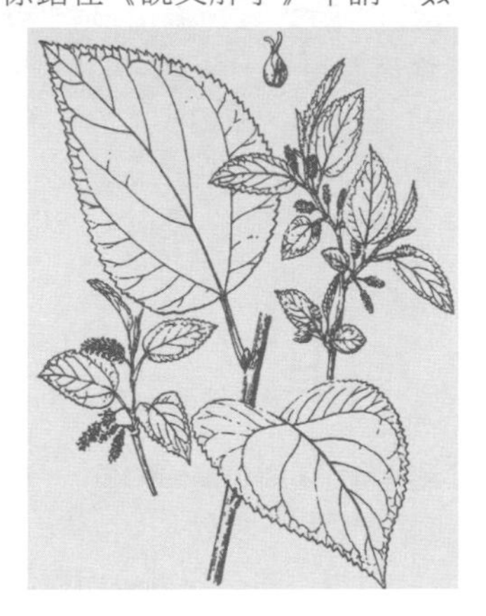

桑

【集解】 蘇頌說：醫書上認為桑的功效神奇，說法在於對人體功用很多。《爾雅》、郭璞等謂，桑，分女桑、桋桑、檿桑、山桑，還有椹和梔的區別，無椹的名梔。民間稱小而細長的為女桑，認為山桑可以做弓弩，檿桑取絲可做琴瑟。這些桑類屬木類上等，能與桑相比的甚少。李時珍謂：桑有數種：白桑，葉厚大如掌；雞桑，葉花薄；子桑，先結椹後長葉；山桑，葉尖長。用子種不如壓條生長的好。桑樹皮如變成黃色，叫金桑，那麼其樹將要枯槁。種樹的書中說，桑樹用構樹嫁接後長的桑椹大，桑根下埋龜甲則枝葉茂盛，蟲不蛀。

桑白皮

【修治】 《名醫別錄》、陶弘景均謂：桑白皮隨時可採，但暴露在地面上的有毒。李時珍說：古代本草記載桑根見於地上的名馬領，有毒；向旁延伸出地面的名叫伏蛇，也有毒，但能治療心胸部疼痛。所以吳淑在《事類賦》中說，伏蛇療疾，馬領殺人。雷斅認為：用於治病應採挖生長十年以上桑樹的嫩根，用銅刀刮去青黃薄皮一層，取裏面白皮切細、焙乾備用。其皮中汁液不要流掉，藥物有效成分都在裏面。不可用鐵和鉛類刮皮。

【性味】 **甘，寒；無毒。**

【主治】 《神農本草經》記載：**能治虛勞內傷、婦女崩漏脈細弱等病症。有補虛益氣的作用**。《名醫別錄》、甄權、孟詵等皆謂：**能泄肺中水氣，治肺氣喘滿、水腫腹滿臚脹，有調中下氣、消痰止渴、開胃下食、殺蟲、止霍亂吐瀉、疏利水道、內補五臟等功效**。《日華諸家本草》記載：**將本品搗爛取汁治小兒高熱驚風，外搽治療鵝口瘡效佳**。李時珍認為：**本品有瀉肺熱、利大小腸、降氣散血之功**。

【發明】 李杲謂：桑白皮味甘能固攝元氣而補虛，味辛能瀉肺氣而止咳。又說：本品雖瀉肺但性質不純，不宜多用。李時珍認為：桑白皮長於利小便，治療肺中有水氣及肺火有餘的咳嗽，是實則瀉其子的方法。

【附方】 **治咳嗽吐鮮血**《經驗方》：取桑白皮一斤，用淘米水浸泡三天。刮掉黃皮切細，加糯米四兩，焙乾研末，每次米湯送服一錢。**治脫髮**《千金方》：桑白皮研末水浸泡煮沸後濾去渣，取汁洗沐。 **治頭髮枯槁**《聖惠方》：桑白皮、側柏葉各一斤煎汁洗髮。**治小兒流涎**：鮮桑白皮搗汁外塗有效。

皮中白汁

【主治】　蘇頌說：**小兒口腔潰爛，可用桑白皮中的白汁塗搽治療。塗搽還可治金刃刀傷，有止痛止血的功效。**李時珍謂：**治蛇、蜈蚣等咬傷有效。將桑枝在火上燒烤，瀝出的白汁可以治療麻風瘡疥，有生眉長髮的作用。**

桑椹（又名文武實）

【主治】　蘇敬說：**單味服用桑椹子可治療消渴病。**陳藏器謂：**能補五臟，利關節，通血氣，安神定志，明目烏髮。**李時珍說：**既解酒毒，又釀酒服用，有利水消腫之功。**

【附方】　**治療水腫脹滿**《普濟方》用桑椹酒：取桑白皮（去粗皮）、水二斗，加入桑椹後再煮，濾汁五升煮糯米飯，釀酒飲用。**治瘰癧結核**《保命集》用文武膏：即取文武實（桑椹子）二斗（黑熟者），用布包搗取汁液，再用銀、石器熬成薄膏，每次用白開水沖服一匙，日服三次。**治諸骨鯁咽**《聖惠方》：用紅桑椹子細嚼，先咽汁，後吞滓，用清水送服或乾品吞服。**治療脫髮、白髮**《千金方》：用黑熟桑椹浸泡於水中並放於陽光下暴曬後，塗搽患處，有生髮黑髮作用。

桑葉

【性味】　**辛、甘，寒；有小毒。**

《日華諸家本草》謂：家桑葉，性溫，無毒。

【主治】　《神農本草經》、《日華諸家本草》、孟詵等皆謂：桑葉能疏散風熱，治風痛、出汗、口渴及外傷瘀血。《名醫別錄》載：取汁外塗可解蜈蚣、蛇、蟲毒。蘇敬說：煎濃汁服能治療腳氣水腫，能通利大小腸。陳藏器說：研汁外塗治刀傷潰爛。煎汁服，可治霍亂腹痛吐瀉。用雞桑葉煮汁熬膏服，可治中風導致的陳舊性瘀血。李時珍認為：能治虛勞發熱咳嗽，並有明目生髮的作用。

【附方】　**治頭髮不長**《千金方》：桑葉、麻葉煮淘米水沐浴，效果顯著。**治手足麻木，不知痛癢**《救急方》：用霜降後桑葉煎湯頻洗。

現代醫學研究簡介

一、桑葉

【來源】　桑葉為桑科屬植物桑的葉。

【化學成分】　桑葉含蛻皮甾酮、牛膝甾酮、羽扇豆醇，以及微量β-穀甾醇、芸香甙、桑甙、異槲皮素、東莨菪素、東莨菪甙、α-β-己烯醛、順式效β，γ-己烯醇、苯甲醛、丁香酚、芳樟醇、苄醇、丁胺、丙酮、胡盧巴鹼、膽鹼、腺嘌呤、多種氨基酸和維生素、綠原酸、延胡過酸、葉酸、甲醯四氫葉酸、內消旋肌醇、銅、鋅還有植物雌激素等。

【藥理作用】　1.抗菌作用。2.降血糖作用。3.其他作用：對鼠腸肌有抑制作用。

二、桑白皮

【來源】　桑白皮為桑科屬植物桑的根皮。

【化學成分】　含多種黃酮衍生物，包括桑皮素、桑皮色烯素、環桑皮素、環桑皮色烯素、桑根皮素等。還有樺木酸、東莨菪素、以及α-和β-香樹精、十一和十二癸烯醇、桑皮呋喃。

【藥理作用】　1.利尿與導瀉作用。2.對心血管系統的作用：桑白皮煎劑和水、乙醇、正丁醇或乙醚等多種溶媒提取物，經靜脈注射、十二指腸給藥或口服，對正常犬、兔、大鼠或高血壓動物，均有不同程度的降壓作用。且比較持久，並伴有心動徐緩。3.對神經系統的作用：（1）鎮靜及安定作用。（2）抗驚厥作用。（3）鎮痛作用。（4）降溫。4.抗菌作用。

【臨床應用】　**桑葉**：1.治療蜈蚣咬傷。2.治療下肢象皮腫。**桑白皮**：治療產後咳嗽。**桑枝**：1.提高淋轉率。2.治療破傷風。3.治療血絲蟲病。4.治療骨關節炎。**桑椹**：1.治療老年便秘及睡眠障礙。2.治療風濕性關節炎。

枳（《神農本草經》中品）

【釋名】　《神農本草經》：子名：**枳實**。《開寶本草》叫：**枳殼**。

寇宗奭說：枳實、枳殼同屬一物，枳實小而藥性速，枳殼大而藥性緩。李時珍亦認為：二者同屬一物，小而未成熟、皮厚實的名枳

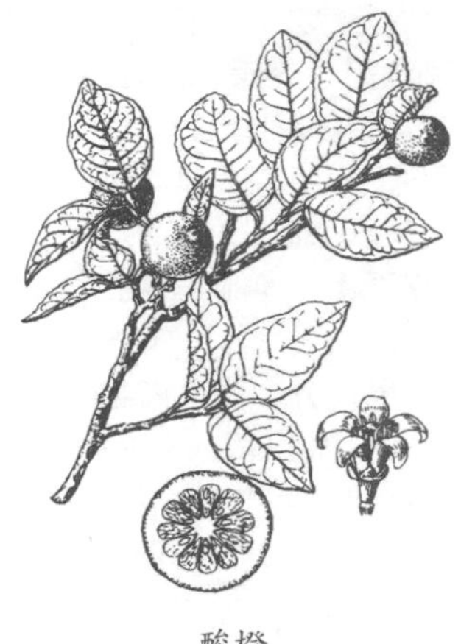
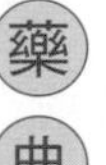
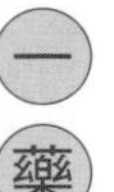
酸橙

實，大而已成熟、殼薄中空的名枳殼。

【集解】 《名醫別錄》、馬志、陳藏器、蘇頌等皆謂：本品產於河內川澤、洛西、江湖州郡等地，高州產質優。木如橘樹略小，高五至七尺，葉像橙，有刺。春天開白花，秋季結果實。七八月未成熟時，採下陰乾為枳實，九十月已成熟，採下陰乾為枳殼，待陳久入藥為佳。新產者，藥用價值差。

枳實

【性味】 **苦，寒；無毒。**

【主治】 《神農本草經》、《名醫別錄》、張元素等均謂：**本品能除胸脅痰水熱結，治痢泄脹滿痞痛，有消食破積、安胃氣、利五臟等作用**。甄權認為：**本品能解傷寒結胸，治氣逆喘咳**。

【發明】 朱震亨說：枳實滑利空竅，破氣除痰，有衝牆倒壁之功。張元素、李杲等認為：本品能破水積，通氣滯，除內熱，善治心下痞及宿食不消。

【附方】 **治突發胸部痹痛**《肘後方》：用枳實搗末，用溫開水送服方寸匕，白天服三次，夜間服一次。 **治胸痹，心下痞，氣滯胸滿，脅下逆氣下沖**張仲景方：用枳實薤白湯：取陳枳實四枚，厚朴四兩，薤白半斤，栝樓一枚，桂枝一兩，用水五升，先煎枳、朴，取二升去渣，再加入後三味煎三沸，分三次溫服。 **治產後腹痛**《聖惠方》：用枳實（麩炒）、芍藥（酒炒）各二錢，用水一杯煎服。 **治奔豚氣痛**《外台秘要》：用枳實炒焦研細末，用溫開水沖服方寸匕，白天服三次，夜間服一次。 **治大便不通**《危氏得效方》：用枳實、皂莢等份研細末，與米飯和搗為丸，用米湯吞服。 **治腸風下血**《經驗方》：用枳實半斤（麩炒），黃芪半斤，研細末，用米湯隨時服二錢匕。

枳殼

【性味】 **苦、酸，微寒；無毒。**

【主治】 《開寶本草》記載：**能散胸膈痰滯，消大腸脹滿，安胃，逐水，治咳嗽，利關節，止風痛，療風癢麻痹**。甄權說：**能治遍身風癢，肌中惡癢，腸風痔瘡，胸脅壅塞**。《日華諸家本草》記載：**能健脾開胃，降逆消痰、消食，治反胃霍亂瀉痢，調五臟，肅肺下氣利水，破癥瘕積聚**。張元素說：**能泄肺氣，除胸痞**。

【發明】 李時珍認為：枳殼、枳實氣味、功用俱同，古代記載同屬一物。自魏、晉以來才分為枳實、枳殼二種。張潔古、李東垣等又提出枳殼治上、枳實療下的認識。其實二者的作用就是理氣。氣下則痰喘止，氣行則痞脹消，氣通則刺痛止，氣利則後重除，所以用枳殼理胸膈之氣，用枳實理腸胃之氣。但張仲景治胸痹痞滿，是以枳實為主藥，而治痔痢出血、大腸秘塞、裏急後重等症又多用枳殼。可見枳實不獨治下，枳殼不獨治上，二物不分亦無妨礙。

【附方】 **治傷寒呃逆噯氣**《本事方》：用枳殼半兩，木香一錢研末，每次用溫開水沖服一錢。 **治老幼腹脹，血氣凝滯**《王氏易簡方》：用四炒丸寬腸順氣：取枳殼四兩，分為四份，分別與蒼朮一兩、萊菔子一兩、乾漆一兩、茴香一兩同炒黃焦後，去四味（蒼朮、萊菔子、乾漆、茴香），取枳殼研細末，再將四味用水煎取汁，煮麵糊和枳殼末為丸如梧子大，每次飯後用米湯吞服五十丸。

現代醫學研究簡介

一、枳實

【來源】 枳實為芸香科植物酸橙、香櫞及枳的未成熟果實。

【化學成分】 枳實含揮發油和多種甙類。所含甙主要為新橙皮甙、柚皮甙、野漆樹甙、忍冬甙等。揮發油主要為右旋檸檬烯及右旋芳樟醇，此外酸橙中尚含大量維生素C，近年來又從枳實液中分離到對羥福林和N-甲基酪胺。

【藥理作用】 1.升血壓。2.對心臟的作用：給麻醉狗注射枳實注射液後，心率略有增加，很少出現異位節律；能使休克缺氧狀態的T波改善，說明在增加冠脈流量，同時能改善心肌代謝。3.改善末梢循環。4.對胃腸平滑肌的作用：枳實煎劑對小鼠及兔離體腸管呈抑制作用，但對胃瘻及腸瘻的狗，卻呈興奮作用，使胃腸運動的收縮節律增加。5.對子宮的作用：枳實對兔平滑肌無論離體或在體，無論已孕或未孕，均呈興奮作用，使子宮的收縮節律性增加。

二、枳殼

【來源】　枳殼為芸香科植物酸橙的未熟而近成熟的果實。

【化學成分】　含揮發油及黃酮類成分。

【藥理作用】　1.加強胃腸活動。2.對子宮的作用：對未孕或已孕離體或在體家兔子宮，均呈顯著興奮作用，使子宮收縮有力，緊張度增加。3.升血壓。

【臨床應用】　1.治療胃下垂。2.治療休克。3.治療腸梗阻。4.治療消化性潰瘍。5.治療胃扭轉。6.治療心力衰竭。7.治療子宮脫垂。

枸橘（《本草綱目》）

【釋名】　又名：**臭橘**。

【集解】　李時珍說：枸橘處處可見。其樹、葉與橘樹同，樹幹多刺，是其區別。三月開白色花，蕊為青色不香。結的果實如彈丸大，形如枳實，但殼薄不香。農家多種此為藩蘺屏障，也有人收小果實冒充枳實及青橘皮銷售，不可不辨。

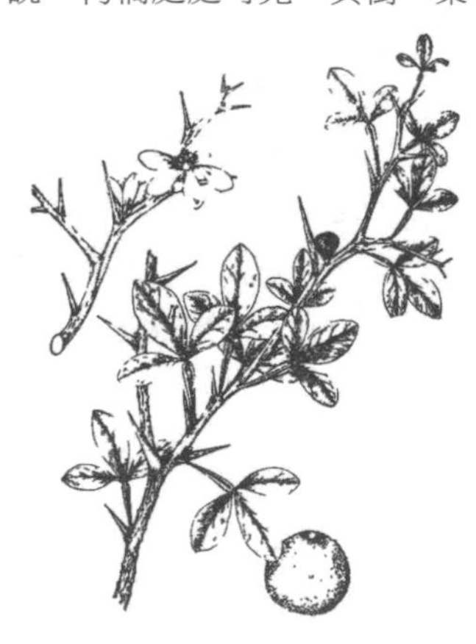

枸橘

枸橘葉

【性味】　**辛，溫；無毒。**

【主治】　李時珍說：**治下痢膿血，裏急後重，又治咽喉疾患，有消腫除毒作用。**

【附方】　**治咽喉怪症**夏子益《奇病方》：症見咽喉生瘡層層如疊，不痛，瘡有孔竅出臭氣，不能進食，用枸橘葉煎湯服。可癒。

現代醫學研究簡介

【來源】　枸橘為芸香科植物枸橘的未成熟果實。

【化學成分】　果實含枳屬甙、橙皮甙、野漆樹甙、柚皮甙、新橙皮甙等黃酮類，柑皮甙只存在於果皮，果肉中不含。果皮含揮發油約0.47%，其中含α-蒎烯、β-蒎烯、月桂烯、檸檬烯、莰烯、γ-松油烯、對-聚傘花烯、石竹烯等。

卮子（《神農本草經》中品）

【釋名】　《神農本草經》稱：**木丹**。《名醫別錄》名：**越桃**。《本草綱目》叫：**鮮支**。花名：**薝蔔**。

李時珍說：卮，是盛酒的器皿，卮子的形狀像卮，故名卮子。卮與梔通，俗稱梔子。司馬相如將梔子稱為鮮支，在佛書上稱其花為薝蔔。也有人認為佛書上稱的薝蔔是金色的，與梔子有區別。

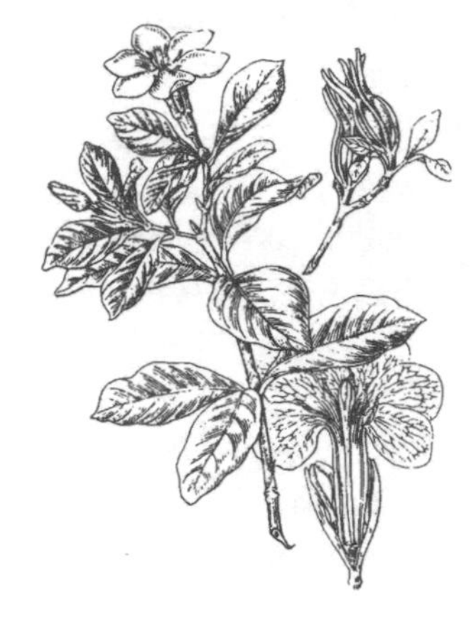

梔子

【集解】　《名醫別錄》記載：卮子生長於南陽地帶的平川與山谷之中。陶弘景說：各地均有生長，其中二三種的形狀略有區別，以七稜者為良。李時珍認為：卮子葉如兔耳，厚而呈深綠色，春天葉繁茂，秋天葉枯萎。夏天開的花大如酒杯，其花瓣為白色，花蕊為黃色。結的果實皮薄、子細，有鬚，至霜降後採收。四川有紅卮子，其花是鮮紅色，其果實可做染料，染物呈赭紅色。

【性味】　**苦，寒；無毒。**

【主治】 《神農本草經》記載：**能治胃熱、面赤、酒渣鼻、白癩病、瘡瘍等**。《名醫別錄》謂：**能療目赤熱痛、心胸煩悶、大小腸大熱**。甄權說：**能除熱毒利小便，通五淋，療消渴，治黃疸病，解蠱蟲毒**。張元素、朱震亨皆謂：**能解熱鬱，行氣，治心煩懊憹不得眠，瀉三焦火，清胃脘血，治血滯而小便不利**。李時珍認為：**能治吐血衄血、血痢便血、血淋及外傷瘀血等一切血症。還可治熱厥頭痛、疝氣、水火燙傷等**。

【附方】 **治鼻中衄血**《黎居士簡易方》：用山梔子燒灰吹鼻，屢用有效。 **治血淋小便澀痛**《經驗方》：用生山梔子碾細末、滑石等份，以蔥煎湯沖服。 **治大便下痢鮮血**《食療本草》：用卮子仁炒焦碾末，以溫開水沖服一錢匕。 **治熱毒血痢**《肘後方》：取卮子十四枚，去皮搗成細末，做蜜丸如梧子大，每次服三丸，日服三次，大效，亦可水煎服。

現代醫學研究簡介

【來源】 卮子為茜草科植物梔子的果實。本植物的花（梔子花）、根（梔子根）、葉（梔子葉）亦供藥用。

【化學成分】 果實含梔子甙和去羥梔子甙，即格尼泊素-1-β-D-龍膽二糖甙、梔子酮甙、雞屎藤次甙甲酯、α-甘露醇、β-穀甾醇、二十九烷、藏紅花甙、藏紅花酸等，果皮中含有熊果酸。

【藥理作用】 1.對肝功能的影響：梔子果實提取物對正常大鼠肝內 Y 蛋白、Z 蛋白含量及 GOT 無明顯影響，且能增加肝臟二磷酸脲苷-葡萄糖脫氫酶的活力。2.對膽汁分泌、排泄及代謝的影響：大鼠、兔實驗證明，梔子具有利膽作用。其醇提取物和藏紅花甙、藏紅花酸以及格尼泊素均能使膽汁分泌量增加。3.對胃液分泌及胃腸運動的影響：十二指腸給予格尼泊素 25mg/kg，能使幽門結紮的大鼠胃液分泌減少，總酸度下降，pH升高，效能相當於硫酸阿托品的1/5～1/10。4.對中樞神經系統作用：小鼠腹腔注射梔子醇提取物5.69g/kg，能減少自發活動，具鎮靜作用，且與環己巴比妥鈉有協同，能延長睡眠時間近12倍。5.對心血管系統的作用：梔子煎劑和醇提取物對麻醉或不麻醉貓、兔、大鼠，不論口服、腹腔或靜脈給藥均有降血壓作用，靜脈給藥降壓迅速，維持時間亦短暫，並觀察到梔子的降血壓作用對腎上腺素升壓作用及阻斷頸動脈血流的加壓反射均無影響，也沒有加強乙酰膽鹼的降壓作用。6.抗菌作用。

酸棗（《神農本草經》上品）

【釋名】 《爾雅》名：**樲**。又名：**山棗**。

【集解】 《名醫別錄》：酸棗生河東川澤，八月採摘果實，陰乾四十日入藥。馬志、寇宗奭皆認為：酸棗不是大棗中帶酸味的，酸棗是棘長出的果實。酸棗小而圓，核仁微扁，與大而長的大棗仁完全不同，不可混為一類。只要土質適宜，各地皆有生長。以陝西臨潼出產為佳。棘長至三尺高便開花結果（酸棗），果小時枝上刺多，名棘；至果長成則刺減少，名酸棗。

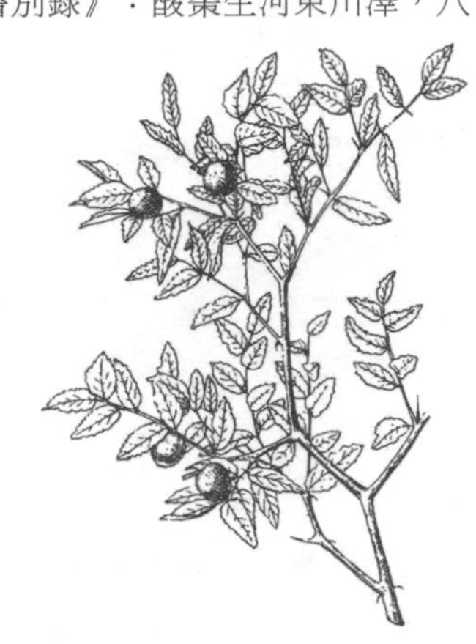

酸棗

酸棗

【性味】 **酸，平；無毒**。

【主治】 《神農本草經》、《名醫別錄》、甄權皆謂：**能補中而安五臟，益肝氣，強筋骨。治心煩不眠、虛汗煩渴、腹疼久瀉、濕痹肢痛等**。

【發明】 蘇敬、寇宗奭認為：《神農本草經》載用酸棗治失眠，而未提到用酸棗仁治失眠，其實治療失眠全賴酸棗仁的作用。李時珍說：酸棗味酸收斂，主治肝病。其仁甘而潤，熟用療膽虛不得眠、煩渴虛汗症；生用療膽熱好眠。歸足厥陰、足少陽經。

【附方】 **治昏沉多睡**《簡要濟眾方》：用生酸棗仁一兩，金挺蠟茶二兩，共碾為末，每次二錢，水煎溫服。 **治心悸膽虛不眠**《聖惠方》：用酸棗仁一兩炒香（熟）。碾細末，用淡竹葉煎湯沖服，每次二錢。

現代醫學研究簡介

【來源】 酸棗仁為鼠李科植物酸棗的種子。本植物的根皮（酸棗根皮）、棘刺（棘針）、葉（棘葉）花均供藥用。

【化學成分】 酸棗仁含兩種三萜化合物即白樺脂醇、白樺脂酸，另含酸棗皂甙，甙元為酸棗甙元水解產生伊北林內酯，還含有多種維生素及有機酸等。

【藥理作用】 1.鎮靜催眠。2.鎮痛降溫。3.抗燒傷。4.抑制大鼠腎性高血壓。5.對抗嗎啡性狂躁。

【臨床應用】 1.治療神經衰弱。2.治療更年期綜合徵。3.治療三叉神經痛。4.治療不射精症。

蕤核（《神農本草經》上品）

【釋名】 又名：**白桵**（音蕤）。

李時珍說：《爾雅》中載「棫，白桵」即指此樹。因其花實蕤蕤下垂，扁核木所以叫它「桵」，後人寫作蕤。柞木也叫棫，但不是同一種植物。

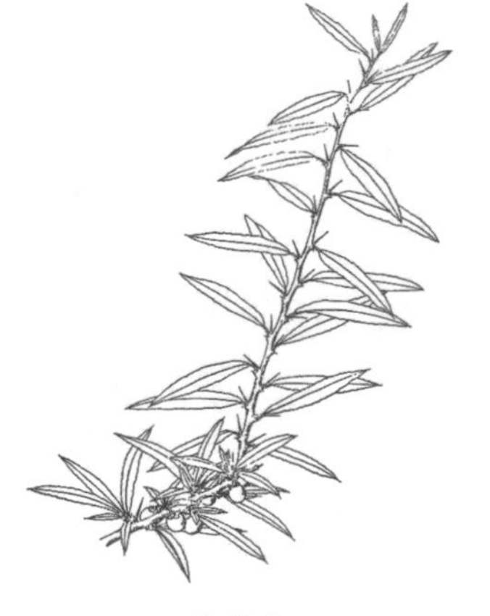

扁核木

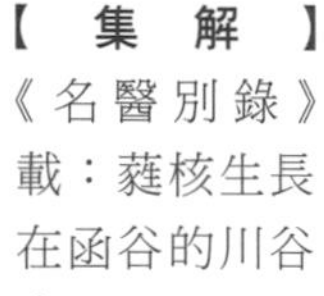

【集解】《名醫別錄》載：蕤核生長在函谷的川谷中以及巴郡的西部。陶弘景說：現在出產於彭城。如烏豆般大小，形圓而扁，核上有紋理，像胡桃核樣。現在的人連殼使用，實際應破核取其仁而用。韓保昇說：蕤核出產於雍州。其樹葉細似枸杞葉而狹長，開白花。果實附著在莖上生長，紫紅色，如五味子般大小。枝莖上有細刺，五六月成熟，採實曬乾備用。蘇頌說：現在河東並州也有蕤核。樹高五六尺，莖、枝間有刺。李時珍說：據郭璞說，白桵是小樹，叢生有刺，果實像耳璫，紫紅顏色，可以食用，就是這種植物。

蕤核仁

【性味】 **甘，溫；無毒。**

【主治】 《神農本草經》載：**治心腹邪氣結滿，明目、目赤痛傷淚出、目腫眥爛。久服可輕身益氣不知饑餓**。吳普說：**強志，明耳目**。《名醫別錄》載：**可破心下結痰痞氣，齆鼻**。甄權說：**治鼻衄**。陳藏器說：**生食可治睡不安穩，熟食可治失眠**。

【發明】 陶弘景說：醫方中只用蕤核來治療眼疾，仙經中才用它來合製守中丸。蘇頌說：按劉禹錫《傳信方》所載治眼的方法及功效最奇妙。方上載：眼風淚癢，或者長翳膜，或者眼紅赤難忍，一切眼疾都治。方用宣州黃連研末，蕤核仁去皮研膏，等份和勻，取未被咬殘的乾棗三枚，去蒂去核，截去上部的頭，把黃連末、蕤核仁膏和勻後填在棗中，再用截下的頭蓋定，用薄棉紗裹住放在大茶碗中，放半碗水，再將茶碗放在銀器中，用文武火煎至雞蛋大小。用綿濾渣，貯汁於灌中收藏，用以點眼，十分有效。前後試驗數十人都很靈驗。現在的醫生們也經常使用，其功效得到驗證。

現代醫學研究簡介

【來源】 蕤核又名蕤仁，為薔薇科植物單花扁核木的乾燥成熟果核。該植物分布於山西、陝西、甘肅、內蒙古、河南等地。

【化學成分】 種子含水分10.36%、灰分1.72%、蛋白質3.53%、脂肪7.57%、纖維56.91%。種子仁含油脂36%。

山茱萸（《神農本草經》中品）

【釋名】 《神農本草經》稱：**蜀酸棗**。《本草綱目》叫：**肉棗**。《名醫別錄》謂：**鬾實**。《吳普本草》名：**雞足、鼠矢**。

寇宗奭說：山茱萸與吳茱萸有很大區別，治療作用不同。不知道為什麼這樣命名？李時

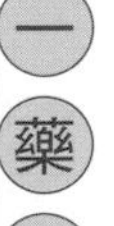

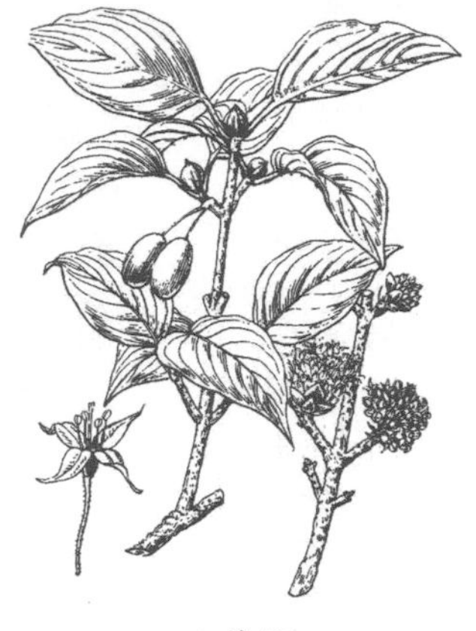
山茱萸

珍說：《神農本草經》稱山茱萸為蜀酸棗，現在人們稱為肉棗，皆是根據其外形而命名。

【集解】　《名醫別錄》載：山茱萸生長在漢中山谷及琅琊冤句、東海承縣。九十月採摘果實，陰乾。蘇頌說：山茱萸葉似梅葉，有刺。二月開花似杏花。四月結果像酸棗，呈紅色。五月採摘果實。陶弘景說：果實剛熟未乾時，紅色，像胡頹子，也可吃。曬乾後，皮很薄，其皮可入藥用。蘇頌說：現在海州、兗州也有山茱萸生長，樹木高大，葉似榆，花呈白色。雷斅說有一種名叫雀兒蘇的與它十分相似，只是核有八個稜，不入藥。李時珍說：雀兒蘇，就是胡頹子。

山茱萸實

【修治】　雷斅說：用酒浸泡，去核取皮，一斤可取皮四兩，緩火熬乾後入藥，能壯元氣，固攝精關。其核有滑精作用，不可服。

【性味】　**酸，平；無毒。**

【主治】　《神農本草經》載：**治心下邪氣寒熱、寒溫痹痛，能溫中，殺蟲。久服輕身健體**。《名醫別錄》載：**去胃腸風邪、寒熱疝瘕，療頭風、鼻塞、目黃、耳聾面皰、下部出汗。有強陰益精、安五臟、通九竅的作用。久服可明目，強健體魄，延年益壽**。甄權說：**能治頭痛耳鳴、面部長瘡、老人遺尿、陽痿等。有補腎氣、添精髓、發汗、調月經的作用**。《日華諸家本草》載：**能補腎而暖腰膝，除逐一切風氣，破症結，治酒渣鼻**。張元素認為：**能暖肝**。

【附方】　**能固精，助陽，健腦，補元氣，增強生育能力，強壯身體，延年益壽**。《扶壽方》載草還丹：用山茱萸酒泡後取皮肉一斤，破故紙酒浸，焙乾半斤，當歸四兩，麝香一錢，共研末，煉蜜丸如梧子大。每次服八十一丸，睡前用鹽酒送服。

現代醫學研究簡介

【來源】　山茱萸為山茱萸科植物山茱萸的果肉。

【化學成分】　果實含山茱萸甙、皂甙、鞣質、熊果酸、沒食子酸、蘋果酸、酒石酸及維生素A。種子的脂肪油中有棕櫚酸、油酸及亞油酸等。

【藥理作用】　1.抗菌作用：山茱萸果實煎劑在體外能抑制金黃色葡萄球菌的生長，而對大腸桿菌則無效。2.其他作用：流浸膏對麻醉犬有利尿作用，且能使血壓降低，對正常家兔血糖無影響，上述酸性液，對蛙、小鼠、大鼠、兔的毒性不大，對體重和血象無影響，可致兔胃黏膜輕度充血，但對兔結膜無作用。

【臨床應用】　1.治療肩周炎。2.治偏頭痛。

金櫻子（《蜀本草》）

【釋名】　《開寶本草》稱：**刺梨子**。《本草綱目》叫：**山石榴**。又名：**山雞頭子**。

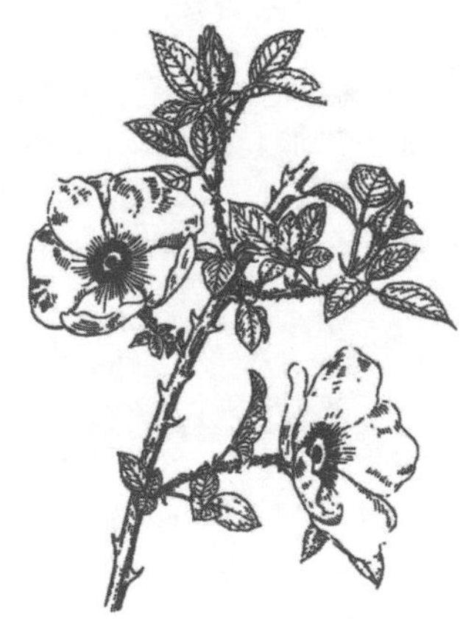
金櫻子

李時珍說：金櫻可稱金罌，因為金櫻子形如黃罌。石榴和雞頭子等名稱也是根據金櫻子的形狀而命名。杜鵑花、小檗也有山石榴的別稱，但與金櫻子不是一種植物。雷斅說：林檎、向裏子的別稱也叫金櫻子，亦不是同種植物。

【解集】　李時珍說：金櫻子生於山林，開白花，果實大如手指頭，形似石榴但較長。果核細碎有白毛，外形像營實核，味道很澀。

【性味】　**酸、澀，平；無毒。**

【主治】 《蜀本草》載：**療脾虛泄瀉下痢，並能固精，縮尿。久服人健體輕身。**

【發明】 蘇頌說：洪州、昌州百姓取其子煎煮後製成饋贈物品。養生的人煎煮或研粉末製成丸劑服用。丸劑名水陸丹，有益補精髓的作用。

【附方】 **補益健體，治血養顏**《食忌》：用孫真人金櫻子煎：用竹夾子摘取霜後金櫻子，放入木臼中杵去刺、核。用水淘洗後搗爛，放入大鍋中，加水，文火煎至一半，過濾後再煎至呈糖稀狀。每次服一匙，用暖酒一盞調服。**用於補血益精**《奇效良方》：取金櫻子（去刺及子，焙乾）四兩，縮砂仁二兩，研末，煉蜜丸如梧子大，每次服五十丸，飯前溫酒送服。

現代醫學研究簡介

【來源】 金櫻子為薔薇科植物金櫻子的果實。本植物的根或根皮（金櫻根）、葉（金櫻葉）、花（金櫻花）亦供藥用。

【化學成分】 金櫻子含檸檬酸、蘋果酸、鞣質、樹脂、維生素C，含皂甙17.12%；另含豐富的糖類，其中有還原糖60%、蔗糖1.9%以及少量澱粉。

【藥理作用】 1.對實驗性動脈粥樣硬化具有降低血清膽固醇的作用。2.抗菌作用。

【臨床應用】 1.治療嬰幼兒秋季腹瀉。2.治療子宮脫垂。3.治療遺精。4.治腎陽虛及計劃生育術後症候群。

郁李（《神農本草經》下品）

【釋名】 《詩經注疏》稱：**薁李、雀梅**。《名醫別錄》名：**郁李、車下李**。《神農本草經》謂：**爵李**。《爾雅》叫：**常棣**。

李時珍說：郁，《山海經》稱作栯，取馥郁之意。郁李花和果實都有香味，故以此命名。陸璣在《毛詩義疏》中將其稱為薁李，是不對的。《爾雅》中的常棣同郁李是一物。有人稱為唐棣，是錯誤的。唐棣就是扶栘，與白楊同類。

【集解】 《名醫別錄》記載：郁李生於高山川谷及丘陵上。五六月採根。陶弘景說：高山、野外，處處有郁李。果實成熟時呈紅色，可食用。李時珍說：其花呈粉紅色，果實像小李子。蘇頌說：現在的汴陽、洛陽人在家園裏種植一種枝莖條長、花密葉多的植物，也稱為郁李，不能入藥。

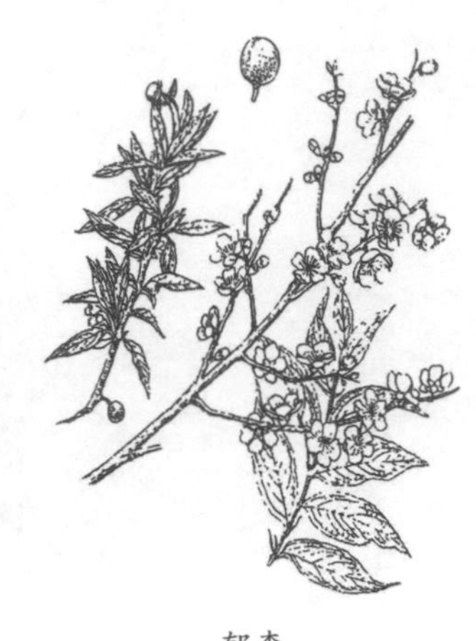
郁李

郁李仁

【修治】 雷斅說：用湯浸泡後去皮、尖，用生蜜浸一夜，漉出，陰乾，研磨如膏狀，備用。

【性味】 **酸，平；無毒。**

【主治】 《神農本草經》載：**利小便，治療大腹水腫，面目四肢浮腫**。甄權說：**行腸中結氣，療關格不通**。《日華諸家本草》謂：**通利五臟，利尿，解膀胱急痛，宣腰胯冷膿，下氣消宿食**。孟詵說：**破癖氣，去四肢水腫。用酒沖服四十九粒，能行氣散結**。張元素說：**能破血潤燥**。李杲說：**專治大腸氣滯，燥澀不通**。寇宗奭說：**取郁李仁研末與龍腦調和，外用點眼，治療赤眼病**。

【發明】 李時珍說：郁李仁味甘苦，性主潤降，能下氣利水。據《錢乙傳》記載，一哺乳婦女因受驚嚇而病，目張不能入眠，即取郁李仁煮後以酒送服，至其醉則病癒。目係內連肝膽，恐則氣結，膽氣不下。郁李仁能去結，隨酒入膽，結去膽氣下，則目能瞑。

【附方】 **治小兒多熱**《至寶方》：取郁李仁研末用開水沖服，每天服二合。 **治小兒大小便不通，痰熱驚悸**《錢乙藥症直訣》：取大黃（酒浸、炒）、郁李仁（去皮、研）各一錢，滑石粉一兩，搗碎，製成黍米大丸劑，二歲小兒服三丸，按年齡增減用量，用白開水送服。**治腫滿氣急不能平臥**《楊氏產乳》：用郁李仁一合搗末，和麵做餅，食後大便通，氣順則病癒。

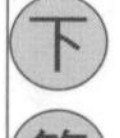
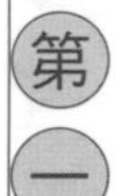
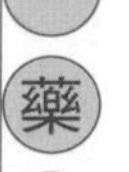

郁李根

【性味】 **酸，涼；無毒。**

【主治】 《神農本草經》謂：**能堅固牙齒，療齒齦腫痛及齲齒**。《名醫別錄》稱：**能殺白蟲**。《日華諸家本草》記載：**治風蟲牙痛，宜濃煎含漱。煎湯外洗可治小兒身熱**。甄權說：**能行氣散結，破積聚**。

現代醫學研究簡介

【來源】 郁李仁為薔薇科植物郁李歐李或長梗郁李的種子。本植物的根（郁李根）亦供藥用。

【化學成分】 郁李種子含苦杏仁甙、脂肪油58.3%～74.2%、揮發性有機酸、粗蛋白質、纖維素、澱粉、油酸。又含皂甙0.96%及植物甾醇、維生素B_1。莖皮含鞣質6.3%、纖維素24.94%。葉含維生素C 7.30%

女貞（《神農本草經》上品）

【釋名】 《山海經》稱：**貞木**。《本草綱目》謂：**冬青**。又名：**蠟樹**。

李時珍說：這種樹木寒冬時節顏色青翠，好似有貞節操守的品行，所以用「女貞」命名。晉代蘇彥作《女貞頌》說：女貞樹還有一個名稱叫冬青。它披霜雪而色青翠，傲然凌寒而枝葉茂盛。故清雅之士欽佩它的品質，貞節的女子羨慕它的名字。如今醫書中所使用的冬青，都是這種女貞。民間用來放養蠟蟲，所以俗稱蠟樹。

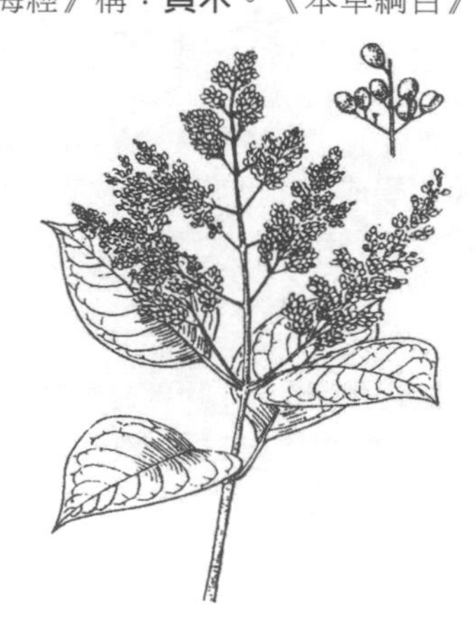
女貞

【集解】 李時珍認為：女貞、冬青、枸骨，是三種不同的樹木。女貞就是俗稱的蠟樹。冬青即是現在所說的凍青樹，枸骨即是所謂貓兒刺。東方人因為女貞生長茂盛，也稱它為冬青，其實二者同名異物，是同類中的二個樹種。這二種樹木都是由種子生長出來的，很容易生長。其葉都生長得厚而柔軟寬大，綠顏色，葉面略青，葉背稍淡。女貞的葉子長的能有四五寸，果子是黑色的；凍青的葉子微圓，果子是紅色的，這是其區別之處。它們開的花都很繁茂，果子成對生長，累累掛滿枝頭，冬天鸜鵒鳥（即八哥）喜歡吃它。木質都很白膩。現在人們不知道它是女貞，只是叫它蠟樹。立夏前後用蠟蟲卵裹在它的枝條上，半月後，蟲子孵化出來，附著枝條上，形成白蠟，人們從中可獲得很多實惠。

女貞子

【性味】 **味苦，性平；無毒。**

【主治】 《神農本草經》記載：**補益中氣，使五臟平安。養精神，祛面瘡。長期服用，使人身輕體健，不易衰老**。李時珍說：**補陰，強健腰膝，使白髮變黑，明目**。

【發明】 李時珍說：女貞子是無毒的妙藥，藥中的上品，但古代醫藥書中卻很少記載它的用途

【附方】 **治虛損百病**《簡便方》：用女貞實（十月上巳日採摘，陰乾，需用時用酒浸泡一天，之後蒸透曬乾）一斤四兩；旱蓮草（五月採集，陰乾）十兩，研成末；桑椹子（三月採集，陰乾）十兩，研成末，共同用蜜煉製成丸，大小如梧子，每次服七八十丸，用淡鹽水送服。如果四月採摘桑椹子，搗出汁液和藥，就不用蜜了。長期服用可使白髮變黑，返老還童。　**治風熱赤眼**《濟急仙方》：用冬青子不論多少，搗出汁液煎成膏，用乾淨瓶子收藏封固，埋在地下七天，取出後用來點眼。

女貞葉

【性味】 **微苦，性平；無毒。**

【主治】 李時珍說：**除風邪，散血瘀，消腫痛，治療頭昏目痛。治諸般瘡腫潰爛經久不癒，取女貞葉用水煮或用米醋煮後，趁熱敷貼患處，頻頻更換。治療口舌生瘡，舌體腫脹，可用女貞葉搗汁，用來含漱浸泡，吐出涎唾。**

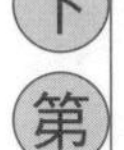
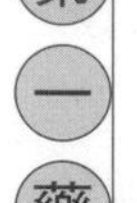
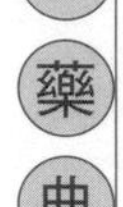

【附方】 **治風熱赤眼**《簡便方》：用雅州黃連二兩，冬青葉四兩，用水浸泡三晝夜，再熬成膏狀收藏，用來點眼。 **治療一切眼疾**《普濟方》：用冬青葉研爛，加入樸消貼於患側。也可將其搗出汁液點眼。

現代醫學研究簡介

【來源】 女貞子為木犀科植物女貞的乾燥成熟果實。本植物的根（女貞根）、樹皮（女貞皮）、葉（女貞葉）亦供藥用。

【化學成分】 含齊墩果酸、甘露醇、葡萄糖、棕櫚酸、硬脂酸、油酸、亞油酸。果皮含脂肪油14.9%，油中棕櫚酸與硬脂酸為19.5%、油酸亞麻酸等為 80.5%。女貞葉含丁香甙、苦杏仁甙酶、轉化酶。女貞皮含丁香甙，據說有抗瘧作用。

【藥理作用】 1.升高白血球：主要對化學療法和放射療法引起的白血球下降有升高作用。2.抑菌：對福氏痢疾桿菌、金黃色葡萄球菌、傷寒桿菌、綠膿桿菌、大腸桿菌等均有抑制作用。3.其他作用：女貞子所含齊墩果酸有某些強心及利尿作用，甘露醇有緩瀉作用。

【臨床應用】 1.治療白血球減少症。2.治療急性黃疸型肝炎。3.治療營養不良、免疫功能低下症。4.治療灼傷。5.治療冠心病。

枸骨（《本草綱目》）

【釋名】 又名：**貓兒刺**。

陳藏器說：這種樹的木質色白，像狗的骨頭。李時珍說：因其葉上有五個刺，枸骨像貓爪的形狀，所以又名貓兒刺。另有衛矛也別稱枸骨，是同名異物。

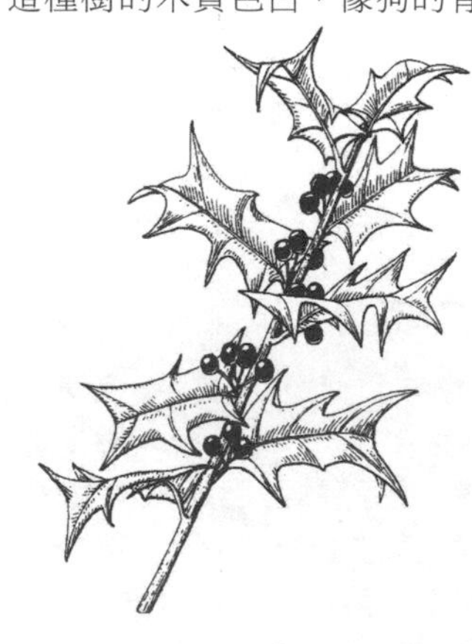
枸骨

【集解】 陳藏器說：枸骨樹形如杜仲。《詩經》云，南山有枸樹，就是指此。陸璣《詩義疏》解釋說，那是一種山木，形狀像櫨木，木質白而滑，可用來做函板。有一種木虻蟲捲在此樹的葉中，如同樹子，羽化後變成虻蟲。蘇頌說：枸骨多生長在江浙一帶，南方人用它製成盒子一類器皿，非常好。李時珍說：枸骨樹形如女貞樹，木質很白，葉長二三寸，青翠而厚硬，有五個刺狀角，一年四季不凋謝，五月開小白花，結的果實像女貞和菝葜的子，九月成熟時，果實呈緋紅色，皮薄味道甘甜，內有四瓣核，人們取其木皮煎熬成膏，用於黏鳥雀，稱為黏黐。

枸骨木皮

【性味】 **微苦，涼；無毒。**

【主治】 陳藏器說：**用它浸泡的酒，能補人腰足，令人矯健。**

枸骨枝葉

【性味】 與枸骨木皮相同。

【主治】 陳藏器說：**將它燒灰後加水調成汁或煎熬成膏，塗在患處治白癜風。**

現代醫學研究簡介

【來源】 枸骨葉為冬青科植物枸骨的葉。

【化學成分】 葉和樹皮含咖啡鹼、皂甙、鞣質、苦味質。樹皮尚含澱粉。種子含脂肪油9.84%；另含生物鹼、皂甙、鞣質、苦味質，並有強心甙反應。

【藥理作用】 1.用離體豚鼠心臟灌流後，枸骨注射液有增加其冠脈流量、加強心肌收縮力的作用。2.避孕作用。

五加（《神農本草經》上品）

【釋名】 《本草綱目》稱：**五佳**、**文章草**、**白刺**。《雷公炮炙論》叫：**五花**。《圖經本草》謂：**追風使**、**木骨**。《仙經》叫**金鹽**。《神農本草經》稱：**豺漆**。《各醫別錄》稱：**豺節**。

李時珍說：這種藥以五片葉長在一起的為好，故名五加，又叫五花。楊慎在《丹鉛錄》中稱五佳，是因一枝長五片葉為上品的緣故，蜀人稱它白刺。譙周的《巴蜀異物志》稱它文章草。有人讚譽道，用文章草做酒，能使酒味更好，用金子買文章草，不會說它貴，這話很合適。《神農本草經》稱豺漆、豺節不知是什麼意思。蘇頌說：蘄州人稱木骨，吳中俗稱為追風使。

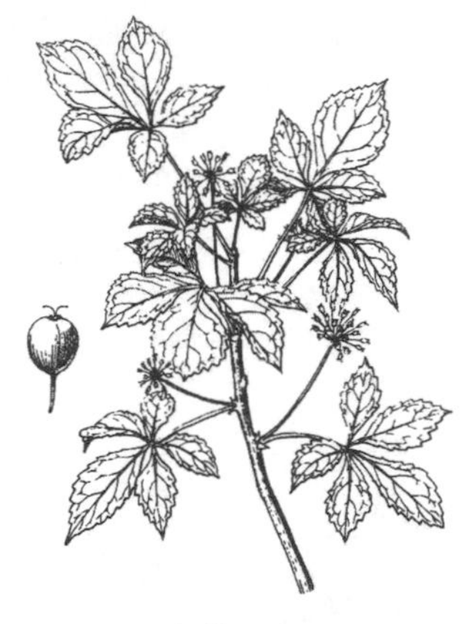
細柱五加

【集解】　《名醫別錄》記載：五加皮以長有五片葉子的最好，生長在漢中及冤句。五月、七月採集枝莖，十月採根後陰乾。陶弘景說：到處都有生長，東部地區更多，有四片葉子的也不錯。雷斅說：五加皮樹原本就是白楸樹，樹上有葉子如同蒲葉一樣，開三朵花的是雄樹，開五朵花的是雌樹，陽性人用雌株，陰性的人用雄株，剝皮陰乾入藥。汪機說：生長在南方的類似草本植物，因其植株小，生長在北方的，類似木本植物。因其植株大。李時珍說：春季在它的舊枝條上可抽出條狀嫩芽，山中的人採摘下來做蔬菜。正如枸杞子生長在北方的沙土地中的都是木本植物，而生長在南方硬土地中的如同草本植物。唐朝時只是把生長在峽州的當作貢品。雷斅說它的葉像蒲葉，是不確切的。

五加根並皮

【性味】　**辛，溫；無毒。**

【主治】　《神農本草經》說：**可益氣，治雙足不能行走、小兒行遲、癰疽瘡瘍及陰部潰爛。**《名醫別錄》記載：**能治男子陽痿、陰囊濕冷、小便淋瀝不盡、女子陰癢及腰背疼痛、兩腳疼痛、五緩**（坐遲、行遲、發遲、齒遲、語遲）**虛羸，能補中氣，益精氣，強健筋骨，使人意志堅強。長期服用，可使人身輕體健，延緩衰老。**甄權說：**能破血袪風化瘀，療四肢活動不便、虛邪賊風傷人而致的寒濕痹病。**《日華諸家本草》謂：**能明目，降氣，治中風而致的骨關節攣急。五加的葉作為蔬菜食用可除皮膚風濕。**蘇頌說：**飲用由五加皮釀的酒，可治風濕痹痛四肢攣急。**雷斅說：**五加皮研末泡酒，能治口眼喎斜。**

【發明】　陶弘景說：五加皮的根莖釀酒喝，對人很有裨益，道家用它研成的末煮丹石，與地榆並用，為治便秘的秘方。李時珍說：五加可治風濕痹病、痿症，強壯筋骨，功效甚好。五加釀酒的方法：用五加根皮洗淨，去骨、莖、葉，既可用水煎汁，與麵、米混合，釀成米酒，隨時飲用，也可將酒煮熱飲服。若加遠志輔佐效果更好。另有一方，在酒中加木瓜煮服。談野翁《試驗方》說神仙煮酒的方法：用五加皮、地榆（刮去粗皮）各一斤，盛入袋中，加無灰好酒二升，用大罐子密封，置於火鍋中，以大、小火交替換煮，在罐子上放米，米熟即撤火，將藥渣晾曬後製成藥丸，每天早晨服五十丸，以藥酒送服，晚上臨睡前再服一次。能去風濕，強筋骨，順氣化痰，養精補髓，長期服用能延年益壽。王綸《醫論》說內症飲酒易生痰火，只有五加酒，每天喝幾杯最有好處。眾多的浸酒藥中，唯有五加與酒相合，而且味道醇美。

【附方】　**治婦人血癆**《太平惠民和劑局方》：憔悴、困倦、喘滿虛煩、少氣乏力、發熱多汗、口乾舌澀、不思飲食，名血風癆。用油煎散：以五加皮、牡丹皮、赤芍、當歸各一兩，共研末，每次一錢，加水一盞，青錢一文，蘸油加入藥中，煎至七分，溫服，常服此方能使婦人肥胖。　**治小兒行遲**，服此方便能走《全幼心鑒》：用五加皮五錢，牛膝、木瓜各二錢半，共研末，每次用米湯加酒調服五分。治火灶丹毒，兩腳以上紅熱如火燒《楊氏產乳方》：以五加根、葉燒成灰取五兩，用煅鐵的水槽中的水來調和，塗在患處。

現代醫學研究簡介

【來源】　五加皮為五加科植物五加或無梗五加、刺五加、糙葉五加、輪傘五加等的根皮。五加科植物五加的葉（五加葉）亦供藥用。

【化學成分】　五加的根皮含揮發油、鞣質、棕欄酸、亞麻酸以及維生素A、維生素B_1。

【藥理作用】 **無梗五加**：1.抗炎作用。2.鎮痛、解熱作用。3.對心血管的影響：未脫脂劑對離體蟾蜍心臟有明顯的抑制作用。**刺五加**：1.增強機體抵抗力。2.調節病理過程，使其趨於正常化。

【臨床應用】 1.治療急性閉塞性腦血管病。2.治療白血球減少症。3.治療冠心病。4.治療老年慢性氣管炎。5.治療骨折。6.治療糖尿病。7.治療神經官能症。8.治療風濕性關節炎。9.預防急性高原反應。10.對高血脂的影響：本品可調節高脂血症，對預防和改善動脈硬化具有良好的作用。

枸杞 地骨皮（《神農本草經》上品）

【釋名】 《爾雅》稱：**枸檵**（音計）。《神農本草經》謂：**枸忌、地骨、地輔**。《本草衍義》謂：**枸棘**。《詩經注疏》稱：**苦杞**。《圖經本草》叫：**甜菜**。《抱朴子》稱：**天精**。《日華諸家本草》叫：**地仙**。《名醫別錄》名：**卻暑、羊乳、仙人杖**。又名：**西王母杖**。

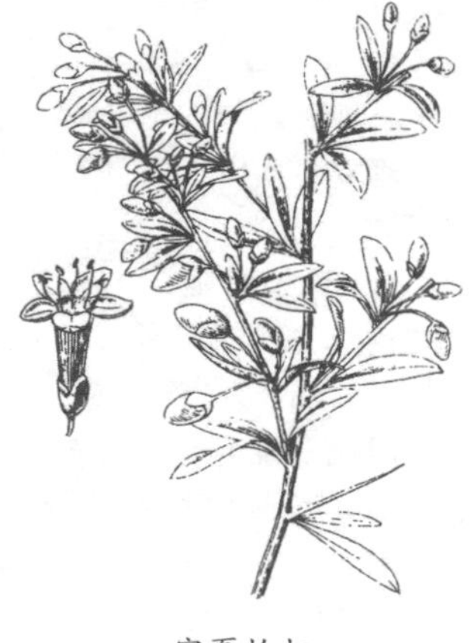

寧夏枸杞

李時珍說：枸、杞分別為二種樹的名稱。枸杞這種植物的棘如同枸樹的刺，莖枝如同杞樹的枝條，所以用二種樹的名字合起來稱枸杞。道書記載生長千年的枸杞形狀像狗，所以得到一個枸的名稱。這種說法不知是否正確。蘇頌說：仙人杖有三種：一種是枸杞；一種是菜類的植物，葉似苦苣葉；一種似黑色枯死的竹竿。

【集解】 《名醫別錄》記載：枸杞生長在常山的山谷沼澤以及各種丘陵地帶和山坡。蘇頌說：現在到處都有枸杞，春季長苗，葉似石榴葉但比石榴葉薄軟，可以食用，俗稱為甜菜。它的枝莖有三至五尺高，呈叢狀生長，六七月間開小紅紫花，結紅色果實，果實形狀如同棗核但稍長。它的根叫地骨皮。李時珍說：古時把常山出產的枸杞、地骨作為上品，其他在丘陵阪岸生長的枸杞也可入藥用，後來只是把出產於陝西的枸杞列為良品，而且又認為甘州出產的枸杞為絕品。蘭州、靈州、九原以西生長的枸杞，都是高大的樹木，它的葉很厚，根很粗。河西及甘州出產的枸杞，子是圓的，如同櫻桃，曬乾後果小少核，乾果也是色澤紅潤，味道甘美，味與葡萄相似，可當作果品食用。這與其他地方生長的有差異。

【性味】 **苦，寒；無毒。**

李時珍說：現在考究《神農本草經》中只是說枸杞，而沒有明確講是它的根、莖、葉還是子。《名醫別錄》中才增加了枸杞根性大寒、子性微寒的字句，像是把枸杞的苗作為藥用。而甄權的《藥性論》仍然說枸杞味甘，性平，子與葉的氣味也一樣，可能是把枸杞根做藥用。寇宗奭又演變了它的意思，把枸杞的根皮做藥用，這都是憑空臆想出來的。據陶弘景說，枸杞的根、果實可作為家常食用。西河地區的女子服用枸杞的方法是，把枸杞根、莖、葉、花、果實都採摘來服用。那麼《神農本草經》中所說的氣味及主治應是統指枸杞的根、苗、花、果實。開始時它們之間並沒有差別，後來人們把枸杞子當滋補藥，把地骨皮當退熱藥，才開始分成兩種不同的藥使用。我認為枸杞的苗、葉味苦甘，氣涼；枸杞根味甘淡，氣寒；枸杞子味甘，氣平。它們的氣味既不一樣，那麼功用也就應當有差別，這是後來人填補了前人認識的空白。

【主治】 《神農本草經》記載：**枸杞，主治五臟內的邪氣，中焦熱盛而致的消渴及風濕痹症。長期服用，可使筋骨堅硬，身輕體健，延緩衰老，更能耐受寒熱。**《名醫別錄》記載：**能使胸脅鬱滯之氣下行，治熱邪而致的頭痛，可補虛損，養陰，通利大小腸。**甄權說：**能補精氣，治各種不足，能使顏面光澤、白髮變黑，並能明目安神，使人長壽。**

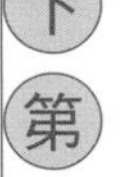
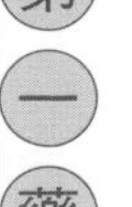
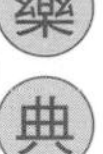
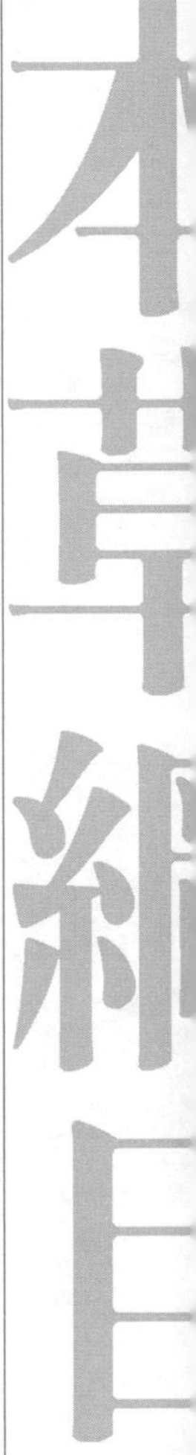

枸杞苗

【性味】 **苦，寒。**

【主治】 《日華諸家本草》記載：**能清熱除煩益心志，補五勞七傷，壯心氣，去除皮膚及骨節間的風邪，解熱毒，消瘡腫**。甄權說：**與羊肉做成羹，對人有補益作用，能除風明目。代茶飲可止渴，消除煩熱，助陽，解顏面部邪毒。與乳酪相惡，用它榨出的汁點眼，能除風障，治目赤腫痛**。李時珍說：**能去上焦心肺的熱邪**。

地骨皮

【性味】 **苦，寒。**

【主治】 甄權說：**銼成細末，摻和在麵中煮熟後食用，能去腎的風邪，補益精氣**。孟詵說：**清除骨蒸煩熱，治消渴**。張元素說：**能除風濕痹病，強筋骨，涼血**。李杲說：**治在表游竄的風邪、傳染性疾病，有汗之骨蒸**。王好古說：**能瀉腎火，清肺中的伏火，除宮胞中的火邪，退熱，補正氣**。吳瑞說：**治上焦熱盛大吐血，煎湯漱口，能止齒齦出血、骨槽風**。陳承說：**治療金瘡有奇效**。李時珍認為：**善治下焦肝腎虛熱**。

枸杞子

【修治】 李時珍說：凡使用時，揀去枝、葉，挑選鮮亮明潤的洗乾淨，用酒浸泡一夜，搗爛後入藥。

【性味】 **苦，寒。**

【主治】 孟詵說：**能強筋骨，防衰老，祛風邪，除虛勞，補精氣**。王好古說：**主治心痛、口乾渴而喜飲**。李時珍說：**有滋腎潤肺作用。榨油點燈，能明目**。

【發明】 李時珍說：枸杞滋補作用不只是枸杞子才有，而枸杞根的功能也不僅是退熱而已。但是枸杞的根、苗、子的氣味稍有差異，它們的主治功能也不會沒有區別。總之，枸杞苗吸收天的精氣，象徵天的精華，氣味苦甘而涼，所以上焦心肺有熱者適宜用。枸杞根象徵地的筋骨，氣味甘淡而寒，所以下焦肝腎虛熱的病症適宜用。這些都是入三焦氣分的藥物，正如所說的熱邪淫盛於內，應用甘寒的藥物來清瀉。至於枸杞子，則甘平而潤，性滋養補虛，不能退熱，只能補腎潤肺，生精益氣，它是屬於平補的一類藥，此即精不足則用藥的味來補益，分開來用，就各有各的功能主治，合起來用則一舉兩得。世上的人們只知道黃芩、黃連等苦寒的藥能治下焦的陰火，說它們能補陰降火，久服會導致元氣的損傷，而不知道枸杞、地骨皮氣味甘寒、藥性平補，能使精氣充足、邪火自然清退的奇妙功效，太遺憾了。我曾嘗試過用青蒿佐地骨皮以退熱，每次都能獲得好的效果，人們都不知曉。

【附方】 **治虛勞，退虛熱，益氣輕身**《千金方》：使一切癰疽永遠不復發。用枸杞煎：取枸杞三十斤（春夏季節用莖葉，秋冬季節用根、子），用一石水，煮至五斗，藥汁濾過去滓後，再煎取藥汁二斗放入鍋中煮到像糖稀般，收藏好，每天早晨用酒送服一合。 **治肝虛多淚**：枸杞子二升，盛在絹袋中，用一斗酒浸泡（密封），二十一天後取出枸杞子，喝酒。 **治虛勞發熱**：用枸杞根製成末，白開水調和服用。有頑固老痰的人不可服用。 **治虛勞口渴，骨節煩熱，或覺寒冷**：用枸杞根白皮（切碎）五升，麥門冬三升，小麥二升，水二斗煮到小麥熟，濾去藥渣，每次服用一升，口渴即服此藥汁。 **治腎虛腰痛**：用枸杞根、杜仲、萆薢各一斤，用三斗好酒浸漬，置於甕中密封，再在鍋中煮一天，任意飲用。**能補虛除勞熱，長肌肉，益顏色及治肝虛流淚**《外台秘要》用枸杞酒：用生枸杞子五升搗碎，盛在絹袋中，浸泡在二升好酒中，密封不要透氣，十四天後，按個人的酒量任意服用，不要喝醉。**能使白髮變黑，防老輕身**《經驗後方》用枸杞酒：用枸杞子二升（在十月的壬癸日，面朝東方採摘），浸泡在二升好酒中，貯藏在瓷瓶中二十一天，加入生地黃汁三升，拌勻後密封收藏，直到立春前三十天開啟瓷瓶，每天飯前空腹溫服一盞。到立春後頭髮就能變黑，服藥期間不可食用蕪荑、蔥、蒜等食物。 **治五勞七傷，平時素體衰弱**：用枸杞葉半斤（切碎），粳米二合，豆豉汁調和，煮成粥，每天食用為好。 **強壯筋骨，補益精髓，延年益壽，防止衰老**《聖濟總錄》用地骨酒：枸杞根、生地黃、甘菊花各一斤，搗碎，用水一石煎煮，取藥汁五斗，蒸熟糯米五斗與藥汁攪拌均勻，貯藏在甕中，和平常的方法一樣密封釀造，等到熟透酒汁澄清後，每日飲酒三盞。 **治熱勞如燎**：用地骨皮二兩，柴胡一兩，共同研末，每次服用二錢，用麥門冬湯送服。 **治吐血不止**：用枸杞根、枸杞子、枸杞皮共同製成散，水煎，每天飲用。

現代醫學研究簡介

一、枸杞

【來源】 枸杞為茄科植物枸杞或寧夏枸杞的成熟果實。

【化學成分】 含甜菜鹼約1%。此外，尚含玉蜀黍黃素、酸漿素及微量胡蘿蔔素、硫胺素、核黃素、菸酸、抗壞血酸等。

【藥理作用】 1.造血作用。2.增強非特異性免疫作用。3.生長刺激作用。4.保肝作用。5.降血糖作用。

二、地骨皮

【來源】 地骨皮為茄科植物枸杞的乾燥根皮。

【化學成分】 含甜菜鹼、β-穀甾醇、蜂花酸及亞油酸。此外，還含有桂皮酸、多種酚類物質及皂甙等。

【藥理作用】 1.解熱作用。2.降血糖作用。3.降血脂作用。4.對心血管系統作用：地骨皮浸劑、煎劑、酊劑及注射劑對麻醉犬、貓、兔（靜注式肌注）與不麻醉大鼠（灌胃）均有明顯的降壓作用。5.抗微生物作用。

【臨床應用】 **枸杞**：1.治療慢性萎縮性胃炎。2.治療男性不育症。3.治療妊娠惡阻。4.治療肥胖病。5.免疫調節作用。6.治療癤腫。7.治療口瘡。8.治蛇頭疔。9.治療燙傷。10.治凍瘡。11.治褥瘡。12.治老年夜間口乾症。13.治療蚊蟲叮咬。**地骨皮**：1.治療原發性高血壓。2.治療糖尿病。3.治牙髓炎。4.治療瘧疾。5.治療瘡面感染。6.治療雞眼及胼胝。7.治療皮膚過敏性疾病。

蔓荊（《神農本草經》上品）

【釋名】 蘇敬說：蔓荊的苗呈藤蔓樣生長，所以叫蔓荊。

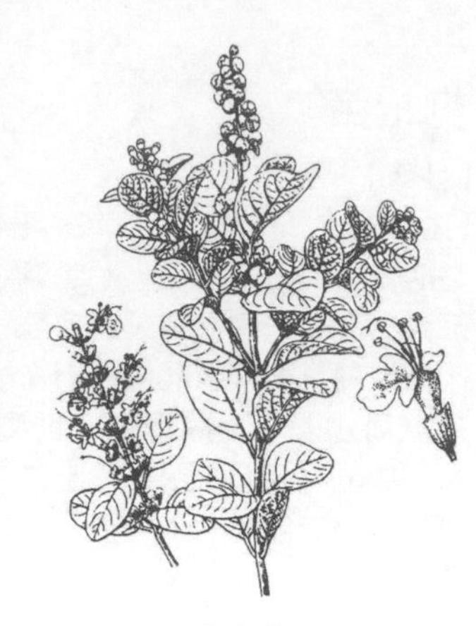

單葉蔓荊

【集解】 蘇敬說：蔓荊生長在水邊，它的苗莖蔓延生長可達一丈多長。春季在原有的枝莖上生長出小葉，五月間葉長成，像杏樹葉，六月間開花，花為淡紅色，蕊為黃白色。九月間結實，實上有黑斑，大小如同梧子，質地輕，冬季葉凋謝，現在人們誤把小荊當作蔓荊，於是將蔓荊當作了牡荊。《日華諸家本草》載：海鹽一帶也有蔓荊，它的實大小如同豌豆，實的蒂部有一個輕軟的小蓋子，六、七、八三個月採摘它的實。蘇頌說：汴京附近及秦、隴、明、越各州常可見到蔓荊，苗的枝莖有四五尺長，每一節上對稱生出新的枝莖，葉類似小楝的葉，到夏季枝葉非常茂盛，長有呈穗狀的花，為淡紅色，花蕊為黃白色，花的下面有青色的鸖萼，到秋季結子。過去說它是呈藤蔓狀生長，但現在的蔓荊並不是蔓生。寇宗奭說：各家所注解的蔓荊、牡荊紛雜不一，《神農本草經》中既然說蔓荊是蔓生，那就不是高的樹木，既然說牡荊，那就是像樹木一樣生長，這又有什麼疑問呢？李時珍說：蔓荊的枝莖細小輕弱如同藤蔓，所以說它是蔓生。

蔓荊實

【修治】 雷斅說：凡使用蔓荊實，要去掉蒂子下的白膜，再用酒浸泡一晝夜，放火上蒸，從上午九時蒸到下午一時，取出曬乾後做藥用。

【性味】 **苦，微寒；無毒。**

【主治】 《神農本草經》載：**治筋骨間寒熱、濕痹、拘攣。有明目堅齒、利九竅、驅蟲等作用。久服可以健體，防衰老。小荊實與此相同。**《名醫別錄》謂：**治頭風痛、腦鳴、流淚，益氣，具令人容顏光澤的功效。**甄權說：**治賊風，長鬚髮。**《日華諸家本草》載：**利關節，治癲疾，療赤眼。**張元素認為：**治太陽頭**

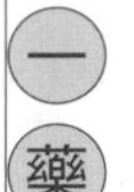
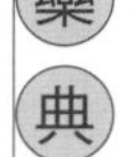
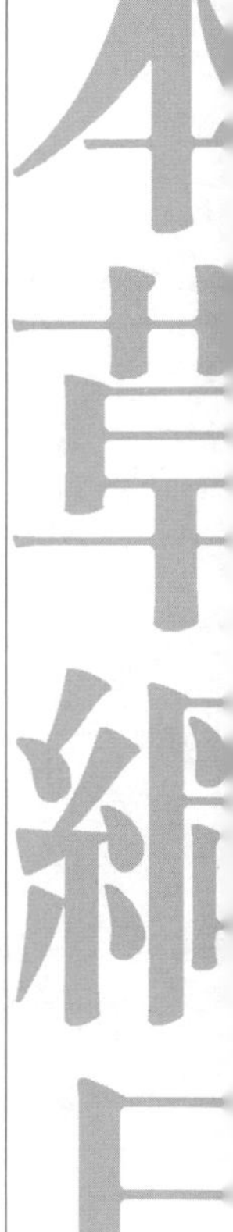

痛、頭昏悶，除目暗，散風，涼血，止眼下疼痛。王好古說：**能疏肝熄風**。

【發明】　蘇敬說：小荊實就是牡荊子，其作用與蔓荊相同。李時珍認為：蔓荊氣清味辛，質輕浮，有上行發散作用，主治均是頭面風虛之症。

【附方】　**令白髮長黑**《聖惠方》：取蔓荊子、熊脂等份，醋調塗擦。　**治頭風作痛**《千金方》：取蔓荊子一升研末，裝於絹袋內，浸泡於一斗酒中七天後，溫飲三合，每天飲三次。**治乳癰初起**《危氏得效方》：取蔓荊子炒後研末，用酒送服方寸匕，用藥渣敷患處。

現代醫學研究簡介

【來源】　蔓荊子為馬鞭草科植物單葉蔓荊或蔓荊的果實。以上植物的葉或枝葉（蔓荊子葉）亦供藥用。

【化學成分】　單葉蔓荊果實和葉含揮發油，主要成分為莰烯和蒎烯，並含有微量生物鹼和維生素A；果實中尚含牡荊子黃酮，即紫花牡荊素。蔓荊的細枝（乾）含揮發油0.11%～0.12%。葉（乾）含揮發油0.28%。油含α-蒎烯和莰烯55%、乙酸松油醇酯1%、二萜醇2%。葉中還含牡荊素、木犀草素-7-葡萄糖甙和一種四羥基甲氧基黃酮-α-D-葡萄糖甙。

紫荊（《開寶本草》）

【釋名】　《本草拾遺》稱：**紫珠**。《本草綱目》謂皮名：**肉紅**。又名：**內消**。

李時珍說：其樹像黃荊但呈紫色，所以名叫紫荊，它的樹皮為紅色，功能消腫，所以瘍科醫生稱它為肉紅，又稱作內消，這與何首烏的名相同。

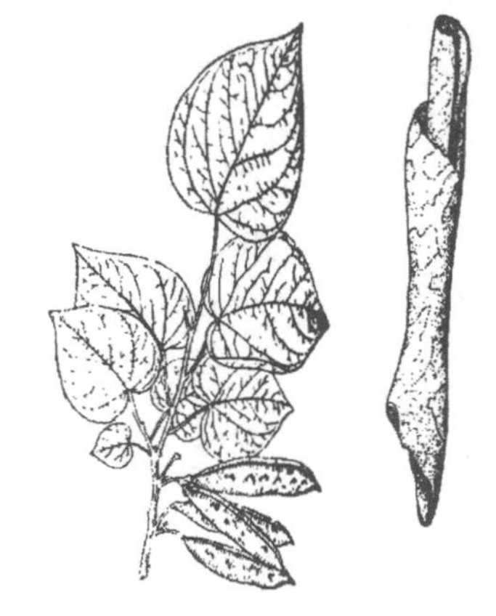

紫荊　　紫荊皮藥材

【集解】　蘇頌說：紫荊到處都有，人們多在庭院中栽種它。樹像黃荊，葉小而無鋸齒，沒分叉，花呈深紫色，看上去非常可愛。李時珍認為：紫荊樹高，枝條柔軟，開出的花非常繁茂，每年可開花二三次，它的樹皮入藥，以川中產的皮厚、色紫、味如苦膽的品種為最好。

紫荊木並皮

【性味】　**苦，平；無毒。**

【主治】　《開寶本草》記載：**能破瘀血，治五淋，宜煮濃汁服**。《日華諸家本草》載：**能通小腸**。陳藏器說：**能解各種毒物的毒素，治瘰癧疽喉痹，除屍蟲蠱毒，治腫下瘺，解蛇、虺、蟲、蠶、狂犬等毒素，都可煮汁服用，也可用煮出的藥汁來洗治瘡腫，能祛除瘀血，使新膚生長**。李時珍說：**能活血行氣，消腫解毒，可治婦女因血瘀氣滯所致的疼痛、經水凝滯不暢**。

【發明】　李時珍說：紫荊氣寒味苦，顏色紫而性沉降，入手、足厥陰經的血分。性寒可以勝熱，味苦可以走腎。色紫可以入營，所以功能活血消腫，通利小便而解毒。

【附方】　**治婦人氣血瘀滯症**《熊氏補遺》：用紫荊皮研末，醋調和，製成丸藥如櫻桃一般大小，每次用酒泡化一丸服用。　**治產後諸淋**：紫荊皮五錢，用一半酒、一半水煎出藥汁趁溫服下。　**治鶴膝風攣**《直指方》：取紫荊皮三錢，用老酒煎服，每日兩次。　**治痔瘡腫痛**：取紫荊皮五錢，用新水煎汁，飯前服用。

現代醫學研究簡介

【來源】　紫荊為豆科植物紫荊的樹皮。本植物的根皮（紫荊根皮）、木部（紫荊木）、花（紫荊花）、果實（紫荊果）均可供藥用。

【化學成分】　紫荊含鞣質，種子含微量游離的賴氨酸和天門冬氨酸。

【藥理作用】　紫荊皮對京科68-1病毒有抑制作用，對孤兒病毒能延緩細胞病變。試管內能抑制葡萄球菌的生長。

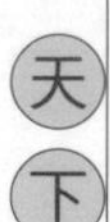
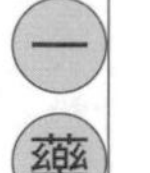

木槿（《日華諸家本草》）

【釋名】　《本草綱目》稱：**日及、朝開暮落花、藩籬草**。《爾雅》：**椴**（音段）、**櫬**（音襯）、**蕣**（音舜）。又名：**花奴、王蒸**。

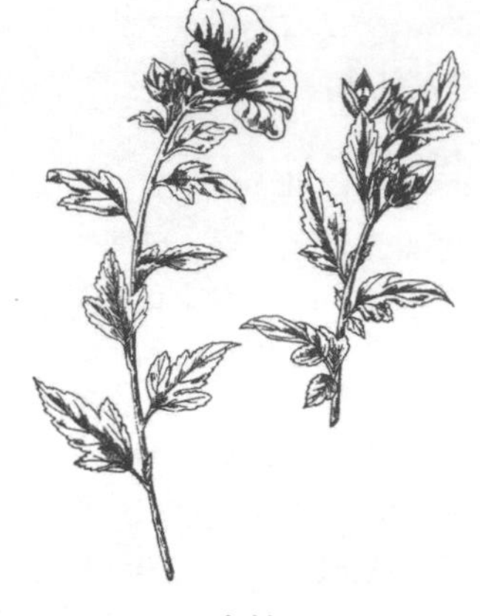
木槿

李時珍說：這種花朝開暮落，所以名叫日及。槿、蕣，都是僅僅繁榮一時的意思。《爾雅》記載：椴，即木槿。櫬，即木槿。郭璞的注解說，這是它的兩個別名，也有另一種說法，開白花的叫椴，開紅花的叫櫬。齊魯等地把它叫做王蒸，是說它花開華美而多的意思。《詩經》說顏如舜華，即指的這個意思。

【集解】　寇宗奭說：木槿花如同小葵花，淡紅色，五片花瓣成一朵花，早晨開放，晚間收斂。湖南、湖北一帶的人們多在庭院中種植作為籬笆，既能賞花，又做屏障，一舉兩得。

木槿皮並根

【性味】　**甘，平，滑；無毒。**

【主治】　陳藏器說：**能止腸風瀉痢疾後出現的煩熱口渴。可作飲料服用，服後能使人安睡。也可不用**。李時珍認為：**能治赤白帶下，腫痛疥癬，用木槿煎水洗澡能明目，並有潤燥活血的功能**。

【發明】　李時珍說：木槿皮及花，都滑潤如同葵，所以能夠潤燥，顏色像紫荊，所以能活血。生長在四川的木槿，氣味醇厚，藥力強勁，所以尤為有效。

【附方】　**治赤白帶下**《纂要奇方》：木槿根皮二兩（切碎），用白酒一碗半，煎出藥液一碗，空腹服下。白帶多的用紅酒最好。　**治頭面錢癬**《經效方》：木槿皮研製成末，用醋調和，用濃湯熬至如膠狀後，外敷於患處。　**治牛皮癬**《扶壽方》：川木槿皮一兩，大風子仁十五個，半夏五錢，共同銼細，用河水、井水各一碗，浸泡七晝夜後加入輕粉一錢，用禿筆塗在患處，塗後用青布覆蓋患處，幾天後有臭涎溢出最好。治療期間禁忌洗澡。夏季用這種方法最有效。

木槿花

【性味】　**與根皮相同。**

【主治】　《日華諸家本草》載：**治腸風瀉血、赤白痢疾，並焙入藥。用花代茶飲，能治風痺**。李時珍說：**能消瘡腫，利小便，祛除濕熱**。

【附方】　**治噤口痢**《趙宜真濟急方》：用紅木槿去掉花蒂，陰乾後製成末，先煎面餅二個，用面餅蘸藥末吃。　**治風痰壅逆**《簡便方》：用木槿花曬乾焙熟研成末，每次服一二匙，空腹時用熱水送下，白色木槿花的效果最好。　**治反胃吐食**《袖珍方》：複數花瓣的木槿花陰乾後製成末，用陳糯米做成的米湯送下三至五口，不好可再服用。

木槿子

【性味】　**與木槿皮相同。**

【主治】　李時珍說：**能治偏下頭痛，用燒木槿子的煙薰患處。又可治膿瘡流黃水，用木槿子燒炭而保存它的藥性，再用豬骨髓調和後塗在患處**。

現代醫學研究簡介

【來源】　木槿子為錦葵科植物木槿的果實。本植物的根（木槿根）、葉（木槿葉）、花（木槿花）等均供藥用。

【化學成分】　木槿含肥皂草甙，木槿根皮含鞣質、黏液質。

【藥理作用】　1.對艾氏服水癌有一定抑制作用。2.在試管內能抑制革蘭氏陽性菌、痢疾桿菌及傷寒桿菌。3.花粉有脫敏作用。

【臨床應用】　1.治療痢疾。2.治療牛皮癬。

扶桑（《本草綱目》）

【釋名】 《霏雪錄》稱：**佛桑**。《南方草木狀》叫**朱槿**、**赤槿**。別名：**日及**。

李時珍說：東海日出的地方有一種扶桑樹，此種樹的花開得光彩奪目，它的葉像桑葉，因此叫扶桑。後人把它訛傳為佛桑。它實際就是木槿的另一個品種，所以日及等別名也與它相同。

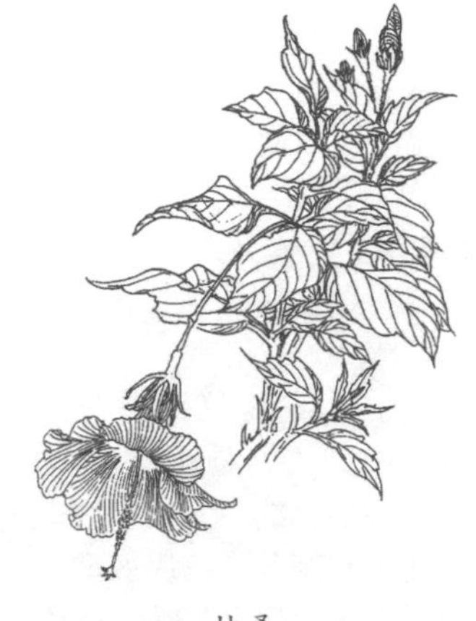
扶桑

扶桑葉及花

【性味】 **甘，平；無毒。**

【主治】 李時珍說：**治癰疽腮腫，用扶桑葉或花，加白芙蓉葉、牛蒡葉、白蜜共同研製成膏外敷，癰疽即可消散。**

現代醫學研究簡介

【來源】 扶桑花為錦葵科植物朱槿的花。本植物的根（扶桑根）、葉（扶桑葉）亦供藥用。

【化學成分】 花含矢車菊素-二葡萄糖甙、矢車菊素槐糖葡萄糖甙和槲皮素二葡萄糖甙。

【藥理作用】 朱槿中含甙類物質，對麻醉犬有降低血壓作用，靜脈注射此甙，可急劇降壓，稍回升後又降低，持續1～2個小時。

山茶（《本草綱目》）

【釋名】 李時珍說：它的葉子像茗茶，又可作為飲料，所以有茶的名字。

【集解】 李時珍說：山茶出產於南方，木本樹，樹高可達一丈左右，樹的枝幹交錯。葉子很像茶葉，而且很厚硬，有稜。葉中間寬闊，葉頭尖，葉面綠，葉背色淡，深冬時開花，花瓣紅，花蕊黃。《格古論》記載山茶花有幾種：名叫寶珠的，花團錦簇如珠寶一般開得最茂盛；名叫海榴茶的花蒂色青；名叫石榴茶的開小碎花；名叫躑躅茶的花如同杜鵑花；名叫宮粉茶、串珠茶的花都是粉紅色，還有一捻紅、千葉白等品種，不勝枚舉。它們的葉子稍有差異，還有人說有黃葉的。《虞衡志》記載廣中地區有一種南山茶，花比中州的山茶花大一倍，花色稍淡，葉子薄而且有絨毛，結的果實像梨，有拳頭大小，裏面有幾個核，核如同皂角子大小。《救荒本草》記載山茶的嫩葉炸熟用水淘洗後可食用，也可把它蒸熟曬乾作飲料。

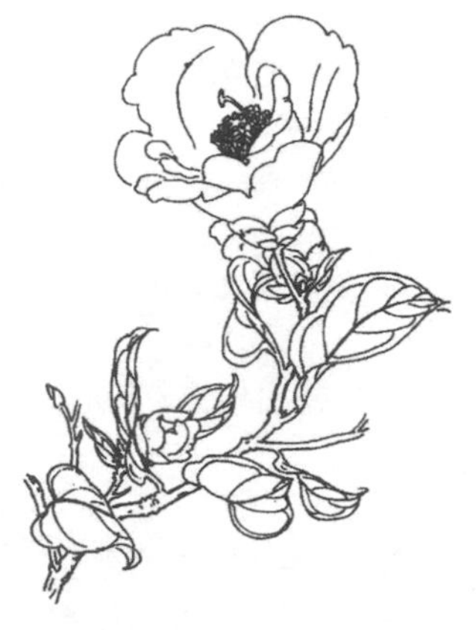
山茶花

現代醫學研究簡介

【來源】 山茶花為山茶科植物山茶的花。

【化學成分】 花含花白甙、花色甙等。果實含脂肪油、山茶甙及山茶皂甙，山茶皂甙水解後可得山茶皂甙元A、山茶皂甙元B、山茶皂甙元C。葉含1-表兒茶精、d-兒茶精。

【藥理作用】 山茶甙予大鼠或小鼠口服1～3個月，可抑制移植性軟組織腫瘤的生長，並抑制9，10-二甲基-1，2-苯駢蒽引起的成橫紋肌細胞瘤的形成。

蠟梅（《本草綱目》）

【釋名】 又名：**黃梅花**。

李時珍說：這種植物原來不屬於梅類，因它的花與梅花同時開放，香味又相近似，花色像蜜蠟，所以得此名。

【集解】 李時珍說：蠟梅是一種小樹，枝莖叢生、尖葉。有三個種類：從種子生長出來不曾嫁接的，臘月開小花，香味較淡薄，名叫狗蠅梅；經過嫁接而開的花稀疏，花開時含苞待放，名馨口梅；經嫁接後花開茂密而且香氣濃郁，花色深黃如同紫檀的，名叫檀香梅，藥效最好。結的果實，如倒垂的鈴鐺，又尖又長約一寸多，子在其中。用檀香梅的樹皮浸過的水來磨墨，寫出來的字有光彩。

蠟梅花

【性味】 **辛，溫；無毒。**

【主治】 李時珍說：**解暑熱、生津液。**

現代醫學研究簡介

【來源】 蠟梅花為蠟梅科植物蠟梅的花蕾。又名蠟木、岩馬桑、臭蠟梅。我國各地均有栽植。本植物的根及莖（鐵筷子）亦供藥用。

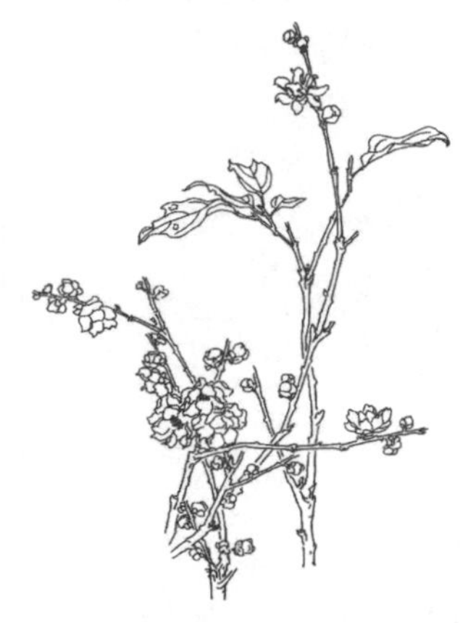

蠟梅花

【化學成分】 花含揮發油，內含1，8-桉葉素、龍腦、芳樟醇、苯甲醇、乙酸苄酯、金合歡醇、松油醇、吲哚等。又含洋蠟梅鹼、異洋蠟梅鹼、蠟梅甙、α-胡蘿蔔素。種子含洋蠟梅鹼，脂肪油含不皂化物5.6%，脂肪酸組成是飽和脂肪酸（棕櫚酸、硬脂酸、月桂酸、肉豆蔻酸等）22%、單烯脂肪油46%、亞油酸25%、亞麻酸7%。葉含洋蠟梅鹼。

【藥理作用】 1.對兔靜脈注射可降低血糖。2.對離體兔腸、子宮有興備作用。3.可抑制麻醉貓、犬心臟，降低血壓。

木綿（《本草綱目》）

【釋名】 《本草綱目》稱：**古貝**。又名：**古終**。

李時珍說：木綿有二個品種：木本的叫古貝，草本的名古終。有時也有把它稱作吉貝的，是古貝的訛傳。梵書中稱它為睒婆，又叫迦羅婆劫。

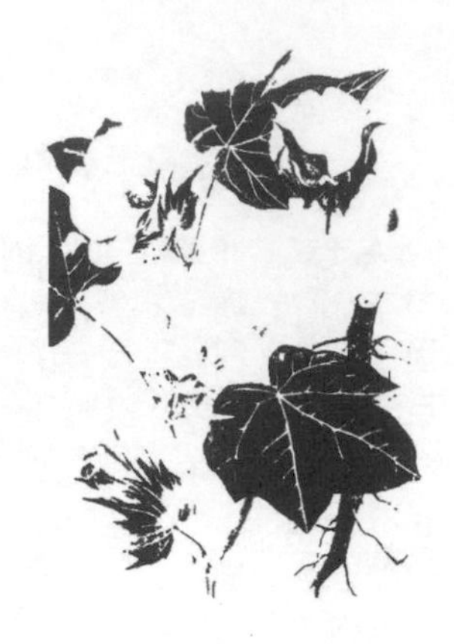

陸地棉

【集解】 李時珍說：木綿有草本、木本兩種，交州兩廣地帶的木綿樹，大的有一人合抱粗細，它的莖枝似梧桐，葉大，像胡桃的葉。入秋季節開花，花紅如同山茶花，有黃蕊，花片很厚，形成的花房很多，花房緊鄰，聚合生長。所結的果實大如拳頭，實中有白綿，白綿中有子，現在人們把它叫做斑枝花，又訛傳為攀枝花。李延壽的《南史》記載說：林邑諸國出產古貝花，花中有像鵝毛般的細毛，抽毛為緒，紡成布；張勃《吳錄》所說的交州、永昌的木綿樹高過屋頂，其實大，花中棉軟白，可做成絮，織成毛布，這指的就是似木之棉。高昌國有一種草結的果實如同繭，裏面的絲製成細縷，名為白疊，用它製成的帛，非常柔軟而且色白。沈懷遠的《南越志》記載桂州出產古終藤，結的果實如鵝毛一般，裏面的核如同珠珣，摘出它的核，可如同絲綿一樣紡織成布，並可染成花布，這好像指的是草本的木綿。這種草本的木綿出自南番，宋朝末年開始傳入江南各地，現在遍及江北及中州。不用養蠶而可得到絲綿，不用種麻就可得到布，利益廣布天下，它的益處可以說是很大的。

木綿子油

【性味】 **辛，熱；微毒。**

【主治】 李時珍說：**治各種惡瘡疥癬；作燈油用，對眼睛有害。**

接骨木（《新修本草》）

【釋名】 《本草綱目》叫：**續骨木**。又名：**木**

蒴藋。

蘇頌說：接骨木是因它的功能而命名，它的花、葉都很像蒴藋、陸英、水芹一類植物，所以它又叫木蒴藋。

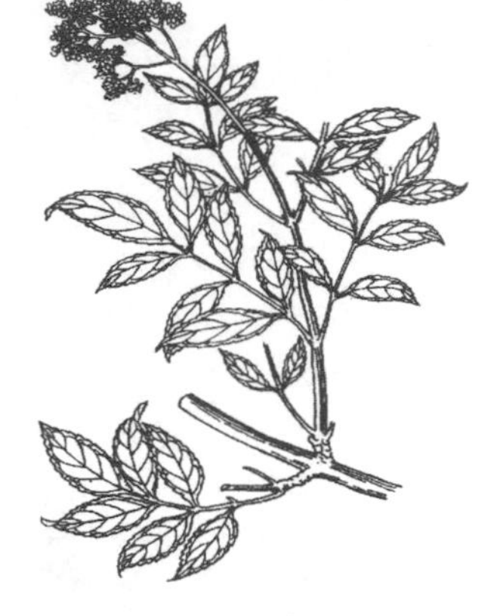
接骨木

【集解】 蘇敬說：到處都有生長，葉、花均像陸英，但它的樹高可達一二丈，木體質輕，不堅韌，且無芯。砍下它的枝條插在土中就能生長，也有人在庭院中種植它。

【性味】 **甘、苦，平；無毒。**

陳藏器說：把它搗汁服用可使人嘔吐，有小毒。

【主治】 《新修本草》記載：**治筋骨折傷，能續筋骨，並可除因風邪而致的瘙癢及治齲齒，水煮汁液可為沐浴湯液**。陳藏器說：**接骨木的根、皮主治痰飲。能使水濕下行而治水腫及痰飲。煮汁服用，能致下瀉及嘔吐，不能多服**。李時珍摘自《千金方》說：**跌打損傷的瘀血及產後不下的惡血，總之，一切原因的血瘀或出血，都可用接骨木煮湯服用**。

【附方】 **治折傷筋骨**《衛生易簡方》：用接骨木半兩，乳香半錢、芍藥、當歸、芎藭、自然銅各一兩，接骨木共同研成末，黃蠟四兩化開，投入藥末攪勻，迅速將其製成芡子大的藥丸。若只是一些輕微的損傷，只需用酒化開一丸外敷。如果有筋斷骨折，就先用此藥外敷，然後內服。 **治產後血暈**：五心煩熱，極度乏力，以及寒熱不禁。《產書》：把接骨木破開如同筭（音算）子一樣，取一把，水一升，煎出半升藥液，分次服用。 **小便頻數，產後惡血不止**：服用後即能痊癒。這種藥煎煮三遍，三次煎出的藥液藥力一樣，真是起死回生的妙藥。

接骨木葉

【主治】 陳藏器說：**主治痎瘧。大人用七片葉，小兒用三片葉，生品搗汁服用，使人嘔吐則吐痰瘧可癒**。

現代醫學研究簡介

【來源】 接骨木為忍冬科植物接骨木的莖枝。

【藥理作用】 接骨木煎劑灌胃20g/kg，對小鼠（熱板法）有鎮痛作用，作用強度次於嗎啡，優於安乃近，服藥後的小鼠呈安靜狀態。同屬植物無梗接骨木的水或醇提取物對小鼠注射有利尿作用，此作用並非由其中所含的無機鹽引起；利尿的同時常導致小鼠下瀉。

【臨床應用】 治療骨折。

四、寓木類

茯苓（《神農本草經》上品）

【釋名】 《本草綱目》稱：**伏靈**。《神農本草經》謂：**伏菟**。《記事珠》叫：**不死麵**。《名醫別錄》上將抱根茯苓稱：**伏神**。又名：**松腴**。

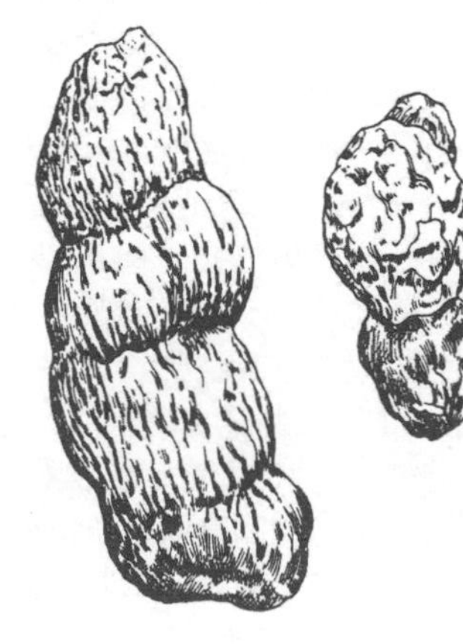
茯苓（菌核）外形

寇宗奭說：砍伐多年的松樹，其松根氣味還積郁在內，精華之氣也沒有消亡。其中精華之氣旺盛的，就發洩於外，結為伏苓。茯苓離開松根，有飄零之意。當其精華之氣不充沛時，只能附著於根，與本相連，故叫茯神。李時珍講：《史記．龜策傳》中稱茯苓為伏靈。這是因為茯苓、茯神皆為松木的神靈之氣伏結而成，故稱伏靈、伏神。

【集解】 蘇頌說：現泰山、華山、嵩山一帶皆產茯苓，長在大松樹下，依附松根而生，無苗、葉、花、實，只是如拳頭大小成塊狀長在地下，大的有數斤重，分赤茯苓、白茯苓兩種。有人說它是松脂變成的，有人說它憑藉松樹的精氣而生的。如今東邊人發現山中古松經常被人砍伐，那些枝葉枯萎，殘根上不再發出新芽的地方，人們稱它茯苓撥。在茯苓撥四周一丈以內，用鐵錐刺入地內，如果錐被固定撥不出來，證明此處有茯苓，茯苓撥大則茯苓亦大，皆各自成塊，不依附松根生長。包圍著松根生長，體輕質鬆的為茯神。認為茯苓是憑藉松的精華之氣而生的說法，是正確的。《龜策傳》上記述茯苓生在菟絲下面，其形如飛鳥。在雨過天晴或風平浪靜的日子，用火夜燒菟絲，篝火籠罩之處，火熄後記住此地，天明挖入地下四尺或七尺深，就能得到茯苓。用這種方法採集茯苓，現在已經聽不到人說了。寇宗奭認為：上面的說法，實在讓人難以相信。李時珍認為：松樹下長茯苓，樹上長有靈氣如絲狀之物，山裏人時常能見到它，它不是菟絲。注釋《淮南子》的人以為是菟絲子，或是女蘿，其實不是。體大如斗或質堅如石的茯苓，都是絕好的，而體輕質鬆的不好，可能是生長年限太短的緣故。王微《茯苓贊》上描述潔白的茯苓居地下，彤紅的菟絲飄漫在樹上，茯苓中有的形狀像雞鴨，有的外貌似龜獸，其作用神奇，能護養幼兒，延年益壽。茯苓志堅不移，菟絲輕柔紅軟。此處的彤絲就是菟絲的見證，看來寇宗奭沒有理解其中的意思。

【性味】 **甘，平；無毒。**

【主治】 《神農本草經》、《名醫別錄》、《日華諸家本草》、甄權、張元素、李杲、王好古等認為：**伏苓能補脾胃，和中益氣，不饑延年，補陰益氣力，調臟腑，治五勞七傷，暖腰膝，安胎，安魂養神，止健忘，生津開胃，止嘔逆，止泄瀉，除虛熱，開腠理，伐腎邪，瀉膀胱利小便，除濕益燥。本品治心腹脹滿、胸脅逆氣、肺痿痰壅、膈中痰水、寒熱煩滿咳逆、水腫淋結、腎積奔豚，以及憂恐驚邪、口焦舌乾、小兒驚癇等症**。李時珍說：**赤茯苓有清心、小腸、膀胱濕熱及利竅行水之功。茯苓皮能利水，開腠理，可治水腫膚脹。**

【發明】 陶弘景講：白茯苓長於補，赤茯苓善於利，平時此藥用得很多。醫家認為本品為藥中之仙品，能通達神膽，和魂魄，通竅，益肌膚，充胃腸，益心氣，調營衛，並且服後使人不餓。寇宗奭說：利水作用很強，補心脾氣亦不能缺它。張元素謂：古時候沒有白茯苓補、赤茯苓瀉的說法，白、赤氣味俱薄，主升浮。它們有五項作用：利小便，開腠理，生津液，除虛熱，止泄瀉。若患者小便通利並且頻數，多服茯苓就會損傷雙目。本品味淡能滲利水濕，故汗多的人服茯苓，會損傷正氣而減壽，有人講本藥味淡，淡為陽中之陽，應當上行，怎麼有利水的作用呢？茯苓味淡能滲利，其性上行，能行津液，開腠理，入腎引水下行而利小便，故張潔古說它屬陽，主升浮，這是言其性。李東垣謂其為陽中之陰，主降下，是言其功。《素問》講飲食入胃，游溢精氣，上輸於肺，通調水道，下輸膀胱。由此可知，凡淡滲之品，都是先上行，然後再下降，不是直接下行的。小便多而頻數，是因其病因不同。肺氣實小便頻數而量少；肺氣虛張口吸氣而小便頻數；心氣虛遺尿；下焦不足則小便自遺；膀胱有熱則遺尿；膀胱不利就癃閉；膀胱失於約束就遺尿；厥陰病則遺尿或癃閉。所謂肺氣實，是說肺熱壅盛，患者必為體壯氣足、脈洪有力，適宜用茯苓甘淡滲熱於下，所以說小便多的能止。至於肺虛、心虛、胞熱、厥陰病，都屬於虛熱，患者一定上熱下寒，脈虛弱無力，應用升陽之品來升水降火。膀胱失於約束，是下焦不足，為火投入水中，水泉不能封藏所致，此乃脫陽症，患者一定四肢厥冷、脈沉遲，應用溫熱之品峻補下焦，使水火相濟。這兩類徵候皆不是茯苓類的淡滲之品能夠治療的，所以說，陰虛症不宜使用茯苓。儘管古人有服用茯苓的多種方法，然而也應該因人制宜。

茯神

【性味】 **甘，平；無毒。**

【主治】 《名醫別錄》、甄權認為：**本品有避邪氣、止驚悸開心竅、增智，安魂魄、養精神、補虛乏的功效。能療風邪所致眩暈、虛症、易怒健忘、虛勞口乾、心下急痛脹滿。對體虛而小便不利的病人，可以加倍應用。**

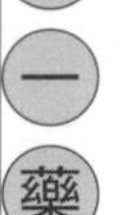
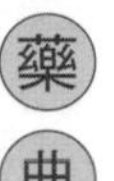

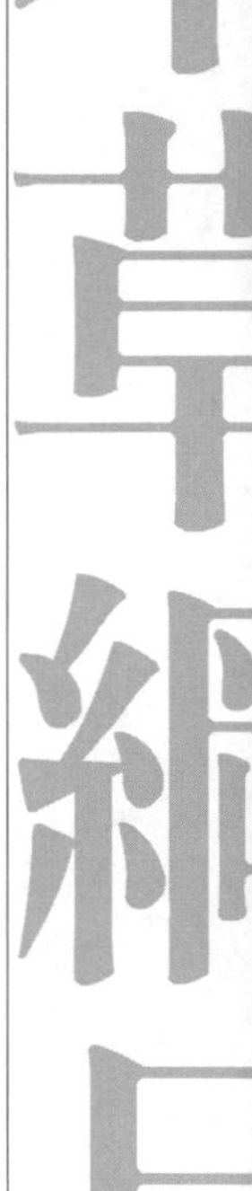

現代醫學研究簡介

【來源】 茯苓為多孔菌科真菌茯苓的乾燥菌核。寄生於松科植物赤松或馬尾松等樹根上，深入地下20～30cm。本菌核的外皮部（茯苓皮）、近外皮部的淡紅色部分（赤茯苓）、菌核中間抱有松根（即「茯神木」）的白色部分（茯神）均供藥用。

【化學成分】 主要含β-茯苓聚糖，含量約佔乾燥品的93%，水解後95%轉化為葡萄糖。並含乙醯茯苓、茯苓酸、麥角甾醇、膽鹼、纈氨酸、腺嘌呤、蛋白質、卵磷脂、脂肪及酶等。

【藥理作用】 1.利尿作用。2.鎮靜作用。3.抗腫瘤作用。4.對免疫功能的影響：含有茯苓的複方（黨參、白朮、茯苓）煎劑內服，有促進細胞免疫與體液免疫的作用。5.對消化系統的影響：茯苓對四氯化碳所致大鼠肝損傷有保護作用，使丙穀轉氨酶活力明顯降低，防止肝細胞壞死。6.其他作用：茯苓的水、乙醇 或乙醚提取物，對離體蛙心有增強心肌收縮力及加速心率的作用。

【臨床應用】 1.治療嬰幼兒秋季腹瀉。2.治療斑禿。3.利水消腫作用。4.治療慢性精神分裂症的免疫球蛋白IgA及血清銅藍蛋白的變化。5.配合治療各種癌症。6.治療慢性肝炎。

琥珀（《名醫別錄》上品）

【釋名】 又名：**江珠**。

李時珍說：老虎死後魂魄埋入地下化為石頭，因其外形似虎，故叫虎魄。通常認為它與玉石相似，習俗上從玉。《梵書》中稱阿濕摩揭婆。

【集解】 《名醫別錄》講：琥珀產於永昌。陶弘景說：過去認為琥珀是松脂落在地下千年後變成的，將它用火燒一下還有松樹的氣味。有的琥珀中還包著一隻蜂，栩栩如生。《博物志》中說是燒毀蜂巢後形成的，恐怕並非如此。可能是蜂被松脂黏住，與松脂一同埋入地下而形成的。亦有人認為是由煮熟的未孵化出小雞的雞蛋及青魚子變成的，這也不是事實。只有用手掌摩擦生熱後能吸附芥子的琥珀才是真品，現在都從國外進來，而出茯苓的地方並沒有琥珀，不知產琥珀的地方是否產茯苓？李珣說：琥珀是海松木中分泌的津液，初如桃膠，後來才凝結成的。南方產的琥珀不如國外運來的好。韓保昇說：不單是松脂，楓脂埋入地下也能成為琥珀，大概木脂入地千年都能化生成琥珀，只是不及楓脂、松脂，需經年累月。如果琥珀是燒毀蜂巢變成的，那麼蜂巢已燒了，哪裏還會有完整的蜂形保留在琥珀中間呢？寇宗奭謂：現西域一帶也產琥珀，只是顏色淺而且透明清澈。南方產的色深而渾濁，那裏的土著人多將其碾碎後再重新做成各種形狀。如果說琥珀是千年的茯苓變化來的，那麼與它中間的蜂、蟻能保留原貌的事實是不相符的。《地理志》中稱海南樹林中多產琥珀，是松脂埋入地下變化而來，產琥珀的地方周圍寸草不生。在地下淺的五尺，深的八九尺的地方。有大如斛的東西，削去外皮就成了琥珀，此種說法還較符合情理。但土地有適合的，也有不適合的，樹脂入土有能生化的，也有不能生化的。不知燒蜂毀巢之說的根據是什麼？李時珍認為：琥珀能吸附芥，指的是草芥，屬於禾草類，不是雷斅說的芥子。唐代的書中曾記載西域康乾河的松木，放水裏一二年就能變成石頭，這與松、楓等木埋入土內變成珀是同一道理。現在金齒、麗江也產琥珀，而茯苓過千年後變成琥珀的說法是錯誤的。根據《格古論》記載，琥珀產在西番、南番，是由楓木中的津液經過多年後化生而成。顏色發黃但明亮晶瑩的琥珀叫蠟珀。產於高麗、倭國，色深紅，其中有蜂、蟻、松的琥珀是最好的。

【性味】 **甘，平；無毒。**

【主治】 《名醫別錄》、《日華諸家本草》、陳藏器、張元素皆認為：**本品有安五臟，定魂魄，驅邪氣，消瘀血破癥瘕，強心神，清肺，利尿通淋，明目除翳，止血生肌的功效。治療心痛、癲癇、蠱毒、產後血瘀少腹疼痛、刀瘡等症。**

【附方】 **止血生肌、鎮心明目**《海藥本草》用琥珀散：治癥瘕痞塊、產後血暈及產後血瘀，少腹疼痛。取琥珀一兩，鱉甲一兩，京三稜一兩，延胡索半兩，沒藥半兩，大黃六銖，煎熬後搗碎為散，每次空腹，酒送服三錢匕，每日

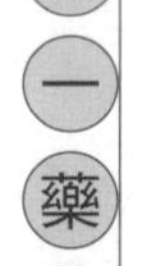

二次。若為產後病，方中去掉大黃。 **治新生兒驚啼**《直指方》：用琥珀、防風各一錢，朱砂半錢，共研細末，取豬奶調一字，餵入新生兒口中。 **治新生兒癇疾抽搐**：用琥珀、朱砂各少許，全蠍一枚，共研細末，以麥冬湯調一字餵服。 **治小便尿血**：將琥珀研細末，每次用燈芯煎湯送服二錢。 **治小便淋瀝不斷**《普濟方》：取琥珀細末二錢，麝香少許，用白開水或萱草煎湯送服。若是老人、體虛之人，用人參湯送服。亦可做成蜜丸，用赤茯苓湯送服。**治從高處跌下，體內瘀血**《外台秘要》：用酒送服琥珀屑方寸匕。亦可加蒲黃二三匕，每日服四五次。**治刀傷後昏迷不醒**《鬼遺方》：琥珀研細末，用童子小便調服一錢，服三次就可治癒。

現代醫學研究簡介

【來源】 琥珀為古代松科植物的樹脂埋藏地下經久凝結而成的碳氫化合物。

【化學成分】 主含樹脂、揮發油。此外，含有琥珀氧松香酸、琥珀松香酸、琥珀銀松酸、琥珀脂醇、琥珀松香醇及琥珀酸等。

【臨床應用】 1.治療陰囊血腫。2.治療泌尿系感染性血尿。3.治療瘰癧。4.治療過敏性紫癜性腎炎。5.治療慢性前列腺炎。6.治帽狀腱膜下出血。

豬苓（《神農本草經》中品）

【釋名】 《神農本草經》稱：**豭豬屎**。《莊子》叫：**豕橐**。《圖經本草》謂：**地烏桃**。

陶弘景說；本品色黑似豬屎，故名之。司馬彪《注莊子》認為：豕橐又叫苓，其根似豬矢。李時珍講：馬屎名通，豬屎叫零（即苓字），故有豬苓之稱。

【集解】 《名醫別錄》記載：豬苓產於衡山山谷，以及濟陰的冤句。每年二月、八月間採收，陰乾。陶弘景講：楓樹苓的皮色黑，肉色白而堅實者為好，去皮用。蘇頌說：蜀州、眉州也產豬苓，隱生在地下，並非只楓樹根下才有。李時珍謂：松木的餘氣結成茯苓，豬苓也是木的餘氣所結而成。其他樹木的根下都有豬苓，只是結於楓樹根下的豬苓較多。

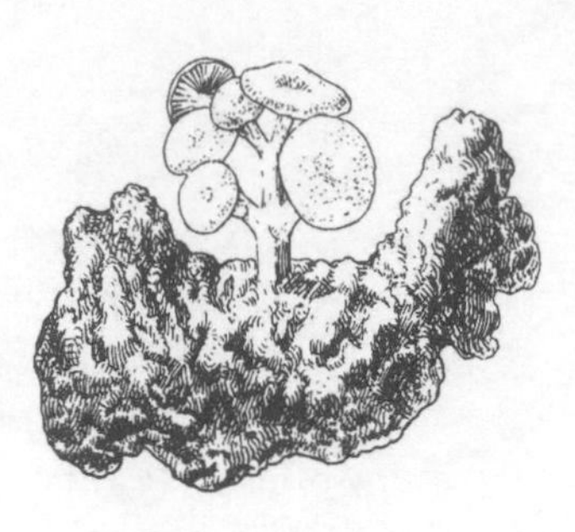

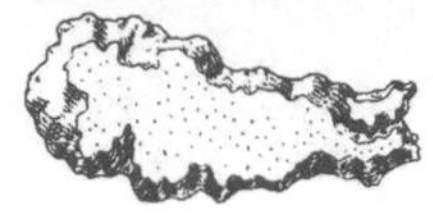

豬苓

【性味】 **甘，平；無毒。**

【主治】 《神農本草經》記載：**治瘧疾，利小便，久服輕身、防老。**甄權謂：**治傷寒溫疫高熱、發汗、腫脹、滿腹急痛**。張元素說：**能治口渴，祛濕邪，療胸中煩悶**。王好古稱：**能滲泄膀胱水濕**。李時珍認為：**開腠理，治小便淋瀝澀痛、水腫腳氣、白濁帶下、妊娠水腫、小便不利等症。**

【發明】 蘇頌說：張仲景治消渴脈浮，小便不利，微發熱，用豬苓散發汗。症見想飲水且嘔吐，叫做水逆。冬季寒咳如瘧疾，也可用豬苓散。豬苓就是五苓散，即豬苓、茯苓、白朮各三分，澤瀉五分，桂枝三分，共搗碎，過篩。每次用開水沖服方寸匕，每日三次。治療期間宜多飲溫開水，使汗出而癒。利水有很多方劑，但沒有像本方這樣奏效快的。李杲認為：本品苦能泄滯，甘能助陽，淡能利竅，故能除濕利小便。寇宗奭說：豬苓利水力強，久服必損傷腎氣，令人眼目昏花。若需長期服用，一定要詳審病情。張元素講：豬苓淡滲利濕，易耗傷津液，若無濕症則不宜用。李時珍謂：豬苓淡滲利水，氣升而又能降，所以能開腠理、利小便，與茯苓作用相同，但入補劑不如茯苓用得多。

【附方】 **治傷寒口渴**：張仲景方：嘔吐而欲飲水之症。可用豬苓湯：取豬苓、茯苓、澤瀉、滑石、阿膠各一兩，用水四升，煮取二升，每次服七合，每日服三次。 **治水腫腹脹，小便不利，妊娠腫渴等**《楊氏產乳》、《子母秘錄》：用豬苓五兩，研細末，用溫開水沖服方寸匕，每日三次。

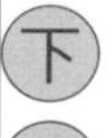
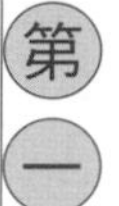
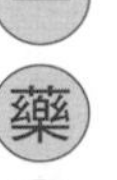
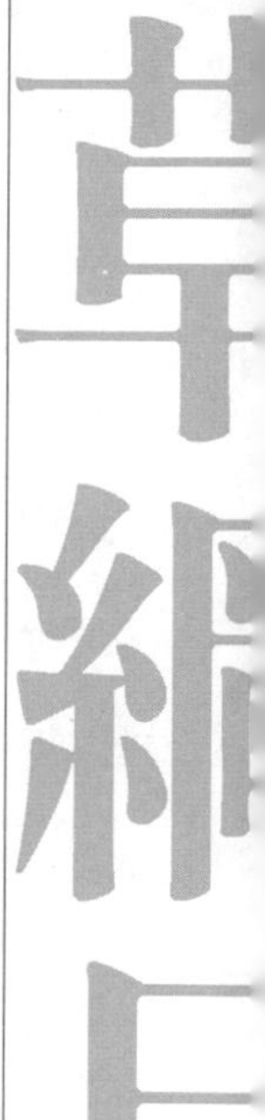

現代醫學研究簡介

【來源】　豬苓為多孔菌科真菌豬苓的乾燥菌核。

【化學成分】　含粗蛋白7.8%、水溶性糖分、豬苓多糖及麥角甾醇，並含甲殼質、α-羥基廿四碳酸等。

【藥理作用】　1.利尿作用。2.抗腫瘤作用。3.影響免疫系統。

【臨床應用】　1.治療銀屑病。2.治療肺癌。3.治療慢性病毒性肝炎。4.治療流行性出血熱。

桑上寄生（《神農本草經》上品）

【釋名】　《神農本草經》稱：**寄屑、寓木、宛童**。又名：**蔦**（音鳥、吊）

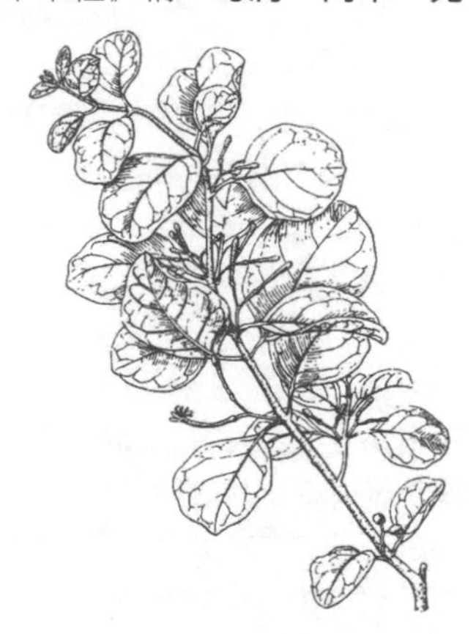

桑寄生

李時珍說：因其寄生於其他樹上，如同鳥站在上面，故名寄生、寓木、蔦木，俗稱為寄生草。《東方朔傳》上記載：長在樹上的叫寄生，長在地上的稱窶藪。

【集解】　《名醫別錄》講：桑上寄生長在弘農川谷的桑樹上，每年三月三採其莖葉，陰乾備用。陶弘景說：松樹、楊樹和楓樹上都有寄生生長，外形是一樣的，只是根的起源處不同，故各隨其樹而命名。本品以彭城產的最好。寄生在樹枝間，根在枝節之內，葉圓形，呈青赤色，其厚實潤澤很容易折斷。它的枝節從旁邊自然外生，冬夏季皆可以長，四月開白花，五月結紅色的子，狀如小豆。《圖經本草》認為：寄生葉似龍膽草又寬又厚，莖短似雞腳，長成樹的形狀。每年三四月開黃白色花，六七月結黃綠色如小豆樣果實，果汁濃稠黏膩的最好。《日華諸家本草》記載：人們多以櫸樹上的寄生作桑寄生，桑樹上的寄生很少，縱然有，其外形與櫸樹上的寄生亦不相同。其次是楓樹上的寄生，它的功效與櫸樹上的寄生相同。它也是黃色，每年七八月採集。朱震亨謂：桑寄生為藥中之要品，而人們往往對它不作深入探究，真可惜。靠近海邊的地區和海外一些地方，氣溫暖和，但那裏的人又不養蠶，桑葉未曾採摘，其氣濃烈，自然會長出寄生來，怎麼會在樹枝間容納別的種子而生呢？李時珍認為：寄生高二三尺，它的葉子圓而微尖，厚實而柔軟，表面青綠而有光澤，葉背色淡紫而有茸毛。人們說川蜀一帶桑樹多，有時有寄生生長，別處卻很少見到。一般需親自採摘，或連桑葉一起採摘才可以用。平常人多以雜樹上的寄生充當桑寄生用，其實兩者氣味作用不相同，這樣混用恐怕會對人體有害。鄭樵《通志》上記述：寄生有兩個品種：一種大的，葉如石榴葉；一種小的，葉似麻黃葉。它們的種子都叫蔦，小的稱女蘿。《蜀本草》也有相同的看法。

【性味】　**苦，平；無毒。**

【主治】　《神農本草經》記載：**本品能充肌膚，護固頭髮，堅固牙齒，長鬚眉，安胎。能治腰痛、小兒背脊強直、癰腫。**《名醫別錄》中謂：**本品有下乳汁之功，可以治婦女體虛崩中，及產後各種疾病，治金瘡、痹痛。**《日華諸家本草》講：**桑寄生能強筋骨，益血脈。**甄權說：**本品安胎，治妊娠胎漏下血。**

【附方】　**治胎動不安，腹痛**《聖惠方》：取桑寄生一兩半，阿膠（炒）半兩，艾葉半兩，加水一盞，去渣溫服。或去掉艾葉用。　**治毒痢便血，六脈微弱，無惡寒發熱**《楊子建護命方》：用桑寄生二兩，防風、川芎各二錢半，炙甘草三銖，共研細末，每次取二錢加水一盞，煎至八分，連渣一起服用。　**治下血後感覺丹田之處元氣虛乏，腰膝沉重無力**：用桑寄生研細末，不定時用白開水送服一錢。

現代醫學研究簡介

【來源】　桑上寄生為桑科寄生屬植物桑寄生，或槲寄生、柿寄生的枝葉。

【化學成分】　含萹蓄甙，亦含有少量槲皮素。

槲寄生莖、葉含齊墩果酸，β-香樹脂醇、內消旋肌醇、黃酮類化合物等。

【藥理作用】 1.對心血管的作用：桑寄生水浸出液、乙醇-水浸出液和30%乙醇 浸出液均對麻醉動物有降壓作用。2.中樞抑制作用。3.利尿作用。4.抗微生物作用。5.其他作用：桑寄生酊劑能降低離體兔腸的張力，但不影響收縮節律。對未孕兔子宮在高濃度下有短暫收縮作用。

【臨床應用】 1.治療心律失常。2.治療冠心病、心絞痛。3.治療凍傷。

松蘿（《神農本草經》中品）

【釋名】 《名醫別錄》：**女蘿**。又名：**松上寄生**。

【集解】 《名醫別錄》記載：松蘿生長在熊爾山谷的松樹上。五月採摘，陰乾。陶弘景說：東山上很多。生長在雜樹上，而以松樹上的為真品。《詩經》說：蔦是寄生，以長在桑樹上的是真品。不用長在松樹上的，桑樹上長的與松樹上長的互有異同。李時珍說：按毛萇《詩經注》所說，女蘿是菟絲。吳普《吳氏本草》上說菟絲另一個名字叫松蘿。陶弘景說蔦是桑樹上的寄生草；松蘿是松樹上的寄生草。陸佃《埤雅》說：蔦是松柏上的寄生草，女蘿是松上的浮蔓。又說，長在樹上的是女蘿，長在草上的為菟絲。鄭樵《通志》說：寄生有兩種：小的叫蔦，大的叫女蘿。陸璣《詩疏》說：菟絲生於草上，黃紅色像金子，不是松蘿。松蘿蔓延在松樹上生長枝葉，色青，與菟絲有很大的不同。羅願《爾雅翼》說：女蘿色青而細長，沒有雜蔓。所以《離騷·山鬼》說「被薜荔兮帶女蘿」，認為女蘿青長如帶。而菟絲黃赤色，不相類似。然而，二者依附於樹木而生長，有時互相纏繞在一起。故樂府中有「南山冪冪菟絲花。北陵青青女蘿樹，由來花葉同一根，今日枝條分兩處」的句子。唐樂府詩云「菟絲故無情，隨風任顛倒。誰使女蘿枝，而來強縈抱。兩草猶一心，人心不如草」。根據以上諸種說法，則女蘿應該是松上之蔓，當以二陸、羅氏所說為是。認為女蘿即是菟絲的，是錯誤的。

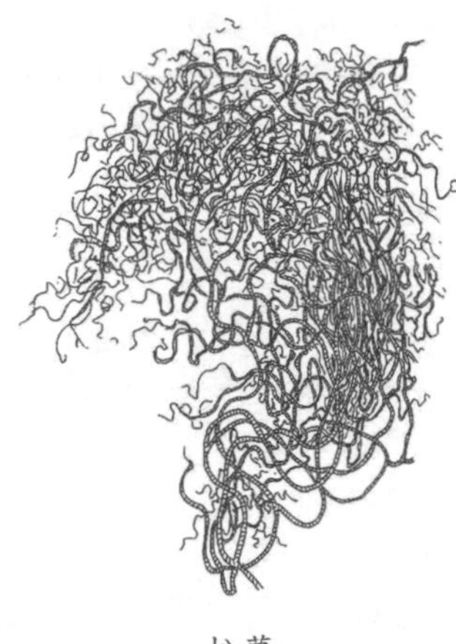

松蘿

【性味】 **苦、甘，平；無毒**。

【主治】 《神農本草經》載：**治嗔怒邪氣，止虛汗頭風，女子陰寒腫痛之症**。《名醫別錄》載：**療痰熱溫瘧，可為吐湯，利水道**。甄權說：**治寒熱，吐胸中客痰涎，去頭瘡，脖子上的瘤癭，可令人得以安眠**。

現代醫學研究簡介

【來源】 松蘿為松蘿科植物破莖松蘿及長松蘿等的絲狀體。

【化學成分】 長松蘿與破莖松蘿均含巴爾巴地衣酸、松蘿酸、地弗地衣酸、地衣聚糖、拉馬酸等，破莖松蘿尚含不同於巴爾巴地衣酸的另一種酸，熔點189℃～190℃。此外，還含有碳水化合物。

【藥理作用】 1.抗菌作用。2.對細菌毒素及噬菌體的影響：動物實驗表明，松蘿酸對受細菌毒素感染的小鼠有明顯的保護作用，同時還有對抗噬菌體的作用。3.對其他病原體的作用：松蘿酸對原蟲、陰道滴蟲也有抑制作用。

【臨床應用】 1.治療肺結核。2.治療慢性支氣管炎。

五、苞木類

竹（《神農本草經》中品）

【釋名】 李時珍講：竹字是象形字。許慎《說文解字》解釋：竹是冬天的草，故竹字從倒草。戴凱《竹譜》謂：有一種名叫竹的植物，其性不剛不柔，既不是草，也不是木，它的內面稍有虛實不同，外部莖節大致相同。

【集解】 陶弘景說：竹的種類繁多，入藥最好

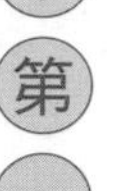
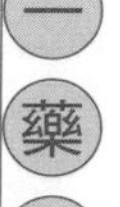
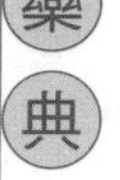
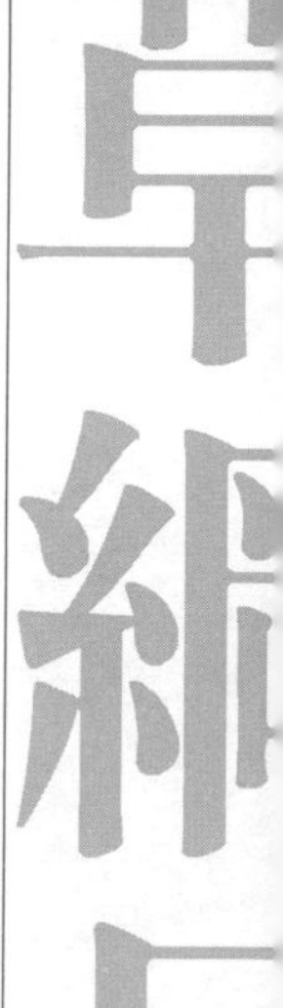

用篁竹，其次用淡竹、苦竹。還有一種外殼較薄的甘竹，它的葉子最茂密。另有實中竹、篁竹，它們的筍都是很好。但作藥則不行。蘇頌認為：各處都有竹，其種類很多，但

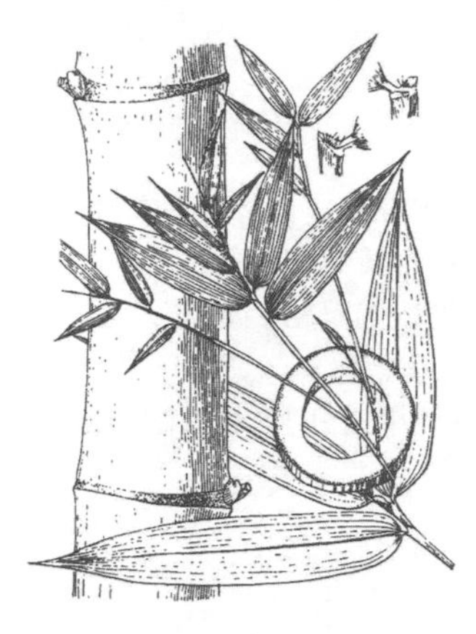
大頭典竹

只有篁竹、淡竹、苦竹作藥用，人們多不能完全將它們區別開。根據《竹譜》描述：篁竹質地堅硬有力，竹節短，竹體圓，外皮色白如霜，大竹可製船，細竹可做笛子。苦竹有白色的，也有紫色的。甘竹外形似篁竹，但竹葉生長茂盛，這就是淡竹。現在製船多用桂竹，做笛子用另一種，名字不叫篁竹。苦竹亦有兩個品種：一種產自江西、閩中，竹體很粗大，竹筍味道特別苦，不能吃；一種產於江浙一帶，竹體厚實，竹葉又長又寬，竹筍稍微有一點苦，通常叫它甜苦筍。現南方人只用淡竹燒製藥用的竹瀝，淡竹肉質薄，竹節間有粉。李時珍謂：長江、黃河以南竹子最多，北方很少見，而南方則生長茂盛。多數竹是由土中的筍芽，按時節生長冒出土外，十天後筍殼逐漸脫落而成竹子。

淡竹葉

【性味】 **辛，平、大寒；無毒。**

甄權說：本品味甘，性寒。

【主治】 《名醫別錄》、《日華諸家本草》，以及甄權、孟詵、張元素皆認為：**淡竹葉能消痰除熱，清心除煩，止驚悸，止消渴，殺小蟲，解丹石毒，緩脾氣益元氣。治胸中痰熱、中風失語、咳嗽氣逆、吐血、瘟疫、熱邪熾盛大發狂、煩悶、高熱、頭痛頭風、妊娠頭暈倒地、小兒驚癇、雙目上翻等症**。李時珍說：**淡竹葉煎濃汁，漱口治牙齒出血，外洗治脫肛**。

淡竹根

【主治】 陳藏器、《日華諸家本草》皆稱：**本品能除煩熱，緩解因服丹石之藥後引起的發熱、口渴，能消痰，祛風熱**。治療驚悸、**小兒驚癇**。李時珍講：**淡竹葉與淡竹根同煎煮，取汁外洗，治婦女子宮下垂**。

淡竹茹

【性味】 **甘，微寒；無毒。**

【主治】 《名醫別錄》、甄權、孟詵講：**淡竹茹治嘔吐噎膈、感受外邪所致寒熱、肺痿、吐血、鼻衄、婦女血崩、筋脈弛緩、各種痔瘡**。李時珍認為：**本品治傷寒病後勞累復發、小兒發熱驚癇、婦人妊娠胎動不安等**。

淡竹瀝

【修治】 汪機謂：將竹子截成二尺長一段，從中劈開，把竹子架在兩塊對立的磚上，用火烤出竹瀝來，下邊用盤子接取。李時珍講：另一種方法是將竹子截成五六寸長裝在瓶內，將瓶倒掛，下面用一容器承接，周圍用火燒烤，竹中的油瀝會滴在容器內。

【性味】 **甘，大寒；無毒。**

【主治】 《名醫別錄》記載：**本品止煩悶，治消渴病勞累後復發，亦治突然中風，以及風痹、胸中大熱**。朱震亨言：**竹瀝有養血清熱化痰之功。能療中風失音失語、風痰、虛痰壅於胸膈致人癲狂。經絡、四肢及皮裏膜外之痰，非竹瀝不能奏效**。李時珍說：**治婦女妊娠癇症，解烏頭毒**。

現代醫學研究簡介

【來源】 淡竹為禾本科植物淡竹，又名水竹、甘竹。本植物的莖桿除去外皮後刮下的中間層、根莖、苗、籜葉（淡竹殼）、葉、捲而未放的幼葉、莖桿經烤灼後流出的液汁、枯死的幼竹莖桿均供藥用。竹實為禾本科植物的穎果。淡竹葉為禾本科植物淡竹葉的全草。

【化學成分】 淡竹葉莖、葉含三萜化合物、蘆竹素、印白茅素、蒲公英塞醇和無羈萜。地上部分含酚性成分、氨基酸、有機酸、糖類。

【藥理作用】 1.解熱作用。2.利尿作用。3.尚有增高血糖的作用。

竹黃（《開寶本草》）

【釋名】 又名：**竹膏**。

馬志謂：天竺黃產於天竺國，現各種竹中都可以採集到，採集後，人們常將有各種骨灰、葛粉等夾雜其中以假冒。《日華諸家本草》認為本品是長於南海邊。因竹內塵沙聚結而成。寇宗奭說：竹黃是竹內所生，如成片的黃土附著在竹內。李時珍講：根據吳地出家人贊寧所說，竹黃長在南海產的鏞竹中，這種竹又叫天竹，很大，其內竹黃可以用來治病。一般本草著作中多記為天竺，這是錯的，竹內也有竹黃。贊寧的說法符合情理。

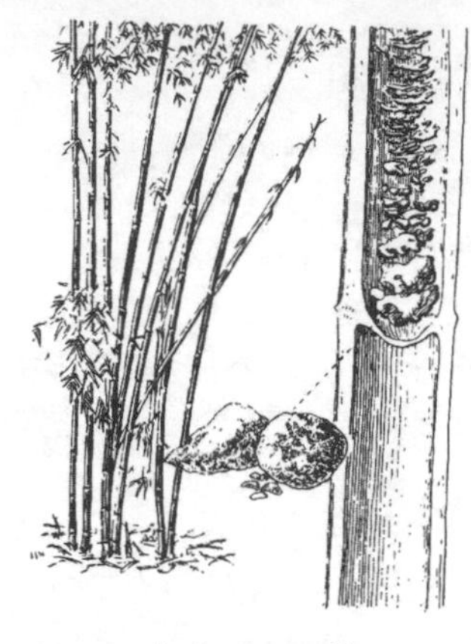

青皮竹及竹黃

【性味】 **甘，寒；無毒**。

【主治】 《開寶本草》記載：**祛風熱，鎮心安神，明目，滋養五臟，治小兒驚風、金瘡出血**。《日華諸家本草》講：**本品能治中風痰涎壅盛，突然不能說話，小兒癇疾**。韓保昇認為：**竹黃治服丹石藥後中毒發熱**。

【發明】 寇宗奭說：**天竹黃清心，祛風熱，其性緩和，故對小兒特別適宜**。李時珍謂：**竹黃是由大竹的津液集聚而成，它的性味、功效與竹瀝相同，但無寒涼滑利之弊**。

【附方】 **治小兒驚風、發熱**《錢乙方》：取天竹黃二錢，雄黃、牽牛子末各一錢，研細混勻，用麵糊做成粟米大丸，每次用薄荷湯送服三至五粒。

現代醫學研究簡介

【來源】 竹黃為禾本科植物青皮竹等因被寄生的竹黃蜂咬洞後，而於竹節間貯積的傷流液，經乾涸凝結而成的狀物。產於雲南、廣東、廣西等地。

【化學成分】 含氫氧化鉀1.1%、矽質9%等。

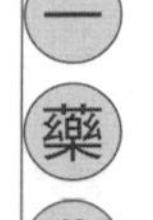

第十二卷　服器部

李時珍說：破帷帳舊被蓋、木屑竹頭等物，在賢德之人眼中皆是有用之物，捨不得丟棄。急流中的木壺拯溺，雪窖中的破氈救危，在危難之時平常無用的東西可起到重要的作用，不可認為不值錢而鄙視它。服帛、布綿等器物雖屬瑣碎之物，但緊急關頭常可起到意想不到的功用，怎麼能藐視而漫不經心呢？這些東西在舊版的醫書中散在草、木、玉石、蟲魚、人部等卷，現集中起來以備醫用。此處分為服帛、器物二類，合稱為服器部。

一、服帛類

錦（《本草拾遺》）

【釋名】　李時珍說：錦是用五彩絲線織成的。錦字從帛、從金，言其貴重。《禹貢·兗州》的「厥篚織文」指的就是錦。

【主治】　陳藏器說：**陳舊的錦煮汁服可以治蠱毒；燒灰外敷治小兒口舌生瘡**。李時珍認為：**錦燒灰用，治各種出血症，以及小兒肚臍生瘡紅腫流水。**

絹（《本草綱目》）

【釋名】　李時珍講：織得稀疏的帛叫絹。一般生絲織的稱絹，熟絲織的叫練。作為藥用，多以未經過染色的絲織的黃絲絹為好。

【主治】　李時珍說：**黃絲絹煮汁服，能治消渴症以及婦女產後小便淋瀝不斷；煎水外洗能治痘潰爛；若燒成灰，可治療便血、血痢、吐血、婦女崩漏下血。緋絹燒灰後，多用治瘧疾。**

帛（《本草拾遺》）

【釋名】　李時珍說：帛是由沒有染色的素絲織的又細又長的布巾，故「帛」字是從白、從巾組成的。其中厚帛叫繒，雙絲織的稱縑。後世將染色絲織的帛，名五色帛。

【主治】　陳藏器講：**緋帛燒灰研細末外敷，治療新生兒臍帶未掉且紅腫疼痛；將細末放在膏藥上外敷，治療疔瘡腫毒；同時亦可以取手掌大的帛一片，加露蜂房、棘刺鉤、爛草節、亂髮各等份，燒後研細，空腹內服方寸匕。另外，治療盜汗一症，可以用五色帛拭乾後丟在道旁**。王好古說：**緋帛可以治療筋骨損傷**。李時珍認為：**緋帛還能療婦女血崩、刀傷出血、白駁風等病。**

布（《本草拾遺》）

【釋名】　李時珍說：布分為麻布、絲布、木綿布等不同種類。布為會意字，由手與巾組成。

【主治】　李時珍認為：**新麻布有活血逐瘀之功，治婦女血瘀經閉腹痛，或產後瘀血阻滯腹痛，用新麻布數層包裹白鹽一合，煆燒後研細末，以溫酒送服。舊麻布有固齒、烏鬚、黑髮作用，取舊麻布、旱蓮草各等份，放瓶內用黃泥包裹煆燒研細末，每日用本品細末擦牙。白布捲成大炷放在刀斧上燒出油，用油塗抹口唇，每日三至五次，治口唇縮小，不能張口進食。同時取青布燒灰與酒同服，治嘴唇裂口、**

口臭，亦可用青布燒灰與油脂調和塗搽，功效與藍靛相同。陳藏器講：**青布有解各種毒的作用。以水浸泡取汁服，治流行性邪毒、小兒丹毒寒熱；本品浸汁與生薑汁調和內服，治霍亂；青布燒灰外敷，治長年不癒的毒瘡、燒傷出血；若將青布燒煙薰蒸有止咳、殺蟲、出水毒的作用，可以治療虎狼咬瘡；若加到各種膏藥中，能療瘡腫毒，或因接觸螳螂等昆蟲分泌物後引起的皮膚病，即所謂狐尿刺等毒瘡。**

綿（《本草拾遺》）

【集解】　李時珍說：古時的綿絮，是由繭絲纏延而成，不能用於紡織；現在的綿絮，則多為木棉。作藥用還是使用絲綿。

【主治】　陳藏器講：**治痔瘡，用新綿燒灰，每次用酒調服二錢，衣中的舊綿絮能治便血、刀傷出血不止，用一把舊的棉絮煮汁服即可。**李時珍說：**綿灰能治吐血、衄血、便血、婦女崩漏出血、赤白帶下、疳疾臍瘡、聤耳。**

皮鞾（《本草綱目》）

【釋名】　又名：**靴**。

李時珍說：靴，即皮鞋。因其能使腳部華美，故字從革從華。劉熙《釋名》說，鞾，跨也。便於跨馬。本來是胡人的服飾，趙武靈王好著短勒靴，後世人改短為長（即高）勒靴。入藥當用牛皮者。

【主治】　李時珍說：**治癬瘡，取舊牛皮靴底燒灰，同皂礬來混合，用蔥、椒燒水洗淨癬瘡，外敷。**

二、器物類

紙（《本草綱目》）

【釋名】　李時珍說：古時候，是將竹片編結並烤青用來寫字，叫作汗青，故簡、策都從竹。到秦漢時期，用繒帛寫字，稱幡紙，故紙字從系，或從巾。紙字從氏，是諧聲。劉熙《釋名》中解釋，紙即砥，它平整如砥。到東漢和帝時，湖南耒陽人蔡倫開始用樹皮、舊帛、魚網、麻繒等物，煮爛後造紙，天下人從此都通用這種方法製的紙。蘇易《簡紙譜》中講，蜀人用麻，閩人用嫩竹，北方人用桑皮，剡溪人用藤，沿海一帶人用苔，浙江人用麥莖、稻稈，吳人用繭繭，楚地人用楮來造紙。並且凡是煨藥，多用塗了墨的紙將藥包裹再煨，此種紙能抗火。有一種名閃刀紙的紙可以作藥用，這種紙是在裁紙過程中，將一角摺在紙中，工匠不知道而漏裁了，醫生用它作藥用，現在的藥方中不知為什麼不用它？

【性味】　**甘，平；無毒。**

【主治】　《聖惠方》說：**竹紙包犬毛燒後研末，用酒送服，可以止瘧。**李時珍說：**楮紙燒灰服，可以止吐血、衄血、婦女血崩、外傷出血。藤紙燒灰外敷，治外傷出血。大人小孩內熱壅盛致衄血不止，用舊藤紙（瓶中燒存性）二錢，加麝香少許，用酒送服，同時紙包麝香捲撚，點燃燒煙薰鼻。草紙做藥撚，引流癰疽，拔膿效果好；草紙蘸油點燃，薰烤各種惡瘡濕爛流水，使患部烤出黃水，反覆多次有效。麻紙燒灰用，止各種出血。紙錢治癰疽將潰，將它放筒中燒，趁熱吸在患處，紙錢灰可以止血，但燒的煙聞久了，對人肺部不利。**

撥火杖（《本草拾遺》）

【釋名】　《本草拾遺》稱：**火槽頭**。又名：**火柴頭**。

李時珍說：撥火的棍子與燃燒剩下的柴火頭，是同一物。

【主治】　陳藏器說：**治蠍子螫傷，將撥火杖橫放在井上即可。將撥火杖上燒成炭的部分，刮下來外敷金瘡，可以止血生肉。若把撥火杖隨身攜帶，有避邪的作用。撥火杖上有火時，放入水中，可有水銀出來。**李時珍講：**本品有止小兒夜間受驚嚇啼哭的作用。**

第十三卷　蟲　部

李時珍說：蟲是生物中微小的，種類繁多，所以虫（繁體為蟲）字由三蟲會意而成。按《考工記》記載：蟲類分為外骨、內骨、退行、橫行、連行、迂行等類，有用頸項鳴聲，有用口腔鳴聲的，有用體側鳴聲的，有用兩翼鳴聲的，有用肚腹鳴聲的，有用胸部鳴聲的，都屬於小蟲之類。蟲雖微小，不可與麟、鳳、龜、龍為伍，但是蟲的外形也有羽、毛、鱗、甲，或全無羽毛鱗甲的區別，並有胎生、卵生、風化、濕化，或因各種變化而生的差異，蠢動的生命各具靈氣和特性。聰明的人能辨別蟲類的功用和毒害。《禮記》記錄了蜩、蜂、蟻、卵等可供食用的內容。方書收載了蜈蚣、蠶、蟾蜍、蠍等可供藥用的物質。《周官》有庶氏除毒蠱，剪氏除蠹物，蟈氏去蛙黽，赤發氏除牆壁狸蟲（蠼螋之屬），壺涿氏除水蟲（狐蜮之屬）的記載。聖人對於微小瑣細的蟲類，無不加以審慎地辨識。學習的人難道不應該探究事物的道理，而明察蟲類的功用性質及其毒性嗎？這裏收集有功用的、有毒害的小蟲歸列為蟲部，分為三類：卵生類、化生類、濕生類。

一、卵生類

蜂蜜（《神農本草經》上品）

【釋名】　俗稱：**蜂糖**。《神農本草經》謂生在岩石間的叫：**石蜜、石飴**。又叫：**岩蜜**。

李時珍說：蜂蜜是蜜採集而成的，所以叫做蜜。《神農本草經》作石蜜，是以生在岩石間的為佳，後世醫家反生出許多疑問，今特為蜂蜜作正名。

【正誤】　蘇敬謂：上等蜂蜜出產於氐、羌，該地區的蜂蜜品質為最好。關中白蜜滋味甜美，比江南地區的好。陶弘景沒有見過這些蜜，所以稱南方地區的好。李時珍綜述：《名醫別錄》說石蜜生在各地山石中，色白如膏者為佳，是以取自山石間的蜂蜜為優。蘇敬因石蜜與乳糖同名而去石字，寇宗奭不知道真蜜有白沙而偽蜜稀黃，只說新蜜、陳蜜如何如何，都是錯誤的。考察蜜的好壞真偽，可用燒紅的火筷子插入蜜中，提起來冒氣的是真蜜，起煙的是假蜜。

【性味】　**甘，平；無毒。**

《名醫別錄》記載：性微溫。汪穎說：各種蜜的氣味，當以花的氣味為主。冬天、夏天的蜜為上，秋天的蜜次之，春天的蜜則容易變質發酸。福建、兩廣一帶的蜜性質極熱，因為南方較少霜雪，花性多熱。四川的蜜性溫，西部的蜜則性涼。劉完素說：蜜是由蜂釀成的，蜂寒而蜜溫，物源雖同而性氣各異。李時珍說：蜂蜜是生蜜性涼，熟蜜性溫，不冷不燥，得中和之氣，所以十二臟腑的病，沒有不適宜的。但是多食蜂蜜也易生濕熱蟲䘌的病，小兒尤應戒食。

【主治】 《神農本草經》認為：**蜂蜜可祛除心腹間的邪氣，治療驚風、癇症、痙，使五臟安定，補其不足，並能益氣補中，止痛解毒，除多種疾病，調和百藥。久服可堅強意志，輕身健體，使人不覺饑餓，益壽延年。**《名醫別錄》謂：**可調養脾氣，除心煩，治療飲食不下、腸澼痢疾、肌肉疼痛、口舌生瘡，能聰耳明目。**陳藏器認為：**蜂蜜可治療牙疳齒䘌、唇口生瘡、眼瞼赤爛、能殺蟲。**甄權稱：**能治療突然心痛及赤白痢疾，用水調蜜為漿，頓服一碗即止；或者用薑汁同蜜各一合，用水調和後頓服，經常服用，可使面色紅潤如花。**孟詵認為：**蜂蜜主治心腹瘀血刺痛及赤白痢疾，同生地黃汁各用一匙，服後即癒。**寇宗奭說：**蜂蜜同薤白搗，可塗敷燙傷、燒傷，能止疼痛。**《肘後方》載：**用白蜜塗傷處，貼以竹膜，一日三次。**李時珍認為：**蜂蜜的功能是調和營衛，滋潤臟腑，疏通三焦，調理脾胃。**

【發明】 陶弘景謂：石蜜是道家做丸藥的輔助之物，無不用它。仙方中也單煉之，據說服蜜可以益壽不老。李時珍說：蜜蜂採無毒的花，以小便釀成蜂蜜，所謂臭腐之物生神奇。蜜入藥用有五種功能：清熱、補中、解毒、潤燥、止痛。生蜜性涼，所以清熱；熟蜜性溫，所以補中。味甘性平，所以解毒；質柔潤澤，所以潤燥。緩可去急，所以能止心腹、肌肉、瘡瘍疼痛；和則致中，所以能調和百藥，而與甘草同功。張仲景治療陽明燥熱內結，大便不通，用蜜煎導法，真正是千古神方。孟詵稱：只要是感覺有熱，四肢不和，就服一碗蜜漿，很有效驗。又有用蜜點目中熱膜的，以家養的白蜜為上，木蜜次之，崖蜜更次。與薑汁熬煉，治療麻風病很有效。

現代醫學研究簡介

一、蜂蜜

【來源】 蜂蜜為蜜蜂科昆蟲中華蜜蜂或義大利蜂所釀的蜜糖。

【化學成分】 蜂蜜因蜂種、蜜源環境等的不同，其化學組成差異甚大，最重要的成分是果糖、葡萄糖、蔗糖、麥芽糖、糊精、樹膠，以及含氮化合物，有機酸、揮發油、色素、蠟、花粉粒、酵母、酶類、無機鹽等。

【藥理作用】 1.強壯作用。2.保肝作用。3.在試管內有抗菌及抗黴菌作用。4.對瘡面有收斂、營養和促進癒合作用。5.潤滑性祛痰和緩瀉作用。

二、蜂乳

【來源】 蜂乳又名蜂王漿，為蜜蜂科昆蟲中華蜜蜂等之工蜂咽腺分泌的乳白色膠狀物和蜂蜜配製而成的液體。

【化學成分】 蜂乳平均含水分66%、灰分0.82%、蛋白質12.34%、脂肪5.46%等。尚含果糖、葡萄糖、蔗糖及核糖，豐富的泛酸、葉酸及肌醇、維生素，又含游離及結合的生物素等。

【藥理作用】 1.加強機體抵抗力和促進生長。2.對內分泌的影響：蜂王漿可使胸腺萎縮，有促腎上腺皮質激素樣作用。我國研究否認此項作用。但腎上腺中維生素含量卻增加。3.對循環系統影響：動物實驗表明有降壓作用。4.對造血器官的影響：蜂王漿可降低小鼠因六巰基嘌呤所致的死亡率，延長壽命，並減輕其骨髓抑制作用。5.對血糖的影響：蜂王漿能降低正常大鼠、小鼠以及四氧嘧啶糖尿病之大鼠的血糖，此外還能部分對抗腎上腺素對異常小鼠的升血糖作用。6.抗癌作用。7.抗菌作用。

【臨床應用】 1.治療燒傷、燙傷。2.治療慢性皮膚潰瘍。3.治療鼻炎和鼻竇炎。4.治療鼻腔水蛭寄生。5.治療胃及十二指腸潰瘍。6.治療心臟病。7.治療高血壓。8.治療皮炎或過敏性皮炎。9.治療瘧疾。10.治療蛔蟲性腸梗阻。11.治療痢疾。12.治療便秘。13.治療癰瘡、疽疔等。14.治療陰道滴蟲病。15.治療瞼緣炎及角膜潰瘍。16.治療外傷。17.治療凍傷、凍瘡。18.治療烏頭中毒。19.治療蜜蜂刺傷中毒。20.治療神經衰弱。21.治療咳嗽。22.治療手足皸裂。

蜜蠟（《神農本草經》上品）

【釋名】 陶弘景說：生於蜜中，所以叫蜜蠟。李時珍謂：蠟像鬣（馬頸上的毛）。蜂造蜜蠟都成鬣狀。

【集解】 《名醫別錄》記載：蜜蠟出產於武

都，生在木石間的蜜房中。陶弘景說：蜜蜂先做蠟，後在蠟上造蜜，煎蜜也能得到。蜜蠟起初很香很軟，煮煉後，或者加少許醋、酒，顏色便黃赤了，用作蠟燭的顏色為好。如今醫家使用白蠟，在夏季暴曬一百天，急用時用水烊消十餘遍，便成白色。寇宗奭謂：新蠟色白，久蠟變黃，白蠟是最好的蠟。李時珍認為：蠟是蜜脾的底子，蜜經過煎煉，濾入水中，冷凝後色黃的俗稱黃蠟，色白而乾淨的是白蠟，並非新蠟白而久後變黃。這種白蠟與如今所用的蟲造白蠟是不同的。

【性味】　甘，微溫；無毒。

【主治】　**蜜蠟**《神農本草經》記載：**治下痢膿血便，可續補絕傷、金瘡，溫中，益氣，使人不覺饑餓，延緩衰老**。甄權說：**本品與松脂、杏仁、棗肉、茯苓等份合成丸劑，進食後服五十丸，便不餓**。蘇頌說：**古人在荒年多食蜜蠟以充饑，同大棗一起咀嚼，就容易嚼爛**。　**白蠟**：《名醫別錄》記載：**治療久瀉、下痢白膿、肛門重墜，可補絕傷，利於小兒服用。久服身健、不饑**。甄權認為：**孕婦胎動、下血，用雞蛋大的白蜜煎沸，加美酒半升，服後見效。又能主治白髮，可將白髮鑷去，滴蠟於髮孔中，即生黑髮**。

【發明】　李時珍說：蜜在蠟上造成，蜜甘甜而蠟味淡。蜜的氣味俱厚，屬陰，養脾；蠟的氣味俱薄，屬陽，養胃。蜜味甘，性緩質柔，所以潤臟腑；蠟味淡，性澀質堅，所以止瀉痢。張仲景治療下痢有調氣飲，《千金方》治療下痢有膠蠟湯，療效很快捷，大概與上述見解有關係。華佗治療老人、少兒下痢、食入即吐，用白蠟方寸匕，雞子黃一個，石蜜、苦酒、髮灰、黃連末，各藥的分量為半個雞子殼。先將蜜、蠟、苦酒、雞子黃四味煎勻，再加入黃連末、髮灰，熬至可做丸劑時即停止。二天內服完，神效無比。此方屢用屢效，才知道《神農本草經》主治下痢膿血的論述正確極了，發自內心的佩服。

現代醫學研究簡介

【來源】　蜜蠟為蜜蜂科昆蟲中華蜜蜂等分泌的蠟質，經精製而成。

【化學成分】　蜂蠟（蜜蠟）主要成分為四大類，即酯類72%、游離蠟酸類13%、烴類13%，此外還含游離醇類和微量的揮發油及色素。

【藥理作用】　本品有抗菌作用，蜂蠟提取液對幼蟲芽孢桿菌及蜂窩桿菌具有平行的抗菌作用。

【臨床應用】　1.治療肛瘺。2.治療雞眼。3.治療便秘。4.治療急性乳腺炎。

蜜蜂（《神農本草經》上品）

【釋名】　《本草綱目》稱：**蠟蜂**。又名：**䗬**。

李時珍說：蜂尾下垂如鋒芒，所以叫蜂。蜂有禮儀、風範，所以叫做䗬。《禮記》記載：範、蟬都是衣冠楚楚的小蟲。《化書》記載：蜂有君臣之禮，說的就是這個意思。

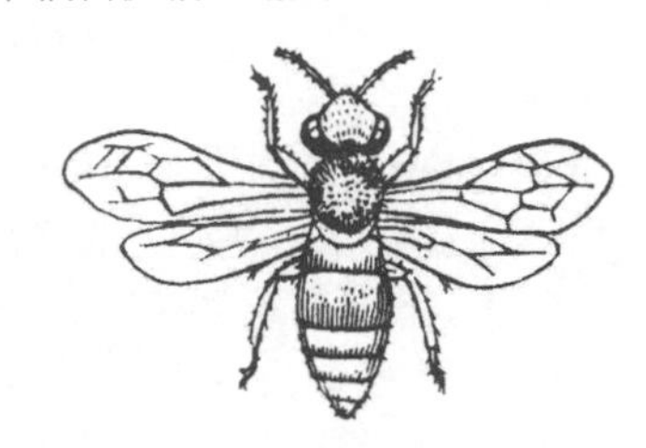
中華蜜蜂

【集解】　李時珍認為：蜂子是未長成蜜蜂子的白蛹。《禮記》載錄雀、鷃、蜩、範都可供食用，說明自古有食用蜂子的習俗。蜂有三種：一種是野蜂，在林木或土穴中做蜂房；一種是家蜂，為人們做器收養者，野蜂與家蜂均小巧而顏色微黃，做成的蜜濃厚味美；還有一種是在高山岩石中做房，即石蜜，其蜂黑色似牛虻。三種蜂都是群居的，蜂王比眾蜂大，呈青蒼色。

蜂子

【性味】　甘，平、微寒；無毒。

【主治】　《神農本草經》記載：**蜂子能治療頭風病，除蠱毒，補益虛弱受傷的身體。久服使人面色光澤美好，延緩衰老**。陶弘景說：**浸入酒中敷面，使人面色白淨**。《名醫別錄》認為：**可使身體輕捷、增加氣力，治療心腹痛、面色黃、大人小兒蟲症吐蟲**。陳藏器謂：**主治丹毒、風疹、腹內積熱，能通利大小便，下乳汁，去浮血，對婦女帶下病症有療效**。李時珍說：**蜂子可治療麻風病**。

【附方】　治療大麻風病鬚眉掉落，皮肉爛瘡《聖濟總錄》：用蜜蜂子、胡蜂子、黃蜂子各一分（炒），白花蛇、烏蛇（一併酒浸，去皮、骨，炙乾），全蠍、白僵蠶（一併炒）各一兩，地龍、蠍虎、赤足蜈蚣各十五枚（炒），丹砂一兩，雄黃（醋熬）一分，龍腦半錢，研成細末。每服一錢匕，用溫蜜湯調下，一日三到五次。

現代醫學研究簡介

【來源】　蜜蜂為蜜蜂科昆蟲中華蜜蜂，蜂子為蜜蜂的幼蟲。蜂毒為蜜蜂工蜂尾部螫刺腺內的毒液體。

【化學成分】　蜂毒中含有磷脂酶A、脫氫酶抑制因數及多肽類。其中亦含蟻酸等酸類。但非毒性中心成分。還含組織氨1.0%～1.5%、膽鹼、色氨酸、蜂毒多肽、類脂質、揮發油、硫和磷酸鎂透明質酸酶、糊肮酶等。

【藥理作用】　1.促腎上腺皮質激素樣作用。2.抗關節炎作用。3.對中樞神經系統的作用：蜂毒可延長小鼠環己巴比妥、水合氯醛、烏拉坦的催眠作用，用相等劑量可以防止士的寧、煙鹼所引起的驚厥，但不能對抗五甲烯四氨所引起的驚厥。4.對心血管系統的影響：蜂毒靜注對大鼠頸動脈血壓有明顯的降壓作用，對貓狗靜注，可引起血壓下降及心跳加快。5.對消化系統的作用：蜂毒製劑不增加消化液的量，但可減少食物引起的胃液分泌，使胃活動減弱。

露蜂房（《神農本草經》中品）

【釋名】　《神農本草經》稱：**蜂腸**。《名醫別錄》謂：**蜂㔛**（同窠）、**百穿**。又叫：**紫金沙**。

【集解】　雷斆謂：蜂房有四種：一是革蜂窠，大的有一二丈的圍徑，懸在樹上，窠隔有六百二十個，甚至一千二百四十個，它是用七姑木汁黏在樹上做蒂，用牛糞沫做蓋，用葉蕊做隔的；二是石蜂窠，只在房屋下有，如拳頭大小，顏色蒼黑，內有二十一個青色蜂，或十四個，蜂房蓋是石垢，隔是竹子蛀蟲，也用七姑木汁黏蒂；三是獨蜂窠，像鵝蛋大，皮厚，顏色蒼黃，是小蜂的肉、翅做的，只有一個蜂，如小石燕子大小，如被蜂螫著，人馬等即死亡；四是草蜂窠。入藥用草蜂窠為佳。李時珍說：草蜂就是山裏的大黃蜂，蜂房重疊像樓臺。石蜂、草蜂是平常看到的蜂。獨蜂俗稱七里蜂，毒力最猛。

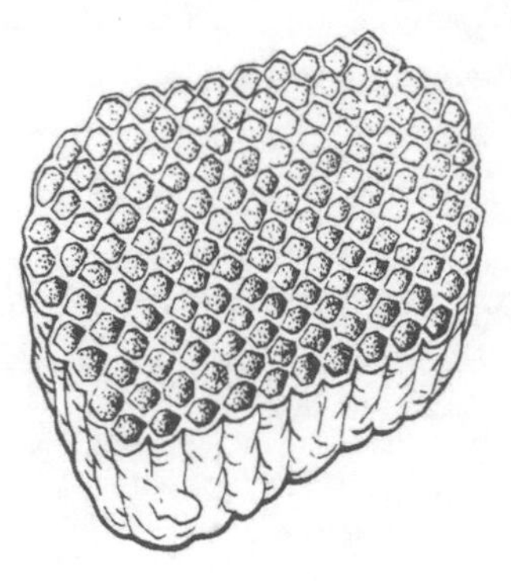
露蜂房

【性味】　**苦，平；有毒。**

【主治】　《神農本草經》記載：**能治療驚癇、肢體抽搐、發作寒熱、癲疾、鬼疰、蠱毒腸痔等症。用火熬用為佳。**《名醫別錄》謂：**治療蜂毒、毒腫，同亂髮、蛇皮燒灰，每天服方寸匕，用酒送下，可治療惡疽、附骨癰，根在臟腑的周身關節腫脹惡毒，都能治癒。**蘇敬說：**能治療咳喘、膿血痢疾、遺尿失禁。燒成灰用酒服，主治陽痿；用水煮，可洗狐尿刺瘡；服汁，解乳石毒。**蘇頌認為：**露蜂房煎水，對於熱病後毒氣沖目之症可洗治。炙烤後研成末，調和豬脂，可塗敷瘰癧頸瘡形成的瘺管上。**《日華諸家本草》謂：**煎水漱口，可止牙齒風蟲疼痛；又可洗治乳癰、蜂叮、惡瘡。**

【發明】　李時珍說：露蜂房是陽明經藥物，外科、齒科及其他病症用此藥，皆用來以毒攻毒並兼殺蟲。

【附方】　**治療小兒突然發作癇病**《千金方》：用大蜂房一枚，水三升，煮濃汁湯浴，每天浴三四次為佳。　**治療陰寒痿弱**：夜間用蜂房灰敷在陰器上。　**治療蜂螫腫疼**：用蜂房末和豬膏外敷或煎水洗。　**臍風濕腫久不癒**《子母秘錄》：用蜂房燒末敷之有效。　**治療小兒下痢、二便不通**：可用蜂房燒末服。治療手足風痹《乾坤秘韞》：用大黃蜂窠一個（小的用三四個）燒灰，獨頭蒜一碗，百草霜一錢半，同搗，敷上患處一個時辰後取下來。　**治風氣及隱疹瘙癢**《集驗方》：用炙蜂房、蟬蛻等份為末，酒服一錢，每日三次；《梅師方》：用露蜂房二升，加入芒消外敷，每天五次。　**治療風熱牙腫及頭面皆腫**《十便良方》：用蜂房燒

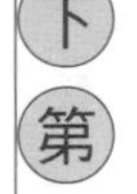
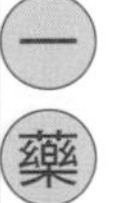
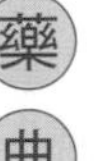

末，酒調含漱。

現代醫學研究簡介

【來源】 露蜂房為胡蜂科昆蟲大黃蜂或同屬近緣昆蟲所造的巢等。

【化學成分】 蜂房含蜂蠟，有揮發性蜂房油，樹脂，鈣、鐵、蛋白質等。

【藥理作用】 1.抗凝作用。2.對心血管系統的影響：露蜂房的醇、醚、丙酮浸出物能增強心臟運動，使血壓短時下降，並有利尿作用。3.驅蟲作用。4.抗炎作用。5.鎮痛作用。

【臨床應用】 1.治療牙痛。2.治療乳腺炎。3.治療化膿性感染。4.治療疔、癰瘡腫毒。5.治療小兒黃水瘡。6.治療鼻炎。7.治療耳郭囊腫。8.防治子宮絨毛膜上皮癌。9. 治療遺尿症。10.治療乳腺癌。11.治療腮腺炎。12.治療扁桃體炎。13.治療慢性痢疾。14.治療口腔炎。

五倍子（《開寶本草》）

【釋名】 《開寶本草》又稱：**文蛤**。《本草拾遺》叫：**百蟲倉**。法釀過的叫：**百藥煎**。

李時珍說：五倍當作五構，見《山海經》。它的形狀像海中的文蛤，所以也同名。百蟲倉，是會意的說法。百藥煎，是隱名。

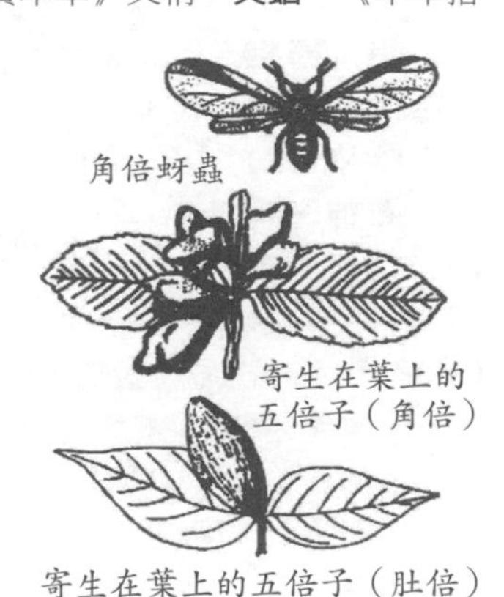

五倍子

【集解】 馬志謂：五倍子到處都有。子色青，大的像拳頭，內部有很多蟲。蘇頌稱：以蜀中出產的為優。生在鹽膚木葉上，七月結果實，無花。這種樹木呈青黃色。果實青，熟果為黃色。九月採子，曬乾，染家使用它。李時珍說：五倍子，宋《開寶本草》收入草部，《嘉祐補注本草》移入木部，雖然知道是生在鹽膚木之上，但不知道是蟲所造成的。膚木，就是鹽膚子木（詳見果部鹽麩子下）。這種生在叢林中的樹木，五六月有蟻之類小蟲吃樹汁，老蟲就留下種子，結成小球在葉間，正如蛄蟖所做的雀甕、蠟蟲所做的蠟子一樣。起初很小，漸長堅實，大如拳頭，或小如菱，形狀有圓的、有長的不等。顏色先是青綠色，久後則成細黃色，綴在樹葉上，好像是結成的果實。它的外殼是堅脆的，內裏空虛，有像蠛蠓樣的細蟲。山裏人在霜降以前採取，蒸殺之後用來交易。否則蟲會穿壞外殼，使外殼既薄且腐。製革工人造做百藥煎，用來染成皂色，是時下很時興的東西。別的樹木也有這樣的蟲球，不入藥，這是因為木性不同的緣故。

【性味】 **酸，平；無毒**

【主治】 《開寶本草》認為：**五倍子能主治牙痛，如牙疳、蟲牙、齒根外露等症，對於肺臟風毒流溢皮膚所致的風濕癬瘡、瘙癢流膿水、痔瘡下血不止、小兒面鼻部疳瘡有治療作用。**陳藏器謂：**能治療腸虛下痢，可研成細末，用開水調服。**《日華諸家本草》說：**可生津液，消酒毒，治療蠱毒，能解藥毒。**寇宗奭稱：**治療口瘡，可摻之，即能進飲食。**李時珍認為：**具有斂肺降火、化痰止咳的作用，還可治療消渴、盜汗、嘔吐、失血、久痢、黃疸、心腹痛、小兒夜啼等多種病症，以及眼赤濕爛、腫毒、喉痹、瘡瘍，並能烏鬚黑髮，收攝脫肛、子宮墜下。**

【附方】 **治療虛勞夢遺、尿濁**《惠民和劑局方》用玉鎖丹：五倍子一斤，白茯苓四兩，龍骨二兩，為末，水糊丸如梧子大。每次七十丸，飯前用鹽湯送下，每日三次。 **治療睡中盜汗**《集靈方》：用五倍子末、蕎麥麵等份，水和做餅，煨熟。夜臥待饑時，乾吃二三個，勿飲茶水。 **治療自汗或盜汗**：可用五倍子研末，津液調填臍中，縛定，一夜即止。 **治療瀉痢不止**：每次用米湯服五倍子末一錢。另有一種方法，即用五倍子一兩，半生半燒，為末，糊丸梧子大，每次服三十丸。紅痢用燒酒送下，白痢用水酒，水瀉用米湯。 **脾泄久痢**：用五倍子（炒）半斤，倉米（炒）一升，白丁香、細辛、木香各三錢，花椒五錢，為末。每服一錢，蜜湯下，日二服。忌生冷、魚肉。 **治療風眼赤爛**：用五倍子燒煅存性，為末。加入飛過黃丹少許，外敷。每天更換三次。

百藥煎

【修治】 李時珍說：用五倍子研為粗末，每一斤五倍子用真茶一兩煎成濃汁，加入酵糟四兩，擂爛後攪拌，裝入器物中，再放置在糠缸中掩覆，等待發酵成發麵狀態的時候就成功了。可捏做餅丸，曬乾備用。

【性味】 **酸、鹹、微甘；無毒。**

【主治】 李時珍說：**能清肺化痰定嗽，解熱生津止渴，收濕消酒，烏鬚髮，止下血、久痢、脫肛以及牙齒宣露蟲蛀、面鼻疳蝕、口舌靡爛、風濕諸瘡。**

【發明】 李時珍說：百藥煎的功效與五倍子沒有多少差別。但是百藥煎經過釀造，實體輕虛，性質浮收，而味帶餘甘，能治上焦心肺咳嗽、痰飲、熱渴諸病症，含服尤為相宜。

【附方】 **斂肺止嗽**《丹溪心法》：可用百藥煎、訶黎勒、荊芥穗等份，為末，將薑汁加入蜜中，調和諸藥，做成芡子大的丸，時時含服。 **定嗽化痰**《瀕湖醫案》：可用百藥煎、片黃芩、橘紅、甘草等份，共為細末，蒸餅丸如綠豆大，時時含嚥幾丸，療效好。 **清氣化痰**《筆峰雜興》：可用百藥煎、細茶各一兩，荊芥穗五錢，海螵蛸一錢，用蜜和丸如芡子大。時時含服一丸。

五倍子內蟲

【主治】 李時珍說：**能治赤眼爛弦，同爐甘石末乳細，點之。**

現代醫學研究簡介

【來源】 五倍子為倍蚜科昆蟲角倍蚜或倍蛋蚜在其寄主鹽膚木樹上形成的蟲癭。百藥煎為五倍子同茶葉等經發酵製成的塊狀物。

【化學成分】 五倍子含有鞣質、樹脂、脂肪、澱粉等。

【藥理作用】 1.收斂作用。2.止血作用。3.解毒作用。4.抗菌作用。

【臨床應用】 1.治療痢疾。2.治療多汗症。3.治療盜汗。4.治療糖尿病。5 治療白喉。6.治療甲狀腺腫。7.治療出血。8.治療中耳炎。9.治療小兒鞘膜積液。10.治療子宮頸糜爛。11.治療脫肛。12.治療痔瘡。13.治療各類痔瘡併發症。14.治療外傷。15.治療淋巴結核潰後不收口。16.治療皮膚感染性潰瘍。17.治療顳下頜關節紊亂綜合徵18.治療牙疼。19.治療口腔潰瘍。20.治療腮腺炎。21.治療早洩。22.治療凍瘡。23.治療癬。24. 治療瘢痕。25.治療癰、癤。26.治療皮炎、帶狀皰疹。27.治療黃水瘡。28.治療夜啼。29.治療灼傷。30.治療傳染性軟疣。31. 治療睫毛倒捲。

螳螂 桑螵蛸（《神農本草經》上品）

【釋名】 《本草綱目》稱：**刀螂**。《說文解字》叫：**拒斧**。《爾雅》叫：**不過**。《神農本草經》謂：**蝕肬**（音尤）。螳螂的子房叫：**螵蛸**（音飄綃）、**蜱**（音皮）**蛸**、**螴蟭**（音博焦）。《名醫別錄》稱：**致神**。也叫：**野狐鼻涕**。

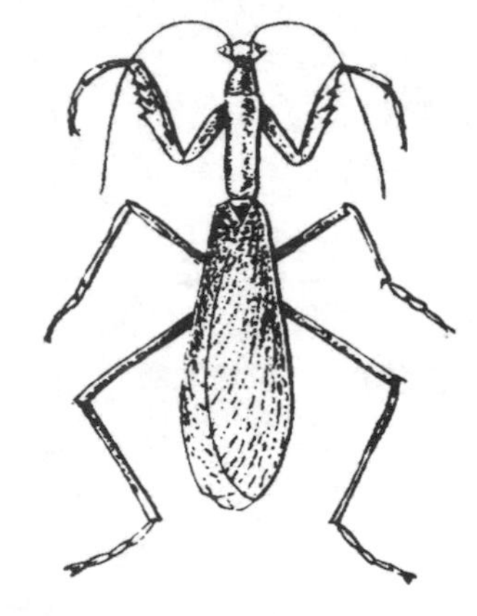

大刀螂

【集解】 陶弘景說：螳螂俗稱石螂，逢樹木便產子，以產在桑樹上的為好，因為它得到了桑皮津氣的滋養。只有連枝折取來的才能識別真偽，做假的人常用膠黏在桑枝上。韓保昇謂：螵蛸到處都有，是螳螂卵，多在小桑樹上。三四月間，一枝出小螳螂數百隻。

【修治】 《名醫別錄》記載：桑螵蛸生在桑枝上；二三月採取，蒸過，火炙用，不然的話會使人下瀉。雷斅謂：雜樹上的螵蛸稱螺螺，不能用。應該取桑樹朝向東方的枝條上的螵蛸。採得後，去掉核子，用煮開的漿水浸潤七次，在鍋中熬乾用。別的炮製法無效。韓保昇認為：三四月採，以熱漿水浸一個時辰，焙乾，在柳木灰中炮黃用。

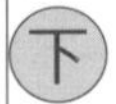
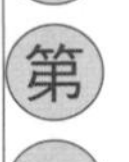
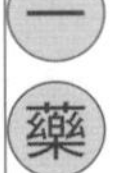
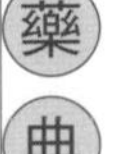

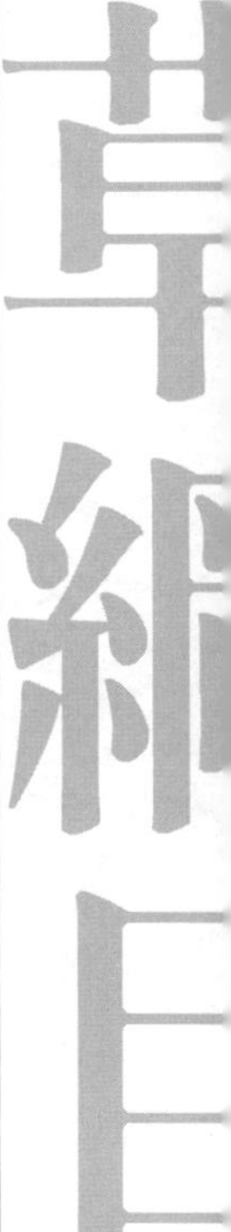

桑螵蛸

【性味】　**鹹、甘，平；無毒。**

【主治】　《神農本草經》記載：**能治療疝瘕、陽痿，有溫中益精的作用，還能治療女子經閉、腰痛，通水道、利小便，治療小便淋澀不通**。《名醫別錄》謂：**能治療男女虛損、五臟勞傷、夢中遺精、遺尿。久服可益氣養神**。甄權說：**炮熟後空腹吃，可止遺尿**。

【發明】　李時珍說：桑螵蛸是肝、腎、命門藥，古方中很盛行。甄權謂：男子腎衰遺精、遺尿，可加用桑螵蛸。蘇頌稱：古今治療漏精的方中及風藥中多用。寇宗奭說：是男女虛損、腎衰陽痿、夢中失精、遺尿白濁、疝瘕諸症所不可缺少的藥物。我曾治療一鄰居家的男子，小便每天有數十次，尿如稠米泔，心神恍惚，消瘦憔悴，叫他服桑螵蛸散藥，未服完一劑就治癒了。該方具有安神定志，治健忘，補心氣，止小便頻數的功效。藥用桑螵蛸、遠志、龍骨、菖蒲、人參、茯神、當歸、龜甲（醋炙）各一兩，為末。睡前用人參湯調下二錢。如無桑上螵蛸，可用其他樹上的螵蛸，佐以炙桑白皮。桑白皮可行水，以接續螵蛸入腎經。

【附方】　**治療虛勞遺精白濁**《外台秘要》、《徐氏胎產方》：用桑樹螵蛸（炙）、龍骨為末，二藥等份，空腹用鹽湯送服二錢。　**治療產後遺尿或尿數**：桑螵蛸用半兩，龍骨用一兩，米湯送服二錢。

現代醫學研究簡介

【來源】　螳螂為螳螂科昆蟲大刀螂、小刀螂、薄翅螳螂、巨斧螳螂或華北刀螂，以上昆蟲的卵鞘（桑螵蛸）亦供藥用。

【化學成分】　桑螵蛸含有蛋白質及脂肪，尚含鐵、鈣、胡蘿蔔素，卵囊附著的蛋白質膜上含檸檬酸鈣的結晶、卵黃球含糖蛋白及脂蛋白。

【藥理作用】　1.收斂作用：藥理研究證明本品有抗利尿和斂汗作用。2.其他作用：磷脂有減輕動脈粥樣硬化作用，並能促進紅血球發育及其他細胞膜合成。

【臨床應用】　**螳螂**：1.治療小便渾濁。2.治療風濕性關節炎。3.治療類風濕性關節炎。**桑螵蛸**：1.治療遺尿。2. 治療凍瘡。3.治療帶狀皰疹。4.治療腎結石。

蠶（《神農本草經》中品）

【釋名】　自死者叫做：**白僵蠶**。

李時珍說：蠶從朁，像其頭身之形；從䖵，因為它繁衍多。俗作蚕字是不對的。蚕音腆，是蚯蚓的名稱。蠶得風病而死亡，它的顏色自然白，所以叫白僵（僵是死而不朽的意思）。再養的蠶叫原蠶。蠶的屎叫沙，皮叫蛻，甕叫繭，蛹叫螝（音龜），蛾叫羅，卵叫（音允），初生的蠶叫蚢（音苗），蠶紙叫連。

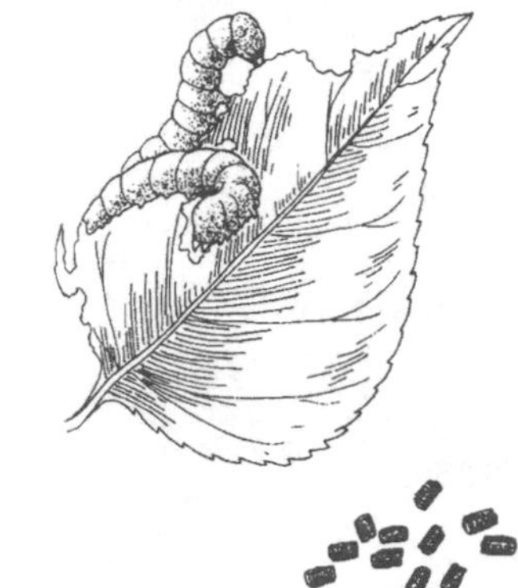
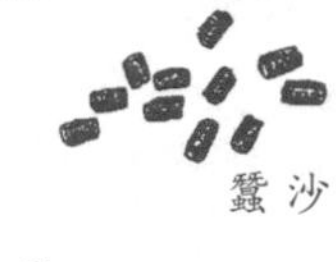

蠶

【集解】　李時珍說：蠶是孕絲蟲。種類很多，有大、小、白、烏、斑色的差異。這種蟲屬陽，喜燥惡濕，只吃不喝，三眠三起，二十七日就老了。從卵出為蚢，從蚢蛻為蠶，蠶作繭，繭成蛹，蛹變蛾，蛾產卵，卵又出為蚢。也有胎生的，與母蠶同老，是神蟲。南粵有三眠、四眠、兩生、七出、八出的蠶。蠶繭有黃、白二色。蠶類入藥，都是使用吃桑葉的桑蠶。

白僵蠶

【性味】　**鹹、辛，平；無毒。**

【主治】　《神農本草經》謂：**能治療小兒驚癇、夜啼，能殺蟲，治療男子陰癢，可消除黑點黑斑，使人面色美好**。《名醫別錄》稱：**能治療女子崩中、帶下赤白、產後餘痛，可消滅瘡瘢痕跡。研成細末，封在疔腫上，可拔出疔根，很有效**。《藥性論》說：**可治療口噤不開，發汗。同衣中白魚、鷹屎白等份，可治瘡滅痕**。《日華諸家本草》謂：**用白僵蠶七枚為**

末，酒服，可治療中風失音及一切風疾，小兒驚風，男子陰癢痛，女子帶下。蘇頌認為：**用白僵蠶焙乾研末，用薑汁調灌，能治療中風，急性喉痹，下喉立癒**。李時珍說：**能散風痰，消結核瘰癧，治療頭風，風蟲齒痛，皮膚風瘡，丹毒作癢，痰瘧癥結，婦人乳汁不通、崩中下血，小兒疳疾、皮膚如鱗甲，一切金瘡，疔腫風痔**。

【附方】 **治療一切風痰**《勝金方》：用白僵蠶七個（直條的），細研成末，薑汁一茶腳，用溫水調灌之。　**治療小兒驚風**《本草衍義》：用白僵蠶、蠍梢等份，天雄尖、附子尖共一錢，微炮為末。每服一字，或半錢，以薑湯調灌。**治療風痰咳嗽**《瑞竹堂方》：用白僵蠶、好茶各一兩，為末。每月五錢，臥時泡沸湯服。

蠶蛹

吳瑞說：這是繭內的蛹子。可以吃，叫做小蜂兒。孫思邈謂：被瘋狗咬傷的人，終身忌食，以免發病。

【主治】 《日華諸家本草》記載：**蠶蛹炒食，能治療風疾，虛勞消瘦。研末，可敷病瘡、惡瘡**。李時珍說：**研末飲服，能治療小兒疳瘦，可長肌肉，退熱，除蛔蟲。煎汁飲，可止消渴**。

【附方】 **治療消渴煩亂**《聖惠方》：用蠶蛹二兩，無灰酒一中盞，水一大盞，煮取一中盞，澄清，去蠶蛹，溫服。

蠶蛻

【釋名】 《嘉祐補注本草》稱：**馬明退**。又名：**佛退**。

【性味】 甘，平；無毒。

【主治】 《嘉祐補注本草》謂：**能治血風病，對婦女有益**。寇宗奭也說：**可治療婦人血風**。李時珍認為：**能治療目中翳障及疳瘡**。

現代醫學研究簡介

一、白僵蠶

【來源】 白僵蠶為蠶蛾科家蠶蛾的幼蟲感染白僵菌而僵死的乾燥全蟲。

【化學成分】 白僵蠶含有變態活性激素促脫皮甾酮等。

【藥理作用】 1.催眠作用。2.抗驚厥作用。3.抗癌作用。4.抑菌作用。5.降膽固醇作用。6.增強免疫作用。

二、蠶蛹

【來源】 蠶蛹為蠶蛾科昆蟲家蠶蛾的蛹。僵蛹為蠶蛹經白僵菌發酵的製成品。

【化學成分】 僵蛹化學成分與白僵蠶相似，主要成分為蠶蛹油、幾丁質的降解物。

【藥理作用】 1.抗驚厥作用。2.抑菌作用。3.抗腫瘤作用。

三、蠶繭

【來源】 蠶繭為蠶蛾科昆蟲家蠶蛾的繭殼。

【化學成分】 用魯桑葉飼育的蠶，其繭的化學組成如下：水分1.40%，灰分1.14%，蛋白質97.34%，醚溶性浸出物0.26%，纖維0.39%。

【藥理作用】 蠶蛾的繭有擬膽鹼作用。

【臨床應用】 **白僵蠶**：1.治療高脂血症。2.治療癲癇。3.治療三叉神經痛。4.治療小兒呼吸道感染。5.治療缺乳。6.治療多發性癤病。7.治療痔瘡出血。8.治療陽痿。9.治療「晚血」所致的直腸腺瘤型息肉。10.治療急性乳腺炎。11.治療糖尿病。**蠶繭**：1.治療單純型慢性化膿性中耳炎。2.消除腎炎尿蛋白。

九香蟲（《本草綱目》）

【釋名】 又名：**黑兜蟲**。

【集解】 李時珍說：九香蟲，產於貴州永寧衛赤水河中。像小指頭那麼大，形狀上像水黽，身上呈青黑色。到冬天就伏藏在石下，當地人多取來當作人際交往的禮物。驚蟄節氣以後就飛出來，不可再用了。

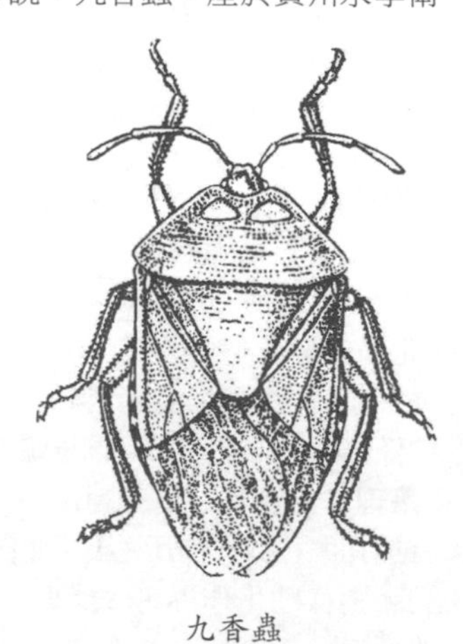

九香蟲

【性味】 **鹹，溫；無毒**。

【主治】　李時珍謂：能治療膈間胃脘部位氣機鬱滯、脾腎虧損，具有壯元陽的作用。

現代醫學研究簡介

【來源】　九香蟲為為科昆蟲九香蟲的乾燥全蟲。

【化學成分】　九香蟲含脂肪、蛋白質、甲殼質。脂肪中含有硬脂酸、棕櫚酸、油酸，脂肪酸一部分是游離存在。其臭味來源於醛或酮，但未能分出。

【藥理作用】　九香蟲對金黃色葡萄球菌、傷寒桿菌、副傷寒桿菌、福氏痢疾桿菌有較強的抗菌作用。

【臨床應用】　1.治療血管瘤。2.治療腰脊勞損。3.治療肝氣痛、胃氣痛、肝炎肋痛。4.治療陽痿。5.治療慢性喘息型支氣管炎。

枸杞蟲（《本草拾遺》）

【釋名】　《爾雅》稱：**蠋**。

【集解】　陳藏器說：這種蟲生在枸杞上，食枸杞葉，狀如蠶，作繭。取蟲蛹曬乾用。李時珍謂：這就是《爾雅》所說的「蚅，是烏蠋」。像蠶的形狀，也有各種顏色的蟲，能作繭、化蛾、孵子，各種草木上都有，性質隨草木而定。所以《廣志》說：藿蠋香，槐蠋臭。

【性味】　**鹹，溫；無毒。**

【主治】　陳藏器說：**能壯陽益精，使人光潤悅目，生殖力強。將枸杞蟲炙黃，為末，和以地黃末服之，有大效**。李時珍據《普濟方》謂：**能治療腎病風虛。**

青蚨（《本草拾遺》）

【釋名】　又名：**蚨蟬、蚨蝸**（音謀瓜）、**螜蝺**（音敦隅）、**蒲虻**（音萌）、**魚父、魚伯**。

【集解】　陳藏器說：青蚨生於南海。像蟬的形狀，在樹木上產子。李時珍認為，根據《異物志》記載，青蚨形狀上像蟬而比蟬長。青蚨子像蝦子，著在草葉上。取得其子則其母飛來。煎食，味道辛香而美。《嘍神書》記載，青蚨又叫蒲虻，像小的蟬，與虻一樣大小，青色有光。生池澤中，多集中在蒲葉上。春天在蒲上生子，呈六十四個一行，或八十一個排列，像大的蠶子，圓形。只有陳藏器說其子著在樹木上，略微不同。而許慎《說文解字》也說青蚨是水蟲。據此來看青蚨，是水蟲而在草上產子。

【性味】　**辛，溫；無毒。**

【主治】　陳藏器認為：**青蚨能補中，助陽，散寒，使人肌膚潤澤**。《海藥本草》謂：**有固攝精液、秘縮小便的功用。**

蜻蛉（《名醫別錄》下品）

【釋名】　又名：**蜻虰**（音丁）、**蜻蜓**（也作蜓）、**虰蛵**（音馨）。《爾雅》稱：**負勞**。又名：**蜻**（音匆）。陶弘景謂：**諸乘**。《本草綱目》作：**紗羊**。小而赤蜻蛉叫：**赤卒**。

李時珍說：蜻、蟌，是說它顏色青蔥。蛉、虰，是說它的情狀伶仃。有人說它的尾部亭亭而挺，所以叫蜓、叫蜓。俗稱紗羊，是說它的翅如紗。根據崔豹《古今注》記載，大而色青的叫蜻蜓；小而色黃的，江東叫胡黎，淮南叫蠊蛜，鄱陽叫江雞；小而色赤的叫做赤卒、絳騶、赤衣使者、赤弁丈人；大而呈玄紺色的，遼海叫紺蠻，也叫天雞。陶弘景把胡黎叫做蜻蛉，是未作深入考察。

【性味】　**微寒；無毒。**

【主治】　《名醫別錄》和《日華諸家本草》都說：**有壯陽溫腎、止精的功用。**

樗雞（《神農本草經》中品）

【釋名】　《本草綱目》稱：**紅娘子**。又叫：**灰花蛾**。

李時珍說：按時鳴叫，所以有雞的稱呼。《廣雅》作樗鳩，《廣志》作犨雞，都是錯的。它的羽毛有彩紋，所以俗稱紅娘子、灰花蛾。

【集解】　李時珍認為：樗即臭椿樹。樗雞剛出生時，頭方而扁，尖喙向下，六隻腳，二層羽翅，黑灰色。等到長大能飛以後，其外面的羽翅灰黃色有斑點，而內翅紅色斑斕。在樹上居停成行，秋深生子在樗皮上。蘇敬、寇宗奭的說法是對的。蘇頌聽說莎雞是一種蟋蟀之類的小蟲，居於莎草之間。而樗雞居在臭椿樹上，布置成行。秋深則在樗皮上生子。莎雞六月飛出而振羽有聲，樗雞也能飛。

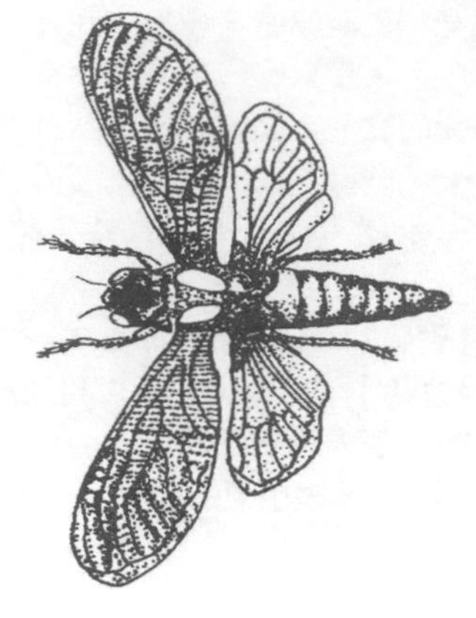

黑翅紅娘子

【修治】　李時珍說：使用樗雞應該去掉翅、足，用糯米或者用麵炒成黃色，去米、麵，即能入藥。

【性味】　《名醫別錄》：**苦，平；有小毒。不可以接近眼睛。**

【主治】　《神農本草經》謂：**能治療心腹間有邪氣，陽痿，有益精強腎，使能生育的功效，並能補中，使人顏色美好，身體輕捷。**《名醫別錄》記載：**能治療腰痛，下氣，益精，壯陽。**寇宗奭說：**可活血化瘀，治療閉經。**李時珍認為：**能治療頸項瘰癧結核，消散目中結翳，避除邪氣，治療狂犬所傷。**

【發明】　陶弘景說：方藥中很少用，但大麝香丸中使用了。李時珍謂：古方避瘟殺鬼丸中使用樗雞。近代方中多用，是厥陰經藥，能行血活血。《普濟方》用來治療目翳的撥雲膏中，與芫青、斑蝥同用，也是活血散結的意義。

【附方】　**治療子宮虛寒不孕**《杏林摘要》：用紅娘子六十枚，大黃、皂莢、葶藶各一兩，巴豆一百二十枚，為末，棗肉為丸如彈子大，用綿裹通過竹筒送入陰戶，外面留下可拉出來的線頭，三天後取出。病人先有發熱口渴，可喝白開水，後有發寒現象，要靜臥安睡。每天空腹用雞蛋三枚，胡椒末二分，炒食，用酒送下，以補身子，日久子宮便溫暖了。**治療瘰癧結核**《衛生易簡方》：用紅娘子十四枚，乳香、砒霜各一錢，**硇**砂一錢半，黃丹五分，為末，糯米粥和做餅，貼之。不過一月，結核自然脫下。

現代醫學研究簡介

【來源】　樗雞在現代僅為蟬科昆蟲紅娘子（黑翅式褐翅）的乾燥全蟲。清代以前的樗雞當指樗雞科的樗雞，也入藥。

【化學成分】　紅娘子含斑蝥素以及蠟、脂肪油及紅、黑兩種色素。樗雞含酸性黏多糖、黏蛋白、脂蛋白

【藥理作用】　皮膚刺激作用。

斑蝥（《神農本草經》下品）

【釋名】　《神農本草經》稱：**斑貓、龍尾。**《本草拾遺》叫：**盤蝥蟲**。又叫：**龍蚝**（音刺）、**斑蚝**。

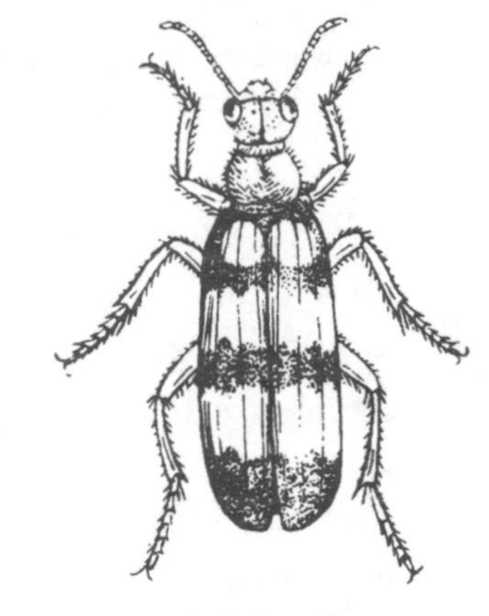

南方大斑蝥

李時珍說：斑是指顏色，蝥刺是指有毒，像矛刺一樣。也作盤蝥，俗中訛為斑貓，又將斑蚝訛為斑尾。《吳普本草》又叫斑菌、騰發、晏青。

【集解】　《名醫別錄》記載：斑貓生在河東川谷。八月採取，陰乾用。吳普說：生在河內川谷。韓保昇謂：斑貓到處都有，是七八月間大豆葉上的甲蟲。長五六分，黃黑斑紋，有烏黑的腹、尖銳的喙。在葉上採取，陰乾用。陶弘景說：這種蟲有五種變化，主治都相似。雷斅說：芫青、斑蝥、亭長、赤頭，四種蟲子不僅樣貌不同，它們所居的花草，所食的東西，所主治的功效也不同。李時珍認為：陶弘景的說法不夠清楚。據《神農本草經》上說：春食芫花為芫青，夏食葛花為亭長，秋食豆花為斑蝥，冬入地中為地膽，地膽是黑頭赤尾的蟲。這個說法是很明白的。

【修治】　雷斅說：凡用斑蝥、芫青、亭長、地膽，要用糯米、小麻子拌炒，等米炒至黃黑色

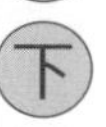
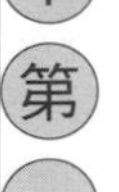
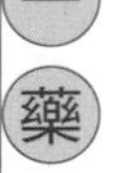

就取出來，去頭、足、兩翅，用頭髮裹好，懸掛在東牆角上過一夜，第二天再全用，可去毒。《日華諸家本草》謂：入藥須去掉翅、足，用糯米炒熟，不能生用，否則使人吐瀉。李時珍補充：有一種方法是用麩炒過，用醋煮過後使用。

【性味】　**辛，寒；有毒。**

【主治】　《神農本草經》記載：**能治療寒熱發作，鬼疰蠱毒，鼠瘺惡瘡，疽瘡蝕瘡，肌膚壞死，小便癃閉**。《名醫別錄》謂：**能治療瘀血傷損，疥瘡癬病，可墮胎**。甄權說：**能治療瘰癧，有通利水道的作用**。《日華諸家本草》說：**能治療小便淋澀不盡，可敷治惡瘡、瘺管流膿**。李時珍說：**能治療疝瘕，解疔毒、狂犬毒、沙虱毒、蠱毒、輕粉毒**。

【附方】　**內消瘰癧**《經驗方》、《廣利方》：用斑蝥一兩（去翅、足），同粟米一升炒至米焦，去米不用，加入乾薄荷四兩，為末，用烏雞蛋清做丸如綠豆大，空腹用蠟茶送下一丸，漸加至五丸，然後每天每次減去一丸。減至一丸後，每天服五丸，直到瘰癧消除。或者按如下方法：空腹用漿水一盞吞服斑蝥一枚，漿水也可用蜜水代替，最多服至七枚可癒。　**治療妊娠胎死腹中**：用斑蝥一枚，燒煙研末，用水服下，可下死胎。　**用斑蝥為末，敷貼癰疽拔膿、疔腫（劃破）拔根**《直指方》、《外台秘要》：可用斑蝥研末敷貼，瘺瘡有蟲：可用苦酒浸斑蝥半天，曬乾，用斑蝥五個炒熟為末，巴豆一粒，黃犬背上毛二到七根炒研，朱砂五分，同苦酒和在一起，頓服。　**治療血疝便毒**《東垣方》：可用斑蝥三個，滑石三錢，同研細末。分作三服，每日一服，空腹用白開水送下，使毒隨小便出。　**治療積年癬瘡**《外台秘要》、《永類鈐方》：用斑蝥調蜜，或浸醋，外敷或外搽。　**治療疣、痣、黑點**：可用斑蝥三個，砒石少許，用糯米炒黃後去米，加蒜一個搗爛，點之。

現代醫學研究簡介

【來源】　斑蝥為芫青科南方大斑蝥或黃黑小斑蝥的乾燥全蟲。

【化學成分】　斑蝥含有斑蝥素、脂肪、樹脂、蟻酸、色素等。斑蝥素即斑蝥酸酐，一部分游離，一部分成為鎂鹽。斑蝥素加鹼液處理後可成為可溶性的斑蝥酸鹽，經酸化後則斑蝥素被重行析出。有關斑蝥素含量測定發現，小斑蝥較大斑蝥為高，無蟲蛀的較有蟲蛀的含量偏高。此外尚含微量元素。

【藥理作用】　1.抗腫瘤作用。2.發泡作用：斑蝥（主要是斑蝥素）對皮膚、黏膜有發赤、發泡作用。3.抗關節炎作用。4.抗真菌作用。5.抗病毒作用。6.對免疫機能的影響：實驗證明，斑蝥對機體免疫機能無明顯抑制作用，但較大劑量可使免疫能力下降。

【臨床應用】　1.治療胃潰瘍。2.治療神經性皮炎。3.治療尋常疣。4.治療原發性肝癌。5.治療晚期食道癌。6.治療病毒性肝炎。7.治療鼻炎。8.治療甲溝炎。9.治療梅核氣。10.治療骨結核。11.治風濕痛、神經痛。12.治關節炎。13. 防治狂犬病。14.治療瘧疾。15.皮外穴位麻醉。16.治療小兒麻痹症。17.治療斑禿。18.治療頑癬。19.治療鵝掌風。20.治療顏面神經麻痹。21.治療肱骨外上髁炎。22.斑蝥外用治白喉、急性扁桃體炎、急性咽喉炎、發背、外陰白斑病，內服治瘰癧、豬囊蟲病、胎死腹中等，均有一定療效。

芫青（《名醫別錄》下品）

【釋名】　又名：**青娘子**。

李時珍說：此蟲居在芫花上而色青，所以叫芫青。世俗忌諱，稱它為青娘子，與紅娘子（樗雞）相對照。

【集解】　《名醫別錄》記載：三月採取，曬乾用。陶弘景說：芫花開花時採取，呈青黑色。蘇敬謂：出產在寧州。蘇頌稱：到處都有。形似斑

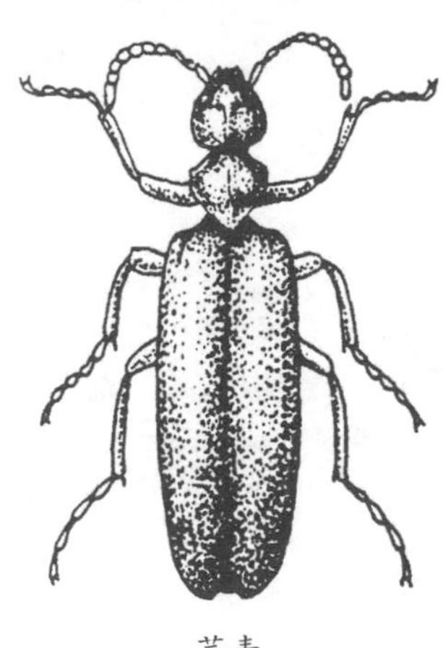
芫青

螯，但呈純青綠色，背上有一道黃色花紋，尖喙。李時珍說：連同芫花的莖、花、葉採摘後放置地上，一晚上就都從花中出來了。

【性味】 **辛，微溫；有毒。**

李時珍說：芫青的功用同斑螯，但毒力更大，與芫花有毒有關。芫青相畏、相惡的藥物同斑螯。

【主治】 《名醫別錄》、陶弘景謂：**主治蠱毒、風疰、鬼疰等傳染病，能墮胎，治療鼠瘺瘡**。李時珍說：**能治療疝氣，利小便，消瘰癧，下痰結，以及耳聾、目翳、狂犬傷、中毒。其他的功效與斑螯相同。**

【附方】 **治療偏墜疼痛**《談野翁方》：用青娘子、紅娘子各十枚，白麵拌炒黃後，去掉前二味藥，用開水調服，立刻見效。 **治療目中頑翳**《普濟方》：用發背膏點翳膜，每天點五六次，配合使用春雨膏點（此方見黃連條下）。發背膏方用青娘子、紅娘子、斑螯各二個，蓬砂一錢，蕤仁（去油）五個，為末。 **塞耳治聾**可用芫青、巴豆仁、蓖麻仁各一枚，研末為丸，如棗核大，綿包。

現代醫學研究簡介

【來源】 芫青為芫青科昆蟲綠芫青的乾燥蟲體。

【化學成分】 芫青含有斑螯素達2%以上，一部分成鹼金屬鹽的狀態。尚含脂肪。

蜘蛛（《名醫別錄》下品）

【釋名】 《爾雅》叫：**次蟗**（音秋）。《方言》稱：**蠾蝓**（音屬俞）。又叫：**蚍蟱**（也作蝃蝥，音拙謀）。

李時珍說：據王安石《字說》：設置一面網，有物觸網就誅殺它。知道誅的含義，所以叫蜘蛛。《爾雅》作鼅鼄，從黽，黽是大腹的意思。揚雄《方言》說函谷關或潼關以東地區稱為蠾蝓，是侏儒一語轉化而成。從河北的東北部到朝鮮半島一帶叫作蝳蜍（音毒餘）。齊人又叫作社公。

【集解】 陶弘景說：蜘蛛有數十種，入藥只用結成像魚網一樣的懸網蜘蛛，也叫蚍蟱。有赤斑的蜘蛛俗稱絡新婦，方術家們也拿來使用。其餘的蜘蛛都不能夠入藥。蘇頌謂：蜘蛛到處都有，種類很多。郭璞注《爾雅》說，江東把叫鼅鼄做蝃蝥。長腳的蜘蛛俗稱為蟢子。陶弘景所說的，即是蝃蝥。陳藏器認為：蚍蟱在孔穴中及草木上，不是蜘蛛。雷斅說：五色蜘蛛，以及身子大，有刺毛或身體薄小的蜘蛛，都不入藥。只有身子小屁股大，腹內有蒼黃色膿樣液體的蜘蛛有真正的藥用價值。

【性味】 **微寒；有小毒。**

《日華諸家本草》說：無毒。蜘蛛畏蔓菁、雄黃。李時珍謂：蜘蛛污染過的飲食不能吃。

【主治】 《名醫別錄》記載：**能治療大人、小兒癀，以及小兒大腹丁奚，三年不能行走**。陶弘景謂：**蜈蚣、蜂、蠆螫人，取蜘蛛放置在咬傷處，能吸毒**。蘇敬說：**主治蛇毒、溫瘧，能止嘔逆霍亂**。蘇頌說：**取蜘蛛汁，可塗口瘡脫肛、瘡腫、胡臭、齒䘌**。《日華諸家本草》謂：**斑蜘蛛能治療瘧疾、疔腫。**

【附方】 **治療中風口喎斜**《千金方》：向火取蜘蛛摩擦患側頰上，使口端正即停止擦摩。 **治療鼠瘺腫核**可用蜘蛛二至七枚，燒研後塗敷。 **疔腫拔根**可用蜘蛛杵爛，用醋調和後敷在挑露出的疔根上。 **治療小兒口噤**《直指方》：可用立聖散一字，調乳汁時灌入小兒口中。方用蜘蛛一枚（去足，用竹瀝浸一宿，炙焦），蠍梢七個，膩粉少許，杵均勻，外擦。如無蜘蛛可用殼代替。 **治療一切惡瘡**可用蜘蛛曬乾研末，加入少許輕粉，調以麻油外塗。 **小兒十日內口噤不能吮乳**《聖惠方》：用蜘蛛一枚研末，入豬乳一合，和勻。分作三服，徐徐灌之。 **治療瘰結核**用大蜘蛛五枚曬乾，去足細研，酥油調塗之。

現代醫學研究簡介

【來原】 蜘蛛為圓網蛛科動物大腹圓網蛛等的全蟲。

【臨床應用】 1.治療鵝口瘡。2.治療小兒口瘡。3.治療鼻息肉。4.治療毒蛇咬傷。5.治療小兒鞘膜積液。6.治療間日瘧。7.治療喉症。

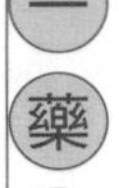
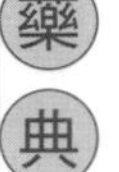

螲蟷（《本草拾遺》）

【釋名】　《爾雅》作：**蛈蝪**。《本草拾遺》叫：**顛當蟲**。《本草綱目》稱：**蛈母**。又叫：**土蜘蛛**。

陳藏器說：螲蟷，《爾雅》作蛈蝪（音迭湯），如今轉叫顛當蟲，河北人叫做蛈蟷（音侄唐）。《鬼谷子》稱作蛈母。

【集解】　陳藏器說：蛈蝪到處都有。形似蜘蛛，穴土為窠，穴口上有覆蓋物。李時珍認為：蛈蝪就是《爾雅》所說的土蜘蛛，在土中布網。據段成式《酉陽雜俎》記載，下雨後的屋舍前有很多顛當窠，在地穴中結網，穴口蓋與地面齊平，如榆莢大小。此蟲常常仰蓋，當有蠅、蠖等經過，便伺機翻蓋捕捉，而蜂又吃它們。

【性味】　**有毒。**

【主治】　陳藏器說：**能治療一切疔腫，附骨疽，蝕瘡，贅瘤，可燒研成細末，調和臘月豬脂外敷，也可以同別的藥物敷疔腫，使疔根拔出。**

蠍（《開寶本草》）

【釋名】　《蜀本草》叫：**蛜蝌**（音伊祁）。《開寶本草》稱：**主簿蟲**。《廣雅》作：**杜伯**。又叫：**蠆尾蟲**。

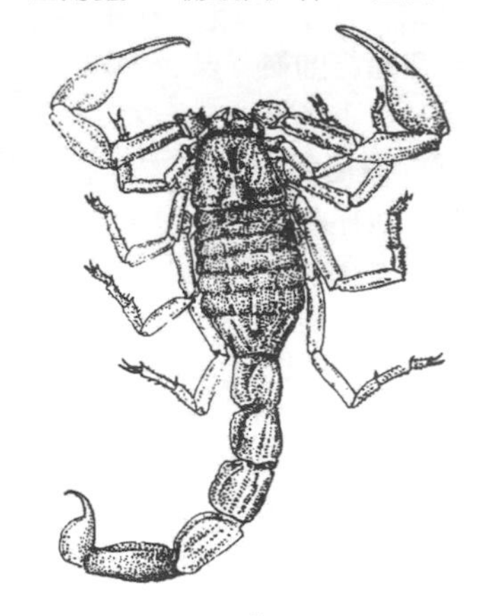
蠍

李時珍謂：據《唐史》載，劍南本無蠍，有主簿帶到那裏，於是呼為主簿蟲。張揖《廣雅》說，杜伯就是蠍。陸機《詩義疏》說，蠆又叫杜伯，幽州人叫作蠍。根據以上記載，說明主簿是杜伯的訛稱，是後人附會其說。許慎說蠍是蠆尾蟲。長尾為蠆，短尾為蠍。葛洪說，蠍前為螫，後為蠆。古語中說蜂、蠆垂芒，其毒在尾。如今入藥用全身的，叫作全蠍；只用尾部的，叫蠍梢，它的藥力更為集中。

【集解】　馬志說：蠍出產在青州。以形態緊小的為優良。李時珍認為：蠍形如水黽，有八隻腳，尾部長，有節段，呈青色。如今捕蠍的人多用鹽泥飼養，入藥用應去掉足部，焙乾用。《古今錄驗》載，被蠍螫傷，可用木碗合上，這是有神效的秘方。

【性味】　**甘、辛，平；有毒。**

【主治】　《開寶本草》記載：**能治療風邪癮疹，以及中風半身不遂，口眼喎斜，語言謇澀，手足抽掣**。李時珍謂：**能治療小兒驚癇風搐，大人痎，耳聾，疝氣，各種風瘡，女人帶下、陰脫**。

【發明】　寇宗奭說：無論大人、小兒都可以用蠍，驚風尤不可缺。蘇頌講：古今治療風症的方劑多用蠍。李時珍謂：蠍產於東方，色青屬木，是足厥陰經藥，所以能治療屬於厥陰風木的各種病症。蠍是治風的要藥，風症都適宜選用。

【附方】　**治療小兒臍風**《全幼心鑒》：斷臍後傷於風濕，唇青口撮，吐出白沫，不吮乳。用宣風散：全蠍二十一個，用無灰酒研炙為末，入麝香少許。每用金、銀煎湯，調半字服。**治療小兒風癇**《篋中方》：可取蠍五枚放入剜空的大石榴中蓋好，用黃泥封裹，在火中炙乾、煅赤，然後取中間焦黑的部分研細，用乳汁調半錢灌下，較大的小兒可用防風湯調服。**治療慢脾驚風**可用蠍梢一兩為末，用無灰酒調末，填入剜空的大石榴中蓋好，坐在文武火上，時時攪動熬膏，每次用金、銀、薄荷湯送服，二歲以下服一字，三歲以上服半錢。　**治療小兒驚風**《經驗方》：用蠍一個，以薄荷四葉裹定，在火上炙焦，同研為末，分用四服，白湯下。**治療大人風涎**，上方作一服。　**治療風淫濕痹**《直指方》：先舒暢關節，後用全蠍七個月瓦炒，入麝香一字研勻，酒三盞，空腹調服。　**治療風牙疼痛**用全蠍三個，蜂房二錢，炒研細末，擦牙。　**治療破傷中風**《普濟方》：用乾蠍、麝香各一分，為末，敷患處。《聖惠方》則採用乾蠍、天麻各半兩，為末，以蟾酥二錢化為糊狀，搗丸如綠豆大，每服一至二丸，甚者三丸，用豆淋酒下。

現代醫學研究簡介

【來源】 蠍為鉗蠍科動物鉗蠍的乾燥的全蟲。

【化學成分】 全蠍含有蠍毒、三甲胺、甜菜鹼、牛磺酸、卵磷脂、軟脂酸、硬脂酸、膽甾醇、銨鹽、蠍酸鈉鹽等。

【藥理作用】 1.抗驚厥作用。2.對心血管系統的影響：給家兔或狗靜脈注射全蠍浸劑或煎劑，可使血壓降低達1～3小時，口服或肌注亦同樣有效，重複用藥無耐受現象。3.對骨骼肌的影響：某些蠍毒素對骨骼肌具有直接作用，可引起骨骼肌自發性抽動的強真性痙攣，最後導致不易恢復的麻痹。4.對代謝的影響：多種蠍的毒素均能引起大鼠血糖升高及肝和肌肉糖原分解，可能是由於蠍毒素釋放兒茶酚胺類化合物的結果。5.抗癌作用。6.對呼吸的影響：蠍毒的藥理作用與蛇毒成分中的神經毒類似，對呼吸中樞有麻痹作用。

【臨床應用】 1.治療癲癇。2.治療急性乳腺炎。3.治療痹痛。4.治療慢性蕁麻疹。5.治療小兒驚風。6.治療急性扁桃腺炎。7.治療偏頭痛。8.治療麻風性神經痛。9. 治療乳房纖維腺瘤。10.治療流行性腦脊髓膜炎。11.治療坐骨神經痛。12.治療風濕性關節炎。13.治療肛門周圍炎。14.治療乳房痛。15.治療帶狀皰疹。16.治療面神經麻痹。17.治療破傷風。18.治療頸淋巴結核。19.治療骨與關節結核。20.治療舌上海綿狀血管瘤。21.治療外傷性瘀腫。22.治療化膿性中耳炎。23.治療百日咳。24.治療乳癰、丹毒。25.治療脊椎結核併發截癱。26.治療燒燙傷。27.治療蠍螫。

水蛭（《神農本草經》下品）

【釋名】 又名：**蚑**（與蜞同，《爾雅》作蟣）。《名醫別錄》：**至掌**。《新修本草》說大的叫：**馬蜞**、**馬蛭**。《本草衍義》謂：**馬蟥**、**馬鱉**。

李時珍說：方音把蛭訛為癡，所以有水癡、草癡的俗稱。寇宗奭謂：汴人稱大水蛭叫馬鱉，腹黃的叫馬蟥。

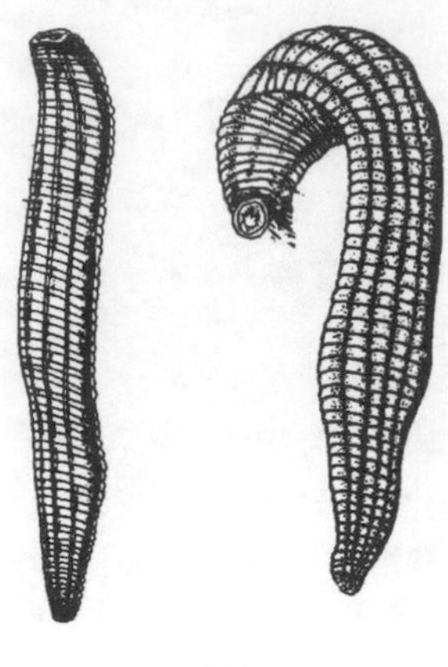

水蛭

【集解】 《名醫別錄》記載：水蛭生在雷澤池澤中。五六月採取，曬乾用。陶弘景說：到處都有蚑，生在河池中有數種，以水中咬過人的馬蜞，腹中有血的為佳品。山蚑以及較小的蚑，都不能用。蘇敬謂：有水蛭，有草蛭，大的有一尺左右長，都能吮吸牛、馬、人血。如今俗中多取用水中較小的水蛭，很有效。

【性味】 **鹹、苦，平；有毒**

《名醫名錄》謂：性微寒。水蛭畏石灰、食鹽。

【主治】 《神農本草經》記載：**能逐除瘀惡之血，治療閉經、血癥積聚、不孕症，有通利水道的作用**。《名醫別錄》：**能墮胎**。《藥性論》稱：**能治療女子經閉，欲成血勞**。陳藏器說：**能吮吸赤白遊疹，以及癰腫、毒腫**。寇宗奭說：**可治療跌打損傷，有去除瘀血的功效**。

【附方】 **治療漏血不止**《千金方》：用水蛭炒為末，酒服一錢，一日二服，可消除惡血。**治療產後血暈**《保命集》：用水蛭、虻蟲、沒藥、麝香各一錢，為末，用四物湯調下。　**治療折傷疼痛**《經驗方》：可用酒服水蛭末一錢。發作疼痛時再用一錢。然後用折骨藥封傷處，用物件夾定，調理。

現代醫學研究簡介

【來源】 水蛭為水蛭科動物日本醫蛭、寬體金線蛭、茶色蛭等的全蟲體。

【化學成分】 水蛭含有蛋白質、新鮮水蛭唾液中含有一種抗凝血物質水蛭素，由碳、氫、氮、硫組成，呈酸性反應，易溶於水、生理鹽水及吡啶中，幾乎不溶於醇、醚、丙酮及苯，在空氣中或遇熱或在稀鹽酸中均易破壞。此外

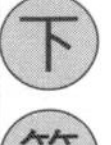
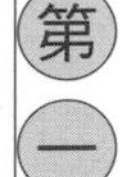
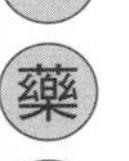

尚含肝素和抗血栓素，其分泌物中另含一種組織胺樣物質，尚含微量元素。

【藥理作用】 1.抗凝作用。2.擴血管作用。3.溶栓作用。4.抗垂體後葉素的作用。5.墮胎作用。

【臨床應用】 1.治療門靜脈高壓、脾切除後血小板增多症。2.治療冠心病心絞痛。3.治療腦出血、腦血栓形成和腦梗塞。4.治療肺心病。5.治療高脂血症。6.治療血栓性靜脈炎。7.治療急性結膜炎。8.治療角膜瘢翳。9.治療乳癖。10.治療腎病綜合徵。11. 治療慢性腎小球腎炎。12. 治療真性紅血球增多症。13.治療慢性前列腺炎。14. 治療血崩。15.治療陽痿。16.治療皮下脂肪纖維組織增生症。

二、化生類

蠐螬（《神農本草經》下品）

【釋名】 《神農本草經》稱作：**蟦**（音墳）**蠐**。《名醫別錄》叫：**蜰**（音肥）**蠐**。陶弘景謂：**乳齊**。郭璞言：**地蠶**。吳普稱：**應條**。

李時珍說：《方言》把蠐螬稱作蟦螬，以像蟲蛀咬器物的聲音。有人說是齊國人曹氏的兒子所化變成的，真是荒謬。蟦、蜰，形容蟲體肥大。乳齊，是說有通乳的功能。《名醫別錄》作齊，字有誤。

【集解】 《名醫別錄》記載：蠐螬生在河內的平原窪地，以及人家積糞草中。隨時可取，以退行者為佳。陶弘景說：大的有大腳趾那麼大。滾著走比爬著走快。與豬蹄混作湯端給產婦，難以區別。李時珍謂：蠐螬的形狀像蠶，但比蠶大，身子短小，節段緊促，腳長，上面長毛。生在樹根及糞土中，顏色外黃內黑；在舊茅屋上的蠐螬，顏色外白內黯。是濕熱之氣薰蒸而化生成的，日久則長翅飛去。

【性味】 **鹹，微溫；有毒。**

【主治】 《神農本草經》記載：**能去除瘀惡之血，通痹行氣，治療折跌傷、血瘀脅下堅滿疼痛、月經閉止、目膚淫爛、目中生青翳白膜。**《名醫別錄》記載：**能治療吐血、胸腹瘀血、骨折瘀血、金瘡不通、產後受寒，並能通下乳汁。**《藥性論》謂：**取汁滴目，可去翳障，並有活血止痛的作用。**《日華諸家本草》說：**可以塗敷惡瘡。**陳藏器認為：**汁能主治赤白遊疹，疹擦破後塗汁。**蘇頌稱：**取汁點喉，能開喉痹。**李時珍認為：**主治唇緊口瘡、丹疹、破傷風瘡，以及竹木刺入肉中、異物迷蒙眼睛。**

現代醫學研究簡介

【來源】 蠐螬為金龜子科昆蟲朝鮮黑金龜子等同屬近緣昆蟲的乾燥幼蟲。

【藥理作用】 蠐螬水浸液1：1000 以上能興奮離體兔子宮；1：100能抑制離體兔腸管；1：10000濃度對兔冠狀血管、離體兔耳血管、蟾蜍肺血管皆有收縮作用；更高濃度還能收縮蟾蜍內臟血管。大劑量有利尿作用，但對血壓無影響。1：1000濃度能興奮離體心臟，濃度更高則導致舒張期停止。

【臨床應用】 1.治療小兒支氣管哮喘。2.治療鵝口瘡。3.治療破傷風。

木蠹蟲（《本草拾遺》）

【釋名】 又名：**蠍**（歇）、**蝤蠐**（音囚齊）、**蛣蚍**（音乞屈）、**蛀蟲**。

李時珍說：蠹在古文中又寫作螙，會意字，是食木蟲的意思。《爾雅》記載，蝤蠐是蠍。蠍是蛣蚍。郭璞注解說，凡是木中的螙蟲，通稱為蠍。只是蠍所寄居的樹木不同罷了。

【集解】 陳藏器說：木蠹像蠐螬一樣，節段長，足部短，生在腐朽的樹木中，穿木如錐刀，到春雨季節就化成一牛。蘇敬以為蠐螬是錯誤的。詳見蠐螬條下集解。李時珍謂：蠍、蠋以腐木為食，蠋在樹木上食葉；比蠋小，行走時首尾相隨，先屈後伸的是尺蠖；比尺蠖小而色青的，為螟蛉。只有蠍，也就是木蠹蟲可入藥用，其餘三種到夏天都長翅而變成蛾。

【性味】 **辛，平；有小毒。**

【主治】 陳藏器謂：主治血瘀勞損、月經不調或閉經、腰脊痛及胸腹疾患。

【發明】 李時珍說：各種樹木的性味、是否有毒是不同的，而木蠹蟲也未必一概可入藥用。

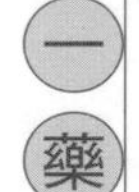

古代方劑所用的蠹蟲，多取自桑、柳、構木，它們的意義也不相同。

桑蠹蟲（《名醫別錄》）

【釋名】 又名：**桑蠍**（音歇）。

【性味】 **甘，溫；無毒。**

【主治】 《名醫別錄》記載：**能治療突發心痛、金瘡，可生肌長肉，補益不足。**《日華諸家本草》謂：**主治胸下堅滿，目生翳障、瘀腫，並治風疹。**《蜀本草》認為：**治療眼疾有好的療效。**陳藏器說：**可祛邪氣、補不足，治療小兒乳食不化的吐瀉。**李時珍說：**能治小兒驚風、口瘡、疳積，婦女崩中漏下、赤白帶、墮胎下血、產後下痢。**

【附方】 **治療崩中漏下、墮胎下血**《千金方》、《普濟方》：都可用桑蠍燒灰或燒末，酒服方寸匕，每天兩次。

現代醫學研究簡介

【附方】 桑蠹為天牛科昆蟲星天牛、桑天牛或其他近緣昆蟲的幼蟲。

蒼耳蠹蟲（《本草綱目》）

【釋名】 又名：**麻蟲**。

【集解】 李時珍說：蒼耳蠹蟲生在蒼耳的莖梗中，像小蠶的形狀。可用刀截取有大蛀眼的梗，用線綁緊掛在屋簷下，蟲在梗內可經年不死。使用時取出小蟲，細蟲三條可當作一條用。

【主治】 李時珍說：**治療疔腫惡毒，將小蟲燒存性，研成細末，用油調和後外塗，即見效。或用麻油浸死收藏，每次用一二枚搗爛外敷，散毒療疔很有效。**

【發明】 李時珍說：蒼耳可治療疔腫惡毒，所以蒼耳蠹蟲功效與之相同。古方未見使用，近代每用這種方法。

【附方】 **治療一切疔腫**，以及無名腫毒惡瘡《劉松石經驗方》：用蒼耳草梗中蟲一條，白梅肉三四分，搗成泥狀，貼敷見效。《聖濟總錄》：用麻蟲（炒成黃色）、白僵蠶、江茶各等份，研末用蜜調和，外塗。還可採用蒼耳節內蟲四十九條捶碎，加入少許砒石，捶成碎塊。將瘡刺破後外敷，一會兒用手撮取疔毒的根，即能治癒。

現代醫學研究簡介

【來源】 蒼耳蠹蟲為寄居於菊科植物蒼耳莖中的一種昆蟲的幼蟲。

【化學成分】 以蒼耳蟲搗爛外敷於患病部位，對家兔腫瘍消散作用的觀察，表明蒼耳蟲有良好的消散腫瘍作用，並有明顯降低局部皮溫的作用。對膿瘍潰膿作用的觀察，表明蒼耳蟲能促進膿瘍形成大量黏稠膿，顯微鏡觀察膿中中性白血球及少數淋巴細胞大量吞噬細菌後，顆粒幾乎全部消失，細胞膜完整。對潰瘍生肌作用的觀察，表明潰瘍新鮮肉芽組織出現，而邊緣只有少量炎性細胞。實驗表明，蒼耳確有解毒排膿，消腫止痛，生長肌肉之功。其作用機制主要在於能增強局部免疫力。

【臨床應用】 治療癤腫等

蚱蟬（《神農本草經》中品）

【釋名】 又名：**蜩**（音調）、**齊女**。

李時珍說：據王充《論衡》記載，蠐螬化生成腹蛸，腹蛸裂背而變出蟬來。腹蛸的意思是在腹中發育。蟬是變化而相互禪讓的意思。蚱發音為窄，是蟬的鳴叫聲。蜩的讀音為調，其鳴聲如曲調的意思。

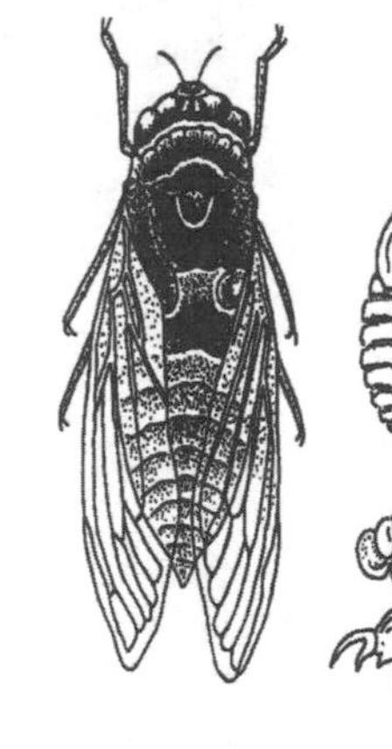

蚱蟬　　蟬蛻

【集解】 《名醫別錄》記載：蚱蟬生在楊柳樹上。五月間採取後蒸乾，不要讓它被蟲蛀了。李時珍說：蟬是各種蜩的總稱。都是從蠐螬、腹蛸變而為蟬的（也有轉丸化成者），活三十天就死去。蟬類

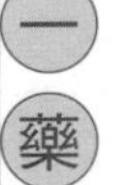

的首部呈方形，額部寬廣，兩隻翅膀，六隻足，以脅部鳴聲，吸風飲露，只拉尿不拉糞。古人吃蟬，在夜間用火取蟬，叫做耀蟬。《爾雅》、《淮南子》、揚雄《方言》、陸機《毛詩．草木鳥獸蟲魚疏》、陳藏器《本草拾遺》等書的記載往往混亂不一。現將蚱蟬考定如下，才不會誤用：蚱蟬是在夏月間開始鳴聲的，體形大，顏色黑的，是蚱蟬，又叫蝒（音綿）、馬蜩。頭上有花冠的，叫做螗蜩、蝘、胡蟬。身上五色混雜的，叫做蜋蜩。以上都可以入藥用。體形小而有花紋的，叫做蠽、麥蚻蟲。體形小而顏色青綠的，叫做茅蜩、茅蠘。秋月間鳴聲而顏色紫的，叫做蟪蛄、蛁蟟、蜓蚞、蜺蟧、蛥蚗（音舌決）。體形小而顏色青赤的，叫做寒蟬、寒蜩、寒螿、蜺。未得秋風，於是音啞而不能鳴聲的，叫做啞蟬、瘖蟬。二三月鳴聲，體形小於寒螿的，叫做�母。以上幾類都不可以入藥。

蚱蟬

【性味】 **鹹、甘，寒；無毒。**

【主治】 《神農本草經》記載：**能治療小兒驚癇、夜啼，癲病，發作寒熱症狀**。《名醫別錄》謂：**能治療驚悸，婦女生產困難、生產後胞衣不下，有墮胎的作用**。蘇敬稱：**能治療小兒癇疾、口不能言**。《藥性論》謂：**治療小兒驚哭不止，有殺疳蟲、退高熱的作用，以及治療腹中腸鳴**。

【附方】 **治療百日內小兒發驚**《聖惠方》：用蚱蟬（去翅、足，炙）三分，赤芍藥三分，黃芩二分，加水二盞，煎取一盞，溫服。 **治療破傷風病**，角弓反張：用秋蟬一個，地膚子（炒）八分，麝香少許，研成細末，用酒送服二錢。 **治療頭風疼痛**《聖濟總錄》：用蚱蟬二枚生研，加入乳香、朱砂各半分，做成小豆大的丸子。每次一丸，納入患側鼻中，有黃水流出即見效。

蟬蛻

【釋名】 《名醫別錄》稱：**蟬殼、枯蟬、腹蜟**。又名：**金牛兒**。

【修治】 李時珍說：蟬殼當用沸水洗去泥土、翅、足，再用漿水煮過，曬乾了用。

【性味】 **鹹、甘，寒；無毒。**

【主治】 《名醫別錄》記載：**能治療小兒驚癇，婦女難產。用蟬殼燒成灰，水沖服，可治療久痢**。《藥性論》謂：**能治療小兒高熱、驚癇，可止口渴**。陳藏器稱：**治療啞病，可研末一錢，用井華水服**。寇宗奭說：**可除目昏眼障、生有翳膜。用水煎汁服，可治療小兒瘡疹出不順暢，很有效**。李時珍認為：**蟬脫能治療頭風眩暈，皮膚風熱、痘疹作癢，破傷風及疔腫毒瘡，大人失音，小兒驚風口噤不開，驚哭夜啼，以及陰腫等症**。

【發明】 王好古說：蟬蛻去翳膜，是取蛻的意義。蟬性蛻而退翳，蛇性竄而祛風，蟬蛻與蛇蛻的功用隨其性質而定。李時珍謂：蟬是土木的餘氣所化生的，性質清虛，治一切風熱之症。古人用蟬身，大抵治療臟腑經絡病，後人用蟬蛻，治療皮膚瘡瘍風熱之症，各從其類別。又能主治啞病、夜啼。是取蟬晝鳴而夜息之性。

現代醫學研究簡介

【來源】 蟬蛻為蟬科昆蟲黑蚱的昆蟲羽化時脫落的皮殼。蚱蟬即黑蚱的全蟲。

【化學成分】 蟬蛻含大量甲殼質及蛋白質、氨基酸、有機酸等。

【藥理作用】 1.抗驚厥作用。2.鎮靜作用。3.免疫抑制和抗過敏作用。4 .解熱作用。5.其他作用：蟬蛻體外細胞培養上，能選擇性地抑制癌細胞生長而不影響正常細胞。

【臨床應用】 1.治療痔瘡。2.治療慢性蕁麻疹。3.治療破傷風。4.治療急性腎炎。5.治療產後尿瀦留。6.治療角膜混濁。7.治療瘧疾。8.治療夏季熱。9.治療血管神經性頭痛。

蜣螂（《神農本草經》下品）

【釋名】 又名：**蛣蜣**（音詰羌）、**夜遊將軍**。陶弘景稱：**推丸**。《本草綱目》叫：**推車客、黑牛兒、鐵甲將軍**。

陶弘景說：《莊子》記載，蛣蜣之智，在於轉丸。它喜歡推糞土屎丸，所以俗稱推丸。李時珍認為：崔豹《古今注》叫做轉丸、弄丸，俗呼推車客，都是取這個意義。這種蟲目深陷，鼻高突，像北方的羌人、胡人，背上有黑甲，像武士一般，所以有蜣螂、將軍的稱呼。

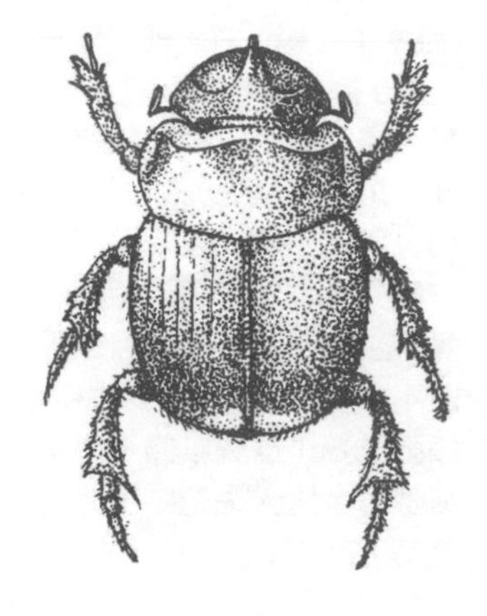

蜣螂

【集解】 李時珍謂：蜣螂以土包糞，轉而成丸，雄的在前面拖，雌的在後面推，埋在溝坎中而離開，那是蜣螂產子的地方。

【性味】 **鹹，寒；有毒。**

王好古說：味酸。徐之才謂：蜣螂畏羊角、羊肉、石膏。

【主治】 《神農本草經》記載：**能治療小兒驚癇、手足抽搐、腹脹、發作寒熱，大人癲狂病**。《名醫別錄》謂：**能治療手足寒冷，肢體煩滿不舒，氣從少腹上逆心下。做成丸子塞入肛門，能治療痔瘡，殺痔蟲，使痊癒**。《藥性論》稱：**能治小兒疳積蟲蝕**。《日華諸家本草》說：**能墮胎，治療慢性傳染病肺癆等。可與乾薑調敷惡瘡，拔出箭頭**。陳藏器謂：**蜣螂燒末和醋，可敷蜂瘺瘡**。甄權說：**能去大腸風熱**。李時珍認為：**可治療大小便不通，下痢膿血便，脫肛，一切痔、瘺瘡及疔腫、附骨疽、癧瘍風；灸瘡出血不止，鼻中長息肉，小兒重舌**。

【附方】 **治療小兒急驚風、慢驚風**《韓氏醫通》：可用蜣螂一枚杵爛，化入一小盞水中，然後在沸水中盪熱，去掉渣滓，飲服。 **治療小兒疳疾**可用土裹蜣螂煨熟，給小兒吃。 **治療小兒重舌**可用蜣螂燒成末，用唾液調後敷在舌上。另用死蜣螂杵汁，可塗治無名惡瘡。 **治療噎膈病嘔吐食物**《孫氏集效方》：用地牛兒二個，推屎蟲一公一母，放入罐中，待中心吃了地牛兒，就用泥裹蟲煨存性。另用去白陳皮二錢同巴豆一起炒過，將陳皮與推屎蟲研成細末，每次用一二分藥末吹入咽中。病人吐痰三四次，即癒。

現代醫學研究簡介

【來源】 蜣螂為金龜子科昆蟲屎殼螂的乾燥全蟲。

【化學成分】 含有毒成分蜣螂毒素約1%。有效物質能溶於水、乙醇及氯仿，但不溶於醚。

【藥理作用】 蜣螂毒素注射於小白鼠後表現不安，數十分鐘因痙攣發作致死；靜脈注射於家兔後，血壓一時下降，隨即上升，呼吸振幅增大，頻率加快；對蟾蜍離體心臟有抑制作用，灌注於蟾蜍的後肢血管，有暫時的擴張作用；對家兔腸管及子宮有抑制作用；對蟾蜍的神經肌肉標本有麻痹作用。

螻蛄（《神農本草經》下品）

【釋名】 《神農本草經》：**螻蛄、天螻、螜**（音斛）。《月令》名：**螻蟈**。《古今注》叫：**仙姑、石鼠**。《荀子》作：**梧鼠**。俗稱：**土狗**。

李時珍說：《周禮注》稱螻是臭的意思，這種蟲有臭氣，所以得名螻。姑、婆、娘子等，都是稱呼蟲的。螻蛄與蟬名同、螻蟈與蛙名同、石鼠與碩鼠名同、梧鼠與飛生名同，皆有相同的名稱，而所指的卻不同。

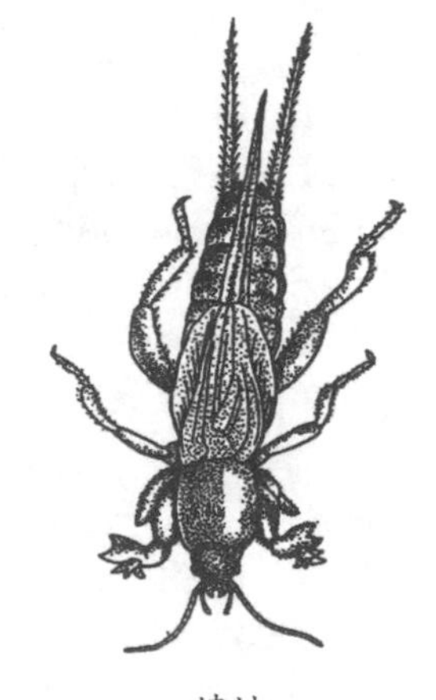

螻蛄

【集解】 李時珍認為：螻蛄穴土而居，有短翅四足。雄者善鳴而飛，雌者腹大羽小，不善飛翔。以土為食，喜趨從燈光。當用雄螻蛄入藥。有人說：把地燒紅，將螻放在地上，任其跳躍至死，死時覆地者為雄，仰天者為雌。《類從》中說磨鐵可以引蛄出來，汗韉可以吸引兔子。這是物類相感的反應。

【性味】 **鹹，寒；無毒。**

《日華諸家本草》說：性涼，有毒。入藥

宜去足、翅，炒用。

【主治】　《神農本草經》記載：**能治療難產，使肉中刺得出，使癰腫得潰，使哽噎的食物等得以下去，解毒，並除惡瘡**。《日華諸家本草》：**能治療水腫、頭面浮腫**。李時珍謂：**有通利大小便的作用，治療石淋，以及瘰癧、骨鯁等**。朱震亨認為：**治療口瘡很有效**。

現代醫學研究簡介

【來源】　螻蛄為螻蛄科昆蟲螻蛄的乾燥全蟲。

【化學成分】　淋巴中游離氨基酸有13種，其中丙氨酸、組氨酸、纈氨酸含量較高。睾丸中的游離氨基酸有11種，其中以脯氨酸濃度為最高。

【藥理作用】　以螻蛄粉混懸液對家兔灌胃，未發現有明顯的利尿作用。螻蛄長期餵飼，對家兔與小白鼠並未見中毒現象，證明毒性很小。

【臨床應用】　主要用於治療泌尿系結石和腎小球疾患。

螢火（《神農本草經》下品）

【釋名】　《神農本草經》稱：**夜光**。《吳普本草》叫：**熠耀**（音煜躍）、**即炤**（音照）、**夜照**、**景天**、**救火**、**據火**、**挾火**。《古今注》謂：**宵燭**。也叫：**丹鳥**。

寇宗奭說：螢常在大暑前後飛出，是得大火之光而化生的，所以發出光亮。李時珍認為：螢從熒，省略火字，加一蟲字。熒是小火的意思，會意字。《豳風》：熠耀宵行。宵行是蟲的名稱，熠耀形容其發出的光亮。《詩注》及本草著作都將熠耀誤以為螢名。

【集解】　李時珍認為：螢有三種：一種較小而夜間飛行，腹下發光，是茅根所化生的，即呂氏《月令》所謂腐草化為螢；一種較長像蛆，尾後有光，無翅，不能飛，是竹根所化生的，又叫蠲，俗稱螢蛆，《明堂月令》所謂「腐草化為蠲」，名叫宵行，是茅竹之根復感濕熱之氣，變化成形的；另一種水螢，居於水中，這就是唐代李子卿《水螢賦》所說的「彼何為而化草，此何為而居泉」。入藥要用飛螢。

【性味】　**辛，微溫；無毒**。

【主治】　《神農本草經》記載：**能明目，治療小兒火瘡傷，清除熱邪，以及蠱毒、鬼疰等傳染病，使神清氣爽**。甄權謂：**可治療青盲視物不見**。

【發明】　李時珍說：螢火能避邪明目，是取其能照明之意。《神仙感應篇》、龐安常《傷寒總病論》、許叔微《傷寒歌》等都有記載。龐先生是蘇軾、黃庭堅器重的友人，料想他所記載的療效不會是虛假的。我也常想用一用，可惜未成。《神仙感應篇》說務成子螢火丸避邪除毒，是漢代冠軍將軍、武威太守劉子南，從道士尹公得到此方，以後一直傳到魏武帝曹操，才有人得知其藥物組成。所以一名冠軍丸、又叫武威丸。方用螢火、鬼箭（削去皮羽）、蒺藜各一兩，雄黃、雌黃各二兩，羖羊角、鍛灶灰各一兩半，礬石（火燒）二兩，鐵錘柄入鐵處燒焦一兩半，都研成細末。以雞子黃、丹雄雞冠一具和搗千下，做丸如杏仁大。用三角形絳色口袋裝五丸，帶在左臂上（軍人繫在腰中，居家掛在門上），可避盜賊，很靈驗。

䗪蟲（《神農本草經》中品）

【釋名】　《神農本草經》稱：**地鱉**。《名醫別錄》叫：**土鱉**《本草綱目》作：**地蜱蟲**、**蚵蚾蟲**。《本草衍義》謂：**簸箕蟲**。也叫：**過街**。

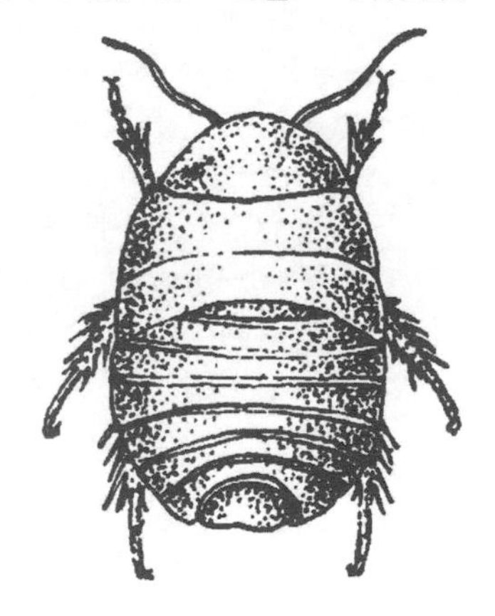
䗪蟲

陶弘景說：蟲的體形扁如鱉狀，所以叫土鱉。寇宗奭謂：今人呼為簸箕蟲，也是象形的意思。李時珍認為：㡡絞。逢申日則過街，故名過街。《袖珍方》名蚵蚾蟲，《鮑氏方》名地蜱蟲。

【集解】　《名醫別錄》記載：生在河東川澤及沙中、人家牆壁下土中潮濕的地方。十月採取，曬乾用。陶弘景說：土鱉有甲，不能飛，稍有臭氣。蘇敬說：此蟲像鼠婦的形狀，大的有一寸左右，扁小似鼈，無甲而有鱗。小孩子多捕捉來背馱著物品做遊戲。李時珍認為：到處都有，與燈蛾相交配。

【性味】 **鹹，寒；有毒。**

【主治】 《神農本草經》記載：**能治療心腹血積癥瘕，惡寒發熱，可破除腫物，通下經閉，使懷孕生子。**《藥性論》謂：**治療月經不通，破除留血積聚。**寇宗奭稱：**可通乳脈。用一枚研磨於半合水中，過濾後服下，不要讓人知道。**李時珍認為：**可主治產後積血，折傷瘀血，重舌、木舌、口瘡、小兒腹痛、夜啼。**

現代醫學研究簡介

【來源】 䗪蟲為鼈蠊科昆蟲地鼈或冀地鼈的雌蟲乾燥體。

【化學成分】 䗪屬含土鼈蟲總生物鹼。至少含17種氨基酸，其中7種為人體必需氨基酸。其氨基酸總含量約佔土鼈蟲的40%，而人體必需氨基酸又佔氨基酸總量的30%以上。所含脂肪酸為豆蔻酸、棕櫚酸、硬脂酸、油酸、亞油酸、亞麻酸等。所含揮發油中主要成分為萘，佔22.19%，各種脂肪醛和芳香醛佔24.95%，醛可能是其臭味成分。

【藥理作用】 1.對心血管的作用：給家兔靜脈注射土鼈蟲總生物鹼5毫升每千克、10毫升每千克、15毫升每千克、20毫升每千克均在給藥後3～10分鐘左心室舒張末期有顯著降低，左心室收縮壓亦降低，這表明心臟前後負荷均降低。2.對動物耐缺氧的影響：實驗表明，土鼈蟲對心腦缺氧有保護作用，還能使心肌缺血得以糾正。3.其他作用，在試管內，用裴大藍法曾測得地鱉蟲膏有抑制白血病患者的白細胞的作用；但用瓦伯氏呼吸器法，則為陰性結果。

【臨床應用】 1.治療冠心病。2.治療老年性膝關節炎。3.治療腰痛。4.治療重症肝炎。5.治療背部宿傷。6.治療局部血腫。7.治療慢性潰瘍。8.治療骨及淋巴結核。

三、濕生類

蟾蜍（《名醫別錄》下品）

【釋名】 又名：**黿鼁**（音蹙秋）、**鼁黽**（音施）、**蟾黿**（音踘蹴）、**苦蠪**（音籠）、**蚵蚾**（音何皮）、**癩蛤蟆**。

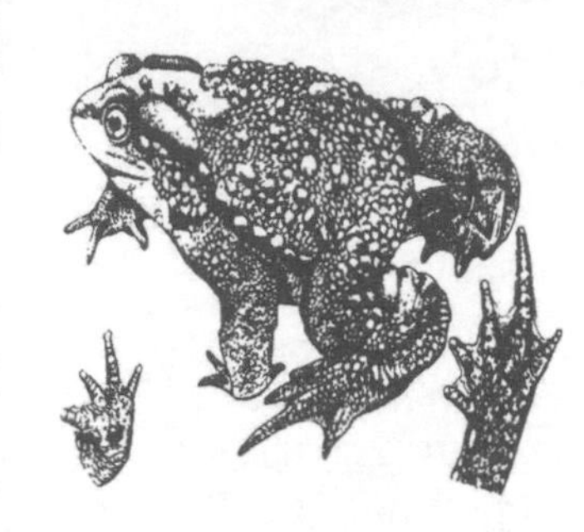
蟾蜍

李時珍說：蟾蜍在《說文解字》中作詹諸，原書稱詹諸像其鳴叫聲。黿鼁為其皮表的特徵，鼁黽是其行走的樣子。《詩經》：得此鼁黽。《韓詩》注說，戚施就是蟾蜍。戚音蹴。後世稱作苦蠪，是以其鳴叫聲得名。蚵蚾，描述其皮有磊磊突起的形狀。

【集解】 《名醫別錄》記載：蟾蜍生在江湖池澤地方。五月五日捉取向東行走的蟾蜍，陰乾後使用。陶弘景說：蟾蜍的腹部大，皮上多磊狀突起。皮汁有毒，狗咬了後都會口腫。李時珍論述：蟾蜍頭尖腹大，眉間緊促，鳴聲重濁，像土的形色，有比盤子還大的。《自然論》稱蟾蜍活一千歲，頭上有角，腹下有紅字，叫做肉芝，能吃山精。人吃了這種蟾蜍可成神仙。方術家取來用作呼風喚雨、退兵解綁。現在有雜耍賣技的人，聚攏眾多的蟾蜍以為遊戲，能聽使喚調遣。動物有靈性，可推知。許慎《說文解字》說三隻腳的為蟾，寇宗奭雖否認得對；但是龜、鱉都有三隻腳的，那麼蟾有三腳也不足為怪了。如果做藥用必需用三隻腳的蟾，就錯了。《螻神書》記載蟾寶之法：用大蟾一隻，以鐵釘四腳，並用炭火炙烤一上午，然後在蟾前放一盞水，當吐皂莢子大的物，有金光。人吞食後，可行越江湖。這是騙人的話，不可信。

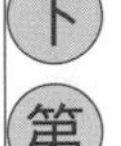
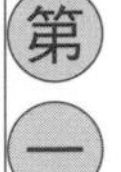
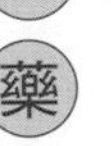
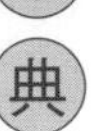
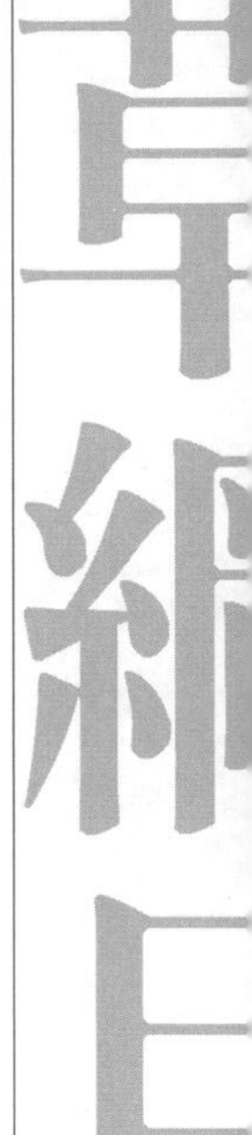

【性味】 **辛，涼；微毒**

【主治】 《名醫別錄》認為：**可治陰蝕瘡，疽、癧、惡瘡，狂犬咬傷瘡，能化合玉石**。陶弘景謂：**蟾蜍燒成灰敷瘡口，馬上見效**。又治**溫病發癍沉重者，去除內臟後生搗，吃一二枚，沒有不好的**。陳藏器補充：**搗爛絞汁飲用，或者燒成末服**。《藥性論》說：**可殺疳蟲，治療鼠漏即頸上惡瘡。燒成灰，可敷一切皮膚蟲癢及感染瘡**。《日華諸家本草》認為：**蟾蜍治疳積，小兒面色黃，內有症結痞氣。燒灰用油調，可敷惡瘡**。蘇頌說：**主治小兒疳疾瘦弱，效果最佳**。李時珍陳述：**蟾蜍可治療一切疳病、痢疾、腫毒、破傷風病和脫肛**。

【附方】 **治療腹中寒水停聚**《肘後方》：心下及兩脅部位痞滿，妨礙進食。用大蟾蜍一隻，去皮、腸，然後分解成碎塊，加入芒硝，體質強的加一升，體質差的加五合，用水七升，煮取四升，一次服下，大便通即止。 **治陰蝕瘡用蛤蟆灰、兔屎等份為末，外敷**。 **治療破傷風病、狂犬咬傷、脫肛、痔瘡、骨折以及瘧疾等**《肘後方》、《楊氏家藏方》、《奚囊備急方》：都可用蟾蜍或蛤蟆，或服、或敷、或戴在臂上。 **治療小兒疳積腹部大**，身體骨瘦如柴，面黃，頭上生瘡。用立秋後的大蛤蟆，去頭、足、腸，塗上清油，烤熟了吃，積穢之物自能通下。連吃五六隻，一月之後就像換了一個人，療效妙不可言。 **治療疳積下痢，面黃肌瘦，嗜食泥土異物，不思乳食**《全嬰方》：用大的乾蟾蜍一隻，燒存性，皂角一錢，去皮、弦，燒存性，蛤粉三錢，水飛，麝香一錢，碾末後糊成粟米大的丸子，空腹服三四十丸，用米湯送下，一天二次，叫做五疳保童丸。 **治療小兒疳積下痢**《子母秘錄》：用蛤蟆燒末，飲服一方寸匕。

蟾酥

【修治】 寇宗奭說：蟾蜍的眉間白汁叫做蟾酥。用油單紙裹住並裂開蟾蜍的眉，有酥流出在紙上，陰乾後使用。李時珍謂：取蟾酥的方法有多種。可用手捏住眉稜，取出的白汁在油紙上及桑葉上，插放在背陰的地方，經過一夜自然乾燥白淨，貯存在竹筒內，真蟾酥輕飄味甜；還可用蒜、胡椒等辣物塞在蟾蜍口內，蟾身上的白汁流出來，用竹片刮下後，用麵調和成砂塊，乾燥。其汁不可沾染眼睛，否則目赤、目腫甚至眼瞎，可用紫草汁點洗眼目以去疾。

【性味】 **甘、辛，溫；有毒。**

【主治】 **治小兒疳疾、腦疳**。甄權說：端午那一天取眉脂，用朱砂、麝香做成麻子大的丸子，治療小孩的疳疾肌瘦，空腹服一丸。如果疳疾患兒頭部生瘡，稱作腦疳，用奶汁調和，滴入鼻中，效果很好。《日華諸家本草》認為：**蟾酥與牛酥相同，用吳茱萸苗汁調和，摩腰眼、陰囊，可治療腰腎部位感覺寒冷，並可助長陽氣，又療蟲牙**。寇宗奭謂：**能治療齒縫出血及牙疼，用紙蘸少許蟾酥按住患處，馬上見效**。李時珍說：**能治背部疽、疔瘡及一切惡腫**。

【附方】 **疔瘡走黃**《青囊雜纂》：可用蟾酥和麵為丸，每次放梧子大的丸在舌下，可拔黃出。 **拔取疔毒**《危氏方》：用白麵、黃丹做丸如麥粒大，插入瘡內。 **治療疔瘡惡腫**《乾坤秘韞》：用蟾酥一錢、巴豆四個搗爛，以飯做丸如綠豆大。每次用薑湯送服一丸。過後用萹蓄根、黃荊子研半碗酒服下。四五次後用粥調養。 **治療疔瘡腫硬**《保命集》用針頭散方：用蟾酥、麝香各一錢組成，研末後用乳汁調勻，貯入罐中等其乾燥。每次用少許，以津液調合外敷。

現代醫學研究簡介

一、蟾酥

【來源】 蟾酥為蟾蜍科動物中華大蟾蜍或黑眶蟾蜍等的耳後腺及皮膚腺分泌的白色漿液，經加工乾燥而成。

【化學成分】 蟾蜍的化學成分相當複雜，生理活性物質主要是蟾蜍毒素及其水解產物蟾毒配基，後者主要是脂蟾毒配基、華蟾毒精、蟾毒它靈、嚏根草甙元、日蟾毒它靈、南靈蟾毒精、蟾毒靈活以及華蟾蜍它靈等。

【藥理作用】 1.強心作用。2.升壓和呼吸興奮作用。3.對心肌缺血的影響：蟾酥對血栓形成導致的冠狀血管狹窄而引起的心肌梗塞等缺血性心臟障礙，能增加心肌營養性血流量，改善微循環，增加心肌供氧。4.抗炎、抗病原微生物作用。5.對免疫功能的影響：動物實驗證明，蟾酥劑具有增高小鼠脾臟溶血空斑形成細胞活性率，促進巨噬細胞吞噬功能以及增高血清溶菌酶濃度的作用。6.局部麻醉作用。7.其他作用：（1）利尿作用。（2）鎮咳祛痰作用。（3）對平滑肌的作用：蟾酥能興奮腸管平滑肌，使其收縮振幅加大，頻率加快。（4）對血小板聚集功能的影響：實驗證明對血小板聚集程度和速度均有抑制作用。

二、蟾皮

【來源】 蟾皮為蟾蜍科動物中華大蟾蜍或黑眶蟾蜍等的皮。

【化學成分】 皮的特殊成分，一般與蟾酥相似，參見「蟾酥」條。

三、蟾蜍膽

【來源】 蟾蜍膽為蟾蜍科動物中華大蟾蜍或黑眶蟾蜍等的膽。

【化學成分】 蟾蜍的膽汁成分，可分為高級膽汁酸與膽汁醇兩部分。

【臨床應用】 1.治療腫瘤。2.治療哮喘。3.治療小兒疳積。4.治療疣。5.治療癧腫。6.表面麻醉的應用。7.治療各型牙痛。8.其他：以蟾酥為主的複方製劑治療炭疽，單用蟾酥治療腹水、冠心病和乳腺增生等。

蛙（《名醫別錄》下品）

【釋名】 《名醫別錄》稱：**長股**。《本草綱目》叫：**田雞**、**青雞**、**坐魚**。又叫：**蛤魚**。

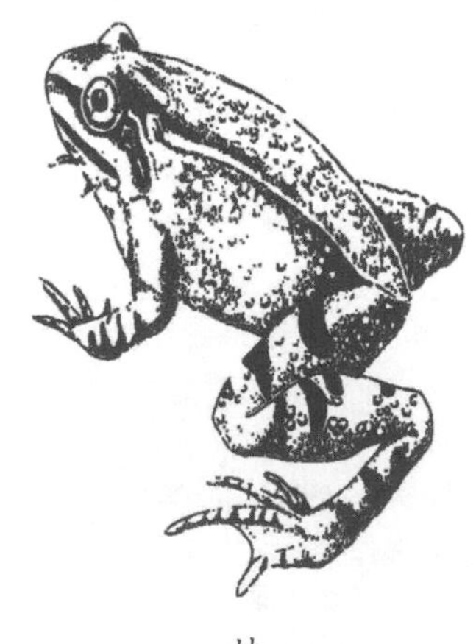

蛙

寇宗奭說：蛙的後腳長，所以善於跳躍。發聲大的叫蛙，聲音小的叫蛤。李時珍謂：蛙喜好鳴叫，發出的聲音像是呼喚它自己的名字。南方人叫它田雞，說它的肉味像雞。又叫坐魚，它的特性喜歡坐著。據《爾雅》、《東方朔傳》記載，關中長安人也常把它當作魚類來吃。蛙字也作鼃字。

【集解】 《名醫別錄》記載：蛙生在水中，隨時可採取。陶弘景說：蜂、蟻、蛙、蟬的種類最多。蛙類中，體形較大而脊背青的一種，俗稱土鴨，鳴聲雄壯。一種黑色的蛙，南方人叫蛤子，味道很美。一種體形較小而善於鳴叫，叫做蛙子的，通稱為蛙。韓保昇講：蛙屬於蛤蟆一類，居於陸地，青脊善鳴，發出蛙聲。李時珍說：田雞、水雞、土鴨，形狀各異，功用相同。四月間吃它味道最美，五月就有點老了，可採入藥。《考工記》說用頸部鳴聲的，屬於蛙黽之類。農人根據蛙聲的早晚大小，用來占卜糧食的豐收和歉產。所以唐代章孝標的詩中說：田家無五行，水旱卜蛙聲。《列子》說：蛙也能化為鴽。

【性味】 **甘，寒；無毒。**

寇宗奭說：性平。李時珍謂：據《延壽書》，蛙骨性熱，吃後會得小便淋澀的病。妊娠中吃蛙，會使子女壽夭。小蛙吃多了，會使人尿閉，臍下酸痛，甚至死亡。可用車前煎水服以緩解病痛。吳瑞認為：正月的蛙叫做黃蛤，不可以吃。

【主治】 《名醫別錄》記載：**能治療小兒赤氣、肌瘡、臍傷，可止痛，補不足之氣**。《日華諸家本草》謂：**能治療小兒熱瘡，殺滅屍疰病蟲，治療癆病，解熱毒**。寇宗奭講：**吃蛙可解除勞熱**。李時珍認為：**有利水消腫的作用**。**燒灰可塗月蝕瘡**。陳嘉謨說：**日常飲食，可調養疳瘦，補益虛損，尤其適合於產婦**。**搗汁服，能治療蛤蟆瘟病**。

現代醫學研究簡介

【來源】 蛙為蛙科動物黑斑蛙或金錢蛙等的全體。以上兩種動物的膽、幼體（蝌蚪）亦供藥用。

【化學成分】 全體每100克含水分87克，蛋白質11.9克，脂肪0.3克，碳水化合物0.2克，灰分0.6克，鈣22毫克，磷159毫克，鐵1.3毫克，硫胺素0.04毫克，核黃素0.22毫克，尼克酸2.1毫克。

【藥理作用】 1.治療燙傷。2.治療膨脹。3.其他：（1）治療浮腫、咳嗽、痰中帶血。（2）治療噎膈反胃。（3）治療急性傳染性肝炎。（4）治療骨結核。

蜈蚣（《神農本草經》下品）

【釋名】　《爾雅》作：**蒺藜、蝍蛆**。又叫：**天龍**。

陶弘景說：《莊子》、《淮南子》都有蝍蛆吃蛇的記載。蝍蛆就是蜈蚣，能制伏蛇。它見了大蛇，便攀緣上去吃蛇的腦。蘇敬謂：山東人稱蜘蛛又叫蝍蛆，也能制伏蛇，而蜘蛛條無制蛇之說。蜈蚣蝍蛆應該是指蜈蚣。蘇頌講：據《爾雅》說，蒺藜是蝍蛆。郭璞注解，似蝗蟲而大腹長角。能吃蛇腦。這好像是另外一種動物。李時珍認為：據張揖《廣雅》及《淮南子注》，都說蝍蛆為蜈蚣，與郭璞的注解相異。許慎以為是蟋蟀，又有人以為是馬蚿（蛆蝍），都是錯誤的。

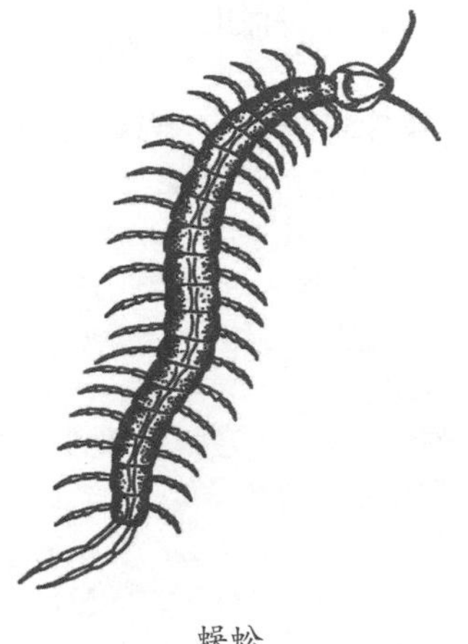
蜈蚣

【集解】　《名醫別錄》記載：蜈蚣以頭、足都是赤色的為優良。陶弘景說：赤足的蜈蚣可從腐爛的積草處採得，曬乾用。黃足蜈蚣不能用。這種蜈蚣很多，有人用火把炙成赤色以假亂真。蜈蚣咬人，可用桑汁、白鹽塗之即癒。

【性味】　**辛，溫；有毒。**

李時珍說：蜈蚣畏蛞蝓、蜘蛛、雞屎、桑皮、白鹽。

【主治】　《神農本草經》記載：**能治療鬼疰、蠱毒、溫瘧等傳染病，蛇、蟲、魚毒等，神志譫妄，精神失常，去蛔、赤、蟯三蟲**。《名醫別錄》謂：**能治療心腹寒熱積聚，能墮胎，去惡血**。《日華諸家本草》說：**能治療癥結積癖**。李時珍認為：**可治療小兒驚癇風搐、臍風口噤、丹毒、禿瘡、瘰癧、便毒、痔漏、蛇瘕、蛇瘴、蛇傷**。

【發明】　蘇頌說：《神農本草經》謂療鬼疰，所以《胡洽方》治療慢性傳染病痰嗽的方劑中用蜈蚣。現今醫家治療小兒口噤不開，不能吮乳，用赤足蜈蚣去足炙烤，研末，加豬乳二合調半錢，分三四次服，給小兒溫灌之，有效。李時珍認為：風和蛇的特性都是迅速的。蜈蚣能制蛇，所以也能截風，是厥陰經藥。它的主治範圍，多屬於厥陰經病症。

【附方】　**治療小兒撮口**《子母秘錄》：用指甲刮破生在小兒舌上及齶上如粟米大的瘡，將蜈蚣研汁敷。也可以用乾蜈蚣。　**治療小兒急驚風**《聖惠方》：用萬金散調乳汁和丸如綠豆大，每歲服一丸，用乳汁送服。方用蜈蚣一條（去足，炙）為末，加丹砂、輕粉等份，研勻。**治療破傷中風可用蜈蚣研末，擦牙去涎**。《儒門事親》則用蜈蚣頭、烏頭尖、附子底、蠍梢等份為末。每服一字或半字，用熱酒灌之，並貼在瘡上。　**治療天吊驚風**，白眼上翻，及角弓反張《直指方》：用雙金散吹鼻。方用大蜈蚣一條劈作兩半邊，麝香一錢分作兩包，研末。分左、右鼻孔吹少許，不可吹多。　**治療口眼瞥蛾**《通變要法》：用蜈蚣三條，分別用蜜炙、酒浸、紙裹煨；天南星一個切作四片，除按以上制法外，另一片生用；半夏、白芷各五錢，全部研成細末，加入少許麝香。每服一錢，熱酒調下，每日一服。

現代醫學研究簡介

【來源】　蜈蚣為大蜈蚣科動物少棘蜈蚣的乾燥體。

【化學成分】　蜈蚣含二種類似蜂毒的有毒成分，即組胺樣物質及溶血性蛋白質，尚含脂肪油、膽甾醇、蟻酸等。

【藥理作用】　1.抗驚厥作用。2.抗腫瘤作用。3.抗真菌作用。

【臨床應用】　1.治療結核。2.治療癌症。3.治療傳染性肝炎。4.治療陽痿。5.治療癲癇。6.治療面神經炎。7.治療慢性骨髓炎。8.治療乳汁瀦留性囊腫。9.治療雞眼。10.治療銀屑病。11.治療中風。12.治療百日咳。13.治療發背。14.治療破傷風。

馬陸（《神農本草經》下品）

【釋名】 《神農本草經》稱：**百足**。《本草衍義》叫：**百節**。《雷公炮炙論》謂：**千足**。又叫：**馬蚿**（音弦）、**馬蠸**（音拳）、**蛩**。郭璞稱作：**馬蠲**。《名醫別錄》叫作：**馬軸**。《爾稚》叫：**馬蠖**。李當之謂：**飛蚿蟲**。蘇敬叫：**刀環蟲**。

陶弘景說：這種蟲的足很多，將它截斷成一寸長，蟲的這一寸還能走。所以《魯連子》說百足之蟲，死而不僵，《莊子》中的蚿憐蛇，指的就是馬陸。

【集解】 《名醫別錄》記載：馬陸生在玄菟川谷。陶弘景說：據李當之講，此蟲長五六寸，像大蛩的形狀，夏季登上樹鳴叫，冬天就進入蟄伏期，今人呼為飛蚿。現在有一種細黃蟲，狀如蜈蚣，但是很長，俗稱土蟲。雞吃了它，會醉悶而死。蘇敬說：此蟲大如細筆管，長三四寸。色彩斑駁，一如蚰蜒。襄陽人稱為馬蚿，亦叫馬軸。也叫刀環蟲，因其死後，捲曲如刀環。不知道這是什麼？李時珍認為：這是蚰蜒，觸碰它的身體，就蜷成環形，不必死時，雞喜歡吃它。馬蚿處處都有。形大如蚯蚓，紫黑色，其足比比至百，而皮極硬，節節有橫紋如金線繞身。首尾一般大。

【性味】 **辛，溫；有毒。**

【主治】 《神農本草經》記載：**能治療腹中癥瘕積聚，以及息肉、惡瘡、白禿**。《名醫別錄》謂：**可治療寒熱痞結，脅下滿**。李時珍認為：**能避邪瘧**。

【發明】 李時珍說：馬陸是神農所傳的藥，雷氏記載了它的炮炙方法，但在古方中很少見到使用，只有《聖惠方》的逐邪丸使用了它。該方主治久瘧發歇無時，用百節蟲四十九枚，濕生蟲四十九枚，砒霜三錢，粽子角七枚。五月五日太陽未出來時，往東南方找尋這兩種蟲，至午時向南研勻，做成小豆大的丸。每次發作的那天早上，男左女右用手拿一丸，嗅上七遍，立刻見效。修治時忌孝子、婦人、師、尼、雞、犬看見。這也符合《名醫別錄》治療寒熱的說法。大概毒物只能外用，不可輕易內服。

現代醫學研究簡介

【來源】 馬陸為圓馬陸科動物約安巨馬陸或其他馬陸類動物的全蟲。

【臨床應用】 1.治療鼻息肉。2.治蛾子。

蚯蚓（《神農本草經》下品）

【釋名】 又叫：**螼螾、朐䏰**（音蠢閏）、**堅蠶**（音遺忝）、**蜸蟺**（音阮善）、**曲蟺**。《本草綱目》稱：**土蟺**。《名醫別錄》謂：**土龍**。《藥性論》叫：**地龍子**。《吳普本草》作：**附蚓**。又叫：**寒蠕、寒蚓、歌女**。

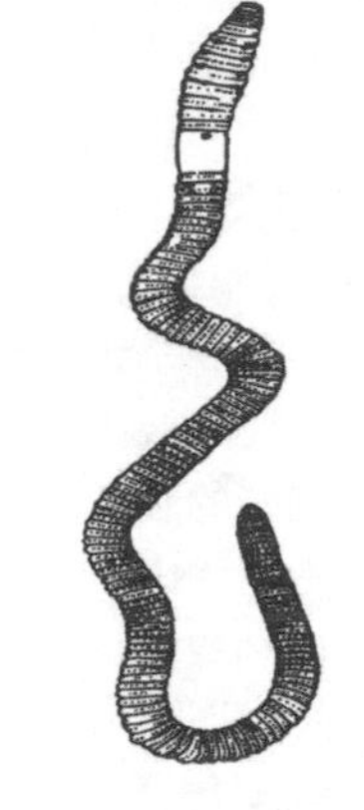

三環毛蚓

李時珍說：蚓的行走姿態是先引而後伸，它的屎堆像土丘，所以得名蚯蚓。《爾雅》稱它為螼螾，巴人叫它朐䏰，都是方音的轉化。蜸蟺、曲蟺，是描述它的形狀。《東方虯賦》形容它像鱔魚一樣彎曲，像走蛇一樣宛轉。方術家們說蚓可興雲弄雨，知道陰晴，所以有土龍、龍子的稱呼。它的鳴叫聲如長吟，所以叫歌女。《日華諸家本草》謂：蚯蚓若是在道路上被人踏死的，叫做千人踏，入藥用更加優良。

【集解】 《名醫別錄》記載：白頸蚯蚓生在平原的土壤中。三月採取，曬乾用。陶弘景說：入藥用白頸的老蚯蚓。道家方術多將採得的蚯蚓去土，灑上鹽，在太陽下曬化成水。蚯蚓的屎叫做蚓塿，也叫六一泥，因為它吃細泥，無沙石，可用來合丹泥釜。李時珍認為：只要是肥沃的土壤，就有蚯蚓，到處都有。它在夏季的第一個月出來活動，冬季的第二個月就蟄伏盤結。下雨之前會先出來，晴天就在夜間鳴聲。有人說它盤結時能化為百合。它與𧈢螽同穴，雌雄相配。所以郭璞說這是無心之蟲，交配不分對象。如今多以為小兒陰腫是此物所咬。《經驗方》載：蚯蚓咬人，患如大痲風病的症狀，鬚眉脫落，只有用石灰水浸之可治。

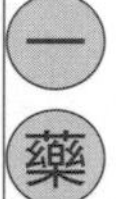

以前，浙江將軍張韶得此病，每晚蚯蚓在體內鳴叫。有一僧人教他用鹽水浸洗，浸數次即癒。寇宗奭說：此物有毒。崇寧末年，隴州士兵夏天洗腳，被蚯蚓咬中而死，後來又有人被咬中毒。有人教他用鹽水浸洗，並服一杯，即癒。

白頸蚯蚓

【性味】 **鹹，寒；無毒。**

【主治】 《神農本草經》謂：**能殺蟲解毒，治療蛇瘕及伏屍、鬼疰、蠱毒等傳染病，能去長蟲。**《名醫別錄》稱：**化為水能治療傷寒伏熱發狂，神志譫妄，及大腹黃疸。**陳藏器說：**飲汁能治療溫病高熱狂言。炒屑能去除蛔蟲。去泥用鹽化水，主治傳染性各種熱病，小兒熱病癲癇，可塗丹毒，敷漆瘡。**蘇敬謂：**用蔥化為汁，能療耳聾。**《日華諸家本草》認為：**可治療中風、癇疾、喉痹。**《蜀本草》謂：**可解射罔毒。**《藥性論》稱：**乾蚓炒為末，主治蛇傷毒。**蘇頌說：**能治療腳風。**李時珍認為：**能主治傷寒瘧疾，大熱狂煩，以及大人、小兒小便不通、急慢驚風、歷節風痛、腎臟風注、頭風齒痛、風熱赤眼、木舌喉痹、鼻息肉、聤耳、禿瘡、瘰癧、卵腫、脫肛，可解蜘蛛毒及蚰蜒入耳。**

現代醫學研究簡介

【來源】 蚯蚓為巨蚓科動物三環毛蚓或縞蚯蚓的乾燥全體。蚯蚓又名地龍，三環毛蚓商品名為「廣地龍」，縞蚯蚓商品名為「土地龍」。

【化學成分】 蚯蚓含有次黃嘌呤、琥珀酸、蚯蚓解熱鹼、蚯蚓素、蚯蚓毒素等，此外尚含磷脂、膽固醇及脂肪酸類。

【藥理作用】 1.降壓作用。2.鎮靜、抗驚厥作用。3.抗組織胺作用及平喘作用。4.解熱作用。5.興奮子宮及腸道平滑肌作用。6.收縮血管作用。7.抗心律失常作用。8.殺精作用。9.抗血栓形成作用。

【臨床應用】 1.治療慢性氣管炎、支氣管炎。2.治療支氣管哮喘。3.治療癲癇。4.治療中風。5.治療精神分裂症。6.治療乙腦後遺症。7.治療三叉神經痛。8.治療高血壓。9.治療癌症。10.治療消化性潰瘍。11.治療化濃性中耳炎。12.治療流行性腮腺炎。13.治療燒傷、燙傷。14.治療濕疹。15.治療慢性蕁麻疹。16.治療固定性紅斑型藥疹。17.治療帶狀皰疹。18.治療丹毒。19.治療小兒鵝口瘡。20.治療膀胱結石。21. 治療股骨幹閉合性骨折。22.治療小兒痰閉症。

蝸牛（《名醫別錄》）

【釋名】 《藥性論》稱：**蠡牛**（蠡音螺）。《爾雅》作：**蚹蠃**（音附螺）、**螔蝓**（音移俞）。陶弘景叫：**山蝸**。也叫：**蝸螺**（《山海經》作倮纍）。俗名：**蜒蚰螺**。又叫：**土牛兒**。

陶弘景說：蝸牛是山蝸（音瓜、媧、渦三音）。形狀上像瓜字，有像牛角一樣的角，所以得名蝸牛。李時珍認為：它的頭偏斜如喎，它的形盤旋如渦，所以有媧、渦的讀法，不僅僅像瓜字。它的行走方式是延引而進，所以叫蜒蚰。《爾雅》叫它蚹蠃。孫炎注解：它是背負蠃殼而行走的，所以稱為蚹蠃。

【集解】 陶弘景說：蝸牛生在山中及人家屋舍附近。頭形像蛞蝓，只是它背著殼。《日華諸家本草》謂：它就是負殼蜒蚰。韓保昇認為：蝸牛形似小螺，呈白色。頭上有四隻黑角，行動時頭伸出來，受驚嚇就縮入殼中。蘇頌講：使用蝸牛，以形圓體大的為優。久雨乍晴，在竹林池沼間多有。有一種扁小無力的蝸牛，常在城牆背陰處，不能用。李時珍說：蝸身有涎，能制蜈蚣、蠍子。夏季炎熱就懸在葉下，往往登升高處，涎枯乾後就自死了。

【性味】 **鹹，寒；有小毒。**

蝸牛畏鹽。

【主治】 《名醫別錄》謂：**能治療賊風喎僻，跌傷扭曲、大腸脫肛、筋脈拘急及驚癇。**甄權說：**生用研汁飲，能止消渴。**李時珍認為：**能治療小兒臍風、撮口，能利小便，消喉痹，止鼻衄，通耳聾，以及治療各種腫毒、痔漏，能制蜈蚣、蠍蠆毒，可研爛塗敷。**

【發明】 蘇頌講：用作嬰孩的藥物最好。李時珍說：蝸牛所主治的病症，大抵取它有解熱消毒的功用。

【附方】 **治療小便不通**《簡易方》：用蝸牛搗貼臍下，以手摩腹。加麝香少許更妙。 **治療**

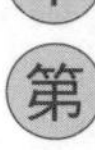
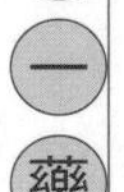

大腸脫肛《聖惠方》：用蝸牛一兩燒灰，和豬脂敷，能使肛縮。還可用乾蝸牛一百枚，炒研細末。每用一錢，以磁石末（飛過赤汁）五錢，水一盞，煎半盞調服。日三服。對痢後脫肛，也有效。　**治療喉痹腫塞**可用蝸牛以綿裹住，以水浸之，含嚥，一會兒就通。還可用蝸牛七枚，白梅肉三枚，研爛，綿裹含嚥，立刻見效。　**治療眼睛生赤白翳膜**可用生蝸牛一枚，將丹砂末搗入殼肉內，在火上炙沸，以綿染汁敷眼眥上，每天二次。　**治療撮口臍風，由於胎熱而成**可用蝸牛五枚去殼，研汁塗口。還可用蝸牛十枚去殼研爛，加入蒔蘿末半分研勻，塗之。　**治療耳聾耳閉**可用蝸牛膏油調一字，滴入耳中。方用蝸牛一兩，石膽、鐘乳粉各二錢半，為末，裝在瓷盒內，用火煅赤，研勻，加入片腦一字。

第十四卷　鱗　部

李時珍說：有鱗的動物分為水、陸二類，分類雖然不同，但同樣都是有鱗的動物。所以龍和蛇是有靈性的動物，魚是生活在水裏的畜牲，種類雖然有區別，但變化的規律相同，原因是本質不同，給人的感覺相同。有鱗一類的動物都是卵生的，而蝮蛇是胎生的；水族類動物都不閉眼睛，而河豚的眼睛可以眨。藍蛇的尾，可以解它頭部的毒；沙魚的皮可以消除吃魚鱠繪形成的積滯。假使不懂得這方面的知識，那麼怎麼能分辨認識它呢？唐代和宋代的本草，蟲魚不分。現在，把蟲魚列為鱗部，分為四類：龍類、蛇類、魚類、無鱗魚類。

一、龍類

龍（《神農本草經》上品）

【釋名】　李時珍說：按許慎的《說文解字》記載，龍的篆文像龍。《生肖論》說龍耳聽力欠佳，所以叫龍。梵文的書把龍叫那伽。

【集解】　李時珍說：按羅願《爾雅翼》說，龍是鱗蟲一類動物裏聲威最高的，最神聖的動物。王符說它的形狀有九像：頭像駱駝頭，角像鹿角，眼像兔眼，耳像牛的耳，頸像蛇的頸項，腹像蜃的腹，鱗像鯉魚的鱗，爪子像鷹的爪子，掌像老虎的掌，這就是龍。它的背部有八十一片鱗甲，具備有九九陽數。它的聲音像輕輕地敲打銅盤。口旁有鬍鬚，頷下有明珠，喉下有逆鱗。頭上有博山，又叫尺木，龍沒有尺木不能升天。龍呵氣就成為雲，既能變水，也能變火。陸佃《埤雅》說龍火得到濕氣燒得更旺，得到水燒得更紅。以人火追趕它就熄了，所以人的相火與它相似。龍是卵生的，也分雌雄，雄龍在上風鳴叫，雌龍在下風鳴叫，固風而化。《釋典》說龍相交配變二小蛇。小說記載龍的性情粗猛，喜歡美玉、空青、吃燕子肉。害怕鐵器和菵草、蜈蚣、苦楝樹葉、五色絲線。所以，吃過燕子的忌渡水，祈求下雨就用燕子，鎮服水患就用鐵製品，激龍者用菵草，祭祀屈原就用苦楝樹葉、五色絲線包裹粽子投到江裏。醫家用龍骨也應該知道龍的習性愛惡如何。

龍骨

李時珍說：龍骨在《神農本草經》裏認為是死龍的骨骼。陶氏認為是蛻骨，蘇、寇對龍骨的說法模稜兩可。我認為龍是神物，好像沒有自己死的這個道理。但是蘇頌引證說是打死了一條龍。《左傳》說養龍的人把龍作為醬吃。《述異記》講漢和帝時下大雨，龍墜落到宮中，漢和帝吩咐把龍作成羹賞賜給群臣。《博物志》記載張華得到醃製的龍肉，說是放入醋就產生各種顏色的光。這些說法說明龍本來有自己死的，應當以《神農本草經》記載的為主。

【性味】　**甘，平；無毒。**

【主治】　《神農本草經》認為：**可治小腹痛悶、神志恍惚、咳嗽上逆、泄痢膿血、女子漏下、癥瘕堅結、小兒發熱驚癇。**《名醫別錄》還認為：**可治心腹煩滿、怨恨惱怒所致氣結心下不能喘息、腸癰內疽陰蝕、四肢枯痿、夜臥自驚，止汗縮小便溺血，養精神安五臟。白龍骨主治多夢遺精。**甄權說：**可以治療懷孕漏**

胎、腸風下血、吐血衄血、下痢口渴，還能健脾澀腸胃。李時珍說：**可以益腎鎮驚，止瘧，收濕氣治脫肛，生肌斂瘡**。

現代醫學研究簡介

【來源】 龍骨為古代哺乳動物如象類、犀牛類、三趾馬等的骨骼的化石；龍齒為以上哺乳動物的牙齒的化石；龍角為古代大型哺乳動物的角骨化石。

【化學成分】 龍骨、龍齒及龍角的主要成分為碳酸鈣、磷酸鈣，龍骨還含鐵、鉀、鈉、氯、硫酸銀等。

【藥理作用】 龍骨主含鈣鹽，吸收後有促進血液凝固、降低血管壁通透性的作用，以及抑制骨骼肌的興奮等作用。

【臨床應用】 龍骨：1.治療淋巴結核。2.治療燙火傷。3.治療盜汗。4. 止血。5.治療脂溢性皮炎。龍齒：鎮驚安神、除煩熱止汗，治驚癇癲狂、失眠多夢。

鯪鯉（《名醫別錄》下品）

【釋名】 郭璞稱：**龍鯉**。《圖經本草》謂：**穿山甲**。又名：**石鯪魚**。

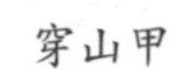

穿山甲

李時珍說：它的形狀像鯉，在山坡丘陵的洞穴裏生活，所以叫鯪魚，通俗稱它叫穿山甲，郭璞作賦稱它為龍鯉。《臨海水土記》說它尾部的刺像三角菱。所以叫它石鯪。

【集解】 蘇頌說：鯪鯉就是現在的穿山甲，產在湖廣、嶺南，以及金、商、均、房諸州，穿山甲深山大谷都有它。陶弘景說：鯪鯉形狀像鼉但形體短小些，又像鯉可是又有四隻腳，黑色，能在陸上生活，也能在水裏生活。太陽出來後爬到岸上，張開鱗甲像死了一樣，引誘螞蟻進入甲裏就把鱗甲閉合起來，鑽入水中，再把鱗甲打開，螞蟻都浮在水面，這樣一個接一個的吃掉。李時珍說：鯪魚形狀像鼉但是小些，背像鯉但是寬些，頭像老鼠但是沒有牙齒，腹部沒有鱗而有毛，長舌頭尖嘴巴，尾與身一樣長。尾部鱗尖而厚，呈三角型，腹內臟腑都是齊全的，只是特別大，常伸出舌來引誘螞蟻吃。有人曾經剖開它的胃，裏面有螞蟻將近一升。

鯪鯉甲

【性味】 **鹹，微寒；有毒。**

【主治】 《名醫別錄》說：**祛五邪，治驚啼悲傷，用鯪鯉甲燒成灰，酒送服方寸匕。還治瘰蟻瘺**。《日華諸家本草》講：**主治小兒驚邪、婦女情緒異常，及疥癬痔漏**。陶弘景說：**治瘰瘡癩及各種蟲疾**。甄權說：**燒灰可敷治惡瘡。還治山嵐瘴瘧**。李時珍說：**能驅除痰瘧寒熱、風痹強直疼痛。還能通經脈，下乳汁，消癰腫，排膿血，通竅殺蟲。**

【發明】 陶弘景說：這東西吃螞蟻，所以治瘰蟻瘺。李時珍說：穿山甲人厥陰經、陽明經。古方很少用。當今風瘧，瘡瘍科，通經，下乳把它作為重要的藥，大概是這東西在山裏打洞居住，依靠在水裏活動找吃的，出陰入陽，能走竄經絡達於病所的原因。

【附方】 **治中風癱瘓，手足不舉**《衛生寶鑒》：用穿山甲（左癱用右甲，右瘓用左甲）炮熟、大川烏（炮熟）、紅海蛤和成厚餅，直徑一寸半，依據左右病，貼腳心，固定好，安坐在密室。把貼了藥的腳浸泡在熱水中，等身體感到發麻，有汗出來就立即把藥去掉。要小心避風，手足自然就好了。半個月再重複一次，就可以根治。忌口，禁房事，注意調養。也治療各種風症。　**治熱瘧不寒**《楊氏家藏方》：用穿山甲一兩，大棗十枚，同燒存性，研末，每次服二錢，發作當天，用五更時取的井水服下。　**治下痢裏急**《普濟本事方》：用穿山甲、蛤粉等份，同炒研末，每次服一錢，空腹溫酒送下。　**治耳內疼痛**：用穿山甲兩個，夾土狗兩個，同炒至焦黃，研成末，每次吹一些到耳內，也治耳聾。　**治腸痔氣痔，下膿血**《本草衍義》：用穿山甲一兩（燒存性），豆蔻三枚，研為末，每次沖服二錢，病情重的加刺猬皮燒成的灰一兩，中病即停藥。

鯪鯉肉

【性味】 **甘、澀，溫；有毒。**

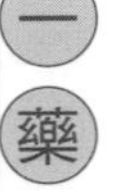
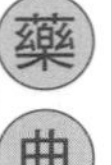
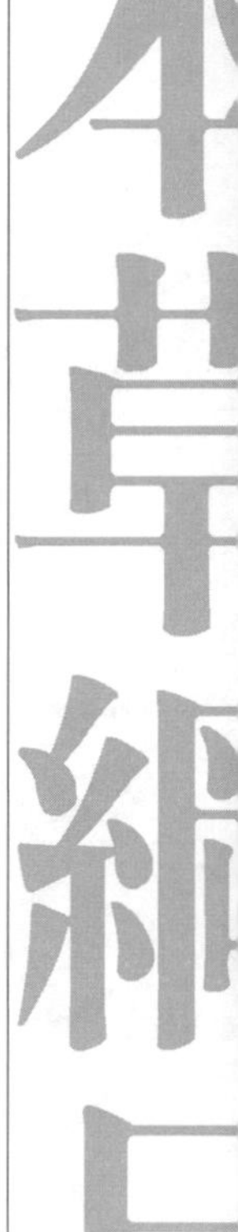

李時珍說：按張杲《醫說》講，鯪鯉肉最容易動風，風發病快，人剛吃少許鯪鯉肉，就引起發病，症狀是四肢突然不能活動，認為鯪鯉這東西性走竄，行血，患風症的人多有血虛的原故。然而它的氣味都不好，也不中用。

現代醫學研究簡介

【來源】 鯪鯉為鯪鯉科動物鯪鯉（穿山甲）的肉或全體。本動物的鱗甲亦供藥用。

【化學成分】 穿山甲鱗甲含大量角蛋白，多種氨基酸，其睾丸腺的脂類含量高，其中有甘油三酯、磷脂、膽固醇脂，尚含糖類，間質細胞含琥珀酸脫氫酶、3β-羥甾脫氫酶、睾酮-7β-羥甾氫酶。

【藥理作用】 穿山甲動脈注射，使麻醉狗的股動脈血流量增加，同時能降低血管阻力，對血管壁有直接擴張作用。

【臨床應用】 1.治療輸卵管阻塞。2.治療卵巢囊腫。3. 治療坐骨神經痛。4.治療乳腺增生。5.治療肺結核。6.治療狹窄性腱鞘炎。7.治療腦出血。

守宮（《本草綱目》）

【釋名】 蘇恭稱：**壁宮、蠍虎**。李時珍叫它：**壁虎**。又名：**蝘蜓**（音偃殄）。

陶弘景說：蝘蜓喜歡攀緣籬笆牆壁，用紅色的東西餵養它，長到三斤就把它殺掉，曬乾研末用來塗抹女人身子，有性生活就脫落，沒有就像紅痣一樣，所以叫守宮，而蜥蜴也叫守宮，特別難分辨。按東方朔說，不是守宮就是蜥蜴，這個說法對。守宮蘇敬說：蝘蜓又叫蠍虎，因為它經常在屋沿牆壁活動，所以又叫守宮，也叫壁宮。用紅色東西飼養以點塗女人，是荒謬的說法。李時珍說：守宮善於捕食蠍、蠅，所以得到虎的名字。

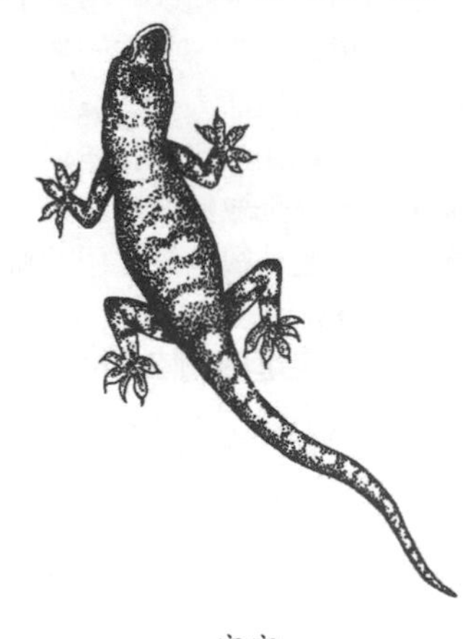
守宮

【集解】 李時珍說：守宮，到處房屋牆壁都有。形狀像蛇醫，灰黑色，扁頭長頸子，長著細鱗有四隻腳，長的六七寸，沒有聽說過咬人。南方人有的稱為十二時蟲，就是守宮一類而身上有五色的。

【性味】 **鹹，寒；有小毒。**

【主治】 李時珍說：主治中風癱瘓，手足不舉，或曆節風痛，治抽風驚癇，小兒疳痢血癥包塊，癧風瘰癧，療蠍螫傷。

【發明】 李時珍說：守宮原先附見於石龍條後，說它不能作藥用。近來不少方術常常用它。楊仁齋說驚癇症都是心血不足，守宮的血與心血相類似，所用治療驚癇，是取守宮血用來補心。這個說法好像是正確的，而實際不是這樣。大凡守宮都吃蠍蠆，蠍蠆是治風的要藥，所以守宮治療風症驚癇各種疾病，也是由於蜈蚣、蠍子的藥性能通透經絡，並且能入血分，所以能治療血分病、瘡瘍病。守宮祛風，石龍利水，功用自然有區別，不能不懂得。

【附方】 **治療小兒臍風**《筆峰雜興方》：用壁虎後半截焙乾研末，男用女乳，調勻，加入少量稀雞矢，摻與舌根及牙關，再用手蘸藥抹擦小兒，使出汗，效果很好。　**治久年驚癇**《奇效方》用守宮膏：守宮一個，剪去四腳，連血研爛，加入珍珠、麝香、龍腦香各二錢，研勻，用薄荷湯調服。在服藥之前先用吐下藥祛除痰涎，然後再用這個藥，效果特別好。　**治小兒撮口**《方廣附餘》：用朱砂末先放入瓶中，再捕捉一隻活蠍虎放到裏面，讓它在瓶裏吃朱砂末，過一個多月等蠍虎的身體變紅，就把它陰乾研成細末，每次用薄荷湯送下三四分。　**治心虛驚癇**《直指方》：用褐色壁虎一隻，連血研爛，加入少量朱砂、麝香末，薄荷湯調服，接著服二陳湯，效果非常好。　**治癱瘓走痛**《醫學正傳》：用蠍虎（蝘蜓）一隻（炙黃），陳皮五分，罌粟殼（蜜炒）一錢，甘草、乳香、沒藥各二錢半，研成細末，每次服三錢，水煎服。

現代醫學研究簡介

【來源】 守宮俗稱壁虎，為壁虎科動物無蹼壁虎或其他幾種壁虎的全體。

【臨床應用】 1.治療創傷感染。2.治療結核。3.治療各種竇道、瘺管。4. 治療早期雷諾氏病。5.治療晚期食道癌。6.治療黃色素瘤。

蛤蚧（《開寶本草》）

【釋名】 《日華諸家本草》稱：**蛤蟹**。又稱：**仙蟾**。

馬志說：一雌一雄，常常自叫自的名字。蛤蚧李時珍說：蛤蚧因它發出的聲音而得名。稱仙蟾是因它的體形而得名。嶺南人稱蛙為蛤，也因為它的頭形像蛙、像蟾。雷斅把雄蛤蚧稱蛤把雌蛤蚧稱蚧，也說得通。

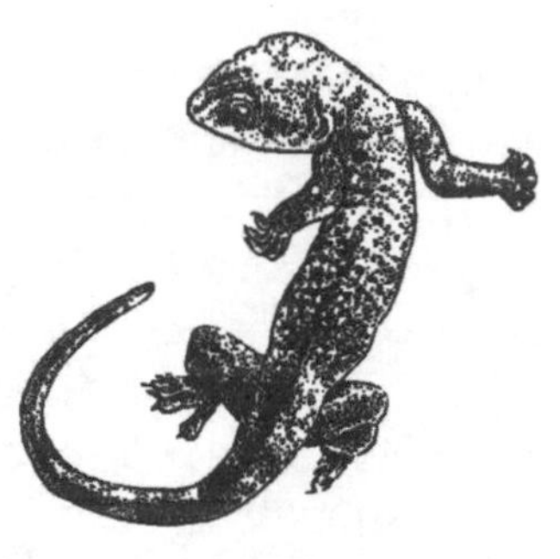
蛤蚧

【集解】 馬志說：蛤蚧生長在嶺南的山谷裏，以及城牆或大樹間。形狀像大守宮，身長四五寸，尾巴與身子一樣長。它最顧惜自己的尾巴，碰到人要捉它，往往自己咬斷自己的尾巴而逃去。藥力剛好在尾巴，尾巴不全就沒有效。揚雄的《方言》說桂樹林中，守宮是能叫的，俗稱它為蛤蚧，大概它們相似。掌禹錫說：按照《嶺表錄異》講，蛤蚧頭像蛤蟆，背部有細鱗，如蠶子，土黃色，身子短，尾巴長。多在榕樹及城樓間做巢。雌雄互相跟隨，清早和傍晚就叫。有的人說叫一聲是一歲，鄉下人採集了去賣，說能治療肺部疾病。李杲說：蛤蚧生活在廣南水裏，晚上在榕樹上居住，雌雄互相跟隨，捉到一個可以得到二個。最近在西路也發現有蛤蚧，形狀雖然小一些，滋補作用一樣，鄉下人採集後剖開腹，用竹籤撐開，曬乾出售。蘇頌說：人們想要捕到頭尾完整的蛤蚧，要用兩根長柄鐵叉，好像黏竿的樣子，等候在榕樹之間，看到蛤蚧就用叉刺，一根刺頭，一根刺尾，這樣它就不能咬住尾巴，作藥用雌雄同用，有的人說男性用雌的，女性用雄的。雷斅說雄的是蛤，皮粗口大，身子小，尾巴粗；雌的是蚧，皮細口尖，身子尾巴小。李時珍說：按段公路《北戶錄》說，蛤蚧的頭像蟾蜍，背是淺綠色，上有土黃斑點，好像古錦的花紋，一尺左右長，尾巴短，叫的聲音很大，往往住在古樹洞裏，也就是守宮、蜥蜴一類。顧岕《海槎餘錄》說廣西橫州一帶蛤蚧很多，雌雄上下互相呼叫幾天，感情融洽就開始交配，兩個相互抱在一起，自己掉到地上。人們去捕它，也不知道，捉到後用手分它，死了也不能分開，就用熟稿草細細纏起來，蒸熟曬乾出售，製成房中之藥，效果很好。平常捕到的，不論雌雄，只能做普通藥或獸醫方用罷了。

【性味】 **鹹，平；有小毒。**

【主治】 《開寶本草》說：**主治長久咳嗽，肺癆傳屍，殺鬼物邪氣，下淋瀝，通水道**。《日華諸家本草》說：**主治下石淋，通月經，治肺氣，療咳血**。《海藥本草》說：**治肺痿咳血、咳嗽喘氣、治跌打損傷**。李時珍說：**補肺氣，益精血，定喘止咳，療肺癰消渴，助陽道**。

【發明】 寇宗奭說：蛤蚧補肺虛，治療虛勞咳嗽功效好。李時珍說：過去的人講，補能去弱，是指的人參、羊肉一類。蛤蚧補肺氣，定喘止渴的功用像人參，益陰血助精補虛，功用同羊肉。近代治療勞損痿弱，許叔微治消渴，都用它，全是取蛤蚧的滋補作用。劉純說氣液衰弱，陰血枯竭的人宜用蛤蚧。何大英說定喘止咳，沒有比蛤蚧好的。

【附方】 **治療肺癰久咳不癒**寇宗奭：肺積虛熱成癰，咳出膿血，早晨傍晚咳嗽不止，呼吸不暢，胸膈噎痛。用蛤蚧、阿膠、鹿角膠、生犀角、羚羊角各二錢半，河水三升，放在銀器或石器內用文火熬至半升，濾汁。不斷仰臥下慢慢小口嚥。每天一服。刑部張子皋患這種病，樞密田況傳授這個方，服下後就好了。　**治喘咳面部浮腫及四肢浮腫**《普濟本事方》：用蛤蚧一雌一雄，頭尾都是全的，法酒與蜜調和塗在上面，炙熟，似人形的紫團人參半兩研成細末，化蜂蠟四兩，混合後做成六個餅子，每次煮糯米粥一盞，放一個餅攪化，細細趁熱小口小心的喝下。

現代醫學研究簡介

【來源】 蛤蚧為壁虎科動物蛤蚧的乾燥全體。

【化學成分】 蛤蚧肉含肌肽、膽鹼、肉鹼、鳥嘌呤、蛋白質、脂肪，肝含甲基對硫酮還原型谷胱甘肽S-甲基轉移酶、谷胱甘肽，蛻皮內層含α-角蛋白，蛻皮外層含β-角蛋白。此外，蛤蚧還含有以甘氨酸為主的14種氨基酸。

【藥理作用】 1.抗應激和免疫增強作用。2.激素樣作用。3.其他：蛤蚧的乙醇提取物，能增加白細胞的移動力，增強肺、支氣管和腹腔吞噬細胞的吞噬功能。其抗炎作用可能與蛤蚧所含的多肽物質有關。

【臨床應用】 1.治療支氣管哮喘。2.治療黴菌性陰道炎。3.治療酒渣鼻。4.其他：尚有運用蛤蚧配合其他藥物治療慢性二硫化碳中毒性眼病、宮頸糜爛等疾患。

二、蛇類

蛇蛻（《神農本草經》下品）

【釋名】 甄權稱：**蛇皮**。《本草綱目》稱：**龍退**。《名醫別錄》稱：**龍子皮**。《神農本草經》叫：**弓皮、蛇符、龍子衣**。俗名叫：**蛇殼**。吳普稱：**蛇筋**。

李時珍說：蛇字，古文的寫法像蛇，宛轉有盤曲之形。蛻音脫，又音退，退脫的意思。符、筋都是後世的隱名罷了。

蛇蛻

【集解】 《名醫別》說：蛇蛻出產在荊州一帶的川谷和田野。五月五日、十五日採集到的好。陶弘景說：草叢裏很少見到虺蝮蛇蛻，只有較長的蛇蛻，多半是赤練蛇、黃頷蛇之類，它的皮不好分辨，只要取石頭上完整的就為好。蘇頌說：南方一帶的木頭上、石頭上，以及住家的牆壁間，經常有蛇蛻。蛇脫皮沒有固定的時候，接觸不乾淨的東西就脫皮，吃得過飽也脫皮。

【性味】 **甘，平；無毒。火熬了最好。**

【主治】 李時珍說：**蛇蛻可以避惡，去風殺蟲，燒成末服可治婦人吹乳、大人喉風，退目翳，消木舌。敷治小兒重舌重齶、唇緊解顱、面瘡月蝕、天泡疹、大人疔腫、漏瘡腫毒。煎成湯劑，洗治各種毒蟲所傷。**

【附方】 **治喉痹，小兒咽喉腫痛**《心鏡》：用蛇蛻燒成末，以乳汁送服，每次服一錢。 **治咽喉紅腫痛，氣塞不通**《杜壬方》：用蛇蛻（炙）、當歸各等份研末，溫酒送服一錢取吐。 **治大小口瘡**《嬰孩寶書》：蛇蛻皮用水浸泡變軟，擦口內，一二遍後就能痊癒，再用藥貼腳心。

現代醫學研究簡介

【來源】 蛇蛻為遊蛇科動物黑眉錦蛇、錦蛇、烏梢蛇、赤練蛇等多種蛇蛻下的皮膜。

【化學成分】 蛇蛻含骨膠原。骨膠原由多種氨基酸組成，含多種不飽和脂肪酸，以C_{2014}、C_{2411}脂肪酸為主。

【臨床應用】 1.治療中耳炎。2.治療毛囊炎、癤腫。3.治療膿毒血症。4.蛇蛻亦用於頸椎病的治療。5.治療混合痔。6.治療手足癬。

白花蛇（《開寶本草》）

【釋名】 《本草綱目》叫：**蘄蛇**。又稱：**褰（音牽）鼻蛇**。

寇宗奭說：各種蛇的鼻都向下，只有這種蛇鼻向上，背部有方塊花紋，以此得名。

【集解】 李時珍說：白花蛇，湖南、湖北、四川都有，只有蘄蛇著名，然而這種蛇蘄地也出產不多。市面上店裏賣的，官府得到的，都是

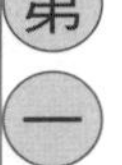
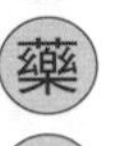
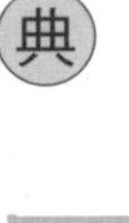
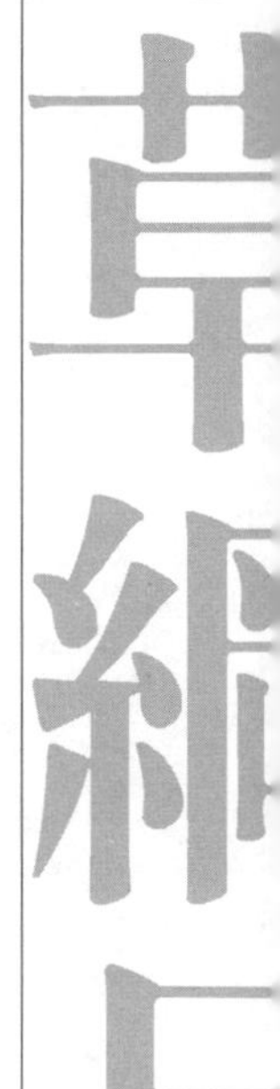

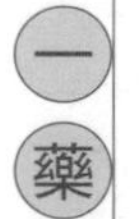

從江南興國州的齊地山裏採捕來的。白花蛇頭像龍，口像虎，黑底白花，脅有二十四個方塊花紋，腹部有含珠樣的斑塊，口中有四顆長牙，尾部有一個像佛指樣的鱗甲，一二分長，腸的形狀像連珠。常在石南藤上吃花葉，人們憑這尋找捕獲它。捕捉它時先撒砂土一把，它就盤曲伏著不動，用叉叉住，以繩子掛起來，用鋒利的刀剖腹去腸物。再反過來從尾部吊起蛇，洗滌腹部內的雜物，蓋護創口，用竹支起固定，屈曲盤起，縛紮炕乾。蘄地出的白花蛇，雖然乾枯但眼睛發亮不凹陷。其他地方出產的白花蛇就不是這樣。

【修治】　蘇頌說：蛇頭尾各一尺，有大毒不能用。只用中段幹的，以酒浸泡，去皮骨，炙過後儲存才不被蟲蛀。它的骨、刺要遠遠丟掉，因為它傷人，它的毒性跟活蛇的毒性一樣。寇宗奭說：凡用蛇，要去頭尾，換酒浸泡三天，以火炙乾，把皮、骨去盡。這皮、骨毒很大，不能不防。李時珍說：黔蛇長而大，所以頭尾可去一尺。蘄蛇只能將頭尾各去三寸。也有單用頭尾的。大一點的蛇，只能得到四兩淨肉，放久了容易蟲蛀，只有取肉密封儲藏，十年也不壞。按《聖濟總錄》講，凡用白花蛇，春秋季用酒浸泡三天，夏季浸泡一天，冬季浸泡五天，取出以炭火焙乾，用這方法製作三次，以砂瓶裝盛埋在地下一夜，出火氣去皮骨，取肉用。

白花蛇肉

【性味】　**甘、鹹，溫；有毒。**

李時珍說：蛇肉與酒配伍效果好。

【主治】　《開寶本草》說：**主治中風及濕痹出現麻木不仁、筋脈拘急、口眼喎斜、半身不遂、骨節疼痛、腳弱不能久立，或突然感受風邪全身瘙癢、麻風病疥瘡癩瘡**。蘇頌說：白花蛇治療風症，比其他各種蛇見效快，貴州地方的人用它治療各種藥不效的全身疥瘡癩瘡。取新鮮白花蛇的中間部分，將磚燒紅，把醋澆在磚上產生蒸氣，再把蛇放在上面，用盆扣一夜。反覆三次，去骨取肉，擇取五味煮爛，一頓吃完。昏昏沉沉睡一晚上，醒了，瘡疾隨皮脫去，病就好了。甄權說：**白花蛇能治療肺風鼻塞、浮風癮疹、白癜風、癧瘍斑點**。李時珍說：**白花蛇通治各種風症、破傷風、小兒風熱、急慢驚風抽搐、瘰癧漏疾、楊梅瘡、痘瘡倒陷**。

【附方】　**治療風癱癘風，全身疥癬**《醫壘元戎》用驅風膏：白花蛇肉四兩（酒炙），天麻七錢半，薄荷、荊芥各二錢半，研末。好酒二升，蜜四兩，放在石器裏熬成膏。每次服一錢，溫開水送服，日三次。立刻到暖和的地方讓汗出來。十天見效。**治各種新久風症出現手足緩弱、口眼喎斜、語言謇澀，或筋脈攣急、肌肉頑痹、皮膚燥癢、骨節疼痛，或生惡瘡疥癩等疾**。《瀕湖集簡方》用世傳白花蛇酒：白花蛇一條，溫水洗淨，頭尾各去三寸，酒浸，去骨刺，取淨肉一兩，加全蠍（炒）、當歸、防風、羌活各一錢，獨活、白芷、天麻、赤芍藥、甘草、升麻各五錢，銼碎，用絹袋盛裝。用糯米二斗蒸熟，製酒，將袋放在缸裏，等酒製成後，取酒和藥袋密封，煮熟，放陰涼處過七天出毒。每次服溫酒數杯，常服不許斷。這個方是蘄州民間記錄下來的，以作為饋贈給吃蛇者的禮物，這種風俗不知是從什麼時候開始的。**治各種風症癧癬**《瑞竹堂經驗方》用瑞竹白花蛇酒：白花蛇一條，酒潤，去皮骨，取肉用絹袋盛儲。蒸糯米一斗將酒麴放在缸底，蛇出來了，把蛇曬乾研末，每次服三至五分，溫酒送下。再用濁酒調和酒糟做餅子吃，效果更好。

現代醫學研究簡介

【來源】　白花蛇為蝮蛇科動物五步蛇或眼鏡蛇科動物銀環蛇幼蛇等除去內臟的全體。

【化學成分】　白花蛇蛇體主含蛋白質、脂肪、氨基酸等物質。蛇毒中含有凝血酶樣物質，酯酶及三種抗凝血物質。

【藥理作用】　1.降壓作用。2.降脂及降低血液黏稠度作用。3.鎮靜、催眠作用。

【臨床應用】　1.治療神經根型頸椎病。2.治療骨質增生。3.其他：白花蛇尚用於治療老年性膝骨關節炎、骨及關節結核、腦血栓形成、腦梗塞、多發性神經炎、風寒濕痹等。

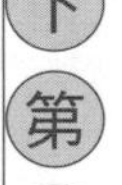
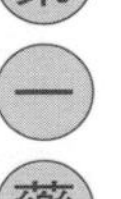
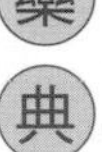
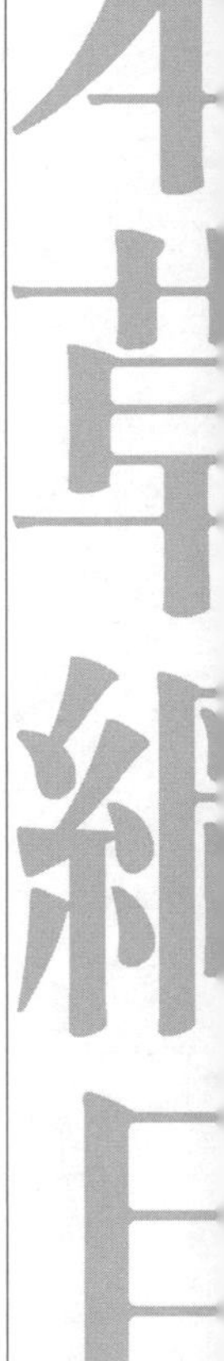

烏蛇（《開寶本草》）

【釋名】　《本草綱目》稱：**烏梢蛇、黑花蛇**。

【集解】　馬志說：烏蛇生長在商洛山，背部有三條稜，顏色黑得像漆。性情和善，不咬東西。江東有黑梢蛇能纏繞別的動物，烏梢蛇直至纏死，也是這一類。寇宗奭說：烏蛇的脊背較高，社會上稱劍脊烏梢，尾部細長，能穿小銅錢一百文的品質好。有身長一丈多的，它的習性怕黃鼠狼。蛇類中只有這種蛇入藥最多。雷斅說：凡是一切蛇，須分辨雌雄、產地。蘄州烏蛇，頭上有一行逆毛，約二寸長，毛深半分，頭尾相對，作藥用，效果如神，每條蛇重一兩以下最好。這地方的蛇多作為貢品。蛇腹部下面有白帶子一條，長一寸的是雄蛇，適宜於作藥用。採得後去掉頭和皮、鱗、帶子。截斷，用苦酒浸一夜，濾出，柳木火炙乾，再炙酥。在屋裏地上掘坑，埋一夜，再炙乾用。或者用酒煮乾用也行。李時珍說：烏蛇有兩種，一種劍脊細尾巴的是上品；一種長大沒有劍脊而尾稍細的，名風梢蛇，也可以治風疾，但藥力要差一些。

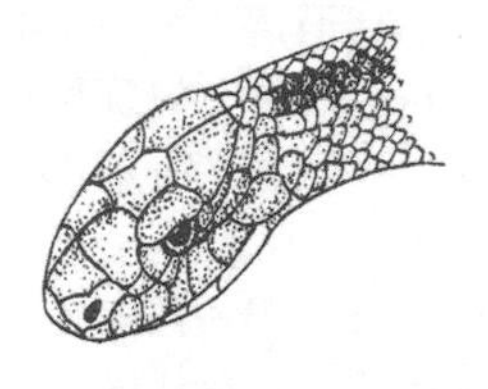

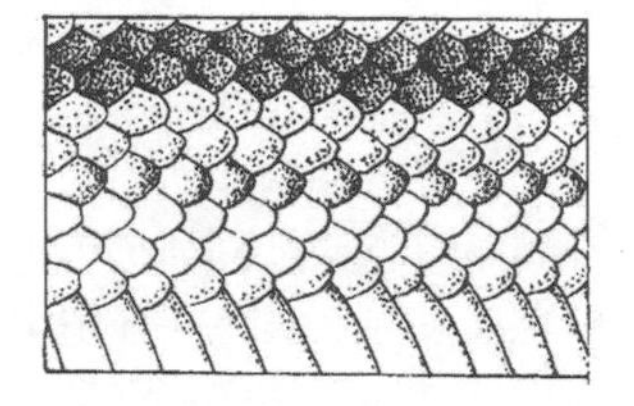

烏梢蛇

烏蛇肉

【性味】　**甘，平；無毒**。

【主治】　《開寶本草》說：**主治各種風症頑痹、肢體麻木不仁、風瘙癮疹、疥癬**。甄權說：**治熱毒邪風、皮肌生癩、眉毛鬍鬚脫落、痘疥諸瘡**。李時珍說：**功用與白花蛇相同，但藥性平和，無毒**。

【附方】　**治麻風**《朝野僉載》：商州有一個人得了麻風，家裏人厭惡他，在山上替他蓋了茅屋。有烏蛇掉進酒罎裏，病人不知道。喝了酒病慢慢好了，罎子底見到蛇骨頭才知道病好的原因。用烏蛇三條蒸熟，取肉焙乾研末，蒸餅做成米粒大小藥丸，用來餵雞，餵盡，殺雞熏熟，取肉焙乾研末，每次用酒吞服一錢，或蒸熟餅做成丸藥服，不過三五隻雞就可痊癒。《秘韞方》：用大烏蛇一條，打死裝起來，等它腐爛，用兩碗水浸泡七天。去掉皮骨，加入糙米一升，浸一天曬乾。白雞一隻，餓一天，用浸過的米餵它，等雞毛脫掉後，殺雞煮熟吃，以酒送下，吃完了，用熱水一盆，浸洗大半天，病就自然好了。

烏蛇膽

【主治】　李時珍說：**治麻風病、惡瘡、舌頭麻木**。

【附方】　**治麻風病**《王氏博濟方》大風龍膽膏：用冬瓜一個，截去五寸長，去瓤，在地上挖三尺深的坑，清理乾淨；把冬瓜放在坑裏，以烏蛇膽一個，消梨一個，放在瓜上，隔土蓋好。放三至七天，看一次，瓜沒有多大損壞，再等四十九天，三種東西都化為水，從瓜皮裏取出，每次用小半杯，以酒調和服下，三兩次就痊癒。輕微風疾，每次服一湯匙。

現代醫學研究簡介

【來源】　烏梢蛇為游蛇科動物烏梢蛇的乾燥體。

【化學成分】　主含蛋白質及脂肪。

【藥理作用】　烏梢蛇血清對小白鼠次全致死量或二倍致死量的五步蛇毒的注入均有明顯的保護作用。

【臨床應用】　1.治療瘙癢性皮膚病。2.治療濕疹等皮膚疾患。3.治療骨結核、骨髓炎。4.治療痛痹。

水蛇（《本草綱目》）

【釋名】　又名：**公蠣蛇**。

【集解】　李時珍說：水蛇到處都有，生活在水中，像鱔那麼大，黃黑色，有彩色花紋，齧人，無太大毒。陶弘景說：公蠣蛇能變成鱧的就是這種蛇。水中又有一種泥蛇，黑顏色，穴居，成群活動，咬人有毒，與水蛇不同。張文仲《備急方》說山中有一種蛇，與公蠣蛇相似，也不咬人。

水蛇肉

【性味】　**甘、鹹，寒；無毒。**

【主治】　李時珍說：**主治消渴煩熱、毒痢。**

【附方】　**治消渴，四肢煩熱，口乾心躁**《聖惠方》用水蛇丸：活水蛇一條，剝皮炙黃研末，蝸牛五十個，水浸五天取涎，加入天花粉末煎濃，加入麝香一分，粟飯和丸如綠豆大，每次服十丸，用薑湯送下。

現代醫學研究簡介

【來源】　水蛇為游蛇科動物水蛇的全體。生居於水田、池溝等。捕食魚類。有輕微毒。

蝮蛇（《名醫別錄》下品）

【釋名】　又名：**反鼻蛇**。

李時珍說：按王安石《字說》講，蝮，觸及它就回過頭來；它傷害人，人也回覆，所以稱蝮。

【集解】　陶弘景說：蝮蛇，色黃黑如土，白色斑紋，黃頷尖口，毒性劇烈。虺，形體短而扁，毒性與蚖相同。蛇的種類很多，只有這兩種蛇及青蝰蛇毒性最猛。被咬著的人不及時治療，往往會死。蘇敬說：蝮蛇像土地一樣的顏色，鼻反、口長、身短，頭與尾相似，山南漢、沔之間多有這種蛇。也叫蚖蛇，沒有第二種。蘇頌說：蝮蛇形體不長，扁頭尖嘴。頭上有斑塊，身體有紅花紋斑，也有青黑色的。人們侵犯它，它把頭和尾連在一起。

蝮蛇膽

【性味】　**苦，微寒；有毒。**

【主治】　《名醫別錄》說：**主治婦女前陰生瘡**。甄權說：**殺下部蟲**。李時珍引《外台秘要》說：**治療各種騙疾，研末敷患處。如果疼痛，把杏仁搗碎摩擦患處。**

蝮蛇肉

【性味】　**甘，溫；無毒。**

【主治】　《名醫別錄》說：**釀成酒可治療癩疾、各種瘺症、心腹痛，下結氣，消除蟲毒。**甄權說：**治療五痔、腸風下血**。陳藏器說：**主治麻風、各種惡風、惡瘡瘰癧、皮膚頑痹，及半身萎縮，手足臟腑間的重病**。取活蛇一條，放入容器中，加入醇酒一半，封定，埋在馬溺處，過一年後起出、打開，蛇已溶化，酒味猶存。患有上述各種病症的人，服一升酒左右，自然感到全身像風輕輕吹過似的，之後痊癒。但是有小毒，不能一次喝完。如果喝其他的藥，就沒有這個藥力強。又說生癩瘡的，取一塊蝮蛇肉（其他蛇肉也可以），燒熱坐上，當有紅色蟲子好像馬尾一樣出來時，再取蛇肉塞在鼻中。

【發明】　李時珍說：癩疾感受天地肅殺之氣而成，是很纏身、很重的疾病，蝮蛇稟天地陰陽毒烈之氣而生，是很惡毒的東西，以毒物攻治毒病，是從其類。

【附方】　**治白癩**《肘後備急方》：抓大蝮蛇一條，不使它受傷，用酒一斗浸泡，糠火加溫使酒稍熱，取蛇一寸，和臘月豬油搗爛敷患處。

蝮蛇皮

【主治】　蘇敬說：**燒灰治療疔腫、惡瘡、骨疽。**

蝮蛇蛻

【主治】　蘇敬說：**治療身癢疔腫、疥癬、惡瘡。**

現代醫學研究簡介

【來源】　蝮蛇為蝮蛇科動物蝮蛇，除去內臟、全體，本動物的皮、骨、膽、脂肪、蛻皮均供藥用。

【化學成分】　從蝮蛇蛇毒中已分離提純出以下成分：出血因數HR-Ⅰ、HR-Ⅱ、蛋白酶b，一種緩激肽釋放酶及兩種緩激肽破壞酶，和強化因數E。

【藥理作用】　蝮蛇毒成分複雜，作用也很複

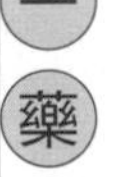

雜，一般認為，蝮蛇毒是以血循毒為主的血循、神經複合毒。它能大量釋放血管活性物質如組織胺、5-羥色胺及緩動素等，破壞紅血球，增加毛細血管通透性，使血漿和體液大量喪失，血容量不足。蝮蛇毒可直接對心臟造成損害，可引起心肌出血，心肌纖維濁腫斷裂。

【臨床應用】 1.治療麻風病。2.治療蝮蛇咬傷。3.治療中風。4.治療類風濕關節炎。5.治療風濕性關節炎，甲狀腺功能亢進和銀屑病。

三、魚類

鯉魚（《神農本草經》上品）

【釋名】 李時珍說：鯉魚鱗有十字形紋理，所以叫鯉。雖死，鱗不發白。蘇頌說：崔豹講，兗州人稱鯉為玄駒、白鯉為白驥、黃鯉為黃騅。

鯉魚肉

【性味】 **甘，平；無毒。**

《日華諸家本草》說：涼、有小毒。寇宗奭說：鯉魚是至陰之物，所以魚鱗有三十六片。陰極則陽復，所以《素問》說魚使人熱中。王叔和說熱則生風，吃鯉魚過多的人就能發風熱。《日華諸家本草》說涼，是不對的。患風症的人吃了鯉魚，留下的禍患無窮。李時珍說：按朱丹溪講，各種魚在水裏不停游動，都能動風動火，不只是鯉魚。孟詵說：鯉魚脊背上兩條筋及黑血有毒。小溪小澗中的鯉魚毒在腦中，都不能吃，凡是燒鯉魚都不能讓煙進入人的眼睛，會損害人的視力。三天內就出現症狀。天行病（流行病）發生後，下痢及宿癥都不能吃鯉魚，服天門冬、朱砂的人不能吃，不能與狗肉及葵菜同吃。

【主治】 《名醫別錄》說：**煮食鯉魚可治療咳逆上氣、黃疸，可以止渴。生用可治療水腫腳滿，下氣。**《日華諸家本草》說：**治療懷孕身腫、胎氣不安。**李時珍說：**煮鯉魚吃可以下水氣，利小便。**陳藏器說：**做成魚塊吃，溫補，去冷氣，痃癖氣塊，橫關伏梁，結在心腹。**《食用心鏡》說：**治上氣、咳嗽喘促。**李時珍說：**將鯉魚燒焦研末，能發汗，平喘止咳，通乳，消腫。米飲調服治大人小兒暴痢。用童便浸煨，止反胃及惡風入腹。**

鯉魚膽

【性味】 **苦，寒；無毒。**

【主治】 《神農本草經》說：**治療目熱赤癰、青盲，可以明目，久服能使身體健壯，增強志氣。**甄權說：**鯉魚膽滴眼可治目赤、目腫、翳痛。塗摩治療小兒熱。**陳藏器說：**滴入耳中治療耳聾。**

現代醫學研究簡介

【來源】 鯉魚為鯉科動物鯉魚的肉或全體。本動物的鱗（鯉魚鱗）、皮（鯉魚皮）、血（鯉魚血）、腦（鯉魚腦）、目（鯉魚目）、齒（鯉魚齒）、膽（鯉魚膽）、腸（鯉魚腸）、脂肪（鯉魚脂）亦供藥用。

【化學成分】 新鮮鯉魚肉約含肉漿86%，肉基質13%；每100克約含水分77克，蛋白質17.3克，脂肪5.1克，灰分1克（其中鈣25毫克，磷17.5毫克，鐵1.6毫克）。

【藥理作用】 從鯉魚組織中可分離出一種具有促性腺作用的糖蛋白。

【臨床應用】 1.治療肝硬化腹水。2.治療腎病低蛋白水腫。

鯇魚

【釋名】 李時珍說：**鯇**（音患）**魚、草魚**。又名：**鰀**（音緩又音混），郭璞作鯶。它的性情舒緩，所以鯇魚也叫鰀魚。俗名叫草魚，因為它吃草。江西、福建養魚，用草作飼料餵養它。

【集解】 陳藏器說：鯇魚生長在江裏、湖裏，形狀像鯉魚。李時珍講：郭璞說，現在鯶魚，比鱒魚大，就是這種魚。它的體型長而圓，肉厚而鬆，形狀類似青魚，有青、白兩色。白色的，口味美，商人多賣這種魚。

【性味】 **甘，溫；無毒。**

李時珍說：李鵬飛講，能引發各種瘡。

【主治】　李時珍說：**能暖胃和中**。

現代醫學研究簡介

【來源】　鯇魚為鯉魚科動物草魚，本動物的肉（鯇魚肉）、膽（鯇魚膽）均供藥用。

【化學成分】　每100克含水分77克，蛋白質17.9克，脂肪4.3克，灰分1克，鈣36毫克，磷173毫克，鐵0.7毫克，硫胺素0.03毫克，核黃素0.17毫克，尼克酸2.2毫克g。

石首魚

【釋名】　《嶺表錄異》稱：**石頭魚**。《本草拾遺》稱：**鮸**（音免）**魚**。《浙志》稱：**江魚**。《臨海志》稱：**黃花魚**。乾魚被稱為**鯗**（音想，也作鱶）**魚**。

李時珍說：鯗能養人，人經常想它，所以從養字。羅願說：各種魚曬乾都成為鯗，但味道不及石首魚美，所以石首魚獨得鯗魚的美稱。以顏色白為品質好，所以叫白鯗，如果晚上放外面經過了露水和風，那就變成了紅色，味道也沒有了。

【性味】　**甘，平；無毒**。

【主治】　《開寶本草》說：**石首魚和蓴**（音純）**菜做羹可以開胃益氣**。

現代醫學研究簡介

【來源】　石首魚為石首魚科動物大黃魚或小黃魚。以上兩種動物的肉及乾製品（石首魚鯗）、頭骨中的耳石（魚腦石）、鰾（魚鰾）均供藥用。

【化學成分】　每100克大、小黃魚分別含：水分81克、70克。蛋白質17.6克、16.7克，脂肪0.8克、3.5克。灰分0.9克、0.9克，鈣33毫克、43毫克，磷135毫克、127毫克，鐵0.9毫克、1.2毫克，硫胺素0.01毫克、0.01毫克，核黃素0.10毫克、0.14毫克，尼克酸0.8毫克、0.9毫克。每1千克鮮石首魚含碘120微克。

鰣魚（《食療本草》）

【釋名】　甯原說：夏初有，其他月份就沒有，所以叫鰣魚。

【出產】　李時珍說：按孫愐講，鰣魚出在江東，現在江裏都有，而江東最多。因此，應天府把它作為貢品。每到四月鱘魚出來鰣魚就出來了，說是從海裏逆流而上，很珍貴，只有四川人說它是瘟魚，害怕不敢吃。

【集解】　李時珍說：鰣魚形體秀美而扁，稍像魴而較長，銀白色，肉中細刺像毛，它的子很細膩。所以，何景明稱它銀鱗細骨，彭淵材恨它美而多刺。大的不過三尺，腹下有三角硬鱗像甲，它的脂肪也在鱗甲中，非常愛惜自己的鱗。喜歡浮游，漁民將絲網放到水裏數寸以捕取它，一根絲掛住鱗，它就不動，出水立即就死了，最容易腐敗變質。所以袁達《禽蟲述》說鰣魚掛住網就不動了，它愛護自己的鱗。不適宜烹煮，只有加入筍、莧、芹、荻這些菜連同鱗一塊蒸熟吃，味道才好，也可用酒糟來儲藏，它的鱗與其他魚的鱗不同，用石灰水浸泡後，曬乾就一層層分開，用來做女人的花鈿裝飾物很好。

【性味】　**甘，平；無毒**。

【主治】　孟詵說：**補虛勞**。寧源說：**蒸鰣魚後留在鍋內的油，用瓶子盛起埋在土中一段時間後取出，塗治湯火傷，效果很好**。

現代醫學研究簡介

【來源】　鰣魚為鯡科動物鰣魚的肉或全體。分布於我國南海及東海，亦見於長江、珠江、錢塘江等流域的中、下游。本動物的鱗（鰣魚鱗）亦供藥用。

【化學成分】　每100克含水分65克，蛋白質16.9克，脂肪16.9克，碳水化合物0.2克，灰分1克；鈣33毫克，磷216毫克，鐵2.1毫克，硫胺素微量，核黃素0.14毫克，尼克酸4毫克。

鯧魚（《本草拾遺》）

【釋名】　《本草錄異》稱：**鯧魚**。《本草拾遺》：**鯧鯸魚**。陳藏器稱：**昌鼠**。

李時珍說：昌是美的意思，以味美得名。有的說鯧魚在水中游，其他的魚成群跟著它，吃它的涎沫，有些類似於娼，所以叫鯧魚。閩

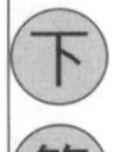
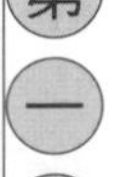
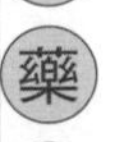
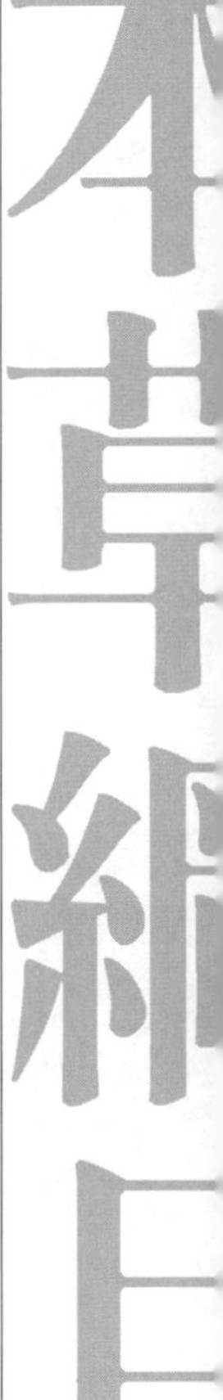

人錯誤地稱它們為鯰魚。廣人連骨一起煮著吃，稱為狗瞌睡魚。

【集解】　陳藏器說：鯧魚生在南海，形狀像鯽魚，體形很正，是圓的，沒有硬骨，烤著吃，味道非常美。李時珍說：閩、浙、廣的海中，四五月出來。《嶺表錄異》說魚形狀像扁魚，但是口腔向上突起，連接脊背而呈圓形，身上的肉很厚，白得像凝脂，只有一根脊骨。以蔥、薑，加粳米蒸製，它的骨頭也變軟可以吃。

鯧魚肉

【性味】　**甘，平；無毒。**

【主治】　陳藏器說：**可以使人強壯，有力。**

鯽魚（《新修本草》）

【釋名】　又名：**鮒**（音附）**魚**。

李時珍說：陸佃《埤雅》講，鯽魚游動行進，互相跟隨，所以叫鯽魚。因為相依附，所以叫它鮒魚。

【集解】　韓保昇說：鯽魚在各處的池塘水澤中都有。形體像小鯉魚，顏色黑，體形短，肚子大，脊背隆起，大的三四斤。李時珍說：鯽魚喜歡偎泥，不吃雜東西，所以能補胃，冬天肉厚子多，味道特別美。酈道元《水經注》說蘄州廣濟青林湖有鯽魚，大的有二尺長，吃它時感到肉味肥美，能防暑袪寒。東方朔《神異經》說南方湖中多鯽魚，數尺長，吃它適宜暑天，而且能避風寒。《呂氏春秋》說魚中間味道鮮美有洞庭之鮒。從這些看，鯽魚是佳品，自古都崇尚它。

鯽魚肉

【性味】　**甘，溫；無毒。**

張鼎說，同大蒜一塊吃，有微熱；同砂糖一塊吃，生疳蟲；同芥菜吃，可以發腫病；同豬肝、雞肉、雉肉、鹿肉、猴肉吃，生癰疽；同麥冬吃，對人有害。

【主治】　陳藏器說：**合五味一起煮食，治療身體虛弱消瘦的病症。**《日華諸家本草》說：**可以溫中下氣。**韓保昇說：**可以治下痢，腸痔，夏天熱痢有效，冬天不宜。**孟詵說：**和蒓菜一起做羹，主治胃虛、消化不好，可以調中益五臟。合茭白做羹，主治丹石發熱。**蘇敬說：**生鯽魚搗爛，塗摩患處治療惡核腫毒不散及病瘡。同小豆搗爛塗治丹毒。燒灰和醬汁，塗治各種長期不癒的瘡瘍。以豬油煎灰服，治腸癰。**李時珍說：**用小豆煮汁服，可以消水腫。炙油塗摩婦女陰部，治療陰疳和各種瘡，能殺蟲止痛。釀白礬燒研飲服，治腸風血痢。釀硫磺煅研，釀五倍子煅研，酒服，治療下血。釀茗葉煨服，治療消渴。釀胡蒜煨研飲服，治膈氣。釀綠礬煅研飲服，治反胃。釀鹽花燒研，摻齒疼。釀當歸燒研，揩牙可以烏鬚止血。釀砒燒研，治急疳瘡。釀白鹽燒研，搽骨疽。釀附子炙焦同油塗頭，治頭白禿。**

【發明】　朱震亨說，諸魚屬火，只有鯽魚，屬土，所以有調胃適腸的功效。如果多吃，也能動火。

【附方】　**治脾胃虛冷飲食不下**《食醫心境》：用鶻突羹：鯽魚半斤切碎，加入煮開的豆豉汁，以及胡椒、蒔蘿、乾薑、橘皮等末，空腹吃下。　**治猝發水腫**《肘後備急方》：鯽魚三條，去腸留鱗，以商陸、赤小豆等份填滿包腹紮緊，水三升，煮爛，去魚，吃豆飲汁，二天一次，不超過三次，小便通利就痊癒了。　**治消渴飲水**《吳氏心統》：用鯽魚一條，去腸留鱗，以茶葉填滿魚腹，紙包煨熟食用，不過幾條魚病就好了。

現代醫學研究簡介

【來源】　鯽魚為鯉科動物鯽魚的肉或全體。

【化學成分】　每100克含水分85克，蛋白質13克，脂肪1.1克，碳水化物0.1克，灰分0.8克；鈣54毫克，磷203毫克，鐵2.5毫克，硫胺素0.06毫克，核黃素0.07毫克，尼克酸2.4毫克。

維生素的含量，日本產鯽魚每100克含維生素A 50IU，$B_1$380微克，$B_2$100微克，尼克酸2.4毫克。維生素B_{12}含量，肉每克含B_{12}1.5納克，內臟每克含B_{12}50納克。

【藥理作用】　有人報導，從鯽魚組織中可分離出一種對生長具有刺激作用的物質。

鱖魚（《開寶本草》）

【釋名】 俗稱：**罽（音薊）魚**。《開寶本草》稱：**石桂魚**。又名：**水豚**。

李時珍說：鱖，蹶的意思，它的身體不能屈曲如僵蹶。罽，錦一類的織品，它的斑紋好比織出來的毛織品。《日華諸家本草》講，它的味道如豚，所以叫水豚，又叫鱖豚。馬志說：古時有仙人劉憑，經常吃石桂魚。桂、鱖同音，應當就是這種魚。

【集解】 李時珍說：鱖魚生長在江湖裏，體型扁，腹部寬，大口細鱗，有黑點斑紋。斑紋鮮明的是雄性，稍晦暗的是雌性，都有鰭刺人。皮厚肉緊，肉中無細刺。它的肚子能消化食物，也吃小魚，夏天居在石洞裏，冬天偎泥，是魚中間生活在水的最下層的。小的味道好，三至五斤的，味道就不怎麼好。李鵬飛《延壽書》說，鱖魚有十二根刺，應十二個月。誤鯁傷害人，只有橄欖核磨水可以解。大概是魚怕橄欖的緣故吧。

【性味】 **甘，平；無毒**。

【主治】 《開寶本草》說：**主治腹中惡血，去腹內小蟲，益氣力，令人健壯**。孟詵說：**能補虛勞，益脾胃**。《日華諸家本草》說：**能治腸風下血**。

【發明】 李時珍說：張杲（音搞）《醫說》講，越州邵家女兒十八歲，患勞病多年，偶然吃鱖魚羹就好了。可以看出，與補虛勞，益腸胃，殺蟲的說法相符合，所以仙人劉憑、隱士張志和都喜歡吃這種魚，不是沒有根據的。

現代醫學研究簡介

【來源】 鱖魚為科動物鱖魚。其食物主要為魚類及蝦類等。分布極廣，全國各江河、湖泊中均有。本動物的膽（鱖魚膽）亦供藥用。

【化學成分】 肉每100克含水分77克，蛋白質18.5克脂肪3.5克，灰分1.1克；鈣79毫克，磷143毫克，鐵0.7毫克，硫胺素0.01毫克，核黃素0.10毫克，尼克酸1.9毫克。

鯊魚（《本草綱目》）

【釋名】 《爾雅》稱：**鮀魚**。郭璞稱：**吹沙**。俗稱：**沙溝魚**。又叫：**沙鰮**（音溫）。

李時珍說：這不是海中的鯊魚，是南方小溪流中的一種小魚。生活在沙溝中，吹沙游動，咂沙找食吃。就是肉多，形狀是圓的，陀陀然的樣子。

【集解】 李時珍說：鯊魚大的長四五寸，它的頭尾一般大，頭的形狀像鱒魚頭，身體是圓的像鱔魚，厚肉重唇。細鱗黃白色，有黑斑點花紋。背部有鰭刺十分堅硬。它的尾巴不分開，很小就有子，味道很美，俗稱呵浪魚。

【性味】 **甘，平；無毒**。

【主治】 李時珍說：**暖中益氣**。

現代醫學研究簡介

【來源】 鯊魚是闊口真鯊或黑印真鯊或烏翅真鯊的全體。

【化學成分】 魚肉含蛋白質、多種無機鹽和纖維素，鯊魚肝油主要含維生素A、維生素D、不飽和脂肪酸、膽甾醇、十九醇、二十一醇及異十八烷等。

【藥理作用】 1.抗癌作用。2.抗菌作用。3.其他：從鯊魚軟骨、骨髓、韌帶中提出的硫酸軟骨素，臨床用於動脈硬化和冠心病；魚油中所含高度不飽和脂肪酸，有降低血液中膽固醇的功能。

【臨床應用】 治療惡性腫瘤。

石斑魚（《本草綱綱目》）

【釋名】 《延壽書》稱：**石礬魚**。又名：**高魚**。

【集解】 李時珍說：石斑魚生活在南方溪澗水裏有石頭的地方。數寸長，白鱗黑斑，浮游在水面，聽到響聲突然沉到水底。《臨海水土記》講，此魚長一尺多，身上的斑像虎紋。性淫，春月與蛇醫交配，所以它的子有毒。《南方異物志》說，高魚的形狀像鱒魚，只有雌的，沒有雄的，二三月與蜥蜴在水上交配，它的胎毒

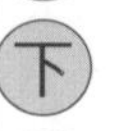
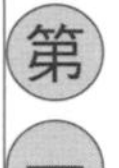
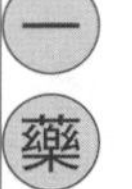
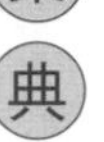
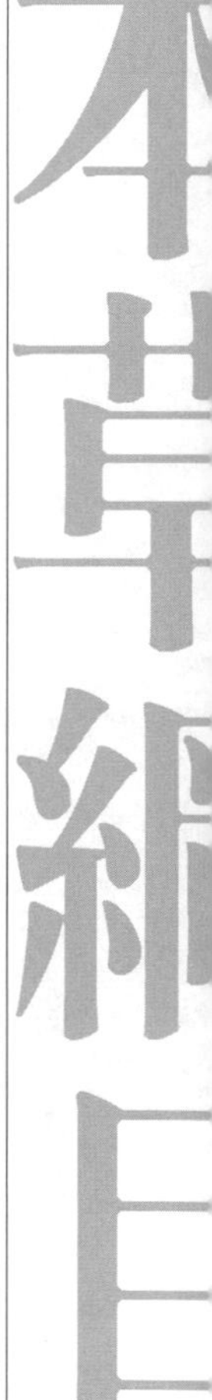

害人。《酉陽雜俎》說石斑魚與蛇交配。南方有土蜂，當地人把石斑魚殺死掛在樹上，引鳥來吃，連蜂巢都被吃盡了。

石斑魚子及腸

【性味】　**有毒，令人吐瀉。**

四、無鱗魚

鱧魚（《神農本草經》上品）

【釋名】　《神農本草經》稱：**蠡魚**、**鮦**（音同）**魚**。《圖經本草》稱：**黑鱧**。《埤雅》稱：**玄鱧**。《本草綱目》稱：**烏鱧**。又叫：**文魚**。

李時珍說：鱧魚頭有七顆星，夜朝北斗，有自然之禮，所以叫鱧魚。又與蛇通氣，顏色是黑的，北方之魚所以有玄、黑各種名字。通俗叫火柴頭魚，就是這種魚。小的叫鮦（音同）魚，蘇頌《圖經本草》引《毛詩注》稱，鱧魚就是鯇魚。這是錯誤的。現在直接刪去，不一一辨別糾正。

【集解】　李時珍說：鱧魚形長體圓，頭尾相等，細鱗黑色，有斑點花紋，很像蝮蛇，有舌、有齒、有肚，背部腹部有鬣連接尾巴，尾巴不分支，形狀可憎，氣息腥惡，在食品裏屬低等的。南方人有的把它看得很珍貴。北方人從來不吃它，道家指為水厭，齋籙所忌。

【性味】　《名醫別錄》說：**甘，寒；無毒。有瘡的不能使用，令人瘢痕發白。**

甯原說：有小毒，無益，不宜吃它。寇宗奭說：能引發痼疾，治療疾病只取它某一些作用。

【主治】　《神農本草經》：**主治五痔、濕痹、面目浮腫、腹水**。陶弘景說：**合小豆煮治療腫滿很有效**。孟詵說：**下大小便，疏理壅氣。作魚鱠，治腳氣、風氣的病人有效。**

現代醫學研究簡介

【來源】　鱧魚為鱧科動物烏鱧的肉或全體。本動物的血（鱧魚血）、膽、腸亦供藥用。

【化學成分】　每100克含水分78克，蛋白質19.8克，脂肪1.4克，灰分1.2克；鈣57毫克，磷163毫克，鐵0.5毫克，硫胺素0.03毫克，核黃素0.25毫克，尼克酸2.8毫克。從其1千克肌肉中，分離出組氨酸100毫克，又證明尚含3-甲基組氨酸。

鰻鱺魚（《名醫別錄》中品）

【釋名】　《本草綱目》稱：**白鱔**、**蛇魚**。乾的稱為**風鰻**。

李時珍說：鰻鱺（音瞞離）舊注音漫黎。按許慎《說文解字》說，鱺與鱧通。趙辟公《雜錄》也說，這種魚有雄性無雌性，以影漫於鱧魚，它的子都附在鱧魚的鰭上生長，所以叫它鰻鱺，與許慎的說法相符合，當以鱧音為正。叫蛇、叫鱔都是指它的形象。

【集解】　蘇頌說：到處都有鰻鱺，類似鱔魚，腹較鱔魚腹大，青黃色。說它是蛟蜃一類善攻江岸，人們十分害怕它。孟詵說：歙州溪潭中出一種背部有五種色紋的，頭像蝮蛇，入藥最好。江河中很難找到五色的。李時珍說：鰻鱺的形狀像蛇，背部有肉鬣連著尾，無鱗有舌，腹白。大的長數尺，脂膏很多。背部有黃脈的叫金絲鰻鱺。此魚擅長穿深洞，不像蛟蜃那樣攻岸。有的說鯰也產鰻鱺，有的說鰻與蛇通。

【正誤】　陶弘景說：鰻鱺能爬樹吃藤花。蘇敬說：鯢魚能上樹，鰻鱺沒有腳，怎麼能上樹呢？這個說法是荒謬的。

【性味】　**甘，平；有毒。**

孫思邈說：大溫。徐士良說：寒。寇宗奭說：動風。吳瑞說：腹下有黑斑的毒性很大，與銀杏同吃，患嗽風。汪機說：小的可以吃。重四五斤的、在水裏昂著頭游的不能吃，曾見搖船的吃這種魚，一家七口全部死了。李時珍說：按《夷堅續志》說，四隻眼的鰻鱺可以毒死人。背部有白點，沒有鰓的不能吃，孕婦吃了它，使胎兒得病。

【主治】　《名醫別錄》說：**能治五痔瘡漏，殺諸蟲**。孟詵說：用此魚薰痔瘺，裏面的蟲就死了。用來殺死各種蟲，將鰻鱺燒炙研為末，空腹吃下，三至五次就好了。《日華諸家本草》說：**治惡瘡、女人陰瘡蟲癢，傳屍疰氣勞損，還有暖腰膝壯陽的作用**。孟詵說：**治療濕腳**

氣，腰腎間濕風痹，常常像水洗樣感覺，用五味煮食，補益作用強。患諸瘡瘺瘰瘍風的病人，宜長期食用這種魚。李時珍說：**治小兒疳勞及蟲引起的心痛。**張鼎說：**治婦人帶下和一切風邪引起的瘙癢如蟲行，還可以解各種草石藥毒，使它對人不產生毒害。**

現代醫學研究簡介

【來源】 鰻鱺魚為鰻鱺魚科動物鰻鱺的全體或肉。本動物的骨、肉、脂肪亦供藥用。

【化學成分】 肉每100克含水分76克，蛋白質14.5克，脂肪8克，灰分1.4克；鈣166毫克，磷211毫克，鐵1.8毫克；維生素A 3000國際單位，維生素B_1 10微克，維生素B_2 100微克，尼克酸3.0毫克，維生素C 15毫克。

鱔魚（《名醫別錄》上品）

【釋名】 又名：**黃䱇**（音旦）。

寇宗奭說：鱔（音善）魚的腹部是黃色的，所以人們稱黃鱔。李時珍說《異苑》稱作黃䱇，說黃疸的名稱就是根據這個意思取的，陳藏器說當叫作鱣魚，這是錯誤的。鱣字，平聲，指黃魚。

鱔魚肉

【性味】 甘，大溫；無毒。

孫思邈說：黑色的有毒。陶弘景說：性熱，有補益作用。得流行病後吃它，往往復發。寇宗奭說：這種魚容易動風氣，吃多了容易得霍亂。曾經見到一個小夥子吃這種魚，吐瀉厲害，差點死了。李時珍說：按《延壽書》講，多吃這種魚，容易生各種瘡瘍，也損傷人的壽命。大的鱔魚有毒，能把人毒死。不能和狗肉、狗血一起吃。

【主治】 《名醫別錄》說：**鱔魚補中益血，治療有滲出的唇部濕瘡。**陳藏器說：**可以補虛損，治療婦女產後惡露淋瀝，血氣不調，羸瘦，可以止血，除腹中冷氣腸鳴及濕痹氣。**朱震亨說：**善補氣，婦女產後宜食用。**孟詵說：**能補五臟，逐十二風邪。患濕風、惡氣的人，作臛空腹飽食，暖臥取汗，汗出如膠。從腰和腳下出汗，等到汗乾了，暖五枝湯浴洗，避風。三至五天再做一次，效果很好。**李時珍說：**專貼一切冷漏、痔瘺、臁瘡引蟲。**

鱔魚血

【主治】 陳藏器說：**塗治癬及瘻。**李時珍說：**治療口眼喎斜，加入麝香少許同用。向左喎塗治右側，向右喎塗治左側，恢復到正常後就洗去。治療耳痛，滴數滴入耳。治療鼻衄，滴數滴入鼻。治麻疹後生翳，滴少許到眼睛裏。治療赤疵，同蒜汁、墨汁頻頻塗患處，還塗治赤遊風。**

【發明】 李時珍說：鱔魚善穿孔，沒有腳而善於走竄，與蛇同性，所以能走經脈，療十二風邪及口喎耳目諸竅之病。風中血脈，則口眼喎斜和血主之，從其類也。

現代醫學研究簡介

【來源】 鱔魚為鱔科動物黃鱔的肉或全體。本動物的皮、骨、血、頭亦供藥用。

【化學成分】 每100克含水分80克，蛋白質18.8克，脂肪0.9克，灰分1克；鈣38毫克，磷150毫克，鐵1.6毫克。

【臨床應用】 1.治療顏面神經麻痹。2.治療化膿性中耳炎。3.治腳癬。

鱘魚（《本草拾遺》）

【釋名】 俗稱：**鱏**（音尋、淫）**魚；鮪**（音洧）**魚**。《爾雅》稱：**王鮪**。又稱：**碧魚**。

李時珍說：這種魚體形延長，所以從尋從覃，都是延長的意思。《月令》說，季春，皇帝在寢廟薦鮪於廟，所以有王鮪的稱呼。郭璞說大的名叫王鮪，小的名叔鮪，更小的名鮥（音洛）子。李奇《漢書》說周洛稱鱘為鮪，蜀稱為䱜䲙（音亙懵）。《毛詩義疏》說遼東、登、萊地方的人稱為尉魚，說樂浪尉仲明在海裏溺死，變為這種魚。大概尉也是鮪字的訛誤吧。《飲膳正要》說今遼人稱這種魚叫乞里麻魚。

【集解】 陳藏器說：鱘魚生長在江裏，背好像龍，一二丈長。李時珍說：鱘魚出產在江淮、黃海、遼海深水處，也是鱣魚屬。居住在岫岩中，長的一丈多。到春天才出來而游在水面，見到太陽就目眩。它的形像鱣魚，但背上沒有甲。顏色青碧，腹下是白色。鼻子與身子一樣長，口在頷下，吃東西不飲水。面頰下有青斑紋，像梅花狀。尾部分支像「丙」形。肉的顏色純白，味道比鱣魚次一些，鰭骨不脆。羅願說鱘魚的形狀像鼎：上大下小，大頭哆口像鐵兜鍪。它的鰾也可以做膠，類似鯼鮧，也能變成龍。

【性味】 **甘，平；無毒。**

孟詵說：有毒。它的味道雖然很好，但可以引發各種藥的毒性，動風氣，引發一切瘡疥。長期食用，使人心痛，腰痛。服用丹石的人忌這種魚肉。不要與筍子同吃，引發癱瘓風。小兒食用，可形成咳嗽及癥瘕。製成鮓很珍貴，但不補益人。

【主治】 陳藏器說：**補虛益氣，使人健壯**。孟詵說：**煮湯喝能治血淋**。

比目魚（《食療本草》）

【釋名】 又名：**鰈**（音蝶）、**鞋底魚**。

李時珍說：比是並的意思。每條魚各一隻眼睛，兩條相伴而行。《爾雅》所講東方比目魚，不比不行，其名曰鰈，就是這個意思。段氏《北戶錄》稱為鰜（音兼），《吳都賦》稱為魪（音介），《上林賦》稱為魼（音虛）。鰈好比屧；鰜就是兼；魪是相介的意思；魼就是相胠（指嘴旁開），俗名鞋底魚。《臨海志》稱婢屣魚，《臨海水土記》稱為奴屩魚，《南越志》稱版魚，《南方異物志》稱箬葉魚，都是根據魚的形狀命名的。

【集解】 李時珍說：根據郭璞講，現今所在水中有比目魚。形狀像牛脾和女人鞋底，細鱗紫黑色，兩條魚合在一起才能行動。相合處的半邊平面無鱗，口近腹下。劉淵林以為是王餘魚，大概不是這樣的。

【性味】 **甘，平；無毒。**

【主治】 孟詵說：**能補虛益氣，多食後可動氣。**

烏賊魚（《神農本草經》中品）

【釋名】 《素問》稱：**鰂**。《本草綱目》叫：墨魚。《日華諸家本草》稱：**纜魚，**乾者名：**鯗**。骨名：**海螵蛸**。

【集解】 《名醫別錄》說：烏賊生長在東海池澤。捕取沒有固定的時間。蘇頌說：沿海各州郡都有烏賊魚，形狀像皮袋，口在腹下，八隻腳都聚生在口旁。魚背上只有一根骨，厚三四分，形狀像小舟，體輕虛而白。有兩根鬚很長，像帶子一樣。腹中的血和膽像墨一樣，可以寫字，但紙上墨跡超過一年就消失了，只存下空紙。社會上的人說烏賊懷墨知禮，所以民間稱它是海若的白事小吏。李時珍說：烏鰂無鱗有鬚，黑皮白肉，大的像蒲扇。炸熟後用薑、醋調味吃，很脆美。背骨叫海螵蛸，形狀像樗蒲子但是長一些，兩頭尖，顏色白，脆得像通草，一層層有紋，用指甲可以刮下細末，人們也把它雕刻成首飾。

【性味】 **酸，平；無毒。**

【主治】 《名醫別錄》說：**可以益氣強志**。《日華諸家本草》說：**可以補益人，通月經**。

烏賊骨（又名海螵蛸）

【修治】 陶弘說：骨可以炙黃用。雷斅說：使用時，不要用沙魚骨，它的形態與烏賊骨相似。只是上面的紋是順的就是真的，是橫的就是假的。用血鹵作水浸，同煮一晝夜，漉出，烏賊魚挖一個坑燒紅，把烏賊骨放在裏面，過一晚上取出入藥，效果可加倍。

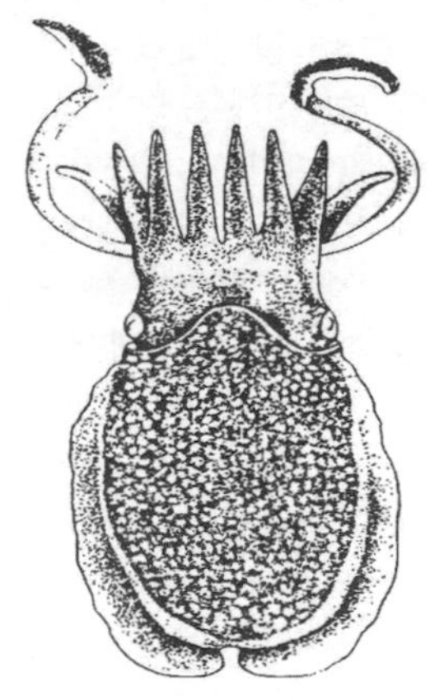

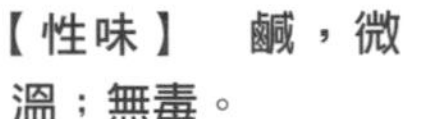

烏賊魚

【性味】 **鹹，微溫；無毒。**

【主治】 《神農本草經》說：**治療女子赤白漏下、血滯經閉、陰蝕腫痛、寒熱癥瘕，無子。**

《名醫別錄》說：**主治驚氣入腹、腹痛環臍、男人陰中寒腫，令人有子，又能治療瘡多膿汁不燥**。《日華諸家本草》說：**可以療血崩，殺蟲**。陳藏器說：**炙研飲服治療婦人血瘕，大人小兒下痢，殺小蟲。又說，把墨魚骨投到井裏，水裏的蟲子全死**。孟詵說：**研末和蜜點眼可治眼中有熱淚，及一切浮翳，久服可以補益精氣**。蘇敬說：**也可治療牛馬目疾**。李時珍說：**主治女子血枯病，傷肝唾血下血，治瘧消癭。研末可敷治小兒疳瘡、痘瘡臭爛、男人陰瘡、湯火傷、跌打損傷出血。燒存性，酒沖服，治婦人陰戶小、性交痛。同雞蛋黃治小兒重舌鵝口。同蒲黃末敷舌腫，出血如泉。同槐花末吹鼻，可以防治鼻出血。同銀珠吹鼻治喉痹。同白礬末吹鼻治蠍螫疼痛。同麝香吹耳治聤耳有膿及耳聾**。

現代醫學研究簡介

【來源】 烏賊魚為烏鰂科動物無針烏鰂或金烏鰂的肉或全體。以上動物的纏卵腺（烏魚蛋）、墨囊中墨液（烏賊魚腹中墨）以及內殼（海螵蛸）均供藥用。

【化學成分】 金鰂肉含水分、蛋白質、脂肪、碳水化合物、灰分、鈣、磷、鐵、維生素B_1、維生素B_2、煙酸。烏賊墨中含有烏賊墨黑色素，為吲哚醌的多聚物，並與蛋白結合。烏賊骨中含有碳酸鈣。除此之外，還含有少量氯化鉀、磷酸鈣、鎂鹽、膠質等。

【藥理作用】 1.制酸作用。2.抗腫瘤作用。3.其他作用：烏賊墨對試驗性動物的急性放射病有預防作用。烏賊體中可提出抗病毒物質。

【臨床應用】 **烏賊骨**1.治療胃、十二指腸潰瘍。2.治療胃潰瘍出血。3.治療鼻衄。4.治療瘧疾。5.治療哮喘。6.治療皮膚潰瘍。7.治療拔牙出血。8.治療創傷出血。9.治療汗斑。10.用於胃腸造影。11.治療指丫糜爛。**烏賊墨**：1.治療子宮出血。2.治療消化道出血。3.治療肺結核咯血。

章魚（《本草綱目》）

【釋名】 《韓文》稱：**章舉**。《臨海志》稱：**𩶉魚**（音佶）。

【集解】 蘇頌說：章魚、石距二種動物都像烏賊，但差別較大，味道更美，是食品中的重要品種，不作藥用。李時珍說：章魚生在南海，形狀像烏賊，個子比烏賊大，八隻腳，身上有肉。閩粵人多捉鮮魚，薑、醋調味吃，味如水母，韓退之所謂「章舉馬甲柱，鬥以怪自呈」，就是這個意思。石距也是一類，身小而腳長，加鹽燒著吃，味道很美。

【性味】 **甘，鹹，寒；無毒。**

李時珍說：按李九華講，章魚雖屬寒涼，但沒有使人腹瀉的弊病。

【主治】 李時珍說：**此魚可以養血益氣**。

海蛇（《本草拾遺》）

【釋名】 《本草拾遺》稱：**水母、樗蒲魚**。又名：**石鏡**。

李時珍說：蛇，南方人錯誤地把它當作海蜇，有的人把它當作蠟、鮓的，都不對。劉恂說閩人叫蛇，廣人叫水母，《異苑》叫石鏡。

【集解】 陳藏器說：海蛇生長在東海，形狀像血，大的如床，小的如斗。沒有眼睛，沒有腹和腸胃，把蝦當作眼睛，蝦動就沉到水底，所以說，水母目蝦。也像蛩蛩與駏驉的關係樣。炸後用薑醋調味拌吃，海上的人把它當作平常的食品。李時珍說：海蛇的形體渾然凝結，它的顏色紅紫，沒有口、眼、腹。下邊的部分像是懸掛的絮，成群的蝦依附著它，吃它的涎沫，浮泛在水面漂蕩。潮水湧來，蝦離開了，海蛇就不能回歸。人們乘機割取它，用石灰礬水浸泡，去掉血汁，它的顏色就變白。最厚的部分是頭，味最美。生熟都可以吃，茄柴灰和鹽水醃製的這種魚好吃。

【性味】 **鹹，溫；無毒。**

【主治】 陳藏器說：**主治婦女勞損，積血帶下，小兒風疾丹毒，湯火傷**。李時珍根據《異苑》講：**可以治療河魚引起的疾病**。

蝦（《名醫別錄》下品）

【釋名】 李時珍說：**鰕**（音霞）俗作蝦，入湯就變成紅色如霞。

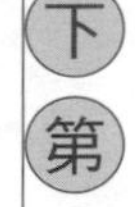

【集解】　李時珍說：江湖中的蝦個大色白，溪流池塘出的蝦，個小色青。頭上的鬚四散，鼻子像刀，背部一節一節可以活動，尾巴有硬鱗，腳很多，善跳動。它的腸連結到腦，它的子在腹外。蝦有多種：米蝦、糠蝦，是以精粗而命名的。青蝦、白蝦，是以顏色命名的。梅蝦是梅雨季節有的。泥蝦、海蝦是根據產地命名的。嶺南有天蝦，這種蝦像螞蟻那麼大，秋初後，成群地落入水裏變為蝦，人們把它做成鮓吃。凡是大蝦，蒸熟曬乾以後去殼，就叫蝦米，用薑醋拌吃，是食品中的珍品。

【性味】　**甘，溫；有小毒。**

【主治】　孟詵說：**主治五野雞病，小兒赤白遊腫疼痛。搗碎敷患處。**李時珍說：**做羹治療鼈症，托痘瘡，下乳汁。法制壯陽道，煮汁可以吐風痰，搗膏敷治蟲疽。**

現代醫學研究簡介

【來源】　蝦為長臂蝦科動物青蝦等多種淡水蝦的全體或肉。

【化學成分】　青蝦食部每100克含水分81克，蛋白質16.4克，脂肪1.3克，碳水化物0.1克，灰分1.2克；鈣99毫克，磷205毫克，鐵1.3毫克，維生素A 260IU，硫胺素0.01毫克，核黃素0.07毫克，尼克酸1.9毫克。

【藥理作用】　蝦角質層的主要成分為甲殼質，像肝素一樣，也是聚多糖類物質。其衍生物，特別是硫酸衍生物，具有類似肝素的抗凝作用和啟動脂蛋白酯酶的作用。其在體外使用預計是可行的，如取代肝素軟膏、體外抗凝、動物實驗中採用等。

甲殼質和脫乙酰殼多糖有凝聚白細胞的能力，而且對正常骨髓細胞無影響，有可能成為理想的抗癌藥物。

另外，甲殼質對多種病菌和寄生蟲有抑制作用。

海蝦（《本草拾遺》）

【釋名】　陳藏器稱：**紅蝦**。《爾雅》謂：**鰝**（音浩）。

【集解】　陳藏器說：海中紅蝦長一尺，鬚可做簪。崔豹《古今注》說，遼海中有飛蟲像蜻蜓，名紺繙。七月間成群飛起可使天變暗。夷人吃它，說是蝦變的。李時珍說：按段公路《北戶錄》講，海中大紅蝦，長兩尺多，頭可作杯子，鬚可做簪、杖。它的肉可以做鱠，很鮮美。劉恂《嶺表錄異》說海蝦皮殼嫩紅色，只有腦殼和前面兩隻腳有鉗子的顏色是朱紅色，最大的長七八尺到一丈。閩中有五色蝦，也有一尺多長，當地人兩個兩個地陰乾，名對蝦，用來作上等佳饌。

【性味】　**甘，平；有小毒。**

李時珍說：同豬肉一起吃，令人多唾液。

海蝦鮓

【主治】　陳藏器說：**主治飛屍蛔蟲、口中甘䘌蟲、齲齒頭瘡，療疥癬風瘙身癢，治山蚊子叮咬人，初食瘡發即癒。**

現代醫學研究簡介

【來源】　海蝦為對蝦科動物對蝦或龍蝦科動物龍蝦的肉或全體。以上兩種蝦的殼亦供藥用。

【化學成分】　對蝦的可食部分每100克含水分77克，蛋白質20.6克，脂肪0.7克，碳水化物0.2克，灰分1.5克；鈣35毫克，磷150毫克，鐵0.1毫克，維生素A 360IU，硫胺素0.01毫克，核黃素0.11毫克，尼克酸1.7毫克。

海馬（《本草拾遺》）

【釋名】　又名：**水馬**。

陶弘景說：海馬是魚蝦類，狀如馬形，所以得名。

【集解】　陳藏器說：海馬出產在南海，海馬形狀像馬，長五六寸，屬於蝦類。《南州異物志》說大小如守宮，黃色，婦女難產需要割開才能生下的，如果生產時手拿海馬，就像羊生產一樣容易。寇宗奭說：它的頭像馬，身像蝦，背彎曲，有竹節紋，長二三寸。蘇頌說：《異魚圖》講，漁民布網捕魚，這種魚多掛在網上，收取曬乾，把雌雄作一對。李時珍說：按《聖濟總錄》講，海馬雌的是黃色，雄的是青色。徐表《南方異物志》說：海中有一種魚，形狀像馬頭，嘴下垂，有的黃色，有的青色，漁民捕獲後，不作為食品吃，把它曬乾，留作難產用，就是這種魚。《抱朴子》說水馬合赤斑蜘蛛，同馮夷水仙丸服，可以居住在水裏面。沒有考證，不可信。

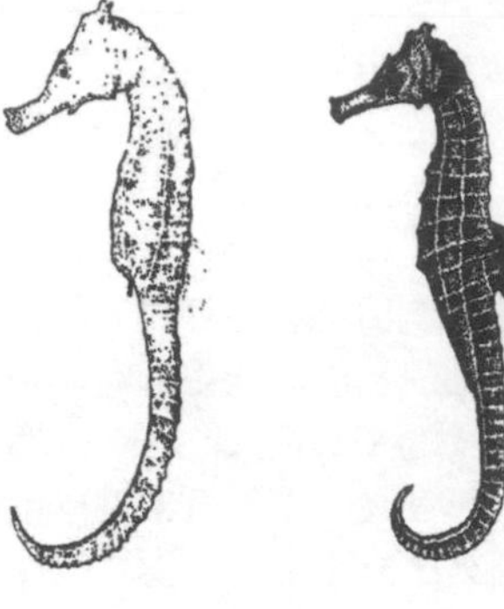
海馬

【性味】 **甘，溫；無毒。**

【主治】 陳藏器說：**主治婦人難產，把它帶在身上非常靈驗。臨產燒末飲服，同時用手握著海馬，就容易生產。**蘇頌說：**主難產及血氣痛。**李時珍說：**可以溫腎，壯陽，消瘕塊，治療瘡腫毒。**

【發明】 陳藏器說：海馬雌雄成對，性溫暖，有交感之義，所以難產、陽虛、房中術多用它，像蛤蚧、郎君子的功效一樣。蝦也壯陽，性質同海馬。

【附方】 **治多年虛實積聚癥塊**《聖濟總錄》：用海馬湯：海馬雌雄一對，木香一兩，大黃（炒）各二兩，巴豆四十九粒，青皮二兩，童子小便浸軟，包豆紮定，入末，每次服二錢，水一杯，煎三五沸，臨睡前溫服。 **治疔瘡發背、惡瘡有奇效**《秘傳外科》用海馬拔毒散：海馬（炙黃）一對，穿山甲（黃土炒）、朱砂、水銀各一錢，雄黃三錢，龍腦、麝香各少量為末，入水銀研不見星，每次以少量點之，一日一次，毒自出。

現代醫學研究簡介

【來源】 海馬為海龍科動物線紋海馬、刺海馬、大海馬、三斑海馬或小海馬的乾燥體。

【化學成分】 大海馬中含有大量的鈣、鎂、鉀、鈉、鐵，較多的鋅、錳、銅和少量的硒、鉛、鈷等元素。含有豐富的人體必需氨基酸，含量在4.0%以上的有精氨酸、門冬氨酸、丙氨酸、甘氨酸、脯氨酸、谷氨酸。刺海馬含蛋白質、脂肪、多種氨基酸，另含乙醯膽鹼酯酶、膽鹼酯酶、蛋白酶。

【藥理作用】 海馬具有增強人體免疫功能和抗衰老作用，這與海馬所含的銅、錳、鋅等無機元素有關。海馬的乙醇提取物，可延長正常雌小鼠的動情期，並使正常小鼠的子宮和卵巢重量增加。

鮑魚（《名醫別錄》）上品

【釋名】 《禮記》稱：**薨**（音考）**魚**。《魏武食制》叫：**蕭折魚**。又名：**乾魚**。

李時珍說：鮑魚就是當今所說的乾魚，魚中可包的，所以字從包。《禮記》謂之薨，《魏武食制》謂之蕭折，都是以蕭蒿鋪底暴曬而成的原因得名。淡壓製成的叫淡魚、鱐（音搜）魚。用東西穿起來風乾的叫法魚、鮁（音怯）魚。用鹽漬製成的，叫醃魚、鹹魚、鯘（音葉）魚、鰎（音蹇）魚。今俗通稱乾魚。舊注混淆不清，現在一起糾正於此。

【集解】 《名醫別錄》說：鮑魚辛臭，不要讓魚腹中有鹹味。陶弘景說：民間用鹽鯘魚，名叫鯘魚，字類似鮑。現今鮑魚就是鱐魚淡乾的，都沒有臭味。不知道入藥的是哪一種魚？方家也少用它。蘇敬說：李當之講，用繩子穿貫胸中，是潮濕的，品質就好。大概由於魚去掉腸雜，用繩子穿起淡曬使乾燥，那麼味辛不鹹；魚肥就中間潮濕，發出像屍氣的臭味，這是沒有用鹽醃的緣故。如果鰎魚就是沔州、復州出產的，用鹽醃製成，味鹹不辛，臭味也與鮑魚不同，濕也不只是腹中，因為有鹽的原故。以上兩種魚，雜魚都可以做。蘇頌說：現漢、沔一帶所製作的淡乾魚，味辛帶臭味的是鮑魚。有人說海中自有一種鮑魚，形狀像小鱅魚，氣味很臭，秦始皇車中亂臭的就是這種魚。但是沒有確鑿的證據。李時珍說：《名醫別錄》既然說不要鹹味，就是淡魚無疑。各種注解反而自己多事。按《周禮注疏》說，鮑魚是把魚放在精楅室中用糗乾之而成的。楅室，就是土室。張耒《明道志》說漢陽、武昌多魚，當地人把魚剖開，不用鹽醃，曬乾做淡魚，運到江西賣。饒、信地方的人平日生活及祭祀活動，沒有這種魚就認為不禮節，不豐

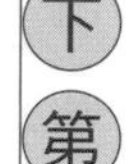

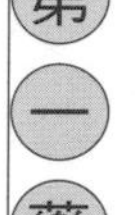

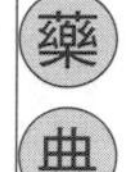

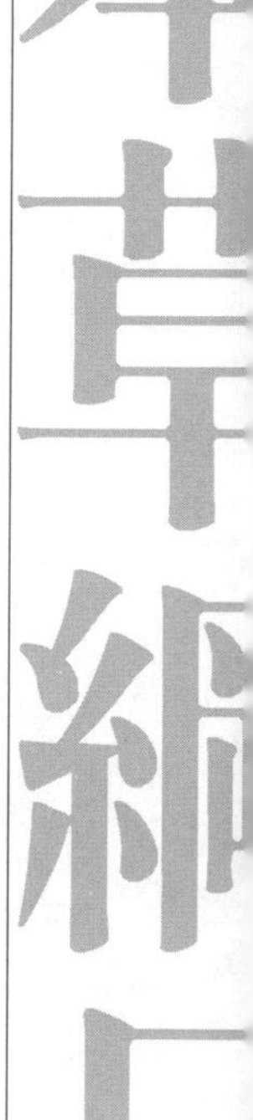

盛。雖然臭腐可惡，而更認為是奇物。根據這可知，鮑魚就是淡魚，更可以證實。但是古今做法不同。蘇頌所說的海中一種鮑魚，難道顧野王所載的是海中鯆魚嗎？否則，就是現今的白鯗。鯗也是乾魚的總稱。當今淮人把鯽魚做淡法魚很好。入藥也應以石首、鯽魚所做的鮑魚為勝。如果是漢、沔所出產的鮑魚，魚性不一，恐怕不適宜。鹹魚近來也有用的。所以附在這裏。

【性味】　**辛、臭，溫；無毒。**

【主治】　《名醫別錄》說：**治跌摔折傷腿腕，瘀血在四肢不散，女子崩中血不止**。李時珍說：**煮汁治女子血枯病傷肝，通利腸中。同麻仁、蔥、豉煮羹，能通乳汁。**

鱁鮧（《本草拾遺》）

【釋名】　又名：**鰾**（音票）。作膠名：**鰾膠**。

陳藏器說：鱁鮧（音逐題）是魚白。李時珍說：鱁鮧（音逐夷）。其發音為題的是鮎魚。按賈思勰《齊民要術》講，漢武帝追逐夷民到海上，看見漁民在坑中製魚腸，後取出吃。於是命此物為鱁鮧，說因逐夷人而得這個名。沈括《夢溪筆談》說鱁鮧是烏賊魚腸。孫愐《唐韻》說鱁鮧是用鹽醃魚腸。《南史》說齊明帝愛吃鱁鮧，用蜜漬，一次吃數升。由此可見，鰾和腸都稱鱁鮧。現在的人用鰾煮腆作膏，切成片，用薑、醋拌吃，稱為魚膏的就是這。所以宋齊丘《化書》說鱁鮧與足垢沒有什麼區別。鰾就是各種魚的白脬，中空如泡，所以叫鰾。可成膠，也叫縼膠。各種鰾都可以做成膠，海魚多以石首鰾作膠，叫江鰾，說的是江魚的鰾。黏東西很牢固。是工匠常用的東西，記錄的書籍往往把它省略了。

魚鰾

【性味】　**甘，平；無毒。**

【主治】　陳藏器說：**治竹木入肉，經久不出的，取鰾敷瘡四周，肉爛即出**。李時珍說：**能止折傷血出不止**。李珣說：**燒灰敷陰瘡，月蝕瘡。**

魚鰾膠

【性味】　**甘，鹹，平；無毒。**

【主治】　李時珍說：**燒存性，治婦女難產，產後抽風，破傷風抽搐，止嘔，散瘀血，消腫毒。伏硇砂。**

魚脂（《本草拾遺》）

【釋名】　又叫：魚油。

李時珍說：脂是旨的意思，它的味道甘旨。

【性味】　**甘，溫；有小毒。**

李時珍說：用魚脂點燈，可使人變盲。

【主治】　陳藏器說：**治瘰癧瘕，用和石灰泥船的腥臭魚脂二斤，放在銅器內，點燃火炷使銅器變暖，隔紙熨患處，晝夜不熄火。塗治牛狗疥瘡，立即可治癒**。李時珍說：**南番用魚油和石灰船，也用江豚油。**

諸魚有毒（《本草拾遺》）

魚眼睛有睫毛的，可以殺人。魚眼睛能開合的，殺人。魚有逆鰓，殺人。魚腦中有白連珠的，殺人。無鰓者，殺人。二眼不同者，殺人。魚的鱗是連在一起的，殺人。魚鰭是白色的，殺人。魚腹中有紅字的，殺人。魚師大的有毒，吃了中毒殺人。

第十五卷　介　部

李時珍說：各種介類有三百六十種，龜為其首。古代《周禮・天官・鱉人》記載，根據不同時令用杈刺泥中捉魚鱉龜蜃。春獻鱉蜃，秋獻龜魚。龜、鱉、蚌、蛤之屬除可作飲食中的佳餚外，也是聖世供饌不可缺少的物品，更何況又可作為藥用。唐宋時期的本草著作中皆將介類混在蟲魚類，現搜集編為介部，分為二類：龜鱉類、蚌蛤類。

一、龜鱉類

水龜（《神農本草經》下品）

【釋名】　又名：**玄衣督郵**。

李時珍認為：據《說文解字》上講，龜的頭像蛇頭，龜字上面從它，即蛇字的古體，龜字下面似甲、足尾形狀。《爾雅》將龜分為十種，郭璞隨文附會，分類欠分明。一般按其產地，龜分山、澤、水、火四種。其中大至一尺以上者，生長在水裏叫寶龜，又稱蔡龜；生長在山中叫靈龜。活到千百年則呈五色，可大亦可小，變化無常，在水裏叫神龜，在山裏稱筮龜。皆為龜聖。火龜像火鼠一樣長在炎熱的地方，攝龜就是呷蛇龜，文龜則是蟕蠵（音嘴西）、蝳瑁。後世不分山澤水火的不同，個小的統稱神龜，年久的均叫靈龜，顯然是錯誤的。《神農本草經》上龜甲類只論述了水中龜，後代注家始提神龜，但神龜很難尋到。現在人們只用水龜入藥，故將水龜為諸龜之總標，而諸龜可依序而定。

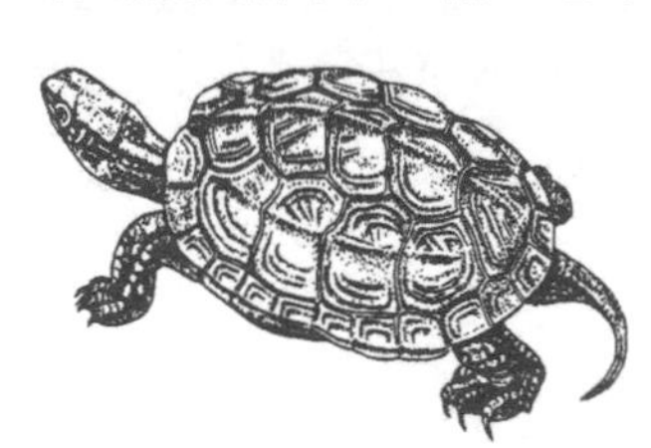

烏龜

【集解】　李時珍說：神龜為三百六十種甲蟲之首。龜外形似離卦，其神韻坎上，背上隆起之處有花紋與天相應，下甲平坦與地相合，背陰向陽，頭似蛇頭，頸如龍頸，外甲內肉，腸首相連，可通運任脈，寬肩粗腰，用耳呼吸。龜屬卵生，雌雄以尾交配，也能與蛇為偶，有人錯誤地認為粗腰龜無雄性，其實看其底甲就可以識別出雌雄。龜在春夏之際出洞，秋冬時節則藏於洞中養息，所以靈慧長壽。《南越志》記載神龜如拳頭大，為金黃色，背甲邊緣如鋸齒狀，爪甲極鋒利，能爬樹捕蟬。《抱朴子》謂千年靈龜，五色俱全，或游弋於蓮葉之上，或隱匿於草叢之中，或變大、變小，像寶石一樣變幻無窮。張世南《質龜論》認為，龜老了就成為神，活八百年，它的體積反而只有銅錢大，夏天常在荷葉間游動，冬天則躲藏在藕節裏。它呼出的氣如黑色的煤煙，映在荷葉間，黑白分明。人若見到此氣，千萬不要驚動它，只要潛在水中，口含油管向它噴射，它就不能逃跑隱匿了。有人講，龜聽到鐵器響聲就會藏起來，若被蚊子叮了則會死去。若作香油抹其眼，入水則不沉，用老桑樹煮龜肉易熟爛。這皆為物之間相互制約的作用。

龜甲

【釋名】　《神農本草經》稱：**神屋**。《日華諸家本草》叫：**敗龜板**、**敗將**。《圖經本草》謂：**漏天機**。

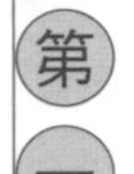
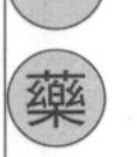
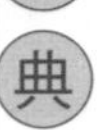
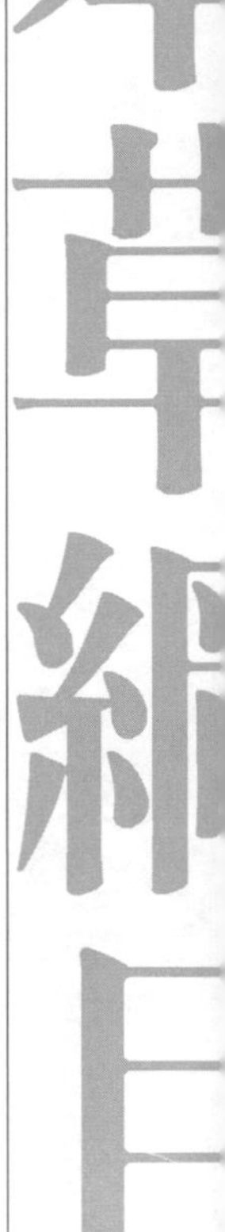

李時珍說：這些都是隱名。

【集解】 李時珍說：古代秋季採集龜甲，春季炮製。現在採龜的人，收集百十個龜，將活龜鋸開取甲並食其肉。通過腹、背部的紋理，可將龜分為龜王、龜相、龜將。龜背正中直紋叫千里，龜頭第一條橫紋兩側有斜紋與千里相接的為龜王，別的龜沒有此特徵。據說占卜時帝王用龜王，文臣用龜相，武官用龜將，各有等級。此說與《逸禮》記載的天子用一尺二寸的龜，諸侯用八寸，大夫用六寸，士庶用四寸的說法是相吻合的，亦是符合道理的。如果不是天神龜、寶龜世上難得，入藥也應依此而用。《日華諸家本草》載：為了攜帶方便，用龜甲占卜。《神農本草經》說：龜甲應謹防潮濕，它又名神屋。古時龜的上下甲皆可用，至《日華諸家本草》才開始用龜板，後世則依此而定下來。

【性味】 **甘，平；有毒。**

【主治】 《神農本草經》記載：**本品治崩漏、赤白帶下、癥瘕痞塊、瘧疾、痔瘡、陰瘡、濕痹，四肢重著痿弱無力、小兒囟門不合。若長期服用能輕身不饑。**《名醫別錄》認為：**龜甲治驚恐忿怒，胸腹疼痛，不能久立，骨蒸潮熱，及傷寒勞複，肌體發冷發熱欲死等症，用龜甲煮湯服有效。本品久服能益氣增智，增進食欲。若燒灰外用，可治小兒頭瘡、女子陰瘡。**陶弘景、蕭炳認為：**龜殼能治久咳，瘧疾，若炙後研末用酒沖服可治風症腿腳無力。**《日華諸家本草》、甄權講：**龜板治血痹，龜板燒灰治脫肛。**朱震亨謂：**龜下甲有補陰，活血祛瘀，續筋接骨，止血痢之功，主治陰血不足，勞倦肢軟無力。**李時珍說：**本品能補心腎，益大腸，止瀉痢，消癰腫，可以治腰膝酸痛，難產等。燒灰外用治臁瘡。**

龜肉

【性味】 **甘、酸，溫；無毒。**

陶弘景認為：本品做羹食用大補，但因其多為神靈，不可輕易殺死。孫思邈說：若在六甲日或十二月食用龜肉，可使人精神不振。龜肉不宜與豬肉、菰米、瓜、莧菜同吃，否則對人體有害。

【主治】 蘇敬、孟詵認為：**本品釀酒服，能治風症四肢攣急或久癱，若煮食治風濕痹痛、浮腫及筋骨折傷。**李時珍說：**龜肉能治筋骨疼痛、年久寒咳、瀉血、血痢等。**

【發明】 李時珍根據《周處風土記》說：江南地區風俗，在五月五日用鹽、豉、蒜、蓼煮肥龜食，取內補陰、外補陽的作用。

龜血

【性味】 **鹹，寒；無毒。**

【主治】 甄權說：**用龜血外塗治脫肛。**李時珍說：**用龜血與酒同飲，治跌仆損傷，同時取生龜肉搗爛外敷。**

龜膽汁

【性味】 **苦，寒；無毒。**

【主治】 李時珍說：**治痘疹後眼疾，雙眼腫脹月餘睜不開。用龜膽汁點眼療效好。**

現醫學研究簡介

【來源】 水龜為龜科動物烏龜，本動物的肉、血、膽汁、腹甲（龜板）和腹甲所熬之膠（龜板膠）均可入藥。

【化學成分】 龜板含膠質、脂肪及鈣鹽等鹽等。龜板的光譜定量分析結果表明，含有一定量的鈣、鎂、鈉、鐵、磷、鋁、矽、鉛等元素。另外，龜板含多種氨基酸，大量的鈣和磷、蛋白質、肽類、脂類和多種酶。龜的背甲和腹甲中微量元素鍶的含量高，其次是鋅和銅；SiO_2的含量很高。

【藥理作用】 龜板及龜殼高濃度煎劑，對大鼠的離體子宮有一定的收縮作用。另外，對人型結核桿菌有抑制作用。

【臨床應用】 1.治療慢性腎炎蛋白尿。2.治療淋巴結核。3.治療小兒脫肛。4.治療燒傷。

綠毛龜（《蒙筌本草》）

【釋名】 《本草綱目》稱：**綠衣使者。**

【集解】 李時珍說：綠毛龜產在南陽的內鄉及唐縣，現在只以蘄州綠毛龜作藥用。多是從小溪捉取龜，放在水缸中用魚蝦餵養，冬天去掉水，天長日久就會長四五寸長毛，毛中有金色

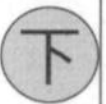
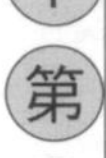
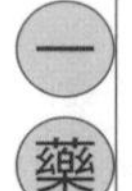

線，脊骨有三條稜，底甲如象牙色。只有五銖錢大的才是真品。其他的龜長久養亦會生毛，但不同的是體積較大，且毛中無金線，底甲是黃黑色。《南齊書》、《錄異記》中記載的都是綠毛龜。

【修治】 李時珍說：綠毛龜在古方中沒有記載，近世在滋補方中常用，它的功效與龜甲相似。劉氏先天丸中用綠毛龜，用法是取活鯉魚兩條放鍋中，加水，上面放米篩，將九枚綠毛龜放米篩上蒸熟後，取龜肉曬乾，龜甲炙酥、黃後入藥。也有連甲、肉、頭、頸一同用的。

【性味】 **甘、酸，平；無毒。**

【主治】 李時珍認為：**本品有通任脈，助陽，補益精血的作用，能治痿弱。**《嘉祐補注本草》中闡述：**將綠毛龜放在額頭上，能防邪瘧。若收藏在書簡中，可防蟲蛀。**

鱉（《神農本草經》中品）

【釋名】 又名：**神守**。俗稱：**團魚**。《古今注》謂：**河伯從事**。

李時珍認為：因鱉行走時蹩腳，故稱之鱉。《淮南子》中講：鱉沒有耳，但能守神，所以得名。陸佃謂：魚類很多，那麼蛟龍可以帶魚而飛，引鱉來守護，蛟龍就不會來了，故鱉又名神守。

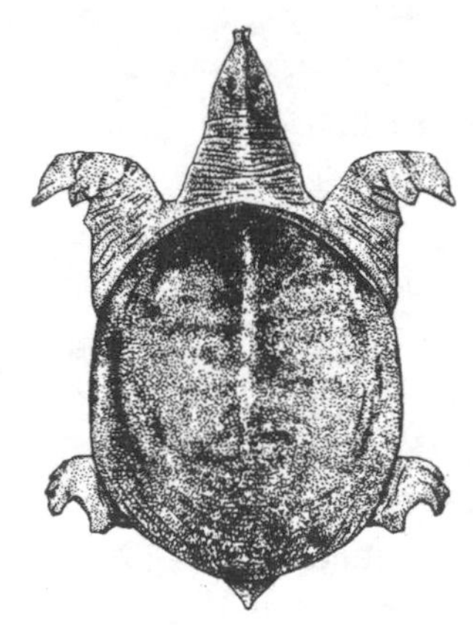
中華鱉

【集解】 李時珍說：鱉屬甲蟲，水陸兩棲，背脊與脅相連，四邊有肉裙，與龜同類。常講龜的肉在甲殼裏，鱉的甲殼在肉裏。鱉沒有耳，借助眼睛代替耳朵。鱉只有雌性，而無雄性，與蛇或黿交配。所以《萬畢術》中闡述，燒黿脂能引出鱉，其夏季孵育，見影思抱。《埤雅》說：本品卵生思抱，它根據日影的變化而變化。在水裏、水上常浮有鱉吐出的泡沫，稱鱉津，人們多根據鱉津來捉鱉。現在捕鱉人常呼鱉、撫掌、觀察鱉津而捕鱉，一般百無一失。管子謂，涸水中的鱉精叫媯，呼喚它的名字就可以捉取它。《類從》稱，鼉（揚子鱷）一叫，鱉就藏起來。鱉還怕蚊子，活鱉被蚊子叮咬後即死，鱉同蚊子煮易爛，鱉甲又可薰蚊。這些都是物性相互制約的結果，的確很奇異。

鱉甲

【性味】 **鹹，平；無毒。**

【主治】 《神農本草經》記載：**本品治心腹癥瘕、堅積寒熱、陰瘡痔瘡，惡肉。**甄權、《日華諸家本草》、《名醫別錄》皆認為：**本品有下瘀血，墮胎，消瘡腫、腸癰之功。能治溫瘧、癥瘕、腰痛、宿食壅塞、小兒脅下痞堅、婦女血漏、赤白帶下。還能治虛勞消瘦，骨蒸潮熱。**朱丹溪講：**本品有補陰益氣的作用。**李時珍說：**鱉甲可以治老瘧瘧母、陰毒腹痛、食積勞傷、癍痘煩熱喘滿、小兒驚癇、婦女經脈不通、難產、產後陰脫、男人陰瘡、石淋等症。本品有收斂瘡癰的作用。**

【附方】 **治老瘧、勞瘧**《肘後方》：將鱉甲醋炙後研細末，用酒沖服方寸匕，隔夜服一次，清晨服一次，臨發瘧時再服一次，若不癒可加雄黃少許同用。 **治傷食勞傷**用鱉甲燒研，水沖服方寸匕。 **治突然腰痛，不能俯仰**鱉甲炙，研末，用酒送服方寸匕，一日三次，沙石出來病就好了。 **治奔豚氣痛，上沖心腹**《聖濟總錄》：取鱉甲三兩，京三稜（煨）二兩，共搗成細末，桃仁（去皮尖）四兩浸泡研汁三升，煎取二升，加入鱉甲末，不斷攪動。煎片刻後加醋一升，再煎如糖稀，裝瓶備用，每次空腹用溫酒沖服半湯匙。 **治吐血不止**取鱉甲、蛤粉各一兩（同炒黃），熟地一兩半（曬乾），共碾細末，每次飯後茶送服二錢。

鱉肉

【性味】 **甘，平；無毒。**

李時珍講：據《三元參贊書》載，鱉性寒，食之可引發水濕之患，患冷勞氣、癥瘕的人不宜食用。《生生編》上卻認為鱉性熱。戴原禮說鱉的陽氣聚集在甲上。經常食用會使人患發背。戴氏的看法似乎與鱉性寒的說法相

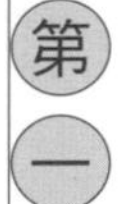
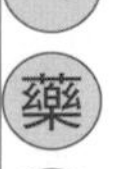
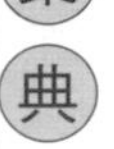

反，大概鼈性原本不熱，食鼈的人加入椒、薑等一些熱性東西太多，故使鼈失去了其寒涼的本性。鼈畏葱和桑灰，凡吃鼈的人，應取沙河中小鼈，斬頭去血，用桑灰湯將它煮熟，除掉骨、甲，換水再煮，加些葱、醬作料食用最好。鼈膽味辣，刺破後放湯中，可代替椒去腥氣。李九華稱：鼈肉主聚，鼈甲主散。吃鼈肉時加少許鼈甲末同煮可以稍許平和些。一般人不知道薄荷與鼈甲同煮對人體不利。

【主治】 《名醫別錄》上講：**本品有補中益氣之功**。陳藏器認為：**若患濕熱痹症，腹內積熱，和五味煮服，微有腹瀉**。孟詵、《日華諸家本草》闡述：**本品治婦女赤白帶下、癥瘕腰痛**。蘇頌講：**鼈肉有補虛、去血熱的作用，常食可導致性冷**。朱震亨說：**本品補陰**。李時珍謂：**將鼈肉做羹食用治久痢，長髭鬚；做丸服，治虛勞、痃癖、腳氣**。

鼈頭血

【主治】 甄權講：**本品外塗治脫肛**。李時珍說：**鱉頭血治中風口眼喎斜、小兒疳熱**。

【發明】 李時珍引《千金方》講：目瞤唇動、口眼喎斜皆是風入血絡，急服小續命湯。外用鼈血或雞冠血與灶心土調塗，血乾了再塗，作用很好。可能鼈血之性走血分，能收縮，故治口眼喎斜、脫肛等。

現代醫學研究簡介

【來源】 鼈為鼈科動物中華鼈。本動物的肉（鼈肉）、頭（鼈頭）、血（鼈血）、脂肪（鼈脂）、膽（鼈膽）、卵（鼈卵）及背甲（鼈甲）及背甲所熬的膠塊（鼈甲膠）均供藥用。

【化學成分】 鼈甲含動物膠、角蛋白、碘質、維生素D等。另據報導，鱉甲含有天冬氨酸、蘇氨酸、絲氨酸、谷氨酸、甘氨酸、丙氨酸等17種氨基酸。

【藥理作用】 鼈甲能抑制結締組織增生，有消結塊作用，有增加血漿蛋白的作用，可緩解肝病引起的貧血。

【臨床應用】 1.治療腸痛。2.治療骨關節結核。3.治療再生障礙性貧血。4.治療肝硬化。

蟹（《神農本草經》中品）

【釋名】 《蟹譜》稱：**螃蟹、橫行介士**。楊雄《方言》叫：**郭索**。《抱朴子》謂：無腸公子。《廣雅》稱雄者為：**蜋蚔**（音郎已）；雌者為：**博帶**。

寇宗奭講：本品每年夏末秋初之際，像蟬一樣蛻殼，故稱蟹。李時珍說：據傅肱《蟹譜》解釋，蟹是水中的介蟲，亦屬魚類，故蟹字從蟲，古字亦從魚。因它能橫向行走，所以叫螃蟹；它爬行時發出「郭索」的聲音，故又稱郭索；視其外骨，又名介士；就其內空，則稱無腸。

【集解】 李時珍說：蟹是橫向行走的甲蟲，柔內外剛，體像離形八卦，骨眼蟬腹，頭像大蝦，足像鱟（音後）魚，兩隻大夾，八隻腳，兩前夾鋒利，八隻腳爪很尖，甲殼脆硬，上有十二星點。雄蟹長形臍，雌蟹是圓形臍，肚腹中的蟹黃隨季節而盈虧。蟹性情浮躁，聽見聲音就口吐泡沫，到死不止。長在流水中的蟹色黃，有腥味，長在死水中的色暗紅而有香氣。佛經上稱，蟹產子後就自己乾枯而死，所以霜降之前食用有毒，霜降以後，冬蟄之前蟹味鮮美。民間所謂蟹入海輸送稻芒之說是荒謬的。蟛蜞比蟛蝟大，長在池塘田中，有毒，食後使人嘔吐。外形像蟛蜞，而生沙穴中，見人就躲藏的蟹叫沙狗，不能食用。外形像蟛蜞，而生在海水中，漲潮時出洞穴四處觀望的蟹叫望潮，可以食用。兩隻前爪極小的石蟹叫蚌江，不能吃。長在澗洞中，體小殼堅硬、色紅的蟹叫石蟹，山野之人將它作食用。另外，海中有紅蟹，其體大色紅；能飛的蟹，名飛蟹；善苑國有百足蟹。海中有一種蟹，體形如錢幣大，腹下還有像榆莢樣的小蟹，這種蟹稱蟹奴；寄居在蚌腹中的蟹稱蠣奴，又叫寄居蟹，皆不可食用。若蟹腹中有像小木蟹子而色白的不能吃，如果吃了，會引起各種風症。寇宗奭說：農曆八九月間捉蟹，此時的蟹豐滿肥厚，可趁蟹出水觀潮時撿拾，晚上用燈火照明捕捉。

【性味】 **鹹，寒；有小毒**。

李時珍稱：蟹不宜與柿、荊芥同食，否則可引發霍亂或風症。木香汁能解。

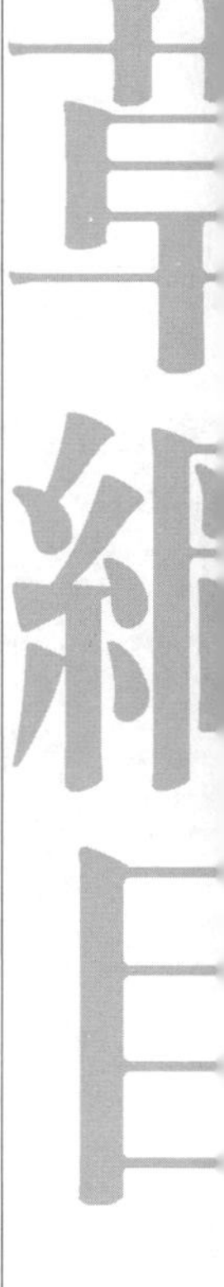

【主治】　《神農本草經》記載：**本品能治胸中邪氣、熱結疼痛、口眼喎斜、面部浮腫，可解漆毒。燒蟹能引鼠出來**。陶弘景、蘇頌認為：**本品能化漆為水，所以用塗漆瘡。蟹夾燒煙，可將鼠全部引出來**。《名醫別錄》、孟詵、《日華諸家本草》、陳藏器、寇宗奭皆稱：**本品有活血散結，消食，益氣養筋，利關節，解熱之功。可以治胃氣不暢、漆瘡。蘸醋食去五臟中煩悶；和酒食用，治產後瘀血腹痛；去殼同黃生搗、微炒，外敷治骨傷筋斷；前夾與白及末同搗外塗，治小兒囟門不合**。李時珍說：**本品解莨菪毒、鱔魚毒、漆毒，治瘧疾、黃疸。搗爛外塗治疥癬，搗汁滴耳治耳聾**。

現代醫學研究簡介

【來源】　蟹為方蟹科動物中華絨螯蟹的肉和內臟。本動物的甲殼（蟹殼）、爪（蟹爪）亦供藥用。

【化學成分】　蟹的可食部每100克含水分80克，蛋白質14克，脂肪2.6克，碳水化合物0.7克，灰分2.7克；鈣141毫克，磷191毫克，鐵0.8毫克，維生素A 230IU。肌肉含10餘種游離氨基酸。

【要理作用】　據研究報告，從蟹心臟和圍心器分離的龍蝦肌鹼，能提高離體灌注心臟的搏動速率。

鱟魚《嘉祐補注本草》

【釋名】　李時珍說：根據《爾雅翼》中解釋，鱟即候意，鱟魚善於候風，所以稱之為鱟（音後）。

【集解】　陳藏器說：鱟魚產於南海，不論大小都雌雄相隨。因雌鱟無眼睛，只有跟隨雄鱟才能行，如果雄的死了，那麼雌的也馬上死去。李時珍講：鱟魚的外形似惠文帽及熨斗，一尺餘寬。它的甲殼是黑色的，晶瑩光滑，其背如鏊（一種烙餅的器具）般平坦，眼生在背上，嘴長在肚腹下，頭像蜣螂。十二隻腳像蟹一樣排在腹兩旁，每隻腳有五六寸長。尾長一二尺，像棕莖有三條稜。背上有質地堅硬如角一樣的骨頭，隆起七八寸，形狀似珊瑚。每次過海，相互背靠背，順風而游，欲稱鱟帆，也叫鱟排。鱟血色碧，腹中有黍米樣的子，可做醋、醬。尾巴上有似粟米的珠，行動時常常雌鱟背著雄鱟，若雌的失去，雄的就不動了，若捕捉肯定會得到一雙。雄鱟體小，雌的體大，在水中雄鱟能浮起，而雌的則沉下，閩地人在婚禮上常用它。鱟常隱伏在沙上，也能飛躍。它的皮殼極堅硬，能做帽，亦可製成杓，放置在香中助香氣。鱟尾能做小如意。燒鱟脂可召引老鼠。鱟性畏蚊，若被蚊子叮咬，即死。同時亦怕間隙光，若被光照也死。但在日光下暴曬，竟安然無恙。南方人常用鱟肉做醬。小鱟叫鬼鱟，食後對人體有害。

鱟魚肉

【性味】　**辛、鹹，平；微毒。**

陳藏器認為：本品無毒。孟詵講：過量食用鱟肉會誘發咳嗽及瘡癬。

【主治】　孟詵說：**鱟魚肉能殺蟲，治痔瘡**。

鱟魚尾

【主治】　《日華諸家本草》記載：**本品燒焦後，能治腸風下血，婦女崩中帶下，產後下痢**。

【發明】　陳藏器講：先服生地黃，與蜜同煎，再將鱟骨和尾燒灰，米湯送服，治婦女產後下痢，沒有不止痢的。

現代醫學研究簡介

【來源】　鱟魚為鱟科動物東方鱟。本動物的肉（鱟肉）、殼（鱟殼）、尾（鱟殼）、膽（鱟膽）均供藥用。

【化學成分】　有人報導，中國鱟的肉、血、淋巴，均含有一定量的選擇素。另外有人報導，鱟的血淋巴含有天然的、很強的血凝素，這種物質是一種分子量為400000的蛋白質。

【藥理作用】　存在於鱟的血淋巴中的血凝素，它的活性在有鈣離子時被啟動，有人利用鱟凝集素對人紅血球的親合力去從癌患者的全血取得癌細胞和白血球，可為有關研究提供更好的細胞學標本。

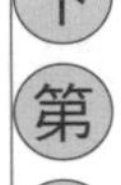
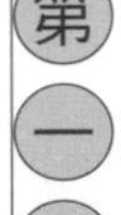
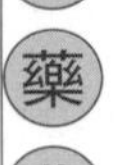
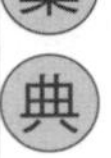

二、蚌蛤類

牡蠣（《神農本草經》上品）

【釋名】 《名醫別錄》稱：**牡蛤**。《神農本草經》謂：**蠣蛤**。《異物志》叫：**古賁**。又名：**蠔**。

李時珍說：蛤蚌類生物，有胎生或卵生，唯獨牡蠣的繁殖純雄無雌，故用牡命名。至於叫蠣稱蠔，是形容其外形粗大。

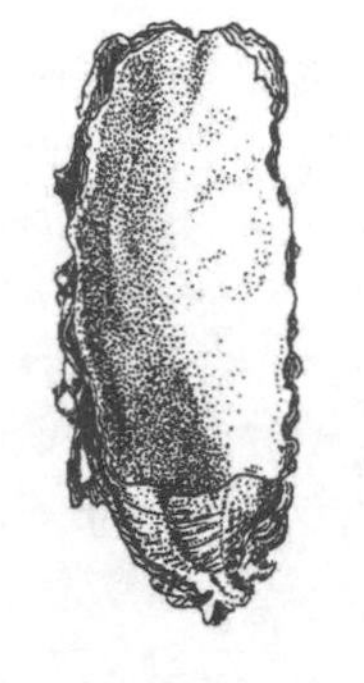
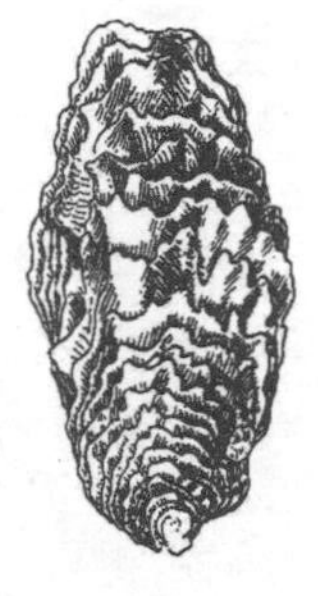

牡蠣

【集解】 《名醫別錄》上記載：牡蠣產於東海，無固定的採收季節。李時珍說：南海人用蠣房砌牆，用煅燒的灰粉刷牆壁。牡蠣食用的肉叫蠣黃。韓保昇講：有一種蟲雩（音初）蠣，形體短，不能做藥用。雷斅認為：有一種石牡蠣，它的頭和邊都大，稍夾有沙石，很像牡蠣，只是外形圓圓的似龜殼。海牡蠣可以作藥用，但男人食後會不長髯鬚，真正的牡蠣若用火燒以後，拿鑒即千年的琥珀來檢驗，隨手走起的才是真的。

【性味】 **鹹、平，微寒；無毒。**

【主治】 《神農本草經》、《名醫別錄》、陳藏器、甄權、李珣、王好古等認為：**本品能消除筋脈拘攣弛緩，祛除留滯於經絡、關節及營衛的邪熱，有止汗止渴，澀腸止瀉，縮尿止遺，逐瘀血止痛，以及補腎、安神等功效。能治療傷寒、寒熱往來，溫瘧寒戰，驚恐忿怒，鼠瘻，婦女赤白帶下，崩漏下血，男子虛勞、夢遺，胸中氣結，心下痞熱、煩滿疼痛，小兒驚癇，咽喉腫痛，咳嗽，一切瘡腫等症。本品研粉擦身能止盜汗，與麻黃根、蛇床子、乾薑同研粉，可以治陰虛盜汗**。李時珍說：**牡蠣軟堅散結，清熱化痰除濕，止心腹疼痛。治下痢便膿血，男子白濁，癥瘕積聚，癭瘤痰核等症。**

【發明】 甄權說：病若為虛症、熱症，本品應與地黃、小草同用。王好古講：牡蠣入足少陰經，能軟堅散結。如果以柴胡為引經藥，能除脅下硬結；以茶為引經藥，能消頸項部痰核；以大黃為引經藥，能治臀部腫痛；以地黃為使藥，能澀精止遺，是腎經血分之藥。成無己謂：牡蠣味鹹，能泄水氣，消痞軟堅，可以除胸膈脹滿痞塞不通。張元素認為：本品有滋陰潛陽、止渴之功。

【附方】 **治氣滯痰阻之心、脾氣痛**《丹溪心法》：取牡蠣煅燒研末，每次用酒送服二錢。**治夢遺及便溏**《丹溪方》：用牡蠣粉醋糊如梧桐子大丸，每次米湯送服三十丸，每日服三次。 **治瘧疾寒熱往來**《普濟方》：取牡蠣粉、杜仲各等份，研細末，用蜜和梧桐子大丸，每次溫開水送服五十粒。《千金方》上用此方為粉末，用酒服一方寸匕，能治氣虛盜汗症。治婦女月經不止取煅牡蠣與米醋共搗後，再煅燒研細末，加米醋、艾葉末熬成膏狀後，做梧桐子大丸，每次用醋艾煎湯送服四五十丸。 **治面色黧黑**用牡蠣粉研末，煉蜜為梧桐子大丸，每次用溫開水送服三十丸，每日一次，同時食用牡蠣肉。 **治虛勞盜汗**《本事方》：用牡蠣粉、麻黃根、黃芪等份，共研細末，每次取藥末二錢，加水一盞，煎取七分溫服，每日一次。

牡蠣肉

【性味】 **甘，溫；無毒。**

【主治】 陳藏器講：將牡蠣肉煮食，可以補虛和中，解丹毒，調婦女氣血。若拌薑、醋調味生食，能治丹毒、酒後煩熱口渴。蘇頌說：本品炙後食用，味道鮮美，能嫩膚美容。

現代醫學研究簡介

【來源】 牡蠣為蠣科動物長牡蠣、大連灣牡蠣或近江牡蠣的貝殼，各種牡蠣的肉（牡蠣肉）亦供藥用。

【化學成分】 含80%～95%的碳酸鈣、磷酸鈣和硫酸鈣，並含鎂、鋁、矽及氧化鐵等。大連灣牡蠣的貝殼，含碳酸鈣9%以上，有機質約1.72%；尚含少量鎂、鐵、矽酸鹽、硫酸鹽、磷

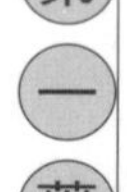

酸鹽和氯化物。煅燒後產生氧化鈣，有機質被破壞。牡蠣中牛磺酸的含量較高。另外，牡蠣中含有谷胱甘肽，10種必須氨基酸，維生素A、B_1、B_{12}、D、E等。

【藥理作用】 1.降糖作用。2.抗病毒作用。3.抗菌作用。4.抗癌作用。5.其他：牡蠣所含的牛磺酸，具有多種生理活性，為中樞神經內的抑制性神經遞質和神經調節物質。

【臨床應用】 1.治療盜汗。2.治療神經官能證。3.治療胸腔積液。4.治療肝硬變腹水。5治療十二脂腸潰瘍。

蚌（《嘉祐補注本草》）

【釋名】 李時珍說：蚌與蛤屬同類，但為外形各異的兩種生物，通常較長的稱蚌，圓形的叫蛤。所以蚌字從丰，蛤字從合，都是象形字。後世將蚌、蛤混為蛤蚌，這是錯誤的。

【集解】 李時珍講：蚌的種類繁多，現在江河湖泊處處都可見，而洞庭湖、漢沔最多。大蚌約長七寸，外表像牡蠣，小的約長三四寸，外形似石決明。蚌肉可以吃，蚌殼研成粉末用，湖、沔一帶人將其印成錠子出售稱它為蚌粉，也叫蛤粉，即古人稱之為蜃灰的，用它來裝飾牆壁，填墓穴，就如現在用石灰一樣。

蚌肉

【性味】 **甘、鹹，冷；無毒。**

寇宗奭說：本品性微寒，多食能誘發風病，損傷人的陽氣。朱震亨謂：馬刀、蚌、蛤、螄、蜆等生物，性味大同小異。寇宗奭只談到其性寒涼，而沒有涉及到濕性的問題。濕鬱能化熱，熱久則氣升，導致生痰動風。

【主治】 孟詵、陳藏器、《日華諸家本草》認為：**能解熱毒、酒毒、藥毒，除煩止渴，明目祛濕。治婦女崩漏帶下、痔瘺等症。加入黃連末取汁點眼，治目赤腫痛、視物不清。**

蚌粉

【性味】 **鹹，寒；無毒。**

《日華諸家本草》記載：本品能做石亭脂。《鏡源》講：能製硫磺。

【主治】 《日華諸家本草》認為：**本品有止瀉痢，止嘔逆的作用，能治各種疳積。加醋調外用治癰腫。**陳藏器說：**爛殼粉用米湯送服治反胃、胸腹痰飲。**李時珍謂：**本品有清熱燥濕、化痰消積、明目之功，治婦女帶下、男子白濁、痢疾、水腫、痰飲咳嗽，外治陰瘡。皮膚濕疹瘙癢等症。**

現代醫學研究簡介

【來源】 蚌為蚌科動物背角無齒蚌或褶紋冠蚌、三角帆蚌等蚌類動物。以上動物的珍珠層（珍珠母）、貝殼製成的粉（蚌粉）、體內分泌液（蚌淚）及所產之珍珠均供藥用。

【化學成分】 褶紋冠蚌含鈣3.39%。各部分含鈣率不同，內鰓板含鈣10.9%，外鰓板含鈣8.42%，此是含鈣多的部位。另外殼肌含鈣為1.24%，腳1.07%，是含鈣較低的部位。

【臨床應用】 治療廣泛性尋常疣。

馬刀（《神農本草經》下品）

【釋名】 《名醫別錄》稱：**馬蛤**。《吳普本草》叫：**齊蛤**。《爾雅》謂：**蜌**（音陛）。《周禮》稱：**蜃**。有人叫：**螷螆**（音亭品）、**單姥**（音善母）、**㷰**（音掣）**岸**。

李時珍認為：通俗稱大為馬，其外形像刀，所以得名馬刀。叫蛤、叫蜃，都是由蚌字轉變來的，只是古代與現在的方言不同而已。《說文解字》講圓的叫蠣，長的叫蜃。江漢人稱之為姥，汴地人叫㷰岸。《吳普本草》言馬刀就是齊蛤，則唐、宋時期的本草著作中沒有收錄本品，陳藏器又重新提出齊蛤，現將其合併到一起。

【集解】 《名醫別錄》上記載：馬刀長在江河湖泊及東海一帶，無固定時間採集。陶弘景講：本品生在江漢，長六七寸，它的肉似蚌肉，可作食用。今人多不認識馬刀，就像不認識螷螆一樣，方劑中也從來沒有用過它。韓保昇稱：本品就是長在江湖中的細長小蚌，三四寸長，五六分寬。蘇頌謂：到處都有馬刀，多長在泥沙中，頭又小又尖，也有人叫它蚌。陳藏器說：齊蛤長在海中，外形像蛤，兩頭小且尖，它除了能食用外，再沒有別的什麼作用

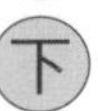
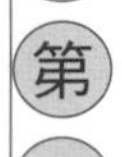
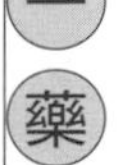
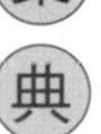

了。李時珍認為：馬刀長得很像蚌，但體積小一些，外形狹長一點。其種類繁多，雖長短不同，大小各異，厚薄不等，斜正有別，但性味功效大致都一樣。

馬刀殼

【性味】 **辛，微寒；無毒。遇水能使人腸爛，有人說，遇水作用好。**

【主治】 《神農本草經》、《名醫別錄》等記載：**本品能除五臟間鬱熱，消肌肉中像伏鼠形狀的腫塊，還可以補中氣，除煩滿，破石淋，利關節。治婦女崩漏帶下，發冷發熱，四肢厥冷。**李時珍說：**本品能治痰飲，消癭瘤、瘰癧。**

真珠（《開寶本草》）

【釋名】 《開寶本草》稱：**珍珠**。《南方志》謂：**蚌珠**。《禹貢》叫：**蠙珠**。

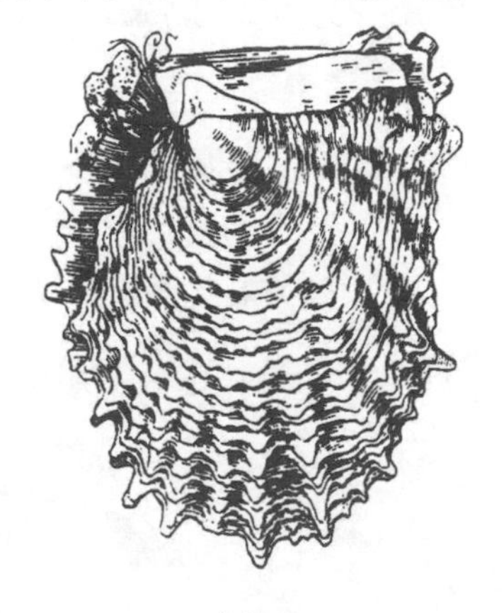

珠母貝

【集解】 李珣說：生在南海的真珠是石決明所產的。蜀中西路女瓜出產的真珠是蚌蛤所產，色白有光澤，但不如進口真珠光亮耀眼。真珠很堅硬，若想在上面打眼，需用金鋼鑽。蘇頌謂：真珠現產在廉州，北海一帶也有。它長在屬蚌類的珍珠母中。據《嶺表錄異》載，廉州近海中有小島，島上有水池，叫珠池。每年刺史親自監督養珠戶下池收採老蚌，將其剖開取珠作貢品。水池雖然在海島上，有人猜想池底與海水是相通的，但池裏的水又是淡味，這其中的奧妙讓人琢磨不透。李時珍認為：根據《廉州志》上載，合浦縣海中有梅、青、嬰三個珠池，採珠人常在腰間繫上長繩，帶著籃子入水，將蚌採入籃中後就搖動繩子，讓船上的人馬上收繩取蚌。要是看見有一線血絲浮於水面，則說明採珠人已葬身魚腹。據熊太古《冀越集》記載，《禹貢》曾說淮、夷兩地產蠙珠。後世認為真珠產於嶺南。根據產地不同而珠色各異，南方產的珠色紅，西洋進口的的珠色白，北海產的珠色微青。陸佃說蚌蛤沒有雌雄之分，須雀與蛤相化合才能生珠，這是因為蚌蛤僅分泌陰精的緣故。一般認為龍珠在頷下，蛇珠在口內，魚珠在眼中，鮫珠在皮外，鱉珠在足下，而蚌珠在腹中。

【修治】 李時珍認為：凡是首飾上，或是死人用過的真珠均不能做藥用。真珠的服用方法，一種是用人奶浸泡三天，再煮後研細服；一種是用絹袋盛真珠放在豆腐內煮一炷香功夫後使用，其目的是不損傷真珠的藥用價值。

【性味】 **鹹、甘，寒；無毒。**

【主治】 《開寶本草》、甄權、李珣、寇宗奭等認為：**本品有鎮心安神，除面垢，美容顏，磨翳障，消痰濁，除煩熱，止瀉等作用。點眼能去翳障，塗臉能使臉部皮膚潤澤光亮，用綿包裹塞耳能治耳聾，抹手足能去死皮。與知母同用治消渴煩熱，與左纏根（即忍冬根）同用療小兒瘡入眼，還能治小兒驚熱。**李時珍說：**本品安魂定魄，澀精止痛，能解痘瘡疔毒，下死胎，治難產。**

【發明】 李時珍說：真珠入厥陰肝經，所以能安魂定魄，明目治聾。

現代醫學研究簡介

【來源】 真珠為珍珠貝科動物馬氏珍珠貝、蚌科動物三角帆蚌或褶紋冠蚌等雙殼類動物受刺激形成的珍珠。

【化學成分】 主要含碳酸鈣，珍珠貝的天然珍珠含碳酸鈣91.72%，有機物5.94%，水2.23%；馬氏珍珠貝的天然珍珠有白色、銀色兩種，各含碳酸鈣83.71%、80.82%，碳酸鎂7.22%、2.16%，氧化矽0.54%、0.56%，磷酸鈣0.35%、0.15%，氧化鋁和氧化鐵0.54%、痕量水0.89%、1.26%，有機物6.11%、13.44%。養殖珍珠的成分與天然珍珠相比，碳酸鈣含量大，為94.%，碳酸鎂含量極少。

【藥理作用】 1.制酸作用。2.止血作用。3.促進新陳代謝作用。4.修復作用。5.延緩衰老作用。

6.其他：珍珠層蛋白水解液的胱氨酸及亮氨酸等，對引起角膜混濁的膠分解酶和黏多糖分解酶有抑制作用，可用於治療和預防晶狀體混濁。珍珠提取液對離體兔腸有抑制作用。

石決明（《名醫別錄》上品）

【釋名】　《日華諸家本草》稱：**九孔螺**。殼名：**千里光**。

李時珍說：叫決明、千里光，是以其功效命名；叫九孔螺，是以其外形命名。

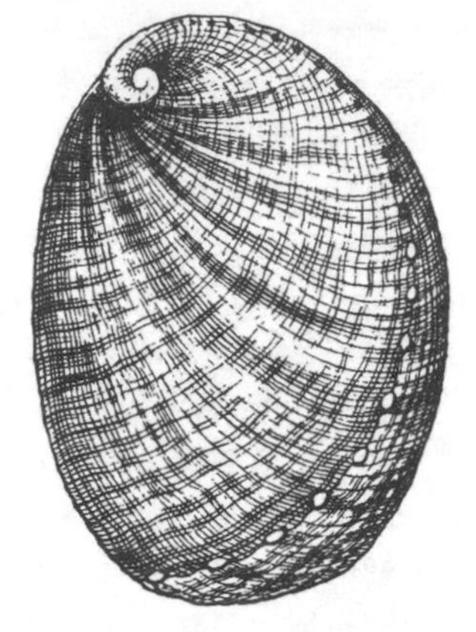
雜色鮑

【集解】　李時珍說：石決明如小蚌一樣長，但稍扁，外表粗糙，上面有很多雜亂的小孔，內面卻光亮耀眼，背側有一排像人工穿成的小孔。它長在崖石頂端，漁民泅水過去，只要乘其不注意，就很容易採得。否則它會緊緊地黏貼在崖石上，很難剝下來。陶弘景以為石決明是紫貝，雷斅認為它是真珠母，而楊倞注《荀子》上認為是龜腳（即石蜐），都不對。只有鰒魚與石決明是同種異類，兩者功效相同。吳越人用糟決明、酒蛤蜊作為美味菜肴的，就是這種。

石決明殼

【性味】　**鹹，平；無毒。**

韓保昇稱：本品性寒涼。寇宗奭說：殼與肉的功效相同。

【主治】　《名醫別錄》、《日華諸家本草》，以及李珣、寇宗奭皆認為：**本品有明目磨障，補肝益精，除肝肺風熱之功。能治眼生翳障、視物模糊不清、青盲內障、勞熱骨蒸等病症。**李時珍說：**本品能通淋。**

【附方】　**治眼羞明怕光**《明目集驗方》：用千里光、黃菊花、甘草各一錢，水煎後冷服。**患痘疹後眼生翳障**《鴻飛集》：取石決明（火煅，研）、谷精草各等份，共研細末，用豬肝蘸食。　**治青盲雀目**《龍木論》：取石決明一兩（煅燒存性），蒼朮三兩（去粗皮），共研細末，每次取藥末三錢放入剖開的豬肝內紮緊，放砂罐內煮熟，用蒸氣薰眼，等藥冷卻後，吃豬肝飲藥湯。

現代醫學研究簡介

【來源】　石決明為鮑科動物雜色鮑、皺紋盤鮑、羊鮑、澳洲鮑、耳鮑或白鮑的貝殼。

【化學成分】　盤大鮑的貝殼含碳酸鈣90%以上，有機質約3.67%，尚含少量鎂、鐵、矽酸鹽、硫酸鹽、磷酸鹽、氯化物和極微量的碘；煅燒後碳酸鹽分解，產生氧化鈣，有機質則破壞。另外，石決明還含有精氨酸、天冬氨酸、甘氨酸、丙氨酸等二十幾種氨基酸。

【藥理作用】　石決明具有降低中樞神經系統的興奮性的作用，另外還具有清熱、鎮靜、調節自主神經的作用，這與石決明含有鈣、氨基酸等有關。

【臨床應用】　治療高血壓。

海蛤（《神農本草經》上品）

【釋名】　李時珍講：海蛤不是專門指某一種蛤，而是海中各種蛤爛殼的總稱。舊書中認為海蛤又叫魁蛤，即海蛤與魁蛤是同一種生物，這種提法是筆誤。

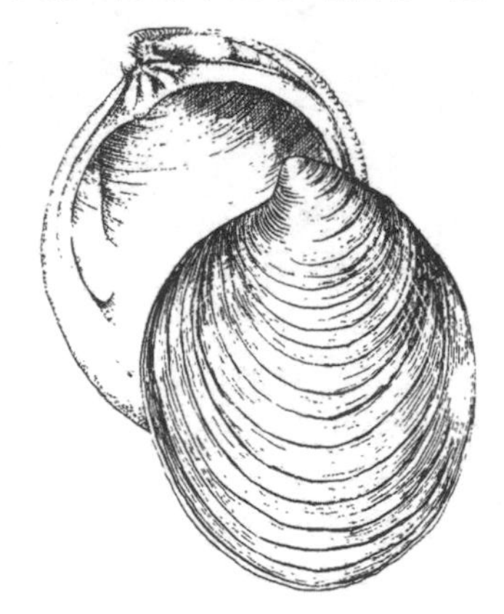
青蛤

【集解】　李時珍認為：根據沈存中所講，海蛤是在海邊的泥沙中採得的，大的像棋子，小的如油麻仁，呈黃白色，或黃紅相兼。海蛤不是同一類蛤，而是各種不同蛤的外殼，被海水衝擊打磨，天長日久後表面光滑晶瑩了，看上去就不像原來的破舊

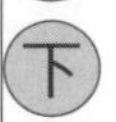
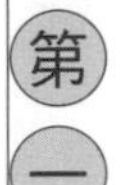
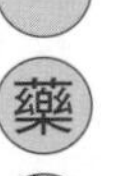
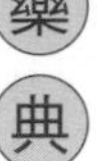
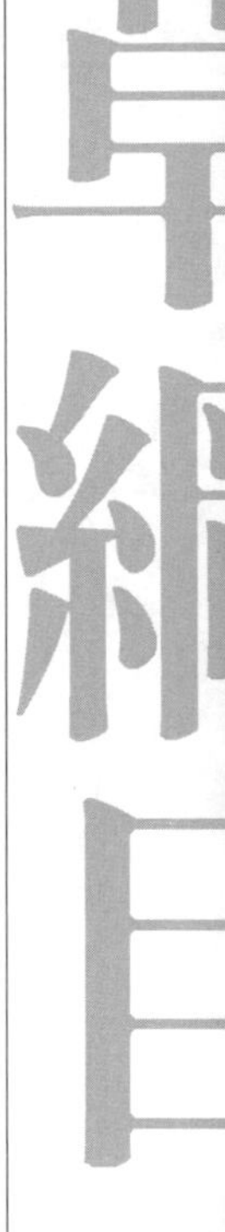

爛殼。蛤的種類很多，很難分辨是哪一種蛤的爛殼，所以統稱其為海蛤。

【性味】　**苦、鹹，平；無毒。**

【主治】　《神農本草經》、《名醫別錄》、《唐注》、《日華諸家本草》，以及甄權、肖炳等認為：**本品有止消渴，潤五臟，通膀胱，利小便的作用。能治咳逆上氣、喘滿、嘔逆、胸脅脹痛、腰痛、發冷發熱、水腫、小便不利、婦女崩漏帶下、陽痿、頸下癭瘤、痔瘡，或服丹石之後長瘡癰等症。**李時珍說：**本品有清熱利濕，祛痰化飲，消積聚，止血痢之功效。用來治療婦女血瘀結胸、傷寒病出汗不透而出現抽搐、中風癱瘓等症。**

【附方】　**治水腫小便不利伴發熱**《聖惠方》用海蛤湯：取海蛤、木通、豬苓、澤瀉、滑石、黃葵子、桑白皮各一錢，燈心三分，水煎服，每日二次。　**治水腫實症，腹水腫脹，四肢纖瘦**《聖濟總錄》用海蛤丸：取海蛤（煅後研細末）。防己各七錢半，葶藶子、赤茯苓、桑白皮各一兩，陳皮、郁李仁各半兩，共研成細末，用蜜和做梧桐子大丸，每次用米湯送服五十丸，每日二次。

現代醫學研究簡介

【來源】　海蛤為簾蛤科動物青蛤等，本動物的貝殼（海蛤殼）供藥用。海蛤殼煅製研粉為「海蛤粉」。

【化學成分】　主要含碳酸鈣、殼角質等。

【臨床應用】　1.治療酒渣鼻。2.治療胃及十二指腸潰瘍。

文蛤（《神農本草經》上品）

【釋名】　又叫：**花蛤**。

李時珍說：本品是以其外形來命名。

【集解】　韓保昇講：本品現產於萊州海中，每年三月中旬採集，背殼上有斑紋。蘇敬說：文蛤外形圓，大的長三寸，小的長五六分。李時珍認為：據沈存中《夢溪筆談》說，文蛤即現在吳人常吃的花蛤。其外形一頭小，一頭大，殼上有花斑。

【性味】　**鹹，平；無毒。**

【主治】　《神農本草經》、《名醫別錄》上載錄：**治惡瘡、肛門痔痛、瘰癧穿孔出血、咳喘胸悶、脅痛、腰痛、婦女崩中漏下。**李時珍說：**文蛤能除煩止渴，化痰軟堅，利尿，治口鼻糜爛。**

【發明】　李時珍說：據成無己稱，文蛤味鹹能入腎，可以治水濕之病。

貝子（《神農本草經》下品）

【釋名】　《名醫別錄》稱：**貝齒**。《日華諸家本草》叫：**白貝**。又名：**海肥**（音巴）。

李時珍認為：貝是象形字，其中二點像貝子的齒印，其下兩點像貝子垂在下邊的尾巴。古代人很看重龜，一般不輕易賣龜，故賣貝子，用它來交換商品，五個貝子為一串，兩串為一朋（上古時貨幣單位）。現在只有雲南還用它來交換貨物，稱之為海肥，以一為莊，四莊為一手，四手為一苗，五苗為一索。蘇頌說：貝子的腹部潔白如玉，上有像魚尖牙齒似的刻度，故又名貝齒。

【集解】　李時珍認為：貝子就是小貝，只有拇指大，一寸多長，背和腹部全是白的。它的背部像龜背一樣隆起，腹下兩片相向分開，邊上有似魚牙齒一樣的齒刻，它的肉有頭有尾，像蝌蚪。

【性味】　**鹹，平；有毒。**

【主治】　《神農本草經》、《名醫別錄》以及陶弘景、甄權、李珣皆認為：**貝子煅燒後研細，點眼能明目退翳，還可以利小便，治癃閉、浮腫。本品能解肌，散熱結，祛瘀血，治傷寒發冷發熱、蠱毒、腹痛便血，以及小兒疳疾、吐乳。**李時珍說：**本品解諸毒，治鼻流膿出血、下痢、男子陰瘡。**

【附方】　**治目生翳障**《千金方》：取貝子一兩，煅燒後研成細末，加龍腦香少許點眼。若有息肉加真珠粉等份點眼。　**治箭毒**取貝齒煅研，每次用水沖服三錢，一日三次。　**治鼻淵流膿血**《肘後方》：將貝子煅後研細末，每次用生酒送服二錢，一日三次。治大小便不通，腹悶脹難忍取貝齒三枚，甘遂二銖，共研細末，用漿水調後服用，服後大小便即通。

紫貝（《新修本草》）

【釋名】　《本草綱目》稱：**文貝**。又名：**砑螺**。

李時珍說：據《南州異物志》解釋，文貝很大，白底上有紫色紋理，形態自然，不加任何雕琢磨瑩而光彩奪目。蘇頌稱：畫家用它來砑畫，故名砑螺。

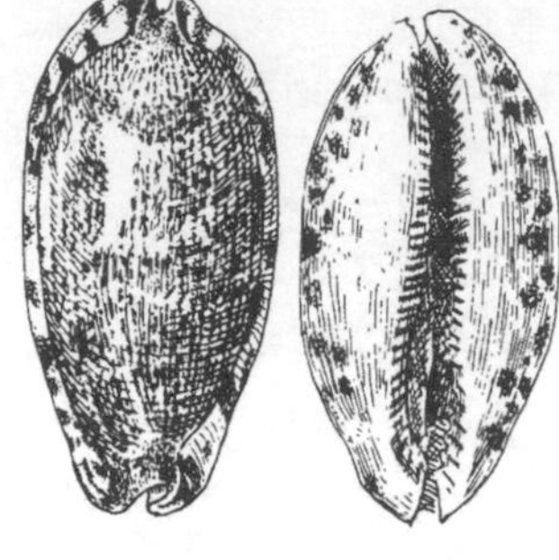

阿文綬貝

【集解】　蘇敬講：紫貝產於東海、南海，外形像貝子，但比貝子大二三寸，質地細膩白如玉，上面有紫色斑點。南夷人採集後將它在市場上販買。李時珍說：據陸機《毛詩義疏》記載，紫貝潔白如玉，殼上紫色的斑點有序地臨床應用排列成紋理。大紫貝的直徑可達一尺七八寸，交趾、九真產的紫貝可以作杯盤。

【性味】　**鹹，平；無毒。**

【主治】　《新修本草》載：**能清熱解毒，明目**。李時珍說：**本品可以治小兒熱毒癍疹入目，或目生翳障。**

現代醫學研究簡介

【來源】　紫貝為貝科動物蛇首眼球貝、山貓貝或綬貝等的貝殼。

【化學成分】　綬貝的貝殼含碳酸鈣90%以上，有機質約0.47%；尚含少量鎂、鐵、矽酸鹽、磷鹽和氯化物。煅燒後，碳酸鈣分解，產生氧化鈣等，有機質則被破壞。

【臨床應用】　治療廣泛性尋常疣。

淡菜（《嘉祐補注本草》）

【釋名】　浙江人稱：**殼菜**。也叫：**海蜌**（音陛）、**東海夫人**。

李時珍說：言淡是其味；稱殼是其形；叫夫人是其象。

【集解】　陳藏器說：東海夫人長在東海、南海中，外形像珍珠母，一頭尖小，中間有少許毛，其味甘美，南方人特別喜歡吃它。孟詵講：若經常將本品燒食則覺味苦，對身體不利。如果用少許米同煮熟，然後去毛，再加入蘿蔔，或者紫蘇，或冬瓜一起煮，味道美極了。《日華諸家本草》謂：本品外形雖然不太美觀，但對人體卻有補益作用。李時珍認為：據阮氏說，淡菜長在海藻上，所以淡菜治癭瘤的作用與海藻相同。

【性味】　**甘，溫；無毒。**

《日華諸家本草》上講：本品不宜多吃，否則會使人頭髮悶，視力減退，須微瀉下後才能好。陳藏器說：多吃淡菜能誘發丹石病，使大便乾結，還會使人脫髮。

【主治】　陳藏器、孟詵，以及《日華諸家本草》都認為：**本品有補五臟，滋潤毛髮，消食，壯陽，有除腹中冷氣等功效。主治虛勞、精虧血少、吐血、久痢腸鳴、腰痛疝瘕、婦人帶下、產後體虛或產後淤血。可煮熟食用，亦可煮沸取汁服用**。李時珍說：**還能治癭瘤。**

現代醫學研究簡介

【來源】　淡菜為貽貝科動物厚殼貽貝及其他貽貝類的貝肉。

【化學成分】　乾淡菜每100克含水分13克，蛋白質59.1%，脂肪7.6克，碳水合化物13克，灰分6.9克；鈣227毫克，磷864毫克，鐵24.5毫克，核黃素0.46毫克，尼克酸3.1毫克。

田螺（《名醫別錄》下品）

【集解】　陶弘景說：田螺生在水田或湖泊岸邊。外形是圓的，大的如梨子、橘子，小的像桃子、李子。可以煮後食用。韓保昇說：田螺的形狀像蝸牛，但較之尖長，是青黃色，一般在春、夏兩季採集。李時珍認為：螺屬於蚌類，它的外殼有螺旋樣的紋理，肉隨月亮的圓缺而變化。所以王充說：當月亮從空中降落時，田螺則藏匿於深水中。《說卦》中記載，離卦中用螺、蚌、龜、鼈、蟹。因這些皆屬內

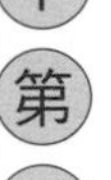
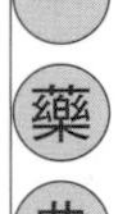
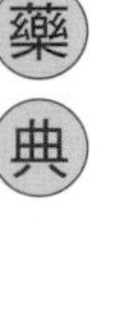

柔外剛之品。

田螺肉

【性味】 **甘，大寒；無毒。**

【主治】 《名醫別錄》、陶弘景、陳藏器、孟詵認為：**本品有清熱、醒酒、止渴，通利二便，去腹中熱結，解丹石毒之功。煮汁加真珠、黃連末點眼能治目赤腫痛。煮水內服治目黃、腳氣腫沖心、小腹拘急、小便短澀痛、手足浮腫等病症。生用治消渴。其肉搗爛外敷可治熱毒瘡瘍。**李時珍說：**本品清熱利濕，能治黃疸。搗爛貼臍部可以引熱下行，治噤口痢，還能利尿，治淋症或小便癃閉。取汁外塗治痔瘡、狐臭。煅燒研末外抹治瘰癧、癬瘡。**

現代醫學研究簡介

【來源】 田螺為田螺科動物中國圓田螺或其同屬動物的全體。本動物的殼（田螺殼）、厴（田螺厴）亦供藥用。

【化學成分】 可食部分每100克約含水分81克，蛋白質10.7克，脂肪1.2克，碳水化合物4克，灰分3.3克；又含鈣1357毫克，磷191毫克，鐵19.8毫克，硫胺素0.05毫克，核黃素0.17毫克，尼克酸2.2毫克，維生素D 130IU。

【臨床應用】 1.治療嵌頓性內痔。2.治療腎性腹水。3.治療子宮頸癌放療後壞死。4.治療脫肛。

第十六卷 禽部

李時珍講：有兩足及翅膀的動物稱禽。師曠《禽經》上說，鳥蟲類有三百六十種，它們的羽毛與四季協調，它們的顏色與五方相合。山禽在岩石上棲息，原野之鳥在陸地居住。林中的鳥在早晨啼叫，水鳥則在夜間啼鳴。山禽的嘴短而尾巴修長，水禽則嘴長而尾巴短促。它們交配的方式，有的以尾肉相合；有的以眼睛相斜；有的用聲音相互吸引；有的則與其他動物類相交配（如野雞、孔雀與蛇交配等），它們的生育方式，有的是用翅膀孵卵；有的由同類所變（如鷹化為鳩）；有的由異類所化（如田鼠變為如鳥等）；有的則變為它物（如雀入水則為蛤）。唉！這世間萬物就如同禽類一樣千變萬化，研究學問的人難道不應該了解嗎？五鳩九扈（音戶）是鳥類的名稱，遠古時的少皞曾把這些鳥的名稱作為各級官吏的名稱。詩人在觀摩了鳥類後也大發感慨，其含義確實精微。如果禽類不妖夭，不覆巢，不裂卵，那麼廚師們何以提供六禽之食，翨（音翅）氏何以攻猛鳥，哲蔟何以覆夭鳥之巢。聖人對於萬物的取捨仁殺之意，難道是徒然的嗎？《禮記》說，天產物為陽。羽鳥類為陽中之陽。大多能補養人體之陽。於是就彙集了能入食、入藥及毒性比較清楚的禽鳥，列為禽部，分為四類，稱為水禽類、原禽類、林禽類、山禽類。

一、水禽類

鶴《嘉祐補注本草》

【釋名】 《本草綱目》稱：**仙禽**。又名：**胎禽**。

李時珍說：鶴字，篆字像翹首短尾的形狀。也有人說其羽毛潔白，故名。《八公相鶴經》說：鶴為鳥類之祖，是仙人所乘的千里鳥，經一千六百年才胎產而得，仙鶴的名稱即由此而來。世間認為鶴不是卵生的說法是錯誤的。

【集解】 掌禹錫認為：鶴的顏色有黑有黃，有白有灰白，入藥用白色者為佳，其他色者次之。李時珍雲：鶴的體形大於鵠，長三尺，高三尺有餘，嘴長四寸，丹頂赤目，赤頰青腳，頸長尾短，膝部粗大，而爪指纖細。羽毛有白、黑、灰色、灰白色，常在半夜時鳴叫，聲音高亢直沖雲霄。雄鶴在風向的上方鳴叫，雌鶴則在風向的下方鳴叫，隨著聲音的交配而能懷孕。鶴亦食毒蛇蟲類。聞到降真香的煙味就會降落，糞便能化為石，這是物類相感應的原因。《相鶴經》上說，鶴是陽鳥而游於陰處，其行必賴於水中可居的州地，也不在林中聚集。生後兩年開始脫嫩毛，變為黑點，三年後可產卵。過七年鳥翼羽毛均豐滿；再過七年可在空中飛翔；又過七年後其舞可與節拍相應；又過七年後鳴聲可以合中律；再過七年後大毛脫落，生出絨毛，或白如雪，或黑如漆；一百六十年後雌雄相視而能孕；一千六百年後形體開始固定，只飲而不食物，胎化而生產。俞琰

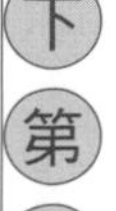
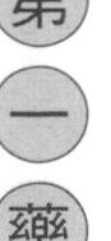
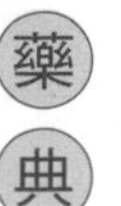

又說，龜鶴能運行任脈而長壽，體內沒有死氣存在。用鶴骨作成的笛子，聲音清晰而遙遠。

白鶴血

【性味】　**鹹，平；無毒。**

【主治】　《嘉祐補注本草》稱：**鶴血能補虛益氣，去風養肺。**

【發明】　掌禹錫說：查《穆天子傳》中載，天子到了巨蒐氏所居之地，巨蒐之人向天子獻白鶴血令其飲服，說可以補益氣力。

鸛（《名醫別錄》下品）

【釋名】　《詩義疏》稱：**皂君、負釜、黑尻。**

李時珍說：鸛字在篆文中為象形字。鸛的背部、尾部均呈黑色，所以陸機《詩義疏》中有皂君等名稱。

【集解】　陶弘景認為：鸛有二種，像鵠一樣以樹為巢者叫白鸛；毛呈黑色，頸項彎曲者為烏鸛。現在多用色白者。寇宗奭曰：鸛身體形狀與鶴相似，但頭頂無丹色，項處無烏帶，又不善鳴叫，只是用嘴相擊而鳴。大多數在樓殿邊緣處作巢。我曾每天觀察它的活動，並沒有作池養魚的那些說法。李時珍則認為：鸛像鶴但頂部無丹色，長頸赤嘴，色灰白，翅及尾部為黑色。多在較高的林木上作巢。它可在雲層中奮臂飛翔，像打仗排陣般盤旋。它仰天長鳴時，天一定會下雨。它們孵卵時就隱蔽起來，也有人說要發出吵鬧之聲。

鸛骨

【性味】　**甘，大寒；無毒。**

陳藏器說：鸛骨有小毒，若用來洗頭，可使頭髮脫盡，不能再生。又能殺死樹木。

【主治】　《名醫別錄》稱：**可以治鬼蠱諸疰毒，五屍心腹痛。**甄權認為：**可單用，炙黃研末後，用暖酒空腹服方寸匕。**李時珍謂：《千金方》**治屍疰病，有鸛骨丸。**

鵜鶘（《嘉祐補注本草》）

【釋名】　又名：**犁鶘、鴮鸅**（音戶澤）、**逃**（一作淘）**河、淘鵝。**

李時珍說：《山海經》所言，沙水中多見犁鶘，後人傳為鵜鶘。吳諺說夏至之前叫犁鶘，言其主水；夏至之後，叫犁塗，言其主旱。陸機說其遇淺水沼澤則用頷下肉盛水，像戽斗一樣使乾涸後則取魚食用，故名鴮鸅，又叫淘河。俗稱淘鵝，是根據外形而命名。後錯誤的稱之為駝鶴。

【集解】　李時珍說：鵜鶘到處可見，是一種水鳥，似鶚但較大，身灰色如蒼鵝。嘴長約尺餘，直而且廣，口中正紅，頷下有可裝數升物品的肉囊。如群飛，潛入水中食魚，亦能淘乾小處的積水而取魚。民間食其肉，取其脂入藥。用翅骨、骨行骨作筒吹喉治鼻病甚佳。至於盛水養魚，身是水沫之說，都是妄談。晁以道說，鵜之類中有稱為漫畫者，用嘴畫水求魚，一刻也不停，也有說它信天緣的，終日凝立一處，不改變位置，在等待魚經過時取之。所謂信天緣，就是俗名為青翰者，又稱青莊。因此可比喻人的貪婪與清廉。

鵜鶘脂油

李時珍說：剝取油脂，熬化提取，用鵜鶘的嗉子盛裝。就不會滲漏。用它物存放時會透走。

【性味】　**鹹，溫，滑；無毒。**

【主治】　李時珍謂：**能塗癰腫，治風痹，透經絡，通耳聾。**

【發明】　李時珍曰：淘鵝油性走散，能引誘諸藥透入病所，拔出毒邪，所以能治聾、痹、腫毒諸病。

鵝（《名醫別錄》中品）

【釋名】　《本草綱目》稱：**家雁**。又名：**舒雁。**

李時珍講：鵝叫的時候就是在呼叫自己的名字。江東稱為舒雁，是因為像雁但行動遲緩。

【集解】　李時珍言：江淮以南家庭多畜養之，有灰、白二種顏色，還有一種形體較大，有鬍鬚下垂者。鵝長有綠眼黃嘴紅掌，好鬥，夜晚鳴叫與更時相應。鵝就是鴐。又說，鵝伏卵則逆月，是說鵝孵卵時面向明月取氣，以助孵卵。鵝喜食蛇和蚯蚓，制射工，所以養鵝能避蟲蛇。那些說鵝不食生蟲的說法是不對的。

鵝肉

【性味】 **甘，平；無毒。**

【主治】 《名醫別錄》謂：**通利五臟**。孟詵稱：**解五臟熱，服食丹石的人適宜吃鵝肉**。陳藏器則認為：**煮湯汁能止消渴**。

鵝血

【性味】 **鹹，平；微毒。**

【主治】 陶弘景稱：**白鵝血主治射工中毒，可飲用，並用鵝血塗抹全身**。李時珍謂：**白鵝血解毒。祈禱家多用之。**

現代醫學研究簡介

【來源】 鵝為鴨科動物鵝，飼養於河湖近旁，合群性，嗜食青草。以華東、華南地區飼養較多。本動物的肉（鵝肉）、毛（鵝毛）、血（鵝血）、喉管（鵝喉管）、尾肉（鵝臎）、蹼上黃色表皮（鵝掌上黃皮）、膽汁（鵝膽）、砂囊的內壁（鵝內金）、脂肪（白鵝膏）、卵殼（鵝蛋殼）、唾液（鵝涎）、脛骨（鵝腿骨）亦供藥用

【化學成分】 鵝肉的一般化學組成（每100克）：水分77克，蛋白質10.8克，脂肪11.2克，灰分0.9克；鈣13克，磷3.7克。膽汁含鵝去氧膽酸。每100克骨髓（乾重）中含鐵35.9克，銅6.02克，錳0.51克。鵝脂主含甘油油酸、甘油三棕櫚酸脂、甘油三硬脂酸酯。

雁（《神農本草經》上品）

【釋名】 又名：**鴻**。

李時珍曰：按《禽經》上說，鴈鳥就水而鳴叫，自北向南；鳱鳥依山而鳴叫，自南向北。張華注解為，鴈鳱二字均發雁音。冬天適合在南方棲居生活，匯集在水邊，故字從干；春天則飛向北方棲居，聚集於山岸邊，故字從厈。體小者叫雁，體大者叫鴻。體大的鴻多匯集在江湖中，故字從江。《梵書》稱之為僧娑。

【集解】 《名醫別錄》謂：雁生活於江南池澤，捕取無定時。陶弘景引《詩經》上說：大的叫鴻，小的叫雁。李時珍解釋說：雁的形狀像鵝，也有蒼、白兩種顏色。現在的人以白而小者為雁，大者為鴻，灰色的為野鵝，又叫鴚鵝，《爾雅》又叫鴐鵞。雁有四德，寒冷則從北向南飛，止於湖南衡陽，熱則從南向北飛，歸在山西雁門，這叫守信。雁飛行時非常有序，前雁鳴叫則後雁相和，這叫有禮節。雁失偶後不再交配，這是守其貞節。雁在夜晚時群集而宿，留一雁作巡警，白天則口銜蘆草以躲避射擊它的兇器，這叫智慧。但捕雁的人常豢養它作為誘耳去引誘同類，實在是太愚蠢。雁自南來時貧瘠消瘦不能食用，向北飛時則肥厚可獵食。另外，在漢、唐書中還記載有五色雁。

雁肉

【性味】 **甘，平；無毒。**

孫思邈說：七月不能吃雁肉，會傷人精神。《禮記》上說：食雁去腎，對人不利。

【主治】 《日華諸家本草》記載：**久服雁肉能補氣壯筋骨，治風濕痹痛，麻木不仁**。李時珍稱：**能利五臟，解丹石中毒。**

鵠（《食物本草》）

【釋名】 又名：**天鵝**。

李時珍雲：師曠《禽經》上說，「鵠鳴咭咭」所以稱之為鵠。吳僧贊寧說，凡是形態較大的之物，都以天命名。天即大之意。所以天鵝名字的意義，大概也是同此。羅氏說鵠就是鶴，這是不對的。

【集解】 李時珍曰：鵠比雁大，羽毛色白潤澤，飛翔得又高又遠，也善步行，所說鵠不需沐浴而色白，一飛可行千里就是這個意思。還有黃鵠、丹鵠，湖海長江漢水之間都有，以遼東者為優。鵠懼怕海中的青鶻。鵠的皮毛可作衣服飾品，叫作天鵝絨。《飲膳正要》中說天雁分四種等級，大金頭鵝，像雁但頸長，食用上品，比雁的味道好；小金頭鵝，形體小而質差；花鵝，毛呈花色；還有一種不能鳴叫的鵝，飛翔時發出響聲，肉有腥味，味不及大金頭鵝。這四種天鵝的產地都不同。

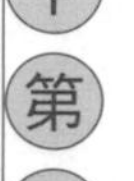
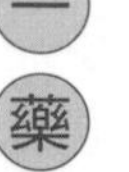
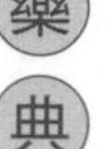

天鵝肉

【性味】 **甘，平；無毒。**

汪穎謂：冷。忽氏曰：熱。

【主治】 李時珍說：**天鵝肉醃炙食用，能補益氣力，通利臟腑。**

鶩（《名醫別錄》上品）

【釋名】 《說文解字》稱：**鴨**。《爾雅》謂：**舒鳧**。《本草綱目》叫：**家鳧**。又名：**鳰䳤**（音末匹）。

李時珍講：鶩（音木）通作木，其性質樸，而無他心，所以百姓常把它作為禮品。《曲禮》上說，庶民執匹，匹就是雙鶩。匹即匹夫，地位卑末，所以《廣雅》稱鴨為鳰䳤。《禽經》記載，鴨叫呷呷，鴨的名字就是它自己的叫聲。鳧能飛高，但鴨能舒展翅膀卻不能飛，所以稱舒鳧。

【正誤】 陶弘景說：鶩即鴨，有野鴨、家鴨之分。陳藏器說：《尸子》說野鴨為鳧，家鴨為鶩，不能飛翔。就像平民百姓堅守耕稼之事。

【集解】 李時珍講：查《格物論》上說，雄鴨為綠頭花紋翅，雌鴨則為黃斑色，還有純黑和純白二種，還有毛白而骨頭呈烏色者，藥食二用均佳，雄鴨不鳴而雌鴨才鳴。重陽節後則肉肥味美。清明節後產卵，肉則內陷不豐滿，孵卵時若聽到礱磨的聲音就會失敗。沒有雌鴨抱伏小鴨，可用牛屎漚而出之，其道理不可得知。

現代醫學研究簡介

【來源】 鶩又名家鴨，為鴨科動物家鴨，中國大部分地區有飼養。本動物的肉、血、頭、胚、胃內壁、脂肪油、卵、口涎均供藥用。

【化學成分】 白鴨肉每100克含水分75克，蛋白質16.5克，脂肪7.5克，碳水化物0.1克，灰分0.9克；鈣11毫克，磷1.45毫克，鐵4.1毫克，硫胺素0.07毫克，核黃素0.15毫克，尼克酸4.7毫克。

鴛鴦（《嘉祐補注本草》）

【釋名】 《本草綱目》謂：**黃鴨**。又名：**匹鳥**。

李時珍說：鴛鴦終日並游，好像在水中央嬉戲。又有人說，雄鳴的聲音像鴛，雌鳴的聲音像鴦。崔豹在《古今注》中說，鴛鴦雌雄不分離，人若捕獲了其中一隻，則另一隻也相思而死，所以叫匹鳥。《涅槃經》稱為婆羅迦鄰提。

【集解】 李時珍說：鴛鴦屬鳧類，南方湖溪中常見，棲於土穴中，如小鴨大小，毛呈杏黃色，有花紋，紅頭翠頸，翅尾呈黑色，紅掌，頭有白長毛垂至尾部，交頸而臥，交配也是這樣。

鴛鴦肉

【性味】 **鹹，平；有小毒。**

【主治】 《嘉祐補注本草》謂：**治瘺瘡疥癬，用酒浸泡炙熱外敷，冷後即換**。孟詵說：**清酒炙食，治瘺瘡。作肉羹食，令人豐潤俏麗。夫婦不和者，私與食之，則相愛憐**。孫思邈認為：**炙食，治夢寐思慕人**。

鷺（《食物本草》）

【釋名】 《禽經》稱：**鷺鷥**。陸龜蒙謂：**絲禽**。李昉叫：**雪客**。《爾雅》叫：**舂鋤**。也稱：**白鳥**。

李時珍說：《禽經》云，鸛飛則下霜，鷺飛則有露，其名因此而來。此物喜在淺水中步行，獨自低頭昂胸，如舂如鋤的形狀，故名舂鋤。陸機《詩義疏》中說，青海、山東一帶稱舂鋤，遼東、江浙一帶稱白鷺。

【集解】 李時珍言：鷺是水鳥的一種，在林中棲息，在水中覓食，群飛而有序。其毛潔白如雪，頸細長，腳呈青色善翹，高有尺餘，指呈分開狀，尾短，嘴長三寸，頸有長毛數十根，細如絲，欲捕魚時則彎如弓狀。郭景純說其毛可作睫羅（絲巾）。《變化論》說鷺以目盼而受胎。汪穎說：像鷺但無頭絲，腳呈黃色者，俗

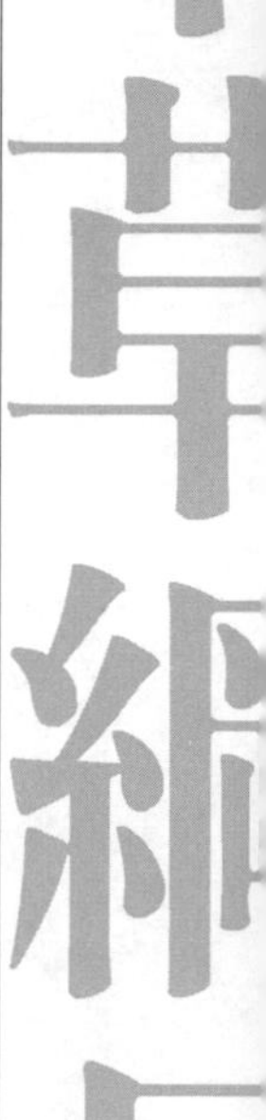

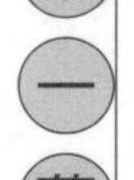
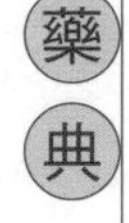
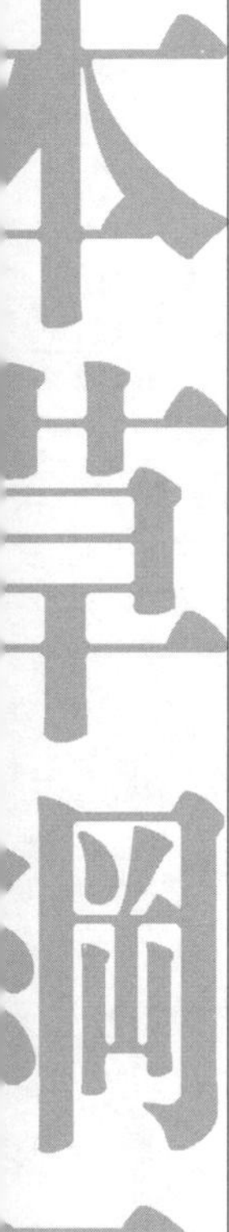

名叫白鶴子。還有一種紅鶴，與此相似，但色紅，就是《禽經》中所說的朱鷺。

鷗（《食物本草》）

【釋名】 又名：**鷖**（音醫）、**水鴞**。

李時珍說：鷗浮於水上，輕漾如漂。鷖是它叫的聲音。鴞鳥與其形狀相似，在海者叫海鷗，在江者叫江鷗，江夏人訛傳為江鵝。鷗是海中一種隨潮往來的鳥，又叫信凫。

【集解】 李時珍認為：鷗生於南方海湖溪之間，形與色像白鴿或小白雞，長嘴長腳，群飛耀目，三月產卵。羅氏認為是青黑色，是錯誤的。

鸕鷀（《名醫別錄》下品）

【釋名】 《爾雅》稱：**鷧**（音意）。《本草衍義》謂：**水老鴉**。

李時珍說：查《韻書》，盧與茲為黑，此鳥的顏色為深黑色，故名。鷧是自叫的聲音。

【集解】 李時珍說：鸕鷀各處水鄉均有，與鴞鳥相似但體小，色黑如鴉，嘴長、略彎曲，善沉沒水中取魚。白天集聚在水中的小島上，夜晚宿巢於林木中，日久則因糞便含有毒性而使樹木枯死。在南方漁民的小船上，常畜養數十隻，用來捕魚。杜甫有詩曰，家家養烏鬼，頓頓食黃魚。有人說就是指此鳥。還有一種似鸕鷀，但蛇頭長頸，到冬季羽毛會自然脫落，棲息於小溪岸邊，見人後不敢行走，而沉沒於水中，這就是《爾雅》中所說的幼鳥頭、魚鴢（音拗），不能入藥。

二、原禽類

雞（《神農本草經》上品）

【釋名】 又稱：**燭夜**。

李時珍謂：按照徐鉉的說法，雞是稽的意思，雞鳴能報時辰。據《廣烏骨雞志》記載，大雞稱蜀，小雞叫荊，幼雞叫㲉（音扣），而梵書則稱為鳩七咤。

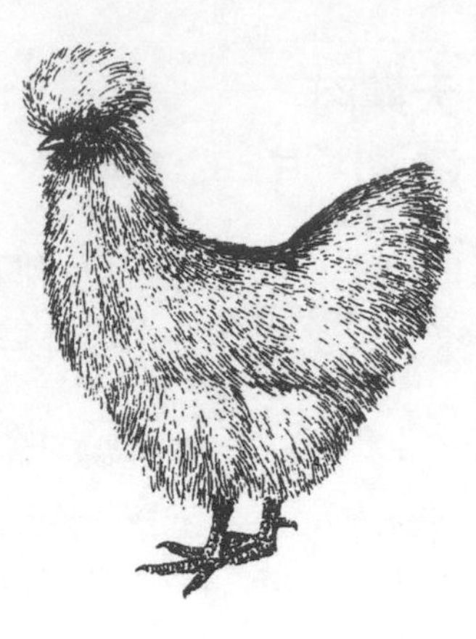
烏骨雞

【集解】 陶弘景和李時珍都認為雞的種類很多。李時珍還說：東西南北中五方都產雞，各地雞的大小、形態、顏色各不相同。朝鮮有一種長尾雞，尾長三四尺。遼陽有一種食雞，一種角雞，體大超過所有的雞，而味道都很肥美。南越有一種長鳴雞，晝夜鳴啼。南海有一種石雞，漲潮時就啼叫。蜀中有一種鶤雞，楚中有一種傖雞，身高都有三四尺。江南有一種矮雞，雞腿只有二寸左右。雞在八卦中屬巽，在星座對應昴，無外生殖器和小腸。民間認為，如果家中雞群在夜間無故啼叫，這叫荒雞，預示主人家將有不吉祥的事情發生。如果黃昏時僅有一隻雞獨叫，那是主人家將有天恩下賜，這稱為盜鳴。老雞發出像人一樣的聲音，母雞像公雞一樣鳴叫，公雞能下蛋，這都是不祥和的現象，這樣的雞都要殺掉，以除其禍。

【發明】 寇宗奭說：雞屬巽，代表風。雞在五更時啼叫，是因此時將要到巽位，雞感受了其氣才會這樣。如果患有中風這類疾病的人，食用了雞，沒有不加重病情的，這在臨床上可以得到證實。朱震亨謂：雞屬土，亦含金木火屬性，屬巽主風，故能助肝火。寇氏說雞能動風，這只是習慣的推理，實際並非如此。雞有滋補的作用，能助濕中之火，病邪受到資助，就會增強它的致病作用。魚肉類滋補品，都是這樣。西北地方氣候寒冷，風邪致病確實存在。而東南地區，氣候溫和而潮濕，患中風的病人，就不一定是感受了風邪。這些地區氣候潮濕，由濕生痰，痰鬱化熱，熱極就能生風。李時珍指出：《禮記》中記載，天產作陽，地產作陰。雞是由雞蛋孵化的，應該屬地產。雞有羽毛卻不能飛，雖為陽精，實際上屬風木，是陽中之陰。所以能生熱生風，風火相扇，於

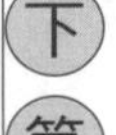
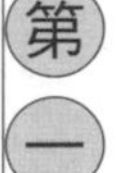
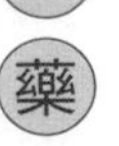
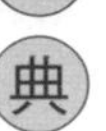

是就形成中風病。朱氏駁斥寇氏的說法，其實，朱氏的觀點也不正確。蘇頌說：雞肉雖有小毒，但補虛治羸瘦是它主要的作用。所以，在食物治病的方劑中，多用雞肉。

烏骨雞

【性味】　**甘，平；無毒。**

【主治】　李時珍說：**能補虛強身，治一切虛衰疾病，又治消渴及噤口痢，以及胸脅脘腹絞痛，也能治產後虛損、崩中帶下。**

【發明】　李時珍謂：烏骨雞中有白毛的，有黑毛的，有斑毛的，也有骨和肉都是烏色的，還有肉白骨烏的。只要觀察到雞舌是黑的，就可判斷肉骨是烏色。這樣的雞，入藥最好。雞屬木，而骨卻是烏色的，這是巽變坎的緣故。這種雞稟受了水木的精氣，故肝腎及血分病宜用。方法是男患者宜用雌雞，女患者宜用雄雞。婦科方劑中有烏雞丸，能治多種婦科病。用烏骨雞治病，可將雞和藥一起煎煮，也可將藥和雞連骨一起研細服。據《太平御覽》記載，夏侯弘在江陵一帶行醫，剛好遇到一大鬼率領數百小鬼趕路，弘潛伏捉住最後一小鬼，問他們去幹什麼？小鬼回答說，這是廣州大殺，手拿弓戟到荊、揚州殺人。如果心腹被擊中就會死。傷了其他的地方還可以救治。弘又問治療這種病有辦法嗎？小鬼回答說，只要殺白毛烏骨雞，敷在心下，就會好。當時荊州和揚州患心腹痛的人很多，弘按這種方法治療，十有八九都治好了。中惡用烏雞的治法是從夏侯弘開始的。以上的說法，雖然離奇古怪，帶有迷信色彩，但這種治法，療效神妙，若非神傳，絕不可得。如果突然昏厥，用烏雞血塗在心下，亦有效。

【附方】　**治赤白帶下**用白果、蓮肉、江米各五錢，胡椒一錢，研為末。烏骨雞一隻，洗治乾淨，將藥末裝入雞腹內煮熟，空腹服食。　**治下元虛憊，遺精白濁**按上法食用，效果亦佳。**治脾虛氣陷，瀉下不止**烏骨母雞一隻，洗治乾淨，用豆蔻一兩，草果二枚，燒存性，裝入雞腹內，用繩紮捆，煮熟，空腹食用。

雞冠血（三年的雄雞為好）

【性味】　**鹹，平；無毒。**

【主治】　《名醫別錄》記載：**本品能催生，治難產。**孟詵說：**眼睛流淚不止，用雞冠血點眼，效果好。**李時珍謂：**用雞冠血點眼，還可治暴發性紅眼病，能祛除經絡間的風熱。塗在頰部治口眼喎斜；塗在面部，治中惡；快速飲用，可治自縊將死、小兒急驚風、瘡癬；蜈蚣、蜂、蛛、馬咬傷形成的瘡毒，都可用本品塗搽；點耳還可治百蟲入耳。**《日華諸家本草》記載：**丹雞，治白癜風。**

雞血（烏雞、白雞的雞血較好）

【性味】　**鹹，平；無毒。**

【主治】　《名醫別錄》記載：**能治筋骨折傷疼痛，四肢痿軟，痹阻不通，中惡腹痛，難產。**陳藏器說：**用熱雞血塗抹患處，治療驢馬蹄傷和馬咬傷。取雄雞翅下的血可治白癜風、癧瘍風。**李時珍謂：**雞血乘熱飲用，可治小兒便血和驚風。清解丹毒、蠱毒、陰毒。安神定志，治療忽受驚嚇，精神失守，神志恍惚。**

雞肝（雄雞雞肝較好）

【性味】　**甘、苦，溫；無毒。**

　　李時珍說：微毒。《內經》謂：食雞去肝，是認為肝對人體無益。

【主治】　《名醫別錄》說：**能促使陰莖勃起。**孟詵謂：**能補腎，治心腹痛、胎漏出血，用一具雞肝，切細，加酒五合服。**李時珍認為：**可治肝虛引起的視力減退。把雞肝切碎，納入陰道內，引蟲出，治婦女陰癢和外陰糜爛的陰蝕瘡，效果好。**

【附方】　**治陽痿不起**《千金方》：用雄雞肝三具，菟絲子一升，研為細末，與雀蛋相合，製成小豆大的藥丸。每次服一百丸，每日二次，酒送服。　**治老人肝虛，視力減退**《壽親養老書》：用烏雄雞肝一具切碎，再加豆豉和勻，做成羹粥食用。

雞膍胵（裏黃皮又名雞內金）

【釋名】　膍胵（音脾鴟）是雞肫。近人避諱，故稱肫內黃皮為雞內金。男患者宜用雌雞的內金，女患者宜用雄雞的內金。

【性味】　**甘，平；無毒。**

【主治】　《神農本草經》記載：**能治泄瀉痢**

疾。《名醫別錄》說：**能治小便頻數，清熱除煩**。《日華諸家本草》謂：**能治遺精、血尿、崩漏帶下、腸風下血**。李時珍認為：**本品治小兒瘧疾，療大人小便淋漓不盡，止反胃，去酒積，治乳娥閉喉，消一切口腔潰瘍及牙齦紅腫疼痛，潰爛流腐臭血水的牙疳等病**。

【附方】 **治小便失禁**《集驗方》：雞內金一具，與雞腸一起燒後存性，研細為末，用酒送服。男患者宜用雌雞，女患者宜用雄雞。 **治小便淋瀝不暢，痛不可忍**《醫林集要》：雞內金五錢，陰乾後燒存性，一次服完，開水送下，立即痊癒。 **治上消口渴**《聖濟總錄》：雞內金（洗後曬乾），天花粉（炒後）各五兩，研末，米糊丸如桐子大。每次服三十丸，每日三次，用溫水送下。 **治肛門生瘡，經久不癒**：用雞肫燒後存性，研為細末，以幹藥敷患處，療效如神。腮癰，初如米豆，久則穿蝕：用焙乾的雞內金、郁金等份，研為細末。先用鹽開水將患處清洗乾淨，然後敷上藥末。忌米食。

雞子（即雞蛋，黃雌雞的最好，烏雌雞的次之）

【性味】 **甘，平；無毒。**

孫思邈說：微寒，畏醇醋。張鼎認為：不宜多食，否則會產生腸鳴，引起動風。與蔥、蒜一起食用，會出現呼吸急促無力，自覺換氣不足；與韭菜子共食，會形成痛風；與鱉，肉共食，會傷人身體；與兔肉同食，可引發泄瀉痢疾；與獺肉同食，會成痨瘵。歸厚謂：妊婦同食雞蛋和鯉魚，生下的嬰兒會發瘡瘍。雞蛋和糯米共食，生下的嬰兒會患寄生蟲病。李時珍指出：小兒患痘疹時，忌食雞蛋，不能聞煎雞的氣味。否則，眼睛會生翳膜。

【主治】 《神農本草經》記載：**本品能清熱，去火毒，治燒傷潰瘍。又可治驚癇抽搐**。《日華諸家本草》說：**可鎮心，安五臟，止驚安胎。治孕婦急性熱病，神志異常，狂走不休，及男子陰囊濕癢、聲音嘶啞。醋煮後食用，可治慢性痢疾及產後虛痢；與粉一起炒乾，可治疳症合併痢疾，治婦女外陰潰爛；和豆浸酒服，可治風邪引起的四肢麻痹；醋浸使蛋變質後外搽，可治疵點，去黑斑；作酒服，可止產後血暈，溫腎，縮小便，止耳鳴；和蠟共炒，能治耳鳴耳聾及疳症合併痢疾**。陳藏器說：**能益氣，用濁水煮一枚雞蛋，連水一起服食，可治產後痢。和蠟煎服，能止小兒痢疾**。孟詵謂：**大人或小兒發燒，用白蜜一合和三枚雞蛋，攪後服，可立即退燒**。《太平御覽》稱：**正月初一吞服烏雞蛋一枚，可萬事如意**。《嶁神書》說：**八月月末夜半時分，面向北，吞服烏雞蛋一枚，可消災祛邪**。

現代醫學研究簡介

一、雞

【來源】 為雉科動物家雞的肉或其他部位。

【化學成分】 雞肉每100克中含水分74克，蛋白質23.3克，脂肪1.2克，灰分1.1克；鈣11毫克，磷190毫克，鐵1.5毫克，硫胺素0.03毫克，核黃素0.09毫克，尼克酸8毫克。尚含維生素A、C及E（即生育酚）。

二、雞內金

【來源】 為雉科動物家雞的乾燥砂囊內膜。

【化學成分】 含胃激素、角蛋白及多種維生素等。組織化學方法顯示砂囊的角蛋白樣膜含一種糖蛋白，它的半胱氨酸的含量低於一般上皮角蛋白。

三、雞子

【來源】 為雉科動物家雞的卵，包括卵清和卵黃及雞子殼。

【化學成分】 **卵清**又稱雞子白，每100g中含蛋白質10克，脂肪0.1克，碳水化合物1克，灰分0.6克；鈣19毫克，磷16毫克，鐵0.3毫克，核黃素0.26毫克，尼克酸0.1毫克；硫胺素0.216微克每克，泛酸〈1微克每克。**卵黃**：每100克中含蛋白質13.6克，脂類30克，碳水化合物1克，灰分1.6克；鈣134毫克，磷532毫克，鐵7毫克；維生素A 3500國際單位，硫胺素0.27毫克，核黃素0.35毫克，尼克酸微量。

雉（《名醫別錄》中品）

【釋名】 又稱：**野雞**。

寇宗奭說：雉飛的時候一直向前，突然墜下，像矢一樣，所以雉的偏旁從矢。現在有人把雉的尾毛插在車、船上，是想加快車、船的速度。雉也屬雞類。漢代呂太后名為雉，漢高祖就將雉改名為野雞。李時珍謂：《黃氏韻會》中記載，雉是理的意思，指雉有華麗的紋理。故《尚書》稱雉為華蟲，《曲禮》稱為疏趾。雉依據不同的形態，顏色分為許多種。《禽經》說，雉是一種介鳥。素質兼備五種色彩的為（音灰）翬雉，青質兼備五種色彩的為鷂（音要）雉，朱黃色的叫（音敝）鷩雉，白色的叫鵫（音罩）雉，黑紅色叫海雉。《爾雅》云：鷂雉青色兼有五彩。雉色黃自呼。翟雉是長有長尾的山雉。雉長有長尾，邊走邊叫。秩秩，就是海雉。梵書稱雉為迦頻闍（音蛇）羅。

【集解】　李時珍說：南方北方都有野雞，形體大小與一般雞相似，而羽毛秀美。雄雉的羽毛有斑爛的紋彩，且有長長的尾毛。雌雉的羽毛色彩黯淡，而且尾毛也短。雉性好鬥，叫聲為鷕（音杳）。雌雄交配只有一次，雉卵呈深褐色。雌雉要產卵時，往往避開雄性，否則，雄雉會將雉卵吃掉。時令到冬末時陽氣動，雉開始引頸鳴叫。

野雞肉

【性味】　**酸，微寒；無毒。**

【主治】　《名醫別錄》記載：**能補中益氣，止泄瀉痢疾，除蟻瘺。**

【發明】　李時珍說：野雞肉各家都說能引發痔瘡，下痢的人不能吃。而《名醫別錄》卻用它治痢疾和蟻瘺，這是為什麼呢？大概是野雞在禽類與胃土相對應，能補中。而野雞又以蟲、蟻為食物，故能治蟻瘺，取野雞能制服蟻的意思。如果長期食用，或者在不應食野雞的春夏季服食，那就會滋生寄生蟲，產生毒害。

現代醫學研究簡介

【來源】　雉為雉科動物雉的肉或全體。

【化學成分】　每100克雉肉含水分70克，蛋白質24.4克，脂肪4.8克，灰分1.1克；鈣14毫克，磷263毫克，鐵0.4毫克，維生素A 7.5IU，維生素A原3IU，維生素B_1 100微克，B_2 130微克、維生素C 2毫克。其體中儲存脂肪則是普通的三甘油酯。

鷓鴣（《新修本草》）

【釋名】　又稱：**越雉。**

李時珍說：按照《禽經》的說法，隨陽就是越雉，起飛必向南方。晉安一帶稱它為懷南，江左稱它為逐影。張華解釋說，鷓鴣是按其鳴叫聲命名的。飛舉時必先向南，雖然在飛行中亦有向東、向西的時候，但當它展開翅膀，起飛時必朝南，它有懷南的習慣，從不往北。

【集解】　孔志約說：鷓鴣生長在江南，形狀與母雞相似，鳴叫時發出「鉤輈（音舟）格磔」的聲音。有的鳥形態與鷓鴣相似，但沒有這種鳴叫聲，那它就不是鷓鴣。蘇頌說：現在江西、福建、兩廣、四川、夔州等地都有這種鳥，形狀像母雞，頭如鶉，胸前有白圓點如珍珠，背部有紅紫色的浪紋。李時珍謂：鷓鴣畏懼霜露，故早晚很少出沒，夜間棲息時，用樹葉蓋在身上。雌雄對啼，形容其鳴叫聲為「行不得哥」。它的性格喜好潔淨，因此獵人便用竿黏之，或用媒介誘取。南方的人常把鷓鴣炙烤後，充當其他肉，說這種肉白，而且香脆，味道比雞、雉都好。

鷓鴣肉

【性味】　**甘，溫；無毒。**

《日華諸家本草》認為：有微毒。孟詵說：鷓鴣不能與竹筍同食，否則就會引起小腹脹滿。自然死亡的鷓鴣不能食用，有人說這些鷓鴣是天地之神祭獻天帝的供品，每月都要一隻，所以不能食用。

【主治】　《新修本草》記載：**解野葛、菌子、生金的毒，治溫瘴長期不癒，用鷓鴣肉和毛一起熬，然後用酒浸泡，取汁服。生搗取汁服，效果更好。**《日華諸家本草》認為：**與酒同服，主治蠱毒欲死。**孟詵說：**能補五臟，益心氣，使人聰明。**

現代醫學研究簡介

【來源】　鷓鴣為雉科動物鷓鴣的肉或全體。

【化學成分】　鷓鴣的腎間細胞含皮質甾類、性甾類、Δ^5-3β-羥甾脫氫酶、11β-羥甾脫氫酶、17β-羥甾脫氫酶、葡萄糖-6-磷酸脫氫酶。

肉含氨基酸，肽類、蛋白質、脂類。

竹雞（《本草拾遺》）

【釋名】 陳藏器和汪穎稱：**山菌子**。《蘇東坡集》叫：**雞頭鶻**。也稱：**泥滑滑**。

李時珍說：稱它為菌子是指其味美如菌。四川人稱竹雞為雞頭鶻，南方人依據竹雞發出的聲音稱它為泥滑滑，因其叫聲而名之。

【集解】 陳藏器說：山菌子生活在江蘇山林中，形狀如小雞，無尾。李時珍謂：現在江南、四川、兩廣各地都有竹雞，多生活在竹林中。形體比鷓鴣小，毛呈褐色有斑點，有紅色的紋理。喜歡啼叫，每遇到它的同伴必爭鬥。捕捉竹雞的人，多用媒介物引它打鬥，然後用網捕捉。諺語說，家有竹雞啼，白蟻化為泥，竹雞喜食白蟻，又能除壁虱。

竹雞肉

【性味】 **甘，平；無毒。**

李時珍說：據唐代小說記載，崔魏公突然昏厥，太醫梁新診察後說，他的病是食物中毒。僕人說崔魏公喜歡食竹雞。梁新說，竹雞多以半夏苗為食，大概是半夏苗中毒。用生薑搗汁，撬開牙齒灌服後，崔魏公很快甦醒了。後來吳延紹、楊吉老治鷓鴣中毒，都是依照這種方法處理的。

【主治】 陳藏器說：**竹雞肉煮炙後食用能殺蟲。**

鶉（《嘉祐補注本草》）

【釋名】 李時珍說：鶉的性格淳樸，喜歡單獨活動，在行動中遇到小草也要躲避。往往潛伏在淺草中，沒有定居的地方，隨遇而安，莊子所說聖人鶉居，就是這個意思。其子稱為鳼（音文）。寇宗奭謂：鶉蛋剛生下來稱為羅鶉，到秋初則稱為早秋，中秋以後謂白唐，同一物卻有四個名稱。

【性味】 **甘，平；無毒。**

劉禹錫說：鶉四月份以前不能食用。不可與豬肝同食，否則會生雀斑，亦不可與菌子同食，不然會引發痔瘡。

【主治】 《嘉祐補注本草》記載：**能補五臟，益中氣，壯筋骨，耐寒暑，消熱結。和小豆、生薑一同煮著吃，能止泄瀉和痢疾。酥煎後食，會令人下焦肥。**寇宗奭說：**能治小兒疳積，及下利膿血或見多種顏色，每日服食有效。**

現代醫學研究簡介

【來源】 為雉科動物鵪鶉的肉或全體。

【化學成分】 肉含蛋白質22.2%，脂肪，維生素A、B（B_1、B_2）、D、E、K等。含膽固醇量微乎其微，但卵磷脂含量極為豐富。蛋含蛋白質、脂肪、鈣、鐵、維生素（B_1、B_2、E）、蘆丁、激素。

【藥理作用】 1.肉中含的卵磷脂是構成神經組織和腦代謝的重要物質，可生成溶血磷脂，具有抑制血小板凝聚的作用，可以阻止血栓形成，保護血管壁。2.蛋中含有豐富的蘆丁，因而有防治高血壓和動脈硬化的功效。3.由於含豐富的營養及多種人體所需物質，故可用於神經衰弱、慢性肝炎、肺結核、支氣管哮喘、婦女月經不調等疾病的輔助治療。

鴿（《嘉祐補注本草》）

【釋名】 《食療本草》稱為：**鵓鴿**。又稱：**飛奴**。

李時珍說：鴿性淫而易於交合，所以稱為鴿。鵓是它發出的聲音。張九齡認為鴿能傳遞書信，因此又稱其為飛奴。《梵書》叫鴿為迦布德迦。

【集解】 寇宗奭說：鴿羽毛的顏色，在禽類中品種最多，但只有白鴿才能入藥。凡是鳥都是雄性追逐雌性，唯獨鴿是雌性騎在雄性身上，所以說鴿性淫。李時珍謂：鴿到處都有人飼養，還有野鴿。名稱品種雖多，但羽毛的顏色不外乎青、白、皂、綠、鵲斑數種。眼睛有大小之分，顏色有黃、紅、綠之別。鴿也常與鳩相配偶。

白鴿肉

【性味】 **鹹，平，無毒。**

【主治】 《嘉祐補注本草》記載：**能解諸藥毒，治療人、馬經久不癒的疥瘡**。孟詵說：**能調經益氣，治惡瘡疥癬、風疹瘙癢、白癜風、癧瘍風，炒熟後用酒送服。此物雖對人體有益，但過食恐怕會影響藥物的療效。**

鴿屎（又名左盤龍）

李時珍說：用野鴿屎最好。鴿屎都向左盤，所以《宣明方論》稱鴿屎為左盤龍。

【性味】 **辛，溫；微毒。**

【主治】 《嘉祐補注本草》說：**能治疥瘡，炒後研末外敷。將本品調在草料中餵驢馬，可治療驢馬疥瘡**。汪穎謂：**能消腫，治療腹中痞塊**。李時珍認為：**能消瘰癧、諸瘡，治療破傷風和陰毒，亦能殺蟲。**

【附方】 **能治帶下病，亦可排膿**寇宗奭說：用野鴿屎一兩（炒微黑），白米、麝香各一分，赤芍藥、青木香各半兩，玄胡索（炒赤）一兩，柴胡三分，共為細末，空腹時用無灰酒送服一錢。膿即止，以後可服補子臟的藥。**治破傷風**《保命集》：用左盤龍、江鰾、白僵蠶各半錢（炒），雄黃一錢，共研為末，蒸餅製丸如梧桐子大，每次服十五丸，溫酒送下。**治陰症腹痛，面青**《劉氏方》：用鴿子屎一大把，研成末，加極熱的酒一杯，和勻澄清，取汁頓服，即可治癒。

現代醫學研究簡介

【來源】 鴿為鳩鴿科動物原鴿、家鴿或岩鴿的肉或全體。

【化學成分】 鴿肉含有極為豐富的血紅蛋白，蛋白質含量高達22.14%，脂肪含量很低，約1%，尚有微量元素和維生素等。蛋每100克中含水分82克，蛋白質9.5克，脂肪6.4克，碳水化合物2克，灰分0.7克；鈣108毫克，磷117毫克，鐵3.9毫克。

【藥理作用】 本品是一種低熱量高蛋白的食物，適合糖尿病、肥胖症、心血管疾病患者食用。

雀（《名醫別錄》中品）

【釋名】 又稱：**瓦雀、賓雀。**

李時珍說，雀是一種短尾的小鳥。所以雀字從小從隹（音錐），隹是指鳥的短尾。雀棲宿在屋簷和瓦之間，馴服的雀還棲息在住戶臺階的邊緣，就像賓客一樣，故稱瓦雀、賓雀，又稱為嘉賓。年老而有斑紋的雀稱為麻雀，個小而口黃的雀稱為黃雀。

【集解】 李時珍說：雀，到處都有。雀頭形如獨蒜，眼睛像辣椒子，到晚上則看不見東西，下巴和嘴都為黑色，羽毛為褐色且有斑點，尾毛長約二寸，腳爪是黃白色，只會跳躍，不會行走。此鳥容易受驚，其性最淫，雀蛋上有斑紋。小的雀稱為黃雀，體態肥壯，背部有一層脂肪，如同披棉一樣，八九月間常成群結隊在田間飛翔。這幾種雀性味相同，可以烤炙著食，油炸後味道更美。

雀肉

【性味】 **甘，溫；無毒。**

陶弘景認為：雀肉不可與李子一起食用，也不能用醬烹調。妊婦不能食雀肉，如果食雀肉、豆醬，以後生下的小孩，面部會長黑斑。凡服白朮的人亦忌此物。

【主治】 陳藏器說：**冬三月食用雀肉能治陽痿，使人有子**。《日華諸家本草》謂：**能壯陽益氣，暖腰膝，縮小便，治崩漏帶下**。孟詵認為：**可益精髓，補五臟，宜經常服食。**

現代醫學研究簡介

【來源】 雀為文鳥科動物麻雀的肉或全體。

【化學成分】 雀肉含蛋白質、脂肪、鈣、磷、鐵等成分。雀糞含灰分33.7%，總氮量5.66%，氨0.22%。

燕（《名醫別錄》中品）

【釋名】 《說文解字》稱：**乙鳥**。《禮記》稱：**玄鳥**。《古今注》稱：**鷙鳥**。《莊子》稱：**鷾鴯**（音意而）。《雷公炮炙論》稱：**游**

波。《易占》稱：**天女**。

李時珍說：燕字是篆文的象形字。乙鳥是按它鳴叫的聲音命名。玄，指的是羽毛的顏色。鷹和鷂捕食了它就會死亡，它又能制東海的青鶻，所以有鷙鳥的名稱。燕還能興波祈雨，又有游波名字。雷斅說：海竭江枯，投燕游波，則江海之水氾濫，確實如此。京房認為：人見白燕，主人會生貴女，所以燕子的別名又為天女。

【集解】 李時珍謂：燕大如雀而身修長，㩜口豐領，布翅歧尾。往停宿的地方反向飛翔，不在戊己日紮營築巢。春天飛來，秋天離開。它飛來的時候，口中銜泥在屋簷下築巢。它離開的時候，把體氣伏藏在窟穴之中。有人說燕能渡海，這是一種荒謬的言論。有人說玄鳥到來時，可祭祀求子。有人認為吞食了燕卵，就能生子，這都是謬論。有人說燕不入屋而藏蟄在井底，則井會荒廢。燕巢有艾葉時，則燕子不會再來居住。狐貉的皮毛見燕則會脫落，這都是事物之間相互影響的結果。

燕肉

【性味】 **酸，平；有毒。**

陶弘景說：燕肉不可食用，否則會損傷人的神氣。燕入水將會被蛟龍吞食。也不宜捕殺它。李時珍謂：《淮南子》記載，燕入水變成蜃蛤，所以高誘注釋說，蛟龍食燕，並提醒人們，食燕肉後不可入水。從事祈禱的人往往用燕召龍求雨。我認為燕屬蟄藏而不會變為它物，化蛤之說應該審明它正確與否。燕肉既然有毒，自可不必食用。

【主治】 《名醫別錄》記載：**能除痔蟲、瘡蟲**。

伏翼（《神農本草經》中品）

【釋名】 又稱：**蝙蝠**（音編福）。《神農本草經》叫：**天鼠**。《新修本草》謂：**仙鼠**。《本草別說》為：**飛鼠**。也稱：**夜燕**。

蘇敬說：伏翼是指其晝伏而且有翼膀。李時珍謂：伏翼，《爾雅》稱為服翼，山東人謂之仙鼠，《仙經》叫它肉芝。

【集解】 《名醫別錄》說：伏翼生活在泰山川谷，也有的生在住家的屋內。立夏以後捕獲，陰乾備用。李時珍說：伏翼面形似鼠，為灰黑色，也有白色的蝙蝠，有薄肉翅，四足及尾連為一體。夏出冬藏，日伏夜飛，以蚊蚋為食。自己能生育，有人說揚子鰐和鼠都能變成蝙蝠，蝠可變成魁蛤，恐怕實際不是這樣。生活在鐘乳石洞穴中的蝙蝠體形較大。有人還說，燕避戊己，蝠伏庚申，這其中的道理不很清楚。白色的蝙蝠屬於這種。《仙經》認為，服食了千百歲的伏翼，可延年益壽。這些都是求仙煉丹人騙人的鬼話，陶氏、蘇氏都相信了，這是極愚蠢的。

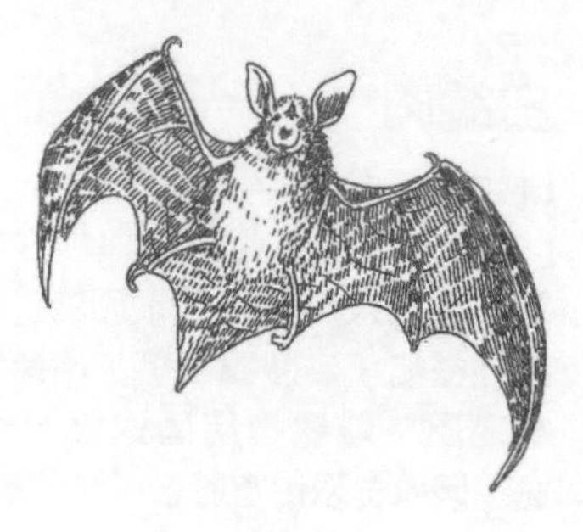

菊頭蝠

【修治】 雷斅說：藥用的伏翼要有一斤以上。先擦去身上的毛，去掉爪、腸，留下肉翅、嘴和腳。用好酒浸一夜，取出後，用黃精汁五兩，反覆塗炙，乾後使用。李時珍謂：近來多使用煅後存性的伏翼。

【性味】 **鹹，平；無毒。**

【主治】 《神農本草經》記載：**能治眼睛癢痛，明目，增強視力，久服可使人精神愉快，無憂無慮**。《日華諸家本草》說：**長期服用能解人愁**。《名醫別錄》認為：**能治五淋，利小便**。蘇敬謂：**治產後病、帶下病和不孕症**。李時珍說：**治久咳氣喘，經久不癒的瘧疾、瘰癧及外傷引起的內出血、小兒乳食停滯導致的胎病驚風**。陳藏器謂：**五月五日取能倒懸的伏翼曬乾，加入桂心、乳香燒煙，能避蚊蟲。夜明砂、鼈甲研細為末，燒煙亦能避蚊**。

【發明】 李時珍說：蝙蝠能使人腹瀉，所以陳子真等人食了它都導致死亡。後面治療外傷的方劑中凡是有蝙蝠的，都出現下痢，這可看出它的毒性。《神農本草經》說它無毒，《神農本草經》和《日華諸家本草》都說久服可使人喜樂無憂，這類話都會遺誤後世。本品治病可以，作為食物則不可用，否則會增憂添愁。

【附方】 **治上焦有熱，晝夜喜睡**《普濟方》用

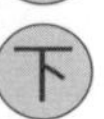

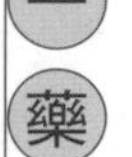
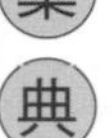

仙乳丸：五兩重的伏翼一枚（連同胃腸炙乾），雲實五兩（微炒），威靈仙三兩，炒牽牛、莧實各二兩，丹砂、雌黃、鉛丹各一兩，膩粉半兩，研為末，煉蜜為丸如綠豆大。每次服七丸，飯後木通湯送下，直到起效為止。 **治久咳氣喘**《百一方》：病人咳嗽氣喘一二十年，諸藥均無效。用除去翅、足的蝙蝠，燒焦後研末，米湯送下。

五靈脂（《開寶本草》）

【修治】 蘇頌說：此物多夾雜砂石，很難清理乾淨。使用時應研為末，用酒飛去砂石，曬乾後收藏使用。

【性味】 **甘，溫；無毒。惡人參，與人參同食，對人體有傷害。**

【主治】 《開寶本草》記載：**能治心腹氣痛、小兒五疳。避疫氣，治腸風，通利血脈，療女子血滯經閉**。蘇頌說：**能治療傷冷積聚**。朱震亨認為：**能行血活血，治血崩過多和血氣刺痛**。李時珍謂：**能治婦人經水過多、赤帶不絕、產後血氣痛，及男女一切心腹、脅肋、少腹諸痛、疝痛、血痢、腸風腹痛、血痹刺痛、肝瘧發寒熱、反胃、消渴、痰中帶血、血貫瞳子、齒痛、重舌、小兒驚風、五癇癲疾，能殺蟲，解藥毒，療蛇、蠍、蜈蚣咬傷**。

【發明】 李時珍謂：五靈脂屬於足厥陰肝經的藥。氣味俱厚，為陰中之陰，故能入血分。肝主血，各種痛症都與肝木有關，各種蟲症都與肝風相關，所以此藥能治血分病，散血和血、各種疼痛。治驚癇，除瘧痢，消積化痰，療疳殺蟲，治血痹、血眼等症，這些都是肝經的病。失笑散，不單獨治療婦人心痛、血痛之病，凡男女老幼，一切心腹、脅肋、少腹、疝痛，以及胎前產後血氣作痛和血崩經溢，百藥無效者，都能起作用，屢用屢驗，真正是近世的神方。又據李仲南介紹，五靈脂治崩中並不單治血分，而且還有祛風的作用。風，是主動的，沖任經脈虧虛，受風邪侵襲，就會損傷營血，導致崩中暴下。這與荊芥、防風治崩的意義相同。從方中才能領悟到古人的真知灼見。這也是一種學說，但未涉及到肝血虛滯而生內風的觀點。

【附方】 **行瘀止痛**《惠民和劑局方》：失笑散，能治男女老少的心痛腹痛，少腹痛，小腸疝氣，尤對婦人妊娠期間及產後心痛、小腹痛、血氣痛等效果最好。用五靈脂、蒲黃等份，研為細末，先用醋二杯調末熬成膏，加水一碗，煎至七分，連同藥末乘熱服下。痛未止，可再服。以酒代醋亦可，或用醋糊和藥末為丸，童便和酒送下。 **惡露不絕**《楊氏產乳》：治產後腰痛，小腹刺痛，時作寒熱，頭痛不思飲食，及久有瘀血引起月經不調，面黃肌瘦，不思飲食，也治療心痛。用紫金丸，功效與失笑散相同。用水飛後的五靈脂一兩，炒乾，研為末，以好醋調稀，小火熬成膏狀，加入真蒲黃末調合，製丸如龍眼大。每次服一丸，取水與童便各半盞，煎至七分，溫服。過一會再服一丸，惡露即可下。 **血瘀經閉**可用酒磨後服。 **治男子脾積（又名痞氣）氣痛、婦女血崩等各種疼痛**《永類鈐方》用五靈脂散：用飛過的五靈脂炒至煙盡，研為末。每次服一錢，溫酒送下。此藥惡臭難吃，燒後存性服，為其妙法。或者用酒、水、童便煎服，名為抽刀散，能散瘀血，強治產後心腹、脅肋、腰胯痛。 **心煩口渴**加炒蒲黃，量為五靈脂末的一半，霹靂酒送下。 **中風後肢麻疼痛**加草烏半錢，同童便、水、酒煎服。

現代醫學研究簡介

【來源】 五靈脂為鼯鼠科動物複齒鼯鼠的乾燥糞便。

【化學成分】 含維生素A類物質，如按維生素A計算，其含量為0.0399%。尚含多量的樹脂、尿素、尿酸等。無機元素砷、硼等。此外，含有5-甲氧基-7-羥基香豆素、鄰苯二酚、苯甲酸、3-蒈烯-9，10-二羥酸、尿嘧啶、間羥基苯甲酸、原兒茶酸、次黃嘌呤、尿囊素、L-酪氨酸、五靈脂酸等13種化合物。

【藥理作用】 具有明顯的抑制血小板聚集活性和不同程度的抗菌活性，對結核菌及多種皮膚真菌均有抑制作用；能緩解平滑肌痙攣而止痛，並能增加白血球。

三、林禽類

斑鳩（《嘉祐補注本草》）

【釋名】 《范汪東陽方》稱：**錦鳩**。《春秋左傳注疏》謂：**鵓鳩**。又名：**斑隹**（音錐）；也叫：**祝鳩**。

李時珍說：稱鳩、鵓，是根據其發出的聲音而命名：謂斑、錦，是就其羽毛的顏色而言；叫隹，是指它的尾巴短小。古代的廚師常將斑鳩視為珍貴的佳肴作為祭祖用，故稱它為祝鳩。這些都屬於體形大而且羽毛上有斑點的鳩。體小而羽毛上無斑紋的鳩叫隹，或者稱葵鳥，也有的謂荊鳩、楚鳩。剛出生的小鳩名為鵓鳩、役鳩、糠鳩、郎皋、壁皋。揚雄《方言》中在沒有足夠依據的前提下，將各種斑鳩混在一起沒有分類，是欠妥的。

【集解】 掌禹錫講，到處都有斑鳩，它在春分時節變成黃褐侯，即青鶴，秋分時節變成斑鶴。寇宗奭謂：斑鳩羽毛上有的有斑紋，有的無斑紋，有的羽毛是灰色，體積有大也有小，雖外形多種多樣，但其作用卻相同。我曾經試著養了幾年斑鳩，但並沒有看到斑鳩在春分時節或秋分時節的變化。李時珍說：關於鳴鳩能變成鷹，斑鳩能變黃褐侯之說，不知出之何處？一般體小灰色的，以及體大、羽毛上有像梨花一樣斑點的斑鳩，都不善於鳴叫。只有頸下有珍珠樣斑點的斑鶴，聲音大且能鳴叫，它能招引其他的斑鳩，並且藥用效果也很好。

斑鳩肉

【性味】 **甘，平；無毒。**

【主治】 《嘉祐補注本草》、寇宗奭等認為：**本品能明目，益氣，助陰陽，久病體虛的人適宜食用**。李時珍說：**吃斑鳩可治氣逆噎塞**。

現代醫學研究簡介

【來源】 斑鳩為鳩鴿科動物山斑鳩等的肉。

【化學成分】 珠頸斑鳩的肉含蛋白質、肽類、氨基酸、脂肪、甾類、糖類。卵白含卵類黏蛋白，為糖蛋白，分子量29400。卵尚含鐵傳遞蛋白、卵鐵傳遞蛋白。神經系統含谷氨酸、γ-氨基丁酸、門冬氨酸、甘氨酸等。雄鳥血中含黃體酮，在交尾前含睾（甾）酮、52-二氫睾酮，雌鳥血中未發情前含促黃體生成激素。紅血球含葡萄糖-6-磷酸酶。延髓等部位含酸性磷酸脂酶。

鳲鳩（《本草拾遺》）

【釋名】 《列子》稱：**布穀**。《爾雅注疏》謂：**獲穀**。又名：**鴶鵴**（音戛菊）；也叫：**郭公**。

陳藏器說：鳲鳩就是布穀鳥，江東稱它獲穀，也叫郭公，北方人稱它撥穀。李時珍認為：布穀鳥之所以名字多，是根據它叫時發出的聲音，或者是因它與農民耕作的季節有關而定的。就如民間俗稱阿公、阿婆，或割麥、插禾，或脫卻破褲之類一樣。有人說：鳲鳩就是根據時令而鳴叫的鳩，鳲是鳴字的錯寫，這種解釋也不無道理。師曠《禽經》、揚雄《方言》等書中都說鳲鳩是戴勝鳥，郭璞認為此種說法不對。

【集解】 陳藏器說：布穀鳥像鷂鷹一樣長有長尾巴，雌雄常啼叫雙飛，用羽翼相互輕輕拍打。李時珍認為：根據《詩義疏》記載，鳲鳩像斑鳩大，羽毛是黃色，雌雄啼鳴相互呼應，但是卻從不聚集在同一處。它們不會築巢，常居住在樹洞中，或是留居在空的喜鵲巢中。早上，大鳥低頭從上朝下哺餵小鳥；晚上，大鳥抬頭從下朝上哺餵小鳥。每年農曆二月穀雨以後，鳲鳩就開始鳴叫，夏至以後就停止叫喚。

鳲肉

【性味】 **甘，溫；無毒。**

【主治】 汪穎認為：**本品能安定神志，使人睡眠減少**

鸜鵒（《新修本草》）

【釋名】 《周禮》謂：**鴝鵒**。《廣韻》上稱：**哵哵鳥**。民間俗叫：**八哥**。《淮南萬畢術》

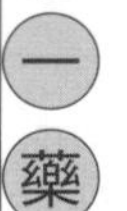
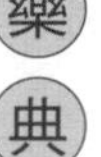
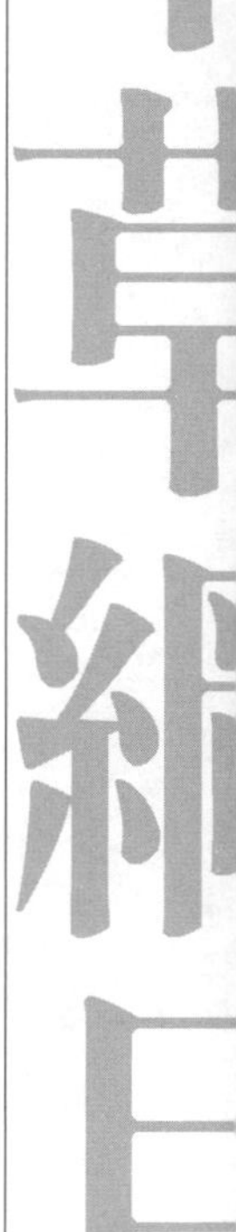

叫：**寒皋**。

李時珍說：鸜鵒（音劬欲）愛戲水，它的眼睛常驚恐緊張地四處觀望，所以叫此名。王安石的《字說》中記載，此鳥在交配時兩足相互勾在一起，根據其勾足行欲來看，稱其鴝鵒是說得通的。叫它哵哵鳥是根據其鳴叫時發出的聲音而定的。冬天將要下雪之前，其成群結隊相互轉告，故也叫寒皋，皋，即告也。

【集解】 蘇頌說：鸜鵒外形長得像鳥，但頭上長有頭巾似的冠毛。陳藏器講：在五月五日那天抓小鸜鵒，剪去舌尖就能模仿人說話，還能教它取火。李時珍認為：鸜鵒常留居在喜鵲窩、樹洞、以及屋脊下，它的頭和身上的羽毛全部是黑色，兩側羽翼下各有白點，它的舌頭像人舌，經過修剪可以模仿人講話。雛鸜鵒喙是黃的，老鸜鵒則是白的。大多數鸜鵒鳥頭上有頭巾樣的冠毛。《周禮》上講：由於地勢及氣候等原因，造成鴝鵒鳥從不飛越河流。

鸜鵒肉

【性味】 **甘，平；無毒。**

【主治】 《新修本草》講：**將鸜鵒肉炙用，或研成細末沖服，有止血作用，能治療痔瘡出血**。《日華諸家本草》認為：**用火烤一隻食用，治口吃、呃逆等症，非常靈驗**。孟詵說：**在臘月初八捕捉鸜鵒，用調料醃製後烤食，或做羹食，或搗爛製成蜜丸服用，能治頑固性咳嗽**。

現代醫學研究簡介

【來源】 鸜鵒為椋鳥科動物八哥的肉。

【化學成分】 腸含蔗糖酶。胃含胃蛋白酶。肝含乙醯膽鹼酯酶。脛跗骨肌肉的乙醯膽鹼酯酶含量高於股肌肉。心肌含脂酶。腎含腎上腺素。卵巢含膽甾醇、Δ^{5}-3β-羥甾脫氫酶。去氧核糖核酸含鳥嘌呤胞嘧啶。甲狀腺含過氧化酶。肉含蛋白質、肽類、脂類。神經組織含膽鹼脂類，髓含磷脂。

練鵲（《祐補注本草》）

【集解】 掌禹錫說：練鵲的外形似鴝鵒，但體形較小，羽毛為黑褐色。練鵲在冬春之間捕捉，以吃槐樹子的練鵲最好。李時珍認為：尾巴又白又長像練帶一樣的鳥就是練鵲。師曠《禽經》講，頭上長冠毛的鳥性情慓悍勇猛；長纓穗的鳥性格活潑歡快；尾長如練帶的鳥性格仁慈溫柔。張華曾說長練帶的鳥屬於練鵲之屬。今俗稱拖白練。

【性味】 **甘，溫、平；無毒。**

【主治】 《嘉祐補注本草》載：**本品有益氣的作用。若將練鵲切細，炒香，裝入布袋，放酒中浸泡，每天取少量酒飲服，可以治療風症。**

鶯（《食物本草》）

【釋名】 《詩經》稱：**黃鳥**。《說文解字》謂：**黃鸝**。《月令通纂》叫：**倉庚**。《爾雅》作：**商庚**。《春秋左傳注疏》稱：**青鳥**。《爾雅》叫：**黧黃**。又名：**黃伯勞**。

李時珍說：《禽經》記載，鶯鳥常發出「嚶嚶」的叫聲，所以得名。有人認為鸎字從賏，賏為頸項的裝飾品，而鶯的羽毛上有花紋，《詩經》上講的「有鶯其羽」就是此意。鶯的羽毛是黃中帶黧黑色，所以有人稱之為黧黃。陸機說，齊人叫它摶（音團、專）黍；周人謂之楚雀，幽州人稱之黃鶯，秦人叫它黃鸝鶹（淮人稱之黃伯勞；唐玄宗叫它金衣公子）。有人喚它黃袍。

【集解】 李時珍講：到處可見鶯，它的外形比鸜鵒大，雌雄比翼雙飛，身上的羽毛是黃色，而雙翅、尾部的毛色卻黃黑相間，它的眉黑，喙尖，腳青。立春後開始鳴叫，盛夏時節麥子黃、桑椹熟時叫得更歡，叫聲婉轉流暢，如行雲流水，像織布機發出的聲音，它是適應節令農時的鳥。《月令通纂》上說，仲春時節庚鳥開始鳴叫。《說文解字》上記載，當倉庚開始鳴叫時，春蠶就開始出生。此鳥冬天躲藏在田塘之中，用泥將自己包裹如卵狀，進入冬眠狀態，一直到第二天春天才重新出來活動。

鶯肉

【性味】 **甘，溫；無毒。**

【主治】 汪穎認為：**本品有補氣，健脾，助陽之功**。李時珍認為：**吃鶯肉可以使人不生忌**

妒。

【發明】 汪穎謂：鶯感覺到春天溫暖的陽光就開始鳴叫，故對人體有補益作用。李時珍認為：據《山海經》上記載，食黃鶯肉治療忌妒。關於這一點，楊夔在《止妒論》中稱，古代梁武帝的郗后生性忌妒心特別強，聽說食倉庚鳥肉可以治忌妒，皇帝讓郗后食用，吃後果然有效，忌妒之性減了一半。

啄木鳥（《嘉祐補注本草》）

【釋名】 又名：**鴷**（音列）。《爾雅》稱：**斫木**。

李時珍說：啄木鳥因能啄破樹木而食樹中的蛀蟲，因此得名。所以《禽經》上稱：啄木鳥志向在樹，水鳥的志向在水。

【集解】 掌禹錫認為：據《異物志》上解釋，啄木鳥有大有小，羽毛為褐色的是雌鳥，羽毛上有斑點的是雄鳥，它啄開樹木食其中的蛀蟲。民間傳說，啄木鳥是由掌管雷公採藥的官變來的。山中有一種名叫山啄木的鳥，外形長得像喜鵲一樣大小，羽毛是青黑色，頭上有一撮紅色的毛。李時珍說：小啄木鳥外形似麻雀，大的像烏鴉，面如紅色的桃花，喙、足都是黑的，爪足剛硬，喙有幾寸長，像錐子一般尖利，舌頭比喙還長，舌尖有針刺，它用喙啄得蛀蟲後，再用舌將蟲鉤出來吃掉。《博物志》載：啄木鳥能夠用喙啄開樹木，使蛀蟲自己暴露出來。魯至剛謂，現在福建、兩廣、四川等地人，以及巫祝喜歡收集啄木鳥啄掉的木塊，用來壓驚，治瘡毒。山啄木鳥頭上長有像火一樣紅的毛，山裏人叫它火老鴉，能吃火炭。王元之曾在詩中說：「淮南啄木大如鴉，頂似仙鶴堆丹砂。」指的就是山啄木鳥。本品可作藥用，其功效與啄木鳥相同。

啄木鳥肉

【性味】 **甘、酸、平；無毒。**

【主治】 《嘉祐補注本草》講：**能治痔瘺，以及齲齒蟲牙。將啄木鳥肉煅燒存性，研成細末，放入齲齒洞中，一般不超過三次即有效。**李時珍說：**能治蟯蟲、風癇病。**

鵲（《名醫別錄》）

【釋名】 陶弘景叫：**飛駁鳥**。《禽經》謂：**喜鵲**。《新語》稱：**乾鵲**。

李時珍說：鵲字古體寫成舄，為象形字。鵲鳴叫時發出「唶唶」聲音，所以叫它鵲。它的羽毛五顏六色非常混雜，故稱其駁鳥。它非常有靈性，能預報佳音，人們稱它喜鵲。它生性最厭惡潮濕，所以又叫乾鵲。佛經上稱它芻尼，文學作品中常形容它為神女。

【集解】 李時珍講：鵲像烏鴉一般大小，尾巴較長，尖喙，黑色的足爪，綠油油的背脊，白色的肚腹，尾部羽毛黑白間雜。鵲常常上下來回飛行，相互之間以聲音和視覺來感覺對方的存在。在冬季的最後一個月它才開始築自己的巢穴，巢穴門背對太歲、面向太乙而開。鵲若預感來年風多，它巢穴一定建在低窪避風之處，故常說乾鵲預測未來之事，猩猩能知道過去之事。段成式曾說：鵲將其巢很隱蔽地如橋樑架在樹上，不易被兇殘的鳥類發現。喜鵲巢若被看見了，那人定為富貴之人。《淮南子》謂：刺蝟若被喜鵲糞便擊中，此刺蝟反會被鳥啄，這是因為火克金之故。

雄鵲肉

【性味】 **甘，寒；無毒。**

【主治】 《名醫別錄》、陳藏器皆認為：**本品有清熱散結的作用，能治石淋。若將喜鵲燒成灰，把石子投進去，如果石子能化解，那麼此鵲一定是雄性。雄鵲肉燒灰用水調服，能使結石自動排出。**蘇頌謂：**本品可以祛風邪，通利大小便，除四肢煩熱。主治消渴及痰滯胸膈症。婦女忌食。**李時珍認為：根據《肘後方》記載，冬至時將雄鵲埋在廁所前面，能預防流行性疾病以及瘟疫。

杜鵑（《本草拾遺》）

【釋名】 《禽經》稱：**杜宇**。《說文解字》謂：**周燕**。又名：**子巂**（音攜）、**子規**（亦作秭歸）、**鶗鴂**、（音弟桂，亦作鵜鴂）、**催歸**（亦

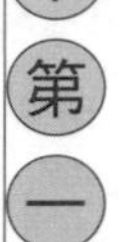
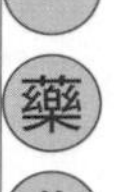
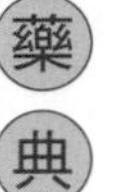
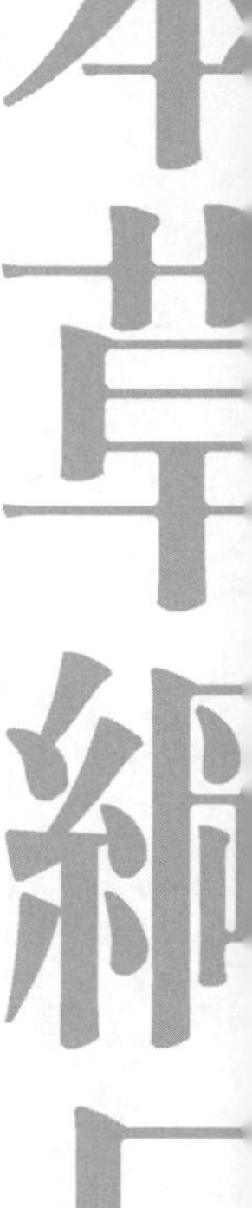

作思歸）、**怨鳥**、**陽雀**。

李時珍認為：蜀人看到鵑鳥就思念杜宇，故叫它杜鵑，並誤傳杜鵑就是杜宇化生而來。至於叫它子巂、子規、鶗鴂、催歸等名字，都是根據它叫時發出的聲音而命名，因各地的方言不同有不同的名稱。杜鵑鳴叫時發出的聲音好像是說：「不如歸去。」

【集解】　李時珍說：杜鵑生長在蜀中地區，現在南方也有。它的外形像麻雀、鷂鷹之類，毛色黑、無光澤，頭上像戴著頂小帽子，紅喙。在春季，它黃昏時開始啼叫，通宵達旦，叫時一定面朝北方。到夏季更加嚴重，日夜啼叫不停，聲音淒涼悲哀，農民根據它的叫聲進行農事安排。杜鵑只吃蚱蟲，它不會自己築巢，常霸佔其他鳥的窩巢產卵孵子。冬天則躲藏冬眠。

杜鵑肉

【性味】　**甘，平；無毒。**

【主治】　李時珍講：**本品能治瘡瘍、瘺管，將杜鵑肉切薄片烤熱貼敷患部即可。**

【發明】　李時珍根據《呂氏春秋》的記載認為：杜鵑肉的顏色翠綠，味道鮮美，所以古人常常品嘗。

鸚鵡（《食物本草》）

【釋名】　俗名：**鸚哥**。

李時珍說：王安石在《字說》中講，鸚就像嬰兒學母親說話一樣能學人言，故從嬰母二字，也稱鸚鴟。熊太古認為大的叫鸚，小的叫鸚哥，故稱鵡還含有此意。李昉呼其為隴客。《梵書》上稱它臊陀。

【集解】　李時珍說：鸚有好幾個品種，綠鸚如烏鴉、喜鵲般大小，生長在隴蜀、滇南、廣交沿海各地，特別多，經常幾百隻鳥成群結隊地飛翔，南方人將它做成醃製品食用。紅鸚鵡如母雞一樣大小，產於西洋、南洋一帶。五色鸚鵡產在海外各國，體形比綠鸚鵡大，但比白鸚鵡小，特別聰慧伶俐。各種鸚鵡的喙都是紅色，呈鉤狀，長尾巴，紅腳爪，眼睛深凹，雙目放金光，炯炯有神，上下眼瞼會眨動，舌頭如嬰兒的舌頭，又尖又小。它的腳趾和別的鳥不同，前後各有兩個。鸚生性怕冷，受寒後則像發瘧疾一樣寒顫發抖而死去，若馬上餵食余甘子可以緩解。有人講用手撫摸它的背部，它就不能發聲。有人說雄鸚鵡喙會變紅，雌的喙色黑不變。張思正在《倦遊錄》裏提到海裏有一種黃魚能變成鸚鵡，可能指的是另一種生物了。此外，秦吉了、鳥鳳都能模仿人講話

鸚鵡肉

【性味】　**甘、鹹，溫；無毒。**

【主治】　汪穎講：**食用鸚鵡肉能治虛勞久咳。**

四、山禽類

孔雀（《名醫別錄》）

【釋名】　又名：**越鳥**。

李時珍說：孔，就是大的意思。李昉叫它南客，《梵書》中稱它摩由邏。

【集解】　陶弘景說：孔雀產於廣、益各地，醫生很少將它作藥用。蘇敬講：它多產於交廣地區，劍南一帶從來沒有。李時珍認為：根據《南方異物志》載，孔雀長在交趾、雷州、羅州等地的高山喬木樹林中。像大雁一樣大，三四尺高，不比鶴低。頸細長，背隆起，頭頂長有三根約一寸長的毛，通常幾十隻群飛，棲息在山崗、丘陵之處。清晨相互呼應鳴叫，發出「都護」的聲音。雌雀尾巴短，上面也沒有金光翠綠的色彩；雄雀長三年尾巴還很短小，長到五年尾就會長到二三尺，夏季羽毛脫落，到第二年春季才重新長出來，從背部到尾巴都有五彩斑讕、金光翠綠的圓形花紋，像銅錢一個一個互相串起連結。孔雀非常愛護自己的長尾，若停棲在山地一定要先選擇好放長尾的地方。下雨天長尾淋濕後很沉重，故不能高飛，南方人常趁此機會進行捕捉。據說有人以好奇的心理暗中觀察它從眼前走過，便截斷它的羽毛，作為方物。若回頭看，則其金黃翠綠的顏色馬上黯淡，失去光澤。當地人飼養小孔雀招引大孔雀到來，或尋取孔雀卵讓母雞孵化，以豬

腸、生菜等來餵它。孔雀聽見人擊掌、唱歌，或看到跳舞，馬上也會跟著起舞。其性善忌妒，看見有人服裝色彩豔麗就會去啄他。段公路《北戶錄》稱，孔雀不交配，只以聲音或身影相接而受孕，有時雌鳥在下風鳴叫，雄鳥在上風鳴叫，亦可受孕。熊太古《冀越集》記載，孔雀雖有雌雄之分，要哺乳時卻站在樹木上發出悲哀的叫聲，蛇聽到後會出來與之交媾，所以孔雀血、膽有劇毒，對人體有害。這與《禽經》上說的孔雀見到蛇就會彎曲跳躍，是一樣的意思。

孔雀肉

【性味】　**鹹，涼；有毒。**

陳藏器說：孔雀肉無毒。

【主治】　《日華諸家本草》上說：**本品能解藥毒及蠱毒。**

【發明】　李時珍引紀聞的說法：山區少數民族多食孔雀肉，有人將它曬成肉乾，有人將它醃製成臘肉，味道像雞肉、鶩肉，能解各種毒。吃過孔雀肉的人，以後再服藥一般都無效，這是因為孔雀肉有解藥毒的作用。另外《續博物志》上記載，李衛公認為鵝能嚇鬼，孔雀能除惡避邪，鵁鶄怕火。

孔雀血

【主治】　《日華諸家本草》謂：**孔雀血生飲解蠱的作用較好。**

【發明】　李時珍說：熊太古認為孔雀與蛇相交，故孔雀血、膽均對人有害；而《日華諸家本草》和《異物志》上又講孔雀血和孔雀頭能解毒。這兩種說法截然不同，按理說，既然孔雀肉能解毒，那麼孔雀血也不會對人有害。這大概同雉與蛇交時有毒，而蛇冬眠時就無毒的意思是一樣的。

鷹（《名醫別錄》中品）

【釋名】　《本草綱目》上稱：**角鷹**。又名：**鷞鳩**。

李時珍說：鷹能用膺部攻擊別的鳥類，所以叫鷹。它的頭部長有毛角，故稱角鷹。它的性格直爽、勇猛，也叫鷞鳩。古代皋氏用鳥名來命官職，分為祝鳩、鳲鳩、鶻鳩、雎鳩、鷞鳩五種，可能鷹與鳩屬同種，所以行以鳩名。《禽經》上說，體小兇悍的鳥統稱隼，體大而兇悍的鳥都叫鳩。《爾雅翼》記載，北方叫鷹，南方叫鷂。有人將體大的稱鷹，體小的叫鷂。梵書上稱它嘶那夜。

【集解】　李時珍說：產於遼海的鷹品種好，而產於北方、東北等地的則差一些。北人多喜歡捕捉雛鷹飼養，南方人多在八九月用誘餌捕捉。雉鷹、兔鷹都屬於性情較兇殘的鳥類，這類鳥都在夏末時節開始習攻擊的本領，到秋初之時就能捕捉襲擊別的小鳥。

鷹肉

【主治】　陳藏器說：**能治療神情恍惚，精神錯亂等症。**

鵰（《本草綱目》）

【釋名】　《山海經》叫：**鷲**（音就）。《說方解字》稱：**鷻**（音團）。

李時珍據《禽經》上解釋：鷹是憑其胸膺撞擊獵物，鶻仗其狡猾，隼靠其威猛，鵰倚其周旋，鷲借其湊近，鷻賴其拼搏，這些鳥類攻擊撲打各有不同方式。《梵書》上稱鷻為揭羅闍。

【集解】　李時珍說：鵰的外形像鷹，但比鷹大，它的尾巴長，翅膀短，羽毛為土黃色，其性兇悍強健，它在空中盤旋，能洞察到地面上的任何東西。皂鵰就是鷲，生長在北方，青鵰生在遼東，長得最俊秀的稱海東青，羌鷲生長在西南少數民族地區，它的頭色黃，目色紅，羽毛顏色五彩繽紛。鵰類能捕捉鴻、鵠、獐、鹿、犬、豬等動物。另外，有一種名叫虎鷹的鵰，它的雙翅展開時有一丈多寬，能與虎搏鬥。鷹、鵰之屬雖兇悍，但畏懼燕子，由此可見，動物之間相互制約是不分體型大小的。鵰翼上的羽毛可以做箭羽。劉鬱《西使記》中言：皂鵰一次產三個卵，其中有一個卵化生為犬，毛短灰色，與犬無多大區別，只是背部和尾巴上有幾根羽毛。它能跟著母親的影子活動，凡欲追逐的動物沒有捕捉不到的，此種犬稱鷹背狗。

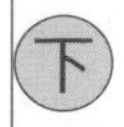
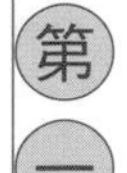
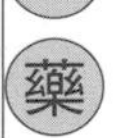
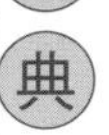

鴟（《名醫別錄》下品）

【釋名】　《詩經注疏》稱：**雀鷹**。《詩經》叫：**鳶**。又名：**鷣**（音淫）、**隼**（本作鵻，音筍）、**鷂**。

李時珍說：古代篆文中鴟與鳶二字是象形字。有人說鴟（音吃）是形容其鳴叫時發出的聲音；鳶是形容它動作敏捷，捕捉東西速度如射箭一樣快；隼是形容它攻擊目標準確無誤；鷂是形容其眼視物遙遠。《詩經注疏》上記載：隼的種類很多，通稱鷂。雀鷹春天變成布穀鳥。《爾雅注疏》稱雀鷹為茅鴟，齊人稱之擊正，有人叫它題肩。《爾雅》認為鷣就是負雀。《梵書》上稱鴟為阿黎耶。

【集解】　陶弘景說：鴟就是通常所稱的老鴟。鵰、鶚、鴟外形都相似，只是體積大小有別。李時珍認為：鴟外形像鷹但體積比鷹小，它的尾巴像船舵，特別擅長在高空翱翔，喜歡捕捉麻雀、雞之類的小動物作食物。鴟的種類有數種，根據《禽經》記載：喜歡群聚的鴟叫鶚，羽毛顏色暗紅的稱鵰。隼鶻雖然性情兇猛，但很講義氣。通常說，鷹不伏擊別的鳥獸，隼不攻擊年幼的鳥獸，鶻握住鳩保暖，一直到天明才鬆開，這均說明殘忍中還有仁義存在。

鴟鵂（《本草拾遺》）

【釋名】　《說文解字》叫：**角鴟**。《爾雅》稱：**怪鴟**、**老兔**。蜀人謂：**轂轆鷹**。楚人稱其：**呼咵鷹**。吳人呼：**夜食鷹**。又名：**雚**（音丸）、**鉤鵅**（音格）、**鵋鵙**（音忌欺）。

李時珍說：鴟鵂的外形像鴟，但有角狀羽毛，故稱角鴟。叫它雚，是因為「雚」字像鳥頭，眼睛如角的形狀。言其老兔，是因為它的頭和眼形像兔。稱鵂、稱怪，皆言其為不祥之鳥。叫它鉤鵅、轂轆或呼咵是根據它鳴叫時發出的聲音而命名的。四川一帶的人還誤以為鉤鵅就是鬼各哥。

【集解】　李時珍說：這類鳥有兩種，鴟鵂與鴟鷹差不多大，羽毛是黃黑色，上有斑點，頭、眼像貓，頭上長有像耳朵一樣的角狀羽毛。它晝伏夜出，鳴叫時雌雄相互呼喚，發出的聲音似老人說話，開始像是呼喚，隨之好像是哭聲，它所到之處都將不吉利。莊子云：鴟鵂夜間能明察秋毫捉跳蚤，而白天雙目連高山大川也視而不見。何承天《纂文》謂：鴟鵂白天連人都看不見，夜間能捉蚤虱，有人錯誤地以為蚤虱是人指，這顯然是荒謬之說。另一種是鵂鶹鳥，像鴝鵒般大，毛色如鷂，頭目也似貓，鳴叫時後竅相應，聲音連續委婉，好像是說「休留、休留」，故取名叫鵂鶹。民間認為，它鳴叫也會有人死亡。江東人叫它車載板；楚人叫它快扛鳥；蜀人稱它春哥兒。都是指其鳴叫必有人死，試之也靈驗。《說文解字》中叫鴦（音爵），主要是言其體小。陳藏器所謂的訓狐，就是鴞，所謂的鵂鶹，就是小鴟鵂，都錯了。《周禮》中記載：硩蔟氏打翻夭鳥巢，在上面寫上天干地支、星宿、年月的名稱，掛在巢穴上就離開了。《續博物志》說：鵂鶹、鸛、鵲常圍著它一起喧嘩。

鴟鵂肉

【主治】　李時珍說：**《陰憲副方》中有用本品治瘧疾的記載，即取鴟鵂一隻，去毛及內臟，油炸後食用即可。**

諸鳥有毒（《本草拾遺》）

【釋名】　凡已經死亡但眼睛不閉、爪足沒有伸展開的鳥，全身白而頭紅的鳥，全身紅而唯頭色白的鳥，有三隻腳的鳥，在爪後部有四個像腳趾的突起物的鳥，有六個腳趾的鳥，有四個翅膀的鳥，怪形怪色的鳥皆有毒，均不能吃，吃了可中毒致死。

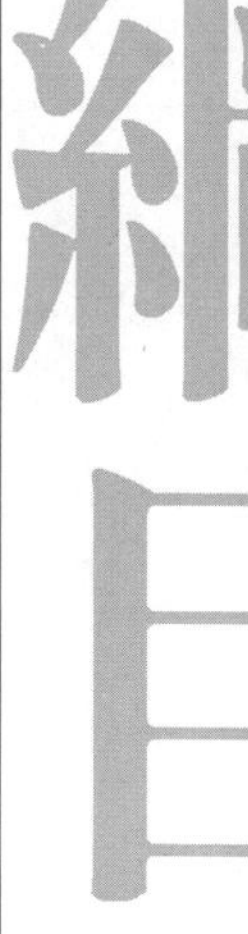

第十七卷　獸部

李時珍說：獸是指有四條腿而又周身長毛的動物的總稱，靠土地生長。家養的獸叫畜，《素問》中指出五畜對人們是有益的。周朝規定廚師官必須進貢六畜（即馬、牛、雞、羊、狗、豬）和六獸（即麋、鹿、狼、獐、兔、野豬），並辨別其死生鮮陳。掌管獸貢的人必須知道獸體各部的名稱，凡是參加祭祀的賓客，都要提供死獸或活禽，把皮毛、筋、骨放到掌管王之金玉、玩物、兵器的官那兒去。掌管弓箭、陷井的官能攻捕兇猛的獸，掌管挖穴的官能捉拿蟄伏在地下的野獸。唉！道德智慧高尚的人對於養生、祭祀，區別運用各種動物的技能，真可以說達到了慎重又很完備的境界。後來如黃羊、黃鼠，現在作為獻給皇上的貢品；把犏牛的尾巴和貂皮作為裝飾品，在現在非常盛行。山獺的怪異，狗寶的功用，都是人們日常生活中應該知道的，然而經典書籍中卻沒有記載。土中雌雄不分的怪羊，只有孔子知曉；有關豹、文鼠的問題，只有孝廉郎終軍能識別。靠土地生長的羊和形狀如無尾黑狗的肉，不是知識深廣、品德高尚的人，哪個能識別它們呢？何況世界上各種事物的性質、功用各不相同，人們在應用、捨棄時應十分慎重，並不是只知道它們的名稱就可以的。因此，集中了諸獸中可以供人們膳食的、有藥用價值的、可供衣飾的為獸部，分為五類：畜類、獸類、鼠類、寓類、怪類。

一、畜類

豕（《神農本草經》下品）

【釋名】　《神農本草經》稱：**豬**、**豚**。又名：**豭**（音加）、**彘**（音滯）、**豶**（音墳）。

李時珍說：根據許慎《說文解字》中記載，豕的字形像其周身長毛，足後長有尾巴的形狀。《林氏小說》中說，豕食不乾淨的食物，所以叫做豬。在八卦中其屬坎位，在畜類中與五行中的水相對應，喜歡在低窪有水穢濁的地方生活。雄性的豬叫豭，或牙；雌性的豬叫彘，或豝（音巴），或貗（音婁），閹割後的公豬叫豶。四隻蹄都是白色的豬叫豥；身高五尺的豬叫豟（音厄）。豕生的子叫豬，或豚，或豰（音觸）。豕生下的第一隻小豬叫特，第二隻叫師，第三只叫豵，最後生下的一隻叫麼。《何承天纂文》中說，豬生長的地方不同，名稱亦不同，如梁州人把豬叫作䝐（音攝），河南人叫作彘，吳楚的叫作豨（音喜）。漁陽人把大豬叫作豝，齊、徐人稱小豬為豠（音鋤）。蘇頌指出：根據揚雄《方言》說，在燕至朝鮮之間稱豬為豭；關西部稱豬為彘；南楚稱豬為豨；吳揚之間稱豬為豬子。名稱不同，其實指的都是一種動物。《禮記》中稱豬為剛鬣，《古今注》中還把豬叫參軍。

【集解】　蘇頌說：大凡豬都骨細、少筋、多油脂，大的可以長一百多斤重，其食物單一，容易飼養、生長和繁殖。李時珍說：普天之下，眾人都飼養豬，然地方不同，豬的長相亦不一樣。如有的地方的豬耳大，有的地方豬耳朵小

（江南耳朵小的豬稱為江豬），有的地方的豬僅頭毛很白，有的地方的豬，周身的皮毛純白，且肉質很肥，有的地方的豬皮毛很厚。豬懷孕四個月就出生，在畜類中屬水性，在八卦中其與坎位相對應，在禽獸中相對應的星宿是室星座。

豬膽

【性味】 **苦，寒；無毒。**

【主治】 《名醫別錄》記載：**可治療傷寒發熱口渴症**。蘇頌說：**可主虛勞骨蒸潮熱、消渴、小兒五疳，殺蟲**。陳藏器說：**豬膽能敷治小兒的頭瘡。治大便不通，用蘆葦管插入肛門三寸處，將豬膽汁從中灌入，大便馬上可通暢**。李時珍說：**用其能通利小便，敷治惡瘡，除疳濕，治療目赤視物不清。能明目，清心火，涼肝脾。加入到溫水中洗頭髮，還能去油垢使頭髮有光澤。**

現代醫學研究簡介

【來源】 豕為豬科動物豬。

【化學成分】 豬肉含蛋白質、脂肪、水分、碳水化合物、鈣、磷、鐵、鉀、銅、硒、維生素（B_1、B_2、C）。其中蛋白質佔16.2%～16.7%，脂肪佔28.8%。瘦豬肉含有纈氨酸、亮氨酸、異亮氨酸、蘇氨酸、苯丙氨酸、色氨酸、蛋氨酸、賴氨酸、精氨酸、組氨酸、酪氨酸、胱氨酸。

【藥理作用】 **豬膽汁**1.鎮咳平喘作用。2.消炎抗過敏作用。3.抑菌作用。4.豬膽酸鹽對可卡因所致的小鼠驚厥有一定的對抗作用。並能使麻醉犬血壓迅速下降。**豬蹄**1.抗凝血作用。2.抗炎作用。3.防衰抗癌作用。

【臨床應用】 1.治療盜汗。2.治療耳聾、耳鳴。3.治療皮膚潰瘍。4.治療腹股溝疝。5.其他：治療腎虛腰痛，身面水腫，遺精盜汗，老年耳聾。亦治腎虛遺精。

狗（《神農本草經》中品）

【釋名】 《說文解字》稱：**犬**。又名：**地羊**。

李時珍說：狗，叩也。吠聲有節，就好像有節奏地叩擊物體的聲音。有的說這種物體喜苟且偷生，所以叫做狗，亦就是韓非所說的蠅營狗苟之意。捲尾有懸蹄者叫犬，犬是象形字，所以孔子說看到犬字像畫的狗。齊人稱地羊。民間又忌諱狗這個名，故又稱為龍，有烏龍、白龍的叫法。許慎在《說解文字》中說，毛多的狗叫尨，長嘴巴的狗叫獫（音顯），短嘴巴的狗叫猲（音歇），被騸過的狗叫猗，身高四尺的狗叫獒，狂犬叫猘（音折）。狗生下的第一個崽叫獴，或叫獼（音其），第二個崽叫獅，第三個崽叫猣。

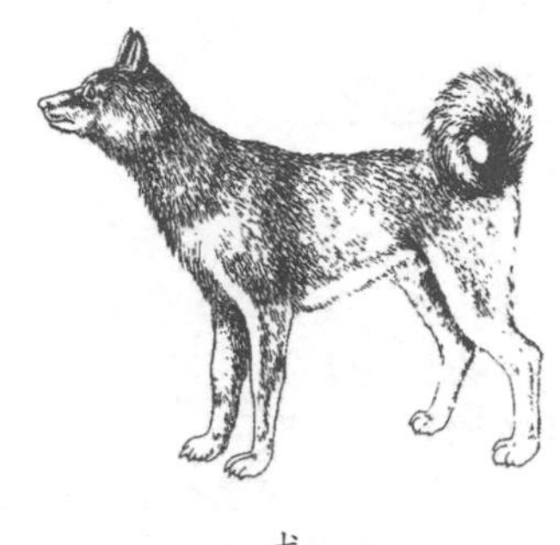

犬

【集解】 李時珍說：狗的種類很多，其用途有三種，田犬長嘴，善於狩獵；吠犬短嘴，善於看守；食犬體肥，可供食用。凡是本草中所用的都是食犬。犬孕三月就降生子，在畜類中屬五行中的木，在八卦中屬艮位，在禽獸中相對應的星宿是婁星。豺見了狗就下跪，老虎吃了狗肉就醉。狗若食了番木鱉就死，這是因為事物之間相互制約的原因。

狗膽（青犬、白犬者良）

【性味】 **苦，平；有小毒。**

【主治】 《神農本草經》記載：**可明目**。《名醫別錄》載：**能敷治結痂的潰瘍和惡瘡**。甄權說：**可治療鼻息（因鼻道阻塞，發音不清）和鼻中息肉**。李時珍說：**可主治鼻衄、耳病，止消渴，殺蟲除積，破血。凡是血氣痛有傷損者，用熱酒送服半個狗膽汁，可使瘀血盡下**。《日華諸家本草》記載：**能治療金屬所傷**。孟詵說：**除腸中的膿水**。

【發明】 唐慎微說：根據《魏王花木志》記載，河內太守劉勳的女兒左膝患瘡瘍，華佗看了後，用繩子把犬的兩隻後腿捆緊，使犬不能走，剖開犬的腹部直接取膽，將膽汁敷抹在瘡瘍上，不一會兒有像蛇樣的蟲從瘡瘍口爬出來，病就痊癒了。

公狗陰莖

【釋名】 又名：**狗精**。

《名醫別錄》記載：在六月頭伏的時候採取的陰莖，置於乾燥通風的地方陰乾一百天。

【性味】 **鹹，平；無毒**。

【主治】 《神農本草經》記載：**主中焦脾胃受損的病症。治陽痿不舉，能使陰莖強熱硬大。除女子帶下等十二種疾病**。孟詵說：**能填精，補髓**。《日華諸家本草》：**治絕陽及婦人陰痿**。

現代醫學研究簡介

【來源】 狗為犬科動物狗的肉或其他部位。

【化學成分】 狗肉含蛋白質、脂肪、嘌呤、肌肽、肌酸等。另含固形物25.2%，水分74.8%，鉀0.325%，鈉0.49%，氯0.02%。

【臨床應用】 治療腎陽虛型陽痿早洩。

羊（《神農本草經》中品）

【釋名】 又名：**羖**（音低也作羖）、**羯**、**羝**（音低）。

李時珍說：《說文解字》謂：羊字像羊的頭、角、足、尾之形。孔子認為牛、羊二字像其形。董子說：羊，就是祥的意思，故作為吉祥的禮物用。公羊稱羖或羝。母羊稱作或牂（音臧）。白色的羊叫作羒，黑色的羊叫做羭。毛多的羊叫作羖。北部或西北部的羊叫羺。不長角的羊叫或。騸過的羊叫羯。羊生的子叫羔。五個月的羔叫羜（音寧），六個月的羔叫䍪，七個月的羔叫羍（音達），未滿一歲的羊叫䍜（音兆）。《黃帝內經》稱為柔毛，或少牢。崔豹《古今注》中叫，長髯主簿。

【集解】 陶弘景說：作為藥用以青色的公羊最好，其次是烏羊。羺和不長角的羊，只能作為飲食，若作藥用，不如用其他羊的下品，然而它的乳汁、骨髓則很肥美。孟詵說：河西的羊最好，黃河東的羊亦可以。如果把羊趕到南方，則筋力就會勞損，哪能還補益人體呢？南方的羊多食野草或有毒的草，所以江浙的羊味道淡薄，人食了還容易生疾病。只有淮南地區才可能有較好的羊，但比北方的羊也要差，即使把北方的羊趕到南方來一二年，其肉亦不好吃，更何況本就是南方的羊呢，這主要是由於水土的原因。寇宗奭說：羖羊出產於陝西、河東一帶，尤為好鬥，其體格健壯，毛長而且很厚，作藥用最好。李時珍指出：生長在江南的羊叫吳羊，頭身相等而毛短。生長在秦晉一帶的羊叫夏羊，頭小身大而毛長，當地的人在羊兩歲的時候就剪除其羊毛作氈子用，這種羊亦謂之綿羊。廣南英州有一種乳羊，其食仙茅，長得極肥，肉很嫩，好像沒有血肉區別，吃了很補人。羊懷孕四個月就出生，兩目無神，其腸壁薄而多迴曲。在畜類屬五行中的火，所以很容易繁殖而性熱，在八卦中居兌卦，所以其性格外柔而內剛，厭惡潮濕而喜乾燥，其食鉤吻（斷腸草）則肥，食仙茅則多脂肪，食仙靈脾則淫蕩，食躑躅就會死亡。事物間的適宜與禁忌，不可不注意。

羊膽

【性味】 **苦，寒；無毒**。

【主治】 《名醫別錄》記載：**可治青盲，有明目的作用**。甄權說：**用羊膽點眼，能治療赤障、白翳、風淚眼，還能解蠱毒**。孫思邈說：**用羊膽可治諸瘡，並能活全身的血脈**。朱震亨說：**用羊膽同蜜蒸九次，點眼治療赤風眼，有效**。

【發明】 李時珍說：肝開竅於目，膽汁少了就會出現視物不清的病症。眼睛，是肝的外在表現，膽的精華所在。因此，所有的膽都能治療眼病。如《夷堅志》中記載，用二百味草花膏，治療眼瞼邊緣赤爛的風赤眼，流淚不能近光，以及一切暴赤目疾，即是將蜂蜜裝入羯羊膽內蒸熟，陰乾研製成膏。每次含嚥少許，並點入眼內，一日淚止，二日腫消，三日疼痛消失。這是因為羊吃了百種草，蜂採了百種花，所以有百花草膏之名。另外，張三豐真人的碧雲膏，是用臘月取羯羊膽數十枚，用蜂蜜裝滿，並用紙包好，懸掛在屋簷下，待霜出的時候取下，用之點眼有奇效。

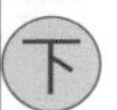
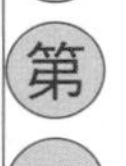
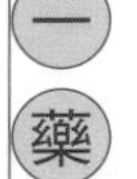
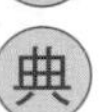
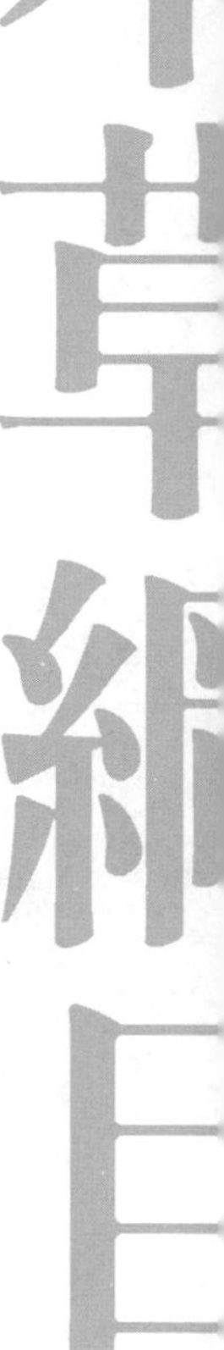

現代醫學研究簡介

【來源】　羊為牛科動物山羊或綿羊的肉或其他部分。

【化學成分】　羊肉含蛋白質、脂肪、碳水化合物，硫胺素、核黃素、尼克酸、鈣、磷、鐵、鉀、鈉、碘、膽甾醇、維生素B_1、菸酸等。

牛（《神農本草經》中品）

【釋名】　李時珍說，按許慎說：牛，件也。牛為大牲口，可以一件件地分割處理。周禮牛為大牢。牢是飼養室的意思。牛牢大，羊牢小，都得到牢的稱謂。《黃帝內經》稱之為「一元大武」。元，頭也。武，足跡也。牛肥則跡大，如同《史記》稱牛為「四蹄」，而現在的人稱牛為「一頭」的意思一樣。梵書稱瞿摩帝。公牛稱牯、特、犅或�。母牛稱牸或㸺。南方的牛叫㹀，北方的牛叫榛，毛色純一的牛叫犧，黑色的牛叫犥 ，白色牛叫，紅色的牛叫牸，雜色的牛叫犁。閹割的牛叫犍，或稱犗，沒有長角的牛叫牤。牛崽叫犢，出生二年的小牛叫犋，三年的叫犙，四年的叫牭，五年的叫犕，六年的叫犕 。

【集解】　陳藏器說：牛有數種，《神農本草經》中沒有區分黃牛、烏牛、水牛，只統稱為牛。南方人稱水牛是牛，北方人把黃牛、烏牛叫做牛。既然牛的種類很多，作藥用就應當有所區別。李時珍說；牛有犦牛、水牛兩種。犦牛體小而水牛體大。牛有黃、黑、紅、白、駁雜等數種毛色。水牛呈青蒼的毛色，腹部大，頭尖，牛形狀有點像豬，角像長矛，護衛其犢，能與老虎爭鬥。牛只長有下牙，沒有上牙，觀察牙齒就能知道牛的年齡。三歲的牛長有兩顆牙，四歲的牛長有四顆牙，五歲的長有六顆牙，六歲以後的牛每年長一節脊椎骨。牛是聾耳朵，它是用鼻子聽聲音的，其瞳孔豎長而不是橫的，它發「哞」聲，其頸項下的垂肉叫胡，蹄肉叫衛，百葉叫膍，牛角的內胎叫鰓。牛在畜類居五行中的土位，在八卦中居坤位，土性緩和，所以牛的性格亦很溫順。《造化權輿》說：馬在八卦中屬乾為陽，牛屬坤陰，所以馬蹄是圓形的。牛蹄如坼狀，馬生病後則臥地，是因為陽虛陰盛，牛生病後則立，是因為陰虛陽盛的緣故。馬站立起來時是先起前足，臥地時是先臥後足，這是順從陽性的緣故。牛站起來時是先後腿，臥倒時是先臥前腿，這是順從陰氣的緣故。

牛膽（臘月的黃牛、青牛者良）

【性味】　**苦，大寒；無毒。**

【主治】　《神農本草經》記載：**可做成丸藥使用**。《名醫別錄》載：**能除心腹中由熱邪所致的口渴症，能止下痢和口中焦燥症，還有益目養精的作用**。蘇敬說：**臘月時用其釀槐子服用，可明目，治疳濕的效果亦很好**。《藥性論》中記載：**用牛膽汁釀黑豆，百日後取出，每日晚吞服十四枚，能鎮肝明目**。蘇頌認為：**用牛膽汁釀南星末，陰乾，治療驚風有奇效**。李時珍說：**牛膽汁還可除黃，殺蟲，治癰腫**。

牛角

【性味】　**苦，寒；無毒。**

【主治】　《名醫別錄》記載：**將水牛角燒灰服用，可治療外感寒熱、頭痛**。《日華諸家本草》：**用其煎汁可治療外感濕熱風邪引起的病症和高熱病症**。蘇頌引崔元亮《海上集驗方》說：**用母牛角燒灰，每次一錢，用酒送服，可治喉痹腫塞欲死，取灰塗在乳頭上，小兒飲乳時隨之吞下，可治療小兒飲乳不快，似喉痹的病症**。李時珍說：**可用其治療因淋症所致的尿道出血症**。

牛陰莖（黃牛、烏牛、水牛並良）

【主治】　蘇敬說：**用其能治療婦人漏下赤白、不孕症**。

現代醫學研究簡介

【來源】　為牛科物黃牛或水牛的肉或其他部位（包括乳汁）。

【化學成分】　1.**牛肉**每100克中含蛋白質20.1克，脂肪10.2克，熱量172千卡；鈣7毫克，磷170毫克，鐵0.9毫克，硫胺素0.07毫克，核黃素0.15毫克，尼克酸6毫克，維生素B_1 0.07毫克，菸酸6毫克和少量維生素A及膽甾醇。2.**牛膽**牛膽汁中除水分外主含膽酸鈉鹽，膽色素（包括膽紅素和膽綠素）、黏蛋白體及少量脂肪，膽甾醇、卵磷脂、膽鹼、尿素以及氯化物、磷酸鈣、磷酸鐵等無機鹽。膽酸鈉鹽中的酸均為環戊烷多氫菲衍生物，包括膽酸、去氧膽酸、鵝去氧膽酸、甘膽酸、牛磺膽酸及石膽酸。1000毫升牛膽汁含膽汁酸60克，膽甾醇0.37克，膽色素1.7克，脂肪酸3.8克。3. **牛乳**每100克牛乳含水分87%，蛋白質3.3克，脂肪4克，碳水化合物5克，灰分0.7克；鈣120毫克，磷93毫克，鐵0.2毫克，維生素A 140國際單位，硫胺素0.04毫克，核黃素0.13毫克，尼克酸0.2毫克，抗壞血酸1毫克及多種微量元素，尚含泛酸350微克，吡哆醇67微克，生物素3微克，葉酸5微克，肌醇18微克，乳清酸約10毫克。

【藥理作用】 1.牛腦垂體後葉含的催產素有收縮子宮，分泌乳汁的作用，加壓素有收縮血管、升高血壓的作用。2.牛腎臟中含的高血壓蛋白酶，作用於血清中高血壓蛋白原，生成高血壓蛋白，可引起血壓升高。3.牛膽汁對中樞神經、呼吸及循環系統主要為鎮靜或麻醉作用。4.牛角，其煎劑或醚提取物對離體蟾蜍心臟與離體兔心均有增強作用，並能使之停止於收縮期。5.牛乳：（1）牛乳中的乳糖在消化道分解成葡萄糖分子和半乳糖分子，不但對腦髓和神經的形成及發育有著重要作用，而且還能促進人體對鈣質的吸收。（2）牛乳脂肪中含有一種能抑制肝臟合成膽固醇的物質，因而有降低體內膽固醇的作用。（3）牛乳可使血管收縮，起到止血作用，還能中和胃酸，防止胃酸對潰瘍面的刺激，對預防胃癌也有一定作用。

馬（《神農本草經》中品）

【釋名】 李時珍說：許慎說，馬就是武的意思。其字像馬頭、鬃、尾、足之形。雄馬名騭（音質），亦名兒。雌馬名騇，亦名騍或草。閹割的馬名騸。一歲的馬叫𫘝（音弦），二歲的馬叫駒，三歲的馬叫駣（音桃），八歲的馬叫馴（音八）。馬的名色很多，《梵書》中還將馬稱阿濕婆。

【集解】 《名醫別錄》記載：馬多出產於雲中平澤地區，馬的毛色種類很多，作藥用以純白色的馬為良。其馬的口、眼、蹄都是白色的，民間可見到二三匹。如果用量較小，不必拘泥這種用藥標準。李時珍說：《名醫別錄》中認為雲中的馬最好。雲中，即現今的大同府。大抵馬以西北地方的最強壯，東南地區的則劣弱而不及。馬應月，故孕十二個月後才出生。馬的年齡是根據牙齒來辨別的。其在畜類中屬火，在時辰中屬午時，在卦屬乾，在五行屬金。眼光能照人全身的馬，牙齒最少，眼內人影越大，其馬的牙齒越多。馬食杜衡善於奔跑，吃稻草的馬則走得慢。馬吃了鼠屎就腹脹，食了雞糞就生骨眼。用僵蠶、烏梅搽拭馬牙，馬就不能吃食物，用桑葉就能解此症。若將鼠狼的皮掛在馬槽上，馬也不欲食。遇到海馬骨，馬則不行走。用豬槽餵馬，或用石灰泥作馬槽，馬的汗碰著門等，都會使馬流產。將獼猴繫在馬廄內，可預防馬病。這都是事物之間相互作用的必然道理。

白馬陰莖

【修治】 陳藏器說：凡收莖備用者，應當選銀色無病的白馬，在春季交配期間，其性欲最強的時候，殺取陰乾百日後應用。雷斅說：應用時用銅刀將白陰莖切成七片，用生羊血拌，蒸半日後，曬乾，再用粗布擦去皮及乾血，挫碎備用。

【性味】 **甘、鹹，平；無毒。**

【主治】 《神農本草經》記載：**可治療傷中，脈微欲絕，陰莖不舉，能強志益氣，使肌體肥健，生子。**《名醫別錄》載：**能治小兒驚癇，補益男子的陽事。**孟詵說：**陰乾，同肉蓯蓉等份為末，加蜜做成梧子大的丸子，一次四十丸，空腹用酒送服，一天二次，百日可見效。**甄權說：**它是治男子陽痿，房中術偏愛用的藥。**

現代醫學研究簡介

【來源】 馬為馬科動物馬的肉、乳汁或其他部位。

【化學成分】 馬肉含脂肪較少，蛋白質豐富。馬乳含蛋白質、脂肪、碳水化合物和維生素

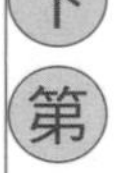
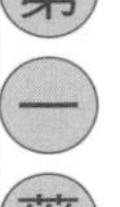
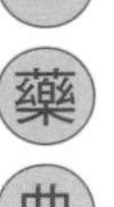
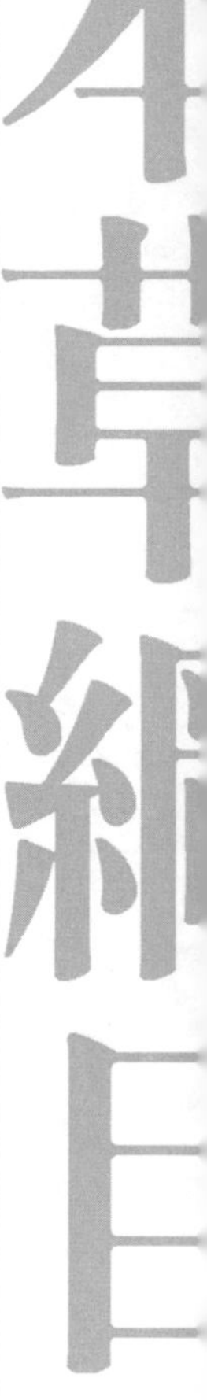

A、B、菸酸等。

驢（《新修本草》）

【釋名】 李時珍說：驢，即臚也。臚，指腹部。馬的力氣在前腿，驢的力氣在腹部。

【集解】 李時珍說：驢的面頰長，額頭寬，堅耳朵，長尾巴。夜鳴應更，善於馱負。驢有褐、黑、白三種毛色。作藥用以黑色的驢為好。女真、遼東出野驢，形狀像驢而色駁雜，鬃、尾長，骨骼大，飲食與驢相同。西部地區出山驢，長角像羚羊。東海島上出海驢，出入水中，皮毛卻不沾水，陳藏器說：海馬、海驢、海牛在陸地上，若遇見大風漲潮時，毛就會豎起，事物的本性就是這樣。

驢陰莖

【性味】 **甘，溫；無毒。**

【主治】 李時珍說：**其可強陰壯筋**。

驢皮

【主治】 孟詵說：**將驢皮熬成膠食用，能主治一切風邪所致的骨節痛，呻吟不止者**。若同酒飲服，效果更好。**生皮覆蓋在瘧疾病人的身上，療效較好**。《日華諸家本草》：**熬膠食，能治療衄血、吐血、腸風血痢，崩中帶下諸症**。

現代醫學研究簡介

【來源】 為馬科動物驢的肉或其他部位。

【化學成分】 驢肉含蛋白質18.6%，脂肪0.7%，熱量814千卡；鈣10mg，磷144mg，鐵13.3mg。驢乳含水90.12%，酪蛋白0.79%，清蛋白1.06%，脂肪1.37%，乳糖6.19%，灰分0.47%。

酪（《新修本草》）

【釋名】 又名：**湩**（音棟）。

【集解】 蘇敬說：牛、羊、水牛、馬的乳都可以製作成酪。用水牛乳作成的酪質味最濃厚。犛牛、馬乳製作的酪性冷，驢乳特別寒涼，不宜作酪。陳藏器說：酪有乾、濕之分，乾酪的藥用效果強。李時珍認為：酪湩，北方人多喜歡製作。水牛、犛牛、牛、羊、馬、駝的乳都可作成酪。但入藥用以牛酪為佳。大概是牛乳很多的緣故。根據《月瞿仙神隱書》中記載，酪的製作方法是：先取乳半杓，置於鍋內爆炒，再將其餘的乳全部倒入鍋內熬煮數十沸，並用杓不停地攪動後，倒於罐內盛裝。待涼後刮取表面浮皮，製酥油時應用。再加入陳舊的酪少許於罐內，並用紙封好罐口存放，即成酪。還有製作乾酪的方法是：將酪曬乾，刮去表面的浮皮。再曬，再刮，直到曬、刮不出皮時，再置於鍋中炒一會，裝入容器中暴曬可作成酪塊，收藏以備用。

【性味】 **甘、酸，寒；無毒。**

李時珍說：水牛、馬、駝的乳酪性寒，犛牛、羊的乳酪性溫。

【主治】 《新修本草》記載：**能解熱毒，止渴，除胸中的虛熱，治身、面上所生的熱性瘡瘍**。李時珍說：**乳酪有潤燥滑腸，摩腫，生精血，補虛損，滋養顏面的作用**。

【發明】 李時珍引《金匱鉤玄》說：乳酪屬血液類的物質，血燥一類的病症皆宜使用。

現代醫學研究簡介

【來源】 酪為牛、馬、羊、駱駝等之乳汁煉製成而的食品。

【化學成分】 含蛋白質20%～30%，其蛋白質的消化率甚高，達96%～98%，脂肪含量為28%～48%，礦物質為3.5%～7%，其中鈣、磷的含量甚豐，同時還含有多種維生素。

【藥理作用】 本品有抗癌作用。

酥（《名醫別錄》上品）

【釋名】 又名：**酥油**；北方少數民族稱：**馬思哥油**。

【集解】 陶弘景說：酥出自外國，亦從益州傳來。原本是牛、羊乳製成的。蘇敬說：酥是由酪製成的，可其性與酪不同。然而牛酥比羊酥強，其犛牛酥又比家牛酥好，孫思邈亦認為牛、牛乳最好，白羊乳次之。孟詵卻說，水牛酥和羊酪的功用相同，羊酥的功用比牛酥強。

汪機指出：牛乳性涼，羊乳性溫。因此，牛酥亦性寒，患病而兼有熱者宜用之；羊酥亦性溫。因此，牛酥亦性寒，患病而兼有熱者宜用之；羊酥亦性溫，患病而兼有寒者宜用之，各有特點。牛酥雖好，但很難得到。李時珍說：酥是酪表面的浮皮製作的，現今人多用白羊的脂肪摻雜其內，不能不分辨就使用。根據《臞仙神隱書》中記載，酥的製法：將牛乳倒入鍋內煮二三沸，倒入盆內冷卻，待表面結皮，刮取皮後，再煎，油出去渣，入在鍋內即成酥油。還有一種製法：將牛乳置於桶內，用木安板（在木棒的一端釘一塊圓板）搗攪半日，等乳沫出現，撇取入鍋中煎，除去焦皮，即成酥油。凡是作藥用的，先用微火熔化後，濾淨再應用。

犛牛、白羊酥

【性味】 **甘，微寒；無毒。**

【主治】 《名醫別錄》記載：**能補益五臟，使大小腸滑利，還能治療口瘡**。孫思邈認為：**酥能補益心肺，除胸中的邪熱**。《日華諸家本草》載：**它能除肺胃中的熱邪，治肺痿，止渴，止咳嗽，止吐血以及滋潤毛髮**。李時珍說：**用溫酒化服，能益虛勞，潤臟腑，澤肌膚，和血脈，止突然出現的疼痛，治療一切瘡癢，效果都較好**。

犛牛酥

【性味】 **甘，平；無毒。**

【主治】 孫思邈說：**可去諸風痹症，除熱，通利大便，消除宿食積滯**。陳藏器說：**加入膏藥中，摩揉可去風、腫、跌打所致的血瘀**。

醍醐（《新修本草》）

【集解】 《名醫別錄》記載：佛書稱乳可製成酪，酪可製成酥，酥可製成醍醐。顏色黃白，做餅食用甜而肥膩。蘇敬說：醍醐是從酥中提煉出來的，是酥中的精華液體。品質好的酥一石，只可提煉出三四升醍醐。將酥置於熟抨提煉，置於貯器中待凝，穿中至底，使津液滲出，收取貯藏。陶弘景所說的黃白色作餅食用，還未達到精純醍醐的品質。韓保昇說：還有一種說法，酥油中有一種在嚴冬不凝固，盛夏不溶解的物質，這種物質叫醍醐。寇宗奭說：在做酪的時候，上面有一層厚凝的物質為酪面，酪面上色如油者，就是醍醐，熬一下就會流出來，很難得到，味極甜美，用處也不多。雷斆說：醍醐是酪的漿液，使用時用幾層絲綿過濾，用銅器熬二三沸後應用。陳藏器說：醍醐性滑，用器皿盛裝亦可透出，只有用雞蛋殼或葫蘆盛之，才不會滲出。

【性味】 **甘，冷利；無毒。**

【主治】 《新修本草》說：**能治療風邪痹症，通潤骨髓，可作為按摩用藥，功用比酥強**。孫思邈說：**有增精補髓、益中填骨的作用，久服可延年益壽。百煉後療效更佳**。《日華諸家本草》載：**外敷腦頂心可治驚悸、心熱頭疼，並有明目的作用**。寇宗奭說：**可治目蝕瘡，最適合於潤養瘡痂**。

現代醫學研究簡介

【來源】 醍醐為牛乳製成的食用脂肪。

【化學成分】 每100克中含水分73克，蛋白質2.9克，脂肪20克，碳水化合物4克，灰分0.6毫克；鈣97毫克，磷77毫克，鐵0.1毫克，硫胺素0.03毫克，核黃素0.14毫克，尼克酸0.1毫克，抗壞血酸微量，維生素D 830國際單位。脂肪是醍醐的主要成分，其中含飽和脂肪酸、丁酸、乙酸、辛酸、月桂酸、肉豆蔻酸、棕櫚酸、硬脂酸以及不飽和的油酸。此外，尚含有二羥基硬脂酸、花生酸、亞油酸、亞麻酸等。

阿膠（《神農本草經》上品）

【釋名】 《神農本草經》稱：**傅致膠**。

陶弘景說：阿膠出自山東的東阿，故名阿膠。李時珍說：阿井，在山東的兗州府，陽谷縣東北六十里，即古代的東阿縣。《水經注》記載：東阿縣內有口井，井口大如車輪，深六七丈，年年用井水煮膠，進貢朝廷。井中的水是由濟河流入的，取此井的水煮膠，攪拌後，混濁的水都會變成清的，所以人們服用後能利膈，疏痰止吐。因濟水清且質重，有下趨的特點，所以有攻逐淤濁、治療痰飲上逆的作用。

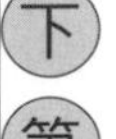
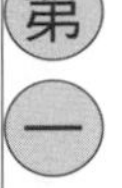

【集解】 李時珍說：製作膠，以十月到二三月間，用犛牛、水牛、驢皮為上品，豬、馬、騾、駝皮次之，舊皮、鞋、履等物為下品。皆取生皮加水浸泡四五天，洗刮極度乾淨後，熬煮時不斷攪動，加水，直到熟爛，濾除水分再熬成膠，倒入盆中待冷卻凝固。近盆底的叫盆膠，熬膠的水以鹹、苦味為最好。古代醫生所用的大都是牛皮膠，後來人們才知道驢皮膠最好。如果是假膠，都摻雜有馬皮、舊革、鞍、靴之類的東西，氣味重濁，腥臭，不能作藥用。以黃色透明和琥珀色，或黑而光亮如漆色的膠為真品。真品膠沒有皮革的腥臭味，在夏季亦不潮濕柔軟。

【性味】 **甘，平；無毒。**

【主治】 《神農本草經》記載：**能治療心腹內出血、虛勞冷顫，像瘧病一樣，腰腹痛，四肢酸痛，女子下血等症。有安胎的作用，長時間服用，還能益氣使身體輕勁有力。**《名醫別錄》載：**可治療男子小腹痛，虛勞極度消瘦，陽氣不足，腳軟不能久立，還能養肝氣。**《藥性論》記載：**能強筋骨，益氣止痢。**蘇頌說：**能止瀉痢，加黃連、蠟特別好。**李時珍說：**阿膠能治療吐血、衄血、血淋、尿血、腸風下痢和婦人血痛血枯、經水不調、無子，崩中帶下、胎前產後諸疾。還能治療男女一切風病、骨節疼痛、水腫、虛勞咳嗽喘急、肺痿唾膿血及癰疽中毒。是和血滋陰，除風潤燥，化痰清肺，利小便、潤大腸的聖藥。**

【發明】 陳藏器說：所有的膠都有除風止瀉、補虛的作用。而驢皮膠除風的作用最好。寇宗奭說：驢皮膠，取其發散皮膚之外；用黑色者，是取黑為水色，能克制熱以防止熱極生風，如烏梢蛇、烏鴉、烏雞之類都是這個意思。李時珍說：阿膠主要是補血的功用，所以能清肺滋陰，治療很多病症。根據陳自明所說，補虛用牛皮膠，除風用驢皮膠。成無己說陰不足補之以味，阿膠味甘，可補陰血。楊士瀛說：凡是治療咳嗽症，不論是肺虛肺實，可下可溫，都能用阿膠以安肺潤肺，因其性和平，是入肺經的要藥。小兒驚風後瞳仁不正者，用阿膠倍人參煎服，療效最好，因阿膠能養神，人參能益氣。還有痢疾多因傷暑，伏熱而致，阿膠是入大腸經的要藥。有熱毒滯留者，它能疏導；無積熱者，它能健身養神。各種說法足以證明阿膠的功用。

現代醫學研究簡介

【來源】 阿膠為馬科動物驢的皮去毛後熬成的膠塊。

【化學成分】 阿膠含骨膠原，與明膠類似，主要含蛋白質。水解後產生多種氨基酸，其中有賴氨酸、組氨酸、精氨酸、門冬氨酸、絲氨酸、甘氨酸、谷氨酸、蘇氨酸、亮氨酸、異亮氨酸、酪氨酸、氧化蛋氨酸等。其中以賴氨酸含量最多，其總氮含量為16.5%，鈣含量為0.11%，硫含量為2.1%。此外還含有豐富的微量元素，以Fe含量最高，Ni、Sn、Cu次之。

【藥理作用】 1.促進細胞再生，防止進行性肌營養障礙。2.對造血系統的作用：阿膠能迅速增加紅細胞和血紅蛋白。3.增加機體免疫功能。4.可以改善動物體內鈣的平衡，促進鈣吸收及血清中鈣質存留。5.補血管滲漏作用。6.升壓作用。7.其他：以阿膠為主配製成的阿膠補血製品，藥理實驗表明，有抗疲勞、耐缺氧、耐寒冷、抗輻射損傷，促進凝血的作用。

【臨床應用】 1.治療肺結核咯血。2. 治療瘡瘍。3. 治療潰瘍性結腸炎。4. 治療急性膀胱炎。5.治療胎動不安、滑胎。6.治療婦女血崩。7.治療頑固性失眠。8.治療眼球出血。9.治療失眠。10.治療頑固性失音。11.治療痢疾。12.治療支氣管擴張咯血。13.治療神經官能症。14.治療胎漏。15.治療陽萎早洩。16.治療慢性潰瘍性口腔炎。17.治療痹證。18.治療出血性紫癜。19.治療先兆流產和習慣性流產。20.治療功能性子宮出血。21.治療貧血、白細胞減少症。22.治療齒衄。23.治療子宮肌瘤等。

牛黃（《神農本草經》上品）

【釋名】 又名：**丑寶**。

李時珍說：牛屬丑，故隱藏它的本名。《金光明經》中稱牛黃為瞿盧折娜。

【集解】 《名醫別錄》記載：牛黃多從隴西和晉地的牛膽中取得，放在乾燥通風的地方陰乾，不要使它見到日月的光亮。吳普說：牛死

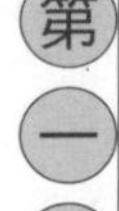

則黃入膽中，如雞蛋黃一樣。陶弘景說：從前有人講，神牛出入都鳴吼者才有牛黃，在夜裏看到有光線進入到牛角中，用盆水承接，牛就會吐出牛黃墜入水中。現在人們大都認為，牛黃是從牛膽中取得到，它個大如雞蛋黃，表皮紋相重疊，是藥材中最貴重的物品。一個重二三分，好的價值五六千到一萬。多出產於梁州、益州等地區。蘇敬說：牛黃現今出產於萊州、密州、淄州、青州、巂州、戎州等地區。有牛黃的牛，常多吼叫。喝斥、威脅而得到的牛黃叫生牛黃，品質最好。牛黃有三種，散黃粒如麻、豆；漫黃好像蛋黃的黃糊，位於肝膽之間；圓黃成塊狀，形狀大小不同，位於肝膽中。牛黃多出自於北方的公牛，沒聽說南方的牛長有牛黃。蘇頌還說：現今多出產於登州、萊州。其他的地方亦可能有，但品質不算高。凡是有牛黃的牛，在夜間其體有光澤，眼睛呈血紅色，經常鳴叫，害怕人。喜歡照水中的影子，用盆水承接，等待其吐出牛黃，或者喝斥、威脅，迫使其吐出黃墜入水中，取得後陰乾一百天。如雞蛋黃大，其層層重疊，可以揭折，質輕而氣郁香者最好。然而人多偽造牛黃，檢驗的方法是將牛黃擦抹在指甲上，黃色能使指甲透出者為真品。雷斆說：牛黃有四種，喝斥、威迫而使牛吐出的，叫生神黃；殺死在牛角中取得的，名角牛黃；牛死後在心中剝取的名心黃，當初在心中如黃漿汁，剝出後立即投入水中，沾水就變硬，像碎蒺藜和豆或帝珠子一樣；從肝膽中取得的，名肝黃。大都不如生黃好。寇宗奭說：牛黃質輕、疏鬆，有自然微香味，西戎地區有牛黃，其質堅而五香味，還有駱駝黃，很容易得到，亦能與真牛黃相混亂，不可不仔細鑒別。

【性味】　**苦，平；有小毒。**

【主治】　《神農本草經》記載：**可治驚癇寒熱，熱盛發狂、抽搐。**《名醫別錄》中載：**能治小兒百病、諸癇熱、口不開及大人的狂癲，還能墮胎。長時間服用，能使身體敏捷長壽，有增強記憶的作用。**《日華諸家本草》載：**能治中風失音、口噤、婦人血噤、驚悸、天行時疾、健忘虛乏等症。**甄權說：**有安定魂魄、避邪魅的作用，可治突然中邪、小兒夜啼等症。**孫思邈說：**其有益肝膽，定神志，除邪熱，止驚癇，避邪氣，除百病的作用。**李時珍引《王氏奇方》說：**痘瘡呈紫色，發狂譫語者可使用。**

【發明】　李時珍說：牛的黃，就是牛患病的產物，所以，有黃的牛，多病，容易死亡。諸獸有黃，人患的結石症也是這樣。因為病變部位在肝膽之間，凝結成黃，所以，還能治療心和肝膽的病，正像人的淋石，又用來治療淋症一樣。根據《宋史》記載，宗澤知道萊州有牛黃，派使者去取。宗澤說在春季疫癘流行時，牛飲用了疫毒的水就會生黃，現氣候調和，牛就不會生黃。由此可證明，牛黃是牛病症的產物。

現代醫學研究簡介

【來源】　牛黃為牛科動物黃牛乾燥的膽結石。

【化學成分】　牛黃含水分3.28%～6.29%，膽酸5.57%～10.66%，去氧膽酸1.96%～2.29%，膽甾醇0.56%～1.66%。以及膽紅素、麥角甾醇、維生素D、鈉、鈣、鎂、鋅、鐵、銅、磷等；尚含類胡蘿蔔素及丙氨酸、甘氨酸、牛磺酸、門冬氨酸、精氨酸、亮氨酸、蛋氨酸等氨基酸，以及兩種酸性肽類成分稱為平滑肌收縮物質SMC-S_2和SMC-F。尚含有其他的無機元素如氯、溴、砷、鈷、硒、鉻、汞等。

【藥理作用】　1.對循環系統的作用：實驗證明，牛磺酸有對抗低鈣或維拉帕米（異搏定）所致的負性肌力作用，並可對抗腎上腺素、地高辛和洋地黃誘發的心律失常。2.對中樞神經系統的作用：（1）鎮靜作用。（2）抗驚厥作用。（3）解熱作用。（4）鎮痛作用。3.對血液系統的作用：實驗表明，家兔服用牛黃可引起紅細胞顯著增加。4.對免疫功能的影響：小鼠腹腔巨噬細胞吞噬功能試驗表明，牛黃及人工牛黃均能明顯提高小鼠腹腔巨噬細胞吞噬功能的作用。5.利膽及對實驗性肝損傷的保護作用。6.對腸平滑肌的作用：牛黃對腸平滑肌的作用是其中所含各成分的綜合作用，但主要表現是抑制平滑肌的解痙效應。7.抗炎作用。8.對呼吸系統的作用：動物實驗表明，牛黃有興奮呼吸作用。人工牛黃有祛痰作用，膽酸和去氧膽酸均有明顯鎮咳作用。9.對內分泌的影響：大鼠腦室

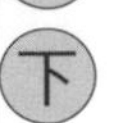
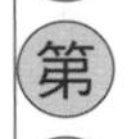
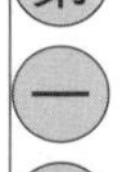
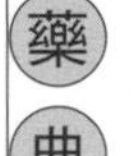

注射牛黃酸可明顯增加催乳素分泌，並能刺激大鼠松果體產生黑色素、緊張素。10.抗微生物作用。11.抗腫瘤作用。12.其他作用：能助脂肪消化，使胰酵素活化，並可與多種有機物結合成穩定的化合物，而起到解毒作用。

【臨床應用】 1.治療咽喉潰瘍、咽喉炎。2.治療副鼻竇炎。3.治療乙型腦炎。4.治療新生兒丹毒。5.治療上呼吸道感染。6.治療小兒高熱。7.治療黃疸型肝炎。8.治療冠心病。9.治療腦系疾病。10.治療帶狀皰疹。11.治療流腦疫苗所致精神分裂症。12.治療中風。13.治療小兒急驚風。14.治療口瘡。15.治療膿皮病。16.治療急性胰腺炎。17.治療食管癌。

狗寶（《本草綱目》）

【集解】 李時珍說：狗寶生長在癩狗的腹中，狀如白石，帶青色，其紋理層疊，亦是難得到的寶物。根據賈似道的《悅生隨抄》中記載，任丘縣有一民家養的狗特別兇惡，後來因患病而逐漸衰弱，被其他的狗咬死了。剖開見其心已經變化了，似石非石，質重如石，而其膜上的經絡像寒灰，觀其脈理好像是心，不知是什麼原因導致這樣。常聽說人患石淋，生長的石塊用刀斧都敲不破，又時常見到龍的脛骨髓都是白色的石塊。我常冷靜地思考，牛之黃，狗之寶，馬之墨，鹿之玉，犀之通矢，獸之鮓答，都是這些動物的病症產物，而人卻認為是寶物。人靈於其他的動物，而免不了患此病，況且其他的動物呢？人患淋症有沙石排出，難道不是獸類的鮓答嗎？人患積聚病，有的心像金石，難道不是像狗寶嗎？都是由於病變聚集在一塊不能消除的緣故。

【性味】 **甘、鹹，平；有小毒。**

【主治】 李時珍說：**能治療噎食和癰疽瘡瘍。**

【附方】 **噎食病，數月不癒**《杏林摘要》：用狗寶末一分，另以威靈仙二兩，鹽二錢，搗如泥，用水一盅攪勻，去渣調服。一天兩次，不過三天可癒。然後再服補益之劑。　**癰疽發背諸毒，初起壯熱煩渴**《濟生方》用狗寶丸：癩狗寶一兩，臘月的黑狗膽、臘月的鯉魚膽各一枚，蟾酥二錢，炙蜈蚣七枚，硇砂、乳香、沒藥、輕粉、雄黃、烏金石各一錢，粉霜三錢，麝香一分，共為末，取初生男孩後的乳汁一合，黃蠟三錢，熬膏調和，做丸綠豆大，每次一至三丸，用白丁香七枚研細末調和，新打的水送服。服後加被暖臥，汗出為度。不過三次即可見效，然後食白粥補養。

現代醫學研究簡介

【來源】 狗寶是犬科動物狗的胃中結石。

【化學成分】 碳酸鈣、碳酸鎂、磷酸鎂等。

諸肉有毒（《本草拾遺》）

只有一個肝的牛，黑牛白頭，生疔瘡而死的牛馬，只有一個角的羊，黑羊白頭，白頭黑羊，心肝上有孔的豬、羊，長有角的馬，馬鞍下的黑肉，馬肝，馬無夜眼，白馬黑頭，白馬青蹄，狂犬肉，犬有懸蹄，自己死亡的六畜，六畜自死口不能閉，六畜患傳染病或瘡、疥而死，牡畜身上有龍的圖形，牲畜肉內有米星，鹿的胸部是白色的，鹿的身上有豹樣的花紋，獸長兩尾巴，獸長兩個頭，諸獸赤足，禽獸的肝臟是青色的，諸獸中箭而死，沾屋頂漏水的肉脯，肉脯經暴曬而不乾燥，米甕中的肉脯，六畜肉中熱血不斷，作祭祀用的肉能自動，諸肉過夜未煮，六畜肉得鹹酸而不變色，生肉不斂水，肉煮不熟，肉煮熟不斂，六畜肉落地不沾灰，肉落水浮起，用密閉容器盛的肉汁，犬不食的六畜，乳酪煎煮的肉、魚絲。以上這些都不能吃，若吃能使人中毒死亡或使人生病，或使人患癰腫疔毒。

二、獸類

獅（《本草綱目》）

【釋名】 亦稱：**狻猊**（音酸倪，《爾雅》寫作狻麑）。又名：**虓**。

李時珍說：獅為百獸之長，稱之為獅、虓，像其聲。《梵書》稱它為僧伽彼。

【集解】 李時珍說：獅生長在西域各國。獅形

狀像虎，但形體較小，皮毛呈黃色。也像金色猱狗，但頭大尾巴長。偶而可見青色的獅子。獅子銅頭鐵額，爪鋸牙，兩耳緊貼頭部兩側，鼻頭昂起，目光炯炯如閃電，聲吼如雷鳴。有長的頰髯，雄師尾上茸毛又多又長，展開大如斗，每天能跑五百餘里，為野獸之王。獅發怒時威風表現在齒部，高興時威力在尾部。每當一吼，百獸為之退讓、躲避，馬都嚇得尿血。獅捕食虎豹、犀牛、大象等，在啖咬各種禽獸時，用氣一吹，皮毛紛紛脫落，它的乳汁加到牛、羊、馬的乳汁中，都化成水。獅雖然死了，虎豹也不敢食它的肉，蠅蟲不敢聚集在它的尾巴周圍。這是動物間相互轄制的結果。然而，《博物志》記載，魏武帝行至白狼山，看到一個像狸一樣的動物，跳到獅頭上。將它殺死。唐史記載唐高宗時，伽昆耶國獻來天鐵獸，能夠擒獲獅、象。那麼就是說，獅雖然兇猛慓悍，還是有克制它的東西。西域各國畜養獅，選取出生不到七天，眼睛尚未睜開的即開始進行調養、馴化。若稍稍長大一點，就難以馴養了。

虎（《名醫別錄》中品）

【釋名】 《肘後方》稱：**大蟲**。又名：**李耳**。又名：**烏䖘**（音徒，《左傳》作於菟，《漢書》作烏檡）。

李時珍說：虎，像其聲。魏子才說，虎字從虍從几，像其蹲踞之形。李耳就是虎，李耳應當是狸兒。大概是方言讀音的變化，將狸讀為李，將兒讀為耳。今南方人還稱虎為貓，就是此意。

【集解】 李時珍說：依照《格物論》記載，虎是山獸的君王。形狀像貓，形體卻如牛一樣大，皮毛呈黃底黑紋，鋸牙爪，鬍鬚堅硬而銳利，舌如手掌般大小，舌面生倒刺，頸項短，鼻子發齆（音翁）。虎夜間看物，一隻眼睛放光，一隻眼睛辨物。聲吼如雷鳴，風隨之而生，百獸震驚、恐懼。《周易・通卦驗》記載，虎立秋開始長聲吼嘯，仲秋時節交配。有人說虎在月暈時才交配。虎不重複兩次交配，孕七月而產子。傳說虎懂得相術衝破，用爪子在地上畫符，觀看陰陽，占卜可食與否。今人們仿效它，稱為虎卜。虎咬食動物有一定的規律性，隨著一月上、下旬的時間變更而決定先咬動物的頭或尾。捕殺獵物，三次躍撲不中就捨去。人被虎咬死，就成為虎的幫兇，導虎而行。虎吃了狗肉就會醉倒，狗是虎的酒品。虎聞到羊角的薰煙就跑開，是厭惡它的臭味。虎雖然能傷害人、獸，但刺蝟、鼠能夠制服它，看來智慧不由形體大小來衡量。獅、駮等都能捕食虎，威勢不以力量的強弱來決定。《抱朴子》說，虎五百歲就變為白虎。

虎骨

【修治】 蘇頌說：虎骨入藥，用頭、脛骨，色黃為好，雄虎骨為上品。被毒箭射殺的虎骨不能入藥，因為箭上的藥毒已經浸漬到虎的骨骼和血液，能傷害人。李時珍說：虎骨入藥，一定要捶碎，去掉骨髓，根據藥物用途，塗上酥、酒、醋等，再用炭火炙至黃色，才可入藥備用。

【性味】 **辛，微熱；無毒。**

【主治】 《名醫別錄》：**虎骨能袪邪解毒，止驚悸，治療惡瘡、痔瘺。用虎頭骨更好**。甄權說：**主治風邪入中筋骨，痙攣拘急，屈伸不利，遊走疼痛。還可治療慢性傳染病、腹痛、溫瘧，解狂犬疫毒**。孟詵說：**虎骨煮汁沐浴，袪除骨骼、關節風邪、腫痛。醋泡虎脛骨，浸洗膝部，止腳腫痛。新生兒用虎骨煎湯沐浴，能避邪氣，治療瘡疥、驚癇等，長大平安無恙**。李時珍說：**虎骨能追風、止痛、健骨，治療久痢、脫肛、獸骨鯁咽。**

【發明】 寇宗奭說：風從虎。風，五行屬木；虎，五行屬金，木受金制，怎能不從？故虎嘯而風生，為自然規律。所以虎骨治療痛風病，筋骨痙攣拘急，屈伸不利，疼痛遊走，骨關節腫痛以及癲疾、驚癇等病症，都是一樣的道理。李時珍說：虎全身之骨都可入藥。凡避邪，治療驚癇、溫瘧、瘡疽、頭風，使用頭骨；治療手足各種風病，使用脛骨；治療腰背各種風疾，使用脊骨。各隨其類使用。據吳球《諸症辨疑》載，虎，屬陰；風，屬陽。虎嘯風生，是陰精潛藏，風陽離出的意思，所以虎骨能追風定痛。虎一身筋骨、關節氣力，都表現在前足，所以藥用虎骨，以脛骨最好。

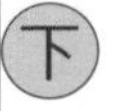
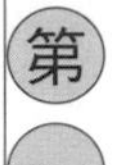
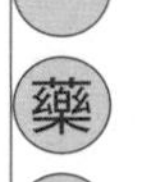
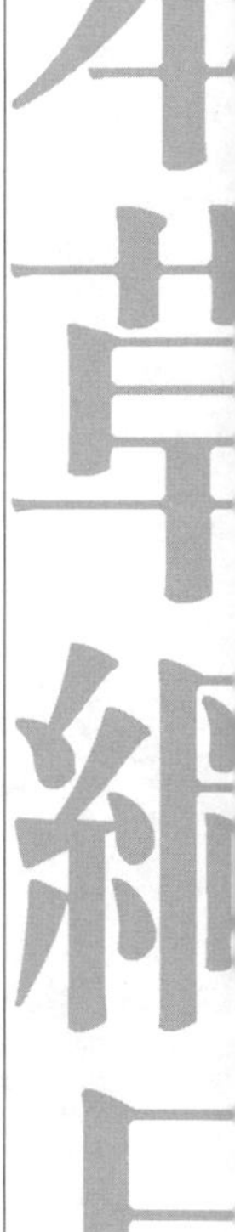

現代醫學研究簡介

【來源】 虎為貓科動物虎。本動物的肉（虎肉）、眼睛（虎眼）、虎齒（虎牙）、腳筋（虎筋）、爪甲（虎爪）、腎（虎腎）、膽（虎膽）、胃（虎肚）、脂肪油（虎膏）均可供藥用。

【化學成分】 虎骨含骨膠原、脂肪、磷酸鈣、磷酸鎂等。

【藥理作用】 1.消炎作用。2.鎮痛鎮靜作用。3.促進骨折癒合作用。

【臨床應用】 1.治療痛症。2.治筋萎症。

豹（《名醫別錄》中品）

【釋名】 《列子》稱：**程**。又名：**失刺孫**。

李時珍說：豹生性暴烈，故稱豹。據許慎《說文解字》載，豹脊背很長，行走時脊背高高隆起，十分謹慎，伺機搏殺的樣子，所以字從豸、從勺。王安石《字說》解釋，豹生性勺物而取，程度而食，所以豹字從勺，又稱為程。沈括《夢溪筆談》說，秦漢時期，人們也稱豹為程，至今延州還是如此。中國東部少數民族地區稱豹為失刺孫。

【集解】 李時珍說：豹子在遼東及西南大山中時有出沒。形狀像虎，但比虎小，白面團頭，十分愛惜自身毛色光彩。其中，花紋像錢幣的稱金錢豹，皮毛宜作裘衣；花紋如艾葉的稱艾葉豹，皮毛可作裘衣，品質稍差一些。另外，海中有水豹，與天上箕星相應。《淮南子》載：蝟令虎申，蛇令豹止，這是動物間的相互制約。郭義恭《廣志》載：狐狸死時，頭朝向土坡山丘；豹死時，頭朝向大山深林。表示不忘生活之本。豹胎最好，是八珍之一。

豹頭骨

【主治】 孟詵說：**豹頭骨燒灰，淋汁，祛除頭風，白屑**。李時珍說：**作枕避邪氣**。

現代醫學研究簡介

【來源】 豹為貓科動物豹。本動物的乾燥骨骼（豹骨）、肉（豹肉）等均可供藥用。

【化學成分】 豹骨含總氮量為5.35%，其原骨粉含鈣23.54%，含磷11.25%，並含有多種游離氨基酸和微量元素。

犀（《神農本草經》中品）

【釋名】 又名：**兕**。

李時珍說：犀，篆文象形。牸犀稱兕，亦叫沙犀。據《爾雅翼》載，兕字與牸字音相近，就像羖讀為牯一樣。大約犀和兕屬同類，古代多稱兕，今人多稱犀，北方多稱兕，南方多稱犀。《梵書》稱為朅伽。

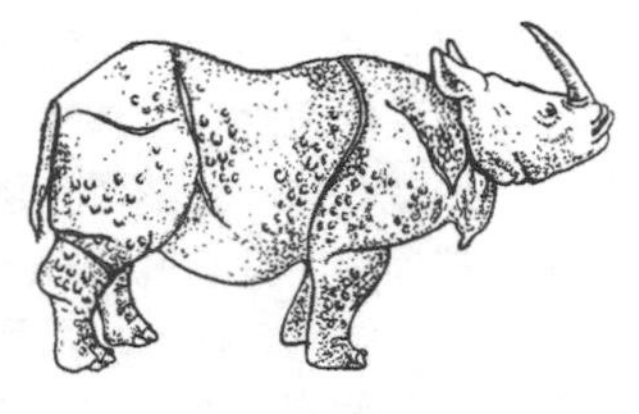
印度犀

【集解】 李時珍說：犀出產於西番、南番、滇南、交州等地，有山犀、水犀、兕犀三種，另有毛犀與其相似。山犀深居山林，人們比較容易捕獲。水犀出沒於水中，最難捕獲。山犀和水犀都生有兩隻角，鼻角長而額角短。水犀皮附有如串珠樣鱗甲，而山犀沒有。兕犀就是牸犀，在頭頂只有一隻角，紋理細膩，斑白分明，不可入藥。一般而言，雄犀角紋理粗大，雌犀角紋理細膩。洪武初年，九真曾上貢牸犀，又稱為獨角犀。犀角紋理如魚子形，稱為粟紋。紋中有眼，稱為粟眼。紋理色彩呈黑色雜有黃花的為正透，呈黃色雜有黑花的為倒透，花中有花的為重透，全部稱之為通犀，是上品。紋理花紋如椒豆斑狀的為次品。烏犀角純黑色，無紋理之花的為下品。犀角對天，夜視放光者稱為夜明犀，能通神靈、劈水，飛禽走獸見了都為之驚駭。又《山海經》載有白犀，呈白色；《開元遺事》載有避寒犀，呈金色，交趾曾上貢朝廷，寒冬天也暖氣襲人；《白孔六帖》載有避暑犀，唐文宗得到它，炎熱夏季能夠清除暑熱之氣。《嶺表錄異》載有避塵犀，用來製作頭簪、梳子、腰帶等飾品，塵土不近身體。《杜陽編》載有蠲忿犀，傳說用它製作腰帶佩帶，令人蠲棄忿怒。所有這些都是稀世珍品。

犀角

【性味】 **苦、酸、鹹，寒；無毒。**

【主治】 《神農本草經》：**犀角能夠解毒祛邪，久服令身體敏捷、健康。**《名醫別錄》：**主治傷寒、溫疫頭痛，或寒或熱，能夠解毒，服後令人矯健。**《藥性本草》：**犀角能夠解毒祛邪，鎮心安神，治療發背癰疽、瘡瘍腫痛，化膿流水，時行疫病，發熱如火燒，煩悶，以及疫毒侵犯心包絡，狂言妄語。**《日華諸家本草》：**治療心煩，止驚悸，鎮肝明目，安和五臟，補益虛勞，退熱消痰，解疫毒。**《海藥本草》：**主治風毒攻心出現煩躁發熱胸悶、疫毒赤痢及小兒發痘、驚癇。**孟詵說：**犀角燒灰，水調送服，治療猝然心痛、飲食中毒、藥物中毒、筋骨痹痛、心胸煩悶、中風言語不利或失音等。犀角水磨汁服用，治療小兒驚悸、抽搐、發熱。山犀、水犀之角，功效相同。**李時珍說：**犀角磨汁服用，治療吐血、衄血、便血、尿血，以及傷寒蓄血症、發狂譫語、皮膚黃染、瘢疹、痘瘡稠密、內熱黑陷，有的不結痂，功效瀉肝清心，清胃解毒。**

現代醫學研究簡介

【來源】 犀為犀科動物印度犀（又名獨角犀）、爪哇犀（又名小獨角犀）、蘇門犀（又名雙角犀）等。以上動物的肉（犀肉）、角（犀角）均供藥用。

【化學成分】 犀角主要成分為角蛋白、甾醇類（主要為膽固醇）、磷酸鈣、碳酸鈣及其他蛋白質、肽類、游離氨基酸、胍衍生物等。對犀角的化學分析結果表明：犀角含有17種氨基酸和多種微量元素。此外，其水煎液還含有乙醇胺。

【藥理作用】 1.強心作用。2.對血壓的作用：1%～10%犀角煎劑，按1毫升每千克體重對麻醉犬和家兔靜注，其血壓絕大多數先略升高，再下降，然後持續升高，可維持20～30分鐘。3.鎮驚作用。4.對血液系統的作用：犀角注射液按1毫升每千克給健康家兔靜注，1小時後白血球總數急劇下降，持續約3～5小時後，急劇升高，且維持時間較長。

【臨床應用】 1.治療出血性毛細血管中毒。2.治療原發性血小板減小性紫癜。3.治療慢性乙型病毒性肝炎。4.治療接觸性皮炎。5.治療小兒發燒。6.治療重症流行性乙型腦炎。7.搶救洋金花中毒。

豪豬（《本草綱目》）

【釋名】 《新修本草》稱：**蒿豬**。《通志》稱：**山豬**。又名：**貆貐**（音原俞）、**狟豬**、**鸞豬**。

李時珍說：《說文解字》載，豪，是豬頸、背脊上的角質長毛，像筆管。這種豬能夠奮激粗毛攻擊、傷害人。

【集解】 李時珍說：豪豬在各地方深山密林中都有，多數成群禍害莊稼。形體像豬，且頸項、脊背上生長像棘一樣的長毛，長約一尺，粗如筷子。長毛的形狀像插頭髮的簪子和帽刺，根白尖黑。豪豬一旦發怒就激發長毛，豎起像箭一樣刺人。羌人（古代中國西北部以游牧為主的少數民族之一）用豪豬的皮製作靴子。據郭璞說，豬雌、雄一體，自體受精懷孕。

【性味】 **甘，大寒；有毒。**

蘇頌說：不可多食。否則，易於感受邪氣，令人體虛、瘦弱。

【主治】 蘇頌說：**豪豬肉肥，脂肪豐富，能夠滑利大腸，通便。**

熊（《神農本草經》上品）

【釋名】 李時珍說：熊就是雄壯的意思。熊字篆文體是象形字。俗語稱熊為豬熊、人熊、馬熊，它們各自以形體的特點加以區分命名。據《述異記》，在陸地生活的稱熊，在水中生活的稱能（從鯀轉變而生）。故熊字從能。據《續搜神記》載，熊居住在樹孔中，東土人一邊擊打樹幹一邊呼

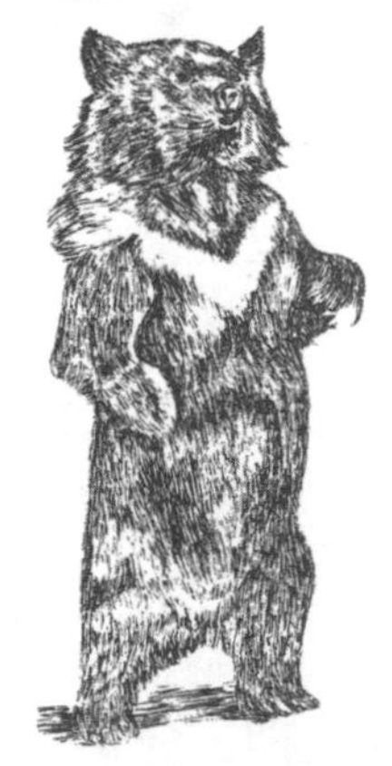

黑熊

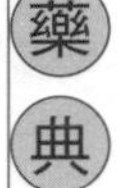

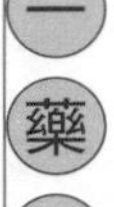

叫「子路」，它就會鑽出來，不呼叫它就不動。又狒狒也稱人熊。

【集解】 蘇頌說：今雍、洛、河東、懷慶、衛等地區山林中都有熊。熊外形像大豬，但生性靈巧，行動敏捷，好攀援，登高樹，看到人就顛倒身體，自投於地。冬季入穴居住過冬，春季才出來活動。它的足掌稱為蹯，是八珍之一，古人很器重它，但煎煮難熟。熊惡鹽，食了鹽就會死掉。李時珍說：熊像大豬，眼睛豎著，足像人足，呈黑色。春夏季節，肉肥膘厚，皮質厚實，筋骨駑鈍；熊常常攀樹引氣，或者墮地，自得其樂，俗稱跌膘，就是《莊子》所說的熊經鳥申。冬季蟄居時不吃食物，饑餓就舔它的腳掌，所以熊最好的部分在掌，稱為熊蹯。熊在山中行走，即使只有幾十里的路段，必有它蜷伏的處所，在石岩間或枯木中，山裏人稱為熊館。劉敬叔《異苑》載，熊生性厭惡污穢的東西和傷殘的動物，如果獵人把這些東西放在熊居住的洞穴中，熊就會封住洞穴，隔離而自殺。有的熊被棘刺傷，就走出洞穴用爪抓傷處，傷骨就會死掉。陸佃《埤雅》記載，熊膽，春季在接近頭的地方，夏季在腹腔，秋季在左足處，冬季在右足處。熊和羆都屬於強健、果斷、勇敢一類的動物；屬陽，所以《尚書》用它們比喻沒有二心的臣相，而且《詩經》用它們作為男子的好特徵。

熊掌

【修治】 《聖惠方》：熊掌很難蒸煮，加入酒、醋、水三樣一起蒸煮，容易變熟，熟了的熊掌大如皮球。

【主治】 《日華諸家本草》：**熊掌能夠抵禦風寒，補益氣力。**

熊膽

李時珍說：據錢乙所言，好的熊膽通體透明，試驗時用米粒般大小的熊膽點入水中運轉如飛的為最好。一般的熊膽在水中也能轉動，但運速緩慢。周密《齊東野語》載：熊膽功善避塵，試驗時把淨水盛入器皿，上面幕上一層灰塵，將米粒大的熊膽投入水中，凝塵便豁然分開。

【性味】 **苦，寒；無毒。**

【主治】 蘇敬說：**主治時令氣候炎熱蘊蒸發生黃疸、暑季久痢、疳積、心痛以及熱毒侵犯人體所致病症。**《日華諸家本草》：**主治各種疳疾、耳鼻瘡瘍、軀體惡瘡，殺蟲。**孟詵說：**主治小兒驚癇，抽搐，用竹瀝化開兩顆如豆大的熊膽服用，能夠祛除心胸痰涎，療效很好。**李時珍說：**熊膽能夠清心除熱，平肝明目，消除翳膜，驅殺蛔蟲、蟯蟲。**

【發明】 李時珍說：熊膽，味苦，入心，性寒清熱，歸手少陰心經、手厥陰肝經、足陽明胃經。故熊膽能清心平肝殺蟲，是治療驚癇、目生翳膜、疳疾、痔瘡、蛔蟲腹痛等必備良藥。

現代醫學研究簡介

【來源】 熊為熊科動物黑熊或棕熊。其乾燥膽囊（熊膽）、足掌（熊掌）、肉（熊肉）、筋（熊筋）、骨（熊腦）、脂肪（熊脂）均供藥用。

【化學成分】 熊膽主要含有膽汁酸類的鹼金屬鹽，又含膽甾醇及膽色素。從黑熊膽中可獲得約20%的牛磺熊去氧膽酸，為熊膽主要成分，水解後產生牛磺酸與熊去氧膽酸。熊膽又含少量鵝去氧膽酸。熊去氧膽酸為鵝去氧膽酸的立體異構物，及熊膽的特殊成分。乾燥熊掌含脂肪43.90%，粗蛋白質55.23%，總氮8.83%，灰分0.94%；蛋白質水解產生天冬氨酸、苯丙氨酸、亮氨酸、谷氨酸、酪氨酸、組氨酸、脯氨酸、精氨酸、丙氨酸、纈氨酸、羥基纈氨酸等。

【藥理作用】 1.解痙作用。2.抗驚厥作用。3.消除角膜白斑的作用。

【臨床應用】 1.治療百日咳。2.治療急性腎炎高血壓。3.治療慢性化膿性耳炎。4.治療膽囊炎。

麢羊（《神農本草經》中品）

【釋名】 俗稱：**羚羊**、**麢**（音鈴）**羊**、**九尾羊**。

李時珍說：據王安石《字說》載，鹿同類相隨，頭角彎曲向外用來自衛。獨處而棲，頭角懸樹，以逃避敵害，可以稱之為機靈。所以其字從鹿、從靈省字。後人寫作羚。許慎《說文解字》載，麢就是山羊，形體很大而角細小。《山海經》稱之為羬，並記載其形狀像羊而尾巴像馬。費信《星槎勝覽》載，阿丹國出產羚羊，從頭胸到尾部，垂下九塊，故稱九尾羊。

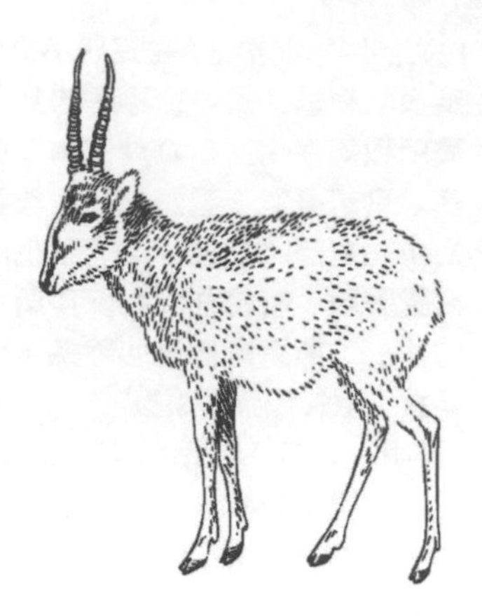
賽加羚羊

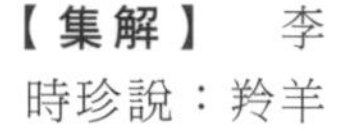
【集解】 李時珍說：羚羊像羊，呈青色，毛較粗，兩角短小；羱羊像吳羊，兩角長而大；山驢，形體像驢而頭角像羚羊，但頭角稍大且角質紋理、結節粗疏。據《寰宇志》載，安南高石山出產羚羊，一隻角質堅硬，能夠擊碎金剛石。金剛石出自西域地區，形狀像紫石英，千錘百鍊不消損。貘骨堅硬，冒充佛牙，也沒有東西能夠擊碎。這二種只有用羚羊角扣擊，才會像冰一樣碎落，這些都是事物之間相剋的原理。

羚羊角

【修治】 雷斆說：羚羊角中以神羊角最長，有二十四節，其內生長有天生木胎。這種角角質堅硬，可以抵禦千牛。凡入藥不能夠單角使用，必須不拆散原對，用繩縛住，用鐵銼銼細，重重密裹，避風貯存，隨時取用，使用時再次搗碎，篩極細，研磨萬遍，避免服藥後刮傷人體腸胃。

【性味】 **鹹，寒；無毒。**

【主治】 《神農本草經》：**能明目，益氣養陰，活血化淤，殺蟲解毒祛邪，常服令人做惡夢。**《名醫別錄》：**能祛邪，治療驚悸、惡夢紛紜、狂症妄語以及傷寒、時令疫病惡寒發熱，還可治療熱毒潛藏肌膚、骨間所致病症以及食噎等。長久服用，可以壯筋骨，健身，養陰益氣，尤其對男子有利。**孟詵說：**治療中風筋脈痙攣拘急，著骨疼痛。研末蜜煉服用治療猝然中熱煩悶、熱毒下痢膿血、疝氣。磨水塗敷患處治療瘡瘍腫痛。**《藥性本草》：**主治一切風熱毒邪侵襲人體所致病症，甚則猝然昏仆，不省人事及產後瘀血留滯，熱毒沖心煩悶，羚羊角燒末用酒調和服用。還可以治療小兒驚癇、中暑以及噎膈。**陳藏器說：**治療驚悸、心胸煩熱悶痛、瘰癧、瘡腫。**李時珍說：**平肝舒筋，息風安神，活血化瘀降逆，解毒，治療子癇、痙症。**

【發明】 李時珍說：羊，畜類屬火，但羚羊屬木，故羚羊角入足厥陰肝經，同氣相求。肝主木，開竅於目。肝一旦發病，眼睛昏暗，內生翳膜，用羚羊角能平之。肝主風，其合為筋。肝一旦發病，小兒驚癇，妊娠癇症，成人中風抽搐，筋脈痙攣拘急，關節掣痛，用羚羊角能舒之。魂為肝之神志。發病則神不守舍，驚駭不寧，狂症妄語，惡夢紛紜或者猝然昏仆，不省人事，用羚羊角能安之。肝藏血，發病則瘀血留滯，疝氣疼痛，赤痢、痔漏、瘰癧、瘡瘍腫痛，以及產後血暈，用羚羊角能散之。相火寄於肝膽，在氣為怒，發病則煩躁，胸腹痞悶，火隨氣逆，內熱熾盛或者外寒內熱，閉塞不通等等，用羚羊角能夠避邪，解諸毒，擊碎佛牙，燒煙還能驅殺蟲蛇。《神農本草經》和《名醫別錄》特別強調其功用，而今鮮能發揚，實在是可惜啊！

現代醫學研究簡介

【來源】 羚羊為牛科動物賽加羚羊（又名高鼻羚羊）。本動物的角（羚羊角）、肉（羚羊肉）等可供藥用。

【化學成分】 羚羊角主含角質蛋白、磷酸鈣及不溶性無機鹽等，其中角蛋白含量最多。

【藥理作用】 1.對中樞的作用：100%羚羊角流浸膏能降低小鼠朝向性運動反應，對中樞神經系統有抑制作用。2.解熱作用。3.其他作用：羚羊角外皮浸出液，能增加動物對缺氧的耐受能力，有鎮痛作用。羚羊角水煎液對離體兔十二指腸、離體豚鼠迴腸、離體大鼠子宮均有興奮作用，且興奮腸管的作用不能被阿托品緩解。

鹿（《神農本草經》中品）

【釋名】 又名：**斑龍。**

李時珍說：鹿字篆文，像其頭、角、身、

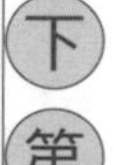
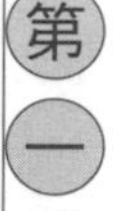
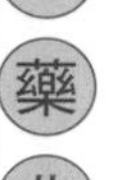

足的形態。《爾雅》稱雄鹿為麚（音加）、雌鹿為麀（音攸）、子鹿為麛（音迷）、最有力氣的鹿為麉（音堅）。斑龍之名出自《澹寮方》。《梵書》稱為密利迦羅。

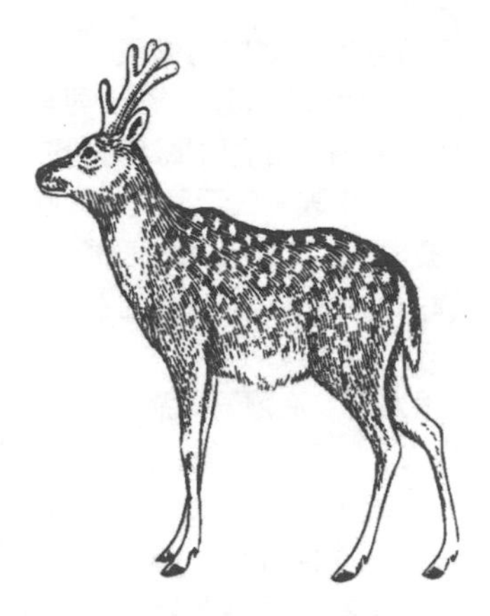

梅花鹿

【集解】　李時珍說：鹿在各大山林中均有。形體像馬，尾像羊，頭窄小而長，腿高且跑步迅速，雄鹿長有頭角，夏至時節分開，體大如小馬皮，毛呈黃色，夾雜白斑，俗稱馬鹿。雌鹿無角，體小無斑文，皮毛黃白雜色，俗稱唐鹿，孕六月產子。鹿生性淫蕩，一隻雄鹿常和數隻雌鹿交配，這種現象稱為聚麀。鹿生性喜食龜，能夠辨認好草。有好草吃的就相互呼喚，行走時就結伴同行，休息時同伴環繞成團頭角向外以防備敵害，睡覺時口朝尾閭以通督脈。殷仲堪認為鹿呈白色為正品。《述異記》記載，鹿活到千年為蒼色，一千五百年為白色，二千年為玄色。玄鹿體黑骨亦黑，做成鹿脯食用，可以使人長壽。《埤雅》載，鹿是仙獸，以性為樂；六十年一定懷玉於角下，使角留下斑痕，如點狀，呈紫色，此時鹿行走時就流口水，不再急跑。所以說鹿戴玉而角斑，魚懷珠而鱗紫。《名苑》記載：鹿之長者稱麈，群鹿跟隨其後，視尾動而作為行動準則。麈尾能夠避塵，用之拂氈，氈不生蟲，將它置於紅色綢緞中，雖年歲久遠，紅色不褪。

鹿茸

【修治】　《名醫別錄》：在四五月鹿角分開時取茸，陰乾，必須讓它及時乾燥。李時珍說：《澹寮方》、《濟生方》等使用鹿茸，有用酥炙的、酒蒸焙乾的，當各隨本方。

【發明】　寇宗奭說：鹿茸最難得的是不被破壞、出血。大概鹿的力氣都在血中，獵人捕獲時多有損傷。因此，鹿茸如紫茄的為上品，稱為茄子茸，很難得到。然而這種茸太嫩，血氣尚未全具，實質藥力減小。堅硬茸又太老，唯有長四五寸，形狀如分枝的馬鞍，頂端如瑪瑙紅玉，根部深達肌層如朽木的最好。有人將麋茸充當鹿茸，不可不辨別。《夢溪筆談》闡述了二者曲別之一是時令不同，冬至麋角分開，夏至鹿角分開，陰陽相反。有人刺麋、鹿放血代替茸，說茸就是血，這是錯誤的。麋茸功在補陽，鹿茸功在補陰，同時要用其他藥物輔佐。凡含血之物最容易生長，肌肉次之，筋脈再次之，骨骼最難長成。故人自胚胎到成人，二十年骨骼堅硬，骨髓充實。只有麋、鹿的骨骼、頭角從出生到堅實，不到兩個月的時間，大的能夠達到二十餘斤，平均計算一日一夜能夠長出好幾兩。一般生物的骨骼的生長沒有這麼快，即使容易生長的草木也趕不上。鹿角在骨骼中最堅硬，故用它來補骨生血，潛藏陽氣，補益精髓。頭為諸陽之會，上聚合於茸角，凡血不可與鹿茸相比。李時珍說：據《禮記注疏》載，鹿是山獸，屬陽，性情淫蕩，出遊山林，夏至時節，得陰氣而角分開，從陽退之象；麋是水澤獸，屬陰，性情淫蕩，出遊沼澤，冬至時節，得陽氣而角分開，從陰退之象。

【性味】　**甘，溫；無毒。**

【主治】　《神農本草經》：**主治崩漏、驚癇，能夠益氣強志，生長新齒，抗衰老。**《名醫別錄》：**治療虛勞、灑灑寒熱如瘧疾、瘦弱、四肢酸楚疼痛、腰背疼痛、小便頻數、遺精、尿血，能夠破血化瘀，消石淋，治療癰腫，陰虛生熱所致骨疽。可以補骨，安胎，降逆氣，祛邪，久服抗衰老。鹿茸不可接近男子陰器，否則令其痿弱。**甄權說：**主治男子腎氣不足所致腰部冷痛，腳膝無力，夜夢性交，遺精；女子崩漏，帶下病。鹿茸炙乾研末，空腹用酒送服一小匙。**《日華諸家本草》：**壯筋骨。**李時珍說：**鹿茸能夠生精補髓，養血潛陽，強筋健骨，治療一切虛損、耳聾目暗、眩暈、因氣血虛所致痢疾。**

【附方】　**治療各種虛症**《澹寮方》用斑龍丸：鹿茸（酥炙或酒炙）、鹿角膠（炒成珠）、鹿角霜、陽起石（煅紅、酒淬）、肉蓯蓉（酒浸）、酸棗仁、柏子仁、黃芪（蜜炙）各一兩，當

歸、黑附子（炮）、地黃（九蒸九焙）各八錢，辰朱砂半錢，分別研末，用酒調和製丸如梧子大。每次空腹溫酒送服五十丸。　**治療陽痿，小便頻數，面色蒼白**《普濟方》用鹿茸酒：嫩鹿茸一兩（去毛切片），山藥（末）一兩，小布袋包裹，放置在酒瓶中封存，七天後開瓶，每日飲三盞。同時將鹿茸焙乾製丸服用。　**治療腎虛腰痛，不能轉側**《本事方》：鹿茸（炙）、菟絲子各一兩，舶茴香半兩，共研細末，用羊腎二對，入酒煮爛搗泥，諸藥調和，製丸如梧子大，陰乾。每次服用三五十丸，溫酒送服，一日三次。　**治療精血耗損，面色黧黑，耳聾目昏，口渴腰痛，腿腳軟弱，尿白濁，上燥下寒，不受峻補的患者**《濟生方》：鹿茸（酒蒸）、當歸（酒浸）各一兩，焙乾研末，烏梅肉煮膏搗爛，諸藥調和製丸如梧子大，每次米粥飲服五十丸。　**治療因沖任虛寒而致女子白帶清稀、過多**：鹿茸（酒蒸、焙乾）二兩，金毛狗脊、白斂各一兩，研末，用艾葉煎醋，打糯米糊，製丸如梧子大。每次用溫酒送服五十丸，一日二次。

鹿角

【修治】　孟詵說：鹿角、麋角入藥，都要截成段、鋸成屑，蜜浸，微火焙炙，令它稍稍變色，暴曬乾，搗細篩末。或者火燒水飛為丹，服用最好。方法是把鹿角截成一寸寸的，用泥裹上。置於器皿中煅燒一天，取出後就像玉粉。李時珍說：《崔行功纂要方》載有製作鹿角粉法，將鹿角截成寸長，炭火煅燒，搗末，用水調和成團，小布袋包三至五層；第二次用炭火煅燒，搗末，用水調和。如此反覆五遍，然後用牛乳汁調和，再次煅燒，研末備用。

【性味】　**鹹，溫；無毒。杜仲為使藥。**

【主治】　《神農本草經》：**主治癰腫瘡瘍，能夠祛邪氣，兼能養血滋陰。**《名醫別錄》：**治療少腹血痛急症，腰背痛，跌打損傷瘀血留滯，能夠益氣。**蘇敬說：**主治邪氣入內，心腹疼痛。**《日華諸家本草》：**鹿角用水磨汁服用，治療遺精、尿血、夜夢性交。用醋磨汁，塗敷患處，治療癰腫瘡瘍，能夠清熱解毒。火炙鹿角至熱，熨小兒治療重舌、鵝口瘡。**孟詵說：**鹿角蜜炙研末用酒送服，能夠補腎填髓，補益勞損，使身體健康、敏捷。又治療婦女夢交，用清酒送服一撮，可祛邪安神。鹿角燒灰，治療女子胞中餘血不盡，發病欲死，用酒送服一小匙，白天三次，夜晚一次，療效好。**

【發明】　李時珍說：鹿角，生用散熱行血，消腫避邪；熟用能夠補虛益腎，填精活血；煉霜熬膏，功專於滋補。

【附方】　**治療消渴病，下消，小便頻數**《外台秘要》：鹿角一具，火炙搗碎篩末，溫酒送服一小匙，一日三次。　**治療腎精氣不足，虛勞重症，面目浮腫，顏面黝黑，腰背疼痛，不能久立，氣血虧損，髮落齒枯，重則口流唾液不斷**《濟生方》：鹿角二兩，牛膝（酒浸焙乾）一兩半，研末，蜜煉製丸如梧子大，每次服用五十丸，空腹用鹽酒送服。　**治療腎精虧虛，腰痛如錐刺，不能動搖**《肘後方》：鹿角屑三兩，炒黃研末，空腹溫酒送服一小匙，一日三次。　**治療死胎，滯留腹中**：鹿角屑三小匙，煮蔥豉湯取汁調和服用，死胎立出。

白膠

《神農本草經》稱：**鹿角膠**，粉名**鹿角霜**。

【修治】　李時珍說：今熬煮鹿角熟透製成粉稱鹿角霜。取粉熬成膠狀，或者只用鹿角磨濃汁熬煮成膏狀，稱鹿角膠。據《衛生方》載，用米泔水浸泡鹿角七日，使它變軟，放入急流水中再浸泡七日，去掉粗皮，用東流水、桑柴火煎熬七日。煎煮時，隨時添加東流水，加入少量醋，取鹿角搗成霜備用，其汁液，加入無灰酒，熬成膠使用。據《濟急方》載，用新鹿角三對，截成一寸左右鹿角段，放在東流水中浸泡三天，刮淨粗皮。加入楮實子、桑白皮、黃蠟各二兩，置入鐵鍋中水煮三天三夜，不要間斷，水少了添加已沸騰的開水。煮足三天三夜後，取出刮淨，曬乾研細製成鹿角霜。據白飛霞《韓氏醫通》載，新鹿角截成一寸左右的鹿角段，放入囊中。置於東流水中浸泡七日，用瓦缸盛水，桑枝作柴火煎煮，每一斤鹿角，加入半斤黃蠟，用壺掩住缸口，隨時加水。待其角軟，用竹刀刮末，搗細製成鹿角霜備用。

【性味】　**甘，平；無毒。**

【主治】　《神農本草經》：**主治虛勞、腰痛、**

瘦弱，能夠補中益氣。治療不孕症，能夠止痛安胎。久服能夠健身，延年益壽。《名醫別錄》：**治療吐血、便血、尿血、崩漏、四肢酸疼、大汗淋漓、跌打損傷。**《藥性本草》：**治療男子腎精不足、虛勞、吐血。婦女服用，令其有子，安胎，祛除虛冷，治療崩漏、帶下病。**李時珍說：**鹿角膠火炙搗碎用酒送服，治療虛勞。能夠填精補髓，生長肌肉，令人體肥健壯，潤澤容顏，治療勞傷咳嗽、遺精尿血、瘡瘍腫毒。**

【發明】 李時珍說：據蘇東坡《良方》載，鹿是陽獸，見陰而角分開；麋是陰獸，見陽則角分開。故補陽氣用鹿角為好，補陰精用麋角為好。這種理論與沈存中關於「鹿茸專於補陰，麋茸專於補陽」理論相反。根據事理和二者功效推斷，蘇東坡的說法比較正確。

【附方】 **治療男子中年早衰**《韓氏醫通》用異類有情丸：鹿角霜、龜板（酒浸七天，酥炙研末）各三兩六錢，鹿茸（薰乾，酒洗淨，塗酥火炙；研末）、虎脛骨（長流水浸七天，蜜酥炙）各二兩四錢，水蒸煉蜜，加入閹割過的豬的脊髓九條，一起搗碎調和，製丸如梧子大，每次空腹用鹽湯送下五十、七十、九十丸。如果患者味厚善飲，再加豬膽汁一二合一起服用，以寓降火之意。此方為韓氏自製方劑，取鹿純陽之品，龜、虎屬陰，氣血有情，各從其類，非金石草木類可以相比。 **治療盜汗遺精**《普濟方》：鹿角霜二兩，生龍骨（炒），煅牡蠣各一兩，研末，用酒調和製丸如梧子大，每次用鹽湯送服四十丸。 **治療小便失禁**，上熱下寒：鹿角霜研末，酒調製丸如梧子大，每次三四十丸，空腹溫酒送服。

現代醫學研究簡介

【來源】 鹿為鹿科動物梅花鹿或馬鹿。其雄鹿尚未骨化密生茸毛的幼角為「鹿茸」，以上兩種鹿的已骨化的老角（鹿角）、皮（鹿皮）、骨（鹿骨）、骨髓或脊髓（鹿髓）、肉（鹿肉）、頭肉（鹿頭肉）、蹄肉（鹿蹄肉）、血（鹿血）、四肢的筋（鹿筋）、尾（鹿尾）、雄性外生殖器（鹿鞭）、齒（鹿齒）、甲狀腺體（鹿靨）、肝管末端的膨大部分（鹿膽）、脂肪油（鹿脂）、胎獸及胎盤（鹿胎）亦供藥用。

【化學成分】 鹿茸含雌二醇、雌酮、膽固醇、卵磷脂、腦磷脂、神經磷脂、糖脂以及氨基酸，以甘氨酸含量最高。

【藥理作用】 1.強壯作用。2.對心血管系統的作用：利用離體心臟觀察鹿茸精對血管和血壓的影響，證明不同劑量的鹿茸精對心血管系統顯示出不同的作用。大劑量使用血壓降低，中等劑量引起離體心臟活動顯著增強，心收縮幅度變大，並使心率加快，心輸出量增加；鹿茸精口服時對伴有低血壓的慢性循環障礙，可使脈搏充盈、血壓上升，心音變得更有力。3.性激素樣作用。4.對創傷的影響：鹿茸對長期不易癒合和癒合不良的潰瘍和創口，能增強再生過程，並能促進骨折的癒合，影響氮素和碳水化合物代謝。

【臨床應用】 1.治療再生障礙性貧血。2.治療陽痿。3.治療房室傳導阻滯。4.治療足跟痛。5.治療腎虛泄瀉。6.治療寒濕痹症。7.治療崩漏。8.治療尿路結石。9.治療血液病。10.治療乳腺炎。

麋（《神農本草經》下品）

【釋名】 李時珍謂：陸佃說麋喜歡音樂。班固說麋生性淫蕩迷戀。故麋之名的含義就在這裏。《爾雅》稱雄麋為麔（音咎），雌麋為麎（音辰），子麋為麇（音夭）。

【集解】 李時珍說：麋，屬鹿類。雄性麋長有頭角。鹿喜山居，屬陽，故夏至頭角分開；麋喜澤居，屬陰，故冬至頭角分開。麋像鹿而呈青黑色，形體大如小牛，生有肉蹄，兩目下有一個穴竅是夜目。據《博物志》記載，南方麋千百成群，吃水澤的草，蹄所踐踏處都成泥團，故又名麋畯，人們在耕作時可以捕獲到麋。一般而言，鹿群棲息的地方稱鹿場，今獵人多不能分辨鹿和麋，往往把麋當成鹿，雄性的麋、鹿可以根據它們的頭角分開時間進行分辨，雌性的往往被通稱為唐鹿。

麋茸

【性味】 **甘，溫；無毒。**

【主治】 李時珍說：**主治陰虛勞損、一切血**

症、筋骨腰膝酸痛，能夠滋陰益腎。

麋角

【修治】 李時珍說：炮製麋角膠、麋角霜與鹿角膠、鹿角霜製法相同。據《集靈方》載，麋角一雙，水浸七天，刮去皮，鋸銼成屑。用銀器瓶盛牛乳浸一天，牛乳減少時再添加，到不再減少時為止，用油紙密封瓶口。另用大麥鋪入鍋底三寸厚，上面放置銀瓶，再用大麥填滿四周。加入水浸泡十天，在水減少時立即加入，待麋角屑柔軟如麵團時取出，焙乾研末製成麋角霜，備用。

【性味】 **甘，熱；無毒。**

【主治】 《名醫別錄》：**治風痹，止血，益氣。**《日華諸家本草》：**麋角末酒調服用，能夠補虛，填精益髓，補益血脈，溫暖腰膝，壯陽益氣，潤膚悅色。**孟詵說：**麋角粉常服治療男子腎氣不足，腰膝冷痛。如猝然心痛，一劑即癒。用漿水磨麋角如泥，塗敷面上，令人顏面光華，赤白如玉一樣可愛。**李時珍說：**能夠滋陰養血，功效和茸相同。**

【發明】 《日華諸家本草》：麋角屬陰，故治療腰膝麻木不仁和一切血症。李時珍說：鹿之茸角補陽，右腎精氣不足者適宜用之；麋之茸角補陰，左腎精血不足者適宜用之。這是千古秘訣，前人雖然掌握了服用的方法，但其中的道理沒有闡發出來，故任何說法都有。《楊氏家藏方》記載，治療虛損用二至丸，鹿、麋二角並用。但其藥性過溫，只適宜於陽虛寒濕痹症患者，與左腎病變所涉及的病症無關。

【附方】 **補心安神，安和臟腑，填精補髓壯筋骨，服後令人能長久站立，耳聰目明，使白髮變黑，顏貌返老還童**《千金方》用麋角丸：使用麋角，取當年新角連腦頂的為上品，察看角根處有砍痕的，也可以使用。蛻角，角根下平鈍的不能使用。取麋角五具，或四具、三具、二具、一具為劑。去角尖一寸，餘下角長七八寸，按角質自然長勢截斷，用竹器盛裝，放在長流水裏浸泡十天。如果沒有長流水的地方，就在乾淨的盆中裝滿水浸泡，每夜換一次水。麋角變軟後取出，削去皺皮，以利鎊鎊取白處，到角心就停止。用清粟米泔水浸兩天，握住濾去舊水，放在新絹上暴曬乾，剔除污穢之物、粗骨皮及未鎊勻的角。放入大瓷器中，裝入無灰酒浸二天，將藥和酒全倒入乾淨釜中。開始時用武火熬煮一頓飯的時間，以後改用文火煮煎，微微沸騰如蟹目轉動。同時用柳木篦徐徐攪動，不能間斷，並且不斷地往裏添酒，添酒的量以煎沸為度。煎時一定要從平旦開始直到傍晚停止。察看麋角屑已呈稀膠狀時，就用牛乳五升，酥一斤，依次漸漸滲入麋角膠中。再用麋角一條，炙黃研末，與以下諸藥一起煎製。檳榔、通草、秦艽、肉蓯蓉、人參、菟絲子（酒浸兩天，曬乾另搗）、甘草各一兩一併搗成細末。將麋角膠再煎一頓飯的時間，像稀黏粥就停火。片刻之後，投諸藥末入內，調和均勻，黏稠到可以製丸時，就用新器皿盛裝貯存，眾人一起下手製丸如梧子大。如果黏手，就用少量酥塗手。其服法是：空腹用酒送下，初次服三十丸，每過一天再加一丸，加至五十丸一次服用為一療程，一般每天服用二次。開始服用後一百天之內忌房事。服藥一個月之後，腹內各種疾病相繼解除，有輕微泄瀉屬於正常現象。漸漸地瀉出胃腸積氣，飲食增加。患有氣血鬱滯的患者，加枳實、青木香各一兩配製。服藥二百天時，顏面皺紋消失，潤澤富有光彩。一年以後，牙齒脫落的又生新牙，記憶力增強，身體輕快敏捷，行走如風，每天能夠走數百里路而不疲勞。二年後，使人體胖，腹飽少食，七十歲以上的老人可以重新體驗青年時代的生活。三年後，精血充實，人可以預知未見的東西。四年後，常飽不食，智慧超過凡人。如果長期飲酒，厚味可能導致口乾眼澀，係腸胃蘊熱所致，立即服三黃丸，微微瀉泄，待服食反應停止以後，再服食麋角丸就很順利了。

現代醫學研究簡介

【來源】 麋即麋鹿，為鹿科動物麋鹿。本動物的肉（麋肉）、骨（麋骨）、骨化的老角（麋角）、脂肪（麋脂）以及未骨化而帶有茸毛的幼角（麋茸）等均供藥用。

獐（《名醫別錄》中品）

【釋名】 又名：麕（音君），也可以寫作麞。

李時珍說：獵人揮舞彩帶，獐、麇就駐足注視。獐喜歡花紋，故獐字從章。陸佃說：獐生性疑惑、驚慌、緊張，故稱之為獐。獐又善於集合散亂之眾，故稱為麕，囷是圓形倉。《爾雅》載：麕，雄性稱麌（音語），雌性稱麜（音栗），子稱麆（音助），大的稱麃（音麅）。古語說四足之美有麃。指的就是大麕。

【集解】 李時珍說：獐，秋冬季節，居在山中，春夏時節，居在草澤，外形像鹿，但形體較小，無頭角，皮毛呈黃黑色，大獐也不過二三十斤。雄獐有牙長出口外，俗稱牙獐，其皮質細軟，比鹿皮好，夏季毛生長整齊並且皮質厚，秋季毛生長很多且皮質很薄。《符瑞志》所載銀獐，皮毛呈白色，傳說當權者刑罰合乎道理時，銀獐就會出現。《春秋運斗樞》載，樞星散為獐。

獐肉

【性味】 **甘，溫；無毒。**

【主治】 《名醫別錄》：**補益五臟。**

【發明】 李時珍說：獐膽白，生性怯弱，飲水時看見自己的影子嚇得掉頭就跑。道書上稱獐、鹿無魂。

【附方】 **通乳**《子母秘錄》：獐肉煮熟食用，不要讓婦人知道所食之物。 **解毒消腫**《外台秘要》：獐肉或鹿肉切開如厚脯，火炙熱，敷在患處。可以四次炙脯，四次敷上，待膿出，就可治癒。

麝（《神農本草經》上品）

【釋名】 《爾雅》稱：**射父**。又名：**香獐**。

李時珍說：麝之香氣能夠向遠處播散，故稱為麝。其形體像獐，故稱為香獐。《梵書》稱為莫訶婆伽。

【集解】 陶弘景說：麝形狀像獐，而體形小，皮毛呈黑色，常食柏葉，又吃蛇。麝香正在陰莖前皮內，並有膜袋裹著。五月最香，往往可以看見蛇皮和骨在麝香中。今有人用蛇蛻皮裹麝香，據說更可增加它的香氣，這是事物間相使的道理。麝在夏季捕食很多蟲、蛇，到寒冬時香已長滿，入春時麝臍腹急痛，自己用爪剔出麝香，接著拉出屎尿來覆蓋它。麝常在一個固定的地方產香。曾經有人遇到麝藏香之所，竟得到麝香一斗五升，這些香遠遠超過捕殺一隻麝所能得到的。過去有人說麝香是麝的精液與尿凝結而成的，絕對不是這麼回事。蘇頌說：今陝西、益州、利州、河東各路山中都有麝出沒，並且在秦州、文州等各少數民族地區更多，蘄州、光州一帶有時也有，它的香特別小，一隻麝只能產香如彈丸大。麝香分為三等：第一等是生香，也稱遺香，是麝自己剔出的，極難得到，它價值連城，如同明珠。這種香聚集處，遠近草木不生，或者草木變得焦黃。若有人帶香走過園林，那麼園中瓜果不結實，這些都是對第一等麝香的檢驗方法。第二等是臍香，是捕殺麝而取得的。第三等是心結香，是麝遇見猛獸追逐，驚恐失心，狂奔墜死。有人得到它，剖開心看到血流出，滴在脾上，凝結成乾血塊狀的就是，不能入藥。又有一種水麝，它的香更奇特，其臍中皆水，滴一點在一斗水中洗滌衣服，香氣永不消散。唐天寶年間，虞人（古代管理山澤苑囿、田獵的官員）曾向皇帝獻上一隻，馴養於苑囿中，每次用針刺其臍部取香，然後用真雄黃散布敷在傷口上，它的臍就會又長合，水麝香的香力倍勝於肉麝香。這種傳說在《酉陽雜俎》上有記載。李時珍說：麝居山中，獐居草澤，可以作為二者的鑒別點。麝出產於西北的，其香結實；出產於東南的稱為土麝，其香亦可入藥，但藥性次之。中南地區有一種靈貓，其囊中之氣如麝香，人們常常將它們混淆了。

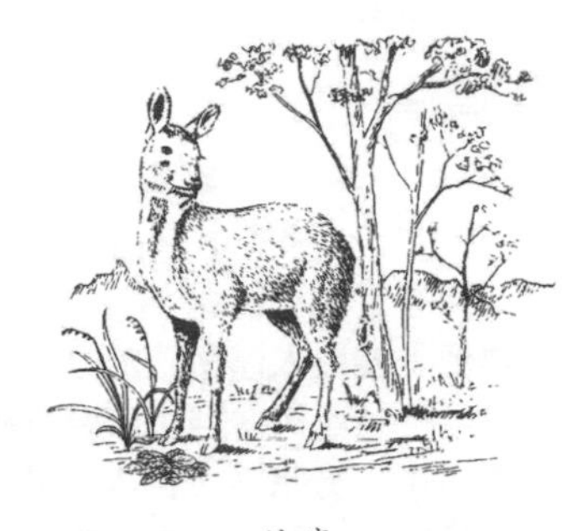

林麝

麝臍香

【性味】 辛，溫；無毒。

【主治】 《神農本草經》：**祛邪，解毒，殺蟲，治療瘧疾、癇病。**《名醫別錄》：**治療因疫毒邪氣侵襲人體所致的心腹暴痛、脹滿痞悶急迫、面生黑斑、目生翳膜等病症。還可治療婦女難產，墮胎。**《日華諸家本草》：**主治毒蛇、蠶咬傷，能夠解毒，殺蟲，治療瘧疾及一切虛損重症。能夠回納子宮，溫陽補腎，治療帶下病。**王好古說：**治療鼻窒，不聞香臭。**李時珍說：**能開竅，疏通經絡，透入肌骨，解毒醒酒，消瓜果食積，以及治療邪氣侵擾所致厥症、積聚、癥瘕。**

【附方】 **治療中風，不省人事**《濟生方》：麝香二錢研末，加入清油二兩調和均勻，灌服，病人一會兒即甦醒。 **治療食用瓜果，形成積滯，損傷脾胃，出現腹脹、氣急**：麝香一錢，生桂木一兩，用米飯調和，製成丸如綠豆大。大人每次服十五丸，小兒每次服七丸，白開水送下。大概是「果得麝即落，木得桂即枯」的緣由。 **治療消渴，飲水過多**：係因飲酒或食用瓜果過度所致，雖然吃得多，餓得快，但仍感口渴，頻頻飲水，小便頻數。用麝香、當門子與酒相互調和均勻製丸十餘粒，枳椇子煎湯送服。 **能催生易產，治療體虛難產**：麝香一錢，鹽豉一兩，用舊青布包裹，燒紅研末，再用秤錘錘細淬酒，服二錢，立即產子。 **治療邪惡氣入中所致氣血逆亂**：症見項背強直，發作欲死。《廣利方》：麝香少許，乳汁或醋調和，滴入小兒口中，有效。 **治療小兒驚啼，不定期發作**：真麝香約一分，清水服，一日三次。

麝肉

【性味】 甘，溫；無毒。

【主治】 李時珍說：**治療腹中癥瘕。**

【附方】 **治療小兒腹部腫塊**《范東陽方》：麝肉二兩，切碎焙乾，蜀椒三百枚，炒並搗細末，用雞蛋調和，製丸如豆大，每次服二三丸，白開水送下，以治癒為度。

現代醫學研究簡介

【來源】 麝香為鹿科動物林麝、馬麝或原麝成熟雄體香囊中的乾燥分泌物。以上動物的肉（麝肉）和香腺囊的外皮（麝香殼）亦供藥用。

【化學成分】 麝香含麝香酮、膽甾-4烯-3酮、膽甾醇和其酯類、雄烷衍生物、蛋白質、多肽及其他含氮化合物（氨基酸、尿素、碳酸氨等）、無機鹽（鉀、鈉、鈣、鎂、鐵、氯、磷等）。麝香酮為重要的有效成分。

【藥理作用】 1.對中樞神經系統的作用：天然麝香酮或人工麝香酮小劑量對大白鼠食物運動性條件反射無顯著影響；中等劑量可使陽性條件反射潛伏期延長或反應消失，分化相改善，個別動物分化相受到抑制；大劑量時則使大多數動物呈中毒現象；表現陽性條件反射的反應不規則或消失，分化相受到抑制。2.抗炎、抗菌作用。3.對心血管系統的作用：麝香具有明顯的強心作用。4.抗早孕作用。5.雄性激素樣作用。6.抗腫瘤作用。7.增強免疫功能。8.癒合胃潰瘍作用。

【臨床應用】 1.治療支氣管哮喘。2.治療慢性肝炎和肝硬化。3.治療腰扭傷。4.治療急性腸梗阻。5.治療重症小兒破傷風。6.治療卵巢癌。7.治療急性扁桃腺炎。8.治療化膿性中耳炎。9.治療疝氣病。10.治療慢性皮膚潰瘍。11.治療淋巴腺結核。12.治療消化道癌腫。13.治療子宮頸糜爛。14.治療痛經。15.治療冠心病心絞痛。16.治療指端斷離再植。

貓（《蜀本草》）

【釋名】 俗名：**家狸。**

李時珍說：貓，是苗、茅二字的音，它的名字為其呼叫之聲音。陸佃說：鼠毀壞禾苗，而貓捕食鼠，故貓字從「苗」。

【集解】 李時珍說：貓是捕食鼠的小獸，到處都有人畜養它。皮毛呈黃、黑、白、雜色等數種，外形像狸而顏面像虎，皮毛柔順且牙齒銳利。一般以尾巴長，腰背短，目如金銀，且上齶多稜者為良種。有人說它的眼睛可以根據時間而變化：子、午、酉時，瞳仁如一條線；

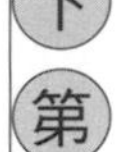
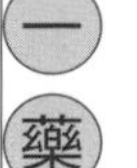
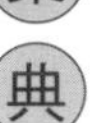
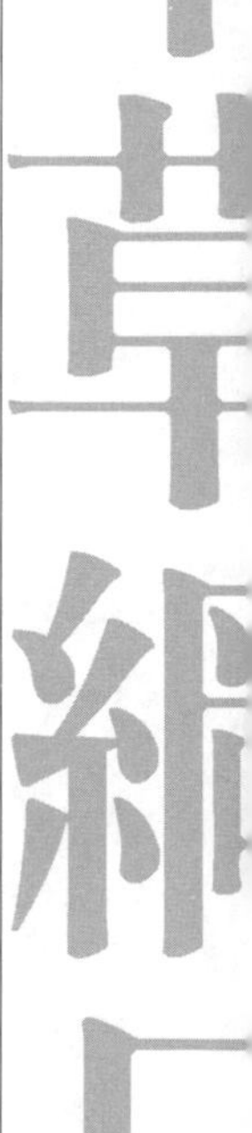

寅、甲、巳、亥時，瞳仁如同滿月；辰、戌、丑、未時，瞳仁如棗核。其鼻端常冷，只有夏至這天是溫暖的。貓生性畏寒而懼怕暑熱，能夠晝地捕食，隨每月上下旬的時間變化決定先咬鼠的頭還是尾，這些特性與虎相同，屬陰類的動物，性格、特點與虎極其相似。貓懷孕後四個月產子，一胎數子，常有貓自食幼子的現象。

貓肉

【性味】　**甘、酸，溫；無毒。**

【主治】　**貓肉解毒，殺蟲，主治痔瘺。**

【發明】　李時珍說：《神農本草經》認為貓、狸屬同類。然而狸肉可以食用，貓肉食用卻不好。據《易簡方》載，預防蟲毒感染致病，若一個人從少時起就食貓肉，那麼蟲、毒就不會傷害他。《肘後百一方》載，治療痔瘺、痰核瘰癧腫塊，或者已經潰破，流出膿血者，取貓肉像平時一樣做羹，空腹食用，這是未傳的好方法。

狸（《名醫別錄》中品）

【釋名】　又名：**野貓。**

【集解】　李時珍說狸有數種：形體大小如狐，皮毛呈黃、黑雜夾有斑紋，像貓而頭圓尾大的稱為貓狸，它善於偷食雞鴨，其氣味很臭，肉不可以食用；斑紋像虎，而頭尖口方的稱為虎狸，它善於捕食蟲、鼠、偷吃瓜果，其肉不臭，可以食用；形體像虎狸而尾巴有黑、白相間如線狀紋理的稱為九節狸，其皮可以製作裘領。《宋史》記載安陸州進貢的野貓、花貓就是虎狸和九凶狸。紋理如豹，並且能發出如同麝香氣味的稱為香狸，也就是靈貓；南方出產顏面呈白色而尾像牛的稱為牛尾狸，也叫玉面狸，專門攀樹摘食各種果實，冬季長得很肥，人們常把它的肥肉糟製成為珍品，能夠解酒；有一種狸形狀像貓狸但體形極小，呈黃色有斑紋，居住草澤中，捕食蟲、鼠及挖出草根食用的稱為豼（音迅）；又登州海島同產海狸，頭像狸而尾像魚。

狸肉

【性味】　**甘，平；無毒。**

【主治】　《名醫別錄》：**主治邪氣侵襲肌體所致病症。**李時珍說：**治療風濕痹阻，肌膚如針刺疼痛。**本方出自《太平御覽》。蘇頌說：**狸肉做成羹，治痔瘺，不過三劑。**本方出自《外台秘要》。孫思邈說：**能夠補中益氣，祛風。**

狸陰莖

【主治】　《名醫別錄》：**主治女子月經不通，男子陰莖痿弱。狸陰莖燒灰，東流水送服。**

狐（《名醫別錄》下品）

【釋名】　李時珍說：《埤雅》記載的狐就是孤。狐生性多疑，不會合群，所以狐字從孤。有人說狐善知虛實，以虛擊實，實就是孤，故狐字從孤字亦通。

【集解】　李時珍說：狐南北各地都有，北方最多。有黃色、黑色、白色三種，白色的很少。尾有如白色線狀紋理的狐最好。白天伏在洞穴裏，夜間出來偷食。狐鳴叫時像嬰兒發聲，氣味極其臊烈。毛皮可以作裘衣，腋毛呈純白色，稱為狐白。許慎說，狐是妖獸，鬼怪附著其身。狐有三個特點：體色中和，前小後大，死去頭朝向土坡山丘。張鼎說：狐魅的表現，見到人或者叉手行禮，或者恭敬作揖沒有限度，或者在靜處獨語，或者在人的前面裸露形體。

狐肉

【性味】　**甘，溫；無毒。**

【主治】　蘇敬說：**狐肉同腸做羹食用，治療長久不癒疥瘡。**孟詵說：**狐肉煮或炙食，能夠補虛損。同時祛邪，解毒，應該經常服用。**

狐膽

【主治】　蘇頌說：**能治療人猝然死亡。立即取雄狐膽研磨溫水灌服，藥入喉人就會甦醒。錯過了治療的時間，藥物就難以生效了。**此方出自《續傳信方》。李時珍說：**能祛瘧邪，治療瘧疾，解酒毒。**

白話精譯

狐陰莖

【性味】　**甘，微寒；有毒。**

【主治】　《名醫別錄》：**治療不孕症、陰癢、小兒疝氣、陰囊腫大**。李時珍說：**治療子宮脫垂**。

【附方】　**治療小兒陰部腫大**《千金方》：狐陰莖火炙研末，空腹酒服。

貛（《食物本草》）

【釋名】　又名：**狗貛**（音歡）、**天狗**。

李時珍說：貛又作貆，是形容它肥壯、笨鈍的樣子。蜀人稱之為天狗。

【集解】　李時珍說：貒是豬貛，貛是狗貛。二者相似，略有不同。狗貛像小狗而肥壯，尖嘴短足，尾短毛深，呈褐色。皮毛可製作裘衣領。也捕食蟲蟻，吃瓜果。在遼東女真地區有海貛，其皮毛可以製作裘衣，也屬於此類。

貛肉

【性味】　**甘、酸，平；無毒。**

【主治】　汪穎說：**貛肉能夠補中益氣，適宜食用**。蘇頌說：**治療小兒疳疾，瘦弱，能驅殺蛔蟲。適宜食用**。李時珍說：**貛肉的功效與貒肉功效相同**。

豺（《新修本草》）

【釋名】　俗名：**豺狗**。

李時珍說：《字說》記載，豺能夠勝過自己的同類，並且知道按時祭獸，可以說它具有一定的才智，故豺字從才。《埤雅》亦載豺就是柴，俗語體瘦如豺即是。

【集解】　李時珍說：豺各處山林中皆有，屬狼類。民間稱豺狗，它的形狀像狗但很白，前足矮短，後足高且尾巴很長，形體細小、精瘦而健壯勇猛。豺皮毛呈黃褐色，且毛髮很亂，牙齒像錐子，能夠咬食動物。豺成群行動時虎也害怕它們，並且生性喜捕食羊。它的聲音像犬吠，人們都厭惡它，認為它能夠招引災害，為不祥之物。它的氣味臊臭，令人厭惡。羅願說：世傳狗為豺之舅，見狗輒跪。這是動物間相互制約的一種表現。

豺肉

【性味】　**酸，熱；有毒。**

孟詵說：食用豺肉，折損人的精神，消脂肪肌肉，令人瘦弱。

狼（《本草拾遺》）

【釋名】　俗稱：**毛狗**。

李時珍說：據《禽書》載，狼追逐捕食動物，能倒立，且事先預測獵物所在的方向，在獸中是優良的，故狼字從良。《爾雅》載，雄狼稱獾，雌狼稱狼，子狼稱獥（音叫）。

【集解】　李時珍說：狼屬豺類，到處都有，北方最多，其肉好吃，南方人稱之為毛狗。它居住洞穴，形體比狗大，且頭尖嘴也尖，面頰呈白色，兩脅前半部窄、高，後半部寬、低，腳足不高。能夠捕食雞、鴨、鼠類。狼身體黃黑間雜，也有蒼灰色的。它的聲音能大能小，可以裝出小兒啼哭聲來迷惑行人，山村裏的人們尤其討厭它的冬鳴。狼的腸是直的，所以當它叫時，尾部揚起，糞便接連不斷，像烽煙直上而不偏斜。狼生性警惕，食前慣於左右觀望，食時凶相暴露，輾轉踐踏獵物，散亂不堪。狼老時，頷下垂肉像個袋子，故在向前行走時會踐踏自己的頷下垂肉，損傷皮毛；後退時又會被自己的尾巴絆倒，即跋胡疐尾，進退兩難。狼在天象應奎星。汪穎說：狽前足短，知道食物在什麼地方；狼後足短，背著狽前行，故稱狼狽。

狼肉

【性味】　**鹹，熱；無毒。**

【主治】　李時珍說：**能夠補益氣血，安和五臟，堅實胃腸，填精補髓，腹中有寒冷積滯者適宜食用**。此方出自《飲膳正要》。

兔（《名醫別錄》中品）

【釋名】　又名：**明視**。

李時珍說：據《六書精蘊》載，兔字篆文是象形字。一種說法是兔子嘔吐產子，所以稱

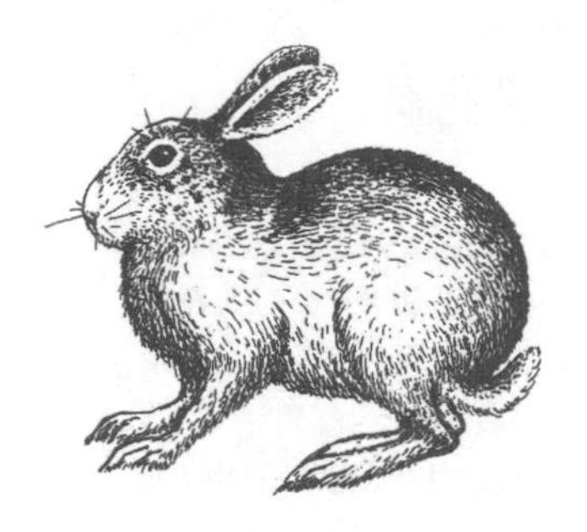

東北兔

兔。《禮記》稱明視，意思是兔眼睛不眨，看東西清清楚楚。《說文解字》稱子兔為娩（音萬），狡兔為㕙（音俊）或為㲋（音讒）。《梵書》稱之為舍舍迦。

【集解】 李時珍說：據《事類合璧》載，兔比狸大，毛呈褐色，形狀像鼠而尾短，耳朵長大而尖銳。上唇有裂口，腹腔裏無脾臟，鬍鬚很長，前足比後足短。兔臀部有九個孔穴，兩足交疊而寢居，矯健快捷善跑。雌舐雄兔長而尖的毛而孕，孕五月嘔吐而產子。大兔稱為㲋（音綽），像兔而形體大些，呈青色，頭與一般的兔相同，足與鹿同，故其字是像其形。

兔肉

【主治】 《名醫別錄》：**補中益氣**。《日華諸家本草》：**主治濕熱痹症，能夠止渴健脾**。**生吃兔肉可以解丹石毒**。《藥性本草》：**臘月取兔肉，同醬汁煮食，袪除小兒豌豆瘡**。李時珍說：**能夠清熱解毒涼血，滑利大腸**。

【發明】 李時珍說：兔冬季吃樹皮，能夠獲得金氣，氣血充實，故此時肉味最美。到春季食用麥草，金氣不足，故此時肉味不如冬季。今民間用兔肉餵養小兒，說是可以令其痘出稀少，大概是因為兔肉性寒而解熱罷了。故兔肉能治消渴病，解丹石毒。若痘發作，屬虛寒症的患者，不宜吃兔肉。

山獺（《本草綱目》）

【集解】 李時珍說：山獺（音塔）出產於廣西的宜州、峒及南丹州等地區，當地人稱之為插翅。其性淫蕩毒惡，山中有了它，雌獸都逃避離去，山獺找不著配偶，就抱樹而枯死。據說瑤族婦女春天集體入山，以捉取之。山獺聞婦人氣味，一定會躍上抱住瑤女，牢不可脫，因扼殺之。捕獵山獺，取其陰莖，一枚可值金一兩，若是抱木而死的更為珍貴。部族首領甚為珍重，有私自將其賣出瑤界的人，論罪至死。但是此物即本地也不常有。

山獺陰莖

【性味】 **甘，熱；無毒。**

【主治】 李時珍說：**主治陽痿、精液清稀、寒冷。用酒磨少許服用。獠人認為它是滋補的要藥。**

水獺（《名醫別錄》下品）

【釋名】 俗稱：**水狗**。

李時珍說：據《字說》載，水獺（音塔）在每年正月、十月兩次祭魚（獺捕得魚後陳列水邊，猶如祭祀），懂得受恩思報，一些獸多依賴它。其外形像狗，故獺字從犬、從賴。大水獺稱獱（音賓），亦稱猵（音編）。桓寬《鹽鐵論》稱獨個為猵，群居為獺。如同猿與獨一樣。

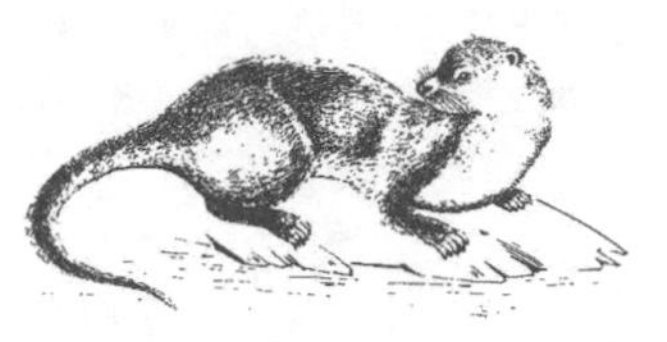

水獺

【集解】 陶弘景說：水獺多出沒於水溪岸邊。有兩大類：一類是以魚祭天的，僅用這類入藥；一類是獱獺，形體大，頭像馬，身像蝙蝠，不能入藥使用。李時珍說：水獺形狀像狐，但形體小，毛色青黑，又像狗，膚色如蝙蝠，長尾巴，四足，水居，食魚。水獺能察知水汛期而選擇居處，鄉人以此判斷莊稼的旱與澇，就像觀察鵲巢而測知風向一樣。古語有熊食鹽則死，獺飲酒而斃。這是自然界的規律。今川、沔一帶的漁船上往往馴養它，讓它捕魚，特別敏捷。也有白色的水獺。有人說犬賓獺無雌性的，以猿為雌，故有「猿鳴而獺候」。

水獺肉

【性味】 **甘，寒；無毒。**

【主治】 《名醫別錄》：**水獺肉煮汁食用治療溫病，以及牛馬時令流行病**。《日華諸家本草》：**主治水腫，能夠清熱解毒**。蘇頌說：**主治骨蒸勞熱、血脈不通、榮衛氣血虛衰以及女**

子經絡不通、內傷發熱、便秘、尿少、尿赤，同時能損傷男子陽氣，不宜多食。

【發明】 孟詵說：治療水腫，取水獺一隻，去皮連同五臟、骨、頭、尾等炙乾研末，水送服一小匙，一日二次，十天治癒。如果陽氣虛衰而水腫的患者服用，就會加重水腫，使病情惡化。水獺肉性寒，只能治療熱症，不可治療寒症。

現代醫學研究簡介

【來源】 水獺（又名水狗、獺、獺貓、水毛子），為鼬科動物水獺，本動物為半水棲獸類，多棲息於江河、湖泊及溪流的岸旁，挖洞於水邊的樹根或葦草、灌叢下面。幾乎分布於全國各地。本動物的肝臟（獺肝）、足（獺四足）、肉（獺肉）、骨（獺骨）、皮毛（獺皮毛）、膽（獺膽）均入藥用。

【化學成分】 主要含蛋白質、脂肪及少量維生素A、D等。

膃肭獸（《本草綱目》）

【釋名】 又名：**骨豽、海狗**。

李時珍說：《唐韻》膃肭（音襪鈉），是肥壯的樣子。有的寫作骨貀，錯傳為骨訥，都屬番語。

【集解】 陳藏器說：骨豽獸，出產於突厥國，胡人稱之為阿慈勃他你，其形狀像狐但比狐大，長尾。臍像麝香，黃赤色，如爛骨，出沒於西番。甄權說：膃肭是新羅國海狗的外腎，連而取下。李時珍說：按《唐書》記載，骨豽獸出產於遼西營州和結骨國。《一統志》記載，膃肭獸出自女真和三佛齊國。其形狀像狐，腳高像犬，跑迅速如飛。取其腎漬油稱為膃肭臍。入藥用外腎而稱之為膃肭臍者，是因為連臍取用的緣故。又《異物志》記載，骨豽獸出沒於朝鮮，像狸，蒼黑色，沒有前兩足，能捕食老鼠。郭璞說：晉代召陵的扶夷縣曾捕獲一隻獸，外形像狗，紋理像豹，有頭角和兩足。綜上所述，骨豽獸出沒於朝鮮，像狸，蒼黑色，沒有兩前足，能捕食老鼠。綜上所述，骨豽獸有水、陸兩種。

膃肭臍

膃肭臍，又名海狗腎。

【修治】 雷斅說：膃肭腎用酒浸泡一天，再用紙裹炙香搗挫。或者放在銀器中，用酒煎熟，入藥備用。李時珍說：膃肭臍和漢椒、樟腦一起收藏，不會變壞。

【性味】 **鹹，大熱；無毒。**

【主治】 陳藏器說：**能夠解毒，祛邪氣，治療屍疰、夢交、心腹疼痛、瘀血阻滯、癥瘕瘦弱。**《藥性本草》：**主治男子多年癥瘕痞塊、積冷勞氣、腎精虧損、好色以致虛勞瘦弱憔悴。**《日華諸家本草》：**能夠補中益腎氣，溫暖腰膝，輔助陽氣，消散癥瘕聚積，治療驚狂、癇疾。**《海藥本草》：**主治勞損、陽痿、腎虛腰背不適、顏面黧黑、精液清冷，療效明顯。**

現代醫學研究簡介

【來源】 膃肭獸又名海狗，為海狗科動物海狗或海豹科動物海豹（又名斑海豹）。以上動物的雄性外生殖器即「海狗腎」，或稱「膃肭臍」，供藥用。

【化學成分】 主要含雄性激素、蛋白質、脂肪等。

【藥理作用】 為壯陽藥，能興奮性神經。

三、鼠類

鼠（《名醫別錄》下品）

【釋名】 俗稱：**鼪**（音錐）**鼠**。《本草綱目》稱：**老鼠**。《史記》稱：**首鼠**。又名：**家鹿**。

李時珍說：鼠就是居家常見的老鼠，由於它尖嘴銳牙，善於掘洞，故南陽人稱之為鼪。它的壽命很長，故俗語稱為老鼠。它生性多疑而不果斷，故稱首鼠。嶺南人以食鼠為避諱，稱它為家鹿。鼠字篆文像它的頭、齒、腹、尾的形狀。

【集解】 李時珍說：鼠形狀像兔比較小，呈青

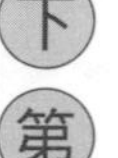
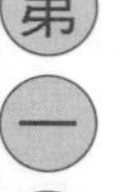
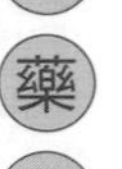

黑色。有四齒而無牙，鬍鬚很長，眼目露出，前足爪四個，後足爪五個，尾有紋理如紡織品一般，但無毛，尾長與身長相等。五臟俱全，肝有七葉，膽附在肝的短葉間，如同黃豆大，呈純白色，緊貼肝臟而不下垂。鼠懷孕一個月就可以產子，一胎多個，有時可達六七個。惠州人捕取初生未長毛的幼鼠，用蜜餵養，奉獻給親朋好友。夾起製藥或食用時，「唧唧」鳴叫，稱為蜜唧。《淮南子》載魚食巴豆而死，鼠食巴豆而肥。段成式說鼠食鹽而身輕，食砒而即死。《易經》載艮為鼠。《抱朴子》載鼠命很長，可達三百歲。活滿百年時，身體就成為白色，善憑人而占卜，稱為仲。能夠預知一年中吉凶以及千里之外發生的事。鼠的種類也很多。陶弘景說：入藥用雄性鼠，就是父鼠。鼠一死掉，其膽也就消失了。

牡鼠

【性味】 **甘，微溫；無毒。**

【主治】 《名醫別錄》：**可以續筋骨，治療跌打損傷、骨折，雄鼠生搗至爛，塗敷固定在損傷部位，三日換一次藥。**《日華諸家本草》：**主治小兒驚癇。**孟詵說：**臘月用豬脂煎炸雄鼠至枯，去渣熬製膏收藏備用，治療跌打損傷、凍瘡、湯火傷。**李時珍說：**五月五日將牡鼠同石灰搗如泥，外敷患處，治療金瘡，療效顯著。**

【發明】 劉完素說：鼠善於穿穴，因其性而入藥使用，治療痔瘺、瘡瘍。

猬（《神農本草經》中品）

【釋名】 《爾稚》稱：**毛刺**。又名：**蝟鼠**。

李時珍說：彙，是古時的猬字，寫作蝟。《說文》的彙字，篆文是象形字，頭和足像鼠，所以猬有鼠名。寇宗奭說：蝟皮治胃逆，開胃氣有功效。其字從蟲從胃，有很深刻的道理。

【集解】 《名醫別錄說》：猬生長在楚地山川田野，獵捕無時。陶弘景說：各地的山野中常有此獸，人觸犯它，便藏起頭、足，毛刺蓬張刺人，不容易捕捉。李時珍說：猬的頭和嘴像鼠，身上的刺毛像豪豬，蜷縮起來的形狀像芡和栗的外皮，攢毛外刺，用尿澆它就張開了。

猬皮

【性味】 **苦，平；無毒。**

甄權說：甘，有小毒。用酒服用效果好。畏桔梗、麥門冬。

【主治】 《神農本草經》載：**可治五痔陰蝕、下血赤白、五色血汁不止，陰腫，痛及腰背，用酒煮服可治。**《名醫別錄》載：**治腹痛疝積，燒灰用酒送服。**《藥性論》：**治腸風瀉血，痔瘡有尖頭，多年不瘥，炙乾研末，飲服方寸匕。燒灰吹鼻可止衄血。甚解一切藥力。**

猬肉

【性味】 **甘，平；無毒**

陳藏器說：食肉時去除骨頭，誤食會使人瘦弱無力，諸骨節變小。

【主治】 陳藏器說：**可治反胃，炙黃後服下。也可煮汁飲服，還可治瘻病。**孟詵說：**燒著吃，能使人下焦肥壯，舒理胃氣，使人能吃飯。**

現代醫學研究簡介

【來源】 刺猬為刺猬科動物刺猬或短刺猬。以上二種動物的皮（刺猬皮）、腦（刺猬腦）、肉（猬肉）、脂肪油（猬脂）、心肝（猬心肝）、膽（猬膽）等亦供藥用。

【化學成分】 刺，主要含角蛋白。真皮層，主要含膠原及其他蛋白質如彈性硬蛋白和脂肪等。

四、寓類、怪類

獮猴（《證類本草》）

【釋名】 《史記》稱：**沐猴**。《說文解字》稱為：**猴**。《格古論》稱：**胡孫**。柳文寫成：**王孫**。《倦遊錄》稱：**馬留**。又名：**狙**。

李時珍說：據班固《白虎通》載，猴，意思是候。看見獵人擺放食物，設置潛伏機關，就憑高四處張望，善於等候。猴喜歡擦臉好像

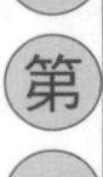
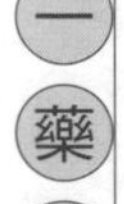

沐浴一樣，故稱之為沐，後人誤傳沐為母，又錯誤傳母為獼，愈傳愈失真。《說文解字》載，為字像母猴之形，就是沐猴，不是指雌性猴。猴外形像胡人，所以稱為胡孫。《莊子》稱為狙。養馬的人在馬廄中畜養獼猴，能夠預防治療馬病，胡人稱猴為馬留。梵書稱之為摩斯吒。

【集解】 唐慎微說：獼猴種類很多，屬禺類。李時珍說：猴在各地深山中都有，外形像人，眼睛像愁胡，面頰下陷有嗛。嗛音歉，是藏食物的地方。腹內無脾，行走時消化食物，臀部無毛，尾短。手足像人，也能站立行走。其聲「嗝嗝」像咳嗽。懷孕五月而生子，幼子一般都到澗水中洗浴。其性躁動，喜歡毀壞東西，畜養它的人讓它坐到木棒上，鞭打月餘才能馴服。猴的種類有：體小尾短的叫猴；像猴多髯的叫豦；像猴體大的叫玃；體大、尾長、眼睛紅赤的叫禺，體小、尾長、仰鼻的叫狖；像狖而體大的叫果然；像狖而體小的叫蒙頌；像狖而善於跳躍騰越的叫胡鼠；像猴而臂長的叫猿；像猿而長有金色尾巴的叫狨；像猿而體大，能夠捕食猿、猴的叫獨等等。

獼猴肉

【性味】 **酸，平；無毒。**

【主治】 唐慎微說：**主治因虛生風所致病症，釀酒服用更佳。製作脯食能夠治療長久不癒的瘧疾**。李時珍說：**食用獼猴肉，避除疫病。**

【發明】 李時珍說：《異物志》載，南方人用獼猴頭製作醃醬之類的食物。《臨海志》載，廣東人喜歡吃猴頭羹。四川人捕獲猴，鹽製收藏，火薰食用，味道很美。

狨（《本草拾遺》）

【釋名】 又名：**猱**。

李時珍說：狨毛柔長如絨，可以製作褥墊，可以搓成線縫製東西，故稱為狨（音戎、松），而猱字亦從柔。有人說狨生長在西戎，故狨字從戎。猱，古語作，象形。今呼長毛狗為猱，取其外形相似而稱之。

【集解】 李時珍說：據《談苑》載，狨出自川峽深山中。其外形、大小像猿，長尾巴，呈金色，俗稱金線狨。它身體輕捷，善於攀樹，特別喜愛自己的尾巴。人們用藥箭射它，中毒後就會自己咬住尾巴。宋代，文官武將三品以上允許用狨皮作為坐褥。

猩猩（《本草綱目》）

【釋名】 李時珍說：猩猩能夠言語，並且能夠預測未來，像很清醒、聰明的樣子。

【集解】 李時珍說：關於猩猩，在《爾雅》、《逸周書》中有數十種論說，今參照各種論說概述如下：猩猩出自於哀牢夷及交趾封溪縣的山谷中，形狀像狗及獼猴，毛像猿，色黃，耳像豬呈白色，顏面像人，足亦像人，長頭髮，五官端正。發出聲音像兒啼，也像狗叫，成群蜷伏行走。阮汧說：封溪人以酒及草鞋置道旁，猩猩看見就呼叫那人祖先的名諱，將人罵跑，然後相互飲酒穿鞋，因而被擒，檻而養之。《禮記》說，猩猩能說話，而郭義恭《廣志》說猩猩不會人言，《山海經》則說能知人言。三說不同。大抵猩猩像人，屬猿猴類，縱使它能言語，也不過是鸚鵡學舌罷了。據《爾雅．翼》說，古時被稱為猩猩的，像豬、像狗、像猴，今天所說的猩猩，與狒狒差不多。據說其像婦人披髮袒足，無膝群行，遇人則手掩其形。被稱之為野人。若據羅願所說，後世所謂野女、野婆的是不是同一類呢？

猩猩肉

【性味】 **甘、鹹，溫；無毒。**

【主治】 李時珍說：**食用猩猩肉使人不知味，不知饑疲，令人善跑，終年食用不間斷，可以進入一種長期可以不食水穀而不知饑餓、疲勞的境界。**

【發明】 李時珍說：據《逸周書》載，食用猩猩肉令人不愚昧，使人清醒、自然、聰明。古人把它當作美味珍品。

第十八卷　人　部

李時珍說：《神農本草經》所載人部，只有髮髲一種可以入藥，這是人有別於物的地方。後世的方藥醫家，發展到把人的骨、肉、膽、血都作為藥，的確太不仁道了。今天在此部，凡經人用過的，都不能遺漏。對仁義無害的內容，就詳細論述。那些殘忍邪穢的內容，則簡略陳述，但仍要在各條之下加以判斷說明。不再分類。

髮髲（《神農本草經》）

【釋名】　甄立言稱：**鬉**（音總）。也有人稱：**髲鬄**（音被剃）。

李當之說：髮髲是男童髮。陶弘景說：不知髮髲究竟為何物。髲字書中沒有記載。或發蒜音，現在人們稱頭髮斑白為蒜髮，書家也稱亂髮為鬈，恐怕就是鬈。說髮髲是男童髮，還是不全明白。蘇敬說：此髮髲是指的髮根，年久的用之有神效。字書沒有髲字，就是髮字的誤寫。既有亂髮，則髮髲亦可除病。用陳久的髮髲，如同用船茹、敗天公、蒲席，都是一樣的道理。甄立言在本草中寫作。鬈，也是髮。鬈是頭髮美的樣子，有聲無質，陶弘景的說法不對。寇宗奭說：髮髲、亂髮，本是兩種。髮髲味苦，是陳舊經過多年的頭髮，如橘皮、半夏取陳久者入藥，效果會更好一樣。今人稱作頭髮。那麼亂髮條中自無用髲之內容，二義很明顯，不必過分探索它們的區別。李時珍說：髮髲，是剪髢下髮的意思。甄權所謂發，雷斆所謂二十歲的男子頂心剪下的髮，都是對的。李當之認為是童男髮，陶弘景認為是鬈髮，蘇敬認為是髮根，寇宗奭認為是陳髮，都不對。而且，顧野王在蘇敬之前，蘇敬不知《玉篇》有髲字，也欠考證。毛萇為《詩經》作注說：被之僮僮。被，就是首飾。編髮成被，就是此髲。

【修治】　雷斆說：髮髲，是男子二十歲以後，沒有患過病，顏面紅潤白潔，在其頂心剪下的頭髮。入丸藥、膏中。先用苦參水浸泡髮髲一夜，漉出裝入瓶子，用火煅赤，然後再冷卻，研末備用。李時珍說：今人用皂莢水將髮髲洗淨，曬乾，入罐中封固，煅燒存性，用之亦很好。

【性味】　**苦，溫；無毒。**

【主治】　《神農本草經》記載：**利小便水道，治五癃關格不通，療小兒癇症、大人口噤而角弓反張，療效顯著。**《名醫別錄》記載：**合雞蛋黃同煎，消為水，療小兒驚熱百病。**《日華諸家本草》言：**可止血悶血暈，治金瘡、傷風、血痢。入藥燒存性。製成煎膏，可長肉，消瘀血。**

亂髮（《名醫別錄》）

【釋名】　《本草綱目》稱：**血餘**。又名：**人退**。

李時珍說：長在頭上叫髮，屬足少陰、陽明經；耳前的叫鬢，屬手、足少陽經；目上的叫眉，屬手、足陽明經；唇上的叫髭，屬於陽明經；頦下的叫鬚，屬足少陰、陽明經；兩頰的叫髯，屬足少陽經。各經的氣血盛，毛髮就美而長；氣多血少，就美而短；氣少血多，就少而質差；氣血均少，則此處不生毛髮；氣血俱熱，就黃而赤；氣血俱衰，就白而脫落。《素問》言腎的光華表現在頭髮。王冰注解說腎主髓，腦是髓之海，髮是腦的光華所現。腦力減退，則髮變白。滑壽注文說水出高原，故腎的光華在髮。髮為血之餘，血是水一類。今醫家稱髮為血餘，大概源於此。《龍木論》謂人退。葉世傑《草木子》說，精氣的光彩，表現在鬚；氣的光彩；表現在眉；血的光彩，表現在髮。《類苑》說，髮，屬心，稟火氣而生長在上；鬚，屬腎，稟水氣而生長在下；眉，屬肝，稟木氣而生長在側面。故男子腎氣外行而有鬚，女子、宦人就無鬚，但眉、髮男女沒有不同的。各種說法雖有不同，也各有道理，但終不如分經論述的準確。劉君安說想讓髮不落，梳頭滿千遍。又說髮應多梳，齒應數叩。均為攝精益腦的理論。又昆齋吳玉有《白髮辨》說，髮變白，雖然有遲早老少的不同，都不關係到壽命的長短，壽命的長短是由遺傳和隨事感應而決定。援引古今為證，亦自有道理。文多不錄。

【性味】　**苦，微溫；無毒。**

【主治】　《名醫別錄》記載：**治咳嗽、五淋、大小便不通、小兒驚癇，並可止血。療鼻衄，取亂髮燒灰吹鼻，立刻能止**。蘇敬說：**亂髮燒灰，可療轉胞、小便不通、赤白痢、哽噎、癰腫、狐尿刺、結核病、疔腫骨疽雜瘡**。朱震亨說：**亂髮消瘀血，補陰，療效極快捷**。

【發明】　李時珍說：髮是血之餘，故能治血病，補陰，療驚癇，去心竅之血。劉君安用自己的頭髮合頭垢，等份燒存性，每次服豆粒大三丸，名叫還精丹，可使頭髮不白。另外有唐老方，也是用自己的亂髮洗淨，每一兩加川椒五十粒，用泥封固，入瓶中煅黑，研末，每次空腹，用酒服一錢，可使髭髮長黑。這都是亂髮補陰的驗證。用椒的意思，是取其下達的作用，陶弘景曾說，民間風俗，母親、老嫗為小孩做雞蛋煎，用其父親梳下的亂髮，摻入雞蛋黃中一同熬。良久，取汁，給小孩飲服，可去痰熱，療百病。

現代醫學研究簡介

【來源】　「亂髮」即「髮髲」，又名「血餘」。為人的頭髮。藥品均加工成炭，稱「血餘炭」。

【化學成分】　主要成分是一種角蛋白，含水分12%～15%，灰分為0.3%，脂肪3.4%～5.88%，氮17.4%，硫5.0%。另含或多或少的黑色素。灰分中含下述金屬（按含量多少順序）：鈣、鉀、鋅、銅、鐵、錳、砷。人髮炮炙成血餘炭時，有機成分被破壞、炭化，其中的有機成分未詳，無機成分已如上述。

【藥理作用】　明顯的止血作用。

乳汁（《名醫別錄》）

【釋名】　《本草綱目》稱：奶汁。亦有人稱：仙人酒。

李時珍說：乳是變化的信物，所以字形從孚、從化（省文）。方家隱其真名而謂仙人酒、生人血、白朱砂等種種名稱。大概乳是隱血所化，生於脾胃，攝於沖任。未受孕則下為月水，已受孕則留而養胎，產後則由赤變白，上為乳汁，這是造化的玄微所現，自然變化的微妙所在。邪術家用童女嬌揉取乳，並造「反經為乳」的各種說法，巧立名稱，以糊弄貪心的愚人。這都是妖人所作，王法所不容的。有道德的人應斥退這種作法。凡入藥的乳汁，應取首胎生男孩且乳母沒有疾病的浮汁，白而稠者為佳。若色黃赤、清淡而腥穢如涎者，就不能用。懷孕後婦女的乳汁（即初乳），稱為忌奶，小兒飲後則吐瀉，成疳病，是最有毒的。

【性味】　**甘、鹹，平；無毒。**

【主治】　《名醫別錄》：**能補益五臟，使人體健壯，皮白潔、悅澤。療目赤疼痛多淚，解獨肝牛肉毒，合濃豉汁同服，神效**。蘇敬說：**與雀屎調和，可去目赤、胬肉**。《日華諸家本草》：**功能益氣，治瘦悴，悅澤皮膚，滋潤毛髮，點眼止淚**。

【發明】　陶弘景說：漢代張蒼，年老無齒，妻妾還有近百人，因此常飲人乳，所以活到百餘歲，仍身體肥壯。寇宗奭說：人乳汁可治多種眼病，這是為什麼呢？因為心生血，肝藏血，肝受血則眼睛能視物。水入經則血可生成。在上則化為乳汁，向下則成為血經，由此可知，乳汁就是血，用乳汁點眼難道不適宜呢？李時珍說：人乳本無定性。其人性情平和，飲食清淡，她的乳汁一定平和；其人脾氣暴躁、飲酒、吃辛辣之物，或有火病，她的乳汁一定性熱。一般飲乳汁，須趁熱飲。若能曬乾成粉，

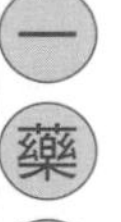

入藥更好。《南史》記載，南宋的何尚之患積年癆病，飲婦人乳汁而癒。又說穰城老人年二百四十歲，只因為飲曾孫媳婦的乳汁。按白飛霞《韓氏醫通》所說，服人乳，極能益心氣、補腦髓，止消渴，治風火病，尤其適宜於養志。

現代醫學研究簡介

【化學成分】 據研究，每100克乳汁含水分88克，蛋白質1.5克，脂肪3.7克，炭水化合物6.4克，灰分0.3克；鈣34克，磷15克，鐵0.1克，維生素A 250國際單位，硫胺素0.01毫克，核黃素0.04毫克，尼克酸0.1毫克，抗壞血酸6毫克。人乳汁中還含以下少量成分：（1）50多種單分歧和多分歧脂肪酸。其中多數被腸內吸收的腸菌代謝產物。（2）各種寡糖。人乳汁中的溶菌酶是由129個氨基酸組成的一條肽鏈，其一級結構與白血病病人尿中的溶菌酶相同。

【臨床應用】 1.治療電光性眼炎。2.治療麥粒腫。3.用於外科拔膿。4.治療腎炎蛋白尿。

口津唾（《本草綱目》）

【釋名】 《本草綱目》稱：**靈液、神水、金漿**。又名：**醴泉**。

李時珍說：人的舌下有四竅，兩竅通心氣，兩竅通腎液。心氣流入舌下為神水，腎液流入舌下為靈液。道家把它稱之為金漿玉醴。滿溢有如醴泉，集聚成為華池，布散而為津液，沉降是為甘露，用它來灌溉臟腑，潤澤肢體。故修身養性的人嚥津納氣，稱之為清水灌靈根。人能終日不唾，則精氣常留，顏色不槁；若久唾，則損精氣，成肺病，皮膚枯涸。所以說遠唾不如近唾，近唾不如不唾。人如果患病，心腎不交，腎水不上行，所以津液乾而真氣耗。秦越人《難經》說，腎主五液。入肝為淚，入肺為涕，入脾為涎，入心為汗，自入為唾。

【性味】 **甘、鹹，平；無毒。**

【主治】 李時珍說：**瘡腫、疥癬、皶皰、五更未語者、頻頻塗擦之。又明目退翳，消腫解毒，避邪，粉水銀。**

【發明】 李時珍說：唾津，乃人之精氣所化。人如果能每天早晨漱口擦牙，以津洗眼，及常常用舌舐指甲，擦眼睛，堅持長久可令人眼光明不昏花。還能退翳，凡是人眼中有雲翳，只要每天讓人用舌舐數次，時間長久，真氣薰及雲翳，自然毒散翳退。

人胞（《本草拾遺》）

【釋名】 《梅師集驗方》稱：**胞衣**。《本草綱目》謂：**胎衣、紫河車、混沌衣、佛袈裟**。《本草蒙筌》叫：**混元母**。也稱：**仙人衣**。

李時珍說：人胞，像衣服樣包著人，所以叫胞衣。方家避諱此名，故另立各名稱。《丹書》言天地之先，陰陽之祖，乾坤之橐籥，鉛汞之匡廓，胚胎之將兆，九九數足，我就乘而載之，故稱它河車。其顏色有紅色、有綠、有紫，以紫色的為良。

【修治】 吳球說：紫河車，古方不分男女，近世男用男胞衣，女用女胞衣。一說男病用女胞衣，女病用男胞衣。初生首胎為佳。次則用健壯無病婦女的也可。獲取後，用清淘米水洗淨，裝在竹器中，在長流水中洗去筋膜，再用乳香酒浸洗，裝入篾籠中，烘乾研末。也有用瓦片焙乾而研末的，有酒煮後搗爛的，有放籠中蒸後搗曬的，以蒸製的為佳。董炳說今人均用酒煮火焙及去筋膜，這是極大的錯誤。火焙水煮，其子多不育。唯有蒸搗和藥最好。筋膜是初結的真氣，不能剔去。

【性味】 **甘、鹹，溫；無毒。**

【主治】 陳藏器說：**血氣虧虛羸瘦、婦女勞損、面部焦枯黧黑、腹中病漸瘦者，將人胞洗淨，加五味調和，如做蒸餅的方法製好，給患者服食，不要讓婦人知道**。吳球說：**治男女一切虛損勞極、癲癇失志恍惚，並可安心養血，益氣補精。**

【發明】 朱震亨說：紫河車治虛勞，當用治骨蒸的藥為輔佐。氣虛者加補氣藥，血虛者加補血藥。用側柏葉、烏藥葉同灑上酒，再九蒸九曬，製成藥丸，補益之功極好，稱為補腎丸。李時珍說：人胞雖首載於陳藏器《本草拾遺》，但過去用人胞者還是很少。近年因朱丹溪說到它的功用，才被時醫所選用。而括蒼吳球始創大造丸一方，更被社會上廣泛使用。此方藥物平補，即使沒有胞衣，亦可服用。其方藥詳見本條附方。按《隋文》所說，琉球國婦女生子，一定要食下所產之子的胞衣。又有八桂獠人生產了男孩，會用五味煎調胞衣，召集親人吃掉。此行為如各類野獸生子，自食胞衣的意思相同，不是人類可取的作為。

【附方】　治婦女瘵疾癆嗽、虛損骨蒸《永類鈐方》用河車丸：取紫河車（初胎男孩的）一具（在長流水中洗淨，煮熟擘細，焙乾研末），山藥二兩，人參一兩，白茯苓半兩，搗研成末，用酒調糊做丸如梧桐子大。再用麝香末包裹藥丸養七日。每次三十至五十丸，溫服，鹽湯送下。吳球《諸證辨疑》載大造丸：紫河車就是胞衣。胎兒孕育在胞中，臍繫於胞，胞繫母脊，受母親的庇蔭，父精母血，相合生成，真元匯集於中，所以叫作河車。雖然稟受後天的形體，其實得益於先天之氣，超然於它物，並非金石草木之類的藥物所可比。我每用此物，均有收效。用治婦女更為奇妙。大概是胎衣本出於婦女之體，各從其類罷了。若無子及多生女孩、月經不調、不產、難產的人服用河車，定能生男孩。病危將死的人，服食一二次，可再活一二日。河車的補陰之功很好，百試百驗。久服耳聰目明，鬚髮烏黑，延年益壽，有奪造化之功，因此名大造丸。取紫河車一具（男用女胎，女用男胎，須初生者，用淘米水洗淨，在新瓦上焙乾研末。或用淡酒蒸熟，搗爛曬乾研末，氣力保存更完好，且無火毒）。敗龜板（取年久的，放童便中浸泡三日，酥炙至黃；或用童便浸泡後，在石上磨淨，蒸熟，曬乾研末，更妙）二兩；黃檗（去皮，鹽酒浸後炒製）一兩半；杜仲（去皮，酥炙）一兩半；牛膝（去苗，酒浸，曬乾）一兩二錢；肥生地黃二兩半（入砂仁六錢，白茯苓二兩，絹袋裝，入瓦罐，酒煮七次，去茯苓、砂仁不用，杵地黃成膏狀，備用）；天門冬（去心）、麥門冬（去心）、人參（去蘆）各一兩二錢，夏季加五味子七錢，均不用鐵器，搗為末，與地黃膏同入酒中，米糊丸如小豆大。每服八九丸，空腹鹽湯送服。冬季酒送服。婦女服用則去龜板，加當歸二兩，用乳煮糊為丸。男子遺精，女子帶下，都加牡蠣一兩。社會上一般醫生用陽藥滋補，不僅徒勞無功，而且為害不小。大概是邪火只能動欲，但不能生物。龜板、黃檗，補陽又補陰，可作為河車的佐藥，加以杜仲補腎強腰，牛膝益精壯骨，四味均是足少陰經藥，古方加陳皮，名補腎丸。生地黃涼血滋陰，得茯苓、砂仁同黃檗則同走少陰經，白飛霞用此四味製成天一生水丸。天門冬、麥門冬能保肺氣，不使火邪上炎，使肺氣下行生水；然其性有降無升，得人參則可鼓動元氣，有升有降，因此，與地黃同製成本丸。又麥門冬、人參、五味子三味，名叫生脈散，都為肺經藥。此方組合的原理，大致是以金、水二臟作為生化之源，加河車而成就大造之功。一人體病虛弱，陽事大痿，服此藥二劑，形體容貌頓時迥異，並連生四子。一婦女年到六十，本已衰憊，服此方壽至九十還身強體健。一人病後不能作聲，服此後氣壯聲出。一人患痿病，腳不能踩地已有半年，服此方則又能遠行。

現代醫學研究簡介

【來源】　紫河車為健康婦女的胎盤。

【化學成分】　胎盤球蛋白製品中含有多種抗體，在臨床上用於被動免疫。人胎盤中還含有干擾素（商品胎盤球蛋白中多半含有），有抑制多種病毒對人細胞的作用，以及含有能抑制流感病毒的巨球蛋白，稱β-抑制因數。

【藥理作用】　1.抗感染作用。2.增強機體抵抗力。3.激素作用：胎盤在生理上能產生絨毛膜促進性腺激素，對卵巢作用很小，但對睾丸則有興奮作用；此外，也能產生雌激素及孕激素，胎盤中可能含有這些激素，因而具有這些激素的藥理作用。4.對血凝的影響：胎盤中含有所謂「尿激酶抑制物」，能抑制尿激酶對纖維蛋白溶酶元的「活化」作用；此可解釋妊娠時纖溶活性之降低。5.其他作用：在離體試驗中，胎盤提取物能促進受抑制心臟的恢復。

附錄：古今度量衡介紹

一、古今度量衡對照表

年代	朝代		尺度		年代		年代		
			一尺合市尺	一尺合厘米	一升合市升	一升合毫升	一斤*合市兩	一兩*合市兩	一兩*合克數
約西元前11世紀～前221年	周		0.5973	19.91	0.1937	193.7	7.32	0.46	14.30△
西元前221年～前206年	秦		0.8295	27.65	0.3425	342.5	8.26	0.52	16.13△△
西元前206～西元25年	西漢								
西元25年～220年	東漢		0.6912	23.04	0.1981	198.1	7.13	0.45	13.92
西元220年～265年	魏		0.7236	24.12	0.2023	202.3			
西元220年～265年	晉	西晉	0.7236	24.12					
		東晉	0.7335	24.45					
西元420年～589年	南朝	南宋	0.7353	24.51					
		南齊			0.2972	297.2	10.69	0.67	20.88
		梁			0.1981	198.1	7.13	0.45	13.92
		陳							
西元386年～581年	北朝	北魏	0.8853	29.51	0.3963	396.3	7.13	0.45	13.92
		北齊	0.8991	29.97			14.25	0.89	27.83
		北周	0.7353	24.51	0.2105	210.5	8.02	0.50	15.66
西元581年～618年	隋	（開皇）	0.8853	29.51	0.5944	594.4	21.38	1.34	41.76
		（大業）	0.7065	23.55	0.1981	198.1	7.13	0.45	13.92
西元618～907年	唐		0.9330	31.10	0.5944	594.4	19.1	1.19	37.30
西元907年～960年	五代								
西元960年～1279年	宋		0.9216	30.72	0.6641	664.1			
西元1279年～1368年	元				0.9488	948.8			
西元1368年～1644年	明		0.9330	31.10	1.0737	1073.7			
西元1644年～1911年	清		0.9600	32.00	1.0355	1035.5			

注：*均為十六進位制；《簡明中醫辭典》△為14.18g，△△為16.14g。

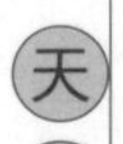
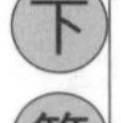
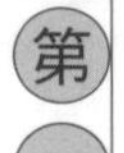
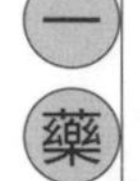
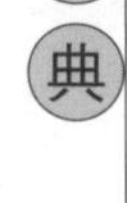
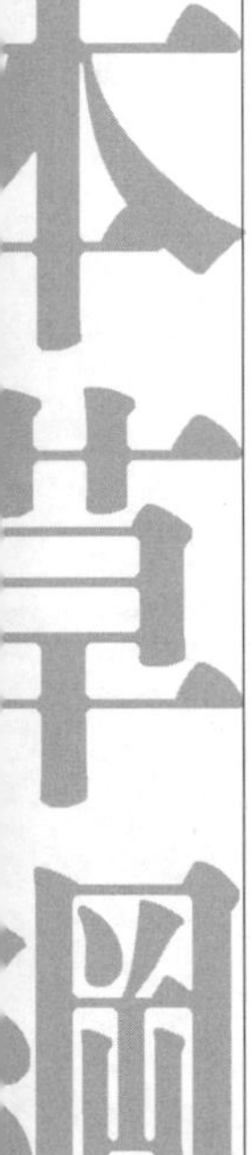

二、古方中幾種特殊計量單位的說明

在古方中，除了上表中介紹的計量單位外，還有方寸匕、錢匕、刀圭等，分別列舉如下，以供參考。

1.方寸匕　是依古尺正方一寸所製的量器，形狀如刀匕。一方寸匕的容量，約等於現代的2.7毫升；其重量，金石藥末約為2克，草木藥末約為1克左右。

2.錢匕　用漢代的五銖幣抄取藥末以不落為度者稱一錢匕，分量比一方寸匕稍小，合一方寸匕的十分之六七。**半錢匕**者，係用五銖錢的一半面積抄取藥末，以不落為度，約為一錢匕的1/2。**錢五匕**者，是指藥末蓋滿五銖錢邊的「五」字為度，約為一錢匕的1/4。

3.刀圭　開頭像刀頭的圭角，端尖銳，中低窪。一刀圭約等於一方寸匕的1/10。

4.字　古以銅錢抄取藥末，錢面共有四字，將藥末填去錢面一字之量，即稱一字。

5.銖　古代衡制中的重量單位。漢以二十四銖為一兩，十六兩為一斤。

6.其他稱謂簡介如下：

一撮：約等於四圭。
一勺：約等於十撮。
一合：約等於十勺。
一升：約等於十合。
一斗：約等於十升。
一斛：約等於五斗。
一石：約等於二斛。
一鎰：約等於一斤半。
一枚：以較大者為標準計算。
一束：以拳盡量握足，除去多餘部分為準。
一片：以一錢重量作為一片計算。
一茶匙：約等於4毫升。
一湯匙：約等於15毫升。
一茶杯：約等於120毫升。
一飯碗：約等於240毫升。

三、公制與市制計量單位的折算

1.基本折算

1公斤（kg）=2市斤=1000克（g）。
1克（g）=1000毫克（mg）。

2.十六進位市制與公制的折算

1斤=16兩=600克（g）
1兩=10錢=31.25克（g）
1錢=10分=3.125克（g）
1分=10厘=0.3125克（g）=312.5毫克（mg）。
1厘=10毫=0.03125克（g）=31.25毫克（mg）。

3.十進位市制與公制的折算

1斤=10兩=500克（g）
1兩=10錢=50克（g）。
1錢=10分=5克（g）
1分=10厘=0.5克（g）=500毫克（mg）。
1厘=10毫=0.05克（g）=50毫克（mg）。

由於中國歷史悠久，歷代關於度量衡的標準不盡相同，用藥計量單位的名稱也有多種稱謂，有些用法今天已很難準確推算。為了幫助讀者了解中國不同朝代度量衡的變化情況，特根據《中國度量衡史》、《中藥大辭典》、《簡單中醫辭典》等有關資料，附錄「古今度量衡對照表」，並就古方中一些特殊計量單位等作簡要說明，以供參考。希望讀者在應用時，對中藥劑量的掌握仍應以現代臨床實踐為依據。

Note

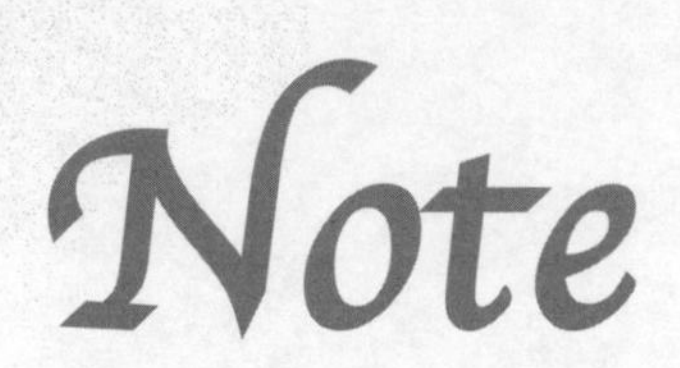
Note

Note

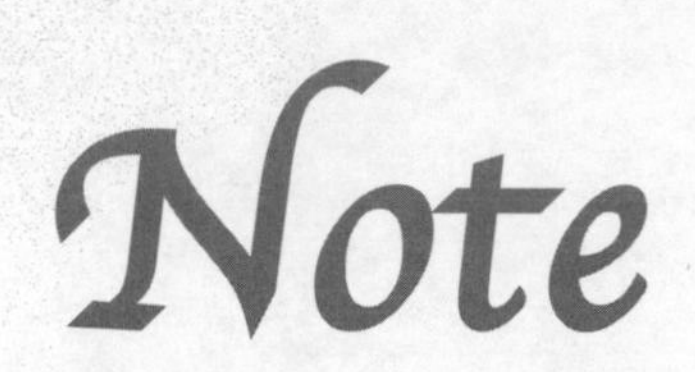
Note

Note

本草綱目：天下第一藥典／李時珍著；御史編譯. -- 一版. -- 臺北市：大地, 2008. 10
面：　公分. --（經典書架：7）
ISBN 978-986-7480-94-1（平裝）
1. 本草綱目
414.121　　　97018303

本草綱目

經典書架 007

作　　者	李時珍
編　　譯	御　史
發 行 人	吳錫清
創 辦 人	姚宜瑛
主　　編	陳玟玟
出 版 者	大地出版社
社　　址	114台北市內湖區瑞光路358巷38弄36號4樓之2
劃撥帳號	50031946-9（戶名　大地出版社有限公司）
電　　話	02-26277749
傳　　眞	02-26270895
E-mail	vastplai@ms45.hinet.net
網　　址	www.vasplain.com.tw
美術設計	普林特斯資訊有限公司
印 刷 者	普林特斯資訊有限公司
一版三刷	2011年05月

大地

定　　價：480元